Introduction to

MEDICAL TERMINOLOGY

Ann Ehrlich • Carol L. Schroeder

3rd Edition

JN452579

알기쉬운

의학용어강의

제3판

이창현 외 옮김

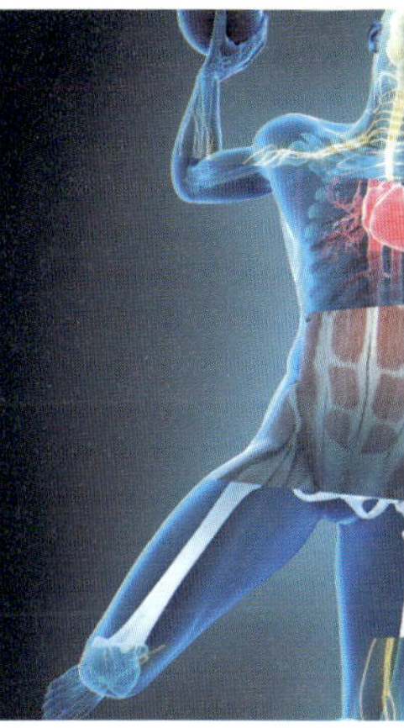

CENGAGE Learning

니드엠케이

Andover • Melbourne • Mexico City • Stamford, CT • Toronto • Hong Kong • New Delhi • Seoul • Singapore • Tokyo

Introduction to Medical Terminology

3rd Edition

Ann Ehrlich
Carol L. Schroeder

© 2017 Cengage Learning Korea Ltd.

Original edition © 2015 Delmar, a part of Cengage Learning.
Introduction to Medical Terminology, 3rd Edition by Ann Ehrlich, Carol L. Schroeder
ISBN: 9781133951742

This edition is translated by license from Delmar, a part of Cengage Learning, for sale in Korea only.

ALL RIGHTS RESERVED. No part of this work covered by the copyright herein may be reproduced, transmitted, stored or used in any form or by any means graphic, electronic, or mechanical, including but not limited to photocopying, recording, scanning, digitalizing, taping, Web distribution, information networks, or information storage and retrieval systems, without the prior written permission of the publisher.

For permission to use material from this text or product, email to
asia.infokorea@cengage.com

ISBN-13: 978-89-98609-43-6

Cengage Learning Korea Ltd.
14F, YTN Newsquare
76, Sangamsan-ro, Mapo-gu
Seoul, 03926, Korea, South
Tel: (82) 2 330 7000
Fax: (82) 2 330 7001

Cengage Learning is a leading provider of customized learning solutions with office locations around the globe, including Singapore, the United Kingdom, Australia, Mexico, Brazil, and Japan. Locate your local office at: www.cengage.com/global

Cengage Learning products are represented in Canada by Nelson Education, Ltd.

For product information, visit www.cengageasia.com

Printed in Korea
1 2 3 4 19 18 17 16

옮긴이 머리말

이 책은 국민 보건과 관련된 전공자들을 위한 교재로서 인체와 관련된 다양한 내용들을 계통적으로 학습할 수 있도록 기술하여 인체의 구조와 기능, 질병의 진단 및 치료와 관련된 용어를 체계적으로 이해하는 데 도움이 될 것이다.

이 책은 'Introduction to Medical Terminology, 3rd'의 번역서이다. 다양한 어근, 접두사 및 접미사에 대하여 설명한 후에 인체를 계통적으로 분류하여 해부학, 생리학, 병리학, 진단학 등과 관련된 내용들을 체계적으로 기술하고 있다.

의학용어라는 특수한 언어를 배우는 것은 보건의료 전문가로서의 경력을 쌓기 위한 중요한 준비 단계이다. 의학용어를 이해하면, 서로 교체하여 사용할 수 있는 단어요소로 구성된 많은 용어를 보다 쉽게 이해하게 될 것이며, 서로 다르게 조합하여 사용함으로써 많은 용어를 이해할 수 있을 것이다. 한번 이러한 내용을 이해하면 전에 보지 못했던 가장 어려운 단어조차도 쉽게 이해할 수 있게 되고 어휘 실력을 빠르게 향상시켜줄 것이다.

이 책은 가능한 한 학습하기 쉽도록 단순하게 제작하였다. 서론에는 교재를 사용하는 방법, 즉 학습자가 쉽게 학습할 수 있는 방법을 제시하였다. 이 책은 전체적으로 15개의 장으로 구성되어 있으며, 1~2장은 학습자가 본문 내용을 이해하는 데 필요한 기초적인 내용을 제공하고 있다. 1장은 의학용어의 뼈대를 형성하는 주요 단어요소를 소개하였고, 2장은 많은 단어요소와 보건 관련 분야에서 많이 사용하고 있는 기본적인 용어를 복습하게 하였다. 3~14장까지는 인체를 계통별로 나누어 기술하였으며, 각 장에는 계통별로 기능과 구조에 대하여 학습한 후에 이와 관련된 전문지식, 병리, 진단 및 치료 과정 등에 대한 전반적인 내용을 학습할 수 있도록 기술하였다. 15장은 기본적인 진단 방법, 영상장치, 방사선 촬영 위치 및 약리학에 관하여 소개하였다.

이 책을 학습함으로써 인체의 구조와 기능, 질병의 진단 및 치료와 관련된 의학용어를 쉽게 이해하게 될 것이며, 인체와 관련된 다양한 분야의 학생들에게는 좋은 학습 길잡이가 될 것이다. 이 책에서 사용된 한글 용어는 대한해부학회에서 우리말로 제정한 신용어 해부학 용어(5판, 대한해부학회)와 기존에 사용하던 구용어를 병행 사용하였다.

끝으로 이 책이 번역 출판될 수 있도록 성원하여 주신 동료 교수님들께 깊은 감사를 드리며, 열의를 가지고 출판해주신 니드엠케이 대표님을 비롯한 임직원 여러분께 깊은 감사를 드립니다.

옮긴이 대표 이창현 적음

지은이 머리말

의학용어와 같은 특수한 언어를 배우는 것은 보건의료전문가로서의 경력을 쌓기 위해 준비하는 중요한 단계이다. 의학용어를 배우는 것은 외국어를 배우는 것보다 쉽다. 왜냐하면 충수염(appendicitis)과 편도절제술(tonsillectomy)과 같은 많은 단어들은 이미 친숙한 단어이기 때문이다. 새로운 단어를 이해하면 서로 교체하여 사용할 수 있는 단어요소로 구성된 많은 용어를 보다 쉽게 발견하게 될 것이며, 또한 서로 다르게 조합하여 사용할 수도 있을 것이다.

한번 이러한 내용을 이해하면 전에 보지 못했던 매우 어려운 단어들조차도 쉽게 번역할 수 있을 것이다. 여러분들의 어휘 실력이 얼마나 빨리 향상되는지를 알게 되면 놀랄 것이다.

이 책과 보조 교재들은 가능한 취급하기 쉽도록 단순하게 제작하였다. 서론 부분인 '이 책의 사용법'을 이해하면, 쉽게 학습하는 방법을 찾을 수 있게 될 것이다. 여러분이 충분한 자료들을 얻을 수 있다면 생각했던 것보다 빨리 학습하는 방법을 터득하게 될 것이다.

차례 구성

이 책은 의학용어를 학습하는 데 도움을 주기 위하여 출판되었다. 이 책은 15장으로 구성되어 있다. **중요한 용어**(Primary term)는 각 장에서 가장 중요한 용어이다. 처음 사용되었을 때는 **굵은 글씨**로 표시하였고, 용어 뒤에는 소리 나는 대로 발음할 수 있도록 기술하였다. **보조적인 용어**(Secondary term)는 ***주황색 이탤릭체***로 표시하였다. 이 용어는 중요한 용어의 의미를 명확하게 하기 위한 용어이다.

각 장은 어휘 목록부터 시작되며, 각 장의 중요한 용어에서 선택한 60개의 의학용어(Medical term)들과 15개의 단어요소(Word part)들로 구성되었다.

서론

1장과 2장은 학습자가 나머지 본문 내용을 이해하는 데 필요한 기초적인 내용을 제공한다. 1장은 대부분 의학용어의 뼈대를 형성하는 주요 단어요소를 소개하였다. 2장은 단어요소를 많이 소개하면서 보건 분야에서 많이 사용되는 기본적인 용어를 복습하게 하였다.

인체의 계통에 관한 본문

3장부터 14장까지는 인체를 계통별로 나누어 기술하였다. 각 장에는 각각의 계통에 대하여만 기술하였기 때문에 차례대로 학습할 필요는 없다. 각 장에는 계통별로 기능과 구조에 대하여 학습한 후에 이와 관련된 전문지식, 병리, 진단 및 치료 과정에 대하여 학습한다. 15장은 기본적인 진단 방법, 영상장치, 방사선 촬영 위치 및 약리학에 관하여 소개하였다. 이 장은 학습과정 중에 언제든지 학습할 수 있다.

3판의 변화

강사에게 도움이 되고자 2판에서 3판으로 바뀌면서 변화한 내용들을 아래에 간단하게 요약하였다

- 수백 장의 컬러 그림이 첨가되었고, 광범위한 사진과 다문화적인 이미지가 삽입되었다.
- 각 장의 도입부에 단어요소의 정의가 어휘 목록에 추가되었다.
- 사용하지 않는 약어에 대한 정보가 1장에 추가되었다.
- 15장에 상호보완적이고 대체 가능한 치료요법이 추가되었다.

이 책의 사용법

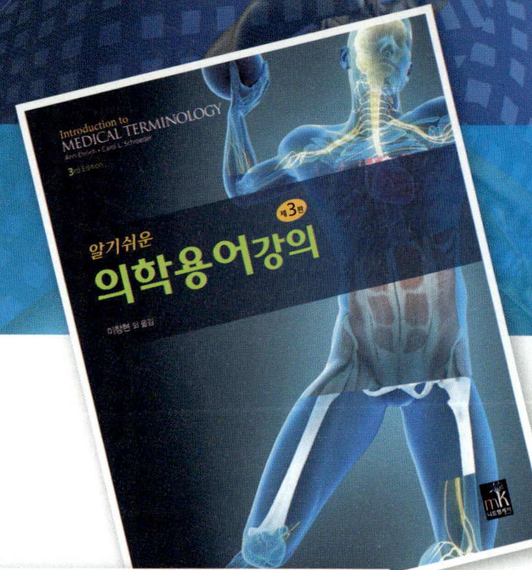

알기 쉬운 의학용어 강의 3판은 매우 쉽게 의학용어를 기억하고 학습할 수 있도록 도와준다. 주요 특징들은 다음과 같다.

인체의 계통에 대한 복습

인체의 계통에 관한 각 장의 첫 페이지에는 그 계통과 관련된 가장 중요한 구조, 기능 및 관련된 연결형을 복습하기 위하여 도식화하였다.

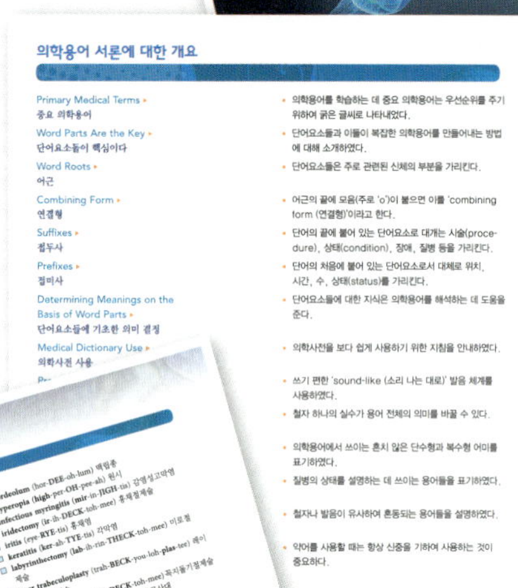

의학용어 서론에 대한 개요

- Primary Medical Terms ▸ 중요 의학용어 — 의학용어를 학습하는 데 중요 의학용어는 우선순위를 주기 위하여 굵은 글씨로 나타내었다.
- Word Parts Are the Key ▸ 단어요소들이 핵심이다 — 단어요소들과 이들이 복잡한 의학용어를 만들어내는 방법에 대해 소개하였다.
- Word Roots ▸ 어근 — 단어요소들은 주로 관련된 신체의 부분을 가리킨다.
- Combining Form ▸ 연결형 — 어근의 끝에 모음(주로 'o')이 붙으면 이를 'combining form (연결형)'이라고 한다.
- Suffixes ▸ 접두사 — 단어의 끝에 붙어 있는 단어요소로 대개는 시술(procedure), 상태(condition), 장애, 질병 등을 가리킨다.
- Prefixes ▸ 접미사 — 단어의 처음에 붙어 있는 단어요소로서 대체로 위치, 시간, 수, 상태(status)를 가리킨다.
- Determining Meanings on the Basis of Word Parts ▸ 단어요소들에 기초한 의미 결정 — 단어요소들에 대한 지식은 의학용어를 해석하는 데 도움을 준다.
- Medical Dictionary Use ▸ 의학사전 사용 — 의학사전을 보다 쉽게 사용하기 위한 지침을 안내하였다.
- 쓰기 편한 'sound-like (소리 나는 대로)' 발음 체계를 사용하였다.
- 철자 하나의 실수가 용어 전체의 의미를 바꿀 수 있다.
- 의학용어에서 쓰이는 흔치 않은 단수형과 복수형 어미를 표기하였다.
- 질병의 상태를 설명하는 데 쓰이는 용어들을 표기하였다.
- 철자나 발음이 유사하여 혼동되는 용어들을 설명하였다.
- 약어를 사용할 때는 항상 신중을 기하여 사용하는 것이 중요하다.

어휘목록

각 장의 두 번째 페이지에는 75개 항목의 어휘를 나열하였다. 이들 중 각 장에서 15개의 주요 단어요소와 60개의 중요한 용어를 나열하였다. 이러한 배열은 즉시 중요한 용어를 확인하여 복습할 수 있도록 하였다.

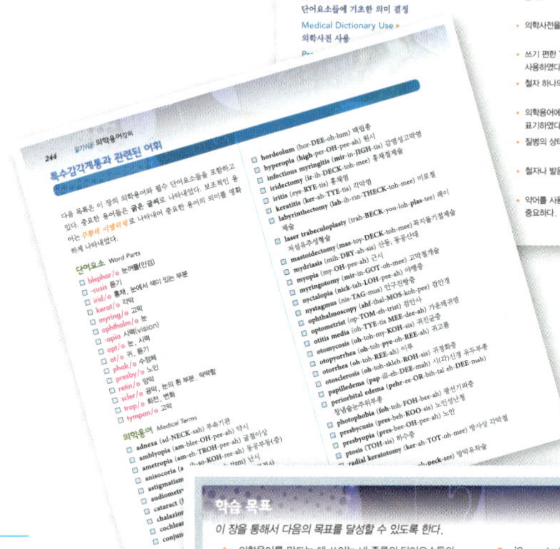

244 특수감각계통과 관련된 어휘

- hordeolum (hor-DEE-oh-lum) 맥립종
- hyperopia (high-per-OH-pee-ah) 원시
- infectious myringitis (mir-in-JIGH-tis) 감염성고막염
- iridectomy (ir-ih-DECK-toh-mee) 홍채절제술
- iritis (eye-RYE-tis) 홍채염
- keratitis (ker-ah-TYE-tis) 각막염
- labyrinthectomy (lab-ih-rin-THECK-toh-mee) 미로절제술
- laser trabeculoplasty (trah-BECK-you-loh-plas-tee) 레이저섬유주성형술
- mastoidectomy (mas-toy-DECK-toh-mee) 꼭지돌기절제술
- mydriasis (mih-DRY-ah-sis) 산동, 동공산대
- myopia (my-OH-pee-ah) 근시
- myringotomy (mir-in-GOT-oh-mee) 고막절개술
- nyctalopia (nick-tah-LOH-pee-ah) 야맹증
- nystagmus (nis-TAG-mus) 안구진탕증
- ophthalmoscopy (ahf-thal-MOS-koh-pee) 검안경
- optometrist (op-TOM-eh-trist) 검안사
- otopyorrhea (oh-toh-pye-oh-REE-ah) 귀고름
- otorrhea (oh-toh-REE-ah) 이루
- otosclerosis (oh-toh-skleh-ROH-sis) 귀경화증
- papilledema (pap-ill-eh-DEE-mah) 시(각)신경 유두부종
- periorbital edema (pehr-ee-OR-bih-tal eh-DEE-mah) 안와주위부종
- photophobia (foh-toh-FOH-bee-ah) 광선기피증
- presbycusis (pres-beh-KOO-sis) 노인성난청
- presbyopia (pres-bee-OH-pee-ah) 노안
- ptosis (TOH-sis) 하수증
- radial keratotomy (ker-ah-TOT-oh-mee) 방사상 각막절개술

학습 목표

각 장의 본문 시작 부분에는 이 장의 중요한 용어를 이해하는 데 도움을 주고자 학습 목표를 제시하였다. 이러한 학습 목표는 쉽게 구분하기 위하여 컬러 박스로 표시하였다.

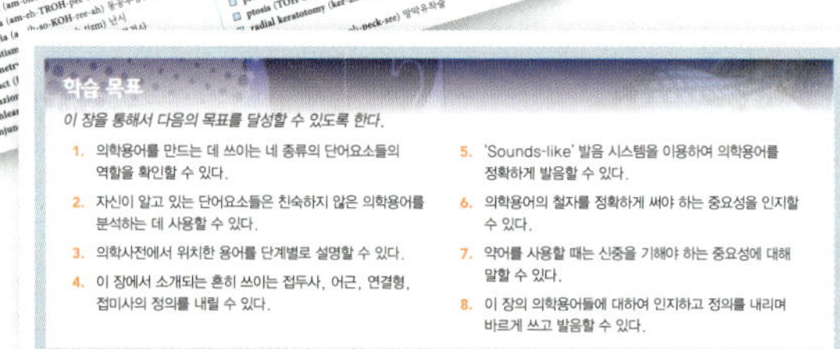

학습 목표

이 장을 통해서 다음의 목표를 달성할 수 있도록 한다.

1. 의학용어를 만드는 데 쓰이는 네 종류의 단어요소들의 역할을 확인할 수 있다.
2. 자신이 알고 있는 단어요소들은 친숙하지 않은 의학용어를 분석하는 데 사용할 수 있다.
3. 의학사전에서 위치한 용어를 단계별로 설명할 수 있다.
4. 이 장에서 소개되는 흔히 쓰이는 접두사, 어근, 연결형, 접미사의 정의를 내릴 수 있다.
5. 'Sounds-like' 발음 시스템을 이용하여 의학용어를 정확하게 발음할 수 있다.
6. 의학용어의 철자를 정확하게 써야 하는 중요성을 인지할 수 있다.
7. 약어를 사용할 때는 신중을 기해야 하는 중요성에 대해 말할 수 있다.
8. 이 장의 의학용어들에 대하여 인지하고 정의를 내리며 바르게 쓰고 발음할 수 있다.

그림 설명

이 교재의 컬러 그림들과 상세한 설명들은 교재의 내용을 이해하기 쉽게 해준다. 그림에 들어 있는 중요한 정보는 편안하고 효과적인 학습을 위하여 각각의 그림을 복습하고, 그림에 대한 설명을 주의 깊게 읽어야 한다.

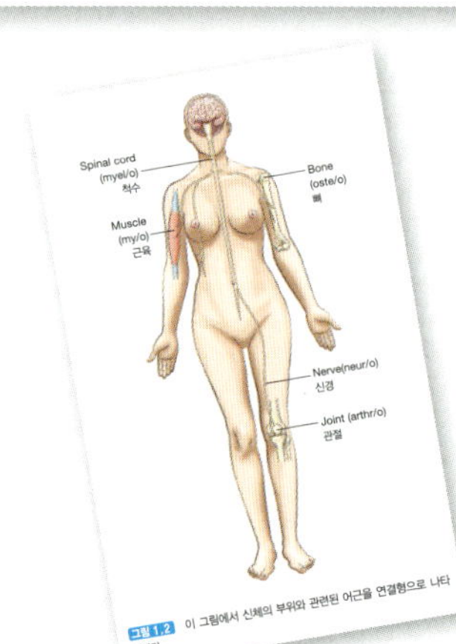

그림 1.2 이 그림에서 신체의 부위와 관련된 어근을 연결형으로 나타내었다.

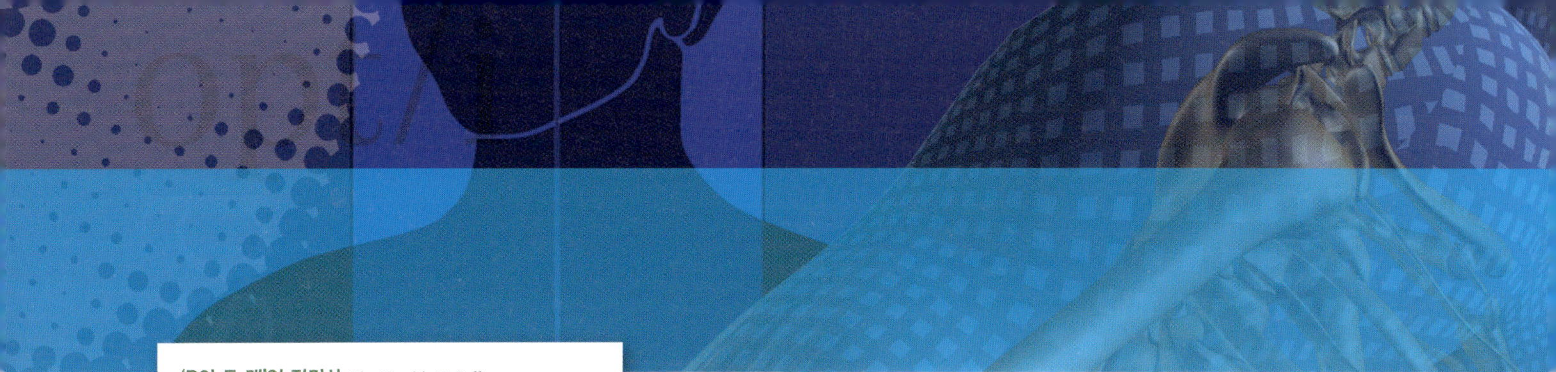

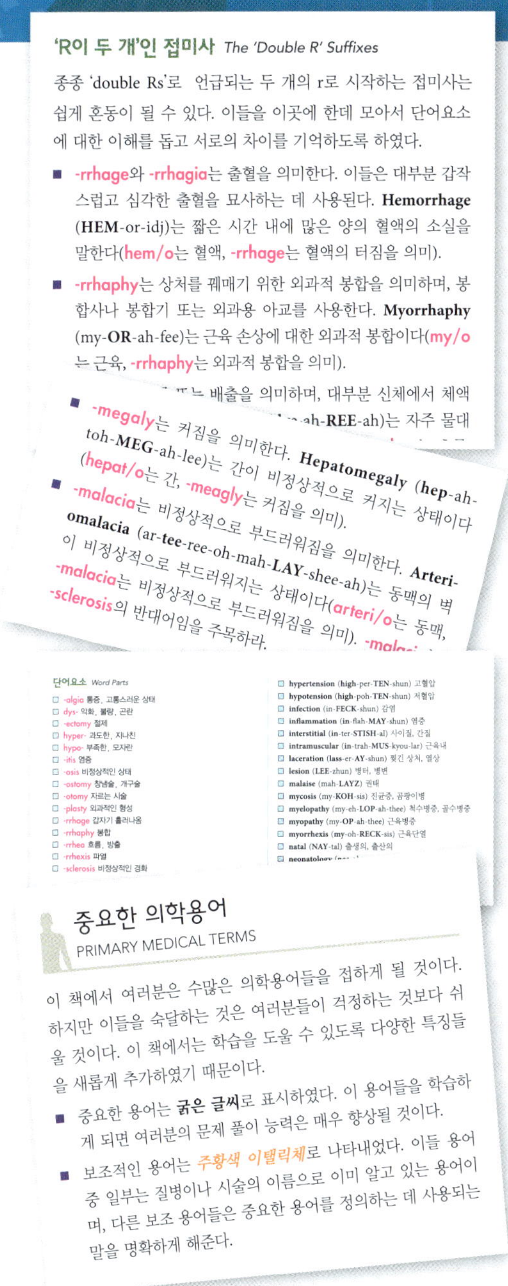

'R이 두 개'인 접미사 The 'Double R' Suffixes

종종 'double Rs'로 언급되는 두 개의 r로 시작하는 접미사는 쉽게 혼동이 될 수 있다. 이들을 이곳에 한데 모아서 단어요소에 대한 이해를 돕고 서로의 차이를 기억하도록 하였다.

- -rrhage와 -rrhagia는 출혈을 의미한다. 이들은 대부분 갑작스럽고 심각한 출혈을 묘사하는 데 사용된다. **Hemorrhage** (**HEM**-or-idj)는 짧은 시간 내에 많은 양의 혈액의 소실을 말한다(hem/o는 혈액, -rrhage는 혈액의 터짐을 의미).
- -rrhaphy는 상처를 꿰매기 위한 외과적 봉합을 의미하며, 봉합사나 봉합기 또는 외과용 아교를 사용한다. **Myorrhaphy** (my-**OR**-ah-fee)는 근육 손상에 대한 외과적 봉합이다(my/o는 근육, -rrhaphy는 외과적 봉합을 의미).

- -megaly는 커짐을 의미한다. **Hepatomegaly** (**hep**-ah-toh-**MEG**-ah-lee)는 간이 비정상적으로 커지는 상태이다(hepat/o는 간, -meagly는 커짐을 의미).
- -malacia는 비정상적으로 부드러워짐을 의미한다. **Arteriomalacia** (ar-**tee**-ree-oh-mah-**LAY**-shee-ah)는 동맥의 벽이 비정상적으로 부드러워지는 상태이다(arteri/o는 동맥, -malacia는 비정상적으로 부드러워짐을 의미). -malacia는 -sclerosis의 반대어임을 주목하라.

단어요소 Word Parts

- □ -algia 통증, 고통스러운 상태
- □ dys- 악화, 불량, 곤란
- □ -ectomy 절제
- □ hyper- 과도한, 지나친
- □ hypo- 부족한, 모자란
- □ -itis 염증
- □ -osis 비정상적인 상태
- □ -ostomy 창냄술, 개구술
- □ -otomy 자르는 시술
- □ -plasty 외과적인 형성
- □ -rrhage 갑자기 흘러나옴
- □ -rrhaphy 봉합
- □ -rrhea 흐름, 방출
- □ -rrhexis 파열
- □ -sclerosis 비정상적인 경화
- □ **hypertension** (**high**-per-**TEN**-shun) 고혈압
- □ **hypotension** (**high**-poh-**TEN**-shun) 저혈압
- □ **infection** (in-**FECK**-shun) 감염
- □ **inflammation** (**in**-flah-**MAY**-shun) 염증
- □ **interstitial** (**in**-ter-**STISH**-al) 사이질, 간질
- □ **intramuscular** (**in**-trah-**MUS**-kyou-lar) 근육내
- □ **laceration** (**lass**-er-**AY**-shun) 찢긴 상처, 열상
- □ **lesion** (**LEE**-zhun) 병터, 병변
- □ **malaise** (mah-**LAYZ**) 권태
- □ **mycosis** (my-**KOH**-sis) 진균증, 곰팡이병
- □ **myelopathy** (my-eh-**LOP**-ah-thee) 척수병증, 골수병증
- □ **myopathy** (my-**OP**-ah-thee) 근육병증
- □ **myorrhexis** (**my**-oh-**RECK**-sis) 근육단열
- □ **natal** (**NAY**-tal) 출생의, 출산의

중요한 의학용어
PRIMARY MEDICAL TERMS

이 책에서 여러분은 수많은 의학용어들을 접하게 될 것이다. 하지만 이들을 숙달하는 것은 여러분들이 걱정하는 것보다 쉬울 것이다. 이 책에서는 학습을 도울 수 있도록 다양한 특징들을 새롭게 추가하였기 때문이다.

- 중요한 용어는 **굵은 글씨**로 표시하였다. 이 용어들을 학습하게 되면 여러분의 문제 풀이 능력은 매우 향상될 것이다.
- 보조적인 용어는 *주황색 이탤릭체*로 나타내었다. 이들 용어 중 일부는 질병이나 시술의 이름으로 이미 알고 있는 용어이며, 다른 보조 용어들은 중요한 용어를 정의하는 데 사용되는 말을 명확하게 해준다.

소리 나는 대로 발음하는 발음 체계

소리 나는 대로 발음하는 발음 체계는 여러분들이 한 번 보고 이해할 수(말할 수) 있는 어절로 단어의 철자를 읽어가면서 편하게 발음하게 한다.

- **1차 강세**: 대문자이면서 굵은체
- **2차 강세**: 소문자이면서 굵은체

단어요소

단어요소는 의학용어를 공부하는 데 중요하기 때문에 단어요소로 구성된 용어를 사용할 때마다 그 정의를 빨간색으로 괄호 안에 기술하였다.

중요한 용어와 보조 용어

중요한 용어(Primary term)는 이 장에서 가장 중요한 용어이며, 처음 사용하였을 때에는 굵은 글자로 나타내었다.

보조 용어(Secondary term)는 *주황색 이탤릭체*로 표시하였다. 이 용어는 중요한 용어의 의미를 명확히 하기 위한 용어이다.

이 용어들의 발음을 들을 수 있는 오디오파일은 니드엠케이 홈페이지(**www.ndmk.co.kr**) 고객센터의 '교재 관련 다운로드' 게시판에서 다운받을 수 있습니다.

차례

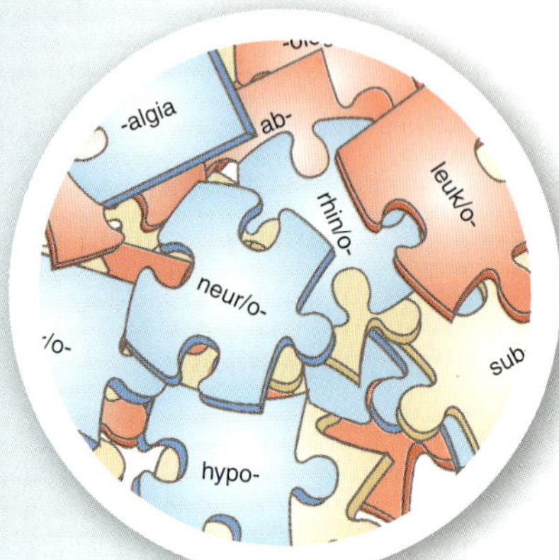

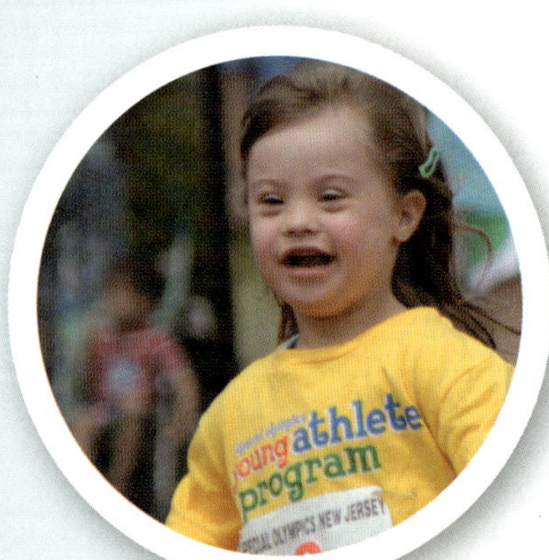

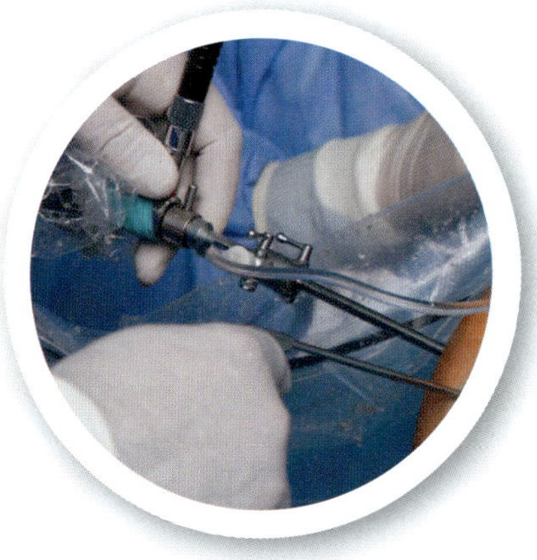

제3장 뼈대계통 49

The Skeletal System

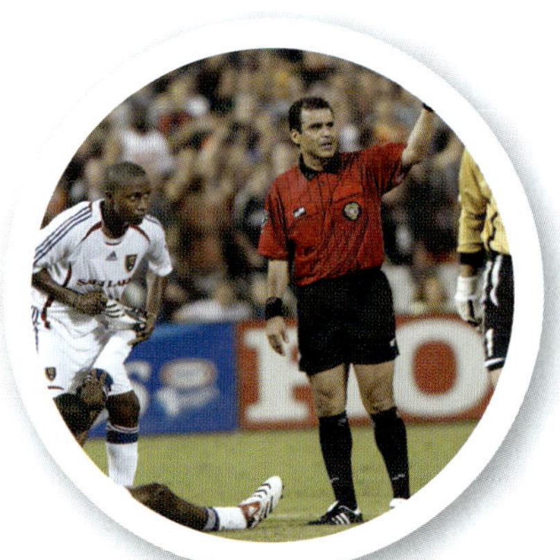

제4장 근육계통 75

The Muscular System

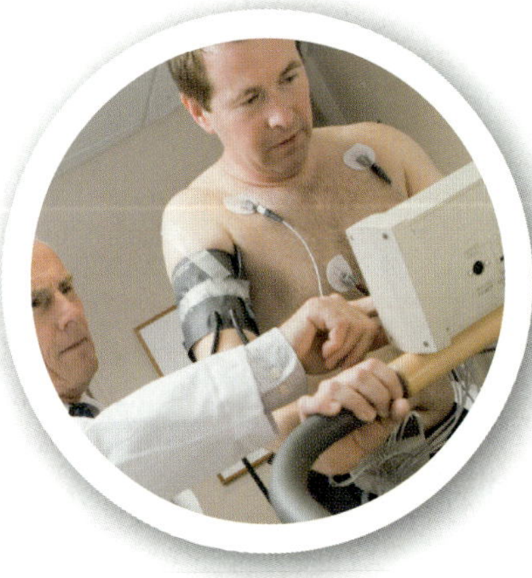

제5장 심혈관계통 95

The Cardiovascular System

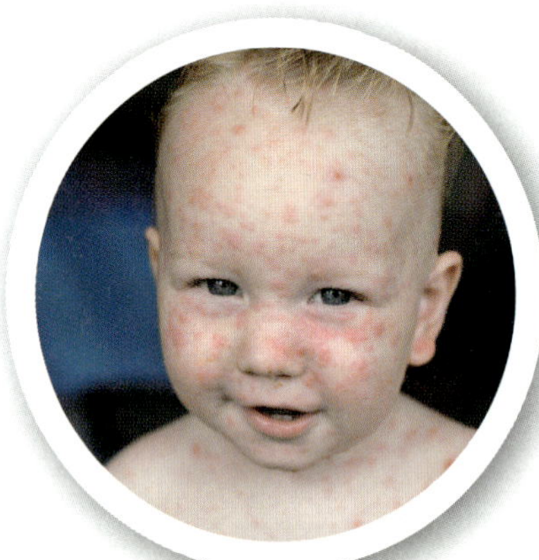

제6장 림프계통과 면역계통 125

The Lymphatic and Immune Systems

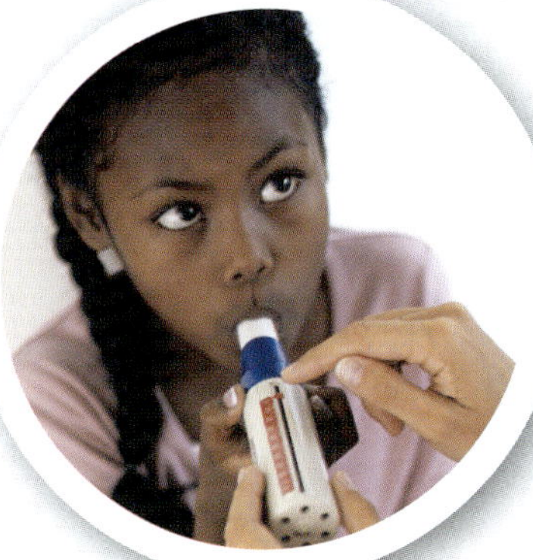

제7장 호흡계통 149

The Respiratory System

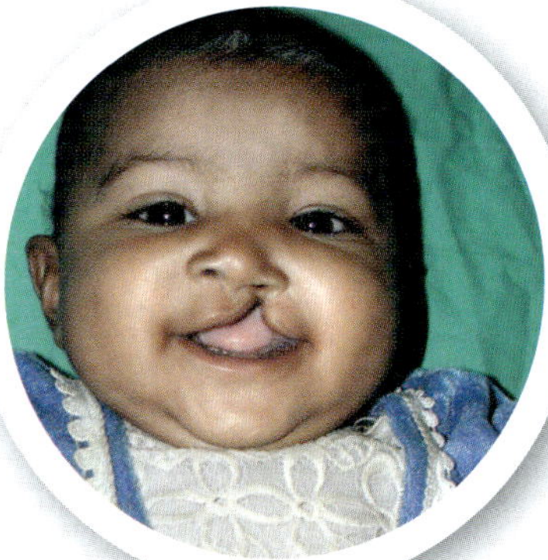

제8장 소화계통 171

The Digestive System

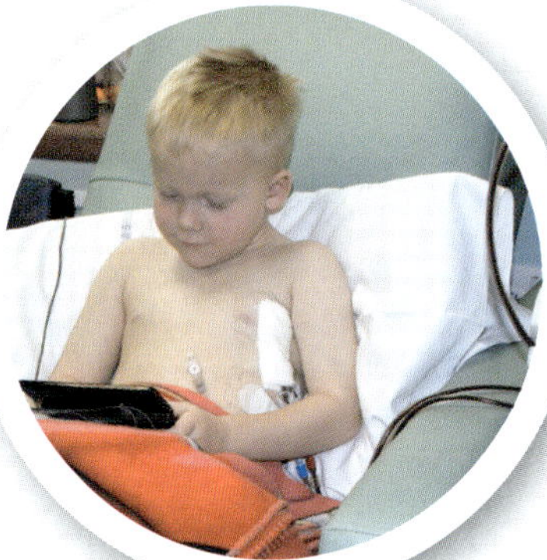

제9장 비뇨계통 197

The Urinary System

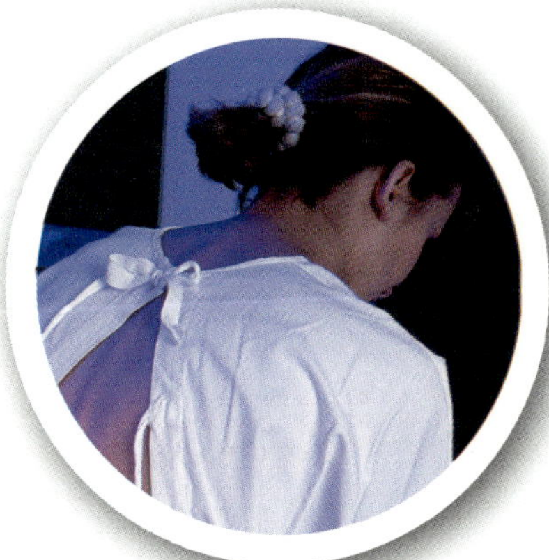

제10장 신경계통 217

The Nervous System

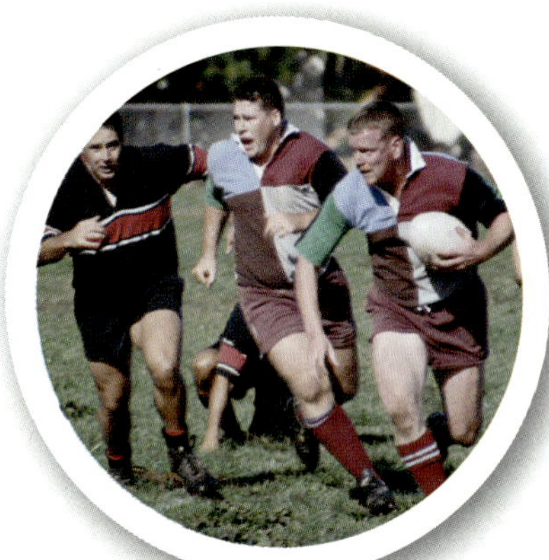

제11장 특수감각계통: 눈과 귀 243

Special Senses: The Eyes and Ears

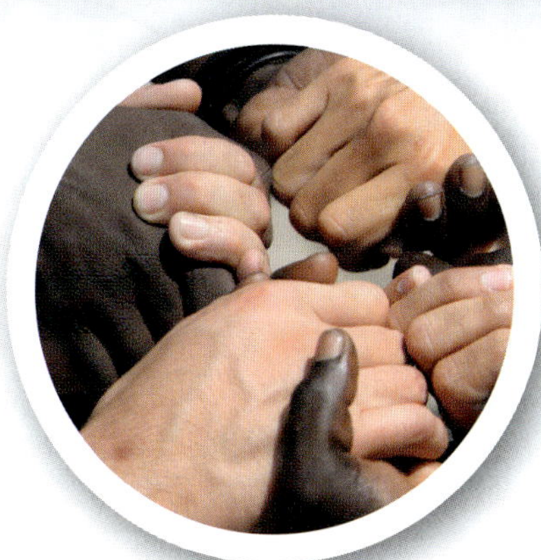

제 12 장 피부: 외피계통 263

Skin: The Integumentary System

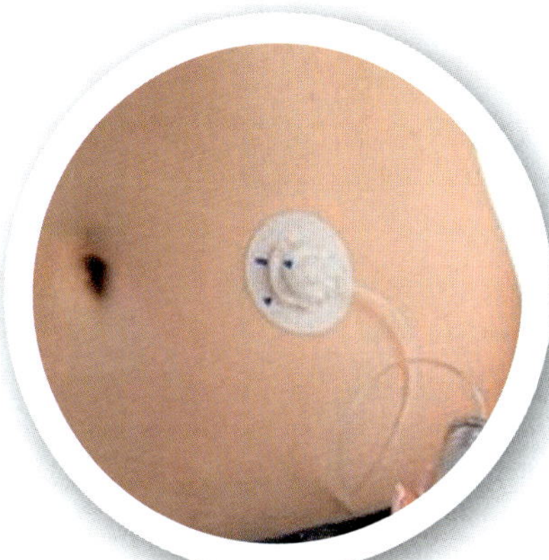

제 13 장 내분비계통 83

The Endocrine System

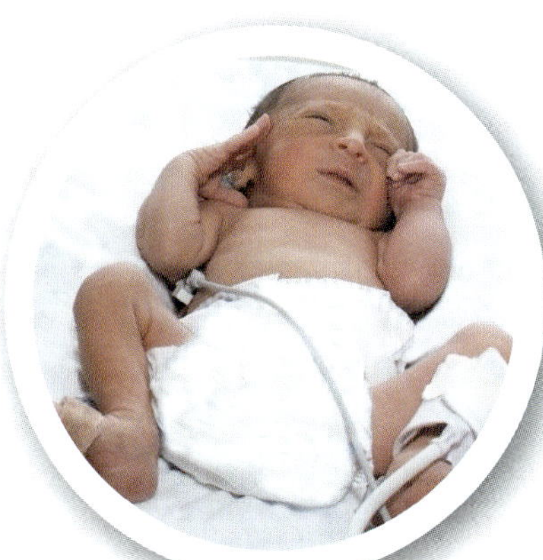

제 14 장 생식계통 299

The Reproductive Systems

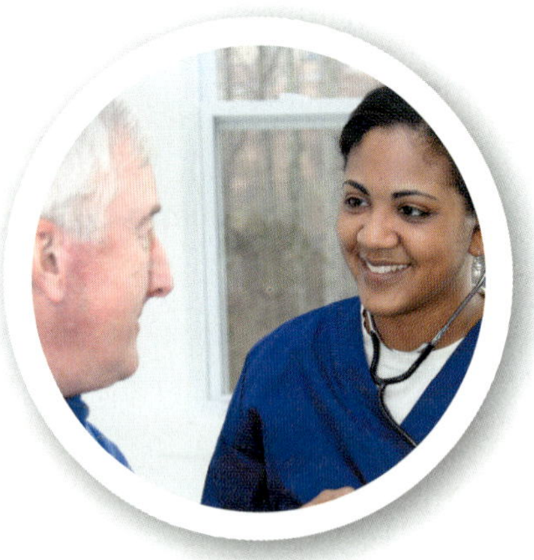

제 1 장

의학용어 서론

Introduction to Medical Terminology

의학용어 서론에 대한 개요

Primary Medical Terms ▸ 중요 의학용어	• 의학용어를 학습하는 데 중요 의학용어는 우선순위를 주기 위하여 굵은 글씨로 나타내었다.
Word Parts Are the Key ▸ 단어요소들이 핵심이다	• 단어요소들과 이들이 복잡한 의학용어를 만들어내는 방법에 대해 소개하였다.
Word Roots ▸ 어근	• 단어요소들은 주로 관련된 신체의 부분을 가리킨다.
Combining Form ▸ 연결형	• 어근의 끝에 모음(주로 'o')이 붙으면 이를 'combining form (연결형)'이라고 한다.
Suffixes ▸ 접두사	• 단어의 끝에 붙어 있는 단어요소로 대개는 시술(procedure), 상태(condition), 장애, 질병 등을 가리킨다.
Prefixes ▸ 접미사	• 단어의 처음에 붙어 있는 단어요소로서 대체로 위치, 시간, 수, 상태(status)를 가리킨다.
Determining Meanings on the Basis of Word Parts ▸ 단어요소들에 기초한 의미 결정	• 단어요소들에 대한 지식은 의학용어를 해석하는 데 도움을 준다.
Medical Dictionary Use ▸ 의학사전 사용	• 의학사전을 보다 쉽게 사용하기 위한 지침을 안내하였다.
Pronunciation ▸ 발음	• 쓰기 편한 'sound-like (소리 나는 대로)' 발음 체계를 사용하였다.
Spelling Is Always Important ▸ 철자는 항상 중요하다	• 철자 하나의 실수가 용어 전체의 의미를 바꿀 수 있다.
Singular and Plural Endings ▸ 단수형과 복수형 어미	• 의학용어에서 쓰이는 흔치 않은 단수형과 복수형 어미를 표기하였다.
Basic Medical Terms ▸ 기본 의학용어	• 질병의 상태를 설명하는 데 쓰이는 용어들을 표기하였다.
Look-Alike, Sound-Alike Terms and Word Parts ▸ 철자가 비슷하거나 발음이 비슷한 용어들과 단어요소들	• 철자나 발음이 유사하여 혼동되는 용어들을 설명하였다.
Using Abbreviations ▸ 약어의 사용	• 약어를 사용할 때는 항상 신중을 기하여 사용하는 것이 중요하다.

의학용어 서론과 관련된 어휘

다음 목록은 이 장의 의학용어와 필수 단어요소들을 포함하고 있다. 중요한 용어들은 **굵은 글씨**로 나타내었다. 보조적인 용어는 ***주황색 이탤릭체***로 나타내어 중요한 용어의 의미를 명확하게 나타내었다.

단어요소 *Word Parts*

- ☐ -algia 통증, 고통스러운 상태
- ☐ dys- 악화, 불량, 곤란
- ☐ -ectomy 절제
- ☐ hyper- 과도한, 지나친
- ☐ hypo- 부족한, 모자란
- ☐ -itis 염증
- ☐ -osis 비정상적인 상태
- ☐ -ostomy 창냄술, 개구술
- ☐ -otomy 자르는 시술
- ☐ -plasty 외과적인 형성
- ☐ -rrhage 갑자기 흘러나옴
- ☐ -rrhaphy 봉합
- ☐ -rrhea 흐름, 방출
- ☐ -rrhexis 파열
- ☐ -sclerosis 비정상적인 경화

의학용어 *Medical Terms*

- ☐ **abdominocentesis** (ab-**dom**-ih-noh-sen-**TEE**-sis) 복강천자
- ☐ **acronym** (**ACK**-roh-nim) 약어, 두문자어
- ☐ **acute** 급성
- ☐ **angiography** (**an**-jee-**OG**-rah-fee) 혈관조영술
- ☐ **appendectomy** (**ap**-en-**DECK**-toh-mee) 막창자꼬리절제술
- ☐ **arteriosclerosis** (ar-**tee**-ree-oh-skleh-**ROH**-sis) 동맥경화증
- ☐ **arthralgia** (ar-**THRAL**-jee-ah) 관절통
- ☐ **colostomy** (koh-**LAHS**-toh-mee) 잘록창자장냄술
- ☐ **cyanosis** (**sigh**-ah-**NOH**-sis) 청색증
- ☐ **dermatologist** (**der**-mah-**TOL**-oh-jist) 피부과전문의
- ☐ **diagnosis** (**dye**-ag-**NOH**-sis) 진단
- ☐ **diarrhea** (**dye**-ah-**REE**-ah) 설사
- ☐ **edema** (eh-**DEE**-mah) 부종
- ☐ **endarterial** (**end**-ar-**TEE**-ree-al) 동맥속막의
- ☐ **eponym** (**EP**-oh-nim) 기원이 된 사람의 이름이 들어간 용어
- ☐ **erythrocyte** (eh-**RITH**-roh-sight) 적혈구
- ☐ **fissure** (**FISH**-ur) 틈새
- ☐ **fistula** (**FIS**-tyou-lah) 샛길
- ☐ **gastralgia** (gas-**TRAL**-jee-ah) 위통증, 복통
- ☐ **gastritis** (gas-**TRY**-tis) 위염
- ☐ **gastroenteritis** (**gas**-troh-en-ter-**EYE**-tis) 위창자염
- ☐ **gastrosis** (gas-**TROH**-sis) 위병
- ☐ **hemorrhage** (**HEM**-or-idj) 출혈
- ☐ **hepatomegaly** (**hep**-ah-toh-**MEG**-ah-lee) 간비대
- ☐ **hypertension** (**high**-per-**TEN**-shun) 고혈압
- ☐ **hypotension** (**high**-poh-**TEN**-shun) 저혈압
- ☐ **infection** (in-**FECK**-shun) 감염
- ☐ **inflammation** (**in**-flah-**MAY**-shun) 염증
- ☐ **interstitial** (**in**-ter-**STISH**-al) 사이질, 간질
- ☐ **intramuscular** (**in**-trah-**MUS**-kyou-lar) 근육내
- ☐ **laceration** (**lass**-er-**AY**-shun) 찢긴 상처, 열상
- ☐ **lesion** (**LEE**-zhun) 병터, 병변
- ☐ **malaise** (mah-**LAYZ**) 권태
- ☐ **mycosis** (my-**KOH**-sis) 진균증, 곰팡이병
- ☐ **myelopathy** (my-eh-**LOP**-ah-thee) 척수병증, 골수병증
- ☐ **myopathy** (my-**OP**-ah-thee) 근육병증
- ☐ **myorrhexis** (**my**-oh-**RECK**-sis) 근육단열
- ☐ **natal** (**NAY**-tal) 출생의, 출산의
- ☐ **neonatology** (**nee**-oh-nay-**TOL**-oh-jee) 신생아학
- ☐ **neurorrhaphy** (new-**ROR**-ah-fee) 신경봉합술
- ☐ **otorhinolaryngology** (**oh**-toh-**rye**-noh-**lar**-in-**GOL**-oh-jee) 이비인후과학
- ☐ **palpation** (pal-**PAY**-shun) 촉진
- ☐ **palpitation** (**pal**-pih-**TAY**-shun) 두근거림, 심계항진
- ☐ **pathology** (pah-**THOL**-oh-jee) 병리학
- ☐ **phalanges** (fah-**LAN**-jeez) 손가락뼈
- ☐ **poliomyelitis** (**poh**-lee-oh-**my**-eh-**LYE**-tis) 회색질척수염
- ☐ **prognosis** (prog-**NOH**-sis) 예후
- ☐ **pyoderma** (**pye**-oh-**DER**-mah) 고름피부증, 화농피부증
- ☐ **pyrosis** (pye-**ROH**-sis) 가슴앓이, 흉골하작열감
- ☐ **remission** 완화
- ☐ **sign** 징후
- ☐ **supination** (**soo**-pih-**NAY**-shun) 뒤침, 회외
- ☐ **suppuration** (**sup**-you-**RAY**-shun) 곪음, 화농
- ☐ **supracostal** (**sue**-prah-**KOS**-tal) 갈비뼈위
- ☐ **symptom** (**SIMP**-tum) 증상
- ☐ **syndrome** (**SIN**-drohm) 증후군
- ☐ **tonsillitis** (**ton**-sih-**LYE**-tis) 편도염
- ☐ **trauma** (**TRAW**-mah) 외상
- ☐ **triage** (tree-**AHZH**) 환자의 분류, 치료순위 매김
- ☐ **viral** (**VYE**-ral) 바이러스

학습 목표

이 장을 통해서 다음의 목표를 달성할 수 있도록 한다.

1. 의학용어를 만드는 데 쓰이는 네 종류의 단어요소들의 역할을 확인할 수 있다.
2. 자신이 알고 있는 단어요소들은 친숙하지 않은 의학용어를 분석하는 데 사용할 수 있다.
3. 의학사전에서 위치한 용어를 단계별로 설명할 수 있다.
4. 이 장에서 소개되는 흔히 쓰이는 접두사, 어근, 연결형, 접미사의 정의를 내릴 수 있다.
5. 'Sounds-like' 발음 시스템을 이용하여 의학용어를 정확하게 발음할 수 있다.
6. 의학용어의 철자를 정확하게 써야 하는 중요성을 인지할 수 있다.
7. 약어를 사용할 때는 신중을 기해야 하는 중요성에 대해 말할 수 있다.
8. 이 장의 의학용어들에 대하여 인지하고 정의를 내리며 바르게 쓰고 발음할 수 있다.

중요한 의학용어
PRIMARY MEDICAL TERMS

이 책에서 여러분은 수많은 의학용어들을 접하게 될 것이다. 하지만 이들을 숙달하는 것은 여러분들이 걱정하는 것보다 쉬울 것이다. 이 책에서는 학습을 도울 수 있도록 다양한 특징들을 새롭게 추가하였기 때문이다.

- 중요한 용어는 **굵은 글씨**로 표시하였다. 이 용어들을 학습하게 되면 여러분의 문제 풀이 능력은 매우 향상될 것이다.
- 보조적인 용어는 ***주황색 이탤릭체***로 나타내었다. 이들 용어 중 일부는 질병이나 시술의 이름으로 이미 알고 있는 용어이며, 다른 보조 용어들은 중요한 용어를 정의하는 데 사용되는 말을 명확하게 해준다.

단어요소들이 열쇠이다
WORD PARTS ARE THE KEY

단어요소들이 어떻게 모여 의학용어들을 형성하는지 이해하게 되면 의학용어를 배우는 것이 매우 쉬워진다(그림 1.1). 이 책에는 많은 도움 요소들이 있어 여러분의 단어를 만드는 기술을 꾸준히 강화시켜줄 것이다.

- 이 장에서는 단어요소의 종류와 이들이 쓰이는 규칙이 설명되어 있다. 이 규칙을 학습하고 따른다.
- 만일 의학용어가 알고 있는 단어요소들로 이루어져 있을 경우, 이 단어요소와 그 의미에는 이 용어의 정의가 포함되어 있다. 이러한 단어요소들은 **붉은색**으로 나타내었다.

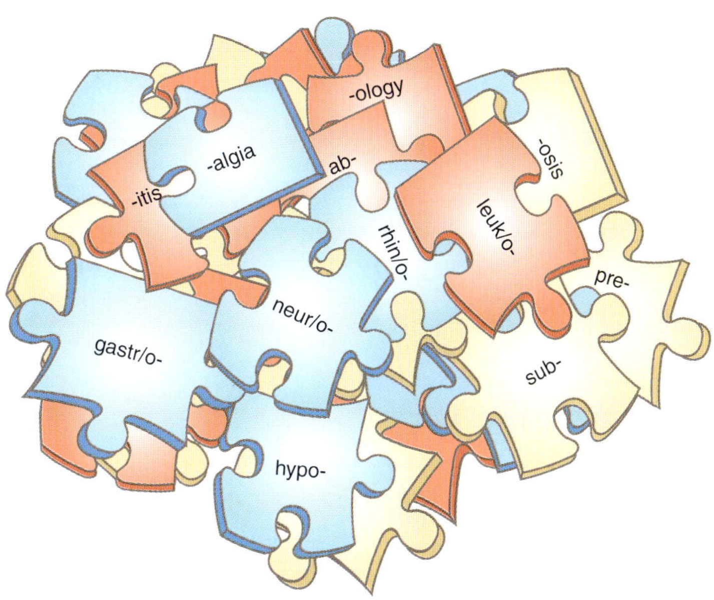

그림 1.1 단어요소(어근, 연결형, 접미사, 접두사)들은 대부분의 의학용어를 구성한다.

단어요소의 네 종류 *The Four Types of Word Parts*

네 가지 유형의 단어요소들은 의학용어를 만드는 데 쓰인다. **어근**(word root), **연결형**(combining form), **접미사**(suffix), **접두사**(prefix)이다. 단어요소의 사용 지침은 표 1.1에 나타내었다.

1. **어근**(word root)은 용어의 기본적인 의미를 내포하고 있다. 이 단어요소는 대개 신체의 각 부분을 가리킨다. 예를 들면, 위를 의미하는 어근은 **gastr**이다.
2. **연결형**(combining form)은 어근의 끝에 모음이 붙어 있어서 자음으로 시작하는 접미사가 붙을 수 있다. 연결형만을 나타낼 때 슬래시(/)를 어근과 연결형 모음 사이에 표시한다. 예를 들어, 위의 연결형은 **gastr/o**이다.
3. **접미사**(suffix)는 대체로 과정, 상태, 장애, 질병을 가리킨다.

- 접미사는 항상 단어의 끝에 위치한다.
- 접미사를 나타내는 단어요소는 앞에 하이픈(-)이 위치한다. 예를 들면, 염증을 나타내는 접미사는 **-itis**이다.

4. **접두사**(prefix)는 대체로 위치, 시간, 숫자 또는 상태를 가리킨다.

- 접두사는 항상 단어의 시작부분에 위치한다.
- 접두사를 나타내는 단어요소는 뒤에 하이픈(-)이 위치한다. 예를 들면, 지나치다 또는 과도하다를 의미하는 접두사는 **hyper-**이다.

어근
WORD ROOTS

어근은 대부분의 의학용어에서 토대가 되는 단어요소이다. 이들은 반드시 일치하지는 않지만 대개 관련된 신체의 부위를 나타낸다(그림 1.2). 표 1.2에 색깔(color)을 나타내는 어근들을 설명하였다.

표 1.1 ▸ 단어요소의 지침

- 어근은 단독으로 사용할 수 없다. 완전한 의학용어를 만들기 위하여 접미사가 반드시 뒤에 위치해야 한다.
- 모음을 붙여 연결형을 만드는 규칙은 자음으로 시작되는 접미사가 어근에 첨가될 때 적용된다.
- 접두사가 필요할 경우 이들은 항상 단어의 시작 부분에 위치한다.

연결형 모음 *Combining Forms Vowels*

연결형(결합형)은 어근의 끝에 모음이 붙여진 형태이다. 예를 들면 **gastr/o**는 위를 의미하는 어근에 대한 연결형이다. 문자 'o'는 연결형 모음 가운데 가장 흔하게 사용되며, 특수한 상황에서는 의학용어를 보다 쉽게 발음하기 위하여 첨가하기도 한다.

- 두 개의 어근을 결합할 때, 연결형 모음은 항상 첫 번째 어근에 붙이며, *접미사가 자음으로 시작하면* 두 번째 어근과 함께 사용한다.
- 예를 들면, **gastroenteritis** (위장관염)는 두 개의 어근과 접미사로 구성되었다. **Gastr/o** (위)가 **enter/o** (작은창자)와 결합될 때 연결형 모음은 **gastr/o**와 함께 붙어서 사용된다.
- 어근의 **enter**는 **-itis**와 결합될 때 접미사가 모음으로 시작되기 때문에 *연결형 모음이 없이* 결합된다. **Gastroenteritis** (**gas**-troh-en-ter-**EYE**-tis)는 위와 작은창자의 염증을 의미한다.

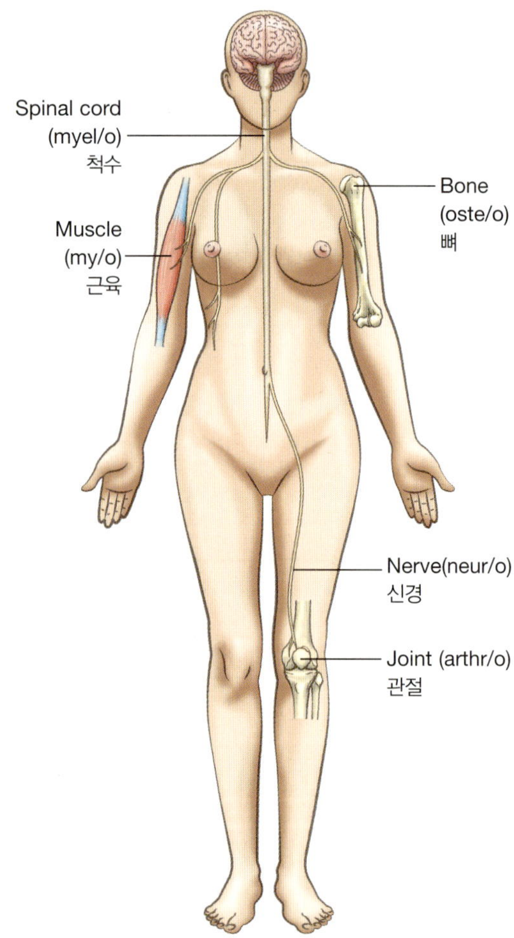

그림 1.2 이 그림에서 신체의 부위와 관련된 어근을 연결형으로 나타내었다.

표 1.2 ▸ 색깔을 나타내는 어근과 연결형

cyan/o는 파란색을 의미	**Cyanosis** (**sigh**-ah-**NOH**-sis)는 혈액 속에 산소가 부족하여 피부색이 파랗게 변하는 상태를 나타낸다(cyan은 파란색, -osis는 비정상적인 상태 혹은 질병을 의미).
erythr/o는 붉은색을 의미	**Erythrocyte** (eh-**RITH**-roh-sight)는 성숙한 적혈구이다(erythr/o는 붉은색, -cyte는 세포를 의미).
leuk/o는 흰색을 의미	**Leukocyte** (**LOO**-koh-sight)는 백혈구이다(leuk/o는 흰색, -cyte는 세포를 의미).
melan/o는 검은색을 의미	**Melanosis** (**mel**-ah-**NOH**-sis)는 조직이나 기관에 검은 색소가 비정상적으로 침착되는 질병이다(melan은 검은색, -osis는 비정상적인 상태 혹은 병을 의미).
poli/o는 회색을 의미	**Poliomyelitis** (**poh**-lee-oh-**my**-eh-**LYE**-tis)는 척수의 회색질의 바이러스감염이다(poli/o는 회색, myel은 척수, -itis는 염증을 의미).

접미사
SUFFIXES

접미사는 항상 단어의 끝에 붙어서 용어를 완성하는 단어요소이다. 의학용어에서 접미사는 대개 시술, 상태, 장애, 질병을 가리킨다.

연결형 모음은 접미사가 자음으로 시작할 때 사용된다. 예를 들면, neur/o (신경)가 접미사 -plasty (외과적인 복구) 또는 -rrhaphy (외과적 봉합)와 결합될 때 연결형 모음인 'o'는 -plasty 또는 -rrhaphy 둘 다 자음으로 시작되기 때문에 사용한다.

- **Neuroplasty** (**NEW**-roh-**plas**-tee)는 신경의 외과적인 복구 및 형성술을 의미한다.
- **Neurorrhaphy** (new-**ROR**-ah-fee)는 절단된 신경의 양끝을 서로 봉합해주는 시술을 의미한다.

연결형 모음은 접미사가 모음으로 시작될 때는 사용하지 않는다. 예를 들면, 어근인 tonsil은 편도를 의미한다. 완전한 용어를 만들기 위하여 붙여지는 접미사는 tonsil에 어떻게 붙는지를 말해주고 있다(그림 1.3).

- **Tonsillitis** (**ton**-sih-**LYE**-tis)는 편도의 염증이다(tonsill은 편도, -itis는 염증을 의미).
- **Tonsillectomy** (**ton**-sih-**LECK**-toh-mee)는 외과적으로 편도를 제거하는 수술을 의미한다(tonsill은 편도, -ectomy는 외과적인 절제를 의미).

명사형 어미로서의 접미사 *Suffixes as Nouns Endings*

명사는 사람, 장소 및 사물의 이름을 나타내는 단어이다. 의학용어에 있어서 몇몇 접미사는 어근을 명사로 바꾼다. 예를 들면 **cranium** (**KRAY**-nee-um)은 뇌를 덮고 있는 머리뼈이다(crani는 머리뼈, -um은 명사형 어미). 다른 접미사들은 어근을 명사형으로 바꿈으로써 용어를 완성시킨다. 명사형 어미로 종종 사용되는 접미사들을 표 1.3에 정리하였다

표 1.3 ▸ 명사형 어미로서의 접미사

-a	-um	-y
-e	-us	

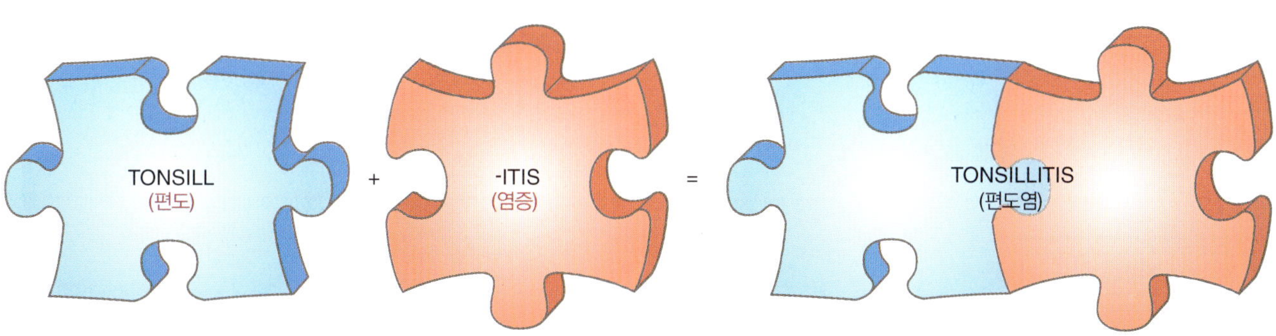

그림 1.3 *Tonsilitis*라는 용어는 접미사인 -itis가 어근인 tonsil에 붙어서 만들어진다.

표 1.4 ▸ '-와 관련됨'을 의미하는 접미사

-ac	-eal	-ior
-al	-ical	-ory
-an	-ial	-ous
-ar	-ic	-tic
-ary	-ine	

'-와 관련됨'을 의미하는 접미사
Suffixes Meaning 'Pertaining To'

*형용사*는 사물을 묘사하는 단어이다. 의학용어에서 '-와 관련됨'을 의미하는 많은 접미사들은 어근을 형용사형으로 바꾼다. 예를 들면 **cardiac** (**KAR**-dee-ack)은 심장과 관련됨을 의미하는 형용사이다(**cardi**는 심장, **-ac**은 -와 관련됨을 의미). '-와 관련됨'을 의미하는 흔히 쓰이는 접미사들을 표 1.4에 정리하였다.

'비정상적인 상태'를 의미하는 접미사
Suffixes Meaning 'Abnormal Condition or Disease'

의학용어에서 **-osis**와 같은 많은 접미사들은 '비정상적인 상태 혹은 질병'을 의미한다. 예를 들면 **gastrosis** (gas-**TROH**-sis)는 위의 질환을 의미한다(**gastro**는 위, **-osis**는 비정상적 상태 혹은 질병을 의미). 이러한 유형의 접미사들을 표 1.5에 정리하였다.

병리학과 관련된 접미사 *Suffixes Related to Pathology*

Pathology (pah-**THOL**-oh-jee)는 모든 분야의 질병에 관하여 연구하는 학문이다(**path**는 병, **-ology**는 학문을 의미). 병리학과 연관된 접미사는 특수한 질병이나 상태를 나타낸다.

- **-algia**는 통증을 의미한다. *Stomachache*로도 알려진 **gastralgia** (gas-**TRAL**-jee-ah)는 위의 통증을 의미한다(**gastr**는 위, **-algia**는 통증을 의미).
- **-dynia** 역시 통증을 의미한다. **Gastrodynia** (**gas**-troh-**DIN**-ee-ah) 역시 위의 통증을 의미한다(**gastr/o**는 위, **-dynia**는 통증을 의미). **-dynia**가 **-algia**와 똑같은 통증의 의미를 지니고 있으나 흔히 쓰이지는 않는다(그림 1.4).
- **-itis**는 염증을 의미한다. **Gastritis** (gas-**TRY**-tis)는 위의 염증이다(**gastr**는 위, **-itis**는 염증을 의미).
- **-megaly**는 커짐을 의미한다. **Hepatomegaly** (**hep**-ah-toh-**MEG**-ah-lee)는 간이 비정상적으로 커지는 상태이다(**hepat/o**는 간, **-meagly**는 커짐을 의미).
- **-malacia**는 비정상적으로 부드러워짐을 의미한다. **Arteriomalacia** (ar-**tee**-ree-oh-mah-**LAY**-shee-ah)는 동맥의 벽이 비정상적으로 부드러워지는 상태이다(**arteri/o**는 동맥, **-malacia**는 비정상적으로 부드러워짐을 의미). **-malacia**는 **-sclerosis**의 반대어임을 주목하라.
- **-necrosis**는 조직의 죽음을 의미한다. **Arterionecrosis** (ar-**tee**-ree-oh-neh-**KROH**-sis)는 동맥의 조직이 죽은 것이다(**arteri/o**는 동맥, **-necrosis**는 조직의 죽음을 의미).
- **-sclerosis**는 비정상적으로 딱딱해짐을 의미한다. **Arteriosclerosis** (ar-**tee**-ree-oh-skleh-**ROH**-sis)는 동맥의 벽이 비정상적으로 딱딱해지는 상태이다(**arteri/o**는 동맥, **-sclerosis**

표 1.5 ▸ '비정상적인 상태'를 의미하는 접미사

-ago	-iasis	-osis
-esis	-ion	
-ia	-ism	

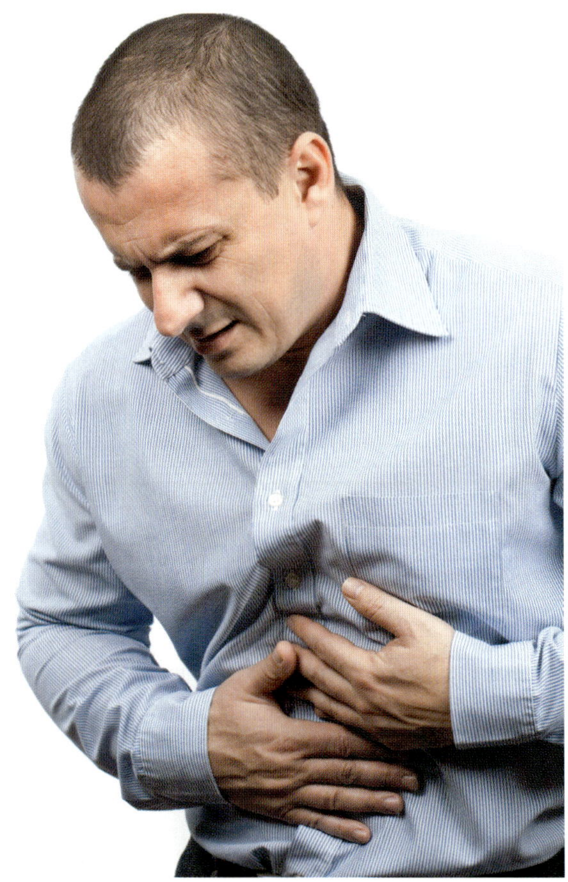

그림 1.4 *Gastrodynia*와 *gastroalgia*는 위의 통증을 나타내는 의학용어이다.

는 비정상적으로 딱딱해짐을 의미). -sclerosis는 -malacia의 반대어임을 주목하라.

- -stenosis는 비정상적으로 좁아짐을 의미한다. **Arteriostenosis** (ar-**tee**-ree-oh-steh-**NOH**-sis)는 동맥의 내강이 비정상적으로 좁아진 상태이다(arteri/o는 동맥, -stenosis는 비정상적으로 좁아짐을 의미).

시술과 관련된 접미사 *Suffixes Related to Procedures*

일부 접미사는 어근이 가리키는 신체의 부위에 행해지는 시술을 가리킨다.

- -centesis는 진단의 목적으로 또는 과도한 체액을 제거하기 위한 방편으로 체액을 빼내기 위해 행하는 외과적 천자술이다. **Abdominocentesis** (ab-**dom**-ih-noh-sen-**TEE**-sis)는 체액을 제거하기 위한 복강의 외과적 천자술이다(abdomin/o는 복부, -centesis는 체액을 제거하기 위한 외과적 천자술을 의미).
- -graphy는 그림을 그리거나 기록을 하는 과정을 의미한다. **Angiography** (**an**-jee-**OG**-rah-fee)는 혈관을 볼 수 있도록 하기 위한 조영제를 투여한 후 혈관에 대한 X선 영상을 만들어내는 과정이다(angi/o는 혈관, -graphy는 기록하는 과정을 의미).
- -gram은 그림이나 기록을 의미한다. **Angiogram** (**AN**-jee-oh-**gram**)은 혈관조영술에 의해 만들어진 필름이다(angi/o는 혈관, -gram은 그림이나 기록을 의미).
- -plasty는 외과적인 복구를 의미한다. **Myoplasty** (**MY**-oh-**plas**-tee)는 근육의 외과적인 복구를 의미한다(my/o는 근육, -plasty는 외과적인 복구를 의미).
- -scopy는 시각적인 검사를 의미한다. **Arthroscopy** (ar-**THROS**-koh-pee)는 관절의 내부 구조를 시각적으로 검사하는 방법을 의미한다(arthr/o는 관절, -scopy는 시각적인 검사법을 의미).

'R이 두 개'인 접미사 *The 'Double R' Suffixes*

종종 'double Rs'로 언급되는 두 개의 r로 시작하는 접미사는 쉽게 혼동이 될 수 있다. 이들을 이곳에 한데 모아서 단어요소에 대한 이해를 돕고 서로의 차이를 기억하도록 하였다.

- -rrhage와 -rrhagia는 출혈을 의미한다. 이들은 대부분 갑작스럽고 심각한 출혈을 묘사하는 데 사용된다. **Hemorrhage** (**HEM**-or-idj)는 짧은 시간 내에 많은 양의 혈액의 소실을 말한다(hem/o는 혈액, -rrhage는 혈액의 터짐을 의미).
- -rrhaphy는 상처를 꿰매기 위한 외과적 봉합을 의미하며, 봉합사나 봉합기 또는 외과용 아교를 사용한다. **Myorrhaphy** (my-**OR**-ah-fee)는 근육 손상에 대한 외과적 봉합이다(my/o는 근육, -rrhaphy는 외과적 봉합을 의미).
- -rrhea는 흐름 또는 배출을 의미하며, 대부분 신체에서 체액의 흐름을 말한다. **Diarrhea** (**dye**-ah-**REE**-ah)는 자주 물대변을 보는 것을 의미한다(dia-는 -를 통하여, -rrhea는 흐름, 배출을 의미).
- -rrhexis는 파열을 의미한다. **Myorrhexis** (**my**-oh-**RECK**-sis)는 근육의(my/o는 근육, -rrhexis는 파열을 의미).

접두사

PREFIXES

접두사는 단어의 첫 부분에 위치하여 용어의 의미에 영향을 준다. 대개 접두사는 위치, 시간, 숫자를 가리킨다. 표 1.6에 방향, 양, 크기를 나타내는 접두사를 정리하였다. **natal** (**NAY**-tal)이라는 용어는 출생과 관련됨을 의미한다(nat은 출생, -al은 -와 관련됨을 의미). 다음의 예는 접두사가 용어의 의미를 어떻게 변화시키는지 보여준다(그림 1.5~1.8).

- **Prenatal** (pre-**NAY**-tal)은 출산 전의 시간이나 사건을 의미한다(pre-는 이전, nat은 출산, -al은 -와 관련됨을 의미).
- **Perinatal** (**pehr**-ih-**NAY**-tal)은 출산에 즈음한 시간이나 사건을 의미한다(peri-는 주위 · 주변, nat은 출산, -al은 -와 관련됨을 의미). 이는 출산 직전, 출산 과정, 출산 직후의 시간을 말한다.
- **Postnatal** (pohst-**NAY**-tal)은 출산 이후의 시간이나 사건을 의미한다(post-는 이후, nat은 출산, -al은 -와 관련됨을 의미)

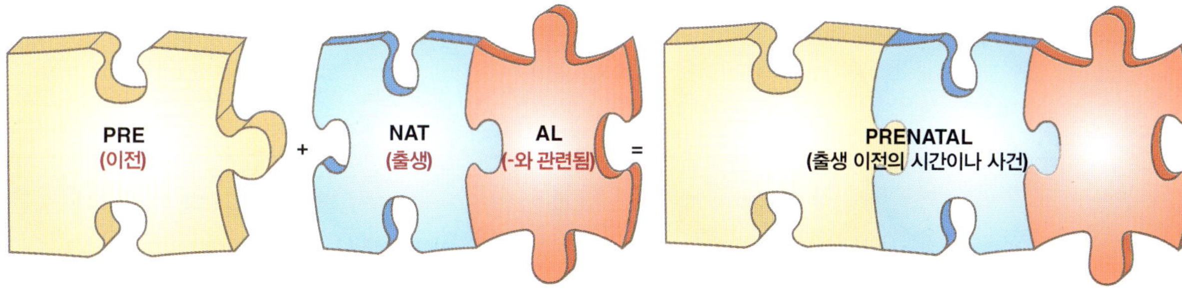

그림 1.5 *Prenatal*이란 용어는 접미사 -al이 어근인 nat와 붙고 여기에 접두사 pre-가 더해져서 만들어진다.

표 1.6 ▸ 방향, 양, 크기를 나타내는 접두사

ab- -로부터 멀어짐, 부정, 없는	**ad-** 향하여, -에, -방향으로
dextr/o 오른쪽	**sinistr/o** 왼쪽
ex- 밖으로, 바깥면	**in-** 안으로, 없음
macro- 큰, 비정상적인 크기 또는 길이가 긴	**micr/o, micro-** 작은
mega-, megal/o 크다	**olig/o** 부족한, 거의 없는
pre- 전, 앞	**post-** 후, 뒤

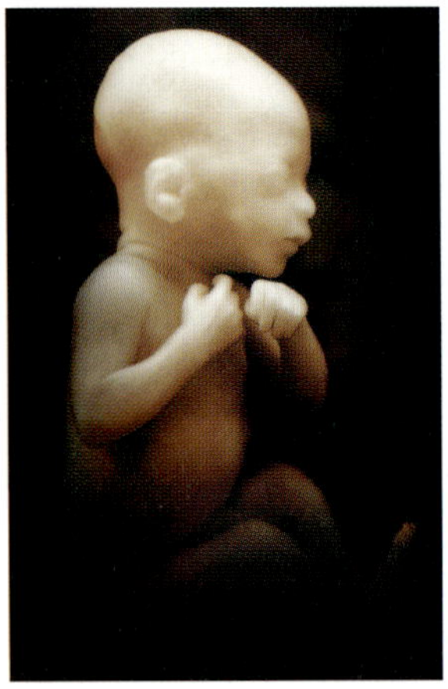

그림 1.6 이 그림은 *출생 전*(prenatal) 태아의 발달을 보여준다.

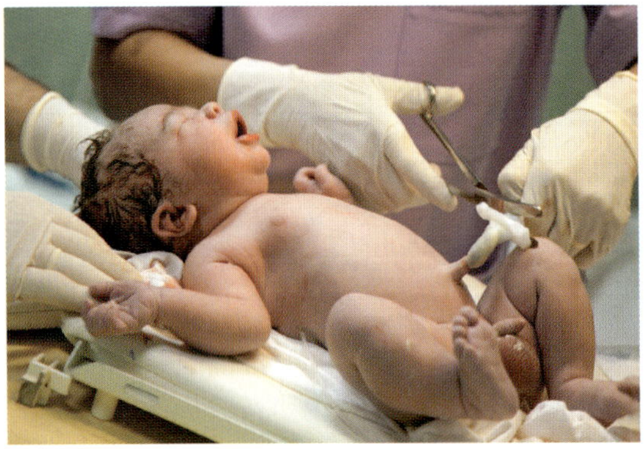

그림 1.7 이 그림은 아기가 태어난 후 즉시 탯줄을 자르는 *출산 즈음*(perinatal)의 상황이다.

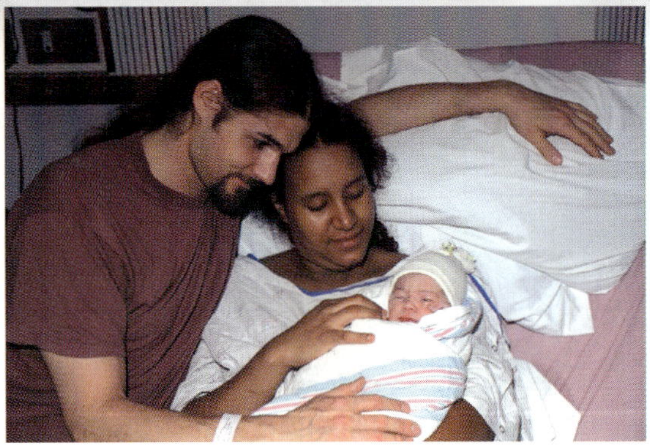

그림 1.8 이제 부모가 된 부부가 새로 태어난 아이를 안고 즐거워 하는 *출산 후*(postnatal)의 모습이다.

대조되면서 혼동되는 접두사
Contrasting and Confusing Prefixes

일부 접두사들은 철자가 비슷하여 혼동되지만 반대의 의미를 지닌다. 이러한 유형의 접두사들을 표 1.7에 정리하였다.

단어요소들을 근거로 하여 의미를 결정
DETERMINING MEANINGS ON THE BASIS OF WORD PARTS

단어요소들의 의미를 앎으로써 익숙하지 않은 의학용어의 의미를 가늠할 수 있다.

단어요소 분리 *Taking Terms Apart*

단어의 구성 조각들을 살펴봄으로써 의미를 결정하기 위해서는 먼저 의학용어(단어)를 단어요소들로 나누어야 한다.

- 항상 단어의 끝에서 접미사와 함께 분리해나가며 단어의 시작 부분으로 작업을 진행한다.
- 단어요소들을 나누어가면서 각 요소들의 의미를 확인하면 주어진 용어의 정의를 내릴 수 있다.
- 어떤 단어요소들은 하나 이상의 의미를 가지고 있으므로 용어가 쓰이는 문맥을 보고 결정하는 것이 필요하다. 여기에서 문맥이란 이 용어가 말하는 것이 인체에서 어떤 계통과 관련되는지 파악하라는 말이다.
- 과정 중 의심이 생기면 의학사전을 활용하여 여러분이 내린 정의와 비교하라.
- 모든 의학용어가 단어요소들로 이루어진 것이 아님을 유념하라.

보기 *An Example to Take Apart*

그림 1.9에서 보는 바와 같이 **otorhinolaryngology** (**oh**-toh-**rye**-noh-**lar**-in-**GOL**-oh-jee)라는 용어를 살펴보자. 이는 두

표 1.7 ▸ **대조되는 접두사**

ab-는 -로부터 멀어짐을 의미한다. **Abnormal**은 정상이 아닌, 정상으로부터 멀어짐을 의미한다.	ad-는 -를 향하여, -의 방향으로를 의미한다. **Addition**은 약물 또는 물질에 강하게 의존하거나 강하게 끌리는 것을 의미한다.
dys-는 나쁨, 어려움, 통증을 의미한다. **Dysfunctional**은 신체나 기관이 제대로 작동하지 않는 것을 의미한다.	eu-는 좋은, 정상인, 건강한 또는 쉬움을 의미한다. **Euthyroid**는 정상적인 기능을 하는 갑상샘을 의미한다.
hyper-는 과도한, 증가됨을 의미한다. **Hypertension**은 정상보다 높은 혈압을 말한다.	hypo-는 부족한, 감소됨을 의미한다. **Hypotension**은 정상보다 낮은 혈압을 의미한다.
inter-는 사이, 가운데를 의미한다. **Interstitial**은 조직의 속이 아닌 조직의 사이를 의미한다.	intra-는 속, 안을 의미한다. **Intramuscular**는 근육속을 의미한다.
sub-은 아래, 밑을 의미한다. **Subcostal**은 갈비뼈아래를 의미한다.	super-, supra-는 위, 과도함을 의미한다. **Supracostal**은 갈비뼈위 또는, 갈비뼈바깥을 의미한다.

개의 연결형과 어근 및 접미사로 이루어져 있다. 다음의 내용은 단어의 끝에서부터 처음으로 단어요소들을 분리해나가는 과정이다.

- 접미사 -ology는 -에 대한 학문을 의미한다.
- 어근 laryng은 후두와 목구멍을 의미한다. 어근이 모음으로 시작하는 접미사와 결합되기 때문에 연결형 모음은 쓰이지 않았다.
- 연결형 rhin/o는 코를 의미한다. 어근 rhin이 또 다른 어근과 결합하기 때문에 연결형 모음이 사용되었다.
- 연결형 ot/o는 귀를 의미한다. 어근 ot가 또 다른 어근과 결합하기 때문에 연결형 모음이 사용되었다.
- 이들이 합쳐져 *otorhinolaryngology*를 형성하는데, 이는 귀, 코, 인후에 관한 학문을 의미한다(ot/o는 귀, rhin/o는 코, laryng은 인후, -ology는 학문을 의미). *주의*: Laryng/o는 후두를 의미하기도 하며, 7장에서 설명한다.
- 이 용어는 이름이 매우 길기 때문에 이 전공을 종종 *ENT* (ear, nose, and throat)로 표시한다.
- 짧게 **otolaryngology** (**oh**-toh-**lar**-in-**GOL**-oh-jee), 즉 귀, 후두 또는 인후를 연구하는 학문을 의미할 때(ot/o는 귀, laryng은 후두, -ology는 학문을 의미) 사용한다.

의미 추측 *Guessing at Meanings*

단어요소들을 가지고 용어의 의미를 추측할 수 있다면 그것이 정확한 것인지 다시 한번 체크해야 한다. 왜냐하면 어떤 용어들은 하나 이상의 의미를 가지기 때문이다. 예를 들어 **lithotomy** (lih-**THOT**-oh-mee)라는 용어를 살펴보자.

- 단어요소들을 가지고 해석해 보면 **lithotomy**는 돌을 제거하기 위한 외과적 절개이다(lith는 돌, -otomy는 외과적인 절개를 의미). 이 용어는 9장에서 더 자세히 설명하였다.
- 그러나 **lithotomy**는 검사자세 이름이기도 하며, 이 자세에서 환자는 발과 다리를 등자에 지탱하여 올린 상태로 뒤로 눕는다. 이 자세는 일찍이 돌을 제거하는 외과적 수술 시 지정된 자세였으므로 이 자세를 묘사하는 데 이 용어가 사용되었다. 이 용어는 15장에서 더 자세히 설명하였다.
- 이런 종류의 혼란 때문에 의학사전은 의학용어를 학습하는 데 있어 중요한 도구가 된다.

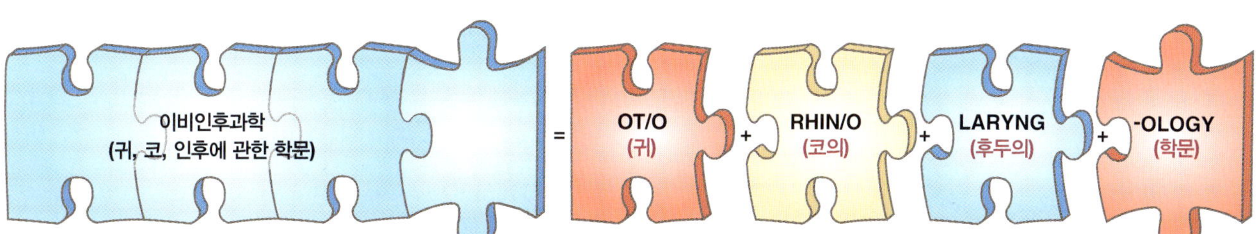

그림 1.9 의학용어의 의미를 결정하기 위하여 단어요소들은 용어의 끝에서부터 앞으로 분리한다.

의학사전 사용
MEDICAL DICTIONARY USE

의학용어의 정의를 알기 위하여 의학사전이나 다른 방법을 사용하는 것을 배우는 일은 의학용어의 올바른 사용법을 마스터하기 위한 중요한 부분이다. 사전 사용을 위한 다음의 조언들은 책이나 컴퓨터상의 전자사전을 찾아 볼 때 모두 응용할 수 있다.

단어의 철자를 알 때 *If You Know How to Spell the Word*

익숙하지 않은 사전을 가지고 일을 시작할 때는 우선 사용 지침법이나 목차 및 부록을 살펴본다. 이런 사항들을 살펴보는 데 소비된 시간은 나중에 익숙하지 못한 용어들을 찾아볼 때 절약될 것이다.

- 단어의 첫 시작 문자를 보고 사전의 해당되는 구역을 펼친다. 단서를 잡기 위하여 해당 페이지의 상단을 본다. 상단 왼쪽에 있는 단어는 그 페이지에 수록된 첫 번째 용어이다. 하단의 오른쪽에 있는 단어는 그 페이지의 마지막 용어이다.
- 다음은 찾고자 하는 단어의 첫 번째와 두 번째 문자로 시작하는 단어를 알파벳순으로 찾는다. 찾을 용어를 발견할 때까지 각 알파벳 문자들을 계속 살펴본다.
- 찾았다고 생각될 때는 철자를 매우 주의 깊게 한 글자 한 글자씩 왼쪽에서 오른쪽으로 확인한다. 철자가 비슷해도 매우 다른 의미를 가진 용어들도 있다.
- 용어를 찾으면 정의들을 모두 주의 깊게 살펴본다.

단어의 철자를 모를 때
If You Do Not Know How to Spell the Word

용어를 주의 깊게 듣고 그것을 써본다. 이렇게 써본 단어를 찾을 수 없다면 표 1.8에 수록된 첫소리에 기초한 다른 철자를 살펴본다. 이런 모든 예들은 이 책에 수록되어 있다. 하지만 여러분들은 사전을 통해 찾는 훈련을 해야 한다.

하위 범주 보기 *Look Under Categories*

대부분의 사전들은 *disease* (질병)나 *syndrome* (증후군)과 같은 범주를 사용하여 이런 용어를 가진 여러 질환들은 disease, syndrome이라는 제목 하에 모아둔다.

- *Venereal disease* (성병)는 *disease*의 범주 아래의 *venereal*에 수록되어 있다.
- *Fetal alcohol syndrome* (태아 알코올 증후군)은 *syndrome*의 범주 아래에 있는 *fetal alcohol*에 수록되어 있다.

표 1.8 ▸ 익숙하지 않은 용어의 철자를 찾는 지침

다음과 같이 발음이 된다면	다음 문자와 함께 시작될 때	보기
F	F	**flatus** (**FLAY**-tus) 위장내 가스 [8장 참조]
	PH	**phlegm** (**FLEM**) 객담 [7장 참조]
J	G	**gingivitis** (jin-jin-**VYE**-tis) 치은염 [8장 참조]
	J	**jaundice** (**JAWN**-dis) 황달 [8장 참조]
K	C	**crepitus** (**KREP**-ih-tus) 염발음 [3장 참조]
	CH	**cholera** (**KOL**-er-ar) 콜레라 [8장 참조]
	K	**kyphosis** (kye-**FOH**-sis) 척추뒤굽음증 [3장 참조]
	QU	**quadriplegia** (kwad-rih-**PLEE**-jee-ah) 팔다리마비 [4장 참조]
S	C	**cytology** (sigh-**TOL**-ohjee) 세포학 [2장 참조]
	PS	**psychologist** (sigh-**KOL**-oh-jist) 심리학자 [10장 참조]
	S	**serum** (**SEER**-um) 혈청 [5장 참조]
Z	X	**xeroderma** (zee-roh-**DER**-mah) 피부건조증 [12장 참조]
	Z	**zygote** (**ZYE**-goht) 접합자 [14장 참조]

■ 이런 용어를 접했을 때, 첫째 단어로 시작되는 부분에서 이런 용어를 찾을 수 없게 되므로 다음 단계에서는 적당한 범주를 항목에서 찾아야 한다.

다수의 단어로 이루어진 용어 *Multiple-Word Terms*

한 개 단어 이상을 포함한 용어를 찾을 때는 마지막 용어를 가지고 찾는다. 만일 마지막에서 찾을 수 없으면 앞쪽으로 이동하면서 용어를 찾는다.

■ 가령 *congestive heart failure* (울혈성심장기능상실)는 종종 *heart failure* 범주 아래의 *congestive*에 수록되어 있다. 이 용어는 5장에서 설명한다.

인터넷에서 정의 검색 *Searching for Definitions on the Internet*

검색도구는 의학용어의 정의나 질병의 세부 정보를 찾을 때도 도움을 준다. 그러나 NIH (www.nih.gov)와 같이 신뢰할 만한 정보의 원천으로 알려진 사이트를 이용하는 것이 중요하다.

■ 더 나은 결과를 위해서는 인터넷 검색은 적어도 두 군데 이상을 해야 하며, 만일 두 군데서 정의가 현저히 다르다면 세 번째로 다른 사이트를 접속한다.

■ 단어를 찾을 때 주의하라. 단어의 철자를 올바르게 알지 못하면 웹사이트에서 찾은 단어의 의미도 추측하게 될 것이다. 찾고자 하는 의미를 나타내는 용어인지를 두 번 체크해야 한다.

주의해야 할 것은 휴대용 단말기에 탑재된 의학사전 응용프로그램이다. 평판이 좋은 정보가 수록된 응용프로그램인지를 확인해야 하고, 찾고자 하는 용어의 의미인지를 두 번 체크해야 한다.

발음 PRONUNCIATION

정확히 발음하는 방법을 알면 의학용어는 이해하거나 기억하기 쉬워진다. 새로운 용어의 발음을 도와주기 위해 일반적으로 받아들여지는 발음을 용어 바로 다음에 굵은 글씨로 표시하였다. 용어 목록상에서 용어들에 대한 발음 청취는 StudyWARE™에서 이용할 수 있다.

이 책에서는 'sounds-like (소리 나는 대로)' 발음시스템이 사용되었다. 이 시스템에서는 용어와 가장 근접한 음을 만들기 위하여 알파벳문자의 철자를 다시 배열하여 사용하였다. 새로운 단어를 발음하려면 괄호 안에 쓰인 대로 발음을 하면 된다.

■ 단어를 발음할 때 가장 강조되는 부분은 굵은 대문자로 표시하였다. 가령 **edema** (eh-**DEE**-mah)는 신체 조직 내에 과도한 조직액이 축적되어 야기되는 부종을 의미한다.

■ 단어를 발음할 때 두 번째로 강조되는 부분은 굵은 소문자로 표시하였다. 가령 **appendicitis** (ah-**pen**-dih-**SIGH**-tis)는 막창자꼬리(충수)의 염증을 의미한다(**appendic**은 막창자꼬리, **-itis**는 염증을 의미).

주의해야 할 단어 *A Word of Caution*

종종 의학용어를 발음하는 방법이 하나 이상인 경우가 있다.

■ 많은 의학용어의 발음은 그리스어나 라틴어에 기초하고 있다. 하지만 이런 단어들을 발음함에 있어 영어의 발음을 따르는 경향이 있다.

■ 결과적으로 한 용어의 '올바른' 발음이 하나 이상이 되기도 한다. 이 책에서는 가장 일반적으로 받아들여지는 발음법을 표기하였다.

■ 여러분을 가르치는 강사가 다른 발음을 선호한다면 그 가르침을 따른다.

철자의 중요성 SPELLING IS ALWAYS IMPORTANT

의학용어에서 철자의 정확성은 매우 중요하다

■ 단지 한 두 글자를 바꿈으로써 용어의 의미가 완전히 달라질 수 있다. 이러한 차이는 글자 그대로 환자의 삶 혹은 죽음의 문제가 될 수 있다.

■ 이 장의 뒤쪽에 있는 '꼭 닮은 비슷한 소리의 의학용어와 단어요소'들은 자주 혼동되는 몇몇 용어들과 단어요소들을 잘 인식할 수 있도록 도와 줄 것이다.

■ 이 책에서 사용된 철자는 미국에서 일반적으로 받아들여지고 있다. 영국, 호주, 캐나다에서 사용되는 조금 다른 철자를 볼 수도 있을 것이다.

단수형과 복수형 어미들 SINGULAR AND PLURAL ENDINGS

많은 의학용어들은 그리스어나 라틴어에서 기원하였다. 이렇게 기원이 다른 까닭에 단수형을 복수형으로 바꿀 때 특이한 규칙을 따르기도 한다. 게다가 영어로 된 어미들도 흔히 사용되는 용어들에 적용되어 왔다.

■ 표 1.9는 이런 복수형이 어떻게 만들어지는지를 보다 잘 이해할 수 있도록 도와주는 지침을 제공하고 있다.

■ 또한 이 책의 전반에 걸쳐 특이한 단수형 또는 복수형을 가진 용어가 소개되면 두 가지형을 모두 포함시켜 표기하였다. 예를 들어 **phalanges** (fah-**LAN**-jeez)는 손가락과 발가락의

표 1.9 ▸ 특이한 복수형을 위한 지침

지침	단수형	복수형
단수형 용어가 -a로 끝나면, 복수형은 대개 이 어미를 -ae로 바꾸어 만든다	bursa vertebra	bursae vertebrae
단수형 용어가 -ex 또는 -ix로 끝나면, 복수형은 대개 이 어미들을 -ices로 바꾸어 만든다	appendix index	appendices indices
단수형 용어가 -is로 끝나면, 복수형은 대개 이 어미를 -es로 바꾸어 만든다	diagnosis metastasis	diagnoses metastases
단수형 용어가 -itis로 끝나면, 복수형은 대개 -is를 -ides로 바꾸어 만든다	arthritis meningitis	arthritides meningitides
단수형 용어가 -nx로 끝나면, 복수형은 대개 -x를 -ges로 바꾸어 만든다	phalanx meninx	phalanges meninges
단수형 용어가 -on으로 끝나면, 복수형은 대개 이 어미를 -a로 바꾸어 만든다	criterion ganglion	criteria ganglia
단수형 용어가 -um으로 끝나면, 복수형은 대개 이 어미를 -a로 바꾸어 만든다	diverticulum ovum	diverticula ova
단수형 용어가 -us로 끝나면, 복수형은 대개 이 어미를 -i로 바꾸어 만든다	alveolus malleolus	alveoli malleoli

뼈들을 의미한다(단수형, phalanx)(그림 1.10).

질병을 묘사하는 기본적인 의학용어
BASIC MEDICAL TERMS TO DESCRIBE DISEASES

질병과 질병 상태를 묘사하는 데 사용되는 몇몇 의학용어들은 쉽게 혼동을 일으킨다. 이러한 유형의 용어들을 표 1.10에 설명하였다. 이러한 용어들을 학습하기 위하여 표에 나타난 것과 같이 3개의 그룹으로 나누어 이 용어들을 쉽게 학습할 수 있을 것이다.

꼭 닮은 비슷한 소리의 의학용어와 단어요소들
LOOK-ALIKE SOUND-ALIKE TERMS AND WORD PARTS

이 부분은 비슷하게 보이고 발음도 유사하여 혼동되는 흔히 쓰이는 몇몇 용어들과 단어요소들을 강조하였다. 그러나 의미는 매우 차이가 있다. 이 용어와 단어요소가 책에 나올 때는 세심한 주의가 필요하다.

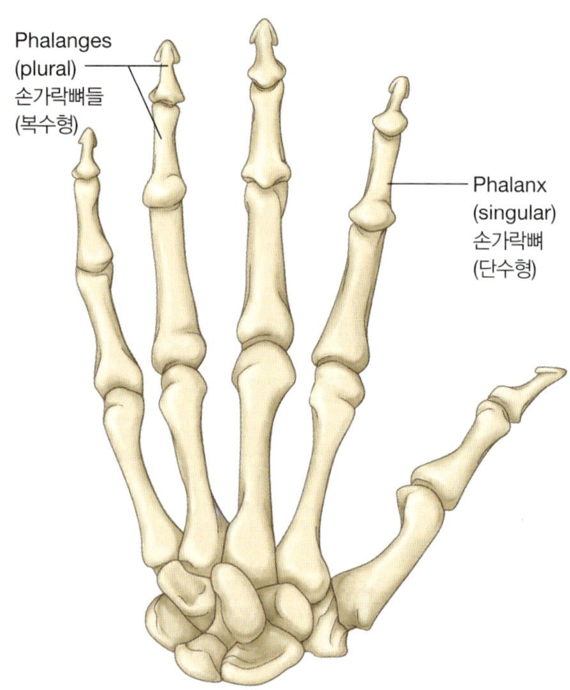

그림 1.10 단수형과 복수형 어미. Phalanx는 손(발)가락뼈 하나라는 의미이며, phalanges는 하나 이상의 손(발)가락뼈를 의미한다.

표 1.10 ▸ 질병의 상태를 설명하는 데 사용되는 기본적인 의학용어

징후(sign)는 열이 나는 것과 같은 객관적인 질병의 증거이다. 객관적(*objective*)이란 징후가 환자나 보호자에 의해 측정될 수 있다는 말이다.	**증상**(symptom)은 두통이나 동통처럼 주관적인 질병의 증거이다. 주관적(*subjective*)이란 환자 자신에 의해서 만 측정될 수 있다는 말이다.	**증후군**(syndrome, **SIN**-drohm)은 특별한 질병의 과정의 일부로서 함께 나타나는 일련의 증상과 증후이다.
진단(diagnosis, dye-ag-**NOH**-sis)은 질병을 확증하는 것이다(복수형, *diagnoses*). *Diagnose*하는 것은 진단에 도달하는 과정이다.	배제하다(*rule out*)라는 의미로 알려진 **감별진단**(differential diagnosis)은 나타나는 증상이나 증후를 야기시킬 수 있는 여러 가지 질병 중 하나를 택하는 것이다.	**예후**(prognosis, prog-**NOH**-sis)는 질병의 진행 과정이나 결과를 예측하는 것이다(복수형, *prognoses*).
급성(acute) 질환은 발병이 빠르고 질병의 경과가 심하며, 앓는 기간이 짧다.	**만성**(chronic) 질환은 병의 경과가 길다. 이러한 질병은 조절은 가능하지만 완전히 치유되기는 힘들다.	**완화**(remission)는 치료되지는 않았으나 일시적으로 부분적으로 또는 완전히 질병의 증상이 사라지는 것이다.
병(disease)은 하나 또는 하나 이상의 신체 부분이 정상적으로 작동되지 않은 상태를 말한다. 어떤 병은 이 병의 증후나 증상을 가지고 명명하기도 한다. 가령, *chronic fatigue syndrome* (CFS, 만성피로증후군)은 원인불명의 지속적인 피로를 호소하는 질병이다(4장 참조).	발명자의 이름을 사용하여 명명한 **이름**(eponym, **EP**-oh-nim)은 처음 발견하거나 서술한 사람의 이름을 따라 명명한 질병, 구조물, 수술법을 말한다. 가령, *Alzheimer's disease* (알츠하이머병)은 독일의 신경과의사인 Alois Alzheimer의 이름을 따라 명명한 것이다(10장 참조).	**두문자어**(acronym, **ACK**-roh-nim)는 복잡한 용어의 주요 부분의 첫 글자를 따서 만든 것이다. 가령 **laser**는 light amplification by stimulated emission of radiation의 첫 글자를 조립하여 만든 두문자어이다(12장 참조).

동맥, 죽종 그리고 관절 *arteri/o, ather/o, and arthr/o*

- **arteri/o**는 동맥을 의미한다. **Endarterial** (**end**-ar-**TEE**-ree-al)은 동맥의 안쪽과 연관됨을 의미한다(**end-**는 -안, **arteri**는 동맥, **-al**은 관계됨을 의미).
- **ather/o**는 반죽 또는 지방물질을 의미한다. **Atheroma** (**ath**-er-**OH**-mah)는 동맥의 벽 안쪽에 쌓인 지방물질을 말한다(**ather**는 지방물질, **-oma**는 종양을 의미).
- **arthr/o**는 관절을 의미한다. **Arthralgia** (ar-**THRAL**-jee-ah)는 관절 또는 관절들의 통증을 의미한다(**arthr**는 관절, **-algia**는 통증을 의미).

외과적인 제거, 인공적으로 개구부를 만들기 위한 절개 그리고 외과적인 절개 *-ectomy, -ostomy, and -otomy*

- **-ectomy**는 외과적인 제거를 의미한다. **Appendectomy** (**ap**-en-**DECK**-toh-mee)는 외과적으로 충수를 제거하는 것이다[**append**는 막창자꼬리(충수), **-ectomy**는 외과적인 제거를 의미].
- **-ostomy**는 외과적으로 인공적인 개구부(창냄술)를 만드는 것이다. **Colostomy** (koh-**LAHS**-toh-mee, 인공항문형성술)는 잘룩창자(결장)와 신체 표면 사이에 인공적인 구멍을 외과적인 수술로 만드는 것이다(**col**은 잘룩창자, **-ostomy**는 인공적인 개구를 의미).
- **-otomy**는 자르거나 외과적인 절개를 의미한다. **Colotomy** (koh-**LOT**-oh-mee)는 잘룩창자를 외과적으로 절개하는 것을 말한다(**col**은 잘룩창자, **-otomy**는 외과적인 절개를 의미).

틈새와 샛길 *Fissure and Fistula*

- **Fissure** [**FISH**-ur, 틈새(구)]는 피부의 틈새나 갈라진 듯이 보이는 상처를 말한다(12장 참조). 이 말은 또한 뇌의 표면에 있는 정상적인 주름을 말하기도 한다.
- **Fistula** [**FIS**-tyou-lah, 샛길(누)]는 두 내부 장기 사이 또는 한 장기에서 체표로 형성된 비정상적인 통로이다. 샛길은 수술이나 손상 혹은 농의 배출 때문에 생겨난다.

돌창자와 엉덩뼈 *Ileum and Ilium*

- **Ileum** [**ILI**-ee-um, 돌창자(회장)]은 작은창자의 끝부분이며, 가장 긴 부분이다. *암기 힌트*: il**e**um은 int**e**stine에서처럼 철자에 **e**가 사용된다.
- **Ilium** [**ILI**-ee-um, 엉덩뼈(장골)]은 볼기뼈의 일부인 엉덩뼈다. *암기 힌트*: h**i**p bone (볼기뼈)의 일부인 **i**lium은 철자에 **i**가 사용된다(그림 1.11).

감염과 염증 *Infection and Inflammation*

- 접미사 **-itis**는 염증을 의미한다. 이 접미사는 감염을 나타내는 접미사이다.

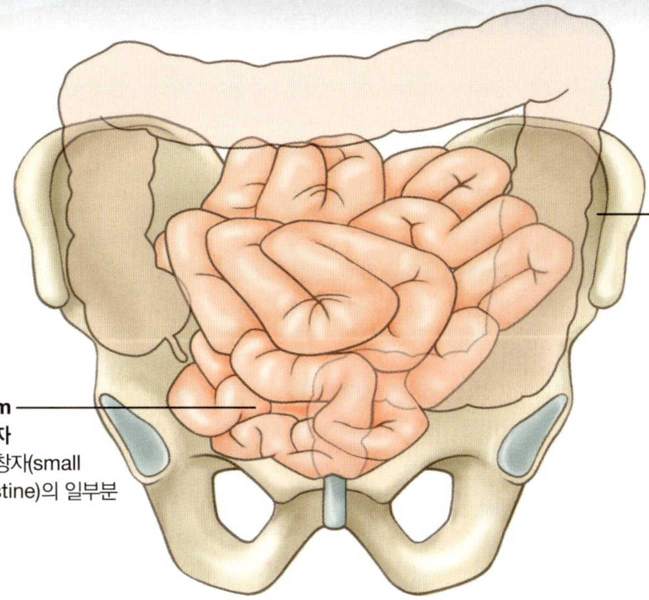

그림 1.11 *Ileum* (돌창자)과 *ilium* (엉덩뼈)은 글자 1개만 차이가 난다. 그러나 이 두 구조는 서로 다른 신체 부위이다.

- **Infection** (in-**FECK**-shun, 감염)은 병원균에 의해 신체가 공격받는 것이다. 감염은 신체 일부에 국한되거나 전신적일 수 있다. 감염의 증후와 증상들에는 권태감, 오한발열, 발적, 발열종창, 상처로부터의 삼출 등이 있다.
- **Malaise** (mah-**LAYZ**, 권태)는 일반적으로 불편한 느낌으로, 종종 감염이나 다른 병의 첫 증상으로 올 수 있다.
- **Exudate** (**ECKS**-you-dayt, 삼출물)는 고름과 같은 액체로 감염된 상처 밖으로 새어나온다.
- **Inflammation** (**in**-flah-**MAY**-shun, 염증)은 상처나 조직의 파괴에 대한 국소적인 반응이다. 염증의 주요 증상들은 (1) *erythema* (발적), (2) *hyperthermia* (발열), (3) *edema* (부종), (4) *pain* (동통)이다. 이들은 치유 과정의 일부로서 그 부위에 여분의 혈액이 모여서 일어난다.

열상과 병터 *Laceration and Lesion*

- **Laceration** (**lass**-er-**AY**-shun)은 찢어지고 들쑥날쑥한 상처 또는 사고로 인한 절창이다.
- **Lesion** (**LEE**-zhun)은 병이나 손상으로 인한 조직의 병리학적인 변화이다.

점막과 점액 *Mucous and Mucus*

- **Mucous** (**MYOU**-kus)는 체강 속을 싸고 있는 특수화된 점막을 표현하는 형용사이다.
- **Mucus** (**MYOU**-kus)는 점막에서 분비된 액체를 일컫는 명사이다.

곰팡이, 골수, 근육을 의미하는 어근 *myc/o, myel/o, and my/o*

- **myc/o**는 곰팡이를 의미한다. **Mycosis** (my-**KOH**-sis, 진균증)는 곰팡이에 의해 발생하는 모든 병들을 말한다(**myc**는 곰팡이, **-osis**는 비정상적인 상태를 의미).
- **myel/o**는 골수 또는 척수를 의미한다. **Myelopathy** (**my**-eh-**LOP**-ah-thee, 척수병증)는 척수에 생긴 모든 병리학적 변화나 질병을 말한다(**myel/o**는 척수 또는 골수, **-pathy**는 질병을 의미).
- **my/o**는 근육을 의미한다. **Myopathy** (my-**OP**-ah-thee, 근육병증)는 근육조직의 병리학적인 변화나 질병을 말한다(**my/o**는 근육, **-pathy**는 질병을 의미).

전문의(가)와 학문을 의미하는 접미사 *-ologist and -ology*

- **-ologist**는 전문의(가)를 의미한다. **Dermatologist** (**der**-mah-**TOL**-oh-jist, 피부과 전문의)는 피부 관련 질병을 진단하고 치료하는 전문적인 의사이다(**dermat**은 피부, **-ologist**는 전문의를 의미).
- **-ology**는 '-학'을 의미한다. **Neonatology** (**nee**-oh-nay-**TOL**-oh-jee, 신생아학)는 신생아의 질환을 다루는 학문이다(**neo-**는 새로운, **nat**는 태어남, **-ology**는 -학을 의미).

촉진과 심계항진 *Palpation and Palpitation*

- **Palpation** (pal-**PAY**-shun, 촉진)은 검사자의 손을 사용하여 질감, 크기, 단단함 등의 특정 신체부위의 위치 등을 느끼는

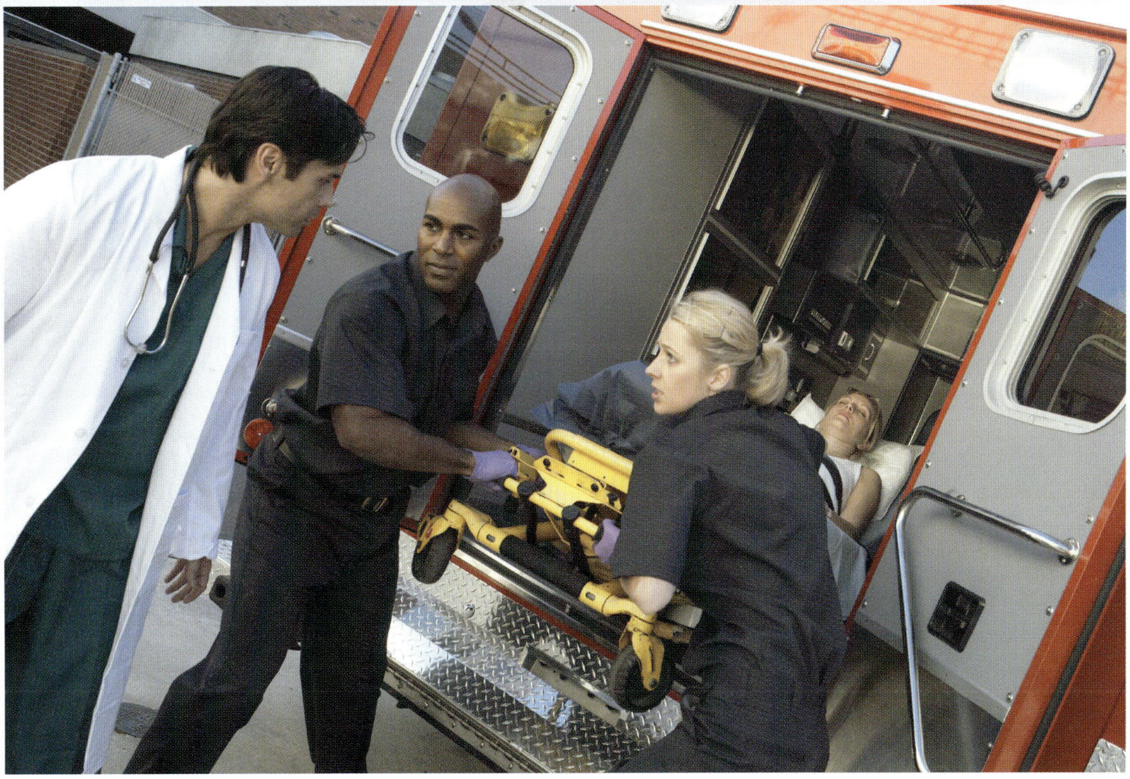

그림 1.12 Triage (부상자 분류)는 사고 현장에 도착한 응급구조요원이 어느 응급환자가 가장 우선적으로 보호받아야 하는지 구분해야 하며, 어디에서 가장 효과적으로 치료받을 수 있을지를 구분한다.

검사 기법이다.

- **Palpitation** (**pal**-pih-**TAY**-shun, 심계항진)은 심장이 크게 또는 빠르게 뛰는 것을 의미한다.

콩팥깔때기, 농, 열을 의미하는 어근 *pyel/o, py/o, and pyr/o*

- **pyel/o**는 콩팥의 한 부분인 콩팥깔때기(신우)를 의미한다. **Pyelitis** [**pye**-eh-**LYE**-tis, 콩팥깔때기염(신우염)]는 콩팥깔때기의 염증을 의미한다(**pyel**은 콩팥깔때기, **-itis**는 염증을 의미).
- **py/o**는 고름(농)을 의미한다. **Pyoderma** (**pye**-oh-**DER**-mah, 고름피부증)는 농가진처럼 급성 염증성 화농성 피부 세균감염이다(**py/o**는 고름, **-derma**는 피부를 의미).
- **pyr/o**는 열 또는 불(fire)을 의미한다. ***Heartburn*** (가슴쓰림)으로도 알려진 **pyrosis** (pye-**ROH**-sis, 가슴앓이)는 위산이 식도로 역류하여 야기되는 불쾌감이다(**pyr**는 열 또는 불, **-osis**는 비정상적인 상태 또는 병을 의미).

뒤침과 곪음 *Supination and Suppuration*

- **Supination** (**soo**-pih-**NAY**-shun, 뒤침)은 손바닥이 앞이나 위를 향하도록 팔을 가쪽으로 돌리는 움직임이다.
- **Suppuration** (**sup**-you-**RAY**-shun, 곪음)은 농을 형성하거나 배출하는 것을 의미한다.

부상자분류(선별)과 외상 *Triage and Trauma*

- **Triage** (tree-**AHZH**, 부상자 분류)는 환자에게 우선적으로 필요한 처치와 적절한 치료 장소를 결정하기 위해 의학적인 선별을 하는 것이다(그림 1.12).
- **Trauma** (**TRAW**-mah, 외상)는 상처나 부상을 의미한다. 이러한 손상은 사고, 총기사고, 자연재해, 화재 등의 상황에서 발생할 수 있다.

바이러스와 관련됨과 남성의 *Viral and Virile*

- **Viral** (**VYE**-ral)은 바이러스와 관련됨을 의미한다(**vir**은 바이러스 또는 독, **-al**은 -와 관련됨을 의미).
- **Virile** (**VIR**-ill)은 성인 남성의 특징들을 가짐을 의미한다.

약어의 사용
USING ABBREVIATIONS

약어는 길고 복잡한 의학용어들을 기록할 때 속기의 방편으로 자주 사용된다.

- 약어는 또한 혼동과 실수를 가져올 수 있다! 그러므로 약어를 사용하거나 해석할 때는 매우 신중해야 한다.
- 예를 들면, 약어 *BE*는 'below elbow (팔꿉관절아래)'와 'barium enema (바륨관장)' 두 가지의 의미를 내포하고 있다. 이러한 혼동이 환자에게 미칠 영향을 상상해 보라.
- 대부분의 의료기관에서는 사용하는 약어들에 대한 규칙을 가지고 있다. 여러분이 근무하는 시설에서 만들어 놓은 이런 목록을 따르는 것은 중요하다.
- 만일 어떤 약어를 사용해야 되는지 의문이 들면 규칙을 항상 따르라. **의심이 든다면 고민하지 말고 원어의 철자를 전부 사용하라!**

표 1.11 ▸ 사용해서는 안 되는 약어

약어	잠재해 있는 문제
MS	morphine sulfate 또는 magnesium sulfate를 의미함
QD와 QQD	매일(quaque die) 또는 이틀마다를 의미하므로 혼동을 일으킬 가능성이 있음
U	unit를 의미하나, 종종 0 또는 4로 혼동할 가능성이 있음

제 2 장 건강과 질병에 있어서 인체

The Human Body in Health and Disease

건강과 질병에 있어서 인체에 대한 개요

Anatomic Reference System ▸ 해부학적 기준 체계
- 인체의 면, 방향, 공간의 위치를 나타내는 데 쓰이는 용어

Structures of the Body ▸ 신체의 구조
- 함께 작용하여 신체가 적절한 기능을 수행하도록 하는 신체계통을 이루는 세포, 조직, 샘

Genetics ▸ 유전학
- 부모로부터 자녀에게 전달되는 유전물질에 대해 탐구하는 학문

Tissue ▸ 조직
- 함께 작용하여 특별한 기능을 수행하는 특수화된 세포들의 집단

Gland ▸ 샘
- 물질을 분비하는 특수화된 세포들의 집단

Body Systems and Related Organ ▸ 인체계통과 연관된 기관
- 기관은 특별한 기능을 수행하는 어느 정도 독립적인 인체의 부분. 기관과 관련된 기능은 인체계통으로 체계화되어 있다.

Pathology ▸ 병리학
- 구조나 기능 변화 등을 관찰함으로써 질병의 특성과 원인을 탐구하는 학문

건강과 질병에 있어서 인체와 관련된 어휘

다음 목록은 이 장의 의학용어와 필수 단어요소들을 포함하고 있다. 중요한 용어들은 **굵은 글씨**로 나타내었다. 보조적인 용어는 *주황색 이탤릭체*로 나타내어 중요한 용어의 의미를 명확하게 나타내었다.

단어요소 Word Parts

- ☐ **aden/o** 샘을 지칭하는 접두어
- ☐ **adip/o** 지방을 지칭하는 접두어
- ☐ **anter/o** 앞
- ☐ **caud/o** 꼬리
- ☐ **cephal/o** 머리
- ☐ **cyt/o**, **-cyte** 세포와의 관계를 나타내는 접두어
- ☐ **end-**, **endo-** 내부라는 의미을 나타내는 접두어
- ☐ **exo-** 외부라는 의미을 나타내는 접두어
- ☐ **hist/o**, **histi/o** 조직과의 관계를 나타내는 접두어
- ☐ **-ologist** 학자, 전문가
- ☐ **-ology** -학, 학문
- ☐ **patho**, **-pathy** 질환, 고통, 감정, 느낌
- ☐ **plas/i**, **-plas/o**, **-plasia** 형성, 생장, 발달
- ☐ **poster/o** 뒤
- ☐ **-stasis**, **-static** 정체, 울혈

의학용어 Medical Terms

- ☐ **abdominal cavity** (ab-**DOM**-ih-nal) 배안, 복강
- ☐ **adenectomy** (**ad**-eh-**NECK**-toh-mee) 샘절제
- ☐ **adenocarcinoma** (**ad**-eh-noh-**kar**-sih-**NOH**-mah) 샘암종
- ☐ **adenoma** (**ad**-eh-**NOH**-mah) 샘종
- ☐ **adenomalacia** (**ad**-eh-noh-mah-**LAY**-shee-ah) 샘연화증
- ☐ **adenosclerosis** (**ad**-eh-noh-skleh-**ROH**-sis) 샘경화증
- ☐ **anaplasia** (**an**-ah-**PLAY**-zee-ah) 역형성
- ☐ **anatomy** (ah-**NAT**-oh-mee) 해부학
- ☐ **anomaly** (ah-**NOM**-ah-lee) 이상, 기형
- ☐ **anterior** (an-**TEER**-ee-or) 앞의, 전방의
- ☐ **aplasia** (ah-**PLAY**-zee-ah) 무형성
- ☐ **bloodborne transmission** 혈액매개성 전파
- ☐ **caudal** (**KAW**-dal) 꼬리
- ☐ **cephalic** (seh-**FAL**-ick) 머리, 두부
- ☐ **chromosomes** (**KROH**-moh-sohmes) 염색체
- ☐ **communicable disease** (kuh-**MEW**-nih-kuh-bul) 전염병
- ☐ **congenital disorder** (kon-**JEN**-ih-tahl) 선천성 질환
- ☐ **cytoplasm** (**SIGH**-toh-plazm) 세포질
- ☐ **distal** (**DIS**-tal) 먼쪽, 원위
- ☐ **dorsal** (**DOR**-sal) 등쪽, 등
- ☐ **dysplasia** (dis-**PLAY**-see-ah) 형성이상
- ☐ **endemic** (en-**DEM**-ick) 토착성, 풍토병
- ☐ **endocrine glands** (**EN**-doh-krin) 내분비샘
- ☐ **epidemic** (**ep**-ih-**DEM**-ick) 유행
- ☐ **epigastric region** (**ep**-ih-**GAS**-trick) 명치부위
- ☐ **etiology** (**ee**-tee-**OL**-oh-jee) 병인
- ☐ **exocrine glands** (**ECK**-soh-krin) 외분비샘
- ☐ **functional disorder** 기능 장애
- ☐ **genetic disorder** 유전질환
- ☐ **geriatrician** (**jer**-ee-ah-**TRISH**-um) 노인의학전문의
- ☐ **hemophilia** (**hee**-moh-**FILL**-ee-ah) 혈우병
- ☐ **histology** (hiss-**TOL**-oh-jee) 조직학
- ☐ **homeostasis** (**hoh**-mee-oh-**STAY**-sis) 항상성
- ☐ **hyperplasia** (**high**-per-**PLAY**-zee-ah) 과다 형성, 증식
- ☐ **hypertrophy** (high-**PER**-troh-fee) 비대
- ☐ **hypogastric region** (**high**-poh-**GAS**-trick) 아랫배부위
- ☐ **hypoplasia** (**high**-poh-**PLAY**-zee-ah) 형성저하증
- ☐ **iatrogenic illness** (eye-**at**-roh-**JEN**-ick) 의인성 질병, 의원성 질병
- ☐ **idiopathic disorder** (**id**-ee-oh-**PATH**-ick) 특발병, 자발병
- ☐ **infectious disease** (in-**FECK**-shus) 감염성 질병
- ☐ **inguinal** (**ING**-gwih-nal) 고샅, 서혜
- ☐ **medial** (**MEE**-dee-al) 안쪽의, 내측의
- ☐ **mesentery** (**MESS**-en-**terr**-ee) 창자간막, 장간막
- ☐ **midsagittal plane** (mid-**SADJ**-ih-tal) 정중시상평면
- ☐ **nosocomial infection** (**nos**-oh-**KOH**-mee-al in-**FECK**-shun) 원내감염
- ☐ **pandemic** (pan-**DEM**-ick) 세계적 유행, 범유행
- ☐ **pelvic cavity** (**PEL**-vick) 골반안, 골반강
- ☐ **peritoneum** (**pehr**-ih-toh-**NEE**-um) 배막, 복막
- ☐ **peritonitis** (**pehr**-ih-toh-**NIGH**-tis) 배막염, 복막염
- ☐ **phenylketonuria** (**fen**-il-**kee**-toh-**NEW**-ree-ah) 페닐케톤뇨증
- ☐ **physiology** (**fiz**-ee-**OL**-oh-jee) 생리학
- ☐ **posterior** (pos-**TEER**-ee-or) 뒤쪽의
- ☐ **proximal** (**PROCK**-sih-mal) 몸쪽, 근위부의
- ☐ **retroperitoneal** (**ret**-roh-**pehr**-ih-toh-**NEE**-al) 배막뒤, 복막뒤
- ☐ **stem cells** 줄기세포
- ☐ **thoracic cavity** (thoh-**RAS**-ick) 가슴안, 흉강
- ☐ **transverse plane** (trans-**VERSE**) 가로면
- ☐ **umbilicus** (um-**BILL**-ih-kus) 배꼽
- ☐ **vector-borne transmission** 매개체 감염성 전파
- ☐ **ventral** (**VEN**-tral) 배쪽

학습 목표

이 장을 통해서 다음의 목표를 달성할 수 있도록 한다.

1. 해부학과 생리학의 정의를 내리고 해부학적 기준 체계를 사용하여 해부학적 위치, 인체의 면, 방향, 공간을 확인한다.
2. 세포 및 유전자와 관련된 용어들을 인식하고, 정의를 내리며 철자와 발음을 익힌다.
3. 병리학에 있어서 기능과 구조 및 조직의 처리 과정과 관련된 용어들을 인식하고 정의를 내리며 철자와 발음을 익힌다.
4. 인체계통의 주요한 기관과 이들의 기능을 익힌다.
5. 질병의 유형과 전파 양식과 관련된 용어들을 인식하고 정의를 내리며 철자와 발음을 익힌다.

해부학적 기준 체계
ANATOMIC REFERENCE SYSTEMS

해부학적 기준 체계는 인체의 구조적 단위의 위치를 나타내는 데 사용된다. 어렸을 때 우리는 이미 가장 단순한 해부학적 기준을 배웠다. 즉, 오른손은 오른쪽에 있고 왼손은 왼쪽에 있다는 것이다.

의학용어에서는 각기 다른 인체 부위의 위치를 기술하는 여러 방법들이 있다. 이러한 해부학적 기준 체계에는 다음의 사항들이 있다.

- Body planes (인체의 면)
- Body directions (인체의 방향)
- Body cavities (인체의 몸통공간)
- Structural units (구조적 단위)

인체의 부위들은 특별한 기능을 수행하기 위해 함께 모여서 인체의 계통을 이룬다.

해부학과 생리학의 정의 *Anatomy and Physiology Defined*

- **Anatomy** (ah-**NAT**-oh-mee, 해부학)는 인체의 구조를 밝히는 학문이다.
- **Physiology** (**fiz**-ee-**OL**-oh-jee, 생리학)는 이런 구조물들의 기능에 대해 연구하는 학문이다(**physi**는 자연, 신체, **-ology**는 학문을 의미).

해부학적 자세 *The Anatomical Position*

해부학적 자세는 개인이 다음과 같은 표준 자세로 서 있다는 가정하에서 신체를 묘사한다.

- 똑바로 서서 몸은 곧게 세우고 얼굴은 앞을 향한다.
- 팔은 양 옆에 붙이고 손바닥은 앞을 향하도록 손을 돌린다.

인체의 면 *The Body Planes*

인체의 면은 인체를 묘사하기 위해 해부학적 자세를 여러 조각으로 나눈 가상의 수직선과 수평선이다(그림 2.1). 이 면들은 해부학적 자세에서 신체를 나눈다.

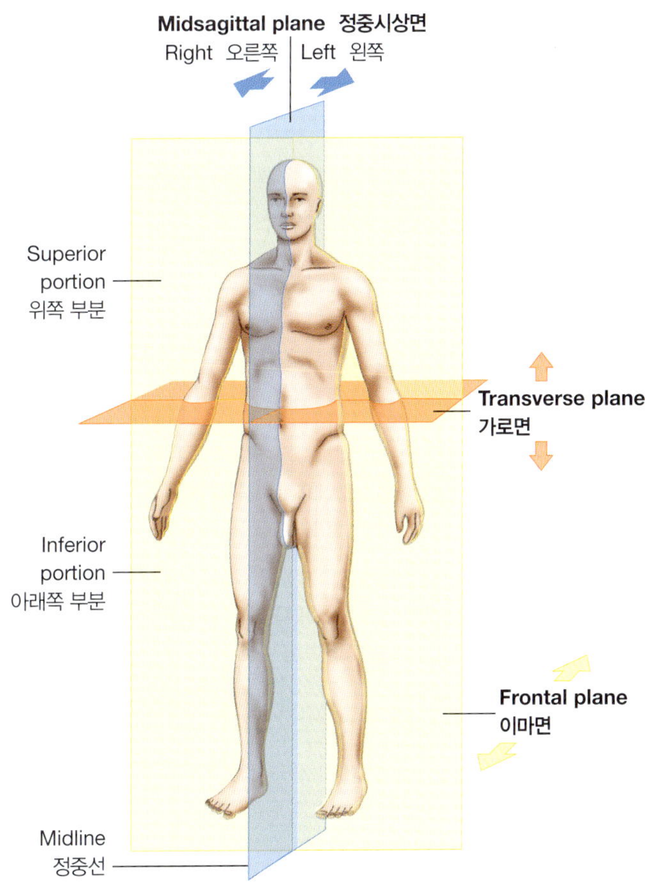

그림 2.1 신체의 면: 정중시상면은 인체를 정확히 왼쪽과 오른쪽 반으로 나눈다. 가로면은 인체를 위와 아래 부분으로 나눈다. 이마면은 인체를 앞과 뒤 부분으로 나눈다.

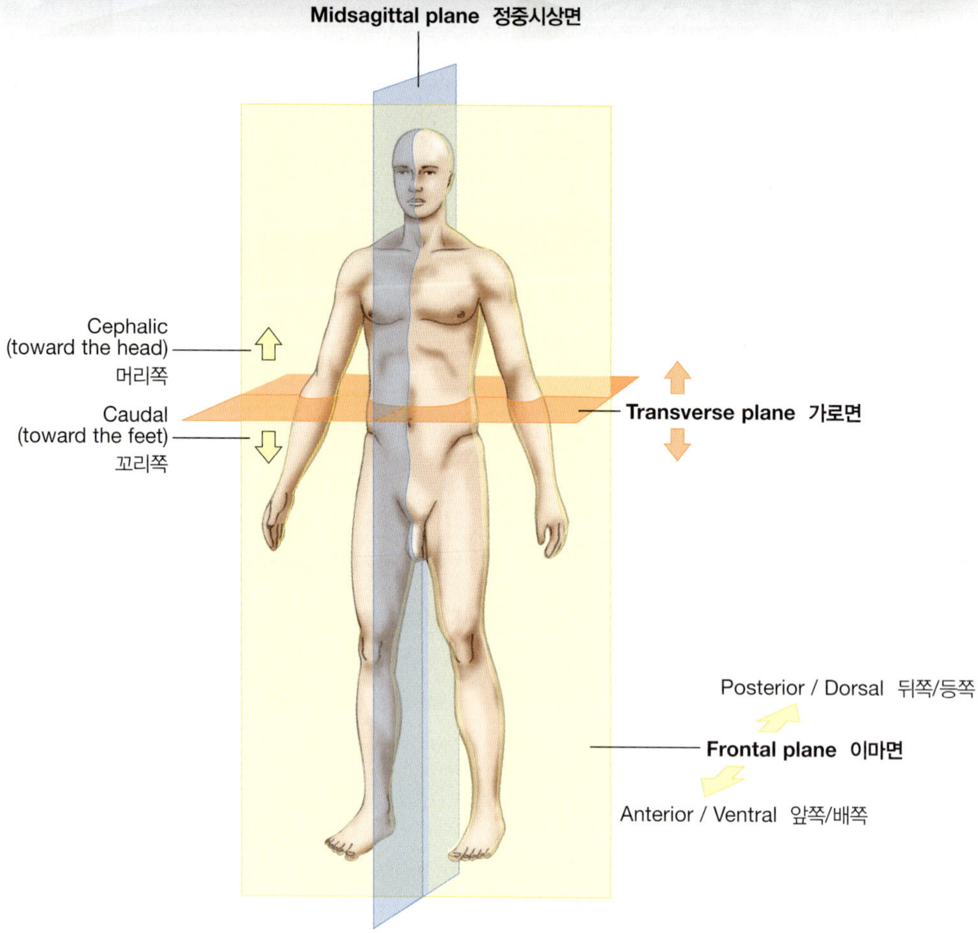

그림 2.2 인체의 방향: Cephalic은 머리쪽, caudal은 발쪽을 의미한다. Anterior는 앞쪽을 의미하고 ventral (배쪽)로도 쓰인다. Posterior는 뒤쪽을 의미하고 dorsal (등쪽)로도 쓰인다.

수직면 *The Vertical Planes*

수직면은 위에서 아래로 향하는 면으로 가로면과는 직각을 이룬다.

- **Sagittal plane** (**SADJ**-ih-tal, 시상면)은 인체를 왼쪽과 오른쪽으로 나누는 수직면이다.
- **Midsagittal plane** (mid-**SADJ**-ih-tal, 정중시상면)은 *midline* (정중선)으로도 알려져 있는 시상면으로 인체를 정확히 좌우로 나눈다(그림 2.1).
- **Frontal plane** (이마면)은 인체를 앞쪽과 뒤쪽으로 나누는 수직면으로 *coronal plane*이라고도 하며, 시상면과 직각을 이룬다(그림 2.1).

수평면 *The Horizontal Plane*

수평면은 평평하게 수평으로 가로지르는 면이다.

- **Transverse plane** (trans-**VERSE**, 가로면)은 인체를 위와 아래 부분으로 나누는 수평면이다. 가로면은 허리 높이에 있을 수 있고, 인체의 어느 부분도 가로지를 수 있는 단면이다(그림 2.1).

인체의 방향을 나타내는 용어 *Body Direction Term*

인체의 구역이나 기관의 상대적 위치는 인체의 방향을 나타내며 상반되는 짝을 이루고 있는 용어를 이용해서 나타낼 수 있다. 이러한 용어들은 그림 2.2와 2.3에 나타내었다.

- **Ventral** (**VEN**-tral, 배쪽)은 인체나 기관의 앞쪽이나 배쪽을 가리킨다(**ventr**는 인체의 배 부위, **-al**은 -에 관한을 의미). *Dorsal*의 반대어이다.
- **Dorsal** (**DOR**-sal, 등쪽)은 인체나 기관의 등 부위를 가리킨다(**dors**는 인체의 뒤쪽, **-al**은 -에 관한을 의미). *Ventral*의 반대어이다.
- **Anterior** (an-**TEER**-ee-or, 앞쪽)는 앞쪽에 위치함을 의미한다. 기관의 앞쪽 부분을 의미하기도 한다[**anter**는 앞 혹은 이전(before), **-ior**은 -에 관한을 의미]. 예를 들어, 위(stomach)는 이자(pancreas)의 anterior (앞쪽)에 위치한다. *Anterior*는 인체의 배쪽면과 관련될 때 쓰이기도 한다. *Posterior*의 반대어이다.
- **Posterior** (pos-**TEER**-ee-or, 뒤쪽)는 뒤쪽에 있음을 의미한

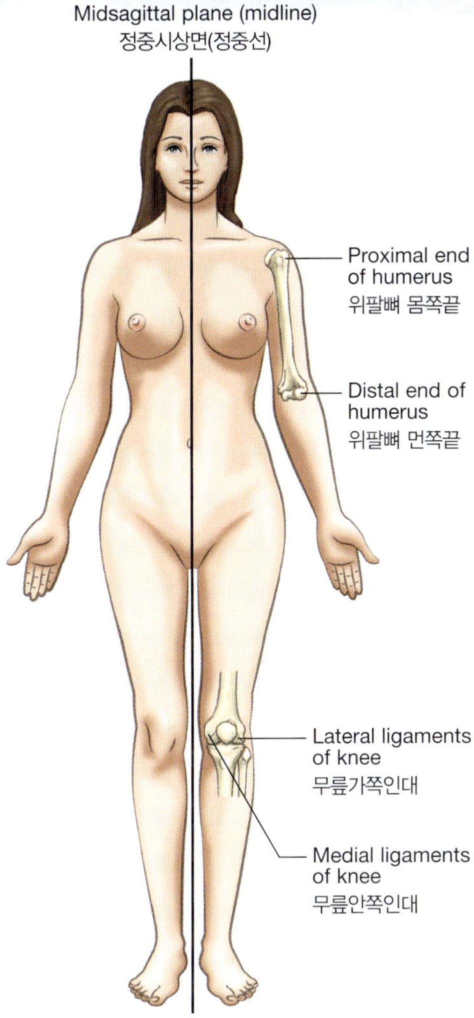

그림 2.3 인체의 방향: Proximal (몸쪽)은 정중선에 가깝게 위치하고 있음을 의미하고 distal (먼쪽)은 정중선으로부터 멀리 떨어져 있음을 의미한다. Medial은 중간선을 향하거나 정중선 부근을 의미하고 lateral (가쪽)은 가쪽을 향하거나 정중선으로부터 멀리 떨어짐을 의미한다.

다. 기관의 뒤쪽 부위를 의미하기도 한다(**poster**는 뒤쪽, **-ior**은 -에 관한을 의미). 예를 들어, 이자는 위의 posterior (뒤쪽)에 위치한다. *Posterior*는 인체의 등쪽면과 관련될 때 쓰이기도 한다. *Anterior*의 반대어이다.

- **Superior** (위쪽)는 최고의, 보다 높은, 머리쪽을 의미한다. 예를 들어, 폐는 가로막보다 superior (위쪽)에 위치한다. *Inferior*의 반대어이다.
- **Inferior** (아래쪽)는 최저의, 보다 아래의, 발쪽을 의미한다. 예를 들어, 위는 가로막보다 inferior (아래쪽)에 위치한다. *Superior*의 반대어이다.
- **Cephalic** (seh-**FAL**-ick, 머리쪽)은 머리쪽을 향함을 의미한다(**cephal**은 머리, **-ic**는 -에 관한을 의미). *Caudal*의 반대어이다.
- **Caudal** (**KAW**-dal, 꼬리쪽)은 인체의 아랫부분을 향함을 의미한다(**caud**는 꼬리나 인체의 아랫부분, **-al**은 -에 관한을 의미). *Cephalic*의 반대어이다.
- **Proximal** (**PROCK**-shi-mal, 몸쪽)은 중간선이나 인체구조의 시작점에 가장 가까이 위치함을 의미한다. 예를 들어, 위팔뼈(humerus)의 proximal (몸쪽) 끝부분은 어깨의 한 부분을 이루고 있다. *Distal*의 반대어이다.
- **Distal** (**DIS**-tal, 먼쪽)은 중간선이나 인체구조의 시작점에서 가장 멀리 위치함을 의미한다. 예를 들어, 위팔뼈(humerus)의 distal (먼쪽) 끝부분은 팔꿉관절의 일부를 이루고 있다(그림 2.3 참조). *Proximal*의 반대어이다.
- **Medial** (**MEE**-dee-al, 안쪽)은 중간선을 향하거나 중간선 부근을 의미한다. 예를 들어, 무릎의 medial ligament (인대)는 다리의 안쪽면 부근에 있다(그림 2.3 참조). *Lateral*의 반대어이다.
- **Lateral** (가쪽)은 중간선으로부터 멀리 떨어지거나 가쪽을 향하거나 가쪽면 부근을 의미한다. 예를 들어, 무릎의 lateral ligament는 다리의 가쪽면 부근에 있다. *Medial*의 반대어이다. ***Bilateral*** (양측성)은 양쪽과 관련되어 있음을 의미한다.

주요 몸통공간 *Major Body Cavities*

두 개의 주요 **몸통공간**(체강, body cavity)인 등쪽(뒤) 및 배쪽(앞) 몸통공간은 인체 내부 공간으로 내부 장기들을 담고 보호한다(그림 2.4).

등쪽 몸통공간 *The Dorsal Cavity*

등쪽 몸통공간(dorsal cavity)은 머리와 몸의 뒷면을 따라 위치하며, 인체의 기능을 조절하는 신경계통의 기관들을 담고 있고 두 부분으로 나누어진다.

- **Cranial cavity** (머리뼈안)는 머리뼈 안에 있으며, 뇌를 보호한다. ***Cranial***은 머리뼈와 관련됨을 의미한다.
- **Spinal cavity** (척추안)는 척주 안에 있으며, 척수를 둘러싸고 보호한다.

배쪽 몸통공간 *The Ventral Cavity*

배쪽 몸통공간(ventral cavity)은 인체의 앞부분에 위치하고, **homeostasis** (**hoh**-mee-oh-**STAY**-sis, 항상성)를 유지하는 인체 장기들을 담고 있다. 항상성이란 내부 환경을 일정하게 유지하는 과정이다(**home/o**는 일정함, **-stasis**는 조절함을 의미). 배쪽 몸안은 다음과 같은 부분으로 나뉜다.

- **Thoracic cavity** (thoh-**RAS**-ick, 가슴안)는 ***chest cavity*** 또는 ***thorax***라고도 하며, 심장과 허파를 감싸고 보호한다. ***Diaphragm*** (가로막)은 가슴안과 배안을 나누는 근육이다.

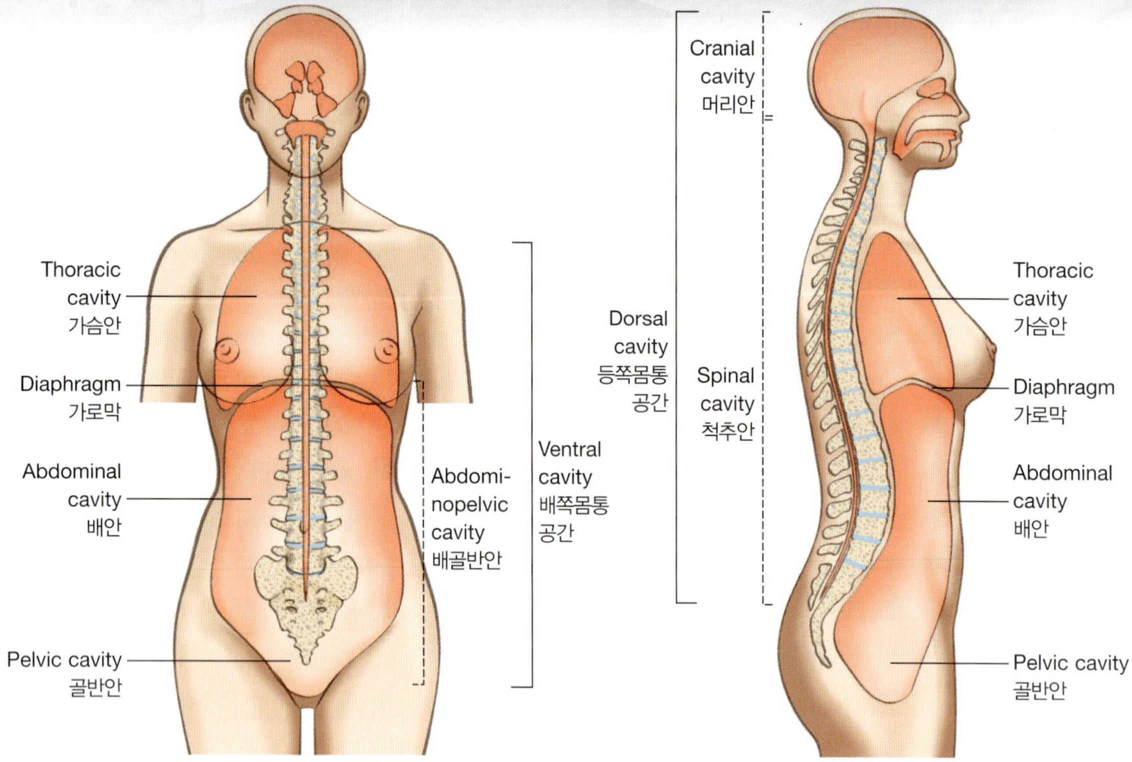

그림 2.4 주요 인체의 몸통공간.

- **Abdominal cavity** (ab-**DOM**-ih-nal, 배안)는 주요 소화기관을 담고 있다. 배안은 흔히 간단히 **abdomen** (**AB**-doh-men, 배)이라고도 한다.
- **Pelvic cavity** (**PEL**-vick, 골반안)는 볼기뼈로 둘러싸인 공간으로 생식계통과 배설계통의 주요 장기들을 담고 있다.

배안과 골반안 사이의 물리적인 구분은 없다. **Abdominopelvic cavity** (ab-**dom**-ih-noh-**PEL**-vick, 배골반안)라는 용어는 배안과 골반안을 하나의 단위로 말할 때 사용한다(**abdomin/o**는 복부, **pelv**는 골반, **-ic**는 -에 관한을 의미).

고샅부위와 연관됨을 의미하는 **inguinal** (**ING**-gwih-nal, 고샅고랑)이라는 용어는 배의 아래 부위 전체를 말한다. 고샅부위는 ***groin*** (고샅고랑 부위)을 포함하는데, 이 부위는 넓적다리의 위쪽 끝과 몸통이 만나 주름이 형성되는 부위이다.

가슴과 배의 부위 *Regions of the Thorax and Abdomen*

가슴과 배의 부위는 배와 가슴 아래 부분을 9개의 영역으로 나누는 체계이다(그림 2.5).

- **Right and left hypochondriac regions** (**high**-poh-**KON**-dree-ack, 오른 및 왼갈비아래부위)은 인체의 왼쪽 및 오른쪽에 위치하며 아래갈비뼈에 의해 덮여 있다(**hypo-**는 아래, **chondr/i**는 연골, **-ac**은 -에 관한을 의미). 여기에서 사용된 ***hypochondriac***이라는 용어는 갈비의 아래를 의미한다. 이 용어는 배의 건강을 비정상적으로 염려하는 개인을 의미하기도 한다.
- **Epigastric region** (**ep**-ih-**GAS**-trick, 명치부위)은 위(stomach)의 위쪽에 위치한다[**epi-**는 보다 위, **gastr**는 위(stomach), **-ic**는 -에 관한을 의미].
- **Right and Left lumbar regions** (**LUM**-bar, 오른 및 왼옆구리부위)은 척추의 허리굽이 부위의 왼쪽과 오른쪽에 위치한다(**lumb**은 허리, **-ar**는 -에 관한을 의미). ***Lumbar***라는 용어는 갈비와 골반 사이의 등의 일부를 말한다.
- **Umbilical region** (um-**BILL**-ih-kal, 배꼽부위)은 배꼽(umbilicus, um-**BILL**-ih-kus)을 감싸고 있으며 ***belly button*** 또는 ***navel***이라고도 한다. 배벽 중앙에 위치한 이 오목(pit)은 탯줄이 태아에 부착된 부위이다.
- **Right and Left iliac regions** (**ILL**-ee-ack, 엉덩부위)은 볼기뼈 위에 위치한다(**ili**는 엉덩뼈, **-ac**은 -에 관한을 의미).
- **Hypogastric region** (**high**-poh-**GAS**-trick, 아랫배부위)은 위(stomach)의 아래에 위치한다[**hypo-**는 보다 아래, **gastr**는 위(stomach), **-ic**는 -에 관한을 의미].

배의 사분역 *Quadrant of the Abdomen*

배의 장기나 통증이 어디에 위치하는가를 설명할 때 배안을 네

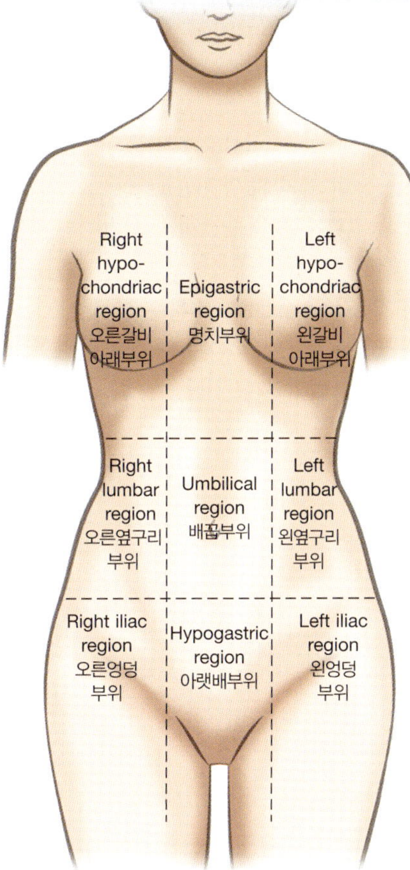

그림 2.5 가슴과 배의 부위.

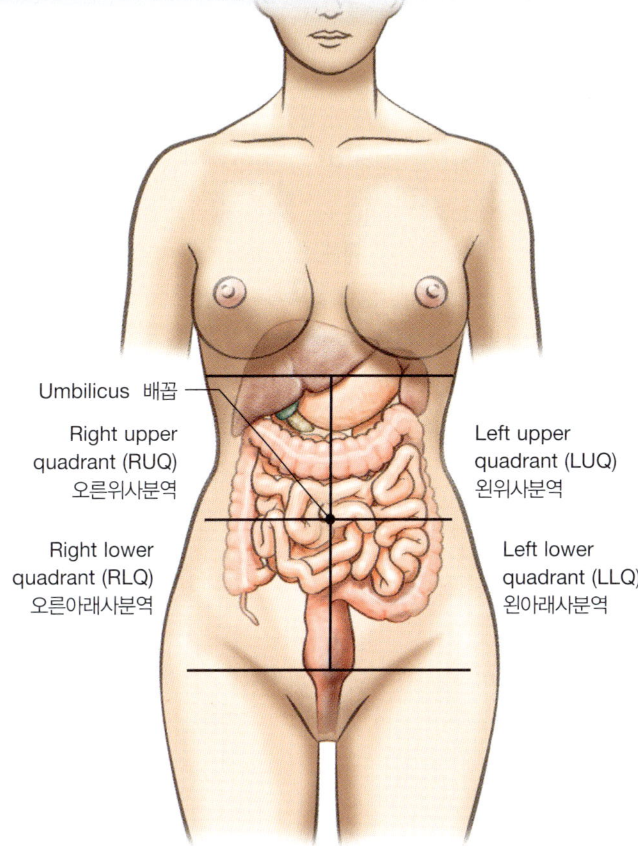

그림 2.6 배를 사분역으로 분할.

개의 가상 영역으로 나누면 편리하다. **Quadrant** (사분역)라는 용어는 네 개로 나누어짐을 의미한다. 그림 2.6에서와 같이 배의 사분역은 다음과 같다.

- Right upper quadrant, RUQ (오른위사분역)
- Left upper quadrant, LUQ (왼위사분역)
- Right lower quadrant, RLQ (오른아래사분역)
- Left lower quadrant, LLQ (왼아래사분역)

배막 *The Peritoneum*

Peritonium (**pehr**-ih-toh-**NEE**-um, 배막)은 여러 겹의 막으로 배안에 위치한 여러 장기들을 보호하고 지지하는 역할을 담당한다. ***Membrane*** (막)은 얇은 조직층으로 표면을 덮고, 몸안(공간, cavity)의 경계를 둘러싸며 또는 공간이나 기관을 나눈다.

- **Parietal peritoneum** (pah-**RYE**-eh-tal **pehr**-ih-toh-**NEE**-um, 벽쪽배막)은 배막의 바깥층으로 배벽을 감싸고 있다. ***Parietal***은 몸안의 벽(cavity wall)을 의미한다.
- **Mesentery** (**MESS**-en-**terr**-ee, 창자간막)는 융합된 두 층의 벽쪽배막으로 창자의 일부분을 배벽 안쪽에 부착시킨다.
- **Visceral peritoneum** (**VIS**-er-al **pehr**-ih-toh-**NEE**-um, 내장쪽배막)은 배막의 안쪽 층으로 배안의 장기를 둘러싸고 있다. ***Visceral***은 내부 장기와 관련되어 있음을 의미한다.

Retroperitoneal (**ret**-roh-**pehr**-ih-toh-**NEE**-al, 배막뒤)은 배막의 뒤에 위치함을 의미한다(**retro-**는 뒤, **periton**은 배막, **-eal**은 -에 관한을 의미). 예를 들어, 콩팥은 척주의 양쪽에 한 개씩 배막뒤에 위치한다. **Peritonitis** (**pehr**-ih-toh-**NIGH**-tis, 배막염)는 배막의 염증이다.

인체의 구조
STRUCTURES OF THE BODY

인체는 점점 커지고 복잡해지는 구조적 단위로 이루어져 있다. 가장 작은 것에서부터 큰 순서로 세포, 조직, 기관, 인체계통으로 나열된다(그림 2.7). 이러한 구조들은 함께 작용하여 완전한 인체를 이루면서 적절한 기능을 수행한다.

세포
CELLS

세포(cell)는 인체의 가장 기본적인 구조적 및 기능적 단위이다. 세포는 특수화되고 함께 모여 조직과 기관을 형성한다.

- **Cytology** (sigh-**TOL**-oh-jee, 세포학)는 세포와 관련된 해부, 생리, 병리, 화학에 대해 연구하는 학문이다(**cyt**는 세포, **-ology**는 학문을 의미).
- **Cytologist** (sigh-**TOL**-oh-jist, 세포학자)는 세포에 대한 연구와 분석을 담당하는 전문가이다(**cyt**는 세포, **-ologist**는 전문가를 의미).

세포의 구조 *The Structure of Cells*

- **Cell membrane** (**MEM**-brain, 세포막)은 세포를 외부 환경으로부터 분리하여 세포 안의 구조물을 둘러싸고 보호하는 기능을 하는 조직이다(그림 2.8).
- **Cytoplasm** (**SIGH**-toh-plazm, 세포질)은 세포막 내부의 물질로 핵은 포함하지 않는다(**cyt/o**는 세포, **-plasm**은 세포를 형성하는 물질을 의미).
- **Nucleus** (**NEW**-klee-us, 핵)는 핵막에 둘러싸인 세포 안의 구조물이다. 핵은 세포의 활동을 조절하고, 세포의 분열을 돕는 두 가지의 중요한 기능을 담당한다.

줄기세포 *Stem Cells*

줄기세포는 다음의 두 가지 특성들로 인하여 인체의 다른 세포들과 구분된다.

- **Stem cell** (줄기세포)은 분화되지 않은 세포로서 오랜 기간 세포분열을 통해 자가 재생성(renew)을 한다. 이는 정해진 기간 동안 특별한 기능을 수행하고 사멸하는 다른 세포들과 대조를 이룬다.
- 특별한 조건에서 줄기세포는 심박동을 주관하는 심장근육세포나 이자의 인슐린을 분비하는 세포와 같은 특별한 기능을 수행하는 세포로 분화할 수 있다.

성체줄기세포 *Adult Stem Cells*

Somatic stem cell (체성줄기세포)이라고도 하는 **adult stem cell** (성체줄기세포)은 조직이나 기관의 분화된 세포들 사이에서 발견되는 미분화 세포이다. 이 세포들의 일차적인 역할은 조직을 유지하고 수복하는 것이다. ***Undifferentiated*** (미분화된)라는 용어는 특이한 기능이나 구조를 갖추고 있지 않음을 의미한다. 이와는 반대로 ***differentiated*** (분화된)라는 용어는 특이한 기능이나 구조를 가짐을 의미한다.

줄기세포는 이식 등의 많은 치료적 기능을 가지고 있다. 이식 목적으로 사용되는 줄기세포는 골수의 ***hemopoietic*** (조혈) 조직으로부터 수집한다. 하지만 공여자와 수용자 사이의 조직

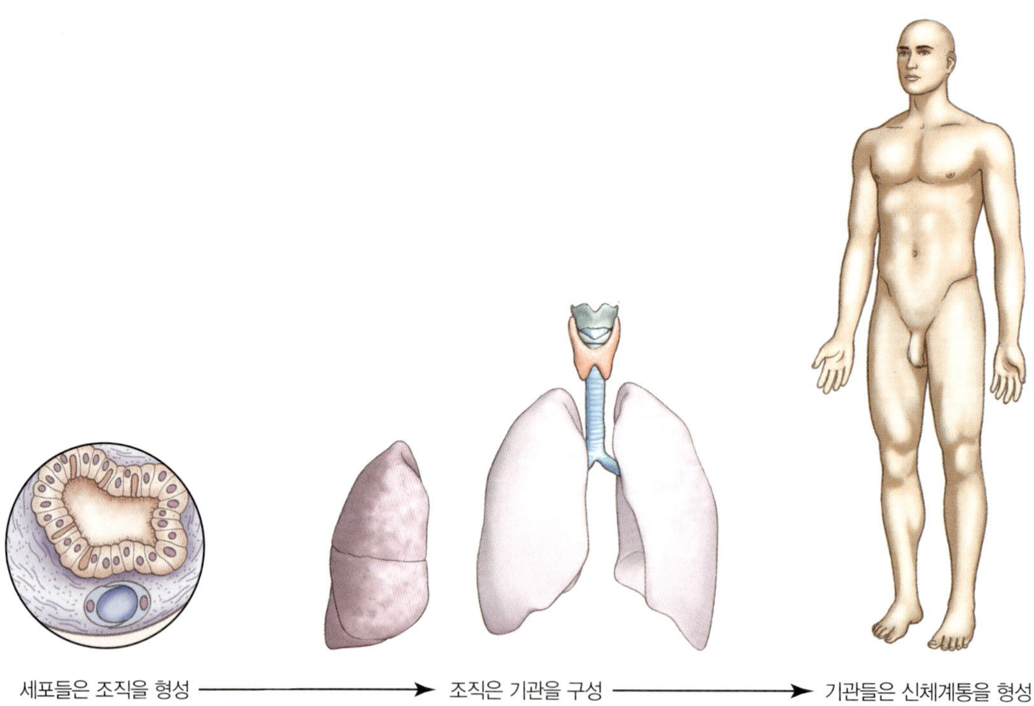

그림 2.7 인체는 하나의 세포로부터 유기체에 이르기까지 고도로 조직화되어 있다.

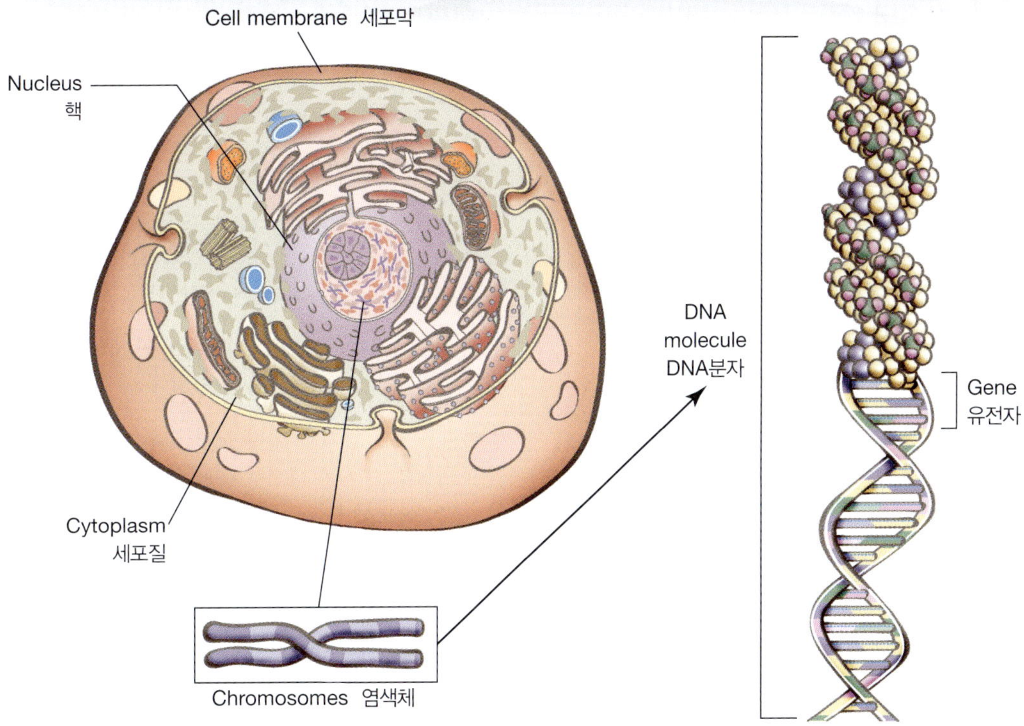

그림 2.8 세포의 기본 구조 및 DNA 분자.

이 적합하지 않을 경우에는 *graft-versus-host disease* (이식대숙주병)와 같은 질병이 발생할 가능성이 있다.

배아줄기세포 *Embryonic Stem Cells*

Embryonic stem cell (배아줄기세포)은 성체줄기세포와는 다른 미분화세포이다. 이 세포들은 어떠한 성체세포들이라도 만들 수 있는 중요한 능력을 가지고 있다.

- 이 세포들은 실험실 조건에서 무한으로 증식(빠르게 성장)할 수 있고, 따라서 성인의 근육, 간, 뼈, 혈액세포들의 원천을 제공할 수 있다.
- 성체줄기세포보다 더욱 초기의 세포이므로 배아줄기세포의 이식은 성체줄기세포의 이식처럼 환자와 공여자 사이의 조직 적합성을 완벽하게 맞추지 않아도 된다.
- 배아줄기세포는 탯줄이나 신생아의 태반에서 발견되는 *cord blood* (탯줄혈액, 제대혈)로부터 유래한다. 탯줄혈액의 배아줄기세포는 출생 당시 모체나 신생아로부터 어떠한 위험 없이 수집할 수 있다. 이러한 세포들은 치료 목적으로 사용할 시점까지 동결하여 보존할 수 있다.
- 배아줄기세포는 시험관 수정을 위한 잉여 배아로부터 얻을 수도 있다. 공여자 커플의 고지에 입각한 동의하에 잉여 배아로부터 얻은 배아줄기세포는 중요한 의학적 연구에 사용된다.

유전학
GENETICS

Gene (유전자)은 유전의 근본적인 물리적 및 기능적 단위이다. 유전자는 유전질환을 조절하며, 머리카락, 피부, 눈의 색 등 모든 신체적 성향을 조절한다.

Genetics (유전학)란 부모로부터 자녀에게로 유전자가 어떻게 전달되어지는지와 건강과 질병에 있어서 유전자의 역할이 무엇인지에 대하여 연구하는 학문이다(**gene**은 유전자, **-tics**는 -에 관한을 의미). 이 분야의 전문가를 **geneticist** (jeh-**NET**-ih-sist, 유전학자)라 한다.

우성 및 열성 유전자 *Dominent and Recessive Genes*

새로 태어난 개체는 부모의 유전형질로부터 각각 하나씩 두 개의 유전자를 받는다.

- 부모 중 어느 한쪽으로부터 **dominant gene** (우성유전자)을 물려받으면 자녀는 우성 유전형질을 발현한다. 예를 들어 주근깨는 우성유전자에 의해 자녀로 전달되는 신체적 형질이다. 유전병인 헌팅톤병 역시 우성유전자로 인해 발생한다.
- 같은 **recessive gene** (열성유전자)을 부모 모두로부터 전달받게 되면 자녀는 유전형질을 발현한다. 예를 들어 *sickle cell*

anemia (낫적혈구빈혈)는 일련의 적혈구 유전질환으로 열성 유전자에 의해서 유전된다. 이 유전자는 부모 모두로부터 전달받아야 자녀가 낫적혈구빈혈질환을 갖게 된다.

- 만일 부모 중 한사람에게서 **recessive gene** (열성유전자)를 물려받고 다른 한 사람에게서는 정상 유전자를 물려받으면 자녀는 유전질환이 발병하지 않는다. 비록 이들의 자녀에게서 낫적혈구빈혈이 발병하지 않지만 낫적혈구빈혈 성향은 갖게 된다. 이러한 성향을 지닌 자녀는 다시 그 자녀에게 낫적혈구빈혈 유전자를 전달시킬 수 있다.

인간 유전체 The Human Genome

Genome (**JEE**-nohm, 유전체)는 개인의 전체 유전정보이다. 인간유전체프로젝트(Human Genome Project)는 모든 사람들의 유전부호를 연구하기 위하여 추진되었으며, 전세계 인간의 99%는 같은 유전부호를 지니고 있음을 밝혔다. 최초의 완벽한 인간 유전체(human genome)의 지도화는 13년의 연구 과정을 통해서 2003년에 발표되었다.

이 정보를 이용하는 것은 건강과 과학 분야에서 유전학의 연구를 위한 매우 중요한 수단이다. 과학자들은 다음 단계로서 30,000개의 유전자 서열에 의해 암호화된 단백질을 이해하기 위한 시도를 시작했다.

염색체 Chromosomes

Chromosome (**KROH**-moh-sohm, 염색체)은 각 세포의 핵 내부에 위치한 유전적 구조물이다(그림 2.8). 이 염색체는 유전자를 담고 있는 DNA라는 분자로 이루어져 있다. 유전정보를 염색체에 잘 포장하여 방대한 양의 유전정보를 짜임새 있고 완벽하게 조직화하여 담고 있다. 각각의 염색체는 100,000개 정도의 유전자를 포함하고 있다.

- *Somatic cell* (체세포)은 생식세포를 제외한 신체의 모든 부위에 존재하는 세포이다. *Somatic*이란 일반적으로 신체와 관련되어 있음을 의미한다. 체세포에는 46개의 염색체들이 23쌍을 이루고 있다. 22쌍은 서로 동일한 염색체 쌍이고, 나머지 한 쌍의 염색체는 다르다. 이 한 쌍의 염색체는 여성의 경우 XX 염색체, 남성의 경우 XY 염색체로 구성된다. 이 염색체 쌍은 개인의 성별을 결정한다.
- *Gamate* (생식세포)로도 알려진 *sex cell* (정자와 난자)은 46개의 염색체를 가지고 있지 않은 유일한 세포이다. 대신에 정자나 난자는 23개의 염색체를 가지고 있다. 여성은 23개의 염색체중 하나가 X 염색체이고, 남성은 X 또는 Y 염색체이다. 정자가 난자와 만나 새로운 자손이 만들어지면 이들은 각각으로부터 23개의 염색체를 받아 총 46개의 염색체를 갖게 된다.
- 아버지로부터 받는 X나 Y 염색체는 자녀의 성을 결정한다.
- 염색체의 이상은 선천적 기형을 초래할 수 있다. 가령 다운증후군 환자는 정상적인 46개의 염색체가 아닌 47개의 염색체를 가진다.

데옥시리보핵산 DNA

각각의 세포 내부의 핵에 위치하는 염색체 쌍에 존재하는 **DNA**의 기본 구조는 모든 살아있는 생물체에 있어서 동일하다. 인간의 DNA는 수많은 유전자를 담고 있고, 유전자는 신체적 외모, 질병의 위험성, 그 밖의 유전형질을 결정하며, 유전에 필수적인 정보를 제공한다(그림 2.8).

- DNA는 염색체 내에 꼬여 있는 이중 나선구조 형태로 존재한다. ***Helix***는 나선형 층계처럼 꼬인 모양이다. ***Double helix***는 이러한 두 개의 선이 서로 꼬여서 형성된다.
- DNA (deoxyribonucleic acid)는 적혈구를 제외한 모든 종류의 세포핵 내부에 존재한다. 적혈구(erytrocyte)는 핵이 없기 때문에 DNA가 존재하지 않는다.
- 각 개인의 DNA는 서로 다르며, 하나의 수정란에서 유래하는 일란성 쌍생아를 제외하고 DNA 패턴이 정확히 일치하는 개인은 없다. 일란성 쌍생아들은 비록 DNA가 정확히 일치하지만 지문 형성이나 다른 특성들에 의해 이들이 뚜렷이 구분된다.
- 머리카락이나 조직으로부터 얻은 아주 적은 양의 DNA도 범죄 수사나 친자 확인 소송 또는 가계혈통 연구 등에 사용될 수 있다.

유전돌연변이 Genetic Mutation

Genetic mutation (유전자돌연변이)은 DNA 분자 서열의 변화를 말한다. 돌연변이를 일으킬 수 있는 잠재적 원인들로는 환경오염과 방사선에 대한 노출 등을 들 수 있다.

- *Somatic cell mutation* (체세포돌연변이)은 체세포 내부에서 발생된 변화로 개체에는 영향을 주지만 다음 세대로는 전달되지 않는다.
- *Gametic cell mutation* (생식세포돌연변이)은 정자나 난자 내부의 유전자에서 발생하는 변화로서 부모로부터 자녀에게로 전달될 수 있다.
- *Genetic engineering* (유전공학)은 과학적 또는 의학적 목적으로 유전자를 조작하거나 짜깁기(splicing)하는 분야이다. 유전자를 조작한 세균으로부터 사람 인슐린을 만들어내는 것이 유전공학의 사례 중 하나이다.

유전질환 Genetic Disorders

Genetic disorder (유전질환)는 *hereditary disorder*라고도 하며, 유전자의 결함이나 결손으로 인하여 생기는 질병이다.

유전질환은 결함이 있는 유전자로 인해 발생하는 질병이다. 어떤 유전질환은 태어날 때부터 나타나는 반면 어떤 유전질환은 평생 동안 어느 시기라도 발생할 수 있다. 다음은 이러한 유전병의 예이다.

- **Cystic fibrosis, CF** (낭성섬유증)는 출생 시점부터 발현하는 유전질환으로 호흡계와 소화계에 영향을 초래한다(7장 참조).
- **Down syndrome, DS** (다운증후군)은 특징적인 얼굴형, 학습능력 장애, 심장판막질환 등의 신체적 결함이 특징인 유전질환이다(그림 2.9 참조).
- **Hemophilia** (**hee**-moh-**FILL**-ee-ah, 혈우병)는 일련의 유전성 출혈 질환으로 혈액응고 인자가 결핍되어 있다. 혈액응고 질환은 자발적 출혈 및 손상 이후의 심한 출혈이 특징이다.
- **Huntington's disease, HD** (헌팅톤병)는 부모로부터 자녀에게로 전달되는 유전병이다. 헌팅톤병을 겪은 부모의 자녀는 이 결함 있는 유전자를 물려받을 확률이 50%이다. 이 질환은 신경변성을 일으키고 대부분 중년 이후에 증상이 나타난다[*Degeneration* (변성)은 상태가 악화되는 것을 의미]. 이러한 신경 손상은 결국 신체 움직임의 조절 불능과 정신기능의 소실을 초래한다.
- **Muscular dystrophy** (**DIS**-troh-fee, 근육퇴행위축)는 움직임을 담당하는 뼈대근육의 점진적인 쇠약과 퇴행을 특징으로 하는 일련의 유전병을 나타내는 데 사용되는 용어이다.
- **Phenylketonuria** (**fen**-il-**kee**-toh-**NEW**-ree-ah, 페닐케톤뇨증)는 흔히 *PKU*라고 알려져 있으며, 필수 소화요소인 *phenylalanine hydroxylase* (페닐알라닌 하이드록실레이스)가 결핍된 유전질환이다. 모든 신생아에 대해 시행하는 혈액검사를 통해 검진이 가능하다. 이 질환을 가지고 태어난 아이에게 식이요법의 관리 감독을 철저히 하면 정상적인 삶을 살 수 있다. 진단과 치료가 늦어지면 심각한 정신지체가 초래된다.
- **Tay-Sachs disease** (**TAY SAKS**, 테이삭스병)는 치명적인 유전질환으로 해로운 지방물질이 조직이나 뇌의 신경세포에 축적되는 질환이다. 환자 아이의 부모 모두 돌연변이 유전자를 가지고 있다. 이 질환에 이환된 아이는 대부분 출생 시에는 정상이며, 초기 수개월 동안은 특별한 이상 없이 성장한다. 그러나 점차 발달이 지연되고 심각한 정신적 혹은 신체적 퇴행이 나타나며 결국 실명, 마비, 조기사망이 초래된다.

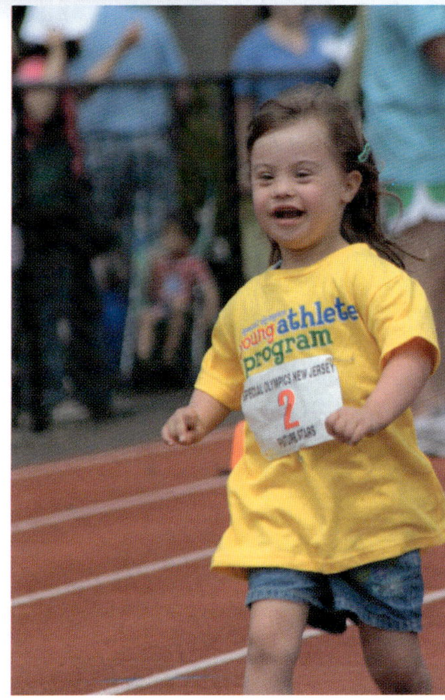

그림 2.9 다운증후군은 학습장애, 발달지연, 특징적인 얼굴 형태를 초래하는 유전질환이다.

조직
TISSUE

Tissue (조직)는 유사한 세포들의 집단으로서 함께 작용하여 특별한 기능을 수행한다. **Histology** (hiss-**TOL**-oh-jee, 조직학)는 조직의 구조, 구성 성분, 기능에 대해 연구하는 학문이다(**hist**는 조직, **-ology**는 학문을 의미). **Histologist** (hiss-**TOL**-oh-jist, 조직학자)는 조직에 대한 다양한 연구를 수행하는 전문가이다(**hist**는 조직, **-ologist**는 전문가를 의미). 네 종류의 주요 조직은 다음과 같다.

- 상피조직(Epithelial tissue)
- 결합조직(Connective tissue)
- 근육조직(Muscle tissue)
- 신경조직(Nerve tissue)

상피조직 *Epithelial Tissue*

Epithelial tissue (**ep**-ih-**THEE**-lee-al, 상피조직)는 신체의 모든 내부 및 외부 표면을 덮어서 보호한다.

- **Epithelium** (**ep**-ih-**THEE**-lee-um, 상피)은 피부의 표피(epidermis)와 점막의 표면층을 이루는 특수한 상피조직이다(12장 참조).
- **Endothelium** (**en**-doh-**THEE**-lee-um, 내피)은 혈관, 림프관, 몸통공간(body cavity)의 내부를 둘러싸고 있는 특수한 상피조직이다.

결합조직 *Connective tissue*

Connective tissue (결합조직)는 내부기관과 다른 신체조직들을 지지하고 연결한다. 네 종류의 결합조직은 다음과 같다.

- 뼈나 연골과 같은 **dense connective tissue** (치밀결합조직)는 관절을 형성하거나 신체의 틀을 만든다.
- **Adipose tissue** (지방조직)는 *fat*라고도 하며, 보호하는 패드 역할 및 지지 기능을 수행하며 영양소 저장고의 역할도 담당한다(**adip**은 지방, **-ose**는 -에 관한을 의미).
- **Loose connective tissue** (성긴결합조직)는 다양한 기관을 둘러싸고 있으며, 신경세포와 혈관을 지지한다.
- 혈액과 림프를 이루고 있는 **liquid connective tissue** (액체성 결합조직)는 영양소와 노폐물을 전신으로 수송한다.

근육조직 *Muscle tissue*

Muscle tissue (근육조직)는 수축하고 이완하는 특별한 능력을 지닌 세포들로 이루어져 있다.

신경조직 *Nerve tissue*

Nerve tissue (신경조직)는 자극에 반응하고 전기 신호를 전달하는 특별한 능력을 지닌 세포들로 이루어져 있다.

조직 형성의 병리 *Pathology of Tissue Formation*

조직의 질환은 일반적으로 그 원인이 불명확하며, 조직이 형성되는 출생 전 또는 생애 후기에 발생할 수 있다.

불완전한 조직 형성 *Incomplete Tissue Formation*

- **Aplasia** (ah-**PLAY**-zee-ah, 무형성)는 조직이나 장기의 불완전한 발달 또는 선천적 결손을 의미한다(**a-**는 -이 없는, **-plasia**는 형성을 의미).
- **Hypoplasia** (**high**-poh-**PLAY**-zee-ah, 형성저하증)는 일반적으로 세포 수의 부족으로 인해 발생되는 장기나 조직의 불완전한 발달을 의미한다(**hypo-**는 부족, **-plasia**는 형성을 의미). *Aplasia* (무형성)와 비교하라.

비정상적인 조직의 형성 *Abnormal Tissue Formation*

- **Anaplasia** (**an**-ah-**PLAY**-zee-ah, 역형성)는 분화된 세포가 자신의 특별한 모양이나 배열을 잃어버리는 것이다(**ana-**는 지나침, **-plasia**는 형성을 의미). 이러한 세포의 비정상적인 발달은 암세포들의 특징이다. *Hypertrophy* (비대)와 비교하라.
- **Dysplasia** (dis-**PLAY**-see-ah, 형성이상)는 세포나 조직, 장기의 비정상적 발달이나 성장을 말한다(**dys-**는 나쁨, **-plasia**는 형성을 의미).
- **Hyperplasia** (**high**-per-**PLAY**-zee-ah, 과다형성)는 세포의 수가 비정상적으로 증가함에 따라 장기 및 조직이 커지는 것을 말한다(**hyper-**는 지나침, **-plasia**는 형성을 의미). *Hypertrophy* (비대)와 비교하라.
- **Hypertrophy** (high-**PER**-troh-fee, 비대)는 조직에서 세포의 수는 변화없이 세포의 크기가 커짐으로 인해 장기나 신체의 일부가 커지는 것을 말한다(**hyper-**는 지나침, **-trophy**는 발달을 의미). 이와 같이 커지는 것은 암으로의 형질 전환과는 무관하다. *Anaplasia* (역형성) 및 *hyperplasia* (과다형성)와 비교하라.

샘 GLANDS

Gland (샘)는 분비물을 생성하는 특수한 상피세포들의 집단이다. *Secretion* (분비물)은 샘에 의해 만들어진 물질이다. 샘에는 외분비샘과 내분비샘의 두 가지 유형이 있다(그림 2.10).

- **Exocrine gland** (**ECK**-soh-krin, 외분비샘)는 땀샘과 같이 화학적 분비물들을 관 구조를 통해 다른 장기나 몸 밖으로 내보내는 샘이다(**exo-**는 바깥, **-crine**은 분비를 의미)(12장 참조).
- **Endocrine gland** (**EN**-doh-krin, 내분비샘)는 호르몬을 분비하는 샘으로 관 구조를 가지고 있지 않다(**endo-**는 내부, **-crine**은 분비를 의미). 이러한 호르몬은 직접 혈액으로 분비되어 전신에 위치한 표적장기로 이동한다(13장 참조).

샘의 병리와 시술 *Pathology and Procedures of the Glands*

- **Adenitis** (**ad**-eh-**NIGH**-tis, 샘염)는 샘의 염증이다(**aden**은 샘, **-itis**는 염증을 의미).
- **Adenocarcinoma** (**ad**-eh-noh-**kar**-sih-**NOH**-mah, 샘암종)는 샘조직에서 기원하는 악성종양이다(**aden/o**는 샘, **carcin**은 암에 걸린, **-oma**는 종양을 의미). *Malignant* (악성)는 해롭고, 전이가 가능하며, 생명에 심각한 위협을 줌을 의미한다.
- **Adenoma** (**ad**-eh-**NOH**-mah, 샘종)는 샘조직이나 샘과 유사한 조직에서 발생하는 양성종양이다(**aden**은 샘, **-oma**는 종양을 의미). *Benign* (양성)은 생명을 위협하지 않음을 의미한다.
- **Adenomalacia** (**ad**-eh-NOH-mah-**LAY**-shee-ah, 샘연화증)는 샘이 비정상적으로 부드러워지는 것이다(**aden/o**는 샘, **-malacia**는 비정상적으로 부드러워지는 것을 의미). *Adenosclerosis*의 반대어이다.
- **Adenosis** (**ad**-eh-**NOH**-sis, 샘증)는 샘의 모든 질병 상태를 말한다(**aden**은 샘, **-osis**는 질병을 의미).
- **Adenosclerosis** (**ad**-eh-NOH-skleh-**ROH**-sis, 샘경화증)는 샘이 비정상적으로 딱딱해지는 것이다(**aden/o**는 샘, **-scle-**

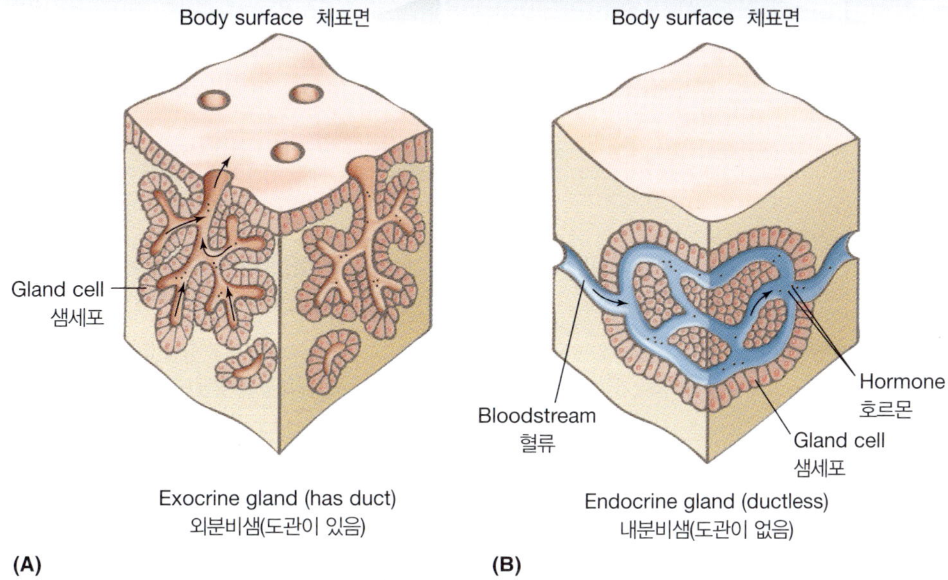

그림 2.10 A. 외분비샘은 다른 기관이나 체외로 연결되어있는 관을 통해 화학물질을 분비한다. B. 내분비샘은 혈류로 직접 호르몬을 분비한다.

rosis는 비정상적으로 딱딱해지는 것을 의미). *Adenomalacia*의 반대어이다.

- **Adenectomy** (**ad**-eh-**NECK**-toh-mee, 샘절제술)는 샘의 외과적 절제를 말한다(**aden**은 샘, **-ectomy**는 외과적 절제를 의미).

인체의 계통 및 이와 관련된 기관

BODY SYSTEMS AND RELATED ORGANS

신체 **기관**(organ)은 독립적인 인체의 부분으로 특수한 기능을 수행한다. 서로 관련성이 있는 조직과 기관들은 특수한 기능을 수행하는 인체의 계통으로 체계화되어 있다. 이러한 인체의 계통은 표 2.1에 제시하였다.

병리학

PATHOLOGY

Pathology (pah-**THOL**-oh-jee, 병리학)란 구조나 기능을 변화시키는 질병의 특성과 원인을 탐구하는 학문이다. *Pathology*는 질병으로 인해 유발되는 질병 상태를 의미하기도 한다. 어근(연결형) **path/o**와 어미 **-pathy**는 질병을 의미하지만 고통, 느낌, 감정을 의미하기도 한다.

- **Pathologist** (pah-**THOL**-oh-jist, 병리학자)는 질병을 진단하거나 확정하기 위해 조직을 분석하는 전문가를 말한다(**path**는 질병, **-ologist**는 전문가를 의미). 이러한 조직표본들은 생검이나 수술 또는 부검 과정에서 얻어진다.
- **Etiology** (**ee**-tee-**OL**-oh-jee, 병인학)는 질병의 원인에 대해 탐구하는 학문이다(**eti-**는 원인, **-ology**는 학문을 의미).

질병의 전파 *Disease Transmission*

Pathogen (병원체)은 바이러스처럼 질병을 일으키는 미생물이다. *Transmission* (전파)는 질병이 퍼지는 것이다. *Contamination* (오염)은 병원균이 존재함을 의미한다. 적절한 위생관리가 부족하거나 감염에 대한 관리 및 예방조치가 적절하지 않을 때 오염이 발생된다.

- **Communicable disease** (kun-**MEW**-nih-kuh-bul, 전염병)는 *contagious disease* (전염병)라고도 하며, 오염된 물질에 직·간접적으로 접촉함으로써 사람 사이에 전파되는 모든 질병을 말한다. *Communicable* (전염성의)은 전파가 가능함을 의미한다.
- **Indirect contact transmission** (간접접촉 전파)은 감수성을 가진 사람이 오염된 표면과 접촉함으로써 감염이 이루어지는 상황을 말한다.
- **Bloodborne transmission** (혈액 매개성 전파)은 혈액이나 혈액에 오염된 체액에 접촉함으로써 질병이 전파되는 것이다. 혈액매개 전파의 예로 HIV, B형간염바이러스, 대부분의 성병(sexually transmitted disease, STD)이 있다.
- **Airborne transmission** (공기 매개성 전파)은 기침이나 재채기에 의해 공기 중을 떠다니는 오염된 비말에 접촉함으로써 발생된다. 이러한 예로 결핵, 인플루엔자, 감기, 홍역 등이 있다.

표 2.1 ▸ 주요 인체의 계통

Body System 인체의 계통	Major Structures 주요 구조	Major Functions 주요 기능
Skeletal System 뼈대계통(3장)	bones 뼈, joint 관절, cartilage 연골	인체를 지탱하고 외형을 이룬다. 내장기관을 보호한다. 혈액세포를 생성하고 무기물을 저장한다.
Muscular System 근육계통(4장)	muscle 근육, fascia 근막, tendon 힘줄	신체를 곧게 지지한다. 움직임을 유발한다. 체액을 이동시키고 열을 발생시킨다.
Cardiovascular System 심혈관계통(5장)	heart 심장, artery 동맥, veins 정맥, capillary 모세혈관, blood 혈액	혈액은 인체를 순환하며 산소와 영양소를 세포로 수송하고, 노폐물을 콩팥으로 운반하여 여과작용을 통해 제거시킨다.
Lymphatic System 림프계통(6장)	lymph 림프, lymph vessel 림프관, lymph node 림프절	세포 사이의 조직액으로부터 노폐물을 운반하고 제거한다. 림프절에서 병원균, 암세포와 같은 유해한 물질을 파괴한다. 림프에서 혈액으로 다시 돌아와 혈장이 된다.
Immune System 면역계통(6장)	tonsil 편도, spleen 지라, thymus 가슴샘, specialized blood cell 특수한 혈액세포	병원균과 알레르기 항원의 침입에 대항하여 인체를 방어한다.
Respiratory System 호흡계통(7장)	nose 코, pharynx 인두, trachea 기관, larynx 후두, lung 허파	세포로 운반할 산소를 인체로 흡입시킨다. 이산화탄소와 물 성분의 노폐물을 제거한다.
Digestive System 소화계통(8장)	mouth 입, esophagus 식도, stomach 위, small intestines 작은창자, large intestines 큰창자, liver 간, pancreas 이자	섭취한 음식을 소화시킨 후 혈액으로 흡수시킨다. 고형화된 노폐물을 제거한다.
Urinary System 비뇨계통(9장)	kidneys 콩팥, ureters 요관, urinary bladder 방광, urethra 요도	혈액을 여과하여 노폐물을 제거한다. 체내 전해질과 체액의 균형을 유지시킨다.
Nervous System 신경계통(10장)	nerves 신경, brain 뇌, spinal cord 척수	자극의 수용을 통합한다. 신호들을 신체 전체로 전달한다.
Special Senses 특수감각계통(11장)	eye 눈, ear 귀	시각 및 청각정보를 받아들여 뇌로 전달한다.
Integumentary System 외피계통(12장)	skin 피부, sebaceous gland 피부기름샘, sweat gland 땀샘	인체를 세균의 침입으로부터 보호한다. 인체의 체온과 수분량을 조절한다.
Endocrine System 내분비계통(13장)	adrenals 부신, gonad 성샘, pancreas 이자, pineal 솔방울샘, parathyroid 부갑상샘, pituitary 뇌하수체, thymus 가슴샘, thyroid 갑상샘	인체의 모든 기능을 통합한다.
Reproductive System 생식계통(14장)	Male 남성: penis 음경, testicles 고환 Female 여성: vagina 질, ovaries 난소, uterus 자궁	새 생명을 탄생시킨다.

- *Fecal-oral transmission* (분변-구강 전파)이라고도 하는 **Food-borne and waterborne transmission** (식품 · 물 매개성 전파)은 오염을 제거하거나 병원체를 사멸시키기 위한 적절한 방법으로 조리하지 않은 오염된 음식이나 물을 섭취함으로써 발생한다.
- **Vector-borne transmission** (매개체 감염성 전파)은 벡터에 물림으로써 어떤 질병이 전파되는 것이다. *Vector* (벡터)는 파리, 진드기, 벼룩, 이, 쥐, 개와 같이 질병을 전파할 수 있는 벌레나 동물을 지칭한다. 모기는 가장 흔한 벡터로서 이들이 전파하는 질병에는 말라리아, West Nile Fever (서나일열) 등이 있다.

질병의 발생 *Outbreaks of Disease*

Epidemiologist (ep-ih-**dee**-mee-**OL**-oh-jist, 역학자)는 지역주민 집단 내에서 질병의 발생을 연구하는 전문가이다(**epi-**는 보다 위, **dem/i**은 인구집단, **-ologist**는 전문가를 의미).

- **Endemic** (en-**DEM**-ick, 풍토병)은 지역사회나 인구집단 내에서 지속적으로 존재하는 질병을 말한다(**en-**은 -내의, **dem**은 인구집단, **-ic**는 -에 관한을 의미). 예를 들어 감기는 인구집단 내에서 항상 존재하므로 풍토병이다.
- **Epidemic** (**ep**-ih-**DEM**-ick, 유행병)은 지역사회나 인구집단 내에서 평소에 나타나던 수준 이상으로 갑작스럽고 광범위하게 질병이 발생하는 것을 말한다(**epi-**은 보다 위, **dem**은 인구집단, **-ic**는 -에 관한을 의미). 예를 들어 홍역의 갑작스럽고도 광범위한 발생은 유행병이다.
- **Pandemic** (pan-**DEM**-ick, 범유행)은 전세계 혹은 지리적으로 광범위한 영역에 걸쳐서 질병이 발생하는 것을 말한다(**pan-**은 전체, **dem**은 인구집단, **-ic**는 -에 관한을 의미). 예를 들어 AIDS (acquired immunodeficiency syndrome)의 세계적인 전파는 범유행이다.

질병의 유형 *Type of Disease*

- **Functional disorder** (기능장애)는 증상은 있으나 신체적 혹은 해부학적 원인을 발견하지 못하는 것이다. 예를 들어, 공황발작은 기능장애에 해당한다(10장 참조).
- **Iatrogenic illness** (eye-**at**-roh-**JEN**-ick, 의원성 질병)는 규정된 의료처치로 인해 발생하는 좋지 못한 반응이다. 예를 들어, 방사선요법으로 인한 심한 화상은 의원성 질병이다.
- **Idiopathic disorder** (**id**-ee-oh-**PATH**-ick, 특발성 질병)는 원인을 알 수 없는 질병이다(**idi/o**는 개인의 특이함, **path**는 병, **-ic**는 -에 관한을 의미). *Idiopathic*은 알려진 원인이 없음을 의미한다.
- **Infectious disease** (in-**FECK**-shus, 감염병)는 세균이나 바이러스와 같은 살아있는 병원균에 의해 야기되는 질병이다(6장 참조).
- **Nosocomial infection** (**nos**-oh-**KOH**-mee-al in-**FECK**-shun, 원내감염)은 병원에서 발생하는 질병을 말한다. 예를 들어, MRSA 감염은 흔히 병원에서 전파된다(6장 참조). *Nosocomial*은 병원에서 발생함을 의미하는 그리스어에서 유래한 용어이다.
- **Organic disorder** (or-**GAN**-ick, 기질병)는 탐지가 가능한 신체의 변화로 인하여 야기되는 증상을 나타낸다. 예를 들어, 수두는 발진이라는 특징적인 신체적 변화를 보이며 바이러스에 의하여 생기는 기질병이다(6장 참조).

선천성 질환 *Congenital Disorders*

Congenital Disorder (선천성 질환)는 태어날 때부터 존재하는 비정상적인 병을 말한다. *Congenital*이란 태어날 때부터 존재함을 의미한다. 이러한 질병은 태아 발달과정의 이상이나 출생 전의 영향, 조산, 출생과정에서의 손상에 의해서 발생된다.

발달이상 *Develpomental Disorders*

Birth defect (출생결함)이라고도 알려진 **developmental disorder** (발달이상)는 태어날 때 손발이 결손되어 있거나 발가락이 하나 더 존재하는 등의 기형을 초래한다. **Anomaly** (ah-**NOM**-ah-lee, 선천성 기형)는 정상으로부터 벗어남을 의미한다.

- **Atresia** (at-**TREE**-zee-ah, 폐쇄)는 정상적인 관 구조가 선천적으로 없거나 막힌 것을 말한다. 예를 들어, anal atresia (항문폐쇄)는 항문이 선천적으로 막힌 것이다. Pulmonary atresia (폐동맥판 폐쇄)는 폐동맥 판막의 결손을 말한다.

출생전 영향 *Prenatal Influences*

Prenatal influences (출생전 영향)는 산모의 건강과 행위 및 출산 전에 받거나 또는 받지 못한 의학적 보호 등을 말한다.

- 산모의 건강에 문제가 있는 예로 *rubella* (풍진감염)를 들 수 있다(6장 참조). 임산부가 임신 초기에 이 바이러스에 감염되면 출생 시 결함이 흔히 동반된다.
- 산모의 행위로 인한 문제로 **fetal alcohol syndrome** (FAS, 태아알코올증후군)을 들 수 있다. 이 증후군은 임신 중 산모의 알코올 섭취로 인해 발생되고, 이 경우 태어난 아이는 성장 지연, 정신 지체, 뇌 손상, 사회화의 어려움 등 다양한 신체적 및 행동학적 성향을 보인다.
- 산모가 출산 전 적절한 의료서비스를 받지 못하여 생기는 문제로는 조산이나 저체중아의 분만이 있다.

조산과 분만손상 *Premature Birth and Birth Injuries*

- ***Premature birth*** (조산)는 임신 37주 이전에 분만이 이루어지는 것으로 신생아의 신체계통이 완전하게 형성되지 못함으로 인해 심각한 건강상의 문제를 초래할 수 있다. 호흡곤란과 심장의 문제가 조산아에게서 가장 흔히 볼 수 있는 문제이다.
- ***Birth injury*** (분만손상)는 출산과정 이전에는 존재하지 않았던 선천성 질환이다. 예를 들어, 뇌손상의 결과로 발생되는 ***cerebral palsy*** (뇌성마비)는 조산 또는 출산과정에서 뇌에 산소 공급이 부족하여 유발될 수 있다.

노화와 죽음
AGING AND DEATH

노화는 결국 죽음으로 종결되는 생활사의 정상적인 과정이다. 인생의 후반기에 있어서 인간은 만성적 또는 치명적 질병이 발생할 소인이 점차 높아진다. 평균 수명이 점차적으로 증가함에 따라 많은 인구가 노화와 관련된 질병에 이환되고 있다.

- 노령자의 건강과 의료문제에 대하여 연구하는 학문을 **geriatrics** (jer-ee-**AT**-ricks, 노인의학) 혹은 ***gerontology*** (노인병학)라 한다.
- ***Postmortem*** (사후)이란 죽은 후를 의미하며, 사후 검사를 **autopsy** (**AW**-top-see, 부검)라 한다.

건강 및 질병과 관련된 일반적인 전문의료인
GENERAL MEDICAL SPECIALTIES RELATING TO HEALTH AND DISEASE

의사는 일생 동안 환자의 삶의 질을 위한 관리를 담당하고, 다음의 전문가들이 포함된다.

- **General practitioner, GP** (일반개원의사) 또는 ***family practice physician*** (가정의학전문의)는 모든 연령의 환자를 위한 지속적인 의료서비스를 제공한다.
- **Internist** (내과의사)는 내부 기관 및 이와 관련된 인체 계통의 질병과 장애를 진단하고 치료하는 전문의이다.
- **Pediatrician** (**pee**-dee-ah-**TRISH**-un, 소아과전문의)은 영유아와 아동의 질병과 장애에 대한 진단, 치료, 예방을 담당하는 의사이다.
- 노인들을 치료하는 전문적인 의사를 **geriatrician** (**jer**-ee-ah-**TRISH**-un, 노인의학전문의) 또는 ***gerontologist*** (노인병학자)라고 한다(그림 2.11).
- **Hospitalist** (입원전담의사제도)는 입원한 환자들에 대한 전반적인 의료를 담당한다.

건강과 질병에 있어서 인체와 관련된 약어
ABBREVIATIONS RELATED TO THE HUMAN BODY IN HEALTH AND DISEASE

표 2.2에는 이 장에 소개된 용어와 관련된 약어에 대해 개괄하였다. *주의*: 약어를 사용할 때는 항상 오류나 혼동이 없도록 유의해야 한다.

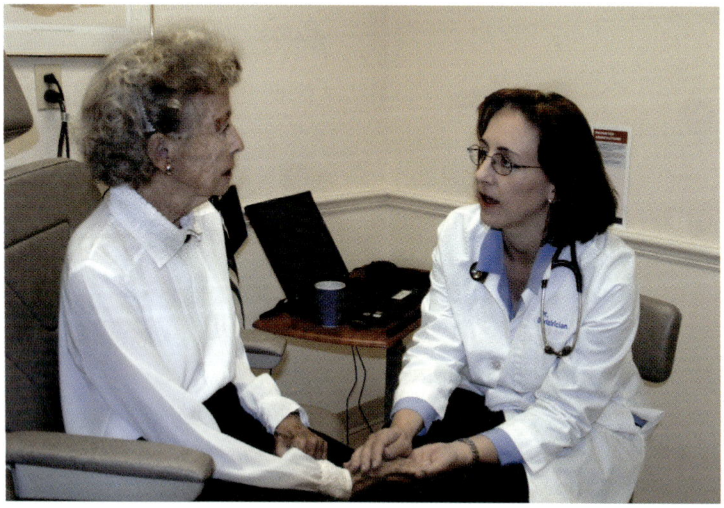

그림 2.11 노인의학전문의는 노화와 관련된 문제, 노인성 질병의 진단, 치료 및 예방을 담당하는 전문의이다.

표 2.2 ▸ 건강과 질병에 있어서의 인체와 관련된 약어

anatomy and physiology = A & P	**A & P** = anatomy and physiology 해부학 및 생리학
communicable disease = CD	**CD** = communicable disease 전염병
chromosome = CH, chr	**CH, chr** = chromosome 염색체
deoxyribonucleic acid = DNA	**DNA** = deoxyribonucleic acid 데옥시리보핵산
epidemic = epid	**epid** = epidemic 유행
general practitioner = GP	**GP** = general practitioner 일반개원의
Huntington's disease = HD	**HD** = Huntington's disease 헌팅톤병
left lower quadrant = LLQ	**LLQ** = left lower quadrant 왼아래사분역
left upper quadrant = LUQ	**LUQ** = left upper quadrant 왼위사분역
phenylketonuria = PKU	**PKU** = phenylketonuria 페닐케톤뇨증
right lower quadrant = RLQ	**RLQ** = right lower quadrant 오른아래사분역
right upper quadrant = RUQ	**RUQ** = right upper quadrant 오른위사분역

제 3 장

뼈대계통

The Skeletal System

뼈대계통의 구조, 기능 및 이와 관련된 연결형에 대한 개요

주요 구조	관련된 연결형	주요 기능
Bone ▸ 뼈	oss/e, oss/i, oste/o, ost/o	• 우리 몸의 뼈대, 내장기관의 보호 및 칼슘을 저장하는 역할을 한다.
Bone Marrow ▸ 골수	myel/o [또한 spinal cord (척수)라는 의미도 됨]	• 혈구를 형성한다. 황색골수는 지방을 저장한다.
Cartilage ▸ 연골	chondr/o	• 관절 내에서 편평한 면을 형성하여 운동을 가능하게 하고 뼈끝을 보호한다.
Joint ▸ 관절	arthr/o	• 근육과 함께 작용하여 다양한 운동을 가능하게 한다.
Ligaments ▸ 인대	ligament/o	• 뼈와 다른 뼈를 연결하는 결합조직이다.
Synovial Membrane ▸ 윤활막	synovi/o, synov/o	• 윤활관절(synovial joint)을 둘러싸고 있는 막으로서 윤활액을 분비한다.
Synovial Fluid ▸ 윤활액	synovi/o, synov/o	• 관절이 원활하게 움직일 수 있도록 윤활제 역할을 하는 물질이다.
Bursa ▸ 윤활주머니	burs/o	• 운동 중에 마찰을 받는 부위 밑에서 쿠션 역할을 하는 기름주머니이다.

뼈대계통과 관련된 어휘

다음 목록은 이 장의 의학용어와 필수 단어요소들을 포함하고 있다. 중요한 용어들은 **굵은 글씨**로 나타내었다. 보조적인 용어는 *주황색 이탤릭체*로 나타내어 중요한 용어의 의미를 명확하게 나타내었다.

단어요소 *Word Parts*

- ☐ **ankyl/o** 경직된, 뻣뻣한
- ☐ **arthr/o** 관절
- ☐ **chondr/i**, **chondr/o** 연골
- ☐ **cost/o** 갈비뼈
- ☐ **crani/o** 머리뼈, 두개골
- ☐ **-desis** 결합하다
- ☐ **kyph/o** 가슴이 뒤로 굽은
- ☐ **lord/o** 허리가 앞쪽으로 굽은
- ☐ **-lysis** 용해
- ☐ **myel/o** 골수, 척수
- ☐ **oss/e**, **oss/i**, **oste/o**, **ost/o** 뼈
- ☐ **scoli/o** 삐뚤어진, 굽은
- ☐ **spondyl/o** 척추뼈
- ☐ **synovi/o, synov/o** 윤활막, 윤활액
- ☐ **-um** 명사형 어미

의학용어 *Medical Terms*

- ☐ **acetabulum** (ass-eh-**TAB**-you-lum) 볼기뼈절구
- ☐ **allogenic** (**al**-oh-**JEN**-ick) 동종의
- ☐ **ankylosing spondylitis** (**ang**-kih-**LOH**-sing **spon**-dih-**LYE**-tis) 강직성척추염
- ☐ **arthrodesis** (**ar**-throh-**DEE**-sis) 관절고정술
- ☐ **arthrolysis** (ar-**THROL**-ih-sis) 관절박리술
- ☐ **arthroscopy** (ar-**THROS**-koh-pee) 관절경검사법
- ☐ **autologous** (aw-**TOL**-uh-guss) 자기유래의
- ☐ **chondroma** (kon-**DROH**-mah) 연골종
- ☐ **chondromalacia**(**kon**-droh-mah-**LAY**-shee-ah) 연골연화증
- ☐ **comminuted fracture** (**KOM**-ih-**newt**-ed) 분쇄골절
- ☐ **compression fracture** 압박골절
- ☐ **costochondritis** (**kos**-toh-kon-**DRIGH**-tis) 갈비연골염
- ☐ **craniostenosis** (**kray**-nee-oh-steh-**NOH**-sis) 머리뼈협착증
- ☐ **crepitation** (**krep**-ih-**TAY**-shun) 비빔소리, 염발음
- ☐ **dual x-ray absorptiometry** (ab-**sorp**-shee-**OM**-eh-tree) 이중에너지방사선측정법
- ☐ **fibrous dysplasia** (dis-**PLAY**-see-ah) 섬유형성이상
- ☐ **hallux valgus** (**HAL**-ucks **VAL**-guss) 엄지발가락가쪽휨증, 무지외번증
- ☐ **hemarthrosis** (**hem**-ar-**THROH**-sis) 혈관절증
- ☐ **hemopoietic** (**hee**-moh-poy-**ET**-ick) 조혈의
- ☐ **internal fixation** 내부고정장치
- ☐ **juvenile rheumatoid arthritis** (**ROO**-mah-toyd ar-**THRIGH**-tis) 유년성류마티스성관절염
- ☐ **kyphosis** (kye-**FOH**-sis) 척추뒤굽음증, 척추후만증
- ☐ **laminectomy** (**lam**-ih-**NECK**-toh-mee) 고리판절제술, 척추후궁절제술
- ☐ **lordosis** (lor-**DOH**-sis) 척추앞굽음증척추전만증
- ☐ **lumbago** (lum-**BAY**-goh) 허리통증요통
- ☐ **malleolus** (mal-**LEE**-oh-lus) 복사
- ☐ **manubrium** (mah-**NEW**-bree-um) 복장뼈자루
- ☐ **metacarpals** (met-ah-**KAR**-palz) 손허리뼈
- ☐ **metatarsals** (met-ah-TAHR-salz) 발허리뼈
- ☐ **myeloma** (**my**-eh-**LOH**-mah) 골수종
- ☐ **open fracture** 개방골절
- ☐ **orthopedic surgeon** (**or**-thoh-**PEE**-dick) 정형외과의사
- ☐ **orthotics** (or-**THOT**-icks) 보장구학
- ☐ **osteitis** (**oss**-tee-**EYE**-tis) 뼈염
- ☐ **osteoarthritis** (**oss**-tee-oh-ar-**THRIGH**-tis) 뼈관절염
- ☐ **osteochondroma** (**oss**-tee-oh-kon-**DROH**-mah) 뼈연골종
- ☐ **osteoclasis** (**oss**-tee-**OCK**-lah-sis) 외과적골절
- ☐ **osteomalacia** (**oss**-tee-oh-mah-**LAY**-shee-ah) 뼈연화증
- ☐ **osteomyelitis** (**oss**-tee-oh-**my**-eh-**LYE**-tis) 골수염
- ☐ **osteonecrosis** (**oss**-tee-oh-neh-**KROH**-sis) 뼈괴사
- ☐ **osteopenia** (**oss**-tee-oh-**PEE**-nee-ah) 뼈감소증
- ☐ **osteoporosis** (**oss**-tee-oh-poh-**ROH**-sis) 뼈엉성증골다공증
- ☐ **osteoporotic hip fracture** (**oss**-tee-oh-pah-**ROT**-ick) 뼈엉성증에 의한 볼기뼈 골절
- ☐ **osteorrhaphy** (**oss**-tee-**OR**-ah-fee) 뼈봉합술
- ☐ **Paget's disease** (**PAJ**-its) 파제트병
- ☐ **pathologic fracture** 병적골절
- ☐ **percutaneous vertebroplasty** (**per**-kyou-**TAY**-nee-us **VER**-tee-broh-**plas**-tee) 경피적척추성형술
- ☐ **periostitis** (**pehr**-ee-oss-**TYE**-tis) 뼈막염, 골막염
- ☐ **podiatrist** (poh-**DYE**-ah-trist) 발병전문가, 족질환전문의
- ☐ **prosthesis** (pros-**THEE**-sis) 인공삽입물, 보철, 의지
- ☐ **rheumatoid arthritis** (**ROO**-mah-toyd ar-**THRIGH**-tis) 류마티스성관절염
- ☐ **rickets** (**RICK**-ets) 구루병
- ☐ **scoliosis** (**skoh**-lee-**OH**-sis) 척추옆굽음증, 측굴
- ☐ **spina bifida** (**SPY**-nah **BIF**-ih-dah) 척추갈림증, 척추이분증
- ☐ **spiral fracture** 나선형골절
- ☐ **spondylolisthesis** (**spon**-dih-loh-liss-**THEE**-sis) 척추앞전위증
- ☐ **spondylosis** (**spon**-dih-**LOH**-sis) 척추굳음증
- ☐ **subluxation** (**sub**-luck-**SAY**-shun) 불완전탈구, 아탈구
- ☐ **synovectomy** (sin-oh-**VECK**-toh-mee) 윤활막절제술
- ☐ **vertebrae** (**VER**-teh-bray) 척추

학습 목표

이 장을 통해서 다음의 목표를 달성할 수 있도록 한다.

1. 뼈대계통의 구조와 주요 기능을 정의할 수 있다.
2. 세 가지 유형의 관절을 정의할 수 있다.
3. 몸통뼈대(axial skeleton)와 팔다리뼈대(appendicular skeleton)를 구분할 수 있다.
4. 뼈대계통의 질환을 치료하는 의료전문가를 구분할 수 있다.
5. 뼈대계통의 진단과 치료 과정 및 질병과 관련된 용어를 발음하고 철자를 쓸 수 있고 정의하고 이해할 수 있다.

뼈대계통의 구조와 기능

STRUCTURES AND FUNCTIONS OF THE SKELETAL SYSTEM

뼈대계통은 뼈, 골수, 연골, 관절, 인대, 윤활막, 윤활액 및 윤활주머니로 구성되어 있다. 이 계통은 다음과 같은 중요한 많은 기능을 담당한다.

- 뼈는 우리 몸의 뼈대(framework)로서 작용한다.
- 뼈는 내장기관을 보호하고 지지한다.
- 관절은 근육(muscle), 인대(ligament), 힘줄(tendon)과 함께 작용하여 우리 몸의 다양한 움직임을 제공한다(근육과 힘줄에 대해서는 4장에서 설명한다).
- 정상적으로 신경과 근육의 기능을 조절하는 칼슘은 뼈에 저장되어 있다.
- 해면뼈(spongy bone) 내에 위치한 적색골수(red bone marrow)는 혈구세포(blood cell)의 생성에 중요한 역할을 담당한다.

뼈의 형성 *The Formation of Bones*

아기의 뼈대는 연약한 막과 연골로부터 시작되지만, 3개월 이후부터 청소년기에 걸쳐서 **ossification** (**oss**-us-fih-**KAY**-shun, 뼈되기)라 불리는 과정을 통해서 뼈로 전환된다.

완전히 성장이 이루어진 이후에도 노화 또는 손상된 뼈에 대한 *osteoclast* (뼈파괴세포)의 골흡수 및 *osteoblast* (뼈모세포)의 뼈형성 과정을 통해서 새로운 뼈가 생성된다. 뼈되기는 뼈대계통의 경미한 손상을 치유시키고, 정상적인 활동뿐만 아니라 골절과 같은 손상 이후에도 나타난다.

뼈의 구조

THE STRUCTURE OF BONES

뼈는 결합조직의 한 유형으로서 우리 몸에서 두 번째로 강한 조직이다. 오직 치아의 에나멜질(enamel)만이 뼈보다 더 강하다.

뼈조직 *The Tissue of Bone*

뼈의 조직은 매우 단단하고 치밀하지만 그 조직 자체는 치유될 수 있고 변화하는 살아있는 조직이다(그림 3.1).

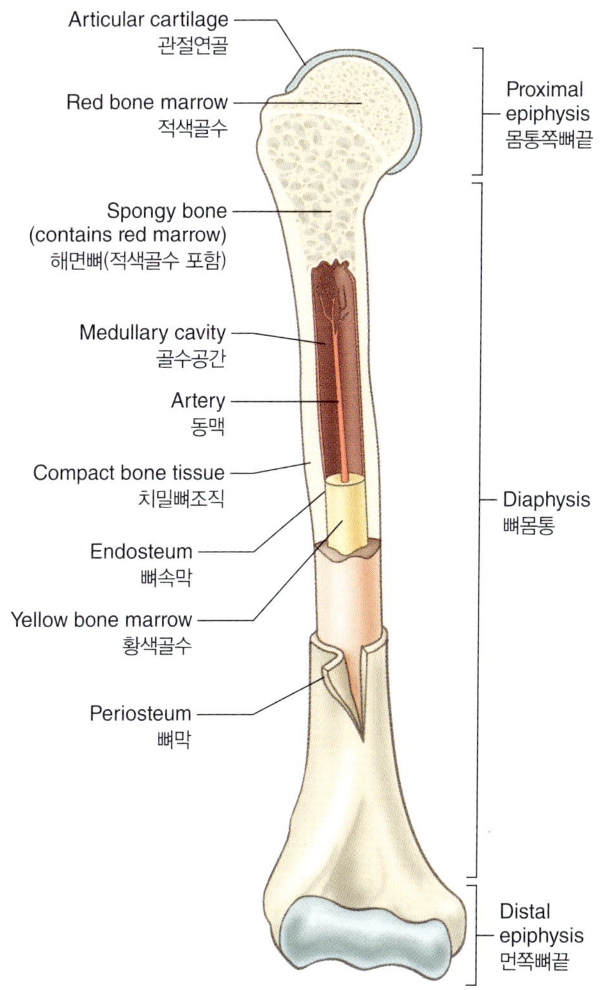

그림 3.1 전형적인 긴뼈의 해부학적 특징.

■ **Periosteum** [**pehr**-ee-**OSS**-tee-um, 뼈막(골외막)]은 뼈를 둘러싸고 있는 가장 바깥쪽을 형성하는 질긴 섬유조직이다(**peri-**는 둘러싸다, **oste**는 뼈를 의미. **-um**은 명사형 어미).

■ **Compact bone** [치밀뼈(치밀골)]은 ***cortical bone***이라고도 하며, 뼈의 바깥층을 형성하는 단단하고 치밀하며 매우 강한 뼈조직을 말한다.

■ **Spongy bone** [해면뼈(해면골)]은 ***cancellous bone***이라고도 하며, 치밀뼈처럼 강하지는 않은 매우 가벼운 뼈로서 넙다리뼈(femur)와 같은 긴뼈의 끝이나 내강에서 흔히 관찰된다. 적색골수가 이 해면뼈 내에 존재한다.

■ **Medullary cavity** [**MED**-you-**lehr**-ee, 골수공간(골수강)]는 뼈의 뼈몸통(shaft)에 위치하고, 이 골수공간은 치밀뼈에 의해서 둘러싸여 있다. ***Medullary***는 안쪽부분을 의미한다.

■ **Endosteum** (en-**DOS**-tee-um, 뼈속막)은 골수공간을 둘러싸고 있는 조직이다(**end-**는 안, **oste**는 뼈를 의미. **-um**은 명사형 어미).

골수 *Bone Marrow*

■ **Red bone marrow** (적색골수)는 해면뼈(spongy bone) 내에 존재하며 조혈(hemopoiesis) 기능이 있어서 적혈구, 혈색소(hemoglobin), 백혈구 및 혈소판(thrombocyte)을 생성한다. 이 종류의 혈구에 대해서는 5장에서 설명한다.

■ **Hemopoietic** (**hee**-moh-poy-**ET**-ick)은 혈구를 형성하다라는 의미이다[**hem/o**는 혈액(blood), **-poietic**은 형성하다(formation)라는 의미]. 또한 이 용어는 ***hematopoietic***으로도 쓰인다.

■ **Yellow bone marrow** (황색골수)는 골수공간에서 관찰되는데, 주로 지방세포(fat cell)로 구성되어 있으며 지방의 저장소로서 기능을 담당한다.

연골 *Cartilages*

■ **Cartilage** (**KAR**-tih-lidj, 연골)는 편평하고 탄력이 있으며 연한 푸른색을 띠는 결합조직으로서 뼈와 뼈 사이에서 충격을 완화시키는 기능을 한다. 연골은 뼈보다 다소 탄력성이 있어서 코끝과 바깥귀와 같은 부위에서 뼈대를 유연하게 한다.

■ **Articular cartilage** (ar-**TICK**-you-lar **KAR**-tih-lidj, 관절연골)는 관절을 형성하는 뼈의 표면을 덮고 있다. 이 연골은 관절운동을 원활하게 하고 서로 접촉하는 부위에서 마찰로부터 보호하는 기능을 담당한다(그림 3.1, 3.3).

■ **Meniscus** [meh-**NIS**-kus, 반달(반월판)]는 원반 모양의 섬유연골로서 무릎관절(knee joint)과 턱관절측두하악관절(temporomandibular joint)에서 관찰된다(그림 3.3).

뼈의 해부학적 표시점 *Anatomic Landmarks of Bones*

■ **Diaphysis** [dye-**AF**-ih-sis, 뼈몸통(골간)]는 긴뼈의 중심부에 있는 기둥 모양의 뼈몸통(shaft)이다(그림 3.1).

■ **Epiphysis** [eh-**PIF**-ih-sis, 뼈끝(골단)]는 관절연골이 덮고 있는 긴뼈의 확장된 끝부분이다(복수형, *epiphysis*). ***Proximal epiphysis*** (몸쪽뼈끝)는 우리 몸의 정중선에 가까운 곳에 위치한 뼈끝을 말한다. ***Distal epiphysis*** (먼쪽뼈끝)는 우리 몸의 정중선에서 먼 곳에 위치한 뼈끝을 말한다.

■ **Foramen** [foh-**RAY**-men, 구멍(공)]은 혈관, 신경 및 인대가 통과하는 뼈에 있는 구멍이다(복수형, *foramina*), 예를 들면, 척수가 뒤통수뼈의 ***foramen magnum*** (큰구멍)을 통과하여 지나간다.

■ **Process** (돌기)는 뼈의 표면에 있는 정상적인 돌출부로서 근육과 힘줄의 부착점을 제공한다. 예를 들면, ***mastoid process*** [꼭지돌기(유양돌기)]는 귀 뒤쪽에 위치한 관자뼈(측두골, temporal bone)의 뼈돌기이다(그림 3.6).

관절
JOINTS

Joint (관절) 또는 ***articulation*** (관절)은 뼈와 뼈 사이의 연결을 의미한다. 관절은 구조와 허용하는 움직임의 정도에 따라서 분류한다.

섬유관절 *Fibrous Joints*

Fibrous joint (섬유관절)는 유연하지 않은 치밀결합조직층으로 구성되어 있으며 뼈를 서로 강하게 고정시킨다. 성인에서 ***suture*** (봉합)로 알려진 이 관절은 어떠한 운동도 허용하지 않는다(그림 3.6). 신생아나 어린이의 일부 섬유관절에서는 성장 과정에서 관절이 경화되기 전까지는 움직일 수 있다.

■ **Fontanelle** [**fon**-tah-**NELL**, 숫구멍(천문)]은 ***soft spot***이라고도 하며, 정상적인 신생아의 머리뼈에서 관찰된다. 유연한 숫구멍은 신생아가 산도를 쉽게 통과할 수 있도록 도와준다. 숫구멍은 생후 일년 동안 머리뼈의 성장을 돕는다. 어린이가 성장함에 따라서 봉합이 폐쇄되어 숫구멍은 점차 단단해진다.

연골관절 *Cartilaginous Joints*

Cartilaginous joint (**kar**-tih-**LADJ**-ih-nus, 연골관절)는 약간의 운동만 가능하다. 전적으로 연골에 의하여 뼈를 연결한다.

■ 연골관절은 그림 3.8에서 나타난 바와 같이 갈비뼈(rib)와 복장뼈(sternum)를 연결하는 부위에서 관찰되며 이러한 관절은 호흡을 가능하게 한다.

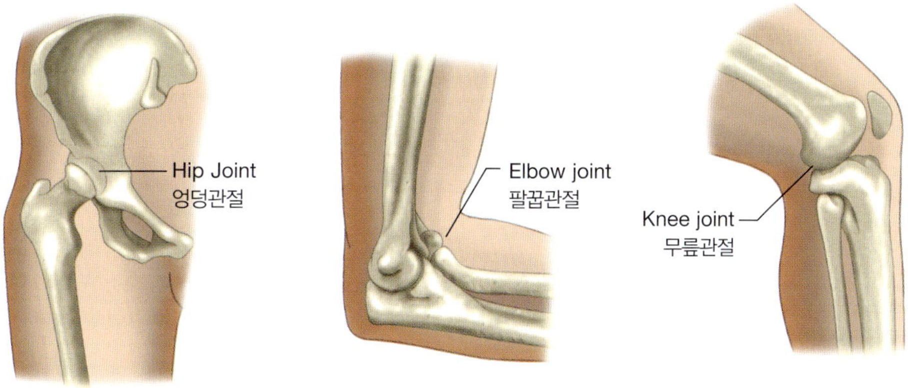

(A) (B) (C)

그림 3.2 *윤활관절*의 예. (A) 엉덩관절의 절구관절. (B) 팔꿉관절의 경첩관절. (C) 무릎관절의 경첩관절.

- **Pubic symphysis** [**PEW**-bick **SIM**-fih-sis, 두덩결합(치골결합)]는 연골관절로서 분만이 용이하도록 약간의 운동이 허용된다. 이 관절은 그림 3.12에 나타난 바와 같이 골반 앞쪽의 두덩뼈 사이에 위치한다.

윤활관절 *Synovial Joints*

Synovial joint (sih-**NOH**-vee-al, 윤활관절)는 다양한 움직임을 허용할 수 있도록 두 뼈 사이의 관절에 형성된다. ***Articulate***라는 용어는 모이다 또는 집합하다라는 의미이다. 윤활관절은 움직임의 유형에 따라 다음과 같이 설명된다(그림 3.2).

- ***Ball-and-socket joint*** [절구관절(구상관절)]는 엉덩관절(hip joint)과 어깨관절(shoulder joint)에서 관찰되는 윤활관절로서 여러 방향으로 광범위한 움직임이 가능하다(그림 3.2A).
- ***Hinge joint*** [경첩관절(접번관절)]는 무릎관절(knee joint)과 팔꿉관절(elbow joint)에서 관찰되며 주로 한 방향으로만 운동을 허용한다(그림 3.2B, 3.2C).

윤활관절의 구성요소 *Components of Synovial Joints*

윤활관절은 복잡한 운동을 가능하게 하는 여러 가지 구성 요소로 이루어져 있다(그림 3.3).

- **Synovial capsule** (윤환관절주머니)은 관절 주위를 둘러싸고 있는 강한 섬유조직으로 이루어진 바깥층이다.
- **Synovial membrane** (윤활막)은 활액주머니를 둘러싸고 있으며 윤활액을 분비한다.
- **Synovial fluid** (윤활액)는 관절공간 내부를 흐르며 관절이 부드럽게 움직일 수 있도록 윤활제 역할을 한다.
- **Ligament** (**LIG**-ah-ment, 인대)는 뼈와 뼈를 연결하거나 뼈와 연골을 연결하는 섬유결합조직으로 이루어진 띠이다. 그림 3.2와 3.3에서 보듯이 무릎과 같은 복잡한 경첩관절은 여러 방향으로 무릎의 운동을 가능하게 하는 일련의 인대들로 구성되어 있다.
- **Bursa** (**BER**-sah, 윤활주머니)는 힘줄이 뼈를 넘어 지나가는 부위인 어깨관절, 팔꿉관절 및 무릎관절과 같이 마찰을 받는 부위에서 자유로운 움직임을 가능하게 하는 쿠션 역할을 하는 섬유주머니(fibrous sac)이다(복수형, *bursae*).

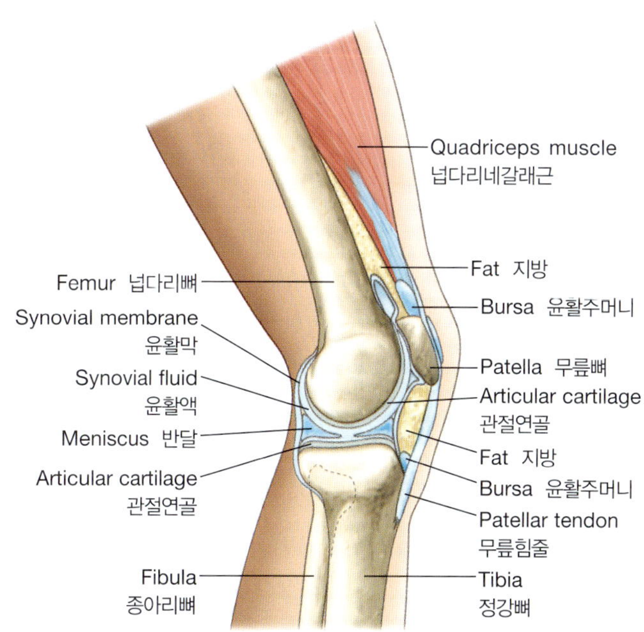

그림 3.3 무릎관절의 가쪽면에서 본 *윤활관절*과 *윤활주머니*의 구조.

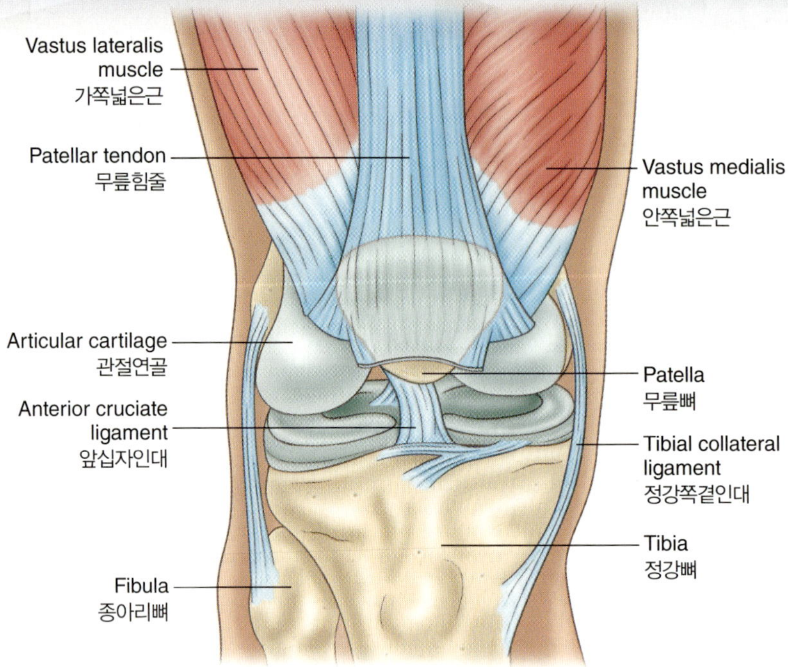

그림 3.4 무릎의 주요 인대. 무릎뼈를 제거한 후에 관찰한 앞쪽 무릎관절의 모습으로서 무릎의 운동을 가능하게 하는 복잡한 인대들의 구조를 보여준다.

뼈대
SKELETON

전형적인 성인의 뼈대는 그림 3.5에 나타난 바와 같이 206개의 뼈로 구성되어 있다. 개인의 나이에 따라서 206~350개의 뼈로 구성된다. 설명을 위해서 뼈대를 몸통뼈대(axial skeleton)와 팔다리뼈대(appendicular skeleton)로 구분한다.

몸통뼈대 *Axial Skeleton*

Axial skeleton (몸통뼈대)은 신경계통, 호흡계통, 순환계통의 내장기관을 보호한다. 사람의 몸통뼈대는 머리와 몸통을 구성하는 80개의 뼈로 구성되고, (1) 머리뼈(bone of skull), (2) 가운데귀(middle ear)의 귀속뼈(ossicle), (3) 턱과 갑상샘(thyroid) 사이의 목구멍 부위에 위치한 목뿔뼈(hyoid bone), (4) 가슴우리(rib cage), (5) 척주(vertebral column)의 다섯 영역으로 구분된다.

팔다리뼈대 *Appendicular Skeleton*

Appendicular skeleton (팔다리뼈대)은 우리 몸의 운동을 가능하게 하고 소화계통, 비뇨계통, 생식계통을 이루고 있는 기관들을 보호한다. 126개의 뼈로 이루어진 사람의 팔다리뼈대는 어깨(shoulder), 위팔(arm), 아래팔(forearm), 손목(wrist), 손(hand)으로 구성된 팔(*upper extremity*)과 볼기(hip), 넓적다리(thigh), 종아리(leg), 발목(ankle), 발(foot)로 구성된 다리(*lower extremity*)로 구분된다.

*Appendicular*라는 용어는 부속(*appendage*)이라는 의미로서 우리 몸의 주요 부분에 부가적으로 붙어 있다는 의미이다. *Extremity*는 팔 또는 다리와 같이 신체부분의 끝부분을 지칭한다.

머리뼈 *Bones of the Skull*

Skull (머리뼈)은 뇌머리뼈를 구성하는 8개의 뼈, 얼굴을 구성하는 14개의 뼈, 가운데귀를 구성하는 6개의 뼈로 구성되어 있다. 머리뼈를 학습할 때 그림 3.6과 3.7을 참조하라.

뇌머리뼈 *The Bones of the Cranium*

Cranium (**KRAY**-nee-um, 뇌머리뼈)은 뇌를 둘러싸는 머리뼈의 일부이다(**crani**는 머리뼈를 의미, **-um**은 명사형 어미). 뇌머리뼈는 톱니 모양의 **suture** (봉합)라고 하는 섬유성 관절에 의해서 연결되어 있다.

- **Frontal bone** [이마뼈(전두골)]은 이마를 형성한다. 이마굴(frontal sinus)이 있고, 벌집굴(ethmoid sinus)의 천장을 형성하며, 눈알이 위치하고 이를 보호하는 눈확 및 코의 일부가 된다.

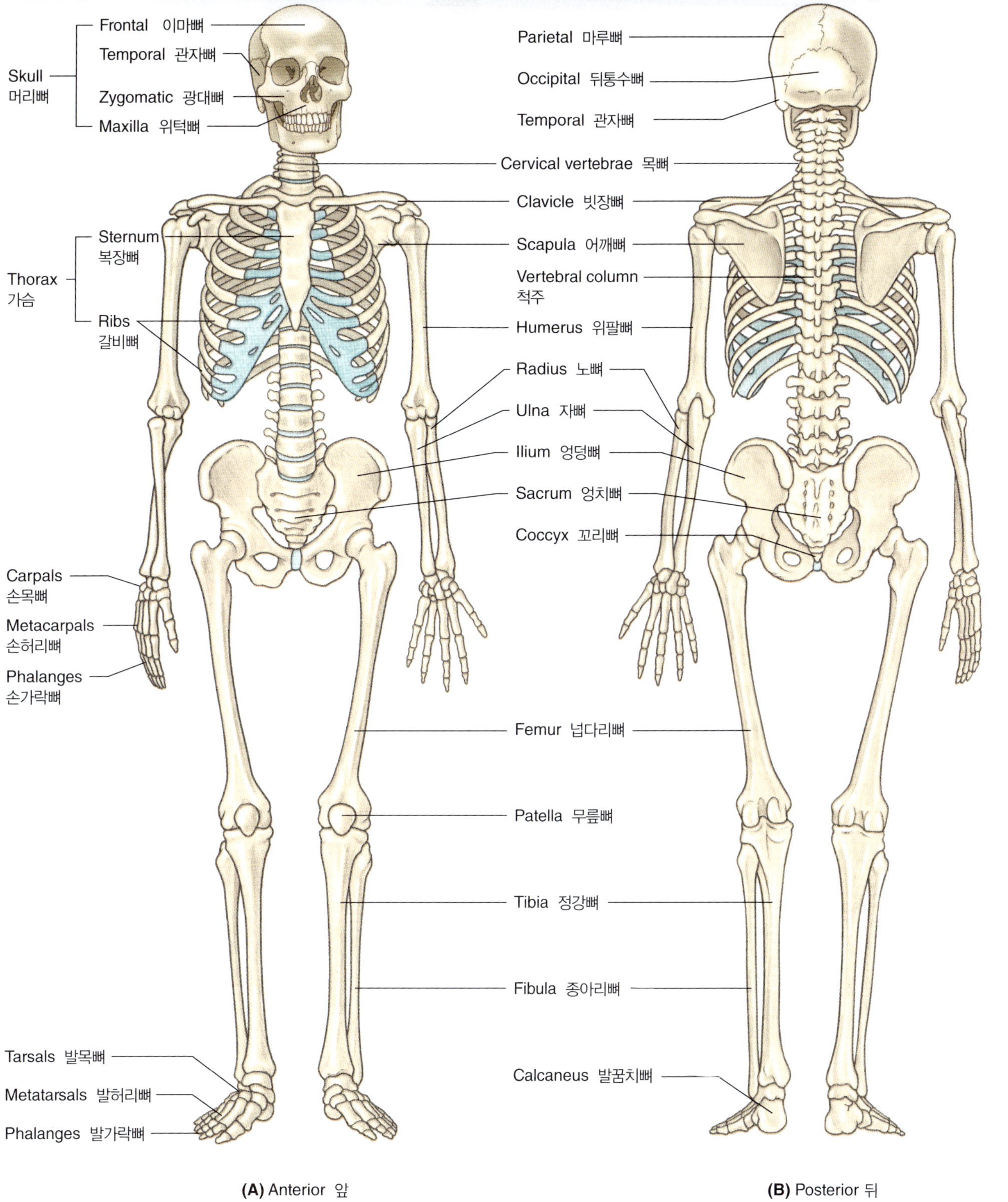

그림 3.5 성인의 뼈대를 앞과 뒤에서 본 모습.

- 2개의 **parietal bone** [pah-**RYE**-eh-tal, 마루뼈(두정골)]은 머리뼈의 윗면과 천장을 형성한다.
- **Occipital bone** [ock-**SIP**-ih-tal, 뒤통수뼈(후두골)]은 뇌머리뼈의 뒤쪽 바닥과 벽을 형성한다.
- 2개의 **temporal bone** [관자뼈(측두골)]은 뇌머리뼈의 바닥과 가쪽면을 형성한다.
- **External auditory meatus** (mee-**AY**-tus, 바깥귀길)는 바깥귀의 바깥귀관(external auditory canal)이 열리는 부위이다.

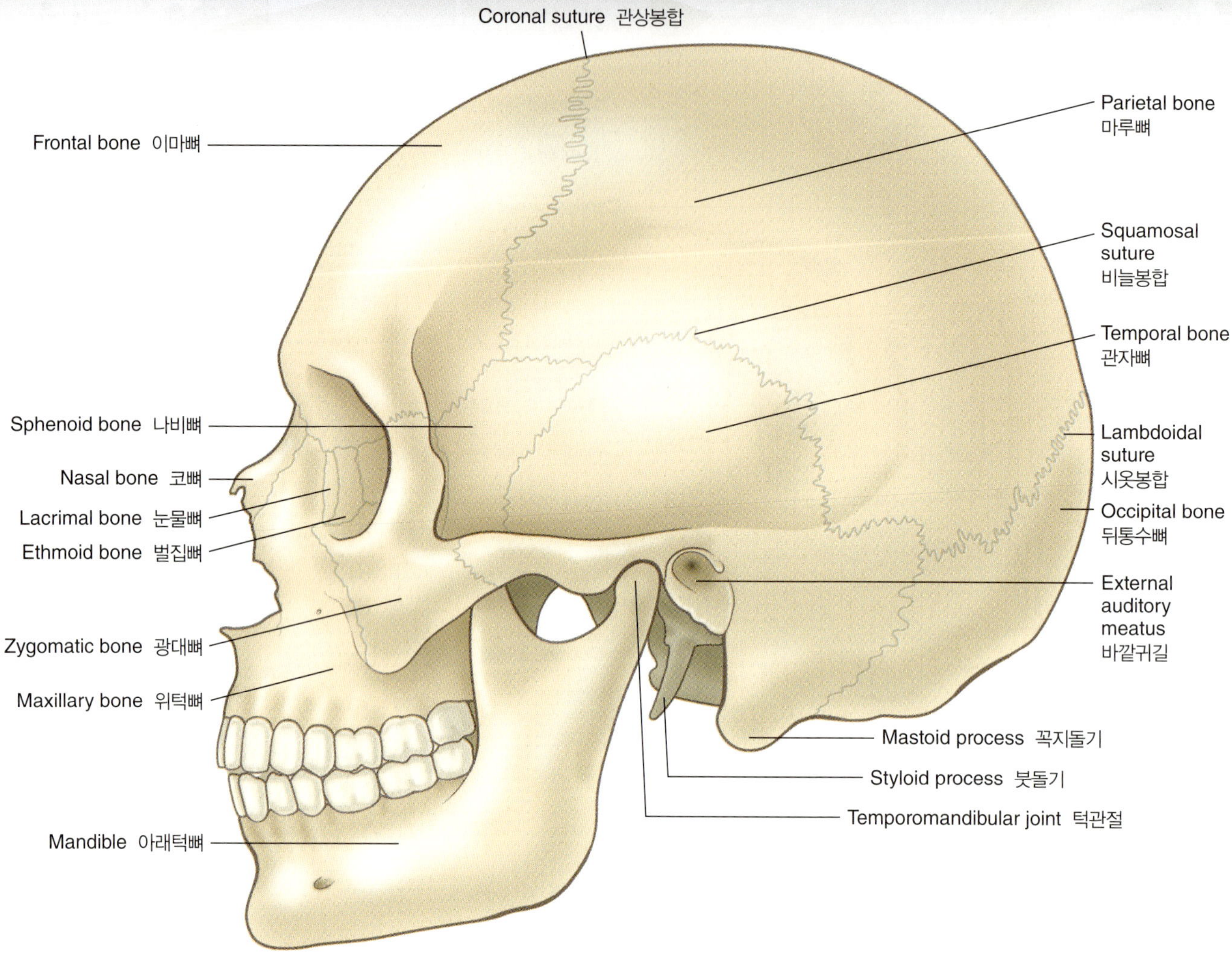

그림 3.6 성인의 머리뼈를 옆에서 본 모습.

이 관은 머리뼈의 양측에 있는 관자뼈 내에 위치한다. *Meatus*는 관의 바깥쪽 구멍이다.

- **Sphenoid bone** [**SFEE**-noid, 나비뼈(접형골)]은 머리뼈의 바닥에 위치한 불규칙한 쐐기 모양의 뼈이다. 나비뼈는 다른 모든 뇌머리뼈와 접하고, 뇌머리뼈의 바닥, 머리뼈의 가쪽면, 눈확의 바닥과 가쪽면을 형성하는 데 일조한다.
- **Ethmoid bone** [**ETH**-moid, 벌집뼈(사골)]은 가벼운 해면뼈로서 코의 측면과 천정에 위치한다. 벌집뼈는 뇌와 코안(nasal cavity)을 분리하고, 눈확의 일부를 형성한다. *Orbit*(눈확)은 뼈로 이루어진 소켓으로서 눈알을 감싸서 보호한다.

귓속뼈 *The Auditory Ossicles*

가운데귀에 들어 있는 6개(한쪽 3개)의 뼈를 **auditory ossicle** [**OSS**-ih-kul, 귓속뼈(이소골)]이라 한다. 이 뼈는 *malleus* [망치뼈(추골)], *incus* [모루뼈(침골)], *stapes* [등자뼈(등골)]로 구성되고, 11장에서 설명한다.

얼굴뼈 *안면골, The Bones of the Face*

얼굴(face)은 다음과 같은 14개의 뼈로 구성된다. 이 뼈들 중 일부는 굴(sinus)이라 불리는 공기가 채워진 공간을 가지고 있다. 이 굴들은 머리뼈의 무게를 줄이기 위함이다(이 굴들에 대해서는 7장에서 설명한다).

- 2개의 **nasal bone** [코뼈(비골)]은 콧등의 상부를 형성한다.
- 2개의 **zygomatic bone** [**zye**-goh-**MAT**-ick, 광대뼈(관골)]은 *cheek bone*이라고도 하며, 이마뼈와 관절한다.
- 2개의 **maxillary bone** [**MACK**-sih-**ler**-ee, 위턱뼈(상악골)]은 *maxillae*라고도 하며, 위턱의 대부분을 형성한다(단수형, *maxilla*).
- 2개의 **palatine bone** [**PAL**-ah-tine, 입천장뼈(구개골)]은 입안의 단단입천장(경구개, hard palate)과 코안(비강)의 바닥을 형성한다.
- 2개의 **lacrimal bone** [**LACK**-rih-mal, 눈물뼈(누골)]은 안

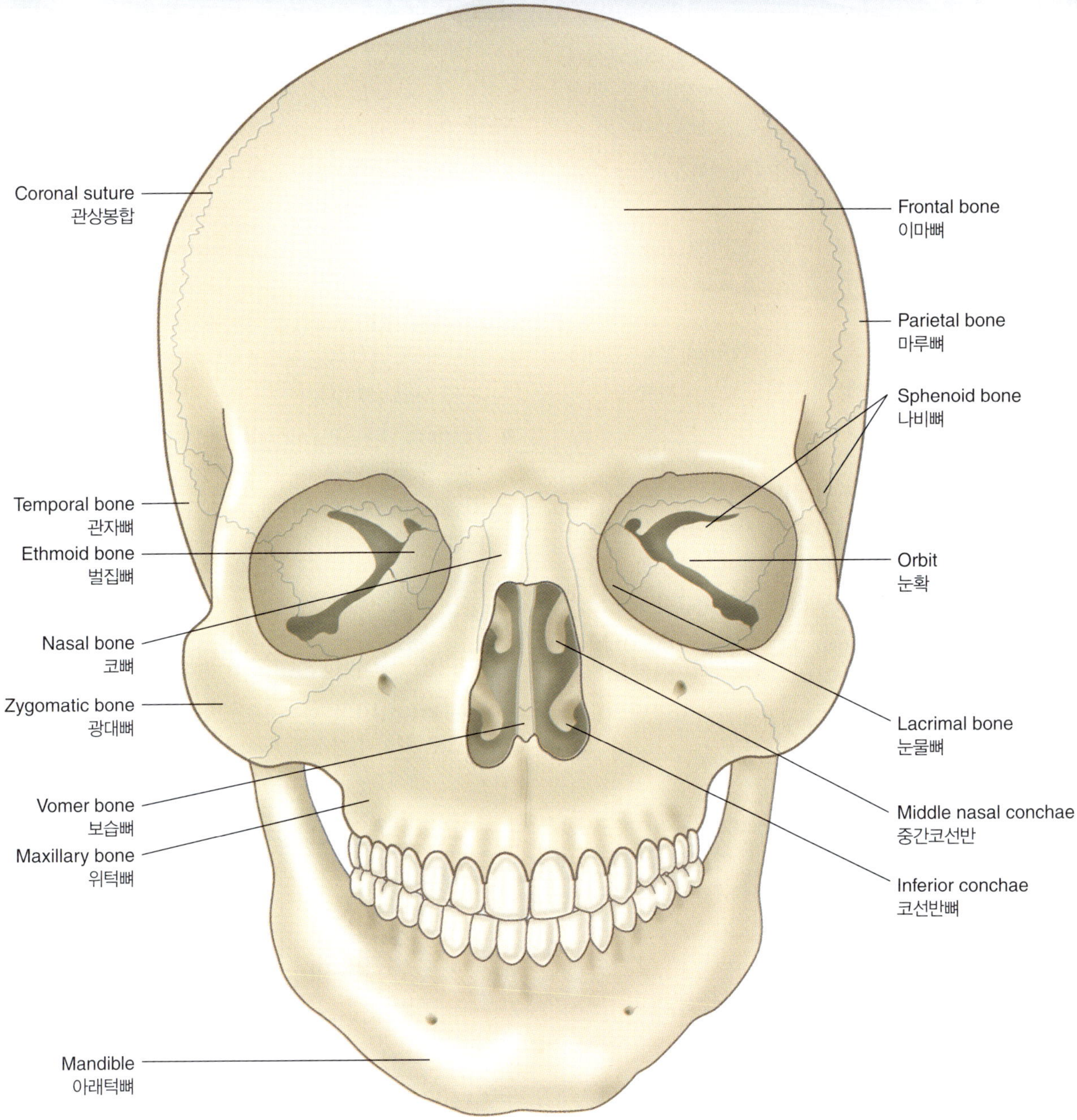

그림 3.7 성인의 뼈대를 앞에서 본 모습.

쪽눈구석(inner angle)에서 눈확(눈알의 소켓)의 일부를 형성한다.

- 2개의 **inferior conchae** [**KONG**-kee 또는 **KONG**-kay, 코선반뼈(하비갑개)]는 얇고 두루마리 모양의 뼈로서 코의 내강을 형성한다(단수형, *concha*).
- **Vomer** [**VOH**-mer, 보습뼈(서골)]는 코중격의 바닥을 형성한다. *Nasal septum* (코중격)은 연골로 되어 있으며 코를 2개의 코안으로 나눈다.
- **Mandible** [**MAN**-dih-bul, 아래턱뼈(하악골)]은 *jawbone*이라고도 하며, 머리뼈에서 유일하게 움직이는 뼈이다. 아래턱뼈는 **temporomandibular joint** [**tem**-poh-roh-man-**DIB**-you-lar, 턱관절(측두하악관절)]에서 머리뼈에 부착되며, *TMJ*라고도 한다(그림 3.6).

가슴안 *Thoracic Cavity*

Thoracic cavity [thoh-**RAS**-ick, 가슴안(흉강)]는 *rib cage*라고도 하며, 심장과 허파를 보호하는 뼈로 이루어진 구조이다. 가슴우리는 목에서 가로막 사이에 위치하는 갈비뼈, 복장뼈 및 위쪽 척추로 구성되고, 팔은 포함되지 않는다.

갈비뼈 *The Ribs*

Rib [갈비뼈(늑골)]은 *costal*이라고도 하며, 12쌍으로 구성되고 뒤쪽에 있는 등뼈에 부착되어 있다(**cost**는 갈비뼈를 의미, **-al**은 형용사형 어미)(그림 3.8).

- 처음 7쌍의 갈비뼈를 ***true rib*** [참갈비뼈(진늑골)]이라 하며, 앞쪽의 복장뼈(흉골)에 부착된다.
- 다음의 3쌍의 갈비뼈는 ***false rib*** [거짓갈비뼈(가늑골)]이라 하며, 앞쪽에서 복장뼈와 관절을 이루고 있는 갈비연골에 부착된다.
- 마지막 2쌍의 갈비뼈는 ***floating rib*** [뜬갈비뼈(부늑골)]이라 하며, 앞쪽에서 어느 부위에도 부착되지 않는 갈비뼈이다.

복장뼈 *The Sternum*

Sternum [**STER**-num, 복장뼈(흉골)]은 편평하고 짧은 칼 모양의 뼈로서 ***breast bone***이라고도 하며, 가슴우리의 앞쪽 정중선에 위치한다. 복장뼈는 갈비뼈와 관절하여 가슴우리의 앞부분을 형성한다. 복장뼈는 세 부분으로 구분된다(그림 3.8).

- **Manubrium** [mah-**NEW**-bree-um, 복장뼈자루(흉골병)]은 복장뼈의 가장 위쪽 부분을 형성하는 뼈이다.
- **Body** [복장뼈몸통(흉골체)]는 복장뼈의 중간 부분에 위치하는 뼈이다.
- **Xiphoid process** [**ZIF**-oid, 칼돌기(검상돌기)]는 복장뼈의 가장 아래쪽에 위치하는 연골로 이루어진 부분이다.

어깨 *The Shoulders*

어깨(shoulder)는 팔과 손을 지지하는 **pectoral girdle** (PECK-toh-rahl, 팔이음뼈) 부위로서 *shoulder girdle*이라고도 한다. ***Girdle***이라는 용어는 몸을 둘러싸는 구조를 의미한다. 어깨를 구성하는 뼈에 대한 학습은 그림 3.5와 3.8을 참조하라.

- **Clavicle** [**KLAV**-ih-kul, 빗장뼈(쇄골)]은 ***collar bone***이라고도 하며, 복장뼈의 복장뼈자루와 어깨뼈[견갑골]를 연결하는 가느다란 뼈이다.
- **Scapula** [**SKAP**-you-lah, 어깨뼈(견갑골)]는 ***shoulder blade***라고도 한다(복수형, *scapulae*).
- **Acromion** [ah-**KROH**-mee-on, 어깨봉우리(견봉)]은 어깨뼈의 돌기가 확장된 구조로서 어깨에서 가장 돌출된 부위이다.

위팔 *The Arms*

Arm [위팔(상완)]에 대한 학습을 위하여 그림 3.8을 참조하라.

- **Humerus** [**HEW**-mer-us, 위팔뼈(상완골)]는 위팔을 이루고 있는 뼈이다(복수형, *humeri*).

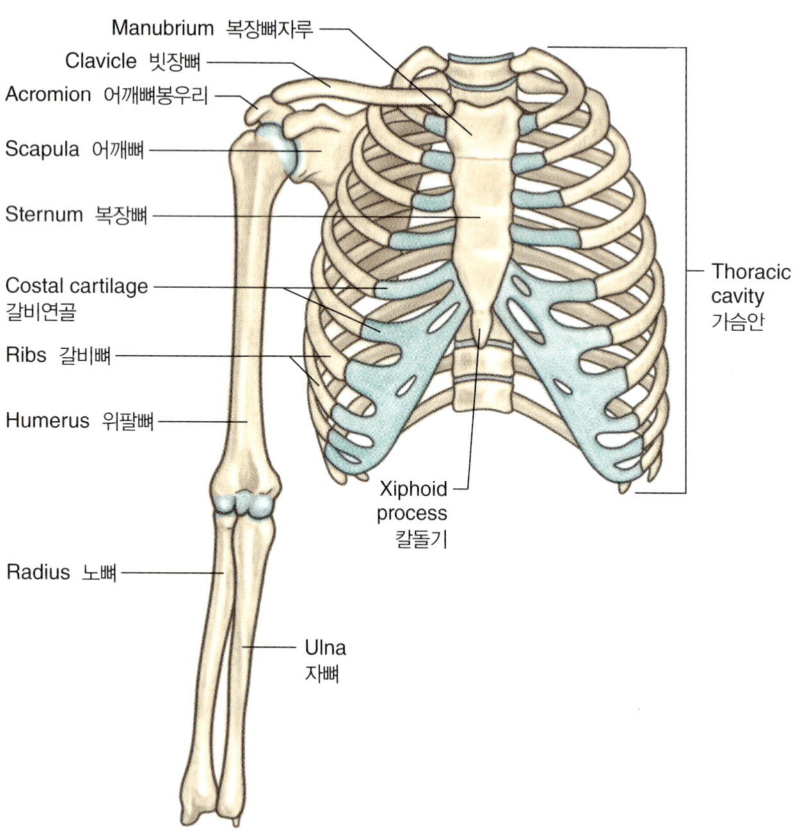

그림 3.8 갈비뼈, 어깨, 팔의 뼈를 앞에서 본 모습(연골 구조물은 파란색으로 나타냄).

- **Radius** [**RAY**-dee-us, 노뼈(요골)]는 아래팔에 있는 보다 작은 뼈로서 아래팔의 엄지쪽에 위치한다(복수형, *radius bones*).
- **Ulna** [**ULL**-nah, 자뼈(척골)]는 아래팔에서 가장 길고 큰 뼈이다(복수형, *ulnae*). 자뼈의 몸쪽 끝은 위팔뼈의 먼쪽 끝과 관절을 이루어 팔꿉관절을 형성한다.
- **Olecranon process** [oh-**LEK**-rah-non, 팔꿈치머리(주두)]는 *funny bone*이라 하며, 자뼈의 몸쪽 끝에 있는 큰 돌기로서 팔꿈치의 끝을 형성하고 부딪혔을 때 팔을 저리게 하는 신경이 위치하고 있다.

손목, 손 및 손가락 *The Wrists, Hands, and Fingers*

손목과 손의 학습을 위해 그림 3.9를 참조하라.

- 8개의 **carpals** [**KAR**-palz, 손목뼈(수근골)]는 손목(단수형, *carpal*)을 형성하는 뼈이다. 이 뼈들은 손목에서 뼈로 이루어진 통로인 *carpal tunnel* (손목굴)을 형성하고, 이 부위로 정중신경과 손가락을 움직이는 힘줄이 통과한다. *Carpal tunnel syndrome* (손목굴증후군)은 4장에서 설명한다.
- 5개의 **metacarpals** [met-ah-**KAR**-palz, 손허리뼈(중수골)]는 손바닥을 형성하는 뼈이다.
- 14개의 **phalanges** [fah-**LAN**-jeez, 손가락뼈(지골)]는 손가락을 형성하는 뼈이다(단수형, *phalanx*). 발가락을 형성하는 뼈도 phalanges이다.
- 4개의 손가락은 3개의 뼈로 구성되고, 이는 끝마디뼈(원위지골, distal phalanges), 중간마디뼈(중간지골, middle phalanges) 및 첫마디뼈(근위지골, proximal phalanges)이다.

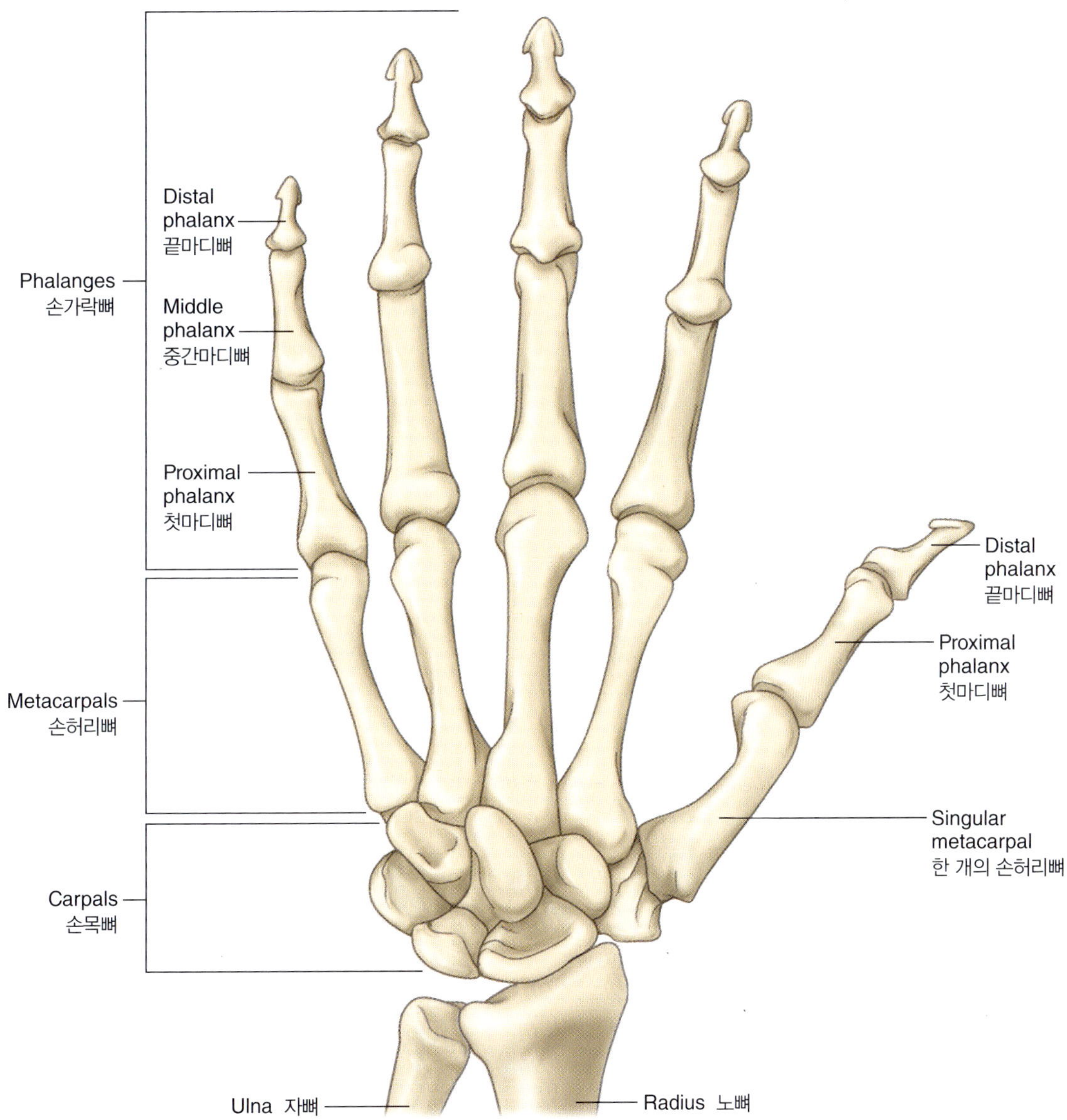

그림 3.9 왼팔의 먼쪽부위, 손목 및 손을 구성하는 뼈를 위에서 본 모습.

- 엄지손가락은 2개의 뼈인 끝마디뼈와 첫마디뼈로 구성된다.

척주 The Spinal Column

Spinal column (척주)은 *vertebral column*이라 하며, 머리와 몸을 지지하고 척수를 보호한다. 척주는 26개의 **vertebrae** (**VER**-teh-bray, 척추뼈)로 구성되어 있다. 척주를 구성하는 한 개의 뼈를 **vertebra** (**VER**-teh-bruh, 척추뼈)라 하고, *vertebral*은 척추의라는 의미이다.

척추뼈의 구조 The Structures of Vertebrae

그림 3.10에서 다음의 구조를 학습하라.

- *Body of vertebra* [척추뼈 몸통(추체)]는 척추의 앞쪽 부분으로서 높은 강도의 단단한 구조로 되어 있다.
- **Lamina** [**LAM**-ih-nah, 척추뼈고리판(추궁판)]는 척추의 뒤쪽 부분이다(복수형, *laminae*). 가로돌기와 가시돌기가 이 부위에서 돌출된다.
- *Vertebral foramen* [척추뼈구멍(추공)]은 척추의 가운데에 위치한 구멍으로서 척수가 이 구멍을 통과하며, 척수를 보호한다.

척추사이원반 Intervertebral Disks

Intervertebral Disk [**in**-ter-**VER**-teh-bral, 척추사이원반(추간판)]는 연골로 되어 있고 척추와 척추 사이를 분리하며 쿠션 역할을 한다. 이 척추사이원반은 충격을 흡수하는 역할을 하며 척추의 운동을 원활하게 한다(그림 3.18A).

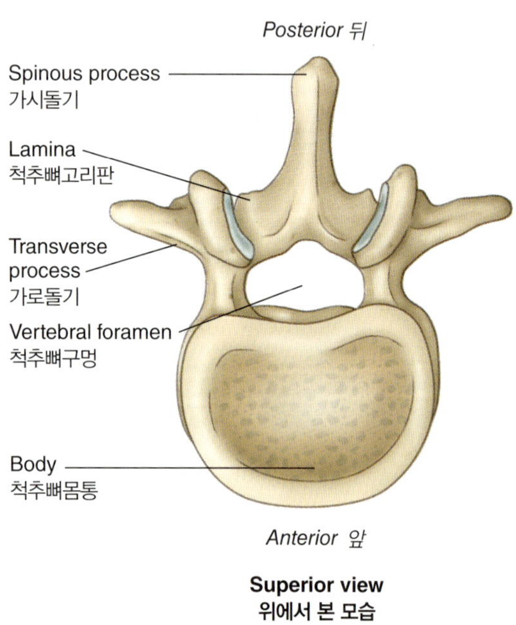

그림 3.10 전형적인 척추의 특징.

척추의 유형 The Types of Vertebrae

척추의 유형에 대한 학습을 위하여 그림 3.11A, B를 참조하라.

- **Cervical vertebrae** [**SER**-vih-kal, 목뼈(경추)]는 7개의 뼈로 구성된 첫 번째 척추뼈들로서 목을 구성한다. 이 뼈는 **C1~C7**로 표시한다. *Cervical*은 목의라는 의미이다.
- **Thoracic vertebrae** [thoh-**RASS**-ick, 등뼈(흉추)]는 12개의 뼈로 구성된 두 번째 척추뼈들로서 **T1~T12**로 표시한다. 각

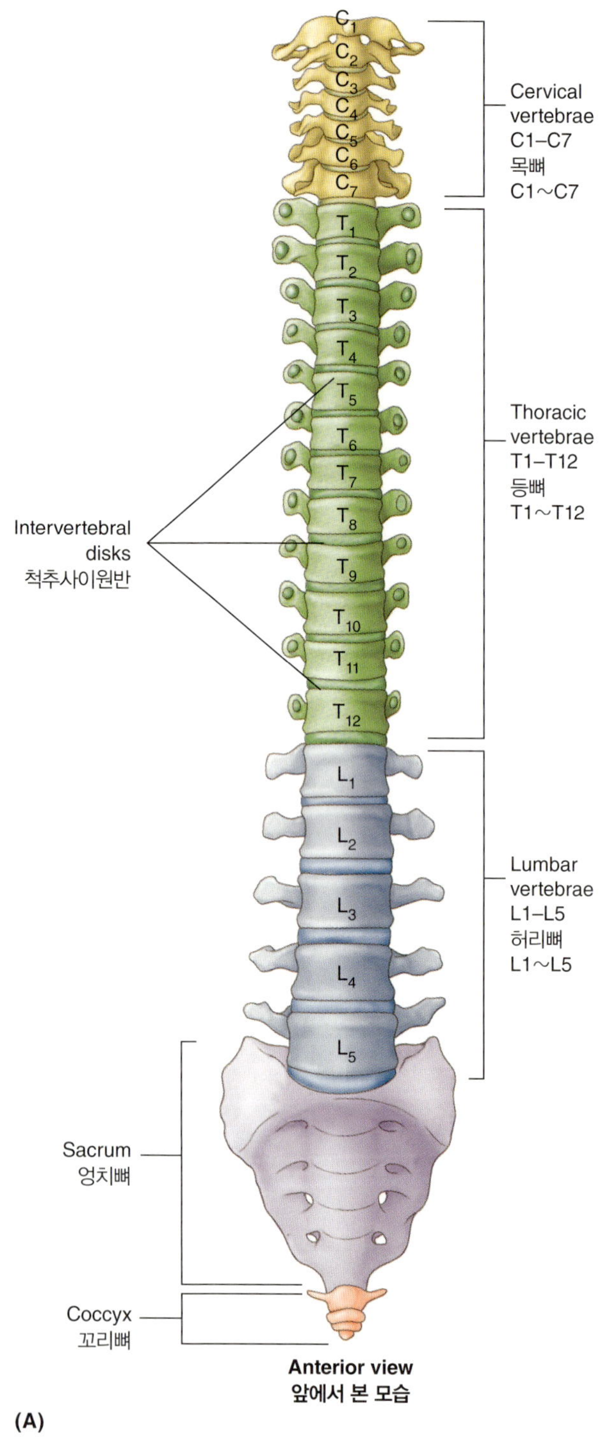

그림 3.11A 척주를 앞에서 본 모습.

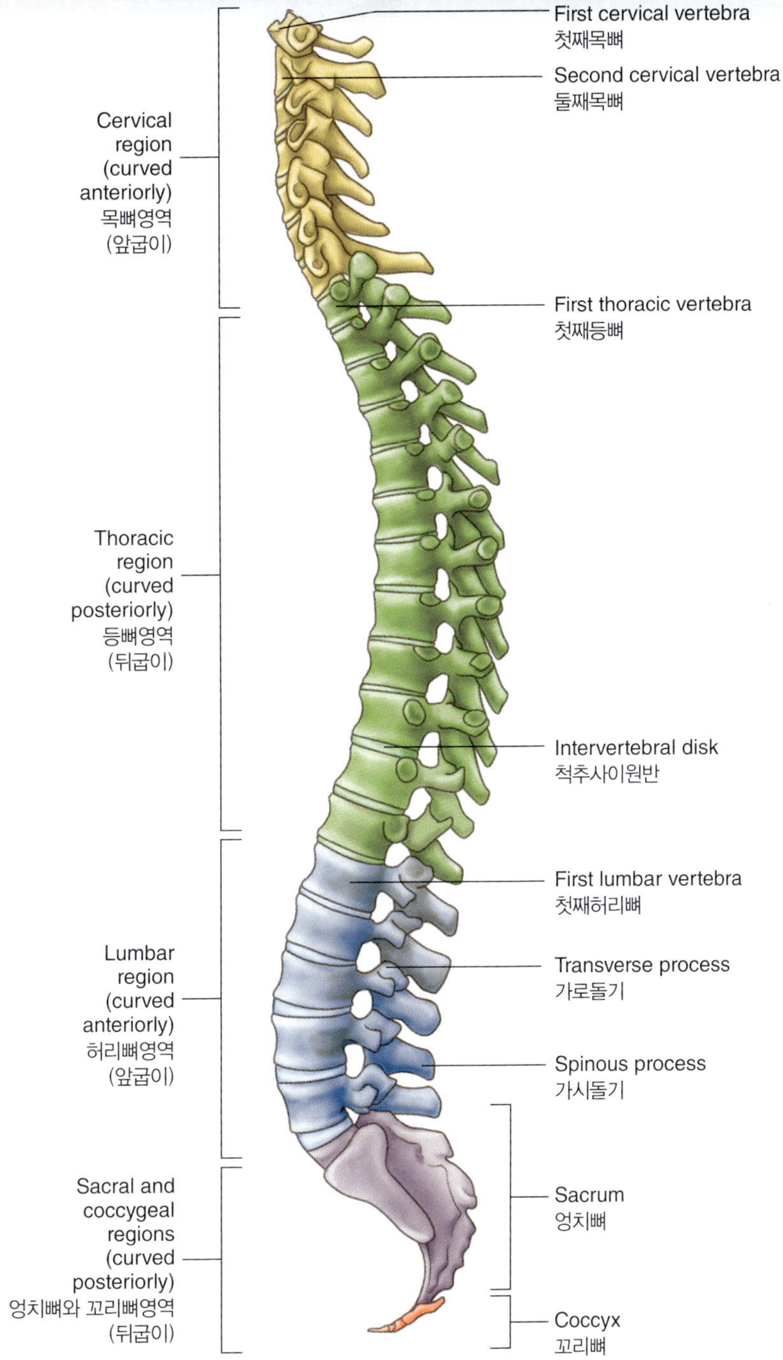

그림 3.11B 척주를 가쪽에서 본 모습.

각의 등뼈에는 한 쌍의 갈비뼈가 부착되고 척추의 바깥쪽 굽이를 형성한다. *Thoracic*은 가슴안의라는 의미이다.

- **Lumbar vertebrae** [**LUM**-bar, 허리뼈(요추)]는 **L1~L5**로 표시하는 5개의 뼈로 구성된 세 번째 척추뼈들로서 척추의 안쪽 굽이를 형성한다. 이 뼈는 척추뼈 중에서 가장 크고 강한 뼈이며, 체중의 대부분을 지탱한다. *Lumbar*는 갈비뼈와 골반 사이의 옆쪽과 등의 일부와 관련된다라는 의미이다.

나머지 두 뼈는 엉치뼈와 꼬리뼈이며, 이 뼈에 대한 학습은그림 3.11을 참조하라.

- **Sacrum** [**SAY**-krum, 엉치뼈(천골)]은 약간 굽어져 있으며 등의 하부를 형성하는 척주의 바닥 인접부에 있는 삼각형의 뼈이다. 출생 시에 이 뼈는 5개의 뼈로 구성되어 있으나 청소년기에 한 개의 뼈로 융합된다.
- **Coccyx** [**KOCK**-sicks, 꼬리뼈(미골)]는 *tailbone*이라 하며, 척주의 끝을 형성하며 4개의 작은 뼈로 구성되어 있으나 서로 융합된다.

다리이음뼈 *골반지대, The Pelvic Girdle*

Pelvic girdle (다리이음뼈)은 골반내장을 보호하고 다리를 지지하며 일반적으로 *pelvis* (골반) 또는 *hip* (엉덩이)으로 알려져 있다. 이 부위는 *ilium* (엉덩뼈), *ischium* (궁둥뼈), 그리고 *pubis* (두덩뼈)로 구성되어 있다(그림 3.12, 3.14).

- **Ilium** (**ILL**-ee-um, 엉덩뼈)은 넓은 칼 모양의 뼈로서 골반의 가쪽과 뒤쪽을 형성한다.
- **Sacroiliac joint** [**say**-kroh-**ILL**-ee-ack, 엉치엉덩관절(천장관절)]은 엉치뼈와 엉덩뼈의 뒤쪽부분 사이에 형성되는 관절로서 약간의 움직임이 허용된다(**sacro/o**는 엉치뼈, **ili**는 엉덩뼈를 의미, **-ac**는 형용사형 어미).
- **Ischium** [**ISS**-kee-um, 궁둥뼈(좌골)]은 골반의 아래 뒷부분을 형성하며 앉은 자세에서 체중을 받는 부위이다.
- **Pubis** [**PEW**-bis, 두덩뼈(치골)]는 골반의 앞쪽 부분으로서 방광의 바로 아래에 위치한다.
- *엉덩뼈*, *궁둥뼈* 및 *두덩뼈*는 출생 시에 분리되어 있으나 이후에 서로 융합되어 좌우 **hip bones** (볼기뼈)을 형성한다. 이 두 개의 볼기뼈는 두덩결합에 의해서 결합되어 있다.
- **Pubic symphysis** (두덩결합)는 *cartilaginous joint* (연골관절)로서 좌우의 볼기뼈를 결합시킨다. 연골관절은 뼈 사이에서 약간의 움직임을 허용한다.
- **Acetabulum** [ass-eh-**TAB**-you-lum, 볼기뼈절구(관골구)]은 *hip socket*이라 하며, 골반의 양쪽 가쪽에 있는 큰 원형의 공간으로서 넙다리뼈머리와 관절하여 엉덩관절을 형성한다(그림 3.12, 3.14).

다리와 무릎 *The Legs and Knees*

종아리와 무릎을 구성하는 뼈에 대한 학습을 위해 그림 3.13과 3.14를 참조하라.

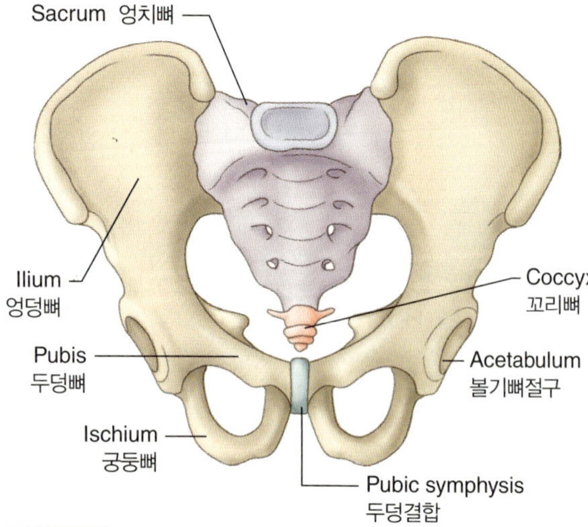

그림 3.12 골반을 앞에서 본 모습.

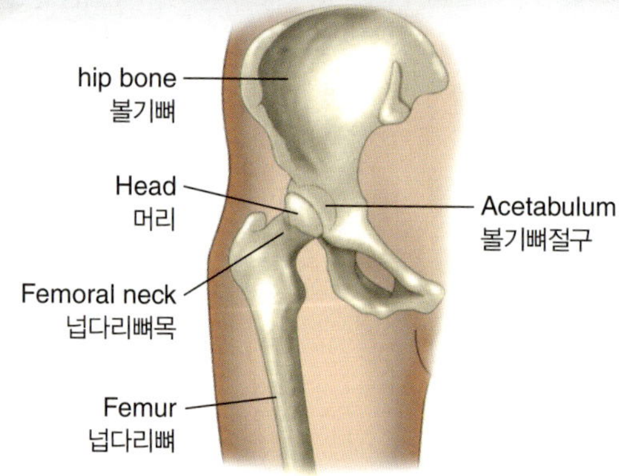

그림 3.13 넙다리뼈의 몸쪽 끝부분과 볼기뼈절구(엉덩관절 소켓)의 구조.

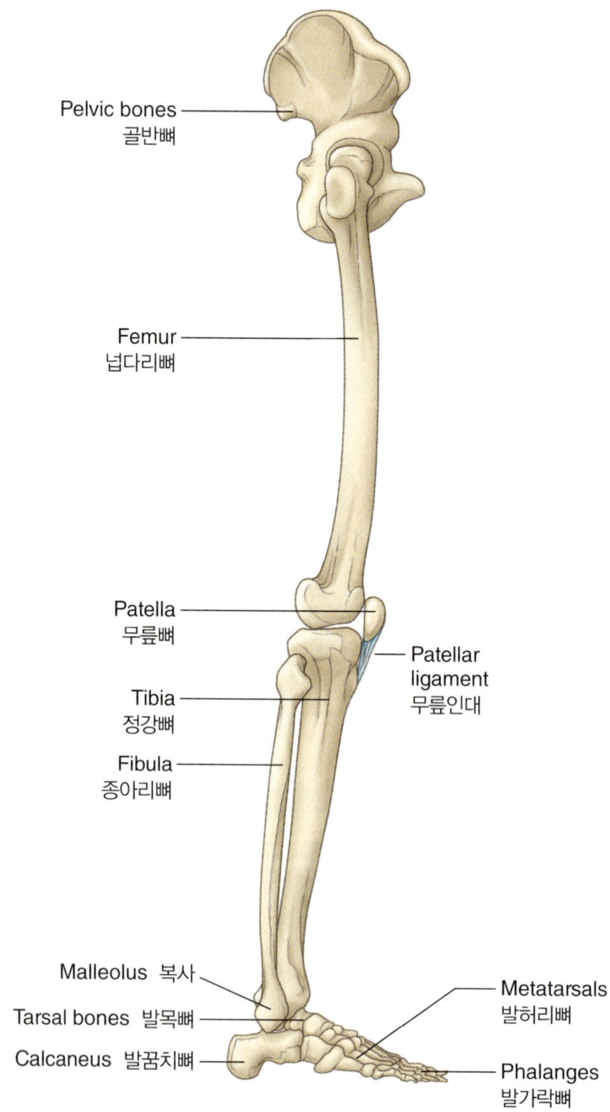

그림 3.14 다리뼈를 옆에서 본 모습.

넙다리뼈 *The Femurs*

Femur [**FEE**-mur, 넙다리뼈(대퇴골)]는 우리 몸에서 가장 큰 뼈이다. *Femoral*은 넙다리뼈의를 의미한다.

- 이 뼈는 *thigh bone*이라고도 한다.
- *Head of the femur* (넙다리뼈머리)는 볼기뼈절구(acetabulum, hip socket)와 관절한다.
- *Femoral neck* (넙다리뼈목)은 넙다리뼈머리 아래의 좁은 부분이다.

무릎 *The Knees*

- **Patella** [pah-**TEL**-ah, 무릎뼈(슬개골)]는 *kneecap*이라고도 하며, 무릎의 앞쪽에 위치한 뼈이다.
- **Popliteal** (pop-**LIT**-ee-al, 다리오금의)은 무릎의 뒤쪽 공간을 의미하며 무릎관절과 관련된 인대, 혈관, 근육이 위치하는 부위이다.
- **Cruciate ligament** (**KROO**-shee-ayt, 십자인대)는 그림 3.4에 나타내었고, 무릎의 운동을 가능하게 한다. 이 인대는 십자형으로 위치하기 때문에 *anterior* · *posterior cruciate ligaments* (앞 · 뒤십자인대)라 한다.

종아리 *The Lower Legs*

Lower leg [종아리(하퇴)]은 *tibia* (정강뼈)와 *fibula* (종아리뼈)로 이루어져 있다(그림 3.14).

- **Tibia** [**TIB**-ee-ah, 정강뼈(경골)]는 *shinbone*이라고도 하며, 종아리에 있는 두 개의 뼈 중에서 더욱 많은 무게를 지탱하는 뼈이다.
- **Fibula** [**FIB**-you-lah, 종아리뼈(비골)]는 종아리에 있는 두 개의 뼈 중에서 작은 뼈이다.

발목 *The Ankles*

- **Ankle** (발목)은 종아리와 발 사이에 위치한 관절로서 필수적인 움직임을 가능하게 한다.
- 발목은 짧은 **tarsal** [**TAHR**-sal, 발목뼈(족근골)]로 구성된다. 이 뼈는 손목의 뼈와 유사하며 크기는 더 크다(그림 3.15).
- **Malleolus** (mal-**LEE**-oh-lus, 복사)는 정강뼈와 종아리뼈에 있는 둥근 뼈 돌출부위로서 발목관절의 양측 가쪽에 위치한다(복수형, *malleoli*).
- **Talus** [**TAY**-luss, 목말뼈(거골)]는 발목뼈로서 종아리뼈 및 정강뼈와 관절한다(그림 3.15, 3.17).
- **Calcaneus** [kal-**KAY**-nee-uss, 발꿈치뼈(종골)]는 *heel bone*이라고도 하며, 발목뼈에서 가장 큰 뼈이다(그림 3.14, 3.15).

발과 발가락 *The Feet and Toes*

발과 발가락은 그림 3.15에 나타난 바와 같이 다음의 뼈들로 구성되어 있다.

- **Metatarsal** [met-ah-**TAHR**-sal, 발허리뼈(중족골)]은 발의 일부를 형성하며 발가락과 연결된다.
- **Phalanges** [발가락뼈(지골)]는 발가락을 구성하는 뼈이다. 엄지발가락은 2개의 발가락뼈로 구성되어 있다. 다른 발가락뼈는 3개의 뼈로 구성되어 있다. 또한 손가락뼈도 phalanges라고 한다.

뼈대계통과 관련된 전문의료인

MEDICAL SPECIALTIES RELATED TO THE SKELETAL SYSTEM

- **Chiropractor** (**KYE**-roh-**prack**-tor, 척추교정지압전문가)는 카이로프락틱 의사(Doctor of Chiropractic, DC)로서 척추의 배열 이상에 의한 질환을 손으로 처치하여 교정하는 전문가이다. *Manipulative treatment*는 손으로 뼈의 위치를 조정하는 일을 말한다.
- **Orthopedic surgeon** (**or**-thoh-**PEE**-dick, 정형외과의사)은 *orthopedist* (**or**-thoh-**PEE**-dist)라고도 하며, 뼈, 관절 및 근육과 관련된 질환과 질병을 진단하고 치료하는 의료전문가이다.
- **Osteopath** (**oss**-tee-oh-**PATH**, 정골의사)는 정골의사로서 전통적인 형태의 의학적 치료 외에 척추교정에 의한 질병 치료를 전문적으로 다룬다(**oste/o**는 뼈, **-pathy**는 질병을 의미). 이러한 유형의 학문을 *osteopathy* (oss-tee-**OP**-ah-thee, 정골의학)이라 한다. 그러나 이 용어는 모든 뼈질환을 의미하는 데 사용되기도 한다.
- **Podiatrist** (poh-**DYE**-ah-trist, 발전문의)는 족부의사(Doctor of Podiatry, DP; Doctor of Podiatric Medicine, DPM)로서 발에 생긴 질환을 전문적으로 진단하고 치료하는 전문의를 말한다(**pod**는 발, **-iatrist**는 전문가를 의미).
- **Rheumatologist** (roo-mah-**TOL**-oh-jist)는 관절과 결합조직의 염증을 특징으로 하는 관절염(arthritis), 뼈엉성증(osteoporosis), 섬유근육통(fibromyalgia), 힘줄염(tendinitis)을 진단하고 치료하는 의사이다.

뼈대계통의 병리

PATHOLOGY OF THE SKELETAL SYSTEM

관절 *Joints*

- **Ankylosis** (**ang**-kih-**LOH**-sis, 강직증)는 질병, 손상 또는 외과적인 수술에 의하여 관절의 운동이 상실되거나 원활하게 움직일 수 없는 상태를 말한다(**ankyl**은 굽어지거나 또는 굳

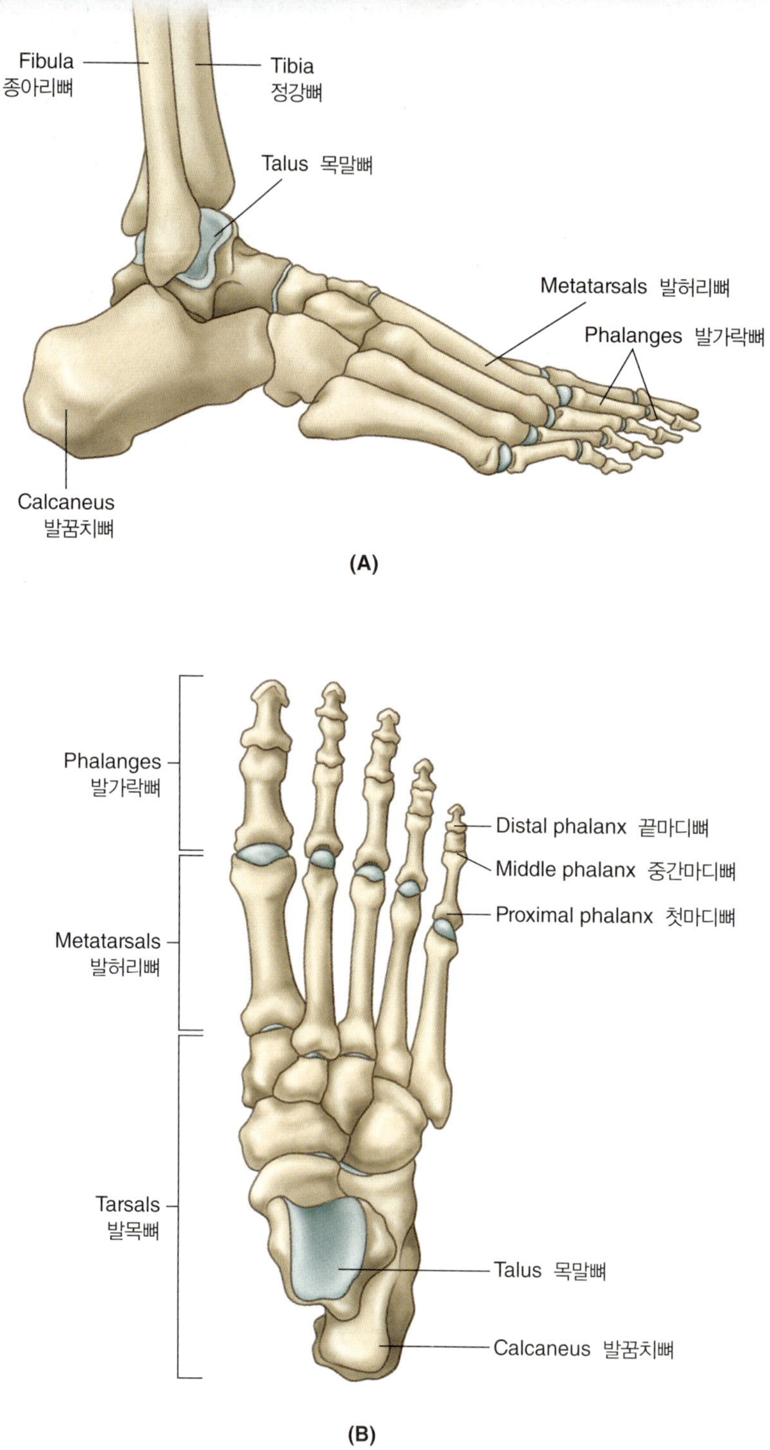

그림 3.15 오른쪽 발목과 발을 구성하는 뼈. (A) 옆에서 본 모습. (B) 위에서 본 모습.

은 상태, **-osis**는 비정상적인 상태를 의미). *Mobility*는 움직일 수 있는 상태를 의미한다.

- **Arthrosclerosis** (**ar**-throh-skleh-**ROH**-sis, 관절경화증)는 특히 노인에서 관절이 굳은 상태를 말한다(**arthr/o**는 관절, **-sclerosis**는 비정상적으로 굳은 상태를 의미).
- **Bursitis** (ber-**SIGH**-tis, 윤활주머니염)는 윤활주머니의 염증을 말한다(**burs**는 윤활주머니, **-itis**는 염증을 의미).
- **Chondromalacia** (**kon**-droh-mah-**LAY**-shee-ah, 연골연화증)는 연골이 비정상적으로 유연해지는 것을 말한다(**chondr/o**는 연골, **-malacia**는 비정상적으로 유연해지는 것을 의미).

- **Chondroma** (kon-**DROH**-mah, 연골종)는 연골세포에서 유래한 양성종양으로서 느리게 성장한다(**chondr**는 연골, **-oma**는 종양을 의미).
- **Costochondritis** (**kos**-toh-kon-**DRIGH**-tis, 갈비뼈연골염)는 갈비뼈와 복장뼈를 연결하는 연골의 염증을 의미한다(**cost/o**는 갈비뼈, **chondr**는 연골, **-itis**는 염증을 의미).
- **Hallux valgus** [**HAL**-ucks **VAL**-guss, 엄지발가락 가쪽휨증(무지외반증)]는 *bunion*이라고도 하며, 엄지발가락 저부의 관절이 비정상적으로 확장되는 상태를 말한다(*hallux*는 엄지발가락, *valgus*는 굽어지다를 의미).
- **Hemarthrosis** (**hem**-ar-**THROH**-sis, 혈관절증)는 관절공간 내에 혈액이 차 있는 상태를 말한다(**hem**은 혈액, **arthr**는 관절, **-osis**는 비정상적인 상태를 의미). 이러한 상태는 관절의 외상 후에 일어난다. 혈액을 묽게 하는 약을 복용한 환자에서 즉시 일어나거나 혈우병과 같은 혈액응고 질환이 있는 사람에게서 유발될 수 있다(2장, 5장 참조).
- **Polymyalgia rheumatica, PMR** (pol-ee-my-**AL**-jah roo-**MA**-thi-kah, 류마티스성 다발근통)는 근육과 관절에서 나타나는 노인성 염증성 질환으로서 목, 어깨, 팔, 엉덩이, 넙다리의 통증과 뻣뻣함이 특징이다(**poly-**는 많음, **my**는 근육, **-algia**는 통증을 의미). *Rheumatica*는 관절염과 지지조직의 통증을 초래하는 다른 질환들에 대해서 더 이상 쓰이지 않는 *rheumatism*의 라틴어 용어이다.
- *Sprain*은 뼈를 연결하여 관절을 형성하는 인대가 비틀리거나 파열되어 발생된다(4장 참조).
- **Synovitis** (sin-oh-**VYE**-tiss, 윤활막염)는 윤활막의 염증으로서 관절의 통증과 부종을 일으킨다(**synov**는 윤활막, **-itis**는 염증을 의미). 이 질환은 관절염, 외상, 감염 또는 손상된 연골에 의한 자극으로 유발될 수 있다.

탈구 *Dislocation*

- **Dislocation** (탈구)은 *luxation* (luck-**SAY**-shun)이라고도 하며, 관절로부터 뼈가 완전히 이탈하는 것을 말한다(그림 3.16).
- **Subluxation** (**sub**-luck-**SAY**-shun, 아탈구)은 관절로부터 뼈가 부분적으로 이탈하는 것을 말한다.

관절염 *Arthritis*

Arthritis (ar-**THRIGH**-tis, 관절염)는 한 개 또는 그 이상의 관절에서 염증이 일어난 상태를 말한다(**arthr**는 관절, **-itis**는 염증을 의미). 관절염의 형태와 병인은 다양하다. 관절염에는 많은 다른 원인에 의하여 100가지 이상의 유형이 있다. 이들 중 가장 흔한 유형의 관절염은 다음과 같다.

뼈관절염 *Osteoarthritis*

Osteoarthritis, OA (**oss**-tee-oh-ar-**THRIGH**-tis, 뼈관절염)는 *wear-and-tear arthritis*라고도 하며, 노화와 관련된 가장 흔한 질환이다(**oste/o**는 뼈, **arthr**는 관절, **-itis**는 염증을 의미)(그림 3.17).

- 뼈관절염은 관절연골의 침식에 의하여 발생하기 때문에 *degenerative joint disease* (퇴행성관절질환)라 한다. *Degenerative* (퇴행)는 신체 일부의 손상과 파괴를 의미한다.
- 또한 뼈관절염은 뼈의 hypertrophy (비대)와 **osteophyte** [**OSS**-tee-oh-fite, 뼈돌기(bone spur라고도 함)]의 형성을 특징으로 나타낸다.

Spondylosis (**spon**-dih-**LOH**-sis, 척추증)는 *spinal osteoarthritis*라고도 하며, 정상적인 척추의 구조와 기능을 상실하게 하는 퇴행성 질환이다(**spondyl**은 척추, **-osis**는 비정상적인 상태를 의미).

통풍관절염 *Gouty Arthritis*

- **Gouty arthritis** (**GOW**-tee ar-**THRIGH**-tis, 통풍관절염)는 *gout*라고도 하며, 체내에 요산이 과다하게 축적되어 발생

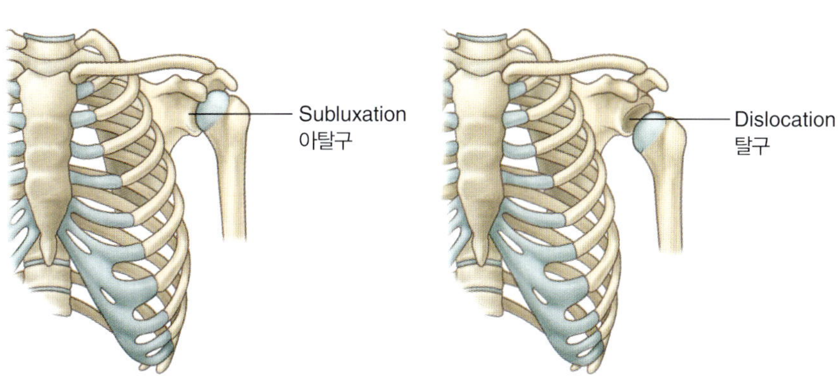

그림 3.16 *아탈구*와 *탈구*의 모습을 어깨의 뒤쪽에서 보여준다.

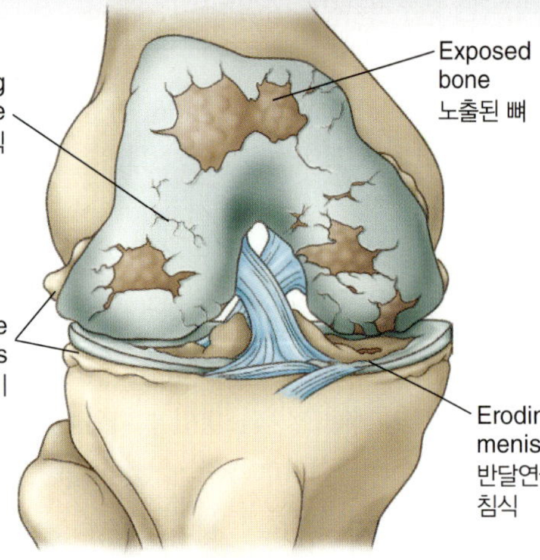

그림 3.17 *뼈관절염*에 의한 무릎의 손상.

하는 관절염의 한 형태이다. *Uric acid* (요산)는 콩팥에서 정상적으로 분비되는 부산물이다. 요산이 혈액에 비정상적 고농도로 존재할 때 발과 다리의 관절에 결정체를 형성하여 통풍이 발생된다.

류마티스성 관절염 *Rheumatoid Arthritis*

Rheumatoid arthritis, *RA* (ROO-mah-toyd ar-**THRIGH**-tis, 류마티스성관절염)는 *autoimmune disorder* (자가면역질환)으로서 일반적으로 뼈관절염의 증상과 유사하나 더욱 심한 통증을 나타낸다. 자가면역질환은 6장에 설명하였다.

- 류마티스성관절염이 진행됨에 따라 윤활막의 염증과 비후가 일어난다. 다른 조직들도 손상되어 관절에 부종, 통증 및 움직임의 제한을 초래한다.

강직성척추염 *Ankylosing Spondylitis*

Ankylosing spondylitis (**ang**-kih-**LOH**-sing **spon**-dih-**LYE**-tis, 강직성척추염)는 류마티스성 관절염의 한 형태로서 일차적으로 척추뼈사이관절에 염증을 초래한다. *Ankylosing*은 어떤 관절의 점진적인 강직, *spondylitis*는 척추의 염증을 의미한다.

유년성류마티스관절염 *Juvenile Rheumatoid Arthritis*

Juvenile rheumatoid arthritis (유년성류마티스성관절염)는 16세 이하의 소아에만 발생하는 자가면역질환이다. 증상은 관절의 통증과 부종 및 뻣뻣함, 피부발진, 발열, 성장지연 및 피로를 동반한다.

척주 *The Spinal Column*

- **Herniated disk** (**HER**-nee-**ayt**-ed, 척추사이원반탈출증)는 *slipped disk* 또는 *ruptured disk*라고도 하며, 척추사이원반의 일부가 파열되어 발생하고 이로 인해 척수신경뿌리에 압박이 가해지게 된다(그림 3.18B).
- **Lumbago** (lum-**BAY**-goh, 허리통증)는 *low back pain*이라고도 하며, 척추의 허리뼈 부위에 통증을 일으킨다(**lumb**은 허리 부위, **-ago**는 질병의 상태를 의미).
- **Spondylolisthesis** (**spon**-dih-loh-liss-**THEE**-sis, 척추전방전위증)는 하부 허리뼈의 척추몸통이 그 아래의 척추나 엉치뼈에 비하여 전방으로 미끄러져 이탈된 상태이다(**spondyl/o**는 척추, **-listhesis**는 미끄러지다를 의미).
- **Spina bifida** (**SPY**-nah **BIF**-ih-dah, 척추이분증)는 선천적인 결함으로서 임신 초기에 발생하는데, 척추관의 발생이

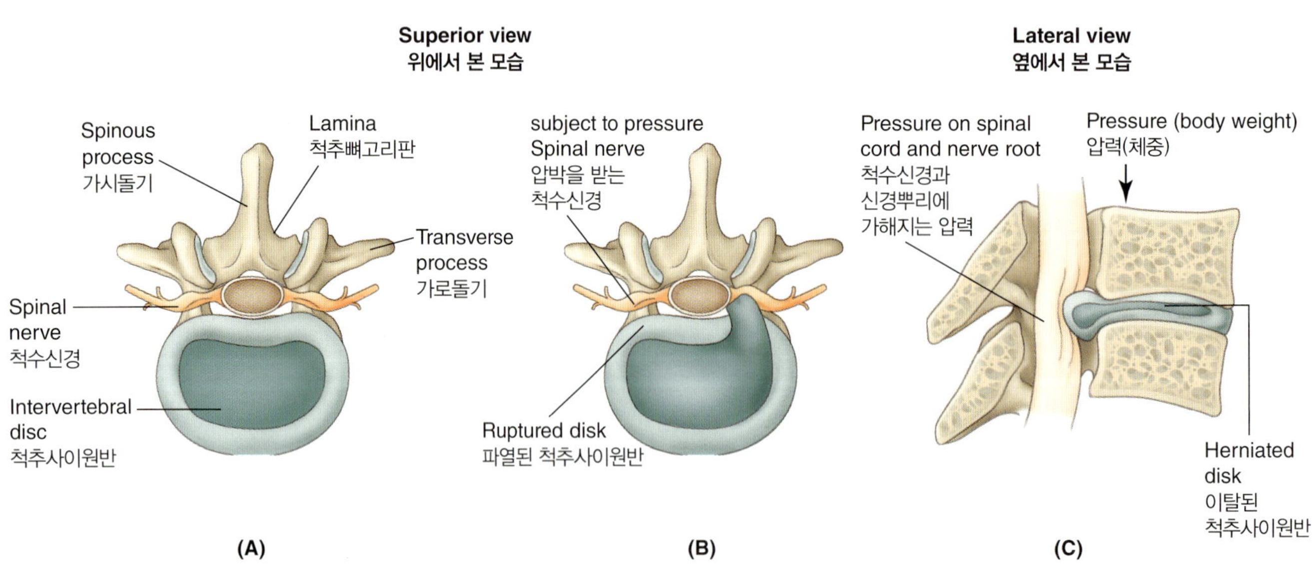

그림 3.18 (A) 정상적인 척추사이원반의 윗면. 파열된 척추사이원반의 윗면(B)과 가쪽면(C). 파열된 척추사이원반에 의하여 척수신경의 압박이 유발된다.

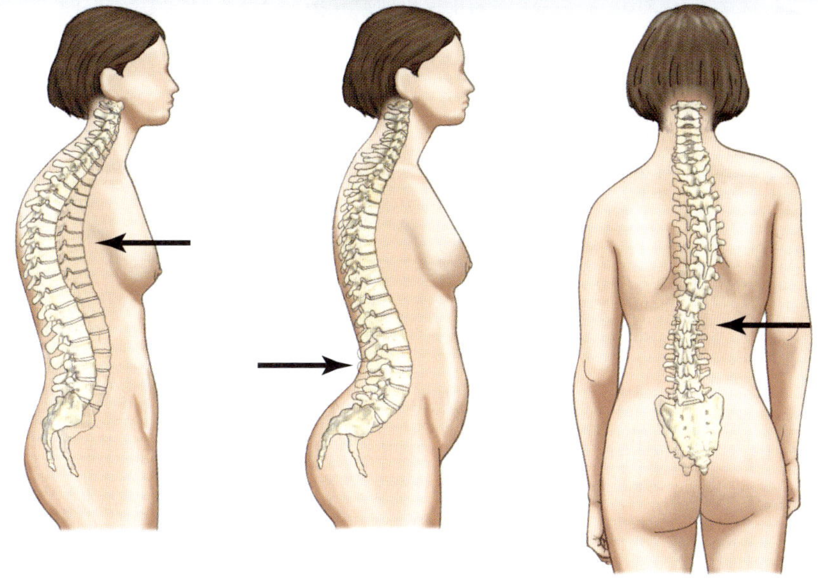

그림 3.19 비정상적인 척추굽이. (A) *척추뒤굽음증*(kyphosis). (B) *척추앞굽음증*(lordosis). (C) *척추옆굽음증*(scoliosis). (정상적인 굽이는 음영으로 처리하였음.)

상으로 척수를 완전히 둘러싸지 못하여 발생하는 질환이다. *Spina*는 척추의, *bifida*는 갈라지다를 의미한다. 척추이분증의 대부분은 임신 초기에 엽산(folic acid)의 부족에 의하여 발생된다.

척추의 굽이 만곡, *Curvatures of the Spine*

- **Kyphosis** [kye-**FOH**-sis, 척추뒤굽음증(후굴)]는 옆면에서 보았을 때 등뼈굽이가 비정상적으로 가쪽으로 돌출된 상태를 말한다(**kyph**는 뒤쪽으로 굽은 상태, **-osis**는 비정상적인 상태를 의미). 이러한 상태를 ***humpback*** 또는 ***dowager's hump***라 한다(그림 3.19A).
- **Lordosis** [lor-**DOH**-sis, 척추앞굽음증(전굴)]는 허리굽이가 비정상적으로 앞쪽으로 돌출된 상태를 말한다(**lord**는 앞쪽으로 굽은, **-osis**는 비정상적인 상태를 의미). 이러한 상태를 ***swayback***이라 한다(그림 3.19B).
- **Scoliosis** [**skoh**-lee-**OH**-sis, 척추옆굽음증(측굴)]는 척추굽이가 비정상적으로 가쪽으로 굽은 상태를 말한다(**scoli**는 굽은, **-osis**는 비정상적인 상태를 의미)(그림3.19C).

뼈 *Bones*

- **Craniostenosis** (**kray**-nee-oh-steh-**NOH**-sis, 머리뼈협착증)는 머리뼈의 기형으로서 머리뼈 봉합의 조기 폐쇄로 인해서 유발된다(**crani/o**는 머리뼈, **-stenosis**는 비정상적으로 좁아지다를 의미).
- **Fibrous dysplasia** (dis-**PLAY**-see-ah, 섬유성이형성)는 원인을 알 수 없는 뼈질환으로서 정상적인 뼈구조가 파괴되고 섬유조직으로 대치된다. 성장이 일정하지 않고 부서지기 쉬워 뼈의 변형을 초래한다.
- **Ostealgia** (**oss**-tee-**AL**-jee-ah, 뼈통증)는 ***osteodynia***라고도 하며, 뼈의 통증을 의미한다(**oste**는 뼈, **-algia**는 통증을 의미).
- **Osteitis** (**oss**-tee-**EYE**-tis, 뼈염)는 ***ostitis***라고도 하며, 뼈의 염증을 의미한다(**oste**는 뼈, **-itis**는 염증을 의미).
- **Osteomalacia** (**oss**-tee-oh-mah-**LAY**-shee-ah, 뼈연화증)는 ***adult rickets***라고도 하며, 비정상적으로 성인의 뼈가 유연해지는 증상이다(**oste/o**는 뼈, **-malacia**는 비정상적으로 유연해지다를 의미). 비타민 D, 칼슘, 인의 결핍에 의하여 발생된다. *Rickets* (구루병)와 비교하라.
- **Osteomyelitis** (**oss**-tee-oh-**my**-eh-**LYE**-tis, 뼈골수염)는 골수와 인접한 뼈의 염증을 말한다(**oste/o**는 뼈, **myel**은 골수, **-itis**는 염증을 의미). 뼈골수염을 일으키는 세균은 신체의 다른 부위에서 기원하여 혈액을 통해 뼈에 전파된다.
- **Osteonecrosis** (**oss**-tee-oh-neh-**KROH**-sis, 뼈괴사증)는 뼈조직의 죽음 또는 파괴를 의미한다(**oste/o**는 뼈, **-necrosis**는 조직의 죽음을 의미).
- **Paget's disease** (**PAJ**-its, 파제트병)는 ***osteitis deformans*** (oss-tee-**EYE**-tis dee-**FOR**-manz)라고도 하며, 원인은 불명이다. 비정상적인 뼈의 손상에 의하여 광범위한 뼈의 파괴가

일어난다. 질병이 진행되면서 뼈의 기형이 초래되고 약화되어 쉽게 파괴되거나 굽어지게 된다.

- **Periostitis** (**pehr**-ee-oss-**TYE**-tis, 뼈바깥막염)는 뼈바깥막(periosteum)의 염증을 말한다(**peri-**는 주위, **ost**는 뼈, **-itis**는 염증을 의미). 이러한 상태는 4장에서 설명할 shin splint(정강이통증)와 관련된다.
- **Rickets** (**RICK**-ets, 구루병)는 ***infantile osteomalacia***라고도 하며, 어린이에게서 흔히 발생한다. 뼈성장의 결손이 초래되고, 불충분한 햇빛 노출로 인한 비타민 D의 결핍에 의해 유발된다.
- **Short stature** (저신장)는 ***dwarfism***이라고도 하며, 다리뼈가 적절한 길이로 성장이 안 될 때를 의미한다. 평균 성인의 신장이 147 cm 이하일 때 ***little people***이라 한다.
- **Talipes** (**TAL**-ih-peez, 휜발)는 ***clubfoot***이라고도 하며, 발의 선천적 기형으로 발목의 목말뼈가 관련된다.

뼈의 종양 *Bone Tumors*

- **Primary bone cancer** (일차성 뼈암)는 비교적 드문 뼈에서 기원하는 악성종양이다. ***Malignant*** (악성)는 점차 악화되어 생명을 위협할 수 있음을 의미한다. 예를 들면, ***Ewing's sarcoma*** (Ewing 육종)는 팔, 다리, 엉덩뼈, 갈비뼈에서 발생하며 가장 호발하는 연령은 10~20세이다.
- **Secondary bone cancer** (이차성 뼈암)는 젖이나 허파와 같은 다른 기관으로부터 뼈로 전이된 종양이다. 추가적인 악성(암), 육종, 종양은 6장에서 학습한다.
- **Myeloma** (**my**-eh-**LOH**-mah, 골수종)는 악성종양으로서 혈구세포를 만드는 조직인 골수에서 발생한다(**myel**은 골수, **-oma**는 종양을 의미). 골수종은 병적 골절을 일으키며 종종 치명적일 수 있다.
- **Osteochondroma** (**oss**-tee-oh-kon-**DROH**-mah, 뼈연골종)는 양성 뼈종양으로서 돌출된 뼈조직에 연골이 붙어 있는 뼈 성장을 한다(**oste/o**는 뼈, **chondr**은 연골, **-oma**는 종양을 의미). ***Benign***은 생명을 위협하지 않고 재발하지 않는 종양을 의미한다. 이러한 형태의 종양을 ***exostosis*** (eck-sos-**TOH**-sis, 외골종)라 한다(복수형, *exostoses*).

뼈엉성증과 뼈감소증의 비교

Osteoporosis and Osteopenia Compared

Osteoporosis [**oss**-tee-oh-poh-**ROH**-sis, 뼈엉성증(골다공증)]는 골밀도의 현저한 손상과 다공성 뼈가 증가하며 흔히 노화와 관련하여 발생하는 질병이다(**oste/o**는 뼈, **por**는 작은구멍, **-osis**는 비정상적인 상태를 의미).

Osteopenia (**oss**-tee-oh-**PEE**-nee-ah, 뼈감소증)는 젊은 사람의 평균 골밀도보다 감소한 상태의 골밀도를 나타내는 질환이다(**oste/o**는 뼈, **-penia**는 부족 또는 결핍을 의미). 이 용어는 아직 뼈엉성증의 증상이 없는 상태를 말하며 뼈엉성증으로 이환될 위험성이 있는 조건을 설명하기 위해 사용한다.

뼈엉성증에 의한 골절 *Osteoporosis-Related Fractures*

뼈엉성증(osteoporosis)는 일차적으로 3가지 유형의 골절을 일으킬 수 있다.

- **Compression fracture** (척추압박골절)는 ***vertebral crush fracture***라고도 하며, 뼈 자체의 압박에 의하여 발생된다. 이 골절은 약해진 척추의 자발적 붕괴나 손상으로 인해 일어난다. 이 골절은 통증, 신장 감소, ***dowager's hump***로 알려진 척주굽이의 발달을 초래한다.
- **Colles' fracture** (콜리스골절)는 *fractured wrist*라고도 하며, 손으로 땅을 짚으면서 넘어질 때 노뼈의 하단부에서 잘 일어난다. 떨어지는 충격에 의하여 약화된 뼈에 골절이 유발된다(그림 3.20).
- **Osteoporotic hip fracture** (**oss**-tee-oh-pah-**ROT**-ick, 뼈엉성증에 의한 볼기뼈 골절)는 ***broken hip***이라 하며, 자발적으로 발생하거나 넘어질 때 일어난다. 이 골절의 합병증은 운동기능 상실과 독립적 활동의 제한이며, 심하면 사망할 수도 있다. *Osteoporotic*은 뼈속에 구멍이 많이 생기다라는 의미의 형용사이다.

골절 *Fractures*

Fracture (골절)는 ***broken bone*** (부러진 뼈)을 의미하며 다양한 용어로 설명한다. 이 부분의 학습을 위해서 그림 3.21을 참조하라.

- **Closed fracture** (폐쇄성 골절)는 ***simple fracture*** (단순골절) 또는 ***complete fracture*** (완전골절)라고도 하며, 부러진

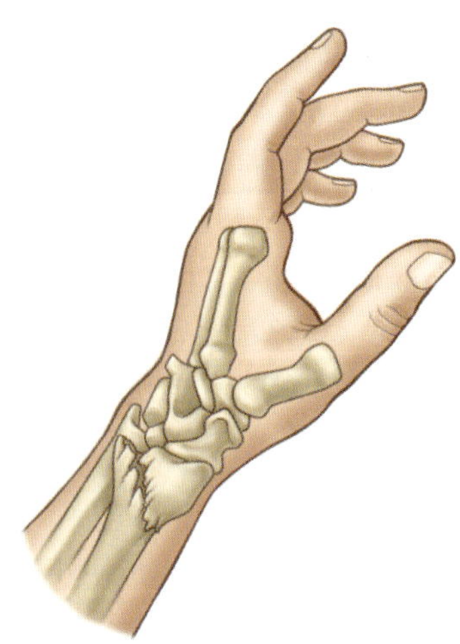

그림 3.20 왼쪽 손목의 *콜리스골절* (Colles' fracture).

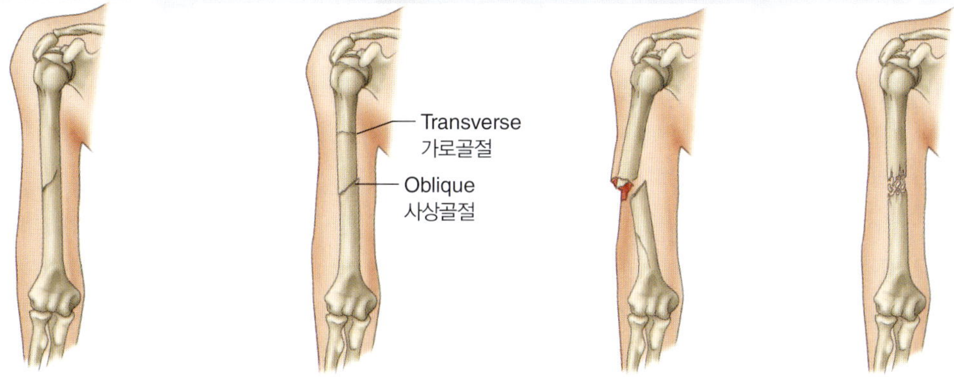

그림 3.21 뼈골절의 유형.

뼈가 하나이고 피부에 창상을 일으키지 않은 상태의 골절을 말한다(그림 3.22 참조).

- **Open fracture** (개방성골절)는 *compound fracture* (복합골절)라고도 하며, 부러진 뼈는 한 개이며 피부에 상처를 일으킨 상태의 골절을 말한다.
- **Comminuted fracture** (**KOM**-ih-**newt**-ed, 분쇄골절)는 조각나거나 부서진 뼈가 한 개인 골절을 말하며, comminuted는 작은 조각으로 부서지다라는 의미이다.
- **Greenstick fracture** (생목골절) 또는 *incomplete fracture* (불완전골절)는 뼈가 굽어지거나 부분적으로 부서졌을 때를 말하며, 이러한 유형의 골절은 주로 어린이에게서 일어난다.
- **Oblique fracture** (사상골절)는 뼈가 가로로 비스듬한 각을 형성하며 골절되는 것을 말한다.
- **Pathologic fracture** (병적골절)는 뼈엉성증이나 암과 같은 질병의 진행 과정에서 약화된 뼈가 정상적인 수준의 변형(strain)에서 골절이 일어나는 것을 말한다.
- **Spiral fracture** (나선골절)는 뒤틀리면서 뼈가 부러진 골절을 말하며, 운동 중에 일어나는 손상과 같이 심하게 휘감는 운동을 할 때 일어난다.
- **Stress fracture** (스트레스성 골절)는 지나치게 많이 사용할 때 손상으로 인해 발생된다. 뼈에 작은 금이 생기는 것으로 만성 또는 지나친 충격에 의하여 발생된다. 스포츠 손상과 과사용에 의한 손상은 4장에서 설명한다.
- **Transverse fracture** (가로골절)는 뼈가 횡으로 부러지는 골절이다.

골절과 관련된 그 외의 용어

Additional Terms Associated with Fractures

- **Fat embolus** (**EM**-boh-lus, 지방색전증)는 긴뼈가 골절될 때 형성되거나, 황색골수 내에 있는 지방세포가 혈액 내로 유입될 때 발생한다. *Embolus*는 혈액 내를 순환하는 이물질로서 혈관에 존재하면서 폐색을 일으킬 수 있다.

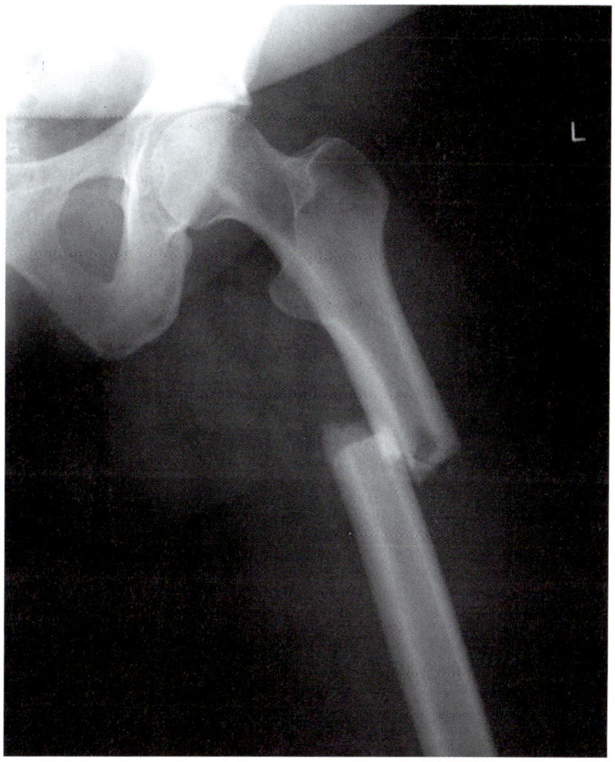

그림 3.22 전후촬영법(anteroposterior view)을 이용한 넙다리뼈 폐쇄성골절의 방사선 사진.

- **Crepitation** (krep-ih-**TAY**-shun, 염발음)은 *crepitus* (마찰음)라고도 하며, 부러진 뼈가 서로 움직일 때 들리는 부딪치는 소리이다. 폐렴에 감염된 허파에서 들리는 소리나 일부 관

절의 운동 시 발생하는 딸깍하는 소리를 의미하기도 한다.

- **Callus** (**KAL**-us, 가골)는 뼈가 치유될 때 골절부위 주변에 돌출된 침착물을 의미한다. 이 조직은 결국 뼈가 된다. *Callus*는 반복된 마찰에 의하여 뼈가 두꺼워지는 현상을 의미한다.

뼈대계통의 진단 방법
DIAGNOSTIC PROCEDURES OF THE SKELETAL SYSTEM

- **Radiograph**는 *X-ray*라고도 하며, 뼈의 골절과 다른 비정상적인 구조를 확인하기 위해 사용된다(그림 3.22).
- **Arthroscopy** (ar-**THROS**-koh-pee, 관절경검사법)는 *arthroscope* (관절경)를 이용하여 관절의 내부 구조를 눈으로 검사하는 방법을 말한다(**arthr/o**는 관절, **-scopy**는 눈으로 검사하는 것을 의미).
- **Bone marow biopsy** (골수생검)는 일반 혈액 검사 시 비정상적인 유형의 혈구, 적혈구 및 백혈구 수의 이상이 있을 때 필요한 진단검사이다.
- *Bone marrow aspiration* (골수도말)은 주사기를 사용하여 골수를 채취하는 데 사용한다. 이 시술은 진단 목적 또는 줄기세포 이식과 같은 의학적인 시술을 위하여 골수를 회수하는 데 사용한다.
- **Magnetic resonance imaging, MRI** (자기공명영상)은 복잡한 관절의 내부와 같은 연조직의 영상을 얻는 데 사용된다. 뼈와 같은 단단한 조직의 영상을 얻는 방법으로 효과적인 방법은 아니다.
- *Bone scan* (뼈주사)과 *arthrocentesis* (관절천자)는 15장에서 설명한다.

골밀도검사 Bone Marrow Testing

Bone density testing, BDT (골밀도검사)은 골밀도의 변화와 손실을 확인하는 데 사용된다. 이 검사는 뼈엉성증, 뼈연화증 및 파제트병과 같은 여러 질환의 진단에 사용된다.

- **Ultrasonic bone density testing** (초음파골밀도검사)은 뼈엉성증과 골밀도의 손실을 일으키는 다른 질병을 검사하는 방법이다. 이 검사법은 발꿈치뼈를 측정하기 위하여 초음파를 사용한다. 그 결과에서 위험 소견이 확인되면 더욱 정밀한 방법을 이용해야 한다.
- **Dual x-ray absorptiometry, DXA** (ab-**sorp**-shee-**OM**-eh-tree, 이중에너지방사선측정법)는 초음파를 이용한 골밀도검사보다 더욱 정교한 결과를 제공한다. DXA는 골다공증의 초기 증상을 탐지할 수 있는 넙다리뼈 머리와 척추를 적은 양의 방사선 노출로 측정한다.

뼈대계통의 치료 방법
TREATMENT PROCEDURES OF THE SKELETAL SYSTEM

골수이식 Bone Marrow Transplants

Bone marow transplant, BMT (골수이식)는 골수에 영향을 미치는 백혈병, 림프종과 같은 암을 치료하는 데 사용한다. 백혈병은 5장, 림프종은 6장에서 설명한다.

- 처치 시 암이 있는 부위와 환자의 골수에 고강도의 방사선요법과 화학요법을 통해서 파괴시킨다.
- 그 이후에 건강한 줄기세포를 수용자의 혈액에 주입하면 이 세포들이 해면뼈로 이주하여 암세포가 없는 적색골수에서 성장한다. *Stem cell* (줄기세포)들은 골수에서 생성되어 혈구세포로 발달한다(줄기세포에 대한 자세한 정보는 2장을 참조하라).

골수이식의 종류 Types of Bone Marrow Transplants

Allogenic bone marrow transplant (동종골수이식)는 적합한 공여자(형제가 많음)로부터 제공받은 건강한 골수를 이용한다. 그러나 완전하게 일치되지 않는 경우에는 수용자의 몸에서 이식 거부가 나타날 위험이 있다. **Allogenic** (**al**-oh-**JEN**-ick)은 다른 무엇으로부터 기인됨을 의미한다.

Autologous bone marrow transplant (자가골수이식)에서 환자는 처치 전에 채취한 자신의 골수를 제공받는다. **Autologous** (aw-**TOL**-uh-guss)는 자기 자신이라는 의미이다.

의료기기 Medical Devices

- **Orthotic** (or-**THOT**-icks, 의료보장구)은 우리 몸의 움직임을 개선하거나 기형을 교정하고 예방하는 데 필요한 교정장치들과 지지용 버팀대 또는 부목과 같은 정형외과용 교정장치를 의미한다.
- **Prosthesis** (pros-**THEE**-sis, 보철물)는 인체의 결손된 부위나 손상된 부위를 대치한다는 의미이다(복수형, *prostheses*).

관절 Joints

- **Arthrodesis** (**ar**-throh-**DEE**-sis, 관절고정술)는 *surgical ankylosis* (외과적 강직)라고도 하며, 발목관절, 팔꿉관절 및 어깨관절과 같은 관절을 고정시키는 외과적인 시술이다(**arthr/o**는 관절, **-desis**는 외과적인 뼈나 관절의 고정을 의미). 이러한 시술은 심한 관절염이나 손상된 관절을 치료하는 데 이용된다. *Arthrolysis* (관절박리술)와 비교하라.
- **Arthrolysis** (ar-**THROL**-ih-sis, 관절박리술)는 강직된 관절을 외과적으로 이완시키는 시술이다(**arthr/o**는 관절, **-lysis**는 느슨하게 함을 의미). *주의*: 접미사 **-lysis**는 분해 또는

파괴를 나타내며 병적인 상태 또는 치료 과정을 나타낸다. *Arthrodesis* (관절고정술)와 비교하라.

- **Arthroscopic surgery** (**ar**-throh-**SKOP**-ick, 관절경을 이용한 외과적 시술)는 관절의 내강을 치료하기 위한 최소한의 침습성 시술이다. 예를 들면 파열된 연골은 관절경을 사용하여 관절 주위의 작은 절개 부위로 수술도구를 삽입하여 제거한다(그림 3.23).
- **Chondroplasty** (**KON**-droh-**plas**-tee, 연골형성술)는 손상된 연골의 외과적인 재건을 의미한다(**chondr/o**는 연골, **-plasty**는 외과적인 복구를 의미).
- **Synovectomy** (sin-oh-**VECK**-toh-mee, 윤활막절제술)는 관절 윤활막의 외과적 제거를 의미한다(**synov**는 윤활막, **-ectomy**는 외과적인 제거를 의미). 이러한 시술은 류마티스성관절염에 의해서 초래된 관절 손상을 재건하기 위하여 실시한다.
- **Viscosupplementation** (**vis**-ko **sup**-leh-men-**TAY**-shun, 점성보조제)은 마찰을 용이하게 하고 움직임을 쉽게 유발할 수 있도록 하는 히알루론산(hyaluronic acid)과 화합물 제제를 주입하기 위한 주사법이다. 이는 특히 무릎관절의 뼈관절염을 치료하기 위해서 사용되었다. *Synvisc*는 이러한 목적으로 사용되는 제품 중의 하나이다.

관절치환술 *Joint Replacements*

단어요소를 기초로 하여 **arthroplasty** (**AR**-throh-**plas**-tee, 관절형성술)는 손상된 관절의 외과적 재건을 의미한다(**arthr/o**는 관절, **-plasty**는 외과적인 복구를 의미). 그러나 이 용어는 인공관절을 이용하여 관절을 외과적으로 대치하는 것을 의미한다. 이러한 시술은 관련된 관절의 이름과 치환되는 관절 구조물의 양에 따라서 명명되었다(그림 3.24, 3.25).

- 치환되는 부분을 prosthesis (보철물)라 하고, 이것을 *implant* (이식)라고도 한다.
- **Total knee replacement, TKR** (무릎관절전치환술)는 무릎관절 전체를 치환하는 것을 말하며 이러한 시술을 *total knee arthroplasty*라고도 한다(그림 3.24).
- **Partial knee replacement, PKR** (무릎관절부분치환술)는 무릎관절의 일부만을 치환하는 시술을 의미한다.
- **Total hip replacement, THR** (엉덩관절전치환술)는 *total hip arthroplasty*라고도 하며, 꼭대기에 구형의 넙다리뼈머리(ball)가 붙어 있는 금속성 뼈몸통과 플라스틱으로 둘러싸인 볼기뼈절구(cup)로 구성되었다. 금속성 뼈몸통은 넙다리뼈에 맞게 제작되어 있다. 금속성 넙다리뼈머리는 볼기뼈 내의 볼기뼈절구를 대치할 플라스틱으로 둘러싸인 컵 모양에 맞게 되어 있다(그림 3.25 참조). 이러한 매끄러운 면은 엉덩관절의 기능을 회복시켜준다.

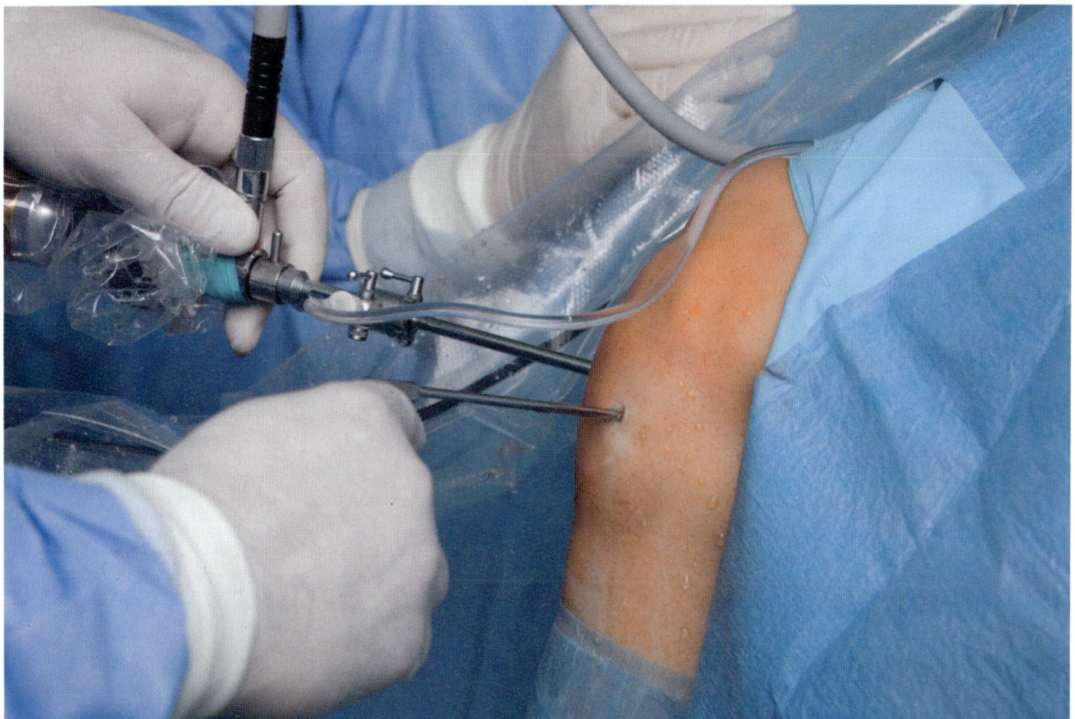

그림 3.23 관절경 수술이 진행되는 동안에 의사는 모니터를 통해서 관절의 내부를 볼 수 있다.

- **Hip resurfacing** (엉덩관절표면치환술)은 넙다리뼈머리를 제거하여 대체시키는 방법이다. 넙다리뼈머리를 금속성 캡으로 대체하고 볼기뼈절구를 금속으로 둘러싸서 매끄럽게 잘 움직이도록 하여 엉덩관절의 기능을 회복시키는 방법이다.
- **Revision surgery** (구제술)는 관절이 닳거나 이식이 잘못되었을 때 치환하는 시술이다.

척주 *Spinal Column*

- **Percutaneous diskectomy** (**per**-kyou-**TAY**-nee-us dis-**KECK**-toh-mee, 경피적 흡인디스크절제술)는 탈출된 척추사이원반을 치료하기 위하여 시행한다. 시술 시 가는 관을 삽입하여 파열된 디스크를 흡인하고 레이저를 이용하여 기화시킨다. ***Percutaneous***는 피부를 통해 시술하다라는 의미이다.
- **Percutaneous vertebroplasty** (**per**-kyou-**TAY**-nee-us **VER**-tee-broh-**plas**-tee, 경피적척추성형술)는 뼈엉성증과 관련된 압박골절을 치료하기 위하여 시행한다(**vertebr/o**는 척추, **-plasty**는 외과적 복구를 의미). 이러한 최소한의 침습성 수술 시에 뼈시멘트를 척추내 압박골절 부위를 안정화하기 위하여 주입한다.

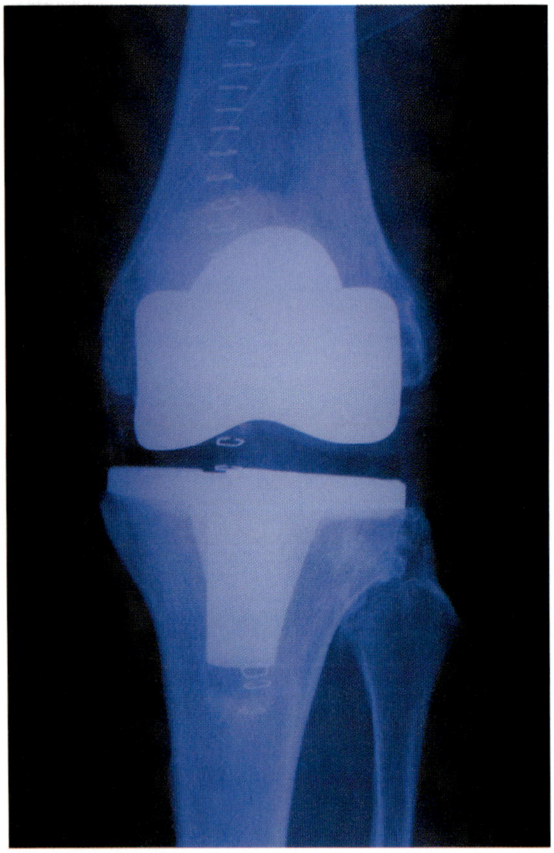

그림 3.24 무릎관절전치환술의 방사선 사진. 필름 상에서 금속성 부분은 뼈보다 밝게 나타난다.

- **Laminectomy** (**lam**-ih-**NECK**-toh-mee, 척추뼈고리절제술)는 외과적으로 척추의 척추뼈고리를 절제하는 것을 의미한다(**lamin**은 척추뼈고리, **-ectomy**는 외과적 제거를 의미).
- **Spinal fusion** (척추고정술)은 2개 또는 그 이상의 척추를 서로 연결함으로써 척추를 움직이지 못하게 고정하는 시술이다. ***Fusion***은 서로 결합하다라는 의미이다.

뼈 *Bones*

- **Craniectomy** (**kray**-nee-**EK**-toh-mee, 머리뼈절제술)는 머리뼈의 일부를 외과적으로 제거하는 시술이다(**crani**는 머리뼈, **-ectomy**는 외과적 제거를 의미). 이 시술은 머리뼈협착증의 치료와 뇌종창에 의해 증가된 머리뼈내의 압력을 완화하기 위하여 시행한다. ***Intracranial pressure***는 머리뼈 내의 압력을 의미한다.
- **Craniotomy** (**kray**-nee-**OT**-oh-mee, 머리뼈절개술)는 외과적 절개나 머리뼈에 구멍을 내는 시술이다(**crani**는 머리뼈, **-otomy**는 외과적 절개를 의미). 이러한 시술은 종양의 제거를 목적으로 뇌에 접근하거나 머리뼈내의 압력을 완화시키기 위하여 시행한다.
- **Cranioplasty** (**KRAY**-nee-oh-**plas**-tee, 머리뼈성형술)는 머리뼈의 외과적인 복구를 의미한다(**crani/o**는 머리뼈, **-plasty**는 외과적 재건을 의미).
- **Osteoclasis** (**oss**-tee-**OCK**-lah-sis, 외과적골절)는 기형을 교정하기 위한 뼈의 외과적 골절을 의미한다(**oste/o**는 뼈, **-clasis**는 부수다라는 의미).
- **Ostectomy** (oss-**TECK**-toh-mee, 뼈절제술)는 뼈의 외과적인 제거를 의미한다(**ost**는 뼈, **-ectomy**는 외과적 제거를 의미).

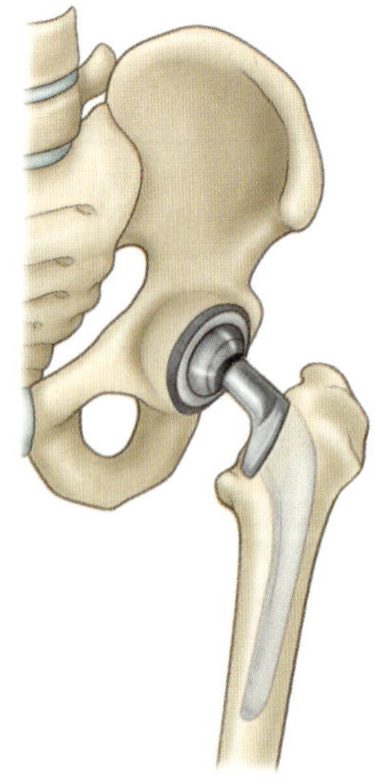

그림 3.25 엉덩관절전치환술(total hip replacement, THR).

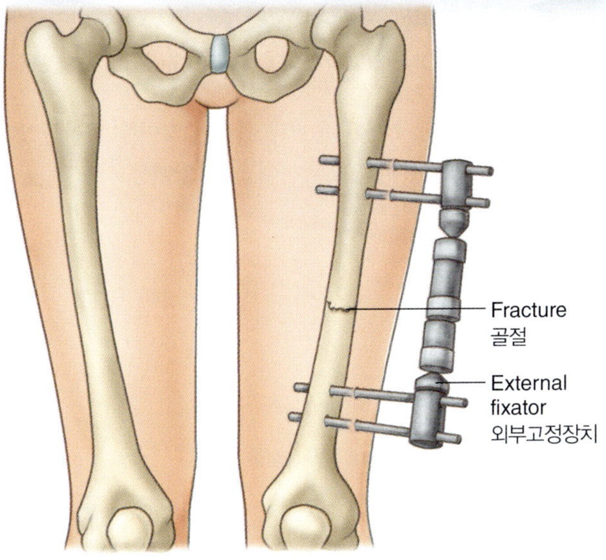

그림 3.26 넙다리뼈에 *외부고정장치*를 설치하여 뼈를 고정하고, 골절의 치유가 완료되면 고정장치를 제거한다.

- **Osteoplasty** (**OSS**-tee-oh-**plas**-tee, 뼈성형술)는 뼈의 외과적인 재건을 의미한다(**oste/o**는 뼈, **-plasty**는 외과적 재건을 의미).
- **Osteorrhaphy** (**oss**-tee-**OR**-ah-fee, 뼈봉합술)는 외과적으로 뼈를 봉합하거나 철사를 사용하여 서로 연결하는 것을 의미한다(**oste/o**는 뼈, **-rrhaphy**는 외과적 봉합을 의미).
- **Osteotomy** (**oss**-tee-**OT**-oh-mee, 뼈절개술)는 뼈의 외과적인 절개를 의미한다(**oste**는 뼈, **-otomy**는 외과적 절개를 의미).
- **Periosteotomy** (**pehr**-ee-**oss**-tee-**OT**-oh-mee, 뼈바깥막절개술)는 뼈바깥막을 통해 뼈를 절개하는 것을 말한다(**peri-**는 주위, **oste**는 뼈, **-otomy**는 외과적 절개를 의미).

골절의 치료 *Treatment of Fractures*

- **Closed reduction** (폐쇄성골절교정)은 ***manipulation*** (처치)이라고도 하며, 관절의 탈골 또는 골절 시에 뼈를 재배열하는 것을 말한다. 처치한 부위는 손의 힘을 이용하여 정상적인 해부학적 위치로 뼈를 원위치시키는 것을 말하며, 치료 중에는 재배열된 위치를 유지하기 위하여 움직임을 제한해야 한다.
- 폐쇄골절교정을 시행할 수 없는 조건에서 외과적인 시술을 통해 뼈의 부분들을 재배열시키는데, 이러한 시술을 ***open reduction*** (개방성골절교정)이라 한다.
- **Immobilization** (고정)은 ***stabilization***이라고도 하며, 석고붕대나 가죽끈으로 적정한 위치에 뼈를 조이거나 봉합하여 고정시키는 것을 말한다.
- **Traction** (견인)은 뼈와 관절을 정상적인 위치로 되돌리기 위하여 원위부 방향으로 손발을 당기는 것을 말한다.

외부고정과 내부고정 *External and Internal Fixation*

- **External fixation** (외부고정장치)은 골절을 치료하는 과정으로서 치료 중에 핀을 연조직을 통해 뼈에 고정한 후 뼈조각을 강하게 고정하는 데 사용되는 외부장치를 말한다. 완전히 치료가 된 후에 이 장치를 제거한다(그림 3.26).

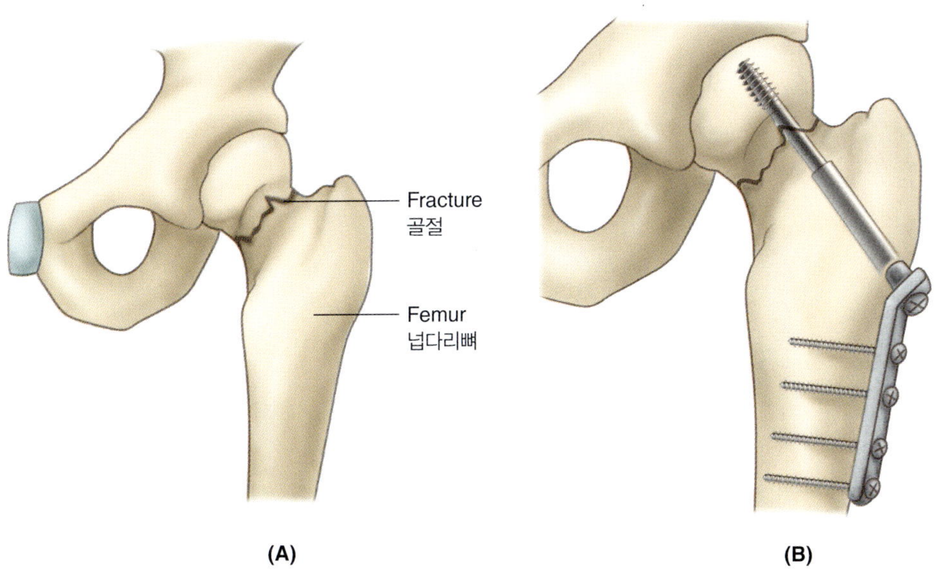

그림 3.27 *내부고정장치*. (A) 넙다리뼈목의 골절. (B) 내부 고정핀은 뼈를 안정화하여 고정하고 이후에 제거하지 않는다.

■ **Internal fixation** (내부고정장치)는 ***open reduction internal fixation*** (ORIF, 개방형골절 교정용내부장치)이라고도 하며, 골절을 처치하는 장치로서 핀이나 판을 직접 뼈에 고정한 후 정위치에 있는 부러진 뼈조각을 고정하기 위해 사용한다. 이러한 형태의 고정은 골절이 치유된 후에도 제거하지 않는다(그림 3.27).

뼈대계통과 관련된 약어

ABBREVIATIONS RELATED TO THE SKELETAL SYSTEM

표 3.1에 이 장에서 소개된 용어와 관련된 약어를 정리하였다. *주의*: 실수나 혼동을 피하기 위하여 항상 약어를 사용할 때 주의하여야 한다.

표 3.1 ▸ 뼈대계통과 관련된 약어

bone density testing = BDT	**BDT** = bone density testing 골밀도검사
closed reduction = CR	**CR** = closed reduction 폐쇄성골절교정
fracture = Fx	**Fx** = fracture 골절
osteoarthritis = OA	**OA** = osteoarthritis 뼈관절염
osteoporosis = OP	**OP** = osteoporosis 뼈엉성증
partial knee replacement = PKR	**PKR** = partial knee replacement 무릎관절부분치환술
polymyalgia rheumatica = PMR	**PMR** = polymyalgia rheumatica 류마티스성다발근통
rheumatoid arthritis = RA	**RA** = rheumatoid arthritis 류마티스성관절염
total hip arthroplasty = THA	**THA** = total hip arthroplasty 엉덩관절전치환술
total knee arthroplasty = TKA	**TKA** = total knee arthroplasty 무릎관절전치환술

제 4 장

근육계통

The Muscular System

근육계통의 구조, 기능 및 이와 관련된 연결형에 대한 개요

주요 구조	관련된 연결형	주요 기능
Muscle ▸ 근육	**muscul/o**, **my/o**, **myos/o**	• 신체의 움직임을 가능하게 하며, 서 있게 지탱하며, 체액을 이동시키고, 체열을 생산한다.
Fascia ▸ 근막	**fasci/o**	• 근육을 덮고, 지지하며, 분리한다.
Tendons ▸ 힘줄(건)	**ten/o**, **tend/o**, **tendin/o**	• 근육을 뼈에 부착한다.

근육계통과 관련된 어휘

다음 목록은 이 장의 의학용어와 필수 단어요소들을 포함하고 있다. 중요한 용어들은 **굵은 글씨**로 나타내었다. 보조적인 용어는 *주황색 이탤릭체*로 나타내어 중요한 용어의 의미를 명확하게 나타내었다.

단어요소 Word Parts

- ☐ bi- 둘
- ☐ -cele 탈장, 종양, 부종
- ☐ dys- 나쁜, 어려운, 고통스러운
- ☐ fasci/o 근막, 섬유띠
- ☐ fibr/o 섬유조직, 섬유
- ☐ -ia 비정상적인 상태, 질병, -ium의 복수
- ☐ -ic -에 속한
- ☐ kines/o, kinesi/o 운동
- ☐ my/o 근육
- ☐ -plegia 마비, 뇌졸중
- ☐ -rrhexis 파열
- ☐ tax/o 순서, 합동, 조정
- ☐ ten/o, tend/o, tendin/o 힘줄, 펼치다, 긴장
- ☐ ton/o 긴장, 신전
- ☐ tri- 셋

의학용어 Medical Terms

- ☐ **abduction** (ab-**DUCK**-shun) (근육 등의) 벌림, 외전
- ☐ **adduction** (ah-**DUCK**-shun) 모음, 내전
- ☐ **adhesion** (ad-**HEE**-zhun) 유착, 접착
- ☐ **ataxia** (ah-**TACK**-see-ah) 운동실조증, 기능장애
- ☐ **atonic** (ah-**TON**-ick) 이완증의, 무기력한
- ☐ **atrophy** (**AT**-roh-fee) 위축
- ☐ **bradykinesia** (**brad**-ee-kih-**NEE**-zee-ah) 운동완만, 서동
- ☐ **carpal tunnel syndrome** (**KAR**-pul) 손목굴증후군
- ☐ **chronic fatigue syndrome** 만성피로증후군
- ☐ **circumduction** (**ser**-kum-**DUCK**-shun) 휘돌림, 원추운동
- ☐ **contracture** (kon-**TRACK**-chur) 구축
- ☐ **dorsiflexion** (**dor**-sih-**FLECK**-shun) 발등쪽굽힘
- ☐ **dyskinesia** (**dis**-kih-**NEE**-zee-ah) 운동장애
- ☐ **dystonia** (dis-**TOH**-nee-ah) 긴장이상
- ☐ **electromyography** (ee-**leck**-troh-my-**OG**-rah-fee) 근전도검사기록법
- ☐ **epicondylitis** (**ep**-ih-**kon**-dih-**LYE**-tis) 상과염, 테니스엘보, 골프엘보
- ☐ **ergonomics** (er-goh-**NOM**-icks) 인체공학
- ☐ **exercise physiologist** (**fiz**-ee-**OL**-oh-jist) 운동생리학자
- ☐ **fasciitis** (**fas**-ee-**EYE**-tis) 근막염
- ☐ **fibromyalgia syndrome** (**figh**-broh-my-**AL**-jee-ah) 섬유근육통증후군
- ☐ **ganglion cyst** (**GANG**-glee-on **SIST**) 결절종
- ☐ **heel spur** 뒤꿈치뼈가시
- ☐ **hemiparesis** (**hem**-ee-pah-**REE**-sis) 편측 부전 마비
- ☐ **hemiplegia** (**hem**-ee-**PLEE**-jee-ah) 편측마비, 반신불수
- ☐ **hernia** (**HER**-nee-ah) 헤르니아, 탈장
- ☐ **hyperkinesia** (**high**-per-kye-**NEE**-zee-ah) 운동과잉증
- ☐ **hypotonia** (**high**-poh-**TOH**-nee-ah) 저긴장증
- ☐ **impingement syndrome** (im-**PINJ**-ment **SIN**-drohm) 충돌증후군
- ☐ **insertion** 정지, 종지
- ☐ **intermittent claudication** (**klaw**-dih-**KAY**-shun) 파행성보행, 간헐성파행
- ☐ **muscular dystrophy** (**DIS**-troh-fee) 근육성 이영양증, 근위축증
- ☐ **myasthenia gravis** (**my**-as-**THEE**-nee-ah **GRAH**-vis) 중증근무력증
- ☐ **myocele** (**MY**-oh-seel) 근육탈장, 근육헤르니아
- ☐ **myoclonus** (**my**-oh-**KLOH**-nus) 간대성근경련
- ☐ **myofascial release** (**my**-oh-**FASH**-ee-ahl) 근막이완술
- ☐ **myolysis** (my-**OL**-ih-sis) 근육용해
- ☐ **myoparesis** (**my**-oh-**PAR**-eh-sis) 근육불완전마비
- ☐ **myorrhaphy** (my-**OR**-ah-fee) 근육봉합술
- ☐ **neuromuscular** (**new**-roh-**MUS**-kyou-lar) 신경근의
- ☐ **nocturnal myoclonus** (nock-**TER**-nal **my**-oh-**KLOH**-nus) 수면 근경련
- ☐ **oblique** (oh-**BLEEK**) 비스듬한
- ☐ **paralysis** (pah-**RAL**-ih-sis) 마비
- ☐ **paraplegia** (**par**-ah-**PLEE**-jee-ah) 하반신마비
- ☐ **physiatrist** (**fiz**-ee-**AT**-rist) 재활의학전문의
- ☐ **plantar fasciitis** (**PLAN**-tar **fas**-ee-**EYE**-tis) 발바닥근막염
- ☐ **polymyositis** (**pol**-ee-**my**-oh-**SIGH**-tis) 다발성근육염
- ☐ **pronation** (proh-**NAY**-shun) 엎침, 회내
- ☐ **quadriplegia** (**kwad**-rih-**PLEE**-jee-ah) 팔다리마비
- ☐ **range of motion testing** 운동 범위 시험
- ☐ **sarcopenia** (**sar**-koh-**PEE**-nee-ah) 근육감소증
- ☐ **shin splint** 정강이통증
- ☐ **singultus** (sing-**GUL**-tus) 딸꾹질
- ☐ **spasmodic torticollis** (spaz-**MOD**-ick **tor**-tih-**KOL**-is) 경련성사경
- ☐ **sphincter** (**SFINK**-ter) 조임근, 괄약근
- ☐ **sprain** 염좌
- ☐ **tenodesis** (ten-**ODD**-eh-sis) 힘줄고정술
- ☐ **tenosynovitis** (**ten**-oh-sin-oh-**VYE**-tis) 힘줄윤활막염
- ☐ **tenolysis** (ten-**OL**-ih-sis) 힘줄유착박리술
- ☐ **tenorrhaphy** (ten-**OR**-ah-fee) 힘줄봉합술
- ☐ **transverse** (trans-**VERSE**) 가로지르는, 횡경의

학습 목표

이 장을 통해서 다음의 목표를 달성할 수 있도록 한다.

1. 근섬유, 근막, 힘줄 및 3가지 유형의 근육들을 포함한 근육계통의 기능과 구조를 설명할 수 있다.
2. 근육 운동과 관련된 중요한 용어들을 인식, 정의, 발음 및 철자를 쓸 수 있고 근육들이 어떻게 불리는지 설명할 수 있다.
3. 근육계통의 병리학과 관련된 중요한 용어들을 인식하고, 정의하며, 발음 및 철자를 쓸 수 있고 진단과 처치 과정을 이해해야 한다.

근육계통의 기능
FUNCTIONS OF THE MUSCULAR SYSTEM

- 근육은 우리 몸을 서 있게 하고 운동을 가능하게 한다.
- 근육의 운동은 신체를 따뜻하게 하기 위하여 약 85%의 열을 생산한다.
- 근육은 소화계통을 통하여 음식을 이동시킨다.
- 걸음을 걸을 때와 같은 근육의 운동은 정맥혈을 심장으로 보내주는 데 도움을 준다.
- 근육의 작용은 다른 계통과 관련된 관이나 도관을 통하여 체액을 이동시킨다.

근육계통의 구조
STRUCTURES OF THE MUSCULAR SYSTEM

근육과 뼈대계통은 연결되어 때때로 *musculoskeletal* (근육뼈대) 계통으로 불린다. 이러한 두 계통의 상호작용으로 인하여 신체를 구성하고 지지하며 안정성을 갖고 이동할 수 있도록 한다.

신체는 체중의 40~45%를 차지하는 600개 이상의 근육으로 구성되어 있다. 뼈대 근육은 근섬유로 구성되어 있으며 근막에 덮여 있고 힘줄에 의하여 뼈에 부착되어 있다.

근섬유 *Muscle Fibers*

Muscle fiber (근섬유)는 근육을 구성하는 가늘고 긴 세포이다. 각각의 근육은 결합조직에 의하여 서로 연결된 근섬유집단으로 구성되었다.

근막 *Fascia*

Fascia (**FASH**-ee-ah, 근막)는 결합조직의 띠로 근육 또는 근육 집단을 서로 감싸거나 분리 또는 묶고 있다(복수형, *fasciae* 또는 *fascias*). 근막은 근육이 운동할 수 있도록 유연성을 갖고 있다.

Myofascial (**my**-oh-**FASH**-ee-ahl, 근육근막)이란 용어는 근육 조직과 근막에 속하다는 의미이다(**my/o**는 근육, **fasci**는 근막을 의미, **-al**은 -에 속하다라는 형용사형 어미).

힘줄 *Tendons*

- **Tendon** [힘줄(건)]은 좁은 띠 모양의 탄력이 없고 치밀한 섬유성 결합조직으로 근육을 뼈에 부착시킨다. 힘줄과 뼈와 뼈를 연결해주는 섬유조직 띠인 *ligament* (인대)와 힘줄을 혼동하면 안 된다(그림 4.1). 인대에 대한 자세한 정보는 3장을 참조하라.
- 예를 들면, *patellar tendon* (무릎힘줄)은 근육을 무릎뼈의 바닥에 부착시키고, *Achilles tendon* (발꿈치힘줄)은 장딴지근(종아리의 주요 근육)을 발뒤꿈치뼈에 부착시킨다(그림 4.10).
- *Aponeurosis* [널힘줄(건막)]는 종이 모양으로 넓게 퍼진 결합조직으로 근육을 서로 결합시키는 근막과 같은 기능을 하거나 또는 근육을 막에 결합시켜주는 기능을 하는 편평한 힘줄이다(복수형, *aponeuroses*). 예를 들면, 배부의 널힘줄을 그림 4.9에서 볼 수 있다.

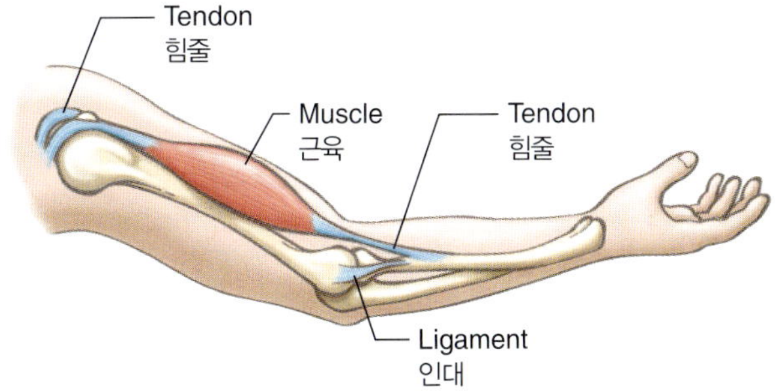

그림 4.1 *힘줄*은 근육을 뼈에 부착시킨다. *인대*는 뼈와 뼈를 연결시킨다.

근육조직의 유형
TYPES OF MUSCLE TISSUE

근육조직의 세 가지 유형은 *뼈대근육*, *민무늬근육*, *심장근육*이다(그림 4.2). 이러한 유형의 근육들을 형태와 기능에 따라 설명하였다.

뼈대근육 *Skeletal Muscles*

- **Skeletal muscle** (뼈대근육)은 뼈대를 이루는 뼈에 부착되어 있으며 신체의 움직임을 가능하게 해준다(그림 4.2A).

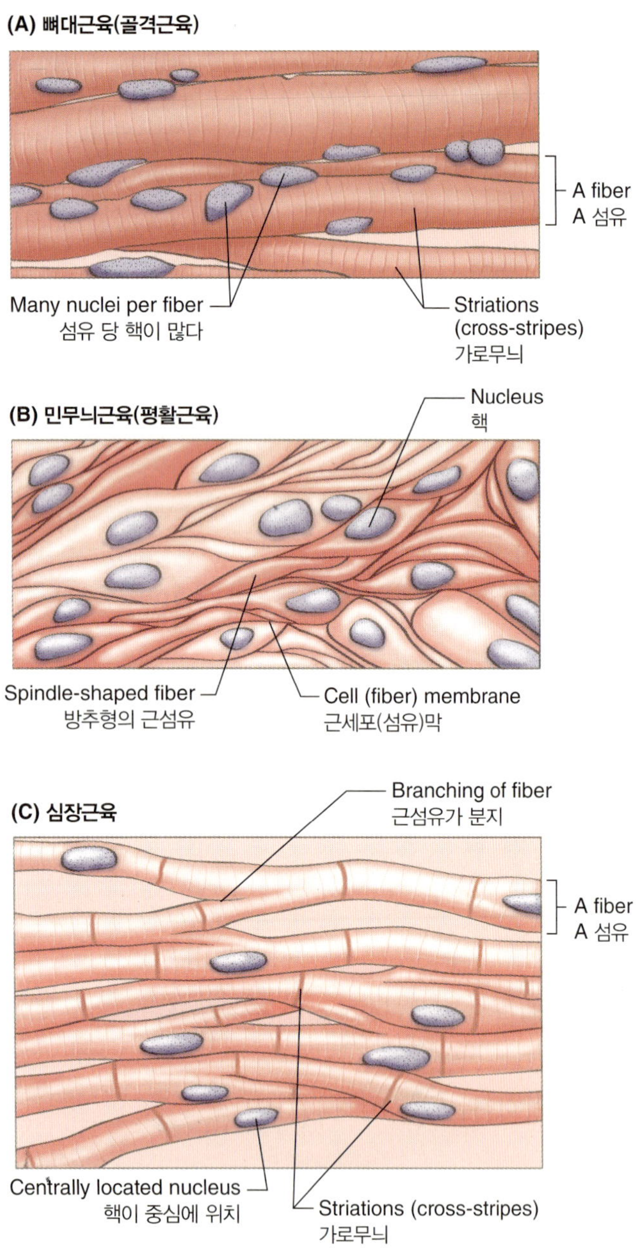

그림 4.2 근육조직의 유형. (A) 뼈대근육. (B) 민무늬근육. (C) 심장근육.

- 또한 뼈대근육은 자신의 의지대로 움직이기 때문에 ***voluntary muscle*** (수의근)이라고 한다.
- 또한 뼈대근육은 현미경으로 관찰했을 때 근섬유에 암대(dark band)와 명대(light band)가 띠의 형태로 나타나 ***striated muscle*** (가로무늬근육)이라고도 한다. ***Striated***는 줄무늬가 있다는 의미이다.

민무늬근 *Smooth Muscles*

- **Smooth muscle** [민무늬근육(평활근)]은 소화관, 혈관, 분비샘으로부터 유도되는 도관과 같은 내장기관의 벽에 위치하고 있다(그림 4.2B). 그들의 기능은 이러한 구조들을 통과하는 체액의 흐름을 조절하거나 이동하게 한다.
- 민무늬근육은 자신의 의지대로 움직일 수 없으며 자율신경계의 지배를 받고 있기 때문에 ***involuntary muscle*** (불수의근)이라고도 한다.
- 민무늬근육은 가로 무늬가 없는 근육(***unstriated muscle***)으로 알려져 있다. 이는 민무늬근육이 가로무늬근육에서 보이는 띠 모양인 암대와 명대를 갖고 있지 않기 때문이다.
- 민무늬근육은 소화계통과 비뇨계통처럼 속이 비어 있는 구조에서 관찰되기 때문에 ***visceral muscle*** (내장근육)로 알려져 있다. *Visceral* (내장)은 내부 기관(내장)과 관련됨을 의미한다. 이러한 근육들은 심장을 제외한 대부분의 내장에서 관찰된다.

심장근육 *Myocardial Muscle*

Myocardial muscle [**my**-oh-**KAR**-dee-al, 심장근육(심장근)]은 심장의 근육층을 형성하기 때문에 ***myocardium*** (심장근육층) 또는 ***cardiac muscle*** (심장근육)로 알려져 있다 (**my/o**는 근육, **cardi**는 심장을 의미, **-al**은 -에 속하다라는 형용사형 어미)(그림 4.2C).

심장근육은 형태학적인 모습에서는 가로무늬근과 유사하지만, 기능면에서는 민무늬근육과 유사하다. 이것은 심장근육이 일정한 수축과 이완에 의하여 심장 박동을 일으키기 때문이다. 심장은 5장에서 설명한다.

근육의 수축과 이완
MUSCLE CONTRACTION AND RELAXATION

광범위한 근육의 운동은 특수화된 근육의 유형, 근육의 신경지배 및 길항작용을 하는 근육 쌍의 배열에 따라 가능하게 된다.

근육의 신경지배 *Muscle Innervation*

Muscle innervation (**in**-err-**VAY**-shun, 근육의 신경지배)은

운동신경에 의하여 전달된 자극에 의한 근육의 자극을 의미한다. 운동신경은 뇌에서 근육의 수축을 자극한다. 자극이 멈추면 근육은 이완한다. 이러한 정보는 신체의 자율적인 근육 수축을 조절한다(신경에 대한 내용은 10장에서 설명한다).

만약 신경의 자극이 손상이나 질병에 의해 방해를 받게 되면, 근육은 적절하게 작동할 수 없게 된다. 예를 들면, 마비 또는 적절한 수축의 불가능 등이다. 이러한 조절들에 대해서는 이 장의 후반부에 설명하였다.

Neuromuscular (**new**-roh-**MUS**-kyou-lar, 신경근육의)는 신경과 근육과의 관계에 속하는 것을 의미한다(**neur/o**는 신경, **muscul**은 근육을 의미, **-ar**는 -에 속하다라는 형용사형 어미).

쌍을 이루는 길항작용 근육들 *Antagonistic Muscle Pairs*

모든 근육은 길항작용을 하는 근육들이 쌍을 이루어 배열하고 있다. ***Antagonistic***은 '서로 반대작용을 하다(길항)'라는 의미이다. 각 쌍의 근육들은 수축과 이완에 의한 길이나 모양을 변화시킬 수 있는 특수화된 세포들로 구성되어 있다. 쌍을 이루는 근육들 중 한쪽이 수축할 때 다른 쪽 근육들은 이완한다. 이러한 대조적인 작용이 수축과 이완을 가능하게 한다.

- **Contraction** (수축)은 근육을 팽팽하게 하는 것이다. 근육이 수축할 때 짧고 두꺼워져 ***belly*** [힘살(근복), 근육의 중심]가 넓어진다.
- **Relaxation** (이완)은 근육이 원래 상태로 되돌아갈 때 일어난다. 근육이 이완되면 길이가 길어지고 가늘어지며 힘살은 더 이상 넓어지지 않는다.

예를 들면, 위팔세갈래근과 위팔두갈래근은 쌍으로 작용하여 팔의 운동을 가능하게 한다(그림 4.3).

대조적인 근육의 운동
CONTRASTING MUSCLE MOTION

서로 반대 작용을 하는 쌍을 이루는 근육에서 일어난다. 근육의 작용은 아래에 설명하였고 그림 4.4~4.8에 나타내었다.

벌림과 모음 *Abduction and Adduction*

Abduction [ab-**DUCK**-shun, 벌림(외전)]은 인체의 정중선으로부터 팔다리가 멀어지는 운동이다(**ab-**는 멀어지다, **duct**는 인도하다 또는 앞서다, **-ion**은 작용을 의미). 벌림운동은 팔을 신체 측면으로부터 밖으로 향하여 움직인다. ***Abductor*** (벌림근)는 정중선으로부터 몸의 일부를 멀어지게 하는 근육이다.

대조적으로 **adduction** [ah-**DUCK**-shun, 모음(내전)]은 인체의 정중선을 *향하는* 팔다리의 운동이다(**ad-**는 향하여, **duct**는 인도하다 또는 앞서다, **-ion**은 작용을 의미). 모음운동은 팔을 신체 측면을 향하여 안쪽으로 움직인다. ***Adductor*** (모음근)는 정중선을 향하여 몸의 일부를 움직이는 근육이다(그림 4.4).

굽힘과 폄 *Flexion and Extension*

Flexion (**FLECK**-shun, 굽힘)은 관절에서 팔다리를 굽혀서 두 뼈 사이의 각도를 줄여주는 것을 말한다(**flex**는 굽히다, **-ion**은 작용을 의미). ***Flexor muscle*** [굽힘근(굴근)]은 팔다리

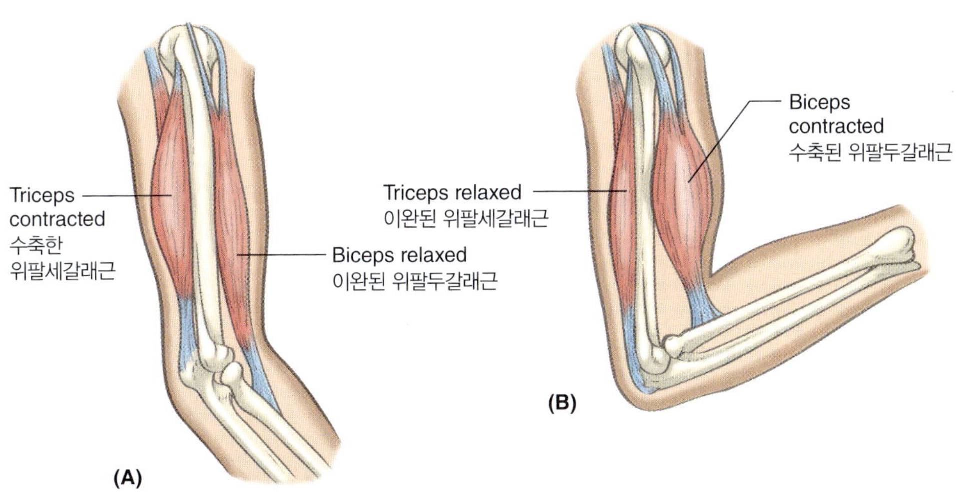

그림 4.3 위팔에서 길항작용을 하는 근육. (A) 팔꿈치를 *펼* 때 *위팔세갈래근*은 수축되고, *위팔두갈래근*은 이완된다. (B) 팔꿈치를 *굽힐* 때 *위팔세갈래근*은 이완되고 *위팔두갈래근*은 수축된다.

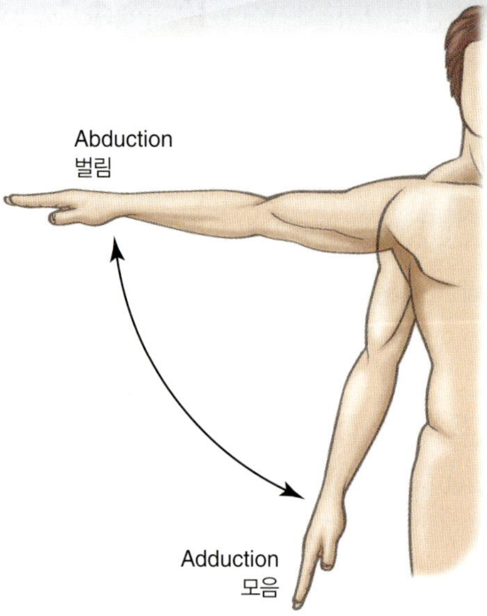

그림 4.4 *벌림*은 신체로부터 팔이 멀어지는 운동이다. *모음*은 신체 쪽으로 향하는 팔의 운동이다.

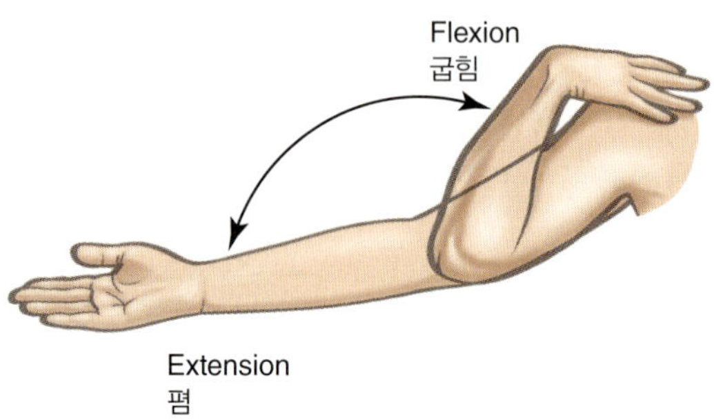

그림 4.5 *폄*은 팔꿈치의 각이 증가한다. *굽힘*은 팔꿈치의 각이 감소한다.

를 굽힌다.

대조적으로 **extension** [폄(신전)]은 팔다리를 펴거나 두 뼈 사이의 각도를 증가시키는 것을 말한다(**ex-**는 멀어지다, **tens**는 펴다, **-ion**은 작용을 의미). *Extensor muscle* [폄근(신근)]은 관절에서 팔다리를 펴는 근육이다(그림 4.5).

- **Hyperextension** (과신전)은 몸의 일부 또는 팔다리를 정상적인 위치보다 지나치게 펴는 것을 말한다. 예를 들면 정상적인 운동범위 이상으로 머리를 뒤로 젖히거나 앞으로 움직이는 운동은 목에 있는 근육의 과신전에 의하여 일어난다.

올림과 내림 *Elevation and Depression*

Elevation (올림)은 신체의 부분을 상승 또는 들어 올리는 작용이다. 예를 들면, 얼굴의 *levator anguli oris muscle* (입꼬리올림근)은 입의 모서리를 들어 올림으로써 미소를 짓게 한다. *Levator* [올림근(거근)]는 신체의 부분을 들어 올리는 근육이다.

대조적으로 **depression** (내림)은 신체의 부분을 내리게 하는 작용이다. 예를 들면, *depressor anguli oris* (입꼬리내림근)는 입 모서리를 낮게 함으로써 얼굴을 찌푸리게 한다. *Depressor* (내림근)는 신체의 부분을 내리는 근육이다. 얼굴의 일부 근육에 대한 그림 4.9를 참조하라.

회전과 휘돌림 *Rotation and Circumduction*

Rotation (회전)은 어깨관절에서와 같이 축 주위를 동심원 모양으로 움직이는 운동이다. *Axis* (축)는 신체의 중심에 길게 위치하는 상상의 선이며, 회전은 뼈가 자신의 축을 중심으로 돌아가는 것이다.

대조적으로 **circumduction** [**ser**-kum-**DUCK**-shun, 휘돌림(순환운동)]은 팔다리의 먼 쪽 끝에서 일어나는 원운동을 말한다. 예를 들면 휘돌림은 팔의 먼 쪽 끝에서 일어나는 회전운동이다(그림 4.6).

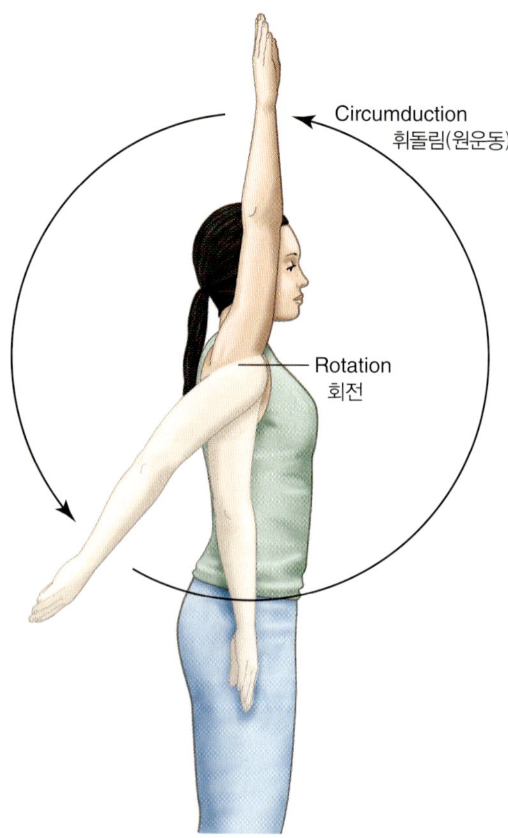

그림 4.6 *회전*은 어깨관절과 같은 축의 주위를 원 모양으로 운동하는 것이다. *휘돌림*은 팔의 먼 쪽 끝에서 원 모양으로 움직이는 것이다.

- *Rotator muscle* (회전근)은 축을 중심으로 몸의 일부를 돌리는 근육이다. 예를 들면, **humerus** [**HYUM**-er-us, 위팔뼈(상완골)]의 머리는 어깨관절 내에서 회전한다.
- *Rotator cuff* [근육둘레띠(회전근개)]는 위팔뼈 머리를 어깨관절 내에서 회전할 때 안전하게 제 위치에 있도록 지지하는 근육집단을 말한다(그림 4.13).

뒤침과 엎침 *Supination and Pronation*

Supination [**soo**-pih-**NAY**-shun, 뒤침(회외)]은 팔과 다리를 회전하는 작용으로 손바닥과 발바닥이 앞쪽 또는 위쪽으로 향하게 돌리는 운동이다.

대조적으로 **pronation** [proh-**NAY**-shun, 엎침(회내)]은 팔과 다리를 회전하는 작용으로 손바닥과 발바닥이 아래쪽 또는 뒤쪽으로 향하게 돌리는 운동이다(그림 4.7).

발등굽힘과 발바닥굽힘 *Dorsiflexion and Plantar Flexion*

Dorsiflexion [**dor**-sih-**FLECK**-shun, 발등굽힘(배측굴곡)]은 발목에서 발을 *위쪽*으로 굽히는 것을 말한다. 발가락끝과 발을 위로 올려서 다리의 앞쪽과 발끝 사이의 각도를 줄여준다(그림 4.8).

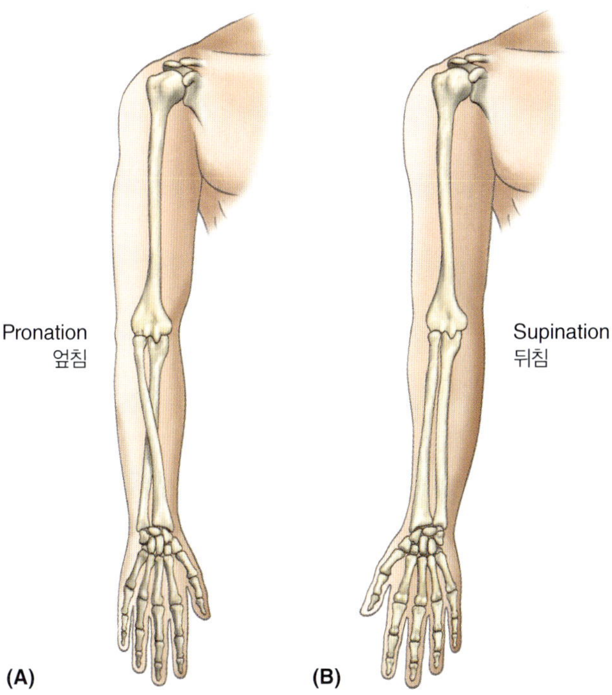

그림 4.7 (A) *엎침*(회내)은 손바닥이 아래쪽을 향하도록 팔을 돌리는 것이다. (B) *뒤침*(회외)은 손바닥이 위쪽을 향하도록 팔을 돌리는 것이다.

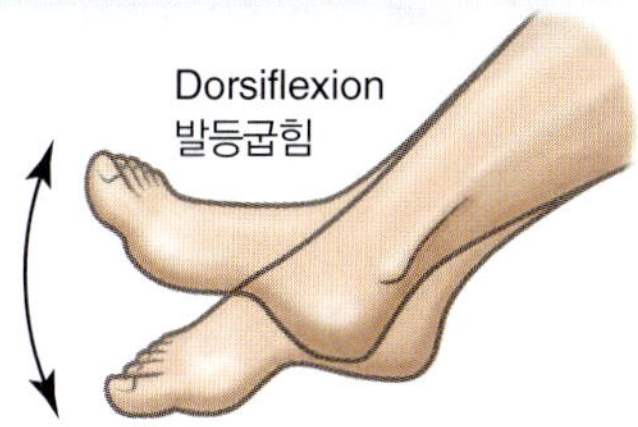

그림 4.8 *발등굽힘*은 발목에서 발을 위쪽으로 굽히는 것이다. *발바닥굽힘*은 발목에서 발을 아래쪽으로 굽히는 것이다.

대조적으로 **Plantar flexion** [**PLAN**-tar **FLECK**-shun, 발바닥굽힘(족저굴곡)]은 발목에서 발을 *아래쪽*으로 굽히는 것을 말한다. *Plantar*는 발바닥에 속하다를 의미한다. 발가락 끝과 발을 아래로 내려서 다리의 앞쪽과 발끝 사이의 각도를 증가시켜 준다(그림 4.8).

근육의 이름은 어떻게 명명하는가
HOW MUSCLES ARE NAMED

이 부분을 학습할 때 그림 4.9~4.12를 참조하라.

그림 4.9와 4.10에 많은 *superficial muscle* (얕은근육)들이 표지되어 있다. 그래서 이러한 근육들은 피부 아래 즉, 표면 가까이 위치하고 있다.

이는곳과 닿는곳에 따라 명명한 근육
Muscles Named for Their Origin and Insertion

뼈대근육의 운동은 부착점인 두 지점의 부착에 의해 만들어지며, 이들은 이는곳과 닿는곳으로 알려져 있고 일부 근육들은 이러한 부착점에 따라서 이름을 명명한다.

- **Origin** (이는곳)은 근육이 시작하는 곳이며, 신체의 정중선에 가장 가까운 지점 또는 뼈대부분에서 덜 움직이는 곳에 위치한다. 이는곳은 움직임이 작은 부착점이다.
- **Insertion** (닿는곳)은 근육이 뼈나 힘줄에 부착하는 근육의 끝이다. 이는곳과는 대조적으로 닿는곳은 움직임이 많은 부착점으로 신체의 정중선에서 먼 지점에 있다.
- 예를 들면, *sternocleidomastoid muscle* [목빗근(흉쇄유돌근)]은 목을 굽히거나 머리를 회전하는 데 도움을 준다(그림 4.9, 4.11). 이 근육은 이는점의 두 지점에 대한 명명법, 즉 복장뼈(흉골)를 의미하는 **stern/o**와 빗장뼈(쇄골)를 의미하는 **cleid/o**이다. **Mastoid muscle** (꼭지근)은 꼭지돌기의 한 지점에 닿는다(이곳은 관자뼈의 한 부분으로서 귀 바로 뒤에

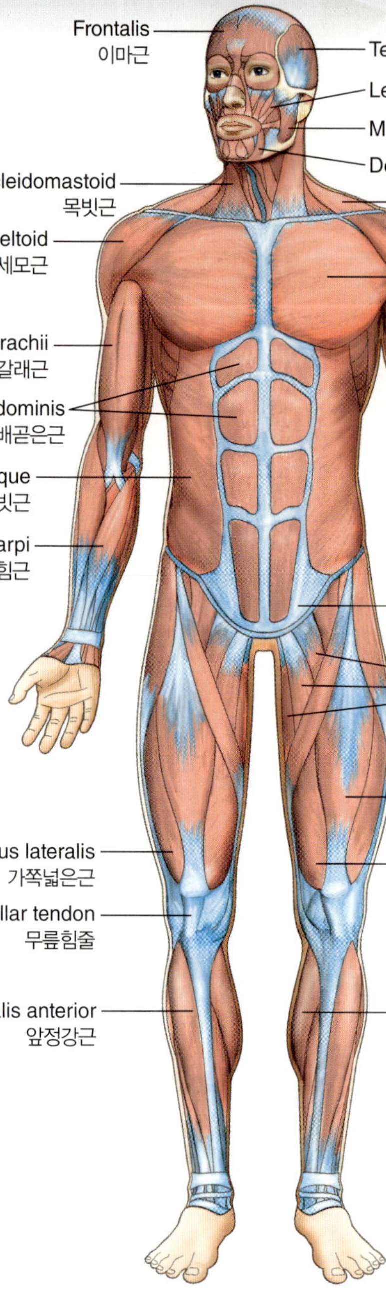

그림 4.9 신체의 얕은근육(앞쪽에서 본 모습).

위치하고 있다).

기능에 따라 명명한 근육 *Muscles Named for Their Action*

일부 근육들은 굽힘과 폄과 같은 기능에 따라 명명되었다.

- 예를 들면, ***flexor carpi muscle*** (손목굽힘근)과 ***extensor carpi muscle*** (손목폄근)의 근육들은 쌍을 이루는 근육으로 굽힘과 폄 작용을 가능하게 한다(그림 4.9). ***Carpi***는 손목 또는 손목뼈를 의미한다.

위치에 따라 명명한 근육

Muscles Named for Their Location

일부 근육들은 근처에 있는 기관이나 신체의 위치에 따라 명명되었다.

- 예를 들면, **pectoralis major** (**peck**-toh-**RAY**-lis, 큰가슴근)는 가슴 벽 앞에 위치한 두껍고 팬 모양의 근육이다(그림 4.9). ***Pectoral***이란 가슴과 관련되다라는 의미이다.

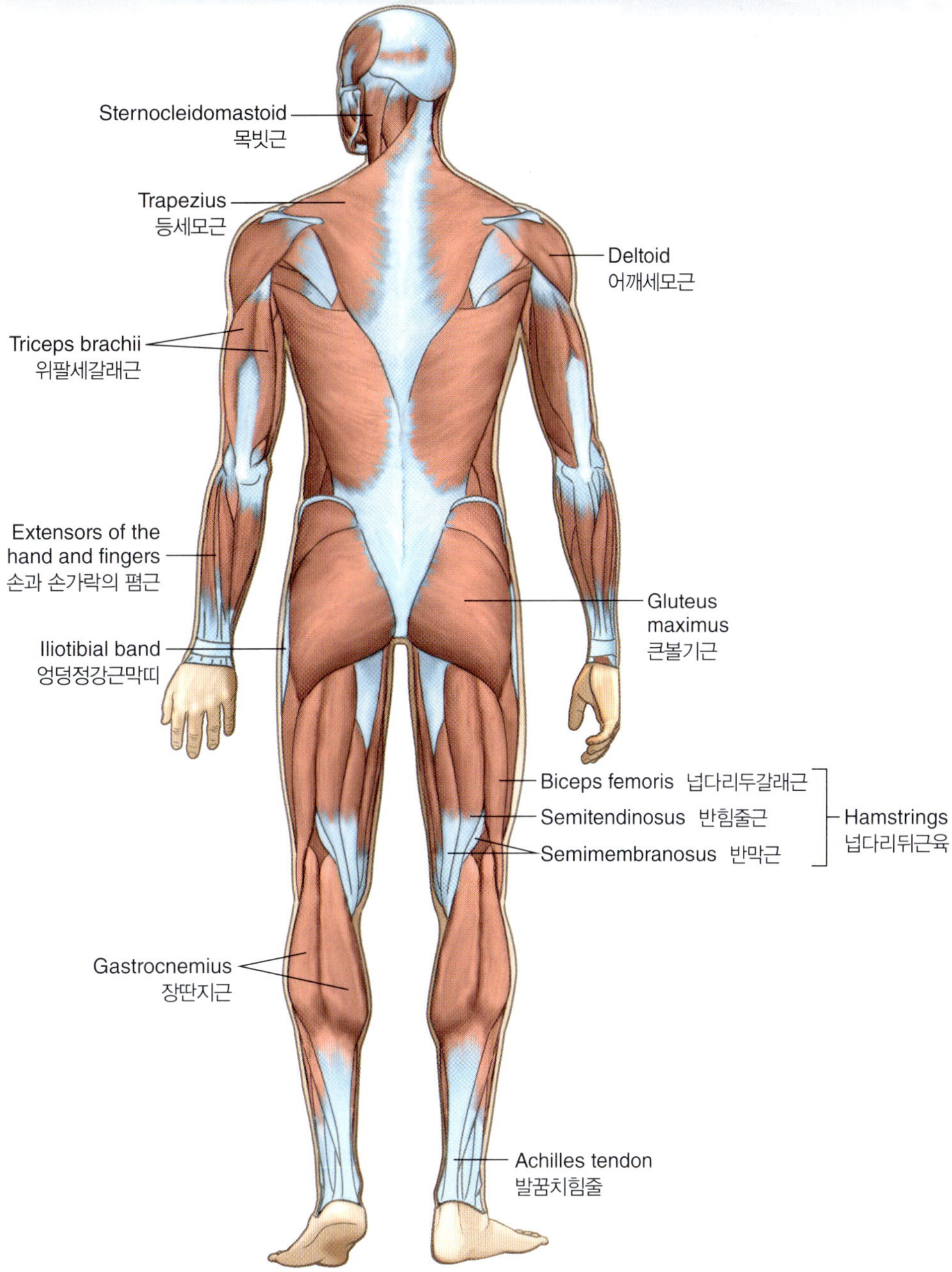

그림 4.10 신체의 얕은근육(뒤쪽에서 본 모습).

- **Lateralis**는 가쪽으로 향하다는 의미이다. 예를 들면, **vastus lateralis** (lat-er-**AY**-lis, 가쪽넓은근)는 다리의 바깥쪽에 위치하는 근육이다.
- **Medialis**는 정중선을 향다는 의미이다. 안쪽넓은근[**vastus medialis**, (mee-dee-**AY**-lis)]은 다리의 정중선 쪽으로 향하는 근육이다. 이들 근육은 넓적다리 앞쪽의 근육의 부분으로 무릎에서 다리의 굽힘과 폄 작용을 한다(그림 4.9에서 이들 근육의 위치를 확인 할 수 있다).

근섬유 방향에 따라 명명한 근육

Muscles Named for Fiber Direction

일부 근육들은 근섬유의 주행 방향에 따라 명명되었다(그림 4.12).

- **Oblique** (oh-**BLEEK**, 빗근)는 비스듬하게 또는 각이 지다는 의미이다. 예를 들면, ***external oblique*** (배바깥빗근)와 ***internal oblique*** (배속빗근)는 비스듬하게 배열된 근육들이다.

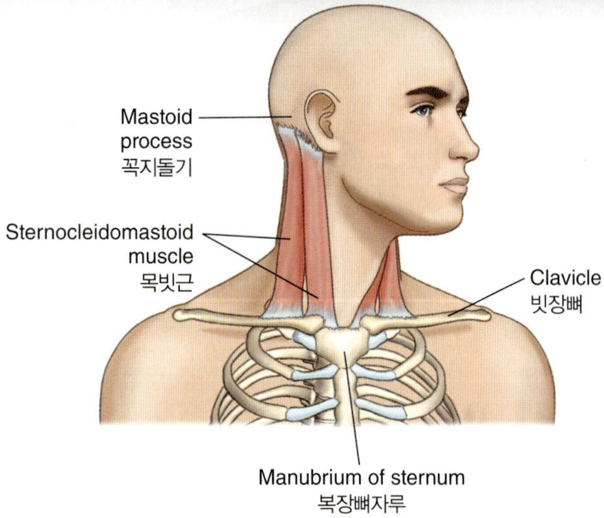

그림 4.11 *Sternocleidomastoid muscle* (목빗근)은 *이는곳*과 *닿는곳*의 위치에 의하여 명명되었다.

- **Rectus** [**RECK**-tus, 곧은근(직근)]는 신체의 수직축에 일직선으로 정렬된 근육을 의미한다. 예를 들면, *rectus abdominis* (배곧은근)와 *rectus femoris* (넙다리곧은근)는 일직선으로 정렬되어 있다.
- **Sphincter** [**SFINK**-ter, 조임근(괄약근)]는 원형의 근육으로 통로의 구멍을 단단하게 조이는 역할을 한다. 조임근은 조임근이 위치한 통로와 관련되진 이름을 갖는다. 예를 들면, *anal sphincter* (항문조임근)는 항문을 닫는 근육이다.
- **Transverse** [trans-**VERSE**, 가로근(횡근)]는 가로 방향으로 주행하는 근육을 의미한다. 예를 들면, *transverse abdominis* (배가로근)는 가로로 정렬된 배근육이다.

갈래의 수에 따라 명명된 근육

Muscles Named for Number of Divisions

근육은 근육을 형성하는 분기의 수에 따라서 이름을 명명한다. 이러한 예로 그림 4.3의 팔근육을 참조하라.

- **Biceps brachii** [**BYE**-seps **BRAY**-kee-eye, 위팔두갈래근(이두완근)]는 ***biceps*** (이두근)로 알려져 있으며, 두 개의 갈래(가지)에 의해 형성된다(**bi-**는 두 개, **-ceps** 머리 또는 갈래를 의미).
- **Triceps brachii** [**TRY**-seps **BRAY**-kee-eye, 위팔세갈래근(삼두완근)]는 ***triceps*** (삼두근)로 알려져 있으며, 세 개의 갈래(가지)에 의하여 형성된다(**tri-**는 세 개, **-ceps**는 머리 또는 갈래를 의미).
- 이들 근육들은 아래팔의 굽힘과 폄 작용을 한다.

크기와 모양에 따라 명명된 근육

Muscles Named for Their Size or Shape

일부 근육들은 근육의 모양이 넓고 좁고 또는 크고 작은 형태에 따라서 명명되었다.

- **Gluteus maximus** [**GLOO**-tee-us **MAX**-ih-mus, 큰볼기근(상둔근)]는 엉덩이에서 가장 큰 근육이다(그림 4.10). *Maximus*는 크고 많음을 의미한다.
- 다른 근육들은 생긴 모양에 따라 명명되었다. 예를 들면, **Deltoid muscle** [**DEL**-toyd, 어깨세모근(삼각근)]은 어깨에 위치하고 그리스어인 델타 모양의 역삼각형 모습과 유사하다.

이상한 이유에 의하여 명명된 근육

Muscles Named for Strange Reasons

Hamstring [햄스트링(슬건)]과 같은 일부 근육들은 겉보기에

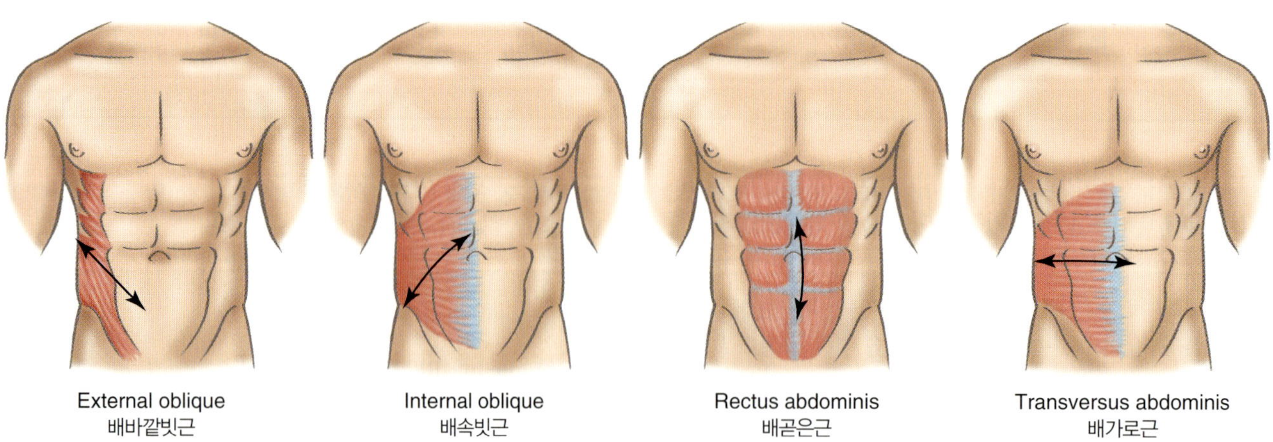

그림 4.12 많은 몸통의 근육들은 근섬유의 방향에 따라 명명된다.

는 이상한 이름이다. 이 그룹의 근육들은 도살업자들이 도살된 돼지를 걸어 놓을 때 사용한 근육에서 유래되어 명명되었다.

- **Hamstring group** [넙다리뒤근육근(슬건근군)]은 넓적다리 뒤쪽에 위치하며, 3개의 근육인 *biceps femoris* [넙다리두갈래근(대퇴이두근)], *semitendinosus* [반힘줄근(반건양근)] 및 *semimembranosus* [반막근(반막양근)]들로 구성되어 있다. 넙다리뒤근육의 주요 기능은 무릎을 굽히고 엉덩관절을 펴게 하는 것이다(그림 4.10).

선별된 근육들과 그들의 기능
SELECT MUSCLES AND THEIR FUNCTIONS

각각의 신체는 600개의 근육들로 구성된 특수한 역할을 한다. 이곳에서는 소수의 목록과 그들의 기능을 설명한다.

머리 근육 *Muscles of the Head*

- **Frontalis** (fron-**TAY**-lis, 이마근) 또는 *occipitofrontalis* (뒤통수이마근)는 이마에 있는 근육으로, 눈썹을 올리거나 내린다.
- **Temporalis** [**tem**-poh-**RAY**-lis, 관자근(측두근)]는 아래턱을 올려 입을 닫는 운동을 하는 근육이다.
- **Masseter** [mah-**SEE**-ter, 씹기근육(교근)]는 신체에서 가장 강한 근육 중의 하나로 음식을 씹을 때 아래턱을 위로 올려 입을 닫는 운동을 하는 근육이다.

몸통 근육 *Muscles of the Trunk*

- 남성에서 **pectoralis major** [큰가슴근(대흉근)]는 가슴근육의 대부분을 구성한다. 여성에서 이 근육은 유방 아래에 놓여 있다.
- **External oblique** [배바깥빗근(외복사근)]와 **internal oblique** [배속빗근(내복사근)]는 배부에서 관찰되는 근육이다. 배바깥빗근은 척주를 굽히고 회전시킨다. 또한 그들은 몸통을 굽히고 압축하는 데 이용된다. 배속빗근들은 척추를 굽히고, 복부 내용물을 지지하고, 호흡을 도우며 척수를 회전시킨다.
- **Rectus abdominis** (ab-**DOM**-ih-nus, 배곧은근)는 몸통을 굽히는 것을 도와주고, 호흡을 보조하며 척추를 지탱한다.
- **Transverse abdominis** (배가로근)는 배부의 측면에 위치하고 있다. 이 *core muscle*은 웃거나 기침할 때 관여한다.

어깨와 팔 근육 *Muscles of the Shoulders and Arms*

- **Deltoid** (어깨세모근)는 어깨의 근육을 덮는 형태이다(그림 4.9, 4.10).
- **Trapezius** (trah-**PEE**-zee-us, 등세모근(승모근)]는 머리와 어깨뼈를 움직이는 근육이다.
- **Biceps brachii** (위팔두갈래근)는 위팔의 앞에 위치하고 있고 팔꿈치를 굽힌다.
- **Triceps brachii** (위팔세갈래근)는 위팔의 뒤에 위치하고 있고 팔꿈치를 편다.

다리 근육 *Muscles of the Legs*

- **Rectus femoris** (**FEM**-or-iss, 넙다리곧은근)는 무릎에서 다리를 펴는 근육이다.
- **Quadriceps femoris** [넙다리네갈래근(대퇴사두근)]는 무릎에서 다리를 펴는 작용을 하는 가쪽넓은근과 안쪽넓은근을 포함하는 4개의 근육으로 구성되어 있다.
- **Hamstring group** (넙다리뒤근육군)은 무릎을 굽히고 엉덩이를 펴는 데 관여한다.
- **Gastrocnemius** [**gas**-trok-**NEE**-mee-uhs, 장딴지근(비복근)]는 무릎을 굽히고 발을 아래로 굽히게 하는 종아리 근육이다. 그 이름은 이 근육이 튀어 나와 있기 때문에 라틴어로 '다리에 있는 위(stomach)'에서 유래하였다.

근육계통과 관련된 전문의료인
MEDICAL SPECIALTIES RELATED TO THE MUSCULAR SYSTEM

- **Exercise physiologist** (**fiz**-ee-**OL**-oh-jist, 운동생리학자)는 의사의 감독 하에서 운동 프로그램을 개발하고 기구를 이용하여 조정하며 육체적 건강을 증진시키기 위하여 의학적인 검사를 관리하는 전문가이다.
- **Neurologist** (new-**ROL**-oh-jist, 신경과전문의)는 마비의 원인과 기능이 소실된 유사한 근육의 질환을 치료하는 의사이다.
- **Physiatrist** (**fiz**-ee-**AT**-rist, 재활의학전문의)는 기능 재활에 중점을 두고 물리요법과 재활치료를 전문으로 하는 의사이다. *Rehabilitation* (재활)은 질병과 손상에 의한 회복과 정상 또는 정상에 가까운 기능을 할 수 있도록 기능을 회복시켜 준다.
- **Sports medicine physician** (스포츠의학전문의)은 스포츠와 관련된 뼈, 관절 및 근육의 손상을 다루는 전문의이다.

근육계통의 병리
PATHOLOGY OF THE MUSCULAR SYSTEM

근섬유, 근막 및 힘줄 *Fibers, Fascia, and Tendons*

- **Fasciitis** [**fas**-ee-**EYE**-tis, 근막염) 또는 *fascitis*는 근막의 염증이다(**fasci**는 근막, **-itis**는 염증을 의미).
- **Fibromyalgia syndrome** (**figh**-broh-my-**AL**-jee-ah, 섬유

근육통증후군)은 피로를 특징으로 하는 특수한 근육, 관절 또는 뼈의 통증 및 광범위한 다른 증상을 일으키는 심신을 약하게 하는 만성적 상태를 말한다(**fibr/o**는 섬유결합조직, **my**는 근육, **-algia**는 통증을 의미). *Debilitating*은 심신을 허약하게 만드는 상태를 의미한다. *Chronic fatigue syndrome* (만성피로증후군)과 뚜렷한 차이를 나타낸다.

- **Tenosynovitis** (**ten**-oh-**sin**-oh-**VYE**-tis, 건초염)는 힘줄을 둘러싸고 있는 훈활집막의 염증이다(**ten/o**은 힘줄, **synov**는 활막, **-itis**는 염증을 의미).
- **Tendinitis** (**ten**-dih-**NIGH**-tis, 힘줄염) 또는 *tendonitis*는 관절을 지나치게 많이 사용하거나 비정상적인 사용이 원인이 되는 힘줄의 염증이다(**tendin**은 힘줄, **-itis**는 염증을 의미). *Tenonitis*와 *tenontitis*는 모두 힘줄염을 나타내는 같은 용어이다.

만성피로증후군 *Chronic Fatigue Syndrome*

Chronic fatigue syndrome, CFS (만성피로증후군)은 원인은 알 수 없는 질환으로 신체의 여러 계통에 영향을 미친다. 많은 증상들이 섬유근통증후군(fibromyalgia syndrome)과 유사하기 때문에 이 장에서 설명하였다.

- CFS는 침대에서 휴식을 취해도 개선되지 않는 심한 피로와 육체적 또는 정신적 활동에 의하여 더욱 악화되는 특징을 갖는 복잡하고 심신을 허약하게 하는 질환이다.

근육질환 *Muscle Disorders*

- **Adhesion** (ad-**HEE**-zhun, 유착)은 섬유조직의 띠가 비정상적으로 구조물들을 서로 결합시키는 것을 말한다. 유착은 손상을 받거나 또는 외과수술 후에 근육 또는 내부 장기에서 일어난다. *Frozen shoulder* [동결건(오십견)]는 어깨의 관절주머니의 유착을 의미하며, 어깨관절 주위가 조여짐을 말한다.
- **Atrophy** (**AT**-roh-fee, 위축)는 신체의 조직이 닳거나 약해지는 것을 의미한다. 근육위축(muscle atrophy)은 오랜 기간 동안 근육을 사용하지 않거나 여러 가지 병변에 의하여 발생한다.
- **Myalgia** (my-**AL**-jee-ah, 근육통)는 근육이 민감하거나 통증이 있는 것을 의미한다(**my**는 근육, **-algia**는 통증을 의미).
- **Myocele** (**MY**-oh-seel, 근육탈장)은 파열된 근막을 통하여 근육이 돌출하는 것을 의미한다(**my/o**는 근육, **-cele**은 탈장을 의미). **Hernia** (**HER**-nee-ah, 탈장)는 정상적인 위치에서 조직을 통하여 구조물의 일부가 이탈되는 것을 말한다.
- **Myolysis** (my-**OL**-ih-sis, 근육용해)는 근육 조직의 퇴행을 의미한다(**my/o**는 근육, **-lysis**는 분해 또는 파괴를 의미). *Degeneration*은 악화 또는 파괴를 의미한다. *Deterioration*은 악화되는 과정을 의미한다.
- **Myorrhexis** (**my**-oh-**RECK**-sis, 근육파열)는 근육의 파열을 의미한다(**my/o**는 근육, **-rrhexis**는 파열을 의미).
- **Polymyositis** (**pol**-ee-**my**-oh-**SIGH**-tis, 다발성근육염)는 동시에 신체의 여러 부분의 수의근에 염증이 발생하는 것을 의미한다(**poly-**는 수가 많은, **myos**는 근육, **-itis**는 염증을 의미). 영향을 받는 근육들은 전형적으로 몸통에 근접한 근육들이며 그 결과 근육이 심하게 약화된다.
- **Sarcopenia** (**sar**-koh-**PEE**-nee-ah, 근육감소증)는 노화가 되면서 근육의 중량, 강도 및 기능이 소실되는 것을 의미한다(**sarc/o**는 근육, **-penia**는 부족하다를 의미). 근력과 저항력 훈련 프로그램에 의하여 근육의 양을 천천히 개선할 수 있으나 이러한 증상을 멈추게 할 수는 없다.

근육긴장 *Muscle Tone*

Muscle tone (근육긴장)은 균형을 이루는 근육의 장력(수축과 이완)으로서 정상적인 자세, 협동 및 활동을 가능하게 하는 것이다.

- **Atonic** (ah-**TON**-ick, 무긴장)은 정상적인 근육 긴장 또는 힘이 부족한 것을 의미한다(**a-**는 없다, **ton**은 긴장을 의미, **-ic**은 형용사형 어미).
- **Dystonia** (dis-**TOH**-nee-ah, 긴장이상)는 비정상적인 근육의 긴장 상태로 수의근 운동의 불균형이 원인이 된다(**dys-**는 나쁘다, **ton**은 긴장, **-ia**는 상태를 의미).
- **Hypotonia** (**high**-poh-**TOH**-nee-ah, 저긴장증)는 뼈대근육의 긴장도가 감소되는 것을 의미한다(**hypo-**는 -보다 아래의, 정상 이하의, **ton**은 긴장, **-ia**는 상태를 의미).

근육 운동 *Muscle Movement*

- **Ataxia** (ah-**TACK**-see-ah, 운동실조증)는 수의근의 운동 중에 근육을 조절할 수 없는 증상을 말한다(**a-**는 없다, **tax**는 조절, **-ia**는 상태를 의미). 불안정하게 흔들거리는 이러한 운동은 주로 소뇌의 비정상적인 활동이 원인에 의한다(10장 참조).
- **Contracture** [kon-**TRACK**-chur, 경축(구축, 근육의 고정상태)]는 근막, 근육, 힘줄, 인대 또는 피부가 영구적인 조여있는 상태로 정상적인 탄성 조직이 비탄력적 섬유성 조직으로 교체될 때 일어난다. 가장 일반적인 경축의 원인은 흉터가 생길 때나 움직일 수 없거나 비활동 등의 원인으로 근육을 잘 사용하지 않을 때 발생한다.
- **Intermittent caludication** (**klaw**-dih-**KAY**-shun, 파행성보행)은 다리의 통증으로 운동 중에 일어나며 휴식 후 증상이 완화된다. *Intermittent*는 시간 간격을 두고 발생하다는 의미이며, *claudication*은 절름발이를 의미한다. 원활하지 못한 혈액순환에 의하여 발생하는 이러한 상태는 말초혈관 질환과 관련이 있다(5장 참조).

- **Spasm** (경련)은 하나 또는 그 이상의 근육에서 갑자기 일어나는 불수의적인 근육의 수축을 의미한다. *Charley horse*(근육경직)로도 알려져 있으며, 특히 다리에서 발생할 때 일어난다.
- **Cramp** [경련(쥐)]은 생리통(menstrual cramp)과 필기근육경련(서경, writer's cramp)과 같이 국소적인 근육경련을 의미한다.
- **Spasmodic torticollis** (spaz-**MOD**-ick **tor**-tih-**KOL**-is, 경련성 기운목)는 *wryneck* [기운목(사경)]라고도 하며, 손상된 쪽으로 머리를 잡아당기는 목근육의 경련성 수축에 의하여 목이 딱딱해지는 증상이다. *Spasmodic*은 경련과 관련된, 그리고 *torticollis*는 목의 근육이 짧아지거나 수축된 상태를 의미한다.

근육의 기능 Muscle Function

- **Bradykinesia** (**brad**-ee-kih-**NEE**-zee-ah, 운동완만)는 운동이 매우 느린 상태를 의미한다(**brady-**는 느리다, **kines**는 운동, **-ia**는 상태를 의미). 이러한 증상은 파킨슨병 증후군의 하나로서 10장에서 설명한다.
- **Dyskinesia** (**dis**-kih-**NEE**-zee-ah, 운동장애)는 tic (틱, 얼굴부분의 경련) 또는 경련과 같이 수의근의 운동이 결함되거나 뒤틀린 상태를 말한다(**dys-**는 나쁘다, **kines**는 운동, **-ia**는 상태를 의미). *Tic*은 얼굴의 경련성 근육 수축을 의미한다. 비록 이러한 운동이 의도적으로 일어난 것처럼 보일지라도 이들이 수의적인 조절에 의한 것은 아니다.
- **Hyperkinesia** (**high**-per-kye-**NEE**-zee-ah, 운동과잉증)는 *hyperactivity*라고도 하며, 비정상적으로 근육의 기능 또는 운동이 항진된 상태를 의미한다(**hyper-**는 과도하거나 지나치다, **kines**는 운동, **-ia**는 상태를 의미).

간대성 근경련 Myoclonus

Myoclonus (**my**-oh-**KLOH**-nus, 간대성 근경련)는 하나 또는 근육 집단의 돌발적인 불수의적 경련을 말한다(**my/o**는 근육, **clon**은 격렬한 운동, **-us**는 단수형 명사어미).

- **Nocturnal myoclonus** (nock-**TER**-nal **my**-oh-**KLOH** nus, 야행성 간대성 근경련)는 수면 시 다리에 쥐가 나는 증상이다. *Nocturnal*은 밤에 속하다는 의미이다.
- **Singultus** (sing-**GUL**-tus, 딸꾹질)는 *hiccups*라고도 하며, 가로막의 간대성 근경련으로 매번 경련을 일으킬 때마다 특징적인 딸꾹질 소리의 원인이 된다.

중증근무력증 Myasthenia Gravis

Myasthenia Gravis, GM (**my**-as-**THEE**-nee-ah **GRAH**-vis, 중증근무력증)는 만성자가면역 질환으로 신경근육결합부위(신경이 근육의 수축을 활성화시키는 곳)에 영향을 미치며 수의근의 운동을 심각하게 약화시킨다. 안구 운동, 얼굴 표정, 씹기, 말하기 및 삼키기에 관련된 근육들은 때때로 이러한 조건에 영향을 받는다. *Myasthenia*는 근육이 약해지다는 의미이다(**my**는 근육, **-asthenia**는 약해지다 또는 힘이 부족하다를 의미). *Gravis*는 라틴어로 심각하다는 의미이다.

근육위축병 Muscular Dystrophy

일반적으로 **muscular dystrophy** [**DIS**-troh-fee, 근육위축병(근이영양증)]로 알려진 증상으로 *muscular dystrophies*라는 복수형으로 부르는 것이 올바르다. 일반적으로 이와 같은 용어는 30개 이상의 유전적 질환의 그룹으로 설명되며 운동을 조절하는 근육의 점진적인 약화와 뼈대근육의 퇴화로 특징지어지며 신경계에 영향을 미치지는 않는다. 이러한 근육위축병의 어떠한 유형도 중지 또는 멈출 수 있는 특수한 치료법은 없다. 가장 흔한 두 가지 유형은 다음과 같다.

- *Duchenne muscular dystrophy*, **DMD** (듀켄 근이영양증)은 어린이에게서 일어나는 가장 일반적인 근육위축병이다. 주로 3~5세 사이의 남아에서 발생한다. 병은 빨리 진전되어 12세의 소년에서는 걷기가 어려우며 그 후에는 인공호흡장치가 필요하게 된다.
- *Becker muscular dystrophy*, **BMB** (베커 근이영양증)는 듀켄 근이영양증과 유사하나 덜 심각한 질환이다.

반복적인 스트레스 질환 Repetitive Stress Disorders

반복적인 스트레스 질환은 *repetitive motion disorder* (반복적인 운동 질환)라고도 하며 일상적인 일을 할 때나 스포츠와 같은 반복적인 운동에 의하여 일어나는 다양한 근육의 질환이다. 증상은 관절, 신경, 힘줄 및 근육의 반복적인 운동에 의하여 나타난다.

- **Compartment syndrome** (구획증후군)은 근육의 집단을 분리하는 근막에 의하여 둘러싸인 공간 내 종창에 의한 혈관과 신경의 압박에 의하여 발생한다. 이러한 증상은 손상, 붕대나 캐스팅을 세게 하였을 때 또는 달리기와 같은 반복적인 운동을 하였을 때 발생한다.
- **Overuse injury** (남용부상)는 회복할 시간이 없는 조직의 손상이 경미한 경우이다. 이러한 손상은 너무 긴 스포츠 훈련기간 동안이나 컴퓨터 자판기에서 오랜 시간을 보내는 사람에게서 나타난다.
- **Overuse tedinitis** (**ten**-dih-**NIGH**-tis, 과도한 사용에 의한 힘줄염)는 *overuse tendinosis* (과도한 사용으로 인한 세포 수준에서 힘줄의 만성적 손상)는 관절을 지나치게 사용하거나 관절을 잘못 사용으로 인한 힘줄의 염증이 발생한 것을 말한다(**tendin-**은 힘줄, **-itis**는 염증을 의미).

- **Stress fracture** (스트레스성 골절)는 지나치게 많이 사용할 때 손상이 일어나 발생하며 3장에서 설명하였다.

근막동통증후군 *Myofascial Pain Syndrome*

Myofascial pain syndrome (근막동통증후군)은 신체 전반에 걸쳐 근막과 근육에 영향을 미치는 만성적인 통증 질환이다. 이 증후군은 국소적 또는 근육 연관통을 일으키는 시작점에서 일어난다. ***Trigger point*** (시작점)는 근막과 근육이 접촉하는 부위로서 가장 예민한 영역이다. ***Referred pain*** (연관통)은 신체의 한부분에서 기시한 통증이 신체의 다른 부위에서 감지되는 것을 말한다.

근육둘레띠 손상 *Rotator Cuff Injuries*

- **Impingement syndrome** (im-**PINJ**-ment, 어깨관절 충돌증후군)은 힘줄이 부어오르고 염증이 있을 때 일어나며 어깨관절 내 뼈 사이의 좁은 공간에서 일어난다. 충돌증후군의 일반적인 증상은 팔을 머리 위로 올릴 때 불편함을 느끼게 한다.
- **Rotator cuff tendinitis** (**ten**-dih-**NIGH**-tis, 근육둘레띠 힘줄염)는 회선건판 힘줄의 염증을 말한다(그림 4.13). 이와 같은 염증을 ***tennis shoulder*** 또는 ***pitcher's shoulder***라고 한다.
- **Ruptured rotator cuff** (근육둘레띠 파열)는 근육둘레띠 힘줄염을 치료하지 않거나 지나치게 계속 사용했을 때 일어나며, 자극을 받은 힘줄은 약해지거나 찢어질 수 있다(그림 4.13).

손목굴증후군 *Carpal Tunnel Syndrome*

Carpal tunnel syndrome (손목굴증후군)은 손목굴을 통과하는 힘줄을 만성적으로 많이 사용했을 때 일어나며, 붓고 염증이 진행되는 증상이다. Carpal tunnel은 손목의 내면 아래 0.6 cm에 위치하는 손목 인대 아래의 뼈로 된 좁은 통로이다. 정중신경과 주요 힘줄들이 이 통로를 통하여 지나 손가락을 굽히는 기능을 한다(그림 4.14). ***Carpal***은 손목에 속하다는 의미이다.

- 이러한 손목굴증후군의 종창은 이 굴을 지나는 정중신경을 압박하게 된다.
- **Carpal tunnel release** (손목굴확장술)는 손목굴을 확장시키는 수술 또는 신경의 압박을 줄여주기 위하여 손목 인대를 절단하는 방법이다.

결절성 낭포 *Ganglion Cyst*

Ganglion cyst (**GANG**-glee-on **SIST,** 결절성 낭포)는 손목의 바깥면에서 주로 발생하는 해가 되지 않는 액체로 채워진 종창이다. 이 증상은 반복된 작은 손상에 의하여 발생하며, 일반적

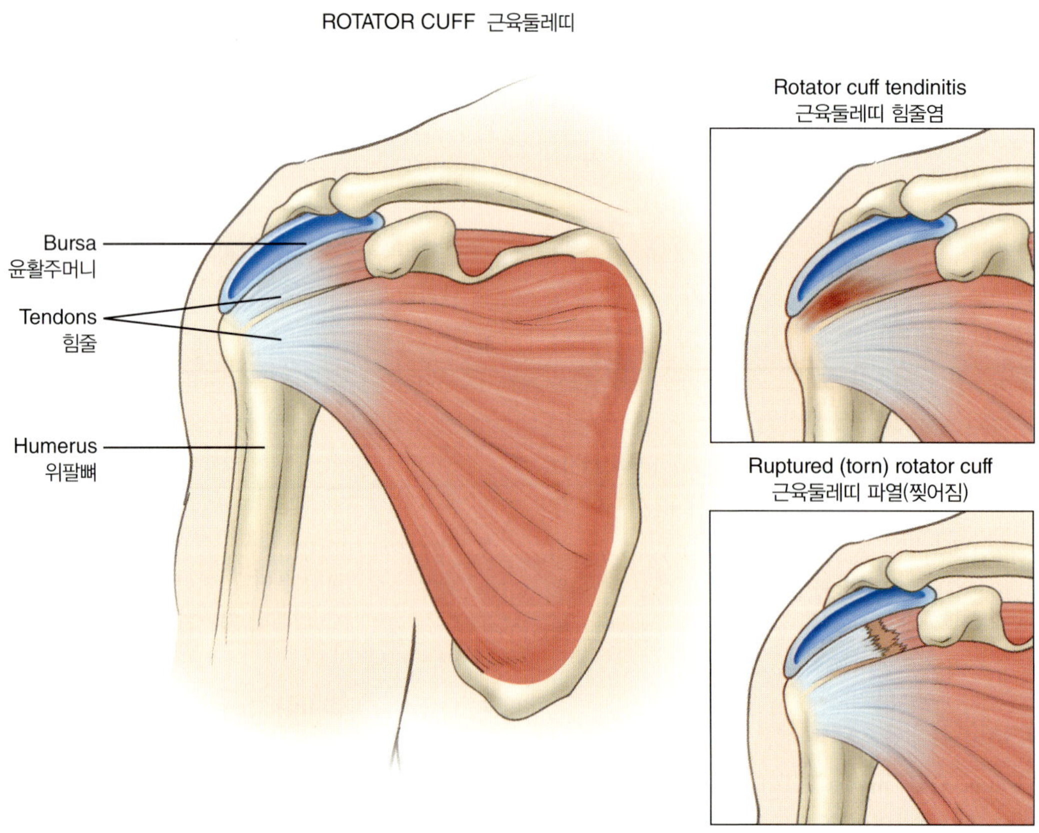

그림 4.13 건강한 근육둘레띠의 모습(왼쪽)과 손상된 근육둘레띠의 모습(오른쪽).

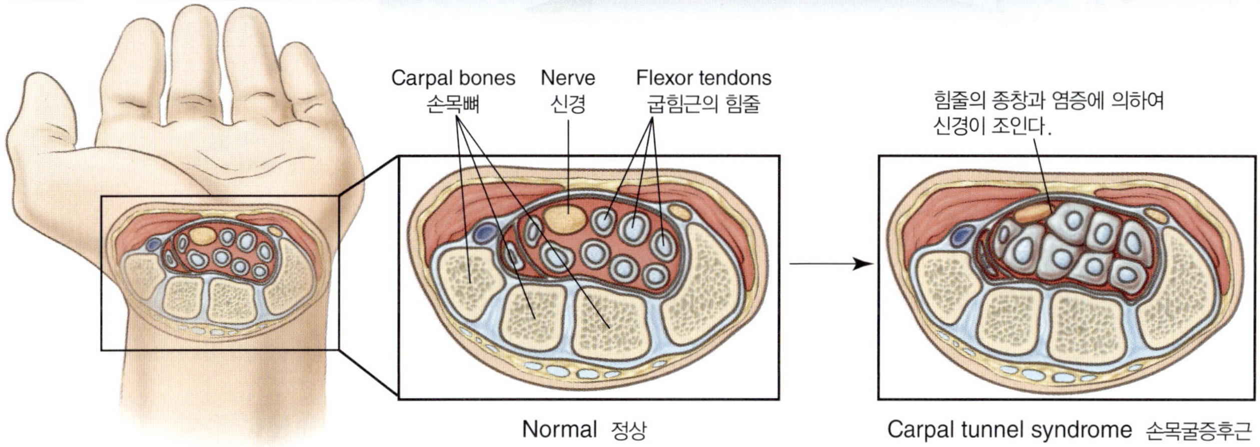

그림 4.14 손목굴을 통과하는 힘줄에 염증과 종창이 일어날 때 신경을 조이고 손목굴 증후군을 일으키는 원인이 된다.

으로 통증이 없으며 치료를 필요로 하지 않는다(10장의 신경절을 의미하는 ganglion과 혼동하지 않는다).

위관절융기염 *Epicondylitis*

Epicondylitis [**ep**-ih-**kon**-dih-**LYE**-tis, 위관절융기염(상과염)]는 팔꿈치를 둘러싸고 있는 조직의 염증이다(**epi-**는 위, **condyl-**은 관절융기로, **-itis**는 염증을 의미).

- *Lateral epicondylitis* [가쪽위관절융기염(외측상과염)]는 *tennis elbow*로 알려져 있으며, 아래팔의 손등면에 통증을 일으키는 특징이 있다.
- *Medial epicondylitis* [안쪽위관절융기염(내측상과염)]는 *golfer's elbow*로 알려져 있으며, 아래팔의 손바닥 면에 통증을 일으키는 특징이 있다.

발목과 발의 질환 *Ankle and Foot Problems*

- **Heel spurs** (뒤꿈치뼈가시)는 발뒤꿈치 뼈의 부착점 근처에 있는 발바닥 근막에 칼슘이 침착되는 증상으로 발바닥 근막염의 원인 중의 하나이다.
- **Plantar fasciitis** (**PLAN**-tar **fas**-ee-**EYE**-tis, 발바닥근막염)는 발바닥 밑의 발바닥 근막의 염증이다. 이 증상은 걷거나 달릴 때 발과 발뒤꿈치에 통증을 일으키는 원인이다(그림 4.15).

스포츠 손상 *Sports Injuries*

다음과 같은 손상은 스포츠를 할 때 지나치게 사용하여 발생한다. 그러나 일부 손상은 다른 유형의 외상에 의하여 발생한다.

- **Sprain** [염좌(인대 손상)]은 발목, 무릎 또는 손목과 같은 관절의 손상으로 일반적으로 인대가 늘어나거나 찢어져서 발생한다(그림 4.16).
- **Strain** [염좌(근육 손상)]은 근육 또는 힘줄 부착점의 손상이다. Strain은 주로 과도한 사용에 의하여 힘줄과 근육의 부착점이 찢어지거나 근육의 신전에 의한 손상이다.
- **Shin splint** (정강이 통증)는 정강뼈[tibia (shin bone)]로부터 ***tibialis anterior muscle*** (앞정강근)이 찢어져서 발생하며 통증이 있는 상태이다. 정강이 통증은 종아리의 앞가쪽근육 또는 뒤안쪽근육에서 발생한다(그림 4.10, 4.11). 이러한 유형의 손상은 거친 표면을 달리는 것과 같은 종아리를 반복적으로 스트레스를 주는 운동이 일반적인 원인이다.
- **Hamstring injury** (넙다리뒤근육의 손상)는 엉덩이를 펴고 무릎을 굽히게 하는 세 개의 넙다리뒤근육의 일부가 찢어지거나 좌상이 있을 때 발생한다. 이 근육이 너무 빨리 수축하면 넓적다리 뒤쪽에 갑자기 심한 통증을 일으킨다.

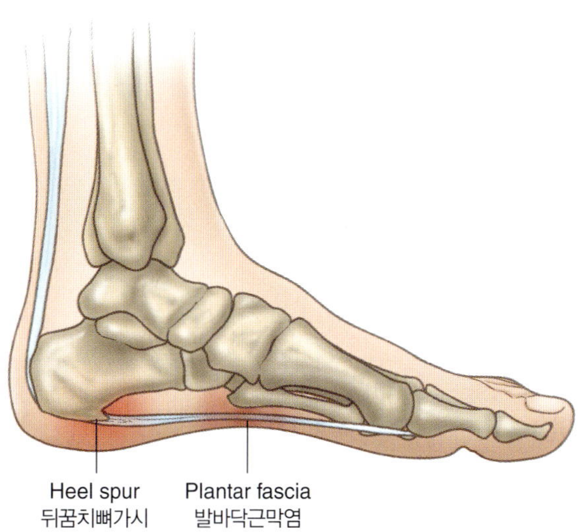

그림 4.15 발바닥근막염과 뒤꿈치뼈가시.

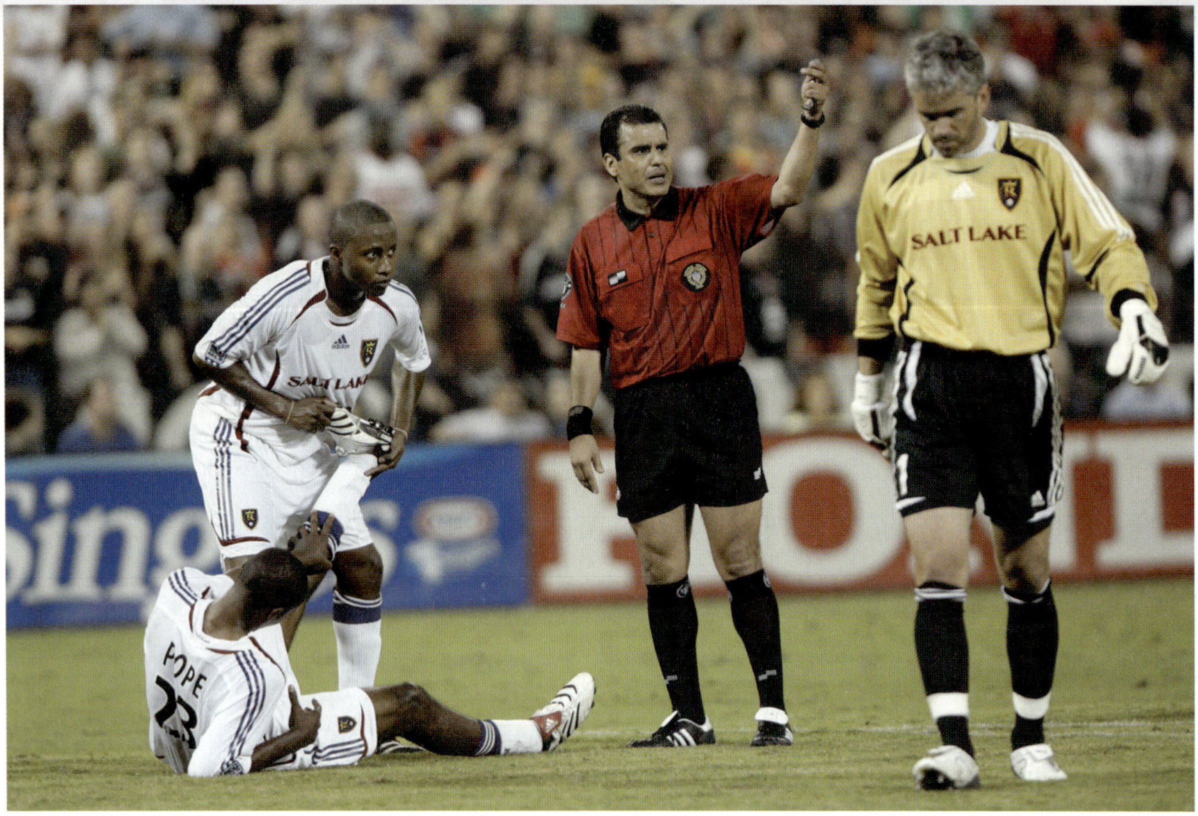

그림 4.16 *염좌된 발목*은 한 개 또는 그 이상의 인대가 늘어나거나 찢어져서 발생하는 일반적인 스포츠 손상이다.

- **Achilles tendinitis** [**ten**-dih-**NIGH**-tis, 발꿈치힘줄염(아킬레스 힘줄염)]는 아킬레스 힘줄에 지나친 스트레스를 가할 때 통증성 염증을 일으킨다.
- **Iliotibial band syndrome, ITBS** (**ill**-ee-oh-**TIB**-ee-al, 엉덩정강근막띠증후근)은 과다 사용 손상이다. 엉덩정강근막띠는 엉덩뼈에서 대각선으로 넙다리를 지나 정강뼈에 부착한다. ITBS는 엉덩정강근막띠가 뼈에 대항하여 마찰을 받아 발생하며, 때때로 무릎 부위에서 일어난다.

척수손상 *Spinal Cord Injuries*

3장에 기술한 바와 같이 spinal cord (척수)는 척추에 의하여 둘러싸여 보호되고 있다. 이러한 보호는 척수가 부드럽기 때문에 필수적이다

- **Spinal cord injury, SCI** (척수손상)에 의하여 야기되는 마비의 유형은 손상 부위와 인접한 척추의 위치에 의하여 결정된다. 손상이 일어난 척수보다 높은 부위들은 영향을 받은 신체부위보다 더욱 많은 영향을 받는다.
- 척추가 부서지거나 부서진 조각에 의하여 일어나는 손상은 척수를 압박하게 된다. 척추가 밀리거나 밀려나온다면 척수 또한 손상을 일으킬 수 있다.
- 척수가 손상될 때 손상 부위 아래의 신체 부위와 뇌와의 교통은 감소하거나 소실될지도 모른다. 이러한 현상이 일어날 때 영향을 받은 신체의 일부 영역은 정상적인 기능을 할 수 없게 된다.
- ***Incomplete injury*** (불완전손상)는 손상받은 부위 아래의 기능이 정상적이지는 않지만 일부 기능은 남아 있는 상태를 의미한다.
- ***Complete injury*** (완전손상)는 손상받은 부위 아래의 감각과 운동기능이 완전히 소실되는 것을 의미한다. 그러나 완전손상이 어떠한 회복의 여지가 없는 손상을 의미하는 것은 아니다.

마비의 유형 *Types of Paralysis*

Paralysis (pah-**RAL**-ih-sis, 마비)는 근육을 지배하는 신경의 질병이나 손상에 의하여 수의근의 운동과 감각의 소실이 일어나는 것이다. 손상은 일시적 또는 영구적으로 일어날 수 있다 (복수형, *paralyses*).

- **Myoparesis** [**my**-oh-**PAR**-eh-sis, 근부전마비(근육불완전마비)]는 약화 또는 경미한 근육마비이다(**my/o**은 근육, **-paresis**는 부분적 또는 불완전한 마비를 의미).

- **Hemiparesis** (**hem**-ee-pah-**REE**-sis, 반신부전마비)는 신체의 한쪽이 약화 또는 경미한 마비이다(**hemi-**는 반쪽, **-paresis**는 부분적 또는 불완전한 마비를 의미). *Hemiplegia* [편측마비(반신불수)]와 비교하라.
- **Hemiplegia** (**hem**-ee-**PLEE**-jee-ah, 반신불수)는 신체의 한쪽 전체가 마비된 상태이다(**hemi-**는 반쪽, **-plegia**는 마비를 의미). 이러한 유형의 마비는 일반적으로 뇌졸중이나 뇌의 손상과 관련된다. 한쪽 뇌의 손상은 신체의 반대쪽 손상을 일으킨다. 반신불수가 된 사람들을 ***hemiplegic***이라고 한다. *Hemiparesis* (반신부전마비)와 비교하라.
- **Paraplegia** [**par**-ah-**PLEE**-jee-ah, 하반신마비(대마비)]는 양쪽 다리와 신체 아래쪽 부분의 마비이다. 하반신이 마비가 된 사람은 ***paraplegic***이라고 한다.
- **Quadriplegia** [**kwad**-rih-**PLEE**-jee-ah, 팔다리마비(사지마비)]는 모든 다리와 팔이 마비된 상태이다(**quadri**는 네 개, **-plegia**는 마비를 의미). 팔다리가 마비된 사람은 ***quadriplegic***이라고 한다.
- **Cardioplegia** (**kar**-dee-oh-**PLEE**-jee-ah, 심장마비]는 심장근육의 마비이다(**cardi/o**는 심장, **-plegia**는 마비를 의미). 비록 직접적인 타격이나 외상이 원인이 되기도 하지만, 이러한 상태는 복잡한 수술을 수행하기 위하여 고의적으로 유도되기도 한다.

근육계통의 진단 방법
DIAGNOSTIC PROCEDURES OF THE MUSCULAR SYSTEM

- **Deep tendon reflex, DTR** (심부힘줄반사)는 힘줄을 치는 데 사용하는 반사망치로 검사한다(그림 4.17). ***Reflex*** (반사작용)는 자극에 대한 불수의적인 반응이다. 반응이 없거나 비정상적인 반응은 근육을 지배하는 신경이 손상되었음을 지시한다. 또한 반사기능은 심한 혼수상태나 진정제를 많이 투약하였을 때 기능이 상실된다.
- **Range-of-motion testing, ROM** (운동검사의 범위)은 관절의 운동과 근력을 평가하는 진단 절차이다(그림 4.18). 운동검사의 범위는 힘, 유연성 및 운동을 증가하는 데 사용한다.
- **Electromyography** (ee-**leck**-troh-my-**OG**-rah-fee, 근전도검사법)는 신경자극에 반응하는 근섬유 내 전기적 활동을 측정하는 진단 검사법이다(**electr/o**는 전기, **my/o**는 근육, **-graphy**는 기록 또는 그림으로 그려내는 과정을 의미). 기록한 결과를 ***electromyogram*** (근전도)이라고 한다. 근전도검사법은 근육 약화의 증상을 보이는 사람에게 사용하며 손상된 근육의 힘을 검사할 때 사용한다.
- **Muscle biopsy** (근육 생체검사)는 검사를 위한 근육조직 덩어리를 떼어내는 것이다. 생검 바늘이 검체를 얻기 위해 사용되어지며, 이후에 검사에 이용된다.

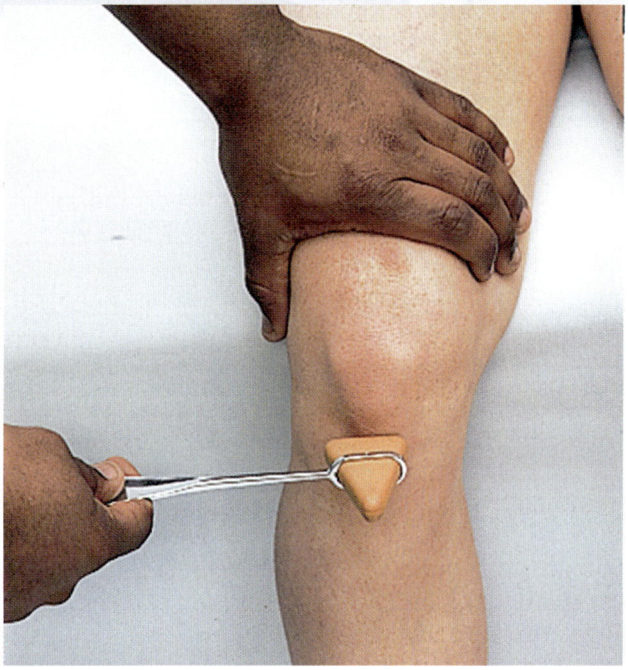

(A)

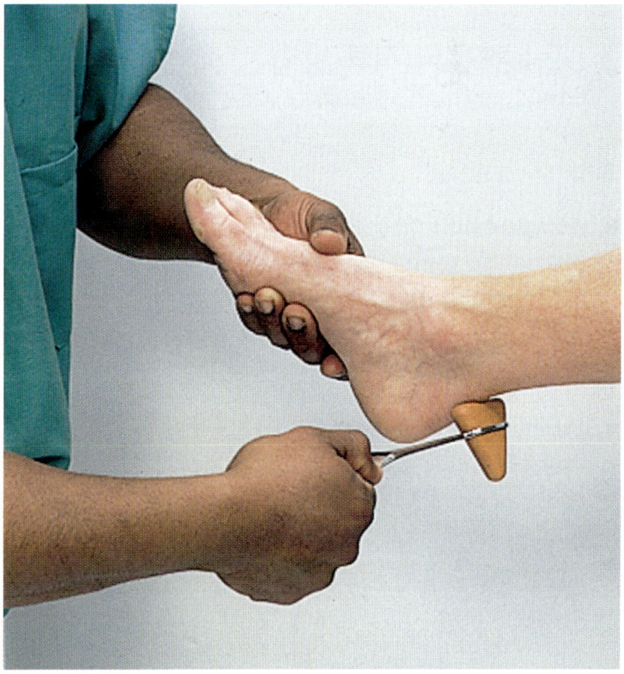

(B)

그림 4.17 *심부힘줄반사*의 평가. (A) *무릎뼈반사* 검사. (B) *아킬레스 힘줄반사* 검사.

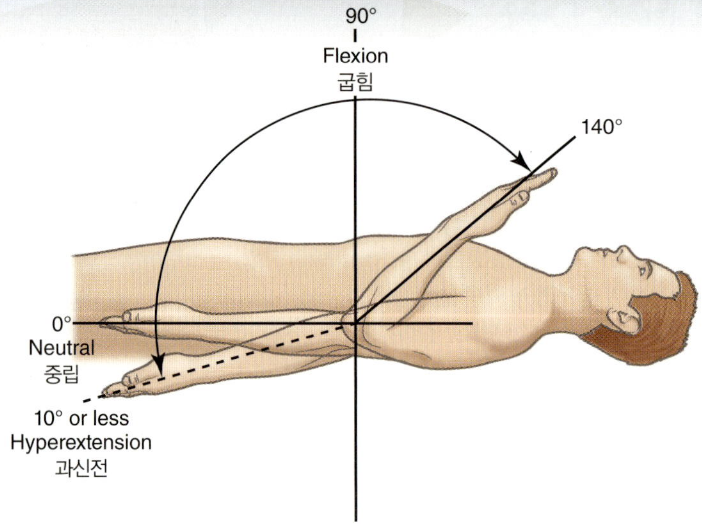

그림 4.18 운동검사영역은 관절 운동을 평가하는 데 사용된다. 그 결과는 각도로 나타낸다.

근육계통의 치료 방법
TREATMENT PROCEDURES OF THE MUSCULAR SYSTEM

투약 *Medications*

- **Antispasmodic** (진경제)은 ***anticholinergic drug*** (콜린억제성 약)이라고도 하며, 위, 창자 및 방광과 같은 민무늬근의 수축을 억제하기 위하여 투약한다. 예를 들면, ***atropine***은 진경제로서 외과수술 시 민무늬근을 이완시키기 위하여 수술 전에 투여된다.
- **Skeletal muscle relaxant** (뼈대근육 이완제)는 특정 근육을 이완시키기 위하여 그리고 긴장, 염좌 또는 다른 근육의 손상에 의하여 야기되는 불편함, 뻣뻣함 및 통증을 완화시키기 위하여 투여된다. 이러한 약물치료는 중추신경계에 작용하고 알코올이나 일부 항우울제와 부정적인 상호작용을 한다(10장 참조).
- **Neuromuscular blocker** (신경근육차단제) 또는 ***neuromuscular blocking agent***는 근육의 신경자극전달을 차단시켜 일시적으로 마비시키는 약이다. 이러한 약들은 외과수술 중에 뼈대근육을 이완시키기 위하여 부가적으로 마취제와 함께 사용된다. 여기서 사용한 ***adjunct***는 부가적으로라는 의미이다.

인체공학 *Ergonomics*

- **Ergonomics** (er-goh-**NOM**-icks, 인체공학)는 인간에게 영향을 미치는 도구들의 설계와 작동 및 작업환경에 대해 연구하는 학문이다. 이 용어는 상해, 긴장 및 스트레스를 줄이는 데 목표를 두고 장비와 작업 공간의 설계를 적용시키는 데 응용된다.

치료 기술 *Treatment Techniques*

- **Myofascial release** (**my**-oh-**FASH**-ee-ahl, 근막이완술)는 부드러운 조직(연조직) 조작 기술로 섬유근육통, 근막통증증후군, 운동제약, 턱관절장애 및 손목굴증후군 등의 질환에서 통증을 제거해주는 기법이다
- **Occupational therapy, OT** (작업치료)는 환자가 몸단장, 식사 및 옷 입는 것을 포함하는 **activities of daily living, ADL** (일상적인 생활 활동)을 정상적으로 수행할 수 있도록 도와서 기능 회복 증진과 환자의 재활을 도와주는 활동을 의미한다.
- **Physical theraphy, PT** (물리치료)는 운동, 열, 마사지 및 다른 방법을 이용하여 장애를 방지하거나 기능을 회복시키기 위하여 치료하는 것을 말한다.
- **Therapeutic ultrasound** (초음파 치료)는 고주파 음파를 이용하여 심부 근육 조직에 열을 발생시켜 근육 손상을 치료하는 방법이다. 이러한 열은 목표 조직 내로 혈액의 흐름을 증가시키는 방법으로 통증을 없애고 근육 경련을 감소시키며 치유를 가속화시키는 것이다.
- **Transcutaneous electrical nerve stimulation, TENS** (경피 신경 전기자극기)은 피부를 통해 전기적 충격을 보냄으로써 근육의 변화를 시켜주는 기기이다. 이 기기는 15장에서 자세히 설명한다.

RICE

근육 손상의 가장 일반적인 응급 치료법은 ***RICE***라는 머리글자로 알려져 있다. 이 용어는 ***Rest*** (휴식), ***Ice*** (냉찜질), ***Compression*** (압박), ***Elevation*** (위로 올림, 거상)을 의미한다. 휴식과 냉찜질은 통증을 완화하기 위하여 손상 후 수일 내에 실시해야 한다. 신축성 붕대로 감아서 압박하거나 위로 올리면 붓기를 억제하는 데 도움이 된다.

수일 이내에 통증이 감소한 후에는 스트레칭이나 가벼운 운동을 하면서 체온을 올려 손상된 부위에 혈액순환을 촉진시켜 빠르게 치유되게 한다.

근막 *Fascia*

- **Fasciotomy** (**fash**-ee-**OT**-oh-mee, 근막절개술)는 근육의 긴장과 압박을 완화하기 위하여 근막을 통한 외과적인 절개이다(**fasci**는 근막, **-otomy**는 외과적 절개를 의미). 이러한 시술을 하지 않으면 압력에 의하여 혈액순환이 제한되어 조직은 손상을 받게 된다.
- **Fascioplasty** (**FASH**-ee-oh-**plas**-tee, 근막형성술)는 근막의 외과적인 성형을 의미한다(**fasci/o**는 근막, **-plasty**는 외과적 성형을 의미).

힘줄 *건, Tendons*

- **Tenodesis** (ten-**ODD**-eh-sis, 힘줄고정)는 뼈에 부착하는 힘줄의 끝부분을 외과적으로 봉합하는 수술이다(**ten/o**은 힘줄, **-desis**는 결합하다 또는 함께 묶다를 의미). *Tenolysis*의 반대어이다.
- **Tenolysis** (ten-**OL**-ih-sis, 힘줄유착박리술)는 ***tendolysis***라고도 하며, 유착된 힘줄을 박리하는 수술이다(**ten/o**은 힘줄, **-lysis**는 박리 또는 분리하다를 의미). *Tenodesis*의 반대어이다.
- **Tenorrhaphy** (ten-**OR**-ah-fee, 힘줄봉합술)는 분리된 힘줄을 외과적으로 봉합하는 수술을 의미한다(**ten/o**은 힘줄, **-rrhaphy**는 외과적 봉합을 의미).

근육 *Muscles*

- **Myorrhaphy** (my-**OR**-ah-fee, 근육봉합술)는 근육의 일부를 외과적으로 봉합하는 수술을 의미한다(**my**는 근육, **-rrhaphy**는 외과적 봉합을 의미).
- **Myotomy** (my-**OT**-oh-mee, 근육절개술)는 근육의 외과적인 절개를 의미한다(**my/o**는 근육, **-otomy**는 외과적 절개를 의미).

근육계통과 관련된 약어

ABBREVIATIONS RELATED TO THE MUSCULAR SYSTEM

표 4.1에서는 이 장에서 소개된 용어와 관련된 약어를 정리하였다. *주의*: 실수 또는 혼동을 피하기 위하여 약어를 사용할 때 주의해야 한다.

표 4.1 ▸ 근육계통과 관련된 약어

activities of daily living = ADL	**ADL** = activities of daily living 일상생활 수행능력
carpal tunnel syndrome = CTS	**CTS** = carpal tunnel syndrome 손목굴증후군
electromyography = EMG	**EMG** = electromyography 근전도
fibromyalgia syndrome = FMS	**FMS** = fibromyalgia syndrome 섬유근육통증후군
hemiplegia = hemi	**hemi** = hemiplegia 반신마비
intermittent claudication = IC	**IC** = intermittent claudication 파행성보행
muscular dystrophy = MD	**MD** = muscular dystrophy 근육퇴행위축
myasthenia gravis = MG	**MG** = myasthenia gravis 중증근무력증
occupational therapy = OT	**OT** = occupational therapist 작업치료사
polymyositis = PM	**PM** = polymyositis 다발성근육염
quadriplegia, quadriplegic = quad	**quad** = quadriplegia, quadriplegic 사지마비, 사지마비 환자
repetitive stress disorder = RSD	**RSD** = repetitive stress disorder 반복적인 스트레스질환

제 5 장

심혈관계통

The Cardiovascular System

심혈관계통의 구조, 기능 및 이와 관련된 연결형에 대한 개요

주요 구조	관련된 연결형	주요 기능
Heart ▸ 심장	card/o, cardi/o	• 혈액을 정맥으로부터 받아서 펌프 활동에 의해 동맥으로 보낸다.
Blood vessels ▸ 혈관	angi/o, vas/o	• 혈액을 인체의 모든 영역으로 운반한다.
Arteries ▸ 동맥	arteri/o	• 혈액을 심장으로부터 전신으로 운반한다.
Capillaries ▸ 모세혈관	capill/o	• 혈액과 세포 사이에서 영양소와 노폐물을 맞교환한다.
Veins ▸ 정맥	phleb/o, ven/o	• 전신에 있는 혈액을 심장으로 되돌아오게 한다.
Blood ▸ 혈액	hem/o, hemat/o	• 산소와 영양소를 세포에 보내고 노폐물을 운반한다.

심혈관계통과 관련된 어휘

다음 목록은 이 장의 의학용어와 필수 단어요소들을 포함하고 있다. 중요한 용어들은 **굵은 글씨**로 나타내었다. 보조적인 용어는 *주황색 이탤릭체*로 나타내어 중요한 용어의 의미를 명확하게 나타내었다.

단어요소 *Word Parts*

- ☐ **angi/o** 혈관 또는 림프관
- ☐ **aort/o** 대동맥
- ☐ **arteri/o** 동맥
- ☐ **ather/o** 플라크(plaque), 지방물질
- ☐ **brady-** 느린
- ☐ **cardi/o** 심장
- ☐ **-crasia** 혼합 또는 섞음
- ☐ **-emia** 혈액, 혈액상태
- ☐ **erythr/o** 빨간, 적색
- ☐ **hem/o, hemat/o** 혈액, 혈액과 관련된
- ☐ **leuk/o** 하얀, 흰색
- ☐ **phleb/o** 정맥
- ☐ **tachy-** 빠른
- ☐ **thromb/o** 엉긴 피덩이(clot), 혈전
- ☐ **ven/o** 정맥

의학용어 *Medical Terms*

- ☐ **ACE inhibitor** 안지오텐신 전환효소 억제제
- ☐ **anemia** (ah-**NEE**-mee-ah) 빈혈
- ☐ **aneurysm** (**AN**-you-rizm) 동맥류
- ☐ **angina** (an-**JIH**-nuh) 협심증
- ☐ **angioplasty** (**AN**-jee-oh-**plas**-tee) 혈관성형술
- ☐ **anticoagulant** (**an**-tih-koh-**AG**-you-lant) 항응고제
- ☐ **aplastic anemia** (ay-**PLAS**-tick ah-**NEE**-mee-ah) 재생 불량성 빈혈
- ☐ **arrhythmia** (ah-**RITH**-mee-ah) 부정맥
- ☐ **atherectomy** (**ath**-er-**ECK**-toh-mee) 죽종절제술
- ☐ **atheroma** (**ath**-er-**OH**-mah) 죽종
- ☐ **atherosclerosis** (**ath**-er-**oh**-skleh-**ROH**-sis) 죽상경화증
- ☐ **atrial fibrillation** (**AY**-tree-al **fih**-brih-**LAY**-shun) 심방잔떨림, 심방세동
- ☐ **automated external defibrillator** (dee-**fih**-brih-**LAY**-ter) 자동제세동기(AED), 자동잔떨림제거기
- ☐ **beta-blocker** 베타 차단제
- ☐ **blood dyscrasia** (dis-**KRAY**-zee-ah) 혈액질환
- ☐ **bradycardia** (brad-ee-**KAR**-dee-ah) 느린맥, 서맥
- ☐ **cardiac arrest** 심장마비
- ☐ **cardiac catheterization** (**KAR**-dee-ack **kath**-eh-ter-eye-**ZAY**-shun) 심장 카테터 삽입
- ☐ **cardiomyopathy** (**kar**-dee-oh-my-**OP**-pah-thee) 심장근육병증, 심근병증
- ☐ **carotid endarterectomy** (kah-**ROT**-id **end**-ar-ter-**ECK**-toh-mee) 목동맥(경동맥) 내막 절제술
- ☐ **cholesterol** (koh-**LES**-ter-ol) 콜레스테롤
- ☐ **chronic venous insufficiency** 만성정맥기능부전
- ☐ **coronary thrombosis** (**KOR**-uh-**nerr**-ee throm-**BOH**-sis) 심장(관상)동맥혈전증
- ☐ **defibrillation** (dee-**fih**-brih-**LAY**-shun) 잔떨림제거,제세동
- ☐ **diuretic** (**dye**-you-**RET**-ick) 이뇨제
- ☐ **electrocardiogram** (ee-**leck**-troh-**KAR**-dee-oh-**gram**) 심전도
- ☐ **embolism** (**EM**-boh-lizm) 색전증
- ☐ **embolus** (**EM**-boh-lus) 색전
- ☐ **endocarditis** (**en**-doh-kar-**DYE**-tis) 심장속막염
- ☐ **erythrocytes** (eh-**RITH**-roh-sights) 적혈구
- ☐ **hemoglobin** (**hee**-moh-**GLOH**-bin) 혈색소
- ☐ **hemolytic anemia** (**hee**-moh-**LIT**-ick ah-**NEE**-mee-ah) 용혈성 빈혈
- ☐ **hemostasis** (**hee**-moh-**STAY**-sis) 지혈
- ☐ **ischemic heart disease** (iss-**KEE**-mick) 허혈성 심장질환
- ☐ **leukemia** (loo-**KEE**-mee-ah) 백혈병
- ☐ **leukocytes** (**LOO**-koh-sites) 백혈구
- ☐ **leukopenia** (**loo**-koh-**PEE**-nee-ah) 백혈구감소증
- ☐ **megaloblastic anemia** (**MEG**-ah-loh-**blas**-tick ah-**NEE**-mee-ah) 거대적아구성 빈혈
- ☐ **myelodysplastic syndrome** (**my**-eh-loh-dis-**PLAS**-tick **SIN**-drohm) 골수이형성증후군
- ☐ **myocardial infarction** (**my**-oh-**KAR**-dee-al in-**FARK**-shun) 심근경색
- ☐ **orthostatic hypotension** (**or**-thoh-**STAT**-ick high-poh-**TEN**-shun) 기립성 저혈압
- ☐ **pericardium** (pehr-ih-**KAR**-dee-um) 심장막, 심막
- ☐ **pernicious anemia** (per-**NISH**-us ah-**NEE**-mee-ah) 악성빈혈
- ☐ **phlebitis** (fleh-**BYE**-tis) 정맥염
- ☐ **Raynaud's disease** (ray-**NOHZ**) 레이노병
- ☐ **septicemia** (**sep**-tih-**SEE**-mee-ah) 패혈증
- ☐ **sickle cell anemia** 낫적혈구빈혈, 겸상적혈구빈혈증
- ☐ **tachycardia** (**tack**-ee-**KAR**-dee-ah) 빠른맥, 빈맥
- ☐ **temporal arteritis** (**TEM**-poh-**ral ar**-teh-**RYE**-tis) 관자동맥염, 측두동맥염
- ☐ **thallium stress test** (**THAL**-ee-um) 탈륨스트레스검사
- ☐ **thrombocytopenia** (**throm**-boh-**sigh**-toh-**PEE**-nee-ah) 혈소판감소증
- ☐ **thrombolytic** (**throm**-boh-**LIT**-ick) 혈전용해
- ☐ **thrombosis** (throm-**BOH**-sis) 혈전증
- ☐ **thrombotic occlusion** (throm-**BOT**-ick ah-**KLOO**-zhun) 혈전성 폐색
- ☐ **thrombus** (**THROM**-bus) 응혈, 응괴, 혈전
- ☐ **transfusion reaction** 수혈반응
- ☐ **valvulitis** (**val**-view-**LYE**-tis) 판막염
- ☐ **varicose veins** (**VAR**-ih-kohs **VAYNS**) (하지)정맥류, 정맥류성 정맥
- ☐ **ventricular fibrillation** (ven-**TRICK**-you-lar **fih**-brih-**LAY**-shun) 심실잔떨림,심실세동
- ☐ **ventricular tachycardia** (ven-**TRICK**-you-lar **tack**-ee-**KAR**-dee-ah) 심실 빠른맥,심실빈맥

학습 목표

이 장을 통해서 다음의 목표를 달성할 수 있도록 한다.

1. 심장의 4개의 방, 판막, 혈류, 심박동, 혈액 공급에 대하여 설명할 수 있다.
2. 3가지 종류의 혈관들의 차이점을 구분하고 각 기능에 대하여 설명할 수 있다.
3. 주요 혈액구성 성분과 역할을 구분할 수 있다.
4. 허파(폐)순환과 온몸(체)순환을 구분할 수 있다.
5. 심혈관계통의 병리학, 진단, 치료 과정과 관련된 주요 의학용어를 정의, 발음하고 설명할 수 있다.

심혈관계통의 기능
FUCTIONS OF THE CARDIOVASCULAR SYSTEM

심혈관계통은 심장, 혈관, 혈액으로 구성된다. **Cardiovascular** (**kar**-dee-oh-**VAS**-kyou-lar)라는 용어는 심장 및 혈관과 관련됨을 의미한다(**cardi/o**는 심장, **vascul**은 혈관, **-ar**은 -에 관함을 의미).

이러한 구조들은 혈액을 효과적으로 전신 조직에 공급하기 위하여 서로 함께 작동한다.

- 혈액은 산소와 영양소를 다른 신체 조직에 공급한다.
- 혈액은 신체조직으로부터 노폐물을 받아 콩팥(신장)으로 이동하며 이산화탄소를 싣고 폐로 다시 들어간다.
- 혈액세포는 면역계통(6장 참조)과 내분비계통(13장 참조)에서 중요한 역할을 한다.

심혈관계통의 구조
STRUCTURES OF THE CARDIOVASCULAR SYSTEM

심혈관계통의 주요 구조는 심장, 혈관 및 혈액이다.

심장 *The Heart*

Heart (심장)는 내강이 빈 근육 장기로 가슴안의 양쪽 허파(폐) 사이에 위치하며(그림 5.1), 전신에 걸쳐 필요한 혈액 공급을 유지하기 위한 힘을 제공하는 매우 효율적인 펌프이다(그림 5.2, 5.3). *Apex* (심장끝, 심첨)는 심장의 제일 아래 부분을 의미한다.

심장막 *The Pericardium*

Pericardium (pehr-ih-**KAR**-dee-um, 심장막)은 *pericardial sac* (심장막주머니)이라고도 하며, 심장을 둘러싸고 있는 2개의 막으로 된 주머니이다(**peri-**는 둘러싸고 있음, **cardi**는 심장을 의미, **-um**은 단수형 명사어미). *Membranous* (막 모양의)란 신체의 일부를 둘러싸거나 덮고 있는 유연한 얇은 층의 막과 연관된다는 의미이다.

- *Parietal pericardium* [벽쪽심장막(벽측흉막)]은 섬유성 주머니로 심장을 둘러싸고 보호한다.
- *Pericardial fluid* [심장막액(심막액)]는 두 층의 심장막 사이에 있으며 심장이 박동할 때 마찰을 예방하기 위한 윤활제 역할을 한다.
- *Visceral pericardium* [내장쪽심장막(장측흉막)은 심장막의 안쪽 층으로 이 역시 심장의 바깥층을 형성한다. 심장의 바깥층을 말할 때는 *epicardium*이라고 한다(그림 5.4).

심장의 벽 *The Walls of the Heart*

심장의 벽은 심장바깥막(심외막), 심장근육층(심장근) 및 심장속막(심내막) 세 개의 층으로 이루어져 있다(그림 5.4).

- **Epicardium** [**ep**-ih-**KAR**-dee-um, 심장바깥막(심외막)]은 심장의 바깥층이며, 또한 심장막의 안쪽층이다(**epi-**는 위쪽, **cardi**는 심장을 의미, **-um**은 단수형 명사어미).
- **Myocardium** [my-oh-**KAR**-dee-um, 심장근육층(심근)]은 *myocardial muscle*이라고 하며 심장의 세 층 가운데 중간의 가장 두꺼운 층으로서 심장근육조직으로 이루어져 있다(**my/o**는 근육, **cardi**는 심장, **-um**은 단수형 명사어미). 이 근육은 끊임없이 수축과 이완을 반복함으로써 혈액을 전신으로 보내는 데 필요한 펌프 기능을 한다. 이 근육조직에 대해서는 4장에서 설명한다.
- **Endocardium** [**en**-doh-**KAR**-dee-um, 심장속막(심내막)]은 상피조직으로서 심장의 안쪽면을 둘러싸고 있는 막이다(**endo-**는 안-, **cardi**는 심장을 의미, **-um**은 단수형 명사어미). 이 막은 심장을 둘러싸고 있으며 심장에서 혈액을 펌프할 때 혈액과 직접 접촉하고 있는 막이다.

심장근육층의 혈액 공급 *Blood Supply to the Myocardium*

끊임없이 박동하고 있는 심장근육은 지속적으로 산소와 영양

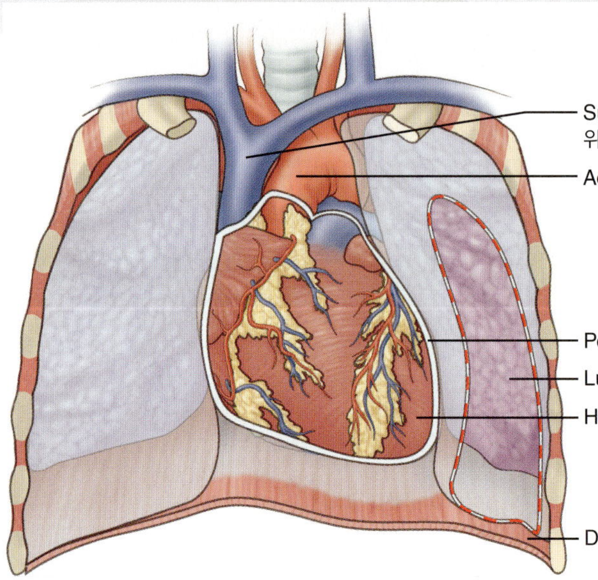

그림 5.1 심장은 가슴안의 양쪽 폐 사이에 위치하고 있다.

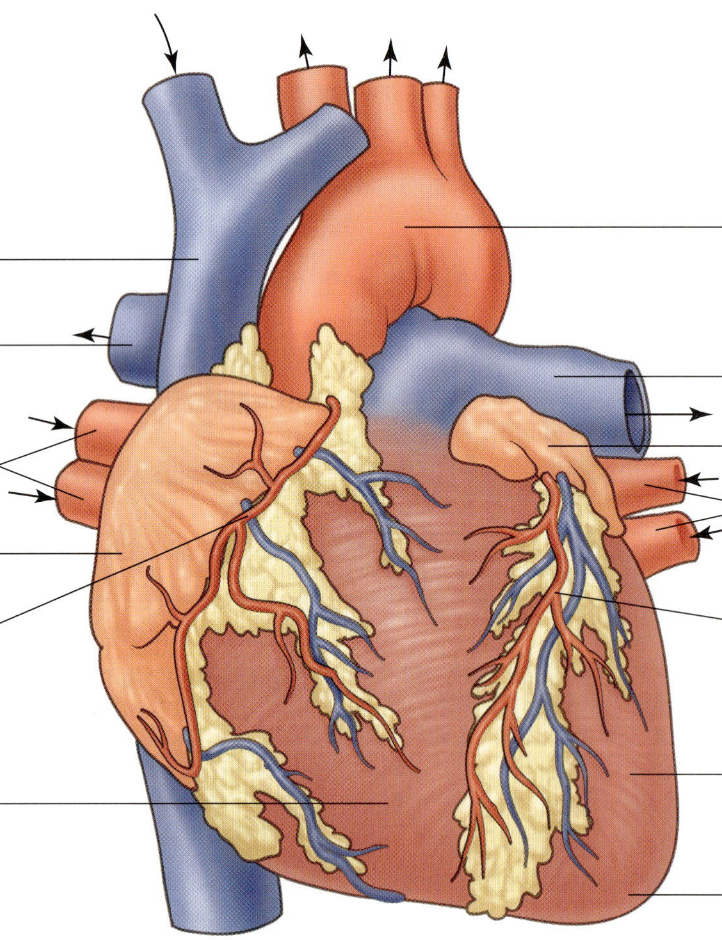

그림 5.2 심장의 외부(앞면).

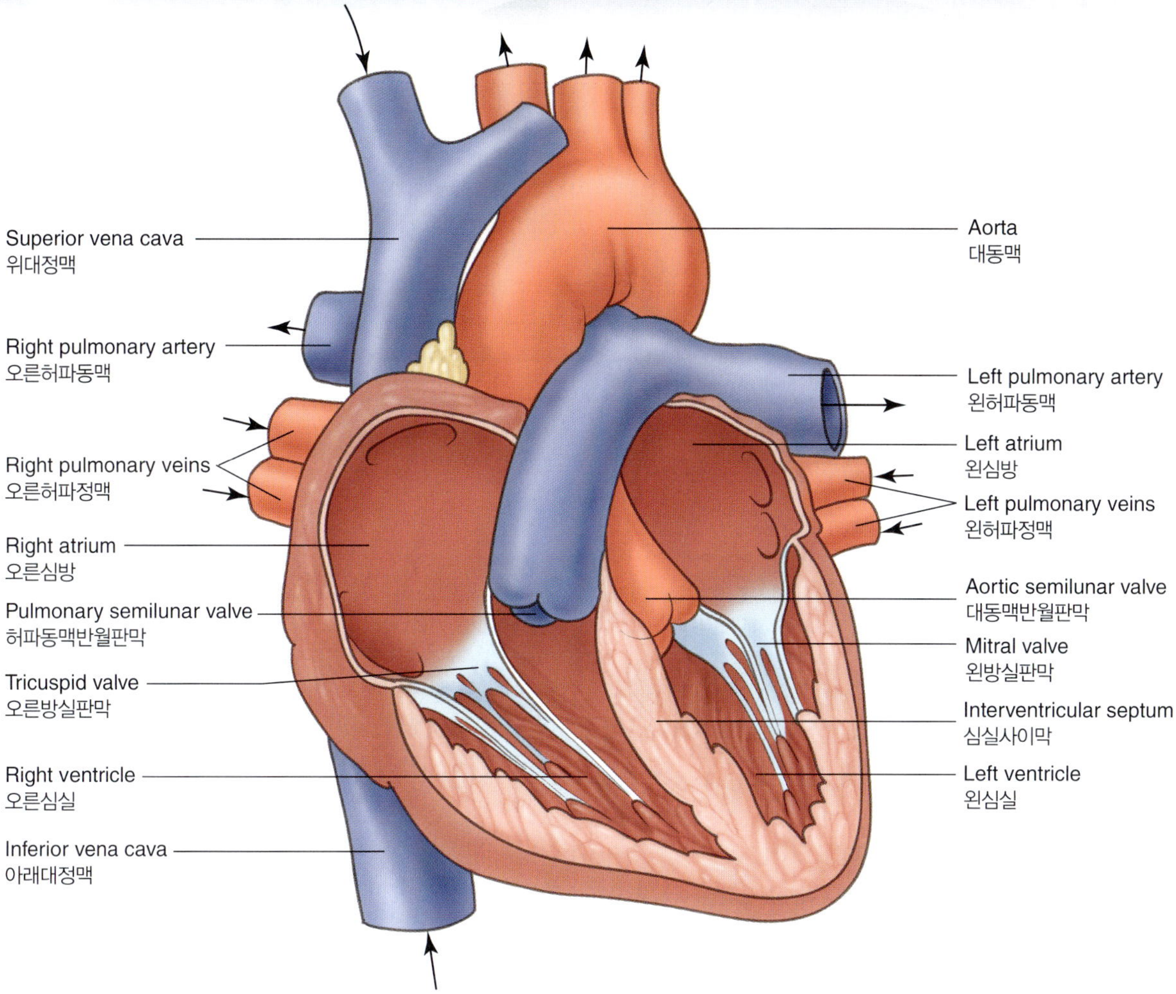

그림 5.3 심장의 단면.

소의 공급을 받아야 하며 아울러 노폐물도 신속하게 제거되어야 한다. 어떠한 이유에서건 혈액 공급에 문제가 생기면 영향을 받은 부위의 심장근육은 죽게 된다.

Coronary artery [**KOR**-uh-**nerr**-ee, 심장(관상)동맥]는 그림 5.6에서 붉게 표시된 것처럼 심장근육에 산소가 풍부한 혈액을 공급한다. 파란색으로 표시되어 있는 정맥은 심장근육으로부터 노폐물을 제거한다.

심장의방 *The Chambers of the Heart*

심장은 네 개의 방으로 나누어지며, 각 방은 특수한 기능을 가지고 있다(그림 5.3)

- **Atria** (**AY**-tree-ah, 심방)는 심장의 위쪽에 있는 두 개의 방이며, 심방은 *interatrial septum* [심방사이막(심방중격)]에 의해 나눠진다(*septum*은 두 개의 방을 나누는 벽이다).
- 심방은 혈액을 받아들이며 심장으로 들어오는 모든 혈관이 심방으로 들어온다(단수형, *atrium*).
- **Ventricle** (**VEN**-trih-kuhl, 심실)은 심장의 아래쪽에 있는 두 개의 방이며 *interventricular septum* [심실사이막(심실중격)]에 의해 나눠진다.
- 심실벽은 동맥벽보다 두꺼우며 이는 전신으로 혈액을 보내기 위해 펌프 활동을 해야 하기 때문이다.
- *Ventricle* (심실)이란 용어는 또한 뇌의 공간을 의미하기도 한다(10장 참조).

심장의 판막 *The Valves of the Heart*

심장에서의 혈액의 흐름은 아래에서 설명될 네 개의 판막에 의하여 조절된다. 이들 중 어느 하나라도 적절하게 작용하지 않으면 혈액은 심장을 통해 적절하게 흘러가지 못하고 효율적으

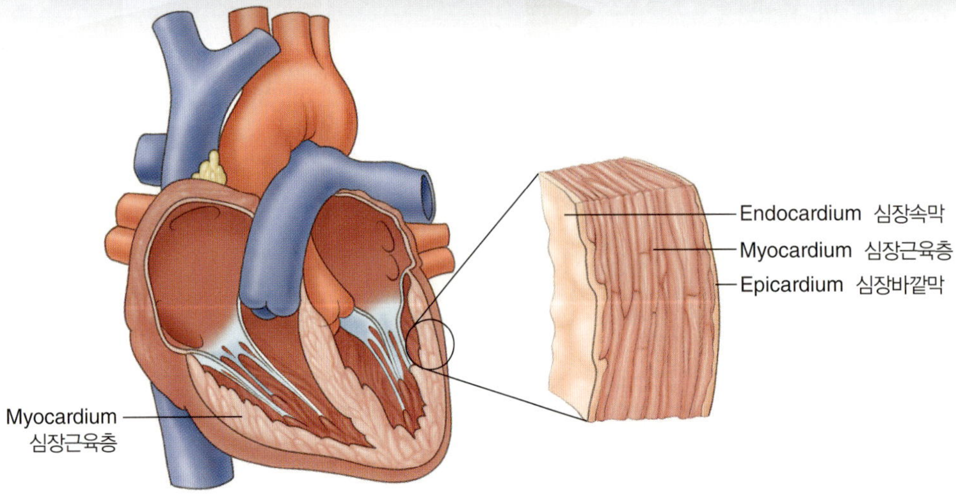

그림 5.4 심장벽을 이루고 있는 조직.

로 전신으로 이동하지 못한다(그림 5.3, 5.5).

- **Tricuspid valve** [try-**KUS**-pid, 오른방실판막(삼첨판)]는 오른심방과 오른심실 사이의 개방을 조절한다. ***Tricuspid*** (삼첨)는 세 개의 뾰족한 돌기를 가지고 있다는 의미이며, 이는 판막의 모양을 기술하는 말이다.
- **Pulmonary semilunar valve** [**PULL**-mah-**nair**-ee **sem**-ee-**LOO**-nar, 허파동맥반월판막(폐동맥판)]는 오른심실과 허파동맥 사이에 위치한다. ***Pulmonary*** (폐의)는 폐와 연관됨, ***semilunar*** (반월)는 반달을 의미하며, 이 판막은 반달 모양을 하고 있다.

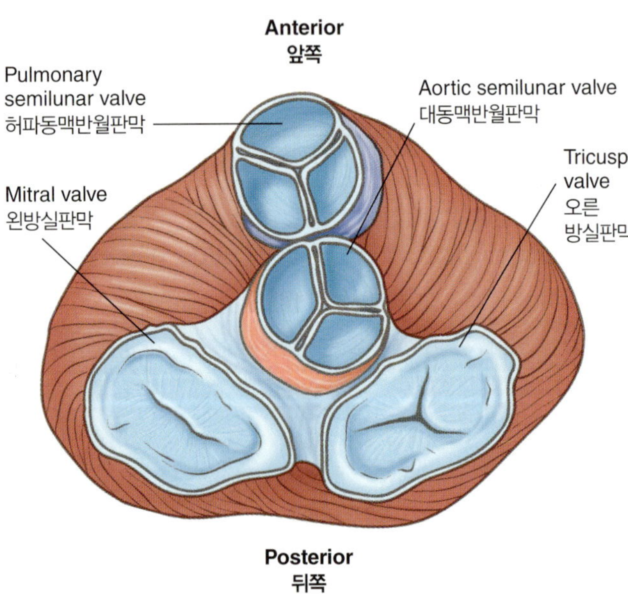

그림 5.5 심장에서 심방을 제거하고 위에서 본 판막 모양.

- **Mitral valve** [**MY**-tral, 왼방실판막(승모판)]는 왼심방과 왼심실 사이에 위치한다. ***Mitral*** (승모)이란 주교의 모자 모양을 하고 있다는 의미이며, ***bicuspid valve*** (이첨판막)라고도 한다. ***Bicuspid*** (이첨)는 두 개의 뾰족한 돌기를 가지고 있다는 의미이며, 이는 판막의 모양을 기술하는 말이다.
- **Aortic semilunar valve** [ay-**OR**-tick **sem**-ee-**LOO**-nar, 대동맥반월판막(대동맥판)]는 왼심실과 대동맥 사이에 위치한다. ***Aortic*** (대동맥의)은 대동맥과 연관됨을 의미하고, ***semilunar*** (반월)는 반달을 의미한다.
- 심장을 통한 혈액의 흐름은 표 5.1에 요약하였다. 빨간색 화살표는 산소가 풍부한 혈액, 파란색 화살표는 산소가 부족한 혈액을 의미한다. ***Oxygenated***는 산소가 풍부함, 또는 산소 공급이 충분함을 의미한다. ***Deoxygenated***는 산소가 부족하거나 또는 산소 공급이 충분하지 못함을 의미한다.

온몸순환과 허파순환 *Systemic and Pulmonary Circulation*

혈액은 온몸순환과 허파순환을 거친다. 이 순환계통을 통하여 혈액은 세포에 산소를 공급하며 노폐물을 제거한다(그림 5.6).

Pulmonary circulation [허파순환(폐순환)]은 심장과 허파 사이에서만 일어나는 혈액순환이다.

- **Pulmonary artery** [허파동맥(폐동맥)]는 오른심실로부터 나온 산소가 부족한 혈액을 허파로 운반한다. 이 혈관은 인체에서 유일하게 산소가 부족한 혈액을 동맥을 통해 운반하는 곳이다.
- 인체에서 발생한 이산화탄소는 허파에서는 공기를 통해 흡입한 산소와 교환된다.
- **Pulmonary vein** [허파정맥(폐정맥)]은 허파로부터 산소가

표 5.1 ▸ 심장을 통한 혈액의 흐름

↓	**Right atrium** (RA, 오른심방)은 위대정맥과 아래대정맥을 통하여 모든 조직(폐는 제외)으로부터 산소가 부족한 혈액을 받는다. 혈액은 오른심방으로부터 오른방실판막을 통하여 오른심실로 흐른다.
↓	**Right ventricle** (RV, 오른심실)은 산소가 적은 혈액을 허파동맥반월판막을 통하여 허파동맥으로 보내어 허파까지 혈액을 운반하게 한다.
↓	**Left atrium** (LA, 왼심방)은 허파로부터 산소가 풍부한 혈액을 네 개의 허파정맥을 통하여 받는다. 혈액은 왼심방을 나와 승모판막을 통하여 왼심실로 흐른다.
↓	**Left ventricle** (LV, 왼심실)은 왼심방으로부터 산소가 풍부한 혈액을 받는다. 혈액은 왼심실을 나와 대동맥반월판막을 통하여 대동맥으로 가며 전신(허파를 제외한)으로 운반된다.
↓	산소가 적은 혈액은 대정맥을 통하여 다시 오른심방으로 돌아온다.

풍부한 혈액을 왼심방으로 운반한다. 이 혈관은 인체에서 유일하게 산소가 풍부한 혈액을 정맥을 통하여 운반하는 곳이다.

Systemic circulation [온몸순환(체순환)]은 허파를 *제외한* 전신으로 혈액이 흐르는 것을 말한다.

- 산소가 풍부한 혈액은 왼심실로부터 심장 밖으로 나와 동맥순환으로 들어간다.
- 정맥은 산소가 부족한 혈액을 오른심방으로 운반한다
- 이로부터 혈액은 허파순환계로 들어간 후 심장 밖으로 나와 다시 동맥순환으로 들어간다.

심장박동 *The Heartbeat*

혈액을 전신에 효과적으로 보내주기 위해서 심장의 수축과 이완, **heart beat** (심장박동)은 매우 정확하고 규칙적으로 일어나야 한다.

- 심장박동의 속도와 규칙성은 심장근육을 자극하는 신경으로부터 오는 *electrical impulse* (전기적 자극)에 의하여 결정된다(펌프작용를 하는 심장근육의 특성에 관해서는 4장에서 설명한다).
- *Conduction system* (전도계통)이라고도 하며, 전기적 자극은 굴심방결절, 방실결절, 히스다발에 의하여 조절된다(그림 5.7).

굴심방결절 *The Sinoatrial Node*

- **Sinoatrial node** [**sigh**-noh-**AY**-tree-ahl, 굴심방결절(동방결절)]는 *SA node*라고도 하며, 위대정맥이 들어오는 부근의 오른심방 뒤벽에 놓여 있다(그림 5.7)

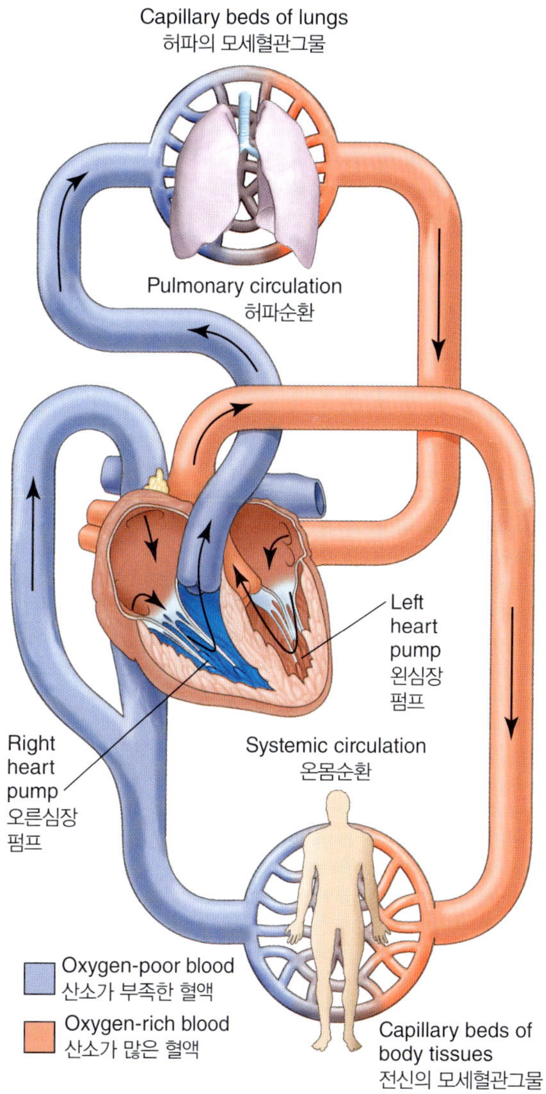

그림 5.6 온몸과 폐의 혈액순환.

- SA node는 심장박동의 기본적인 율동과 속도를 만들어 낸다. 이런 이유로 SA node는 심장의 ***natural pacemaker*** (자연심장박동기)로도 알려져 있다.
- SA node로부터 나온 전기적 자극은 심장근육 수축의 파동을 일으킨다.
- 오른심방의 전기적 자극은 양쪽 심방의 근육으로 퍼지며 이들을 동시에 수축시키도록 유도한다. 이 수축을 통하여 혈액은 심실로 밀려간다.

방실결절 *The Atrioventricular Node*

- SA node로부터 나온 전기충격은 **atrioventricular node** (**ay**-tree-oh-ven-**TRICK**-you-lar, 방실결절)로 전달되며, ***AV node***라고도 한다.
- AV node는 심방사이막(심방중격) 부근의 오른심방의 바닥에 위치한다(그림 5.7). 이곳으로부터 전기적 자극을 전방의 히스다발로 전달한다.

히스다발 *The Bundle of His*

- **Bundle of His, HISS** (히스다발, 방실다발, 방실속)는 심실사이막(심실중격)안에 위치한 섬유다발이다. 이 섬유들은 전기적 자극을 운반하여 일련의 심장수축을 만들어 낸다(그림 5.7) 이 전기적 자극은 전방의 오른심실과 왼심실 및 심장전도 근육섬유로 전달된다.
- **Purkinje fiber** (per-**KIN**-jee, 푸르킨예 섬유)는 심실의 벽 안에 위치한 특수한 전도섬유들이다. 이 섬유들은 전기적 자극을 심실의 세포로 보내주며 이 자극이 심실의 수축을 일으킨다. 심실의 수축을 통하여 혈액은 심장을 나와 대동맥과 허파동맥으로 밀려 나간다(그림 5.7).

전기적 파동 *Electrical Waves*

심장의 전기전도계통의 활성은 심전도 또는 모니터에서 파동의 운동으로 관찰할 수 있다. ***Sinus rhythm***은 정상적인 심장의 박동을 의미한다(그림 5.8, 5.16A).

- ***P wave*** (P파)는 심방의 수축자극에 의하여 일어나는 파동이다.
- ***QRS complex*** (QRS군)는 심실의 수축자극에 의하여 일어나는 파동이다. 심실이 수축할 때 심방은 이완한다.
- ***T wave*** (T파)는 심실의 이완에 의하여 일어나는 파동이다.

혈관
THE BLOOD VESSELS

혈관에는 동맥, 모세혈관, 정맥의 세 가지 유형이 있다. 이 혈관들은 동맥과 정맥의 순환계통을 형성한다(그림 5.9, 5.10).

동맥 *Arteries*

- **Artery** (동맥)는 심장으로부터 전신으로 혈액을 운반하는 큰 혈관이다.
- 동맥의 벽은 세 층으로 구성되어 있다. 이러한 구조는 동맥의

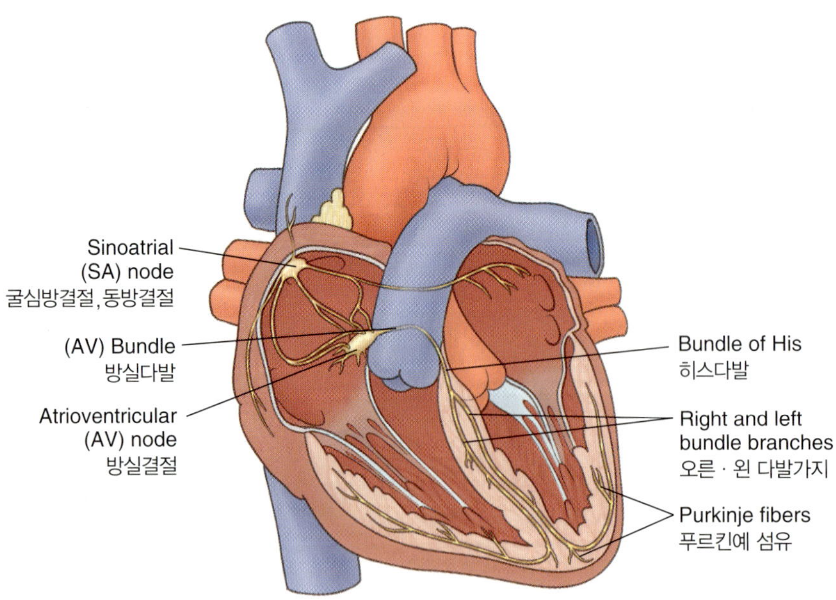

그림 5.7 전기적 자극은 굴심방결절로부터 방실결절로 이동하여 심실의 수축을 일으킨다.

근육성과 탄력성을 만들어 심장박동으로 뿜어져 나오는 혈액을 받아 수축과 이완을 할 수 있도록 해준다. *Endarterial* (동맥내막의)이라는 용어는 동맥의 안쪽 또는 동맥 내부와 연관됨을 의미한다.

- *Arterial blood* (동맥혈)는 산소가 풍부하여 선홍색을 띤다. 동맥이 절단되었을 때 혈액이 분출되는 이유는 심장의 펌프 작용 때문이다.
- **Aorta** (ay-**OR**-tah, 대동맥)는 인체에서 가장 큰 혈관으로, 동맥계통의 주요한 요소이며 심장의 왼심실에서부터 시작한다(그림 5.1, 5.9).
- **Carotid artery** [kah-**ROT**-id, 목(경)동맥]는 혈액을 머리쪽으로 운반하는 주요한 동맥이다.
- *Common carotid artery* [온목동맥(총경동맥)]는 목의 양쪽에 위치하며 산소가 풍부한 혈액을 뇌로 보낸다.
- 온목동맥은 산소가 풍부한 혈액을 뇌로 보내는 *internal carotid artery* [속목동맥(내경동맥)]와 혈액을 얼굴로 보내는 역할을 하는 *external carotid artery* [바깥목동맥(외경동맥)]로 나뉜다.
- **Arteriol** (ar-**TEE**-ree-ohl, 세동맥)은 동맥에서 가장 작고 가는 분지로서 혈액을 모세혈관으로 운반한다. 모세혈관그물의 한쪽 끝으로 들어가면 이곳에서 동맥혈의 흐름은 느려진다.

모세혈관 *Capillaries*

Capillary (**KAP**-uh-**ler**-ee, 모세혈관)는 벽이 오직 하나의 상피세포만으로 구성된 인체에서 가장 작은 혈관이다. 모세혈관은 넓게 확장된 모세혈관계를 형성하여 산소와 영양소를 조직의 세포로 운반하는 데 중요한 역할을 한다(그림 5.11).

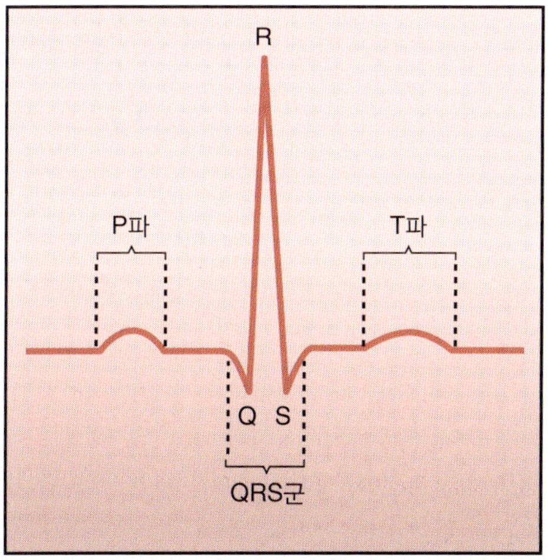

그림 5.8 심장이 수축하고 이완하는 파동은 모니터나 심전도로 시각화 할 수 있다(EKG 또는 ECG).

- 모세혈관은 산소와 영양소를 주위 세포들로부터 생겨난 노폐물과 교환하기 위해 혈류 속도를 서서히 늦추어 혈장을 조직으로 흘러가게 한다.
- 산소가 부족하고 일부 노폐물을 포함하고 있는 체액의 90%는 세포를 떠나 모세혈관계의 반대편 끝을 지나 세정맥을 통해 흐른다.
- 체액의 10%는 조직에 남아 림프액이 된다(6장 참조).

정맥 *Veins*

Vein (정맥)은 산소가 부족한 혈액을 심장으로 되돌아오도록 낮은 압력으로 혈액을 모으는 체계를 형성한다(그림 5.10, 5.12).

- **Venule** (**VEN**-youl, 세정맥)은 작은 정맥으로서 이들이 모여서 큰 정맥을 만든다.
- 정맥의 벽은 동맥의 벽보다 얇고 탄력성이 떨어진다.
- 정맥의 혈액은 심장으로 가까워질수록 혈류 속도는 빨라진다. *Venous* (정맥의)는 정맥과 관련된 또는 정맥에 포함된의 의미를 가지고 있다.
- 정맥은 혈액이 오직 심장으로만 향하여 흐르도록 하고 역류를 막아주는 판막을 가지고 있다(그림 5.12).
- *Superficial vein* (얕은정맥)은 신체의 표면 가까이에 위치한다.
- *Deep vein* (깊은정맥)은 신체 표면에서 멀리 떨어진 조직 내부에 위치한다.

대정맥 *The Venae Cavae*

- **Venae cavae** (**VEE**-nee **KAY**-vee, 대정맥)는 인체에서 가장 큰 두 개의 정맥이다. 이들은 전신에서 혈액을 받아 심장으로 보내주는 정맥이다(단수형, *vena cava*).
- *Superior vena cava* (위대정맥)는 신체 윗부분의 혈액을 심장으로 운반한다(그림 5.2, 5.3).
- *Inferior vena cava* (아래대정맥)는 신체의 아래 부분의 혈액을 심장으로 운반한다(그림 5.3).

맥박과 혈압 *Pulse and Blood Pressure*

- **Pulse** (맥박)는 심장의 수축에 의하여 발생하는 동맥의 벽을 향하는 규칙적인 압력이다. *Pulse rate* (맥박수)는 15장에서 설명한다.
- **Blood pressure** (혈압)는 수축이나 이완 시 동맥의 벽을 향하여 가해지는 압력의 양을 측정한 것이다. 혈압을 측정하는 방법은 15장에서 설명한다. 혈압의 분류에 대해서는 표 5.3을 참조하라.
- **Systolic pressure** (sis-**TOL**-ick, 수축기 혈압)는 심실이 수

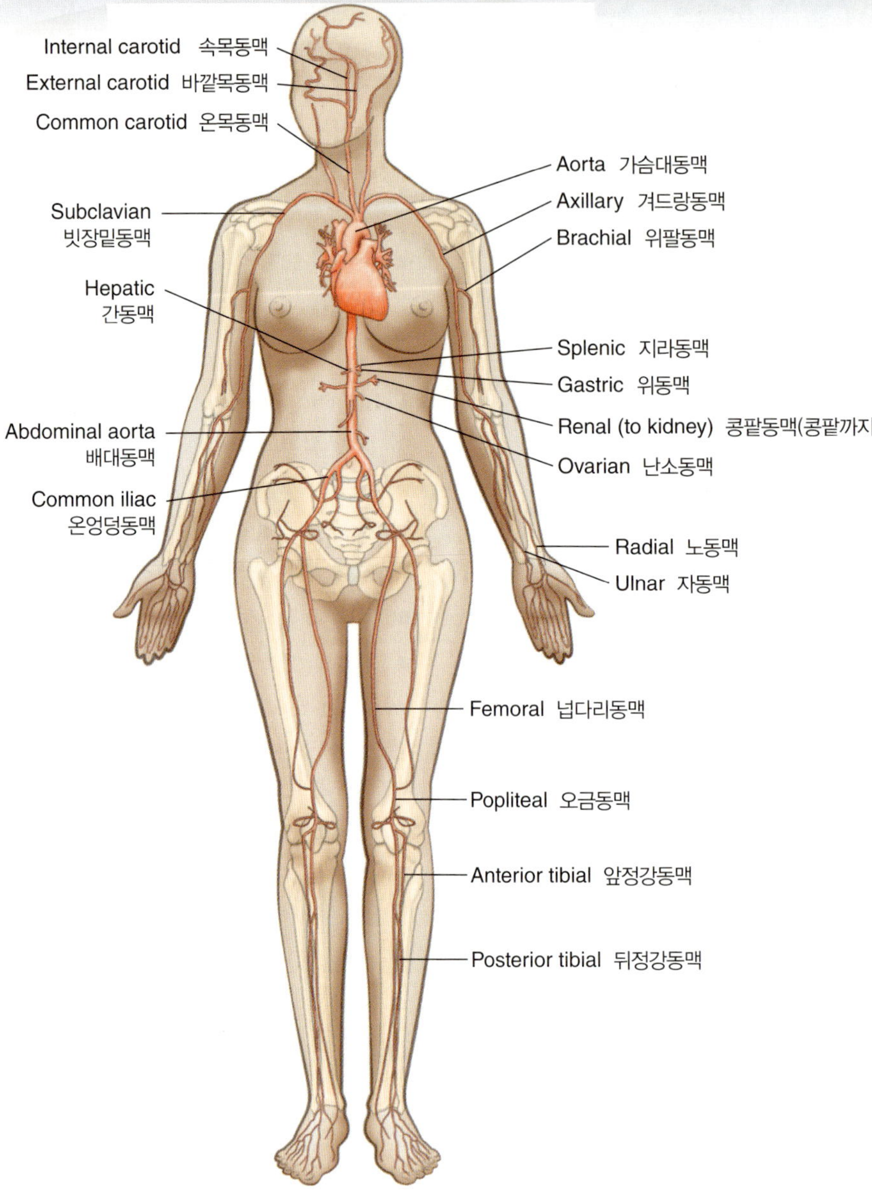

그림 5.9 앞에서 본 동맥순환.

축할 때 일어나는 동맥의 벽에 대한 가장 높은 압력이다. *Systole*은 심장의 수축을 의미하며, *systolic*은 수축기와 연관됨을 의미한다.

- **Diastolic pressure** (dye-ah-**STOL**-ick, 이완기 혈압)는 심실이 이완될 때 일어나는 동맥의 벽에 대한 가장 낮은 압력이다. *Diastole*은 심장의 이완을 의미하며, *diastolic*은 이완기와 연관됨을 의미한다.

혈액
BLOOD

혈액은 신체 안의 체액성 조직이다. 55%의 액체로 된 혈장과 45%의 세포 성분으로 구성되어 있다. 세포 성분에 관한 내용은 그림 5.13을 참조하라.

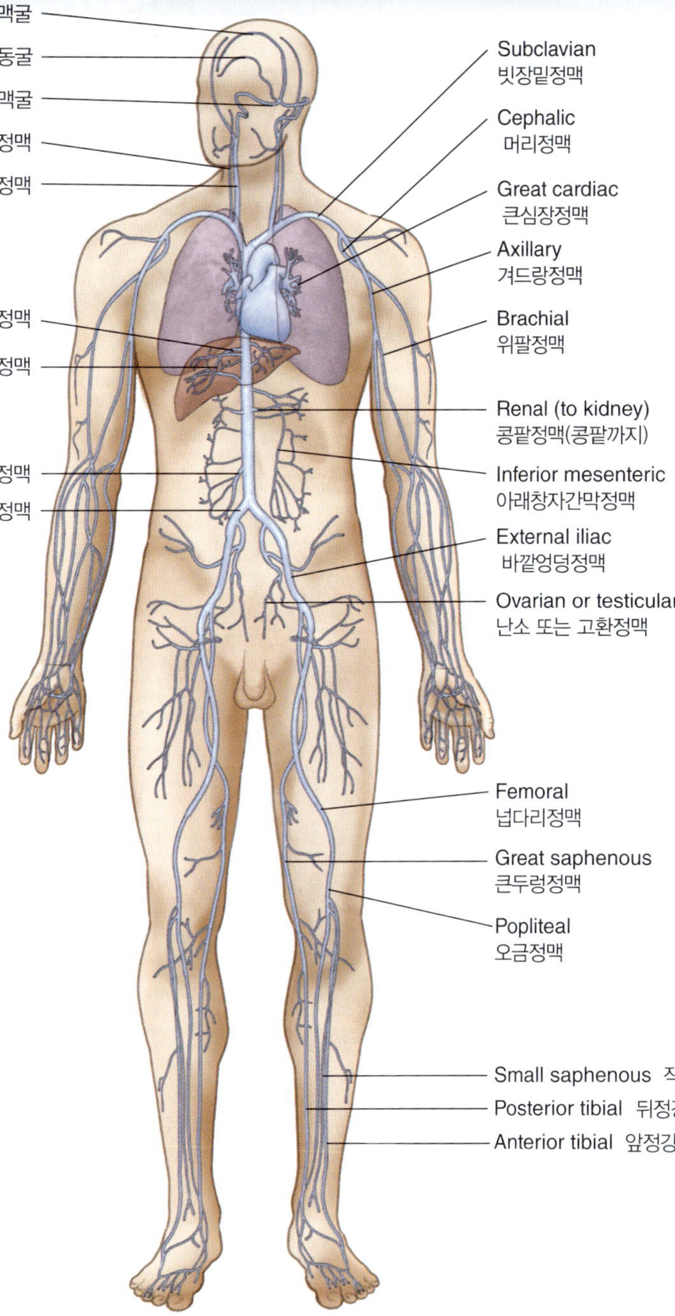

그림 5.10 앞에서 본 정맥순환.

혈장 *Plasma*

Plasma (**PLAZ**-mah, 혈장)는 볏짚 색깔의 액체로 영양소, 호르몬, 노폐물을 포함하고 있다. 혈장의 91%는 물이며 나머지 9%는 응고단백질을 포함한 단백질로 이루어져 있다.

- **Serum** (**SEER**-um, 혈청)은 혈장에서 혈액 응고단백질과 혈구를 제거한 나머지 혈장이다.
- **Fibrinogen** (figh-**BRIN**-oh-jen, 섬유소원)과 **prothrombin** (proh-**THROM**-bin, 프로트롬빈)은 혈장에 있는 응고단백질이다. 이들은 출혈이 발생할 경우 혈액이 응고되는 데 있어서 중요한 역할을 한다.

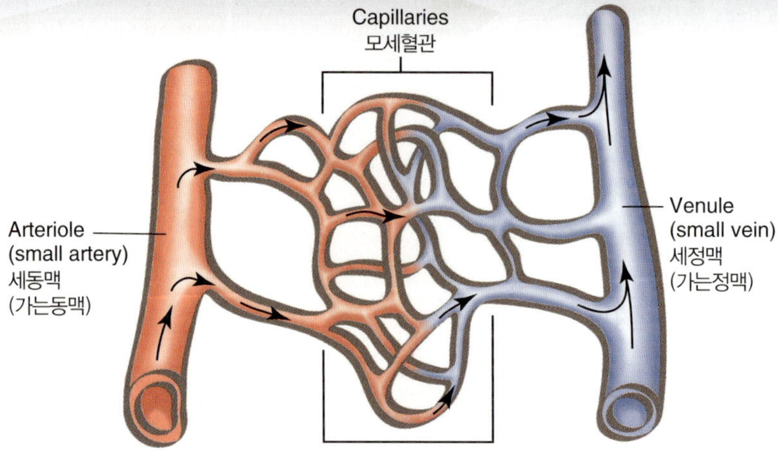

그림 5.11 산소가 많은 동맥혈이 세동맥으로부터 모세혈관으로 수송된다. 산소가 소비된 후 산소가 부족한 혈액이 정맥혈로 나와서 다시 순환한다.

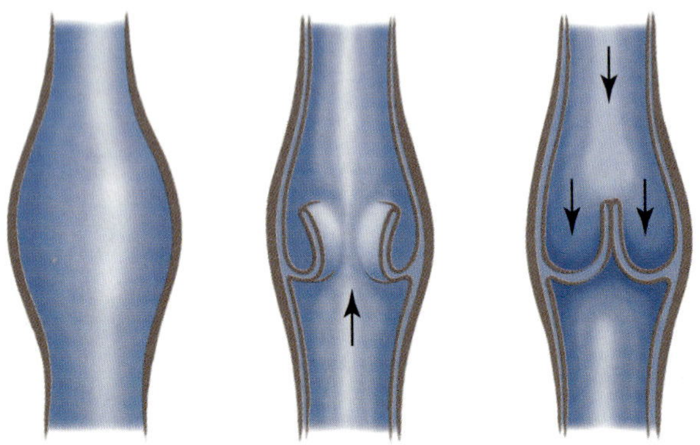

그림 5.12 정맥에는 판막이 있어 혈액의 역류를 방지한다. (A) 정맥의 외부 모습으로 판막이 있는 부위는 넓게 보인다. (B) 판막이 열려 있는 내부 모습으로 혈액은 이 판막을 통과하여 심장으로 흘러간다. (C) 판막이 닫혀 있는 내부 모습으로 혈액이 역류되는 것을 방지한다.

혈액의 세포성분 *Formed Elements of the Blood*

혈액의 세포 성분(formed element)에는 적혈구, 백혈구 및 혈소판이 있다.

적혈구 *Erythrocytes*

Erythrocyte (eh-**RITH**-roh-sight, 적혈구)는 ***red blood cell*** (RBC)이라고도 하며, 적색골수로부터 만들어지는 성숙한 적혈구이다(**erythr/o**는 붉은, **-cyte**는 세포를 의미). 이들 세포의 주된 기능은 산소를 조직으로 수송하는 것이다.

산소는 철을 함유하고 있는 적혈구의 혈액 단백질 색소인 **hemoglobin** (**hee**-moh-**GLOH**-bin) 즉, 혈색소에 의하여 수송된다(**hem/o**는 혈액, **-globin**은 단백질을 의미).

백혈구 *Leukocytes*

Leukocyte (**LOO**-koh-site, 백혈구)는 ***white blood cell*** (WBC)라고도 하며, 감염물질과 이물질로부터 우리 몸을 방어하는 데 관여한다(**leuk/o**는 흰색, **-cyte**는 세포를 의미). 다음은 백혈구의 주요 유형이다.

- **Neutrophil** (**NEW**-troh-fill, 호중구)은 적색골수에서 만들어지며 가장 흔한 유형의 백혈구이다. 포식작용을 통하여 호중구는 세균, 바이러스, 곰팡이균 등의 병원체에 대항하는 면역계통에 있어서 주요한 역할을 담당한다. ***Phagocytosis*** (포식작용)는 병원체를 둘러싸서 잡아먹고 파괴시키는 과정을 말한다(호중구에 대해서는 6장에서 설명한다).
- **Basophil** (**Bay**-soh-fill, 호염기구)은 적색골수에서 만들어지며 가장 드문 유형의 백혈구이다. 호염기구는 알레르기 증상을 일으킨다.
- **Eosinophil** (**ee**-oh-**SIN**-oh-fill, 호산구)은 적색골수에서 만들어지며 전신의 조직으로 이동한다. 호산구는 기생충을 파괴하고 알레르기 반응에서 중요한 역할을 한다.
- **Lymphocyte** (**LIM**-foh-sight, 림프구)는 적색골수, 림프절 및 지라에서 만들어진다. 림프구는 바이러스나 박테리아와 같은 외부의 이물질을 식별하며, 이들을 표적으로 삼는 항체를 만들어 낸다(림프구에 대해서는 6장에서 설명한다).
- **Monocyte** (**MON**-oh-sight, 단핵구)는 적색골수, 림프절 및 비장에서 만들어진다. 단핵구는 포식작용을 통하여 다양한 감염체에 대항하는 면역학적 방어 기능을 제공한다.

혈소판 *Thrombocytes*

Thrombocyte (**THROM**-boh-sight, 혈소판)는 ***platelet*** (혈소판)이라고도 하며, 혈액에서 가장 작은 세포성분이다. 혈소판

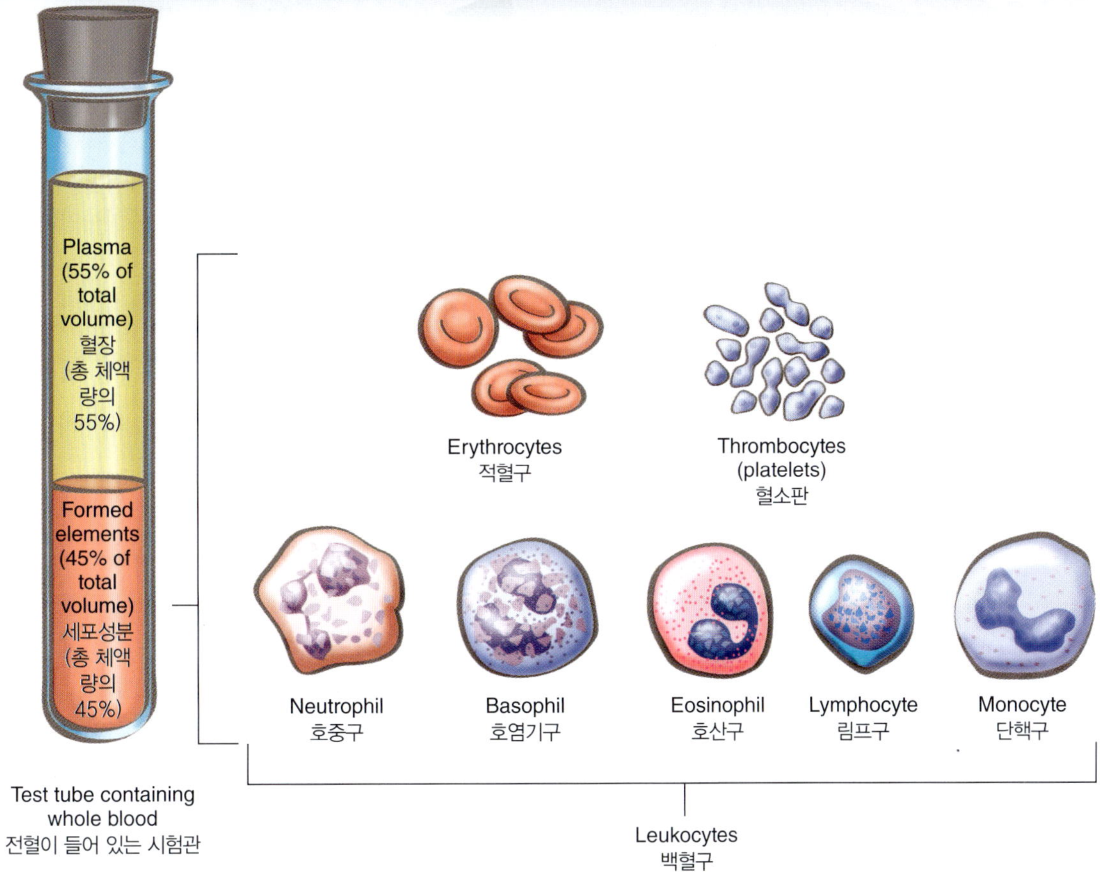

그림 5.13 혈액의 주요 구성성분.

은 혈액의 응고에 있어서 중요한 역할을 한다(**thromb/o**는 응고, **-cyte**는 세포를 의미).

- 혈관이 손상되었을 때 혈소판은 활성화되고 서로 달라붙는다.
- 이러한 활동은 혈소판들을 모이도록 함으로써 혈병을 만들며 이들은 출혈을 멎게 한다.

혈액형 *Blood Types*

Blood type (혈액형)은 특정 항원의 존재 여부에 따라 분류된다[***antigen*** (항원)은 인체가 외부 물질이라고 간주하는 모든 종류의 물질이다].

네 종류의 주요 혈액형은 **A**형, **AB**형, **B**형, **O**형이다. A형, AB형, B형의 그룹은 적혈구 표면에 A나 B 항원 또는 두 가지 모두가 있음을 기본으로 하여 나누어지고, 반면에 O형은 A와 B 두 항원 모두가 적혈구 표면에 존재하지 않는다.

RH 인자 *The Rh Factor*

Rh Factor (Rh 인자)는 적혈구 표면에 Rh 항원의 존재 유무를 말한다. 이 항원은 최초로 Rhesus monkey (붉은털원숭이)에서 발견되었기 때문에 이 인자를 Rh 인자라고 한다.

- 미국인의 약 85%가 ***Rh positive*** (Rh+)이며, 이는 이들이 Rh 항원을 가지고 있음을 의미한다.
- 나머지 15%는 ***Rh negative*** (Rh−)이며, 이는 이들이 Rh 항원을 가지고 있지 않음을 의미한다.
- Rh 인자는 수혈하기 위한 교차시험에 있어서 중요한 고려사항이다(15장 참조).
- Rh 인자는 Rh 양성의 태아가 Rh 음성의 엄마에게서 태어날 때 문제를 일으킬 수 있다(14장 참조).

혈액가스 *Blood Gases*

Blood gase (혈액가스)는 혈액에 정상적으로 녹아 있는 가스이다. 주요 혈액가스는 *oxygen* (O_2, 산소), *carbon dixoide*

(CO_2, 이산화탄소) 그리고 *nitrogen* (N_2, 질소)이다.

심혈관계통과 관련된 전문의료인
MEDICAL SPECIALTIES RELATED TO THE CARDIOVASCULAR SYSTEM

- **Cardiologist** (**kar**-dee-**OL**-oh-jist, 심장전문의)는 심장의 질환이나 이상을 진단하고 치료하는 전문의이다(**cardi**는 심장, **-ologist**는 전문가를 의미).
- **Hematologist** (**hee**-mah-**TOL**-oh-jist, 혈액전문의)는 혈액과 조혈조직의 질환이나 장애를 진단하고 치료하는 전문의이다(**hemat**는 혈액, **-ologist**는 전문가를 의미).
- **Vascular surgeon** (혈관외과전문의)은 혈관 질환을 진단하고 외과적으로 치료하는 전문의이다.

심혈관계통의 병리
PATHOLOGY OF THE CARDIOVASCULAR SYSTEM

심장질환은 선천적이거나(현재 발병하거나 출생 전부터) 일생 동안 언제라도 발생할 수 있다.

선천성 심장결손 *Congenital Heart Defects*

Congenital heart defect (선천성 심장결손)는 출생 이전에 심장이 정상적으로 발달하는 과정의 실패로 인하여 생기는 구조적인 결함이다. *Congenital* (선천성)이란 출생 시에 나타남을 의미한다. 어떤 선천성 심장결손은 출생과 동시에 뚜렷이 보이는 반면, 어떤 것들은 인생의 후반까지도 발견되지 않을 수도 있다.

심장동맥질환 *Coronary Artery Disease (CAD)*

Coronary artery disease, CAD (심장동맥질환)는 심장동맥의 죽상동맥경화증으로 인해 심장근육에 혈액 공급이 줄어드는 질환이다. 충분한 산소 공급을 하지 못함으로 인해 협심증(pain)이나 심근경색증(heart attack), 또는 사망을 초래한다. *End-stage coronary artery disease* (말기심장동맥질환)는 견딜 수 없는 가슴의 통증과 매우 제한된 일상생활을 특징으로 한다.

죽상동맥경화증 *Atherosclerosis*

- **Atherosclerosis** (**ath**-er-**oh**-skleh-**ROH**-sis, 죽상동맥경화증)는 동맥의 안쪽 벽에 콜레스테롤판이 축적되어 동맥이 딱딱해지고 내강이 좁아지는 질환이다(**ather/o**는 판이나 지방물질, **-sclerosis**는 비정상적으로 딱딱하게 되는 것을 의미)(그림 5.14, 5.15).
- 이런 종류의 **plaque** (**PLACK**, 판)는 동맥의 내강 안에서 발견되며 관 속에 녹이 쌓인 것과 유사하게 지방물질이 침착된 것이다[이 물질은 8장에서 논의될 *dental plaque* (치면세균막)와는 다르다]. *Lumen* [속공간(내강)]은 혈류가 지나갈 수 있는 혈관 속의 공간이다.
- Plaque는 혈관의 내강으로 돌출될 수 있으며 혈관벽 속으로 파고들 수도 있다.
- **Atheroma** (**ath**-er-**OH**-mah, 죽종)는 죽상동맥경화증의 특징으로 동맥벽 속이나 표면에 plaque가 침착되어 있는 것이다(**ather**는 판, **-oma**는 종양을 의미).

허혈성 심장질환 *Ischemic Heart Disease*

Ischemic heart disease (iss-**KEE**-mick, 허혈성 심장질환)는 심장에 혈액 공급이 불충분하여 생기는 일련의 심장질환이다. 이 질환은 대개는 심장동맥질환과 연관되어 있다. *Ischemic* (허혈)이란 혈액 공급의 차단과 연관되어 있음을 의미한다 [*ischemic stroke* (허혈성 뇌졸중)은 10장 참조].

- **Ischemia** (iss-**KEE**-mee-ah, 허혈)는 신체의 일부에 혈류의 흐름이 제한됨으로 인하여 산소 공급이 불충분한 상황을 말한다(**isch**는 저지, **-emia**는 혈액을 의미). 예를 들어, *cardiac ischemia* (심장허혈)은 심장근육에 혈액과 산소 공급이 부족한 것이다.

협심증 *Angina*

Angina (an-**JIGH**-nah, 협심증)는 *angina pectoris*라고도 하며, 심장 근육에 혈액 공급이 불충분하여 심한 가슴통증이 발생하는 질환이다. 이러한 증상은 심장근육을 향한 부적절한 혈류의 흐름 때문에 일어난다. 협심증은 심장근육의 허혈로 발생하며 서서히 혈류의 흐름이 지속적으로 나빠짐에 따라 종종 심근경색이 나타날 수도 있다.

- *Stable angina* (안전형 협심증)는 운동 시 발생하며 휴식 시 완화된다.
- *Unstable angina* (불안전형 협심증)는 운동 또는 안정 시에 발생하며 심근경색의 전구증상이다.

심근경색증 *Myocardial infarction*

Myocardial infarction (**my**-oh-**KAR**-dee-al in-**FARK**-shun, 심근경색)은 *heart attack*이라고도 하며, plaque가 쌓여서 하나 이상의 심장동맥을 완전히 폐색한 경우이다. *Occlusion* (폐색)이란 완전하게 막히는 것을 의미한다.

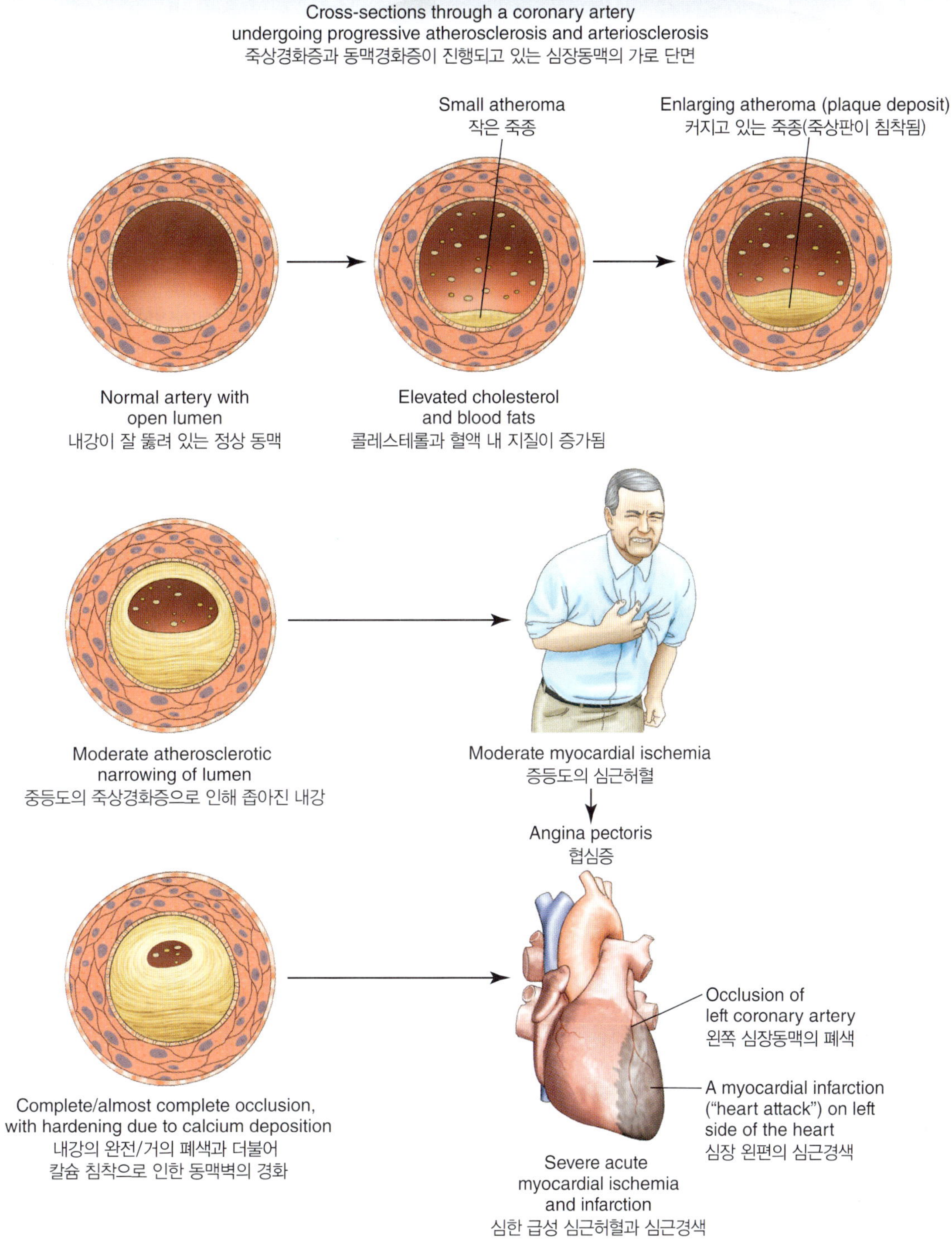

그림 5.14 심근경색증을 가져오는 심장동맥질환의 진행 과정.

- *Infarction* (경색)은 혈액 공급의 급격한 부족을 의미한다.
- *Infarct* (경색부위)는 혈액 공급의 차단으로 인해 죽은 조직이 된 부위를 의미한다.
- 심장근육에 이러한 손상이 생기면 전신으로 혈액을 보내주는 심장의 펌프 기능이 떨어진다(그림 5.14).
- 심근경색에서 가장 흔히 보이는 증상은 등 뒤나 턱, 왼팔로 방사되는 통증 또는 가슴중앙에 눌리는 듯한 압박이다. 심근경색을 가지고 있는 많은 환자들은 증상이 완화되거나 없는 경우도 있다.
- 여성은 피로와 쇠약함을 동반하는 비전형적인 증상이 일어날 가능성이 높다.

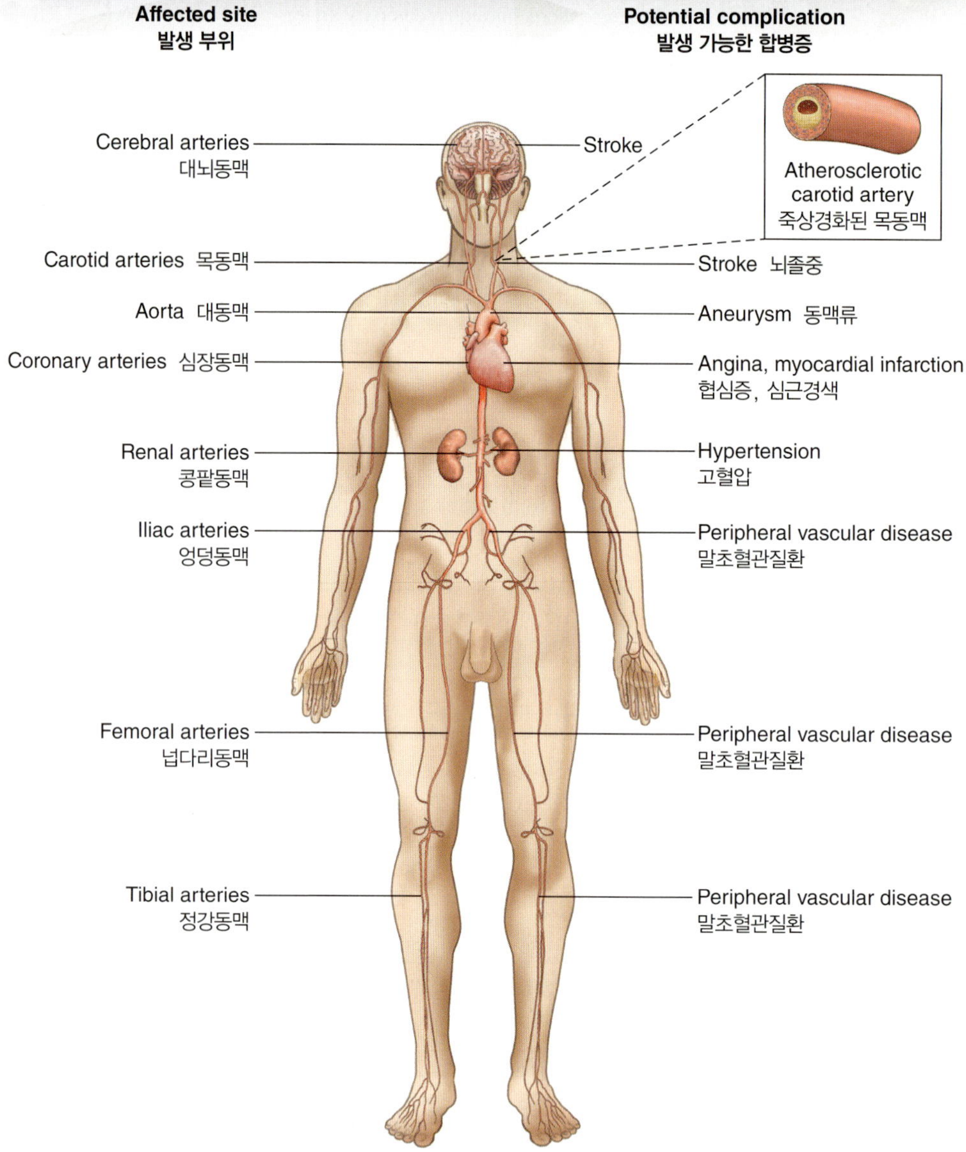

그림 5.15 죽상경화증의 발생 부위(왼쪽 세로) 및 발생 가능한 합병증(오른쪽 세로).

심장기능부전 *Heart Failure*

Heart Failure (심장기능부전)는 *congestive heart failure, CHF* (울혈성 심부전)라고도 하며 대부분은 고령자에게서 발생한다. 심장이 말초조직이나 허파로부터 받은 혈액을 모두 밖으로 펌프할 수 없게 되는 만성질환이다. 펌프작용의 감소로 인하여 체액이 정체되어 발생한다.

- *Left-sided heart failure* [왼심장부전(좌심부전)]는 허파에 혈액이 축적되어 *pulmonary edema* (허파부종)를 일으킨다. 왼쪽 심장이 허파로부터 들어온 산소가 풍부한 혈액을 신체로 효율적으로 펌프질하지 못하기 때문에 발생한다(7장 참조). 허파정맥의 압력 증가는 일부 국소 부위의 체액 정체를 가져온다.
- *Right-sided heart failure* [오른심장부전(우심부전)]는 신체 전반에 체액 정체를 가져오는 요인이 된다. 부종이 생기는 이유는 오른 심장이 허파를 제외한 인체의 나머지 부분으로부터 들어오는 혈액을 펌프질하지 못하기 때문이다. 중력, 부종 또는 종창으로 인한 증상은 우선적으로 다리, 발에서 발견할 수 있다. 부종이 심해짐에 따라 간, 소화계 또는 팔에도 영향을 미칠 수 있다.
- **Cardiomegaly** (**kar**-dee-oh-**MEG**-ah-lee, 심장비대)는 비정상적으로 심장이 커지는 것으로 심장의 펌프작용이 떨어졌을 때 이에 대한 보상작용으로 심장이 커지며 종종 심장기능부전과 연관되어 있다(**cardi/o**는 심장, **-megaly**는 비정상적으로 커짐을 의미).

심장염 *Carditis*

Carditis (**kar**-**DYE**-tis, 심장염)는 심장의 염증이다(**card**는 심장, **-itis**는 염증을 의미). *Carditis*의 철자에 주의해야 한다. 이 용어에서 **cardi/o** 대신 어근(연결형) **card/o**가 사용되었는데 이는 접미사 **-itis**와 결합될 경우에 *i*가 두 번 쓰이는 것을 피하기 위함이다.

- **Endocarditis** (**en**-doh-kar-**DYE**-tis, 심내막염)는 심장을 안쪽에서 둘러싸고 있는 속막의 염증이다(**endo-**는 -안, **cardi**는 심장, **-itis**는 염증을 의미).
- **Bacterial endocarditis** (세균성 심내막염)는 혈류 속에 있는 세균으로 말미암아 생기는 심장의 속막이나 판막의 염증이다. 이 질환의 원인 중 하나로 치아수술을 하는 과정 중의 출혈을 들 수 있는데, 이때 입안의 세균이 혈류로 들어가기 때문이다.
- **Pericarditis** (**pehr**-ih-kar-**DYE**-tis, 심장막염)는 심장막의 염증으로 심장막 공간에 체액의 축적을 야기한다(**peri-**는 둘러쌈, **card**는 심장, **-itis**는 염증을 의미). 염증으로 인하여 심장막에 체액 정체가 발생하며, 이 고인 체액은 심장박동을 제한하여 심장의 펌프 능력을 떨어뜨린다.
- **Myocarditis** (**my**-oh-kar-**DYE**-tis, 심근염)는 매우 드문 질환으로 바이러스감염의 합병증으로 발생할 수 있는 심장근육의 염증이다(**my/o**는 근육, **card**는 심장, **-itis**는 염증을 의미).

심장근육층의 병 *Diseases of the Myocardium*

- **Cardiomyopathy** [**kar**-dee-oh-my-**OP**-pah-thee, 심장근육질환(심근병증)]는 심장근육의 모든 질환들을 지칭하는 데 쓰이는 용어이다(**cardi/o**는 심장, **my/o**는 근육, **-pathy**는 질병을 의미).
- ***Dilated cardiomyopathy*** [확장성 심장근육질환(확장성 심근병증)]는 심장이 커지는 심장근육질환으로 이때 심장의 펌프 기능은 약화된다. 이 질환의 경과는 대개 느려서 병이 어느 정도 진전된 이후에야 증상이 나타난다. ***Dilated***란 빈공간의 확장을 의미한다.

심장판막 *Heart Valves*

- **Heart murmur** (심장잡음)는 심장과 큰 혈관을 청진하였을 때 들리는 비정상적인 소리이다. 심장잡음은 대부분 심장판막의 결함 때문에 발생하나 환자 삶의 질에 영향을 미치지 않으면 수술을 필요로 하지는 않는다.
- **Valvulitis** (**val**-view-**LYE**-tis, 판막염)는 심장판막의 염증이다(**valvul**은 판막을, **-itis**는 염증을 의미).
- **Valvular prolapse** (**VAL**-voo-lar proh-**LAPS**, 판막탈출증)는 심장의 판막이 비정상적으로 돌출되어 판막이 완벽하게 닫히지 못하는 것을 말한다(**valvul**은 판막, **-ar**는 -에, -관한을 의미). ***Prolapse*** (탈출)는 기관이나 내부 조직이 밑으로 처지는 것을 의미한다. 질환이 발생하는 판막의 이름에 따라서 ***mitral valve prolapse*** (승모판탈출증)와 같이 사용하기도 한다.
- **Valvular stenosis** (steh-**NOH**-sis, 판막협착증)는 심장의 판막이 좁아지거나 딱딱해지거나 또는 두꺼워지거나 폐쇄되는 질병을 말한다. ***Stenosis***는 개구부가 비정상적으로 좁아지는 것이다. 질병이 발생하는 판막의 이름을 따라서 ***aortic valve stenosis*** (대동맥판막협착증)와 같이 명명한다.

심장정지와 부정맥 *Cardiac Arrest and Arrhythmia*

Arrhythmia (ah-**RITH**-mee-ah, 부정맥)라는 용어는 심장박동이 정상 리듬을 잃어버린 것을 말한다. 이것은 일상생활에 영향을 미치지 않거나 일시적일 수도 있지만 죽음에 이르게 할 수도 있다. 이러한 증상의 심각성은 혈액 펌프 능력이 얼마나 손상되었는가에 따라 결정된다. 부정맥은 심장근육의 비정상보다는 보통 심장의 전기전도계통의 비정상으로 인해 발생된다.

- **Asystole** (ay-**SIS**-toh-lee, 무수축)는 심전도 상에 ***flat line*** (일직선)으로도 알려져 있다(**a-**는 없음, **systole**는 수축을 의미). 심장으로부터 전신으로 혈액 펌프작용이 없는 완벽한 심장의 전기적 자극 결손을 의미하고, 사망을 결정하기 위해 의료전문가들이 필요한 상태이기도 하다.
- **Cardiac arrest** (심장정지)는 심장이 갑작스럽게 멈추거나 비정상적인 부정맥이 발생하여 혈액을 효율적으로 펌프질하지 못하게 되는 경우를 말한다.
- **sudden cardiac death** (급성심장사)는 심장마비가 발생한 몇 분 안에 치료가 제공되지 않았을 때 초래할 수 있다.
- **Bradycardia** [**brad**-ee-**KAR**-dee-ah, 느린맥(서맥)]는 휴식기 심장박동이 비정상적으로 느린 것이다(**brady-**는 느림, **card**는 심장, **-ia**는 비정상적인 상태를 의미). 이 용어는 대개 심박동이 1분에 60회 이하로 떨어졌을 때 쓰인다. *Tachycardia*의 반대어이다.
- **Tachycardia** [**tack**-ee-**KAR**-dee-ah, 빠른맥(빈맥)]는 휴식기 심장박동이 비정상적으로 빠른 것이다(**tachy-**는 빠름, **card**는 심장, **-ia**는 비정상적인 상태를 의미). 이 용어는 대개 심박동이 1분에 100회 이상인 경우에 쓰인다. *Bradycardia*의 반대어이다.
- **Palpitation** (**pal**-pih-**TAY**-shun, 심계항진)은 심장이 마구 두근거리는 현상이며, 이때 불규칙적인 심장리듬이 있을 수도 있고 없을 수도 있다. 이는 특정 심장질환과 관련되어 있으나 공황발작의 일부로도 발생할 수 있다(10장 참조).

심방세동과 심실세동 *Atrial and Ventricular Fibrillations*

Fibrillation [**fih**-brih-**LAY**-shun, 잔떨림(세동)]은 조절되지 않거나 빠른 심장박동을 의미한다. 여기에 잔떨림(세동)이 발생하는 부위, 즉 *atrial* (심방) 또는 *ventricular* (심실)라는 용어를 덧붙여 사용한다.

- **Atrial fibrillation** [**AY**-tree-al **fih**-brih-**LAY**-shun, 심방잔떨림(심방세동)]은 ***A-fib***이라고도 하며, 심방이 정상적인 리듬으로 수축하지 않고 빠르고 불규칙적인 경련성 수축을 하는 것을 말한다. 이러한 상태로 인하여 심방은 매우 불규칙적이며 또한 떨리게 된다(그림 5.16B).

심실에 전달된 일부 증가된 전기적 자극은 정상보다 비효율적이고 더욱 빠르게 수축하게 하여 분당 80~180회의 불규칙한 심장박동을 유발한다.

- **Paroxysmal supraventricular tachycardia** [**par**-ock-**SIZ**-mal **soo**-prah-ven-**TRICK**-you-lar **tack**-ee-**KAR**-dee-ah, 발작성 위심실성 빠른맥(발작성 상심실성 빈맥)]는 ***PSVT***라고도 하며, 심방이나 또는 방실결절에서 발생되는 매우 빠르고 규칙적인 심장박동이 갑자기 시작되고 끝나는 것을 의미한다(그림 5.16C). ***Paroxysmal*** (발작성)이란 갑자기 발생하는 것을 의미한다. *Ventricular tachycardia* (심실빈맥)와 구분해야 한다.
- **Ventricular fibrillation** [ven-**TRICK**-you-ler **fih**-brih-**LAY**-shun, 심실잔떨림(심실세동)]은 ***V-fib***이라고도 하며, 빠르고 불규칙적인 비효율적인 심실의 수축을 말한다. 이때 심실은 제대로 펌프작용을 못하고 비효율적으로 떨게 된다. 이 질환은 대부분의 급성심장사의 원인이 된다(그림 5.16D).
- **Ventricular tachycardia** [ven-**TRICK**-you-lar **tack**-ee-**KAR**-dee-ah, 심실성 빠른맥(심실성 빈맥)]는 ***V-tach***라고도 하며, 심실 내에서 발생하는 매우 빠른 심장의 박동을 의미한다. 이 질환은 너무 빠른 심장박동으로 인해 충분한 혈액을 전신으로 보내지 못하므로 치명적인 결과를 초래한다. 이 질환은 삽입형 심장잔떨림제거기(삽입형 제세동기)의 부착으로 조절될 수 있다. *Paroxysmal supraventricular tachycardia* (발작성 위심방성 빠른맥)와 구분해야 한다.

혈관 *Blood Vessel Abnormalities*

- **Vasculitis** (**vas**-kyou-**LYE**-tis, 혈관염증)는 혈관의 염증을 의미한다(**vascul**은 혈관, **-itis**는 염증을 의미). 정맥에 발생하는 phlebitis (정맥염), 동맥계에 발생하는 ***angiitis***, ***arteritis*** (동맥염)를 포함한 많은 종류의 혈관염이 있다.
    - **Polyarteritis** (**pol**-ee-**ar**-teh-**RYE**-tis, 다발성 동맥염)는 여러 중간 동맥이나 소동맥을 동시에 침범하는 혈관염이다(**poly-**는 많음, **arter**는 동맥, **-itis**는 염증을 의미). 다발성 동맥염은 희박하게 발생하지만 면역세포가 혈관을 공격할 때 발생하는 심각한 혈관 질환이다.
    - **Temporal arteritis** (**TEM**-poh-**ral ar**-teh-**RYE**-tis, 관자동맥염)는 ***giant cell arteritis*** (거대세포동맥염)로도 알려져 있으며 두통, 시각장애, 턱 통증 또는 다른 증상들을 유발할 수 있는 정맥염이다. 조직검사에서 거대세포가 발견되면 이 질환으로 진단이 내려진다. 관자동맥질환은 한쪽 또는 양쪽의 실명을 초래하며 매우 드물게 뇌졸중을 유발하기도 한다.
- **Angiostenosis** (**AN**-jee-oh-steh-**NOH**-sis, 혈관협착)는 혈관이 비정상적으로 좁아진 것이다(**angi/o**는 혈관, **-stenosis**는 비정상적으로 좁아지는 것을 의미).
- **Hemangioma** (hee-**man**-jee-**OH**-mah, 혈관종)는 새로 만들어진 혈관으로 이루어진 양성 종양이다(**hem**은 혈액, **angi**는 혈관이나 림프관, **-oma**는 종양을 의미)(12장의 선천성 반점 참조).
- **Hypoperfusion** (**high**-poh-per-**FYOU**-zhun, 관류 저하)은 기관이나 신체를 통과하는 혈액이 부족한 것이다. ***Perfusion*** (관류)은 기관의 혈관을 통하는 혈류를 의미.

동맥 *Arteries*

- **Aneurysm** (**AN**-you-rizm, 동맥류)은 동맥의 벽이 국소적으로 풍선처럼 부풀어 오른 것이다. 동맥류의 파열은 급속한 혈액 소실을 초래하므로 치명적이다. 동맥류는 침범된 동맥의 이름을 따라 ***aortic aneurysm*** (대동맥류), ***abdominal aortic aneurysm*** (복부대동맥류), ***popliteal aneurysm*** (오금동맥류) 등으로 명명한다.
- **Arteriosclerosis** (ar-**tee**-ree-oh-skleh-**ROH**-sis, 동맥경화증)는 ***hardening of the artery***라고도 하며, 동맥벽이 두꺼워지고 탄력이 소실되는 것을 특징으로 하는 일련의 질환을 말한다(**arteri/o**는 동맥, **-sclerosis**는 비정상적으로 딱딱해짐을 의미).
- **Arteriostenosis** (ar-**tee**-ree-oh-steh-**NOH**-sis, 동맥협착증)는 동맥이 비정상적으로 좁아지는 것을 말한다(**arteri/o**는 동맥, **-stenosis**는 비정상적으로 좁음을 의미).

정맥 *Veins*

- **Chronic venous insufficiency** (만성정맥기능부전)는 ***venous insufficiency*** (정맥기능부전)라고도 하며, 부분적으로 정맥이 막히거나 정맥판막의 누출로 인해 정맥순환이 부적절한 상태를 말한다. 이 질병은 우선적으로 다리와 발목에서 나타나고 정맥혈이 조직으로 새어 나와 피부색의 변화를 일으킨다.
- **Phlebitis** (fleh-**BYE**-tis, 정맥염)는 정맥의 염증이다(**phleb**는 정맥, **-itis**는 염증을 의미). 대개 얕은정맥에서 발생한다. 정맥은 종종 혈전(thrombus)에 의해 침범당하기 때문에

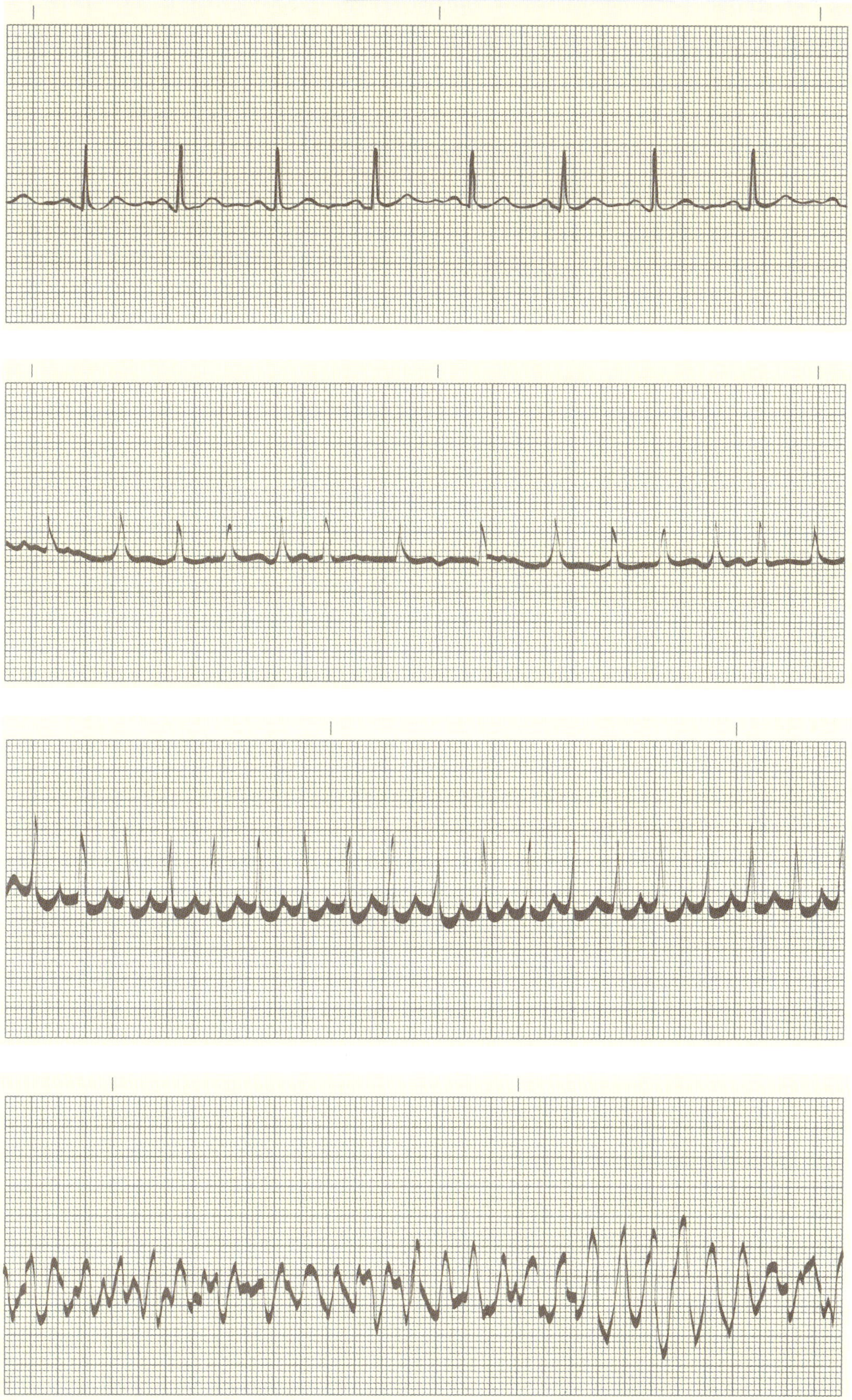

(A)

(B)

(C)

(D)

그림 5.16 심전도상 비정상적인 리듬. (A) 정상리듬. (B) 심방잔떨림(심방세동). (C) 발작성 상심실성 빈맥. (D) 심실잔떨림(심실세동).

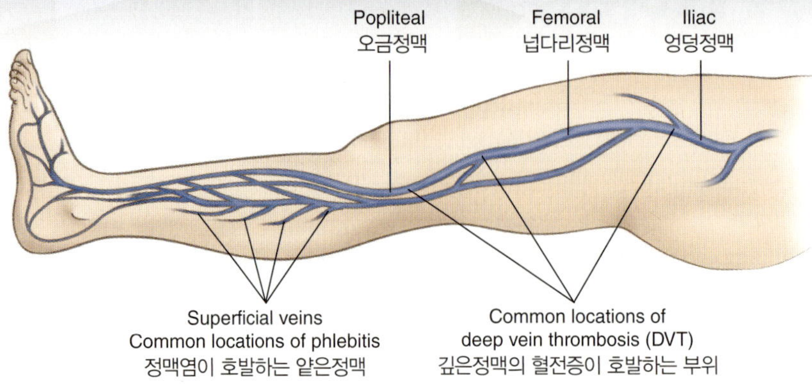

그림 5.17 정맥염과 깊은정맥혈전증 호발부위

thrombophlebitis (혈전성 정맥염)로도 알려져 있으며, 주로 얕은정맥에서 발생한다(그림 5.17).

- **Varicose vein** (**VAR**-ih-kohs **VAYN**, 정맥류)은 비정상적으로 팽창한 정맥으로 대개는 다리의 얕은 정맥에서 발생한다. 정맥류는 정맥의 판막이 기능을 다하지 못하여 정맥에 울혈이 생겨 정맥이 확장되는 경우 발생한다.

혈전증과 색전증 *Thromboses and Embolisms*

혈전증과 색전증은 혈관의 폐색을 가져올 수도 있는 심각한 상태이다.

혈전증 *Thrombosis*

Thrombosis (throm-**BOH**-sis, 혈전증)는 혈전을 만드는 비정상적인 상태이다(**thromb**은 엉긴 피덩이, **-osis**는 비정상적인 상태나 질병을 의미)(그림 5.18)(복수형, *thromboses*).

Thrombus (**THROM**-bus, 혈전)는 동맥이나 정맥의 내벽에 부착된 피덩이다(**thromb**은 엉긴 피덩이를 의미, **-us**는 단수형 명사어미)(복수형, *thrombi*).

- **Thrombotic occlusion** (throm-**BOT**-ick ah-**KLOO**-zhun, 혈전성 폐색)은 혈전에 의하여 동맥이 폐색되는 것을 말한다. *Thrombotic*은 혈전에 의하여 야기됨을 의미하고, *occlusion*은 폐색 또는 차단을 의미한다.
- **Coronary thrombosis** (**KOR**-uh-**nerr**-ee throm-**BOH**-sis, 심장동맥혈전증)는 혈전이 심장동맥을 막아서 발생하는 심장근육의 손상을 말한다(**coron**은 왕관, **-ary**는 -에 관한, **thromb**는 엉긴 피덩이, **-osis**는 비정상적인 상태를 의미).
- **Deep vein thrombosis, DVT** (깊은정맥혈전증)는 *deep venous thrombosis*라고도 하며, 깊은정맥의 벽에 혈전이 부착된 상태를 말한다. 병상에 오래 누워 있는 환자나 비행기를 오랫동안 타는 승객의 다리에서 혈전증이 발생할 수 있다. 혈전이 떨어져 나와 폐로 이동하면 치명적이다(그림 5.17).

색전증 *Embolism*

Embolism (**EM**-boh-lizm, 색전증)은 색전에 의하여 혈관이 갑작스럽게 막힌 것을 말한다(**embol**은 삽입된 물질, **-ism**은 상태를 의미). 색전증은 *air embolism* (공기색전증), *fat embolism* (지방색전증)(그림 5.19)처럼 원인 요인에 따라 명명된다.

- **Embolus** (**EM**-boh-lus, 색전)는 혈전, 공기나 가스, 미세한 조직이나 종양과 같은 이물질이 혈액 속에 떠돌고 있는 것이다(**embol**은 주입된 이물질을 의미, **-us**는 단수형 명사어미)(복수형, *emboli*).

말초혈관질환 *Peripheral Vascular Diseases*

Peripheral vascular disease (말초혈관질환)는 심장과 뇌로부터 멀리 위치한 혈관의 질환을 말한다. 이러한 질환은 보통 다리, 팔, 위 또는 콩팥으로 가는 혈관이 좁아지는 것과 관련이 있다.

- **Peripheral arterial occlusive disease** (per-**IH**-feh-**ral** ar-**TEE**-ree-al oh-**KLOO**-siv, 말초동맥폐쇄질환)는 *peripheral artery disease*라고도 하며, 동맥경화증에 의해 발생하는 말초혈관병의 일종이다. 이는 70대 이상의 연령층의 20% 이상이 겪는 흔하고도 심각한 질환이다. 사지말단이나 주요 장기로 가는 혈액순환이 불충분하여 피부색이나 체온에 변화가 일어나고 *intermittent claudication* (간헐적인 절뚝거림) 증상이 생긴다(4장 참조).
- **Raynaud's disease** (ray-**NOHZ**, 레이노병)은 말초동맥폐쇄질환의 일종으로 추위나 스트레스로 인하여 간헐적으로 발생한다. 혈액순환이 잘 안되어 손가락 또는 발가락의 색깔이 처음에 창백했다가(pallor) 파랗게 변하고(cyanosis) 결국은 빨갛게 변한다(redness).

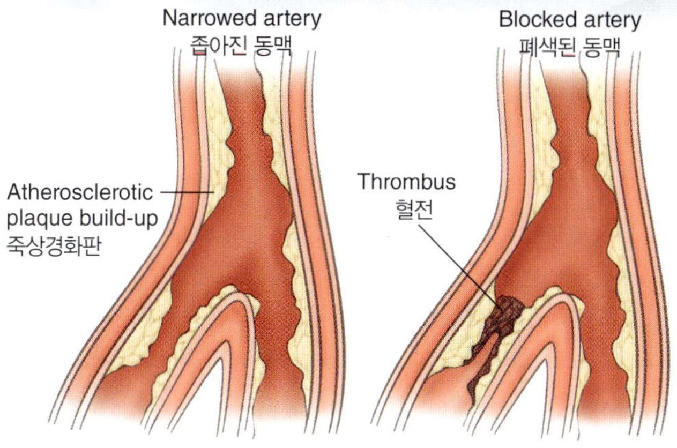

그림 5.18 혈전은 동맥이나 정맥의 내벽에 달라붙은 피덩이이다.

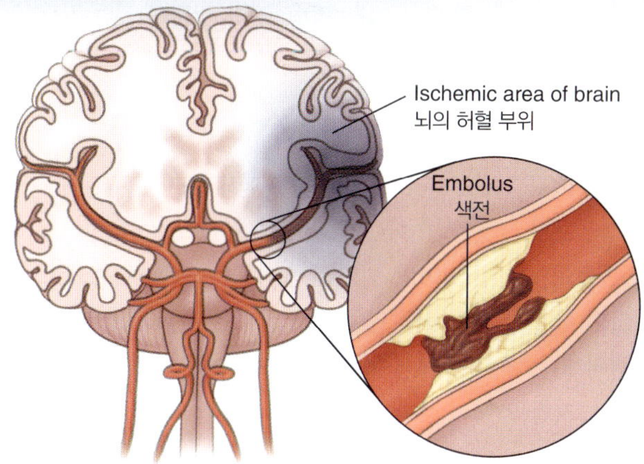

그림 5.19 색전은 혈액을 타고 돌아다니는 이물질이다.

혈액질환 *Blood Disorders*

- **Blood dyscrasia** (dis-**KRAY**-zee-ah, 혈액질환)는 혈액세포의 모든 질병을 일컫는다(**dys-**는 나쁨, **-crasia**는 혼합된 또는 섞음을 의미).
- **Hemochromatosis** (**hee**-moh-**kroh**-mah-**TOH**-sis, 혈색소침착증)는 ***iron overload disease*** (철과잉질환)라고도 하며, 장에서 너무 많은 철분을 흡수하는 유전질환이다(**hem/o**는 혈액, **chromat**는 색깔, **-osis**는 비정상적인 상태를 의미). 흡수된 과도한 철분은 혈액을 타고 이동하여 기관에 축적되고 해당 기관을 손상시킨다.
- **Leukopenia** (**loo**-koh-**PEE**-nee-ah, 백혈구감소증)는 순환 혈액 중 백혈구의 숫자가 정상 이하로 떨어지는 것을 말한다(**leuko**는 흰색, **-penia**는 부족을 의미). 백혈구는 감염에 대항하는 역할을 하므로 백혈구 감소증 환자는 감염에 노출될 위험이 높다.
- **Polycythemia** (**pol**-ee-sy-**THEE**-mee-ah, 적혈구증가증)는 골수에서의 과도한 적혈구 생산으로 인해 말초혈액 내의 적혈구의 숫자가 비정상적으로 증가된 상태를 말한다.
- **Septicemia** (**sep**-tih-**SEE**-mee-ah, 패혈증)는 혈액 속 박테리아에 의한 심각한 감염과 관련이 있다. **Bacteremia** (박테리아혈증)으로도 알려져 있다(**bacter**는 박테리아, **-emia**는 혈액 상태를 의미). 이 질환은 고열, 오한, 빠른 호흡, 빠른 맥박 등의 증상들이 갑자기 발병할 수도 있다. 이 증상들은 전혈류를 통하여 전신적 감염으로 이를 수 있다.
- **Thrombocytopenia** (**throm**-boh-**sigh**-toh-**PEE**-nee-ah, 혈소판감소증)는 순환 혈액 중 혈소판의 숫자가 비정상적으로 적은 질환이다(**thromb/o**는 혈전, **cyt/o**는 세포, **-penia**는 부족을 의미). 혈소판은 혈액응고를 돕는 역할을 하며, 따라서 비정상적인 출혈 증상이 종종 나타난다.
- **Thrombocytosis** (**throm**-boh-sigh-**TOH**-sis, 혈소판증가증)는 순환 혈액 중 혈소판의 숫자가 비정상적으로 증가하는 질환이다(**thromb/o**는 혈전, **cyt/o**는 세포, **-osis**는 비정상적인 상태를 의미).
- **Hemorrhage** (**HEM**-or-idj, 출혈)는 짧은 시간 동안 많은 양의 혈액이 소실되는 것을 말한다(**hem/o**는 혈액, **-rrhage**는 출혈을 의미). 이 용어는 *to bleed*를 의미하기도 한다.
- **Transfusion reaction** (수혈 반응)은 공여자의 혈액과 수여자의 혈액이 맞지 않아 심한 면역반응이 발생하는 치명적인 수혈의 합병증이다.

콜레스테롤 *Cholesterol*

- **Cholesterol** (koh-**LES**-ter-ol, 콜레스테롤)은 혈액 내에서 이동하는 지방성 물질로서 체내의 모든 부분에서 발견된다. 콜레스테롤은 세포막이나 호르몬, 비타민 D를 생성하는 데 도움을 준다. 콜레스테롤은 음식물의 섭취로 얻어지기도 하며 어떤 형태의 콜레스테롤은 간에서 합성된다. 일부 콜레스테롤의 과도한 증가는 심장질환에 이르게 할 수 있다(표 5.2 참조).
- **Hyperlipidemia** (**high**-per-**lip**-ih-**DEE**-mee-ah, 고지질 혈증, 고지혈증)는 혈액 내 콜레스테롤이나 다른 지방물질의 수치가 높아진 것을 말한다(**hyper-**는 지나침, **lipid**는 지질, **-emia**는 혈액의 상태를 의미).

백혈병 *Leukemia*

- **Myelodysplastic syndrome** (**my**-eh-loh-dis-**PLAS**-tick, 골수형성이상증후군)은 골수의 기능 부전으로 하나 이상의 혈액세포 조혈기능이 부적절한 일종의 골수의 질환이다.
- **Leukemia** (loo-**KEE**-mee-ah, 백혈병)는 암의 일종으로 조혈 조직, 그 외 기관, 순환혈액에서 비정상적인 백혈구의 숫

자가 점진적으로 증가하는 질병이다(**leuk**는 흰색, **-emia**는 혈액의 상태를 의미).

빈혈 *Anemias*

Anemia (ah-**NEE**-mee-ah, 빈혈)는 혈액 내에서 적혈구의 수가 정상보다 낮은 것이다(**an-**은 정상 이하 또는 없음, **-emia**는 혈액의 상태를 의미). 빈혈의 심각도는 혈액의 헤모글로빈 수치의 감소에 따라 결정된다. 헤모글로빈 양이 불충분할 경우 신체의 모든 부분은 적절한 기능을 수행하기 위해 필요한 산소와 에너지를 받지 못한다.

- **Aplastic anemia** (ay-**PLAS**-tick ah-**NEE**-mee-ah, 재생불량성빈혈)는 골수의 조혈 기능의 파괴로 모든 종류의 혈액세포가 만들어지지 않은 질환이다(**a-**는 없음, **plast**는 성장, **-ic**는 -에 관한을 의미). 적혈구의 감소로 인한 빈혈로 피로와 쇠약이 초래되고 백혈구의 감소로 감염에 대한 위험이 증가하며 혈소판의 감소로 점막이나 피부에 출혈이 생긴다.
- **Hemolytic anemia** (**hee**-moh-**LIT**-ick ah-**NEE**-mee-ah, 용혈성빈혈)는 지라에서 적혈구가 조기 파괴되어 순환적혈구의 수가 줄어드는 질환이다(**hem/o**는 혈액과 관련됨, **-lytic**은 파괴를 의미). ***Hemolytic***이란 적혈구의 파괴를 의미한다.
- **Iron-deficiency anemia** (철결핍성빈혈)는 가장 흔한 유형의 빈혈이다. 헤모글로빈의 필수 구성 요소인 철은 정상적인 음식 섭취를 통하여 얻어지며 노화 적혈구로부터 재활용된다. 헤모글로빈을 만드는 데 필요한 철분이 충분하지 못하면 적혈구는 산소를 효과적으로 운반하지 못한다.
- **Megaloblastic anemia** (**MEG**-ah-loh-**blas**-tick ah-**NEE**-mee-ah, 거대적아구성빈혈)는 적혈구가 정상보다 커지는 빈혈이다(**mega lo**는 크다, **blast**는 미숙함, **-tic**은 -에 관한을 의미). 이 질환은 대개 엽산이나 비타민 B_{12}의 결핍으로 인해 발생한다.
- **Pernicious anemia** (per-**NISH**-us ah-**NEE**-mee-ah, 악성빈혈)는 소화기계에서 비타민 B_{12}의 흡수를 돕는 단백질인 ***intrinsic factor***, **IF** (내인자)의 결핍으로 발생한다. 비타민 B_{12}는 적혈구를 생산하는 데 있어서 반드시 필요한 물질이다.
- **Sickle cell anemia** (낫적혈구빈혈)는 비정상적인 헤모글로빈을 만들어내는 유전질환으로서 적혈구가 비정상적인 낫 모양으로 변한다. 이러한 낫 모양은 정상적인 혈액의 흐름을 방해하여 신체의 모든 계통에 손상을 준다. 낫적혈구빈혈의 유전에 대해서는 2장에서 설명한다.
- **Thalassemia** (thal-ah-**SEE**-mee-ah, 지중해빈혈)는 유전성 혈액질환으로 헤모글로빈의 감소와 적혈구의 감소로 인하여 다양한 정도의 빈혈을 초래한다. ***Cooley's anemia***는 정기적인 수혈을 필요로 하는 모든 유형의 지중해빈혈을 가리키는 데 쓰이는 말이다.

표 5.2 ▸ 콜레스테롤 수치의 해석

Total cholesterol (총 콜레스테롤)은 dL당 mg로 측정한다. ***Milligram***은 1000분의 1 g이며 ***deciliter***는 10분의 1 L이다.	정상 수치 200 mg/dL 이하 경계 수치 200~239 mg/dL 높은 수치 240 mg/dL 이상
Low-density lipoprotein cholesterol, LDL (저밀도지단백콜레스테롤)은 ***bad cholesterol*** (나쁜 콜레스테롤)로 분류한다. LDL의 수치가 과도하게 높아지면 동맥의 벽에 판(plaque)을 형성한다.	적정 수치 100 mg/dL 이하 적정 부근 수치 100~129 mg/dL 경계 수치 130~159 mg/dL 높은 수치 160~189 mg/dL 매우 높은 수치 190 mg/dL 이상
High-density lipoprotein cholesterol, HDL (고밀도지단백콜레스테롤)은 ***good cholesterol*** (좋은 콜레스테롤)로 분류한다. HDL은 불필요한 콜레스테롤을 간으로 운반하며 판(plaque)을 형성하지 않는다.	나쁜 수치 40 mg/dL 이하 좋은 수치 40~59 mg/dL 매우 좋은 수치 60 mg/dL 이상
Triglyceride (try-**GLIS**-er-eyed, 중성지방)는 ***fatty acid*** (지방산)이 글리세롤에 부착된 형태로서 적은 양이지만 혈액 안에서 정상적으로 존재한다.	이상 수치 150 mg/dL 이하 높은 경계 수치 150~199 mg/dL 높은 수치 200~499 mg/dL 매우 높은 수치 500 mg/dL 이상

출처: National Heart, Lung, and Blood Institute, 2010

고혈압 *Hypertension*

Hypertension, HTN (고혈압)은 ***high blood pressure***라고도 하며, 동맥의 압력이 높아진 것을 말한다. 심혈관계통에 손상을 초래할 수 있다. *Hypotension* (저혈압)의 반대어이다.

- ***Essential hypertension*** (본태성고혈압)은 ***primary hypertension*** (일차성고혈압) 또는 ***idiopathic hypertension*** (특발성고혈압)이라고도 하며, 원인은 알 수 없지만 지속적으로 혈압이 높은 질환이다. ***Idiopathic***이란 원인 불명의 질병을 의미한다. 성인의 혈압을 분류하여 표 5.3에 요약하였다
- ***Secondary hypertension*** (이차성고혈압)은 신장 질환이나 부신의 종양과 같은 다른 의학적인 문제로 인하여 발생한다. 원인 질환들이 치료되면 이차성고혈압도 치료된다.
- ***Malignant hypertension*** (악성고혈압)은 매우 높은 혈압이 특징적이다. 이 질환은 치명적인 것으로 뇌, 시신경, 심장, 콩팥 등의 장기의 손상을 동반한다.

저혈압 *Hypotension*

Hypotension (**high**-poh-**TEN**-shun, 저혈압)은 혈압이 정상적인 동맥압보다 낮은 경우를 말한다. 현기증, 가벼운 두통 및 실신 등의 증상을 나타낸다. *Hypertension*의 반대어이다.

- **Orthostatic hypotension** [**or**-thoh-**STAT**-ick **high**-poh-**TEN**-shun, 직립성(기립성)저혈압]은 ***postural hypotension*** (체위성저혈압)이라고도 하며 일어섰을 때 저혈압이 발생한다. ***Orthostatic***은 직립 또는 서 있는 자세를 의미한다.

심혈관계통의 진단 방법

DIAGNOSTIC PROCEDURES OF THE CARDIOVASCULAR SYSTEM

- **Blood test** (혈액검사)와 **ultrasonic diagnostic procedure** (초음파진단검사)는 15장에서 학습하기로 한다.
- **Angiography** (an-jee-**OG**-rah-fee, 혈관조영술)는 조영제를 수입한 후 혈관을 방사선(X-ray)으로 촬영하는 방법이다(**angi/o**는 혈관, **-graphy**는 기록 과정을 의미). 촬영한 필름을 ***angiogram*** (혈관조영사진)이라고 한다(그림 5.20).
- **Cardiac catheterization** (**KAR**-dee-ack **kath**-eh-ter-eye-**ZAY**-shun, 심장도관술)은 도관을 정맥이나 동맥을 통하여 심장까지 이르도록 하여 진단하는 방법이다(그림 5.21). 관이 목적지에 도달하면 심장의 혈관이 온전한지 확인하기 위하여 조영제를 주입하고 혈관조영술을 시행한다. 이 시술은 치료의 과정에서도 사용되는데, 이 장의 뒷부분에서 기술된 폐쇄된 동맥을 뚫는 과정을 참조하면 된다.
- **Digital subtraction angiography, DSA** (디지털 감산 혈관조영술)는 일반적인 혈관조영술에 컴퓨터 기술을 결합한 방법으로 이미지에서 연부조직이나 뼈를 제거함으로써 혈관을 뚜렷하게 관찰하는 기법이다.
- **Duplex ultrasound** (이중초음파)는 혈관의 구조와 이 혈관을 통한 혈액의 흐름을 형상화하는 진단 과정이다. 혈관의 구조를 보기 위한 ***diagnostic ultrasound***와 이 혈관을 통한 적혈구의 흐름을 보기 위한 ***doppler ultrasound***를 결합한 것이다. Diagnostic과 Doppler ultrasound는 15장에서 설명한다.
- **Phlebography** (fleh-**BOG**-rah-fee, 정맥조영술)는 ***venography***라고도 하며, 조영제를 환자의 발에 있는 정맥에 주입한 후 다리정맥의 영상을 보여주는 방사선 촬영검사이다(**phleb/o**는 정맥, **-graphy**는 측정 과정을 의미). 촬영한 필름을 ***phlebogram*** (정맥조영사진)이라고 한다. 이는 깊은정맥혈전증을 진단하는 데 매우 유용한 진단검사법이다.

심전도법 *Electrocardiography*

Electrocardiography (ee-**leck**-troh-kar-dee-**OG**-rah-fee, 심전도검사법)는 심장근의 전기적인 활동을 기록하는 비침습성 검사법이다(**electr/o**는 전기, **cardi/o**는 심장, **-graphy**는 측정 과정을 의미)(그림 5.22). ***Noninvasive*** (비침습성) 처치란

표 5.3 ▸ 성인 혈압의 분류

분류	수축기 혈압(mm Hg) 최고 수치	이완기 혈압(mm Hg) 최저 수치
정상 혈압	120 이하	80 이하
고혈압 전단계	120~139	80~89
1단계 고혈압	40~159	90~99
2단계 고혈압	160 이상	100 이상

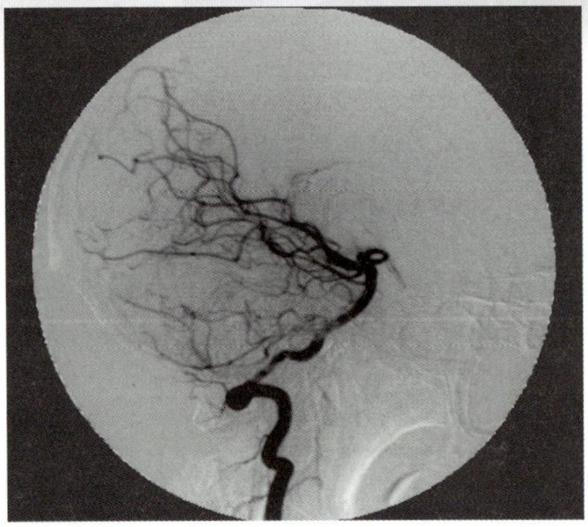

그림 5.20 혈관조영상에서 검은색로 표시되는 혈관은 조영제 주입을 통하여 볼 수 있다.

진단이나 치료를 위해 도구나 기구를 사용하여 피부를 통과하는 과정을 거치지 않는 것을 말한다.

- **Electrocardiogram** (ee-**leck**-troh-**KAR**-dee-oh-**gram**, 심전도)은 EKG 또는 ECG라고도 하며, 이것은 심근의 전기적 활동을 기록한 것이다(**electr/o**는 전기, **cardi/o**는 심장, **-gram**은 기록을 의미)(그림 5.16).
- **Holter monitor** (홀터 모니터)는 외래 환자에게 24시간이나 48시간 동안 심장의 박동 수와 리듬을 지속적으로 모니터하기 위하여 착용하는 휴대용 심전도이다.
- **Stress test** (스트레스검사)는 검사 과정 중이나 검사 이후에 스트레스를 주어 심혈관계통의 건강 상태와 기능을 측정하기 위하여 시행된다. 환자가 트레드밀에서 운동을 하면서 심전도를 모니터하고, 만약 환자가 트레드밀을 이용할 수 없다면 약물 주입을 해서 환자의 심장박동수를 높인 후 모니터한다. 이 검사는 심장초음파와 병행해서 시행할 수도 있다(15장 참조).
- **Thallium stress test** (**THAL**-ee-um, 탈륨스트레스검사)는 운동 중에 혈액 속으로 소량의 탈륨을 주입하여 심근의 심장동맥의 혈류 상태가 적절한지를 보기 위한 검사이다. 만약 탈륨이 심근에 균등하게 보이지 않는 곳이 있다면 그 부위는 혈류가 감소되었음을 의미한다.

심혈관계통의 치료 방법

TREATMENT PROCEDURES OF THE CARDIOVASCULAR SYSTEM

투약 *Medications*

많은 심장질환은 약물의 투여로 조절이 가능하다. 약물투여의 성공 여부는 환자의 순응도에 의존한다. ***Compliance*** (순응도)란 환자가 의사의 지시에 얼마나 정확하고 성실하게 따르는가를 의미한다.

항고혈압제 *Antihypertensive*

Antihypertensive (**an**-tih-**high**-per-**TEN**-siv, 항고혈압제)는 혈압을 낮추기 위하여 투여되는 약물이다. 이런 약물 가운데 몇몇 약물은 특정 심장질환을 치료하는 데 사용되기도 한다.

- **ACE** (***angiotensin-converting enzyme***) **inhibitor** (안지오텐신전환효소 억제제)는 고혈압을 초래하는 혈관수축을 일으키는 효소의 작용을 차단한다. 이 효소의 작용이 차단되면 혈관은 확장되며 이에 따라 혈압이 낮아진다. 이 약물들은 고혈압과 심장기능 부전에 우선적으로 사용되는 약물이다. ***Angiotensin II receptor blocker (ARB)*** 또한 비슷한 효능을 가지고 있다.
- **Beta-blocker** (베타차단제)는 심장의 박동을 느리게 하여 심장의 부담을 줄여준다. 이들은 혈압을 낮추어주고 협심증을 완화시키며 심장기능상실증을 치료하기 위해 흔히 처방되는 약물이다.
- **Calcium channel blocker agent** (칼슘통로차단제)는 심장과 혈관을 구성하고 있는 세포로 이동하는 칼슘을 감소시켜 심장과 혈관을 이완시킨다. 혈관이 이완되면 산소와 혈액 공급이 증가하여 심장의 부담이 낮아진다. 일부 칼슘통로차단제는 고혈압을 완화시키고 협심증을 조절한다.

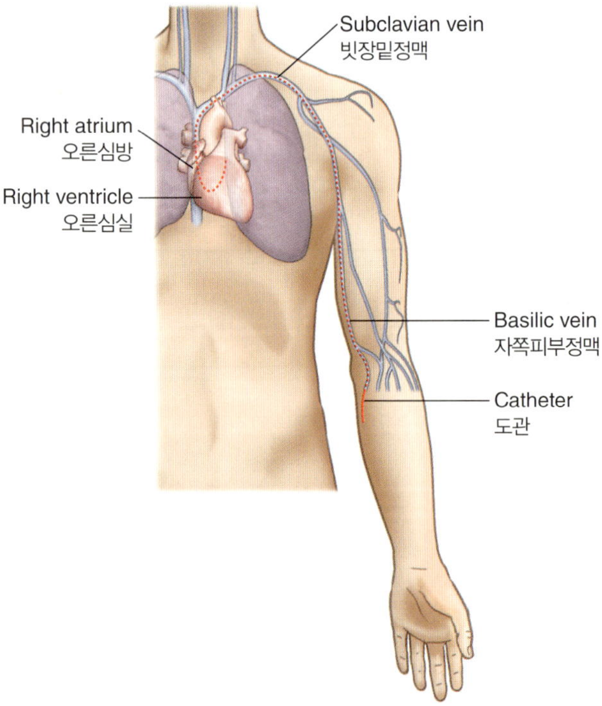

그림 5.21 *심장도관술*. 카테터는 정맥이나 동맥을 통하여 심장에 도달한다.

- **Diuretic** (**dye**-you-**RET**-ick, 이뇨제)은 콩팥을 자극하여 소변의 양을 증가시켜 체내의 여분의 나트륨과 물을 제거하기 위하여 투여된다. 이 약물은 순환 혈액량을 감소시켜 고혈압과 심장기능부전을 치료하기 위해 투여된다.

기타 약물 *Additional Medications*

- **Antiarrhythmic** (**an**-tih-ah-**RITH**-mick, 항부정맥제)은 불규칙한 심장박동을 조절하는 데 사용되는 약물이다.
- **Anticoagulant** (**an**-tih-koh-**AG**-you-lant, 항응고제)는 응고를 지연시키고 혈전 생성을 방지한다. *Coagulation* (응고)은 혈액을 응고시키는 과정이다(Coumadin 참조).
- **Aspirin** (아스피린)은 적은 용량(예, *baby aspirin* 81 mg)을 매일 사용할 경우 혈액응고 능력을 감소시킴으로써 심장발작이나 뇌졸중의 위험을 줄여준다.
- **Cholesterol-lowering drug** (콜레스테롤저하제)은 가령 *statins* (스타틴)의 경우 혈액 내 해로운 콜레스테롤을 낮춤으로써 고지혈증을 치료하는 데 사용된다.

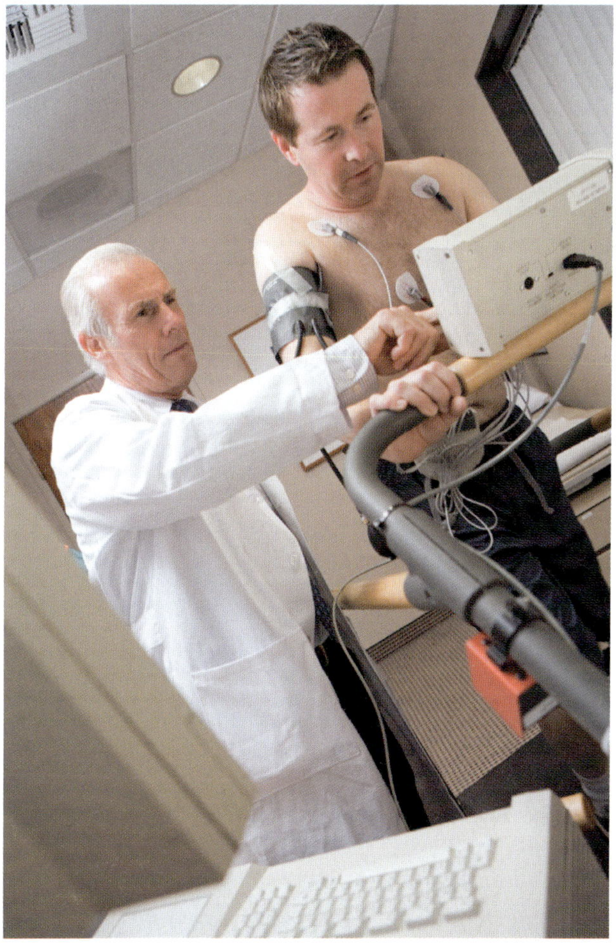

그림 5.22 심전도는 피부에 붙인 전극을 통하여 심근의 전기적 활동을 외부에서 측정할 수 있다.

- **Coumadin** (쿠마딘)은 *warfarin* (와파린)의 상표명으로서 혈액응고를 예방하기 위하여 투여하는 항응고제이다. 이 약제는 혈액 응고 문제와 불규칙한 심장박동을 가지고 있거나 심장발작 후 또는 심장판막 치환수술 이후에 투여된다.
- **Digitalis** (**dij**-ih-**TAL**-is, 디지털리스)는 *digoxin* (디곡신)이라고도 하며, 심근 수축을 강하게 하고 심장박동수를 느리게 하여 콩팥을 통하여 인체에서 체액을 제거하는 것을 돕는다. 심장기능부전이나 부정맥을 치료하는 데 종종 사용된다.
- **Thrombolytic** (**throm**-boh-**LIT**-ick, 혈전용해제)은 *clot-busting drug*이라고도 하며, 혈전을 용해시키는 약물이다 (**thromb/o**는 혈전, **-lytic**은 파괴함을 의미).
- **Tissue plasminogen activator, TPA** (**TISH**-you plaz-**MIN**-oh-jen, 조직 플라스미노겐 활성제)는 혈전용해제로서 심장발작이나 뇌졸중 환자에게 투여한다. 증상이 나타난 후 수 시간 이내에 투여하면 손상을 일으키는 혈전을 녹일 수 있다.
- **Vasoconstrictor** (**vas**-oh-kon-**STRICK**-tor, 혈관수축제)는 혈관을 수축시킨다. 항히스타민제나 울혈완화제로 사용된다. *Vasodilator*와 반대어이다.
- **Vasodilator** (**vas**-oh-dye-**LAYT**-or, 혈관확장제)는 혈관을 이완시킨다. *Vasoconstrictor*와 반대어이다.
- **Nitroglycerin** (**nye**-troh-**GLIH**-sih-rin, 니트로글리세린)은 혈관확장제로, 심장으로 가는 혈관을 확장시킴으로써 협심증의 통증을 예방하거나 완화시키기 위하여 투여된다. 이들은 심장으로 가는 혈류와 산소 공급을 증가시킨다. 혀 밑에 투약하거나 피부에 붙이는 패치 또는 구강에 뿌리는 스프레이가 있다.

폐쇄된 동맥 치료술 *Clearing Blocked Arteries*

- **Angioplasty** (**AN**-jee-oh-**plas**-tee, 혈관성형술)는 폐쇄되거나 좁아진 혈관을 기계적 기술을 이용하여 넓히는 시술이다 (**angi/o**는 혈관, **-plasty**는 외과적 복원을 의미). 보통 동맥경화증에 의하여 혈관이 좁아진다.
- **Percutaneous transluminal coronary angioplasty, PTCA** (피부경유혈관경유심장동맥확장술)는 *balloon angioplasty* (풍선혈관성형술)로도 알려져 있다. 이 시술은 작은 풍선을 도관의 끝에 부착시켜 부분적으로 막혀진 심장동맥을 뚫는 시술이다. 심장동맥의 내강에 쌓인 plaque (판)를 풍선에 공기를 주입시켜 편평하게 하여 내강을 확보한다(그림 5.23).
- **Laser angioplasty** (**AN**-jee-oh-**plas**-tee, 레이저 혈관성형술)는 도관 끝에 레이저를 연결하여 빛의 광선을 이용하여 내강에 쌓인 plaque를 없애는 시술이다. 이 시술은 PTCA와 동시에 또는 따로 시행될 수 있다.
- **Stent** (스텐트)는 철로 만들어진 그물 모양의 관으로서 동맥을 뚫은 자리에 놓는다. 이는 동맥벽을 지지해 주고 plaque가

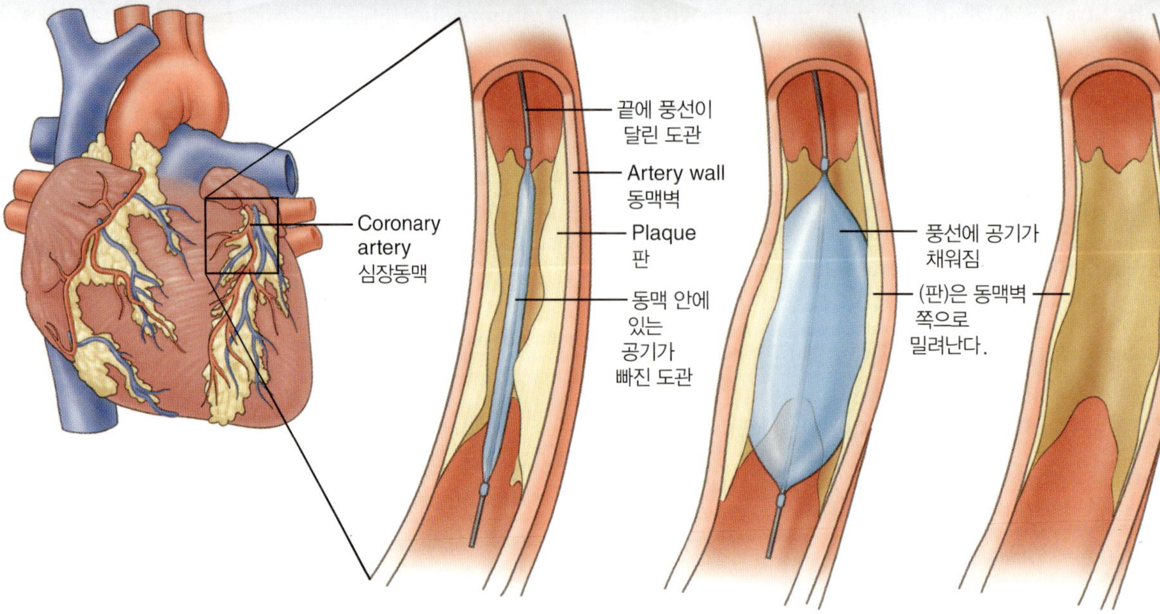

그림 5.23 풍선혈관성형술은 막힌 심장동맥을 다시 뚫기 위해 시행된다.

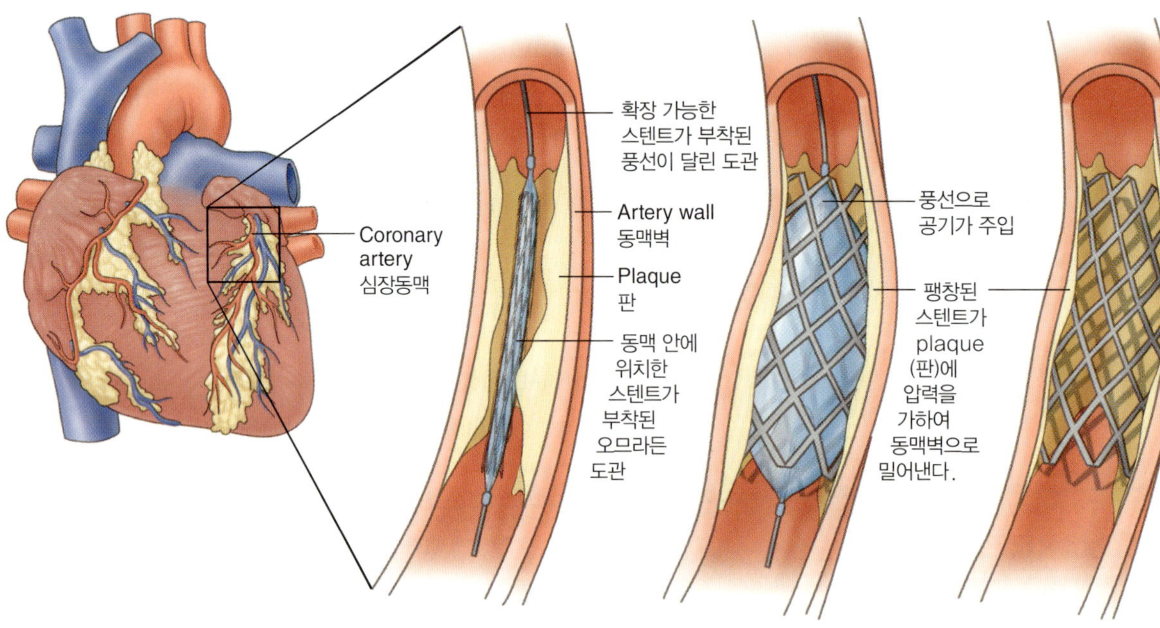

그림 5.24 *스텐트*는 치료받은 동맥이 다시 협착되는 것을 막기 위해 놓여진다.

다시 내강으로 확장되어 오는 것을 막아 혈관이 다시 폐색되는 것을 예방한다(그림 5.24).

- **Restenosis** (재협착)는 혈관성형술을 시행하여 개방된 동맥이 다시 막히는 것을 말한다(**re-**는 다시, **-stenosis**는 좁아짐을 의미).
- **Atherectomy** (**ath**-er-**ECK**-toh-mee, 죽종절제술)는 동맥의 내벽에 쌓여 있는 plaque를 외과적으로 제거하는 것이다(**ather**는 판, **-ectomy**는 외과적인 제거를 의미). 죽종절제술을 시행한 후 stent를 넣어 동맥이 다시 막히는 것을 예방할 수 있다.
- **Carotid endarterectomy** (kah-**ROT**-id **end**-ar-ter-**ECK**-

toh-mee, 목동맥 속막절제술)는 뇌로 가는 목동맥 속막의 응고 부위를 외과적으로 제거하는 수술이다. 이 수술은 뇌로 가는 혈류의 차단으로 인한 뇌졸중의 발생 위험을 낮추기 위하여 시행된다. 뇌졸중에 대해서는 10장에서 논하기로 한다.

심장동맥우회술 *Coronary Artery Bypass Graft*

Coronary artery bypass graft, CABG (심장동맥우회술)는 ***bypass surgery*** (우회로수술, 그림 5.25)라고도 한다. 이 수술은 가슴안을 열어야 하는 수술로서 다리나 가슴의 정맥 혈관을 떼어 막힌 심장 혈관을 대체하여 심장으로 가는 혈류 흐름을 개선시킨다.

- **Minimally invasive coronary artery bypass** (최소침습 심장동맥우회술)는 ***keyhole bypass*** 또는 ***buttonhole bypass***라고도 하며, 일부 우회수술 환자들에 대한 대체 수술요법이다. 이 수술은 갈비뼈 사이에 작은 구멍을 내고 광섬유카메라를 이용해 시행된다.

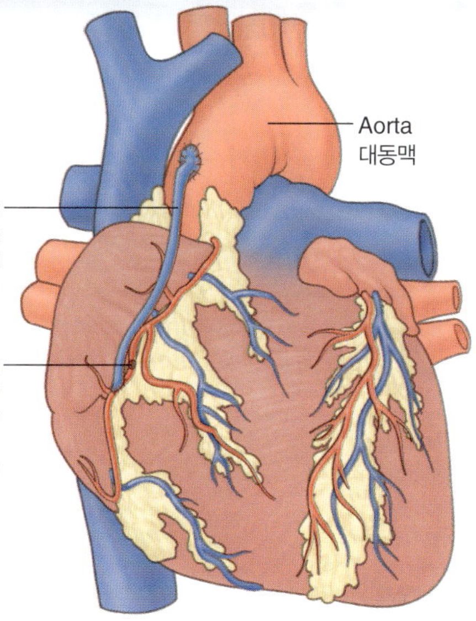

그림 5.25 *심장동맥우회술*은 막힌 혈관을 대체하는 우회하는 정맥을 이식하여 혈액이 흐르도록 한다.

심장 부정맥의 치료 *Treatment of Cardiac Arrhythmias*

- **Defibrillation** [dee-**fih**-brih-**LAY**-shun, 잔떨림제거(제세동)]은 ***cardioversion*** (심장율동전환)이라고도 하며, 심장의 정상적인 리듬을 회복하기 위하여 전기적 충격을 사용하는 것이다. 이러한 전기적 충격은 ***defibrillator*** (제세동기)라는 장치를 통하여 주어진다(그림 5.26).
- **Automated external defibrillator, AED** (자동제세동기)는 제세동이 필요한 응급 상황에서 비전문가도 사용할 수 있도록 고안되었다. 이 장치는 자동적으로 심장의 전기적인 리듬을 파악하여 필요할 경우 외부에서 심장에 전기적 충격을 주

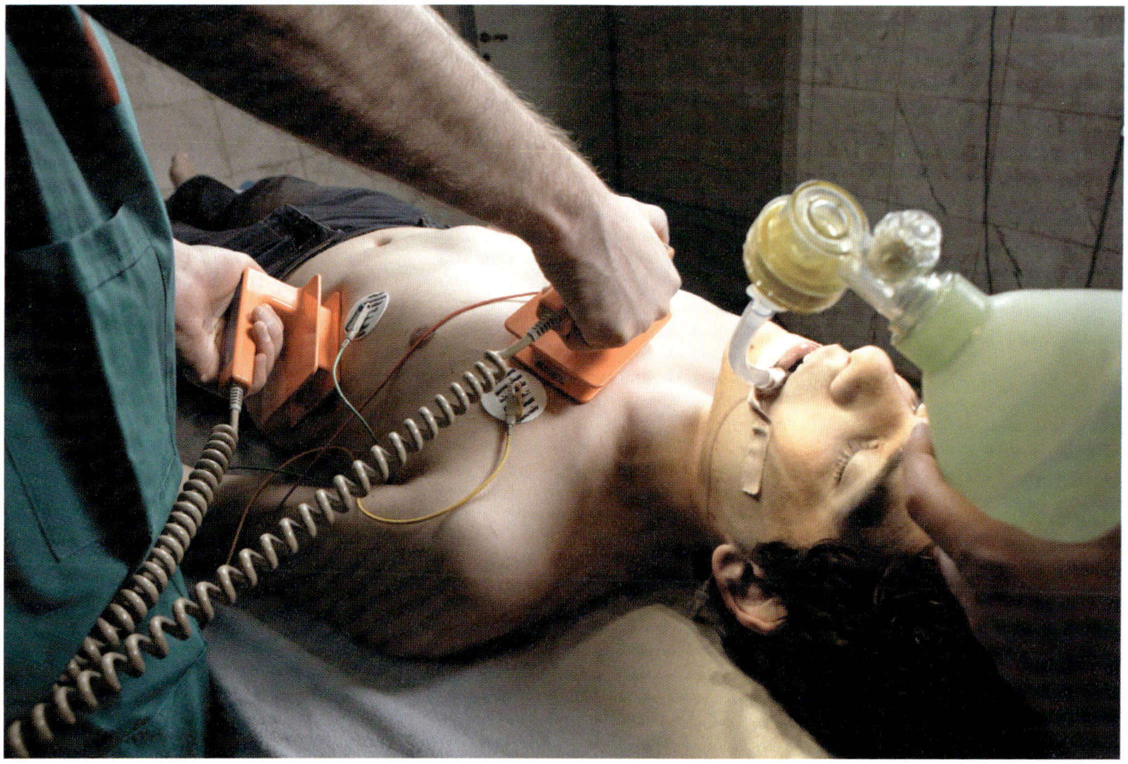

그림 5.26 *제세동기*는 전기적 충격을 이용하여 정상 심장리듬으로 돌아오게 한다.

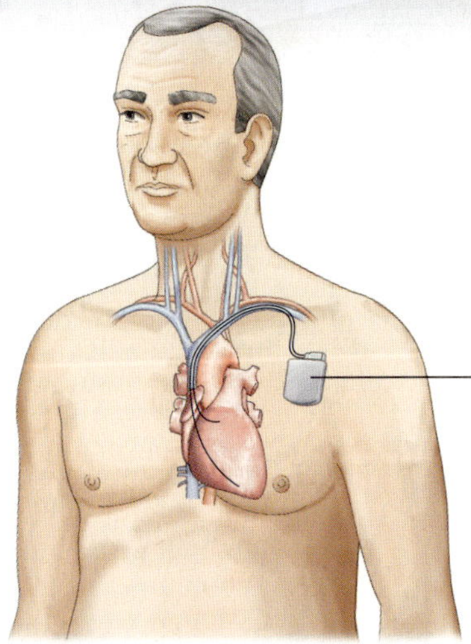

그림 5.27 *삽입형 자동제세동기*는 심장박동을 지속적으로 조절하며 필요한 경우 자동제세동기로 쓰인다.

어 정상적인 심장리듬을 회복시킨다.

- **Artificial pacemaker** (인공심박동조율기)는 느린맥(서맥)과 심방잔떨림(심방세동)을 치료하는 데 사용된다. 이 전기장치는 신체 외부에 부착할 수도 있고 피하에 삽입하여 연결장치가 심장까지 가도록 하여 심장박동을 조절한다.
- **Automated implantable cardioverter-defibrillator, AICD** (**KAR**-dee-oh-**ver**-ter-dee-**fib**-rih-**LAY**-ter, 삽입형 자동 제세동기)는 두 가지 기능을 하는 심박조율기이다. 첫째, 심장이 너무 느리게 뛰지 않도록 지속적으로 심장박동을 조절한다. 둘째, 심장 리듬이 소실되는 위험한 상황이 발생하면 자동제세동기로서 기능을 한다(그림 5.27).
- **Valvoplasty** (**VAL**-voh-**plas**-tee, 판막성형술)는 *valvuloplasty*라고도 하며, 심장의 판막을 외과적으로 교체 또는 복원하는 수술이다(**valv/o**는 판막, **-plasty**는 외과적인 복원을 의미).
- **Cardiopulmonary resuscitation** (심폐소생술)은 흔히 *CPR*이라고 하며, 인공호흡과 외부 심장압박법을 이용하여 생명을 소생시키는 응급처치 방법이다. *Cardiopulmonary*란 심장과 폐와 연관됨을 의미한다.
- *Compression-only resuscitation* (흉부압박소생술)은 익사자, 약물남용, 어린이에게는 여전히 인공호흡을 실시하도록 권장하지만 심장마비 발생 시 전문의료인이 도착할 때까지 가슴압박으로만 실시되는 소생술도 효과적일 수 있다.

혈관 혈액 및 출혈 *Blood Vessels, Blood, and Bleeding*

- **Aneurysmectomy** (**an**-you-riz-**MECK**-toh-mee, 동맥류절제술)는 동맥류의 외과적 절제를 의미한다(**aneurysm**은 동맥류, **-ectomy**는 외과적인 제거를 의미).
- **Aneurysmorrhaphy** (**an**-you-riz-**MOR**-ah-fee, 동맥류봉합술)는 *aneurysmoplasty*라고도 하며, 동맥류를 외과적으로 봉합하는 수술이다(**aneurysm/o**는 동맥류, **-rrhaphy**는 외과적인 봉합을 의미).
- **Arteriectomy** (**ar**-teh-ree-**ECK**-toh-mee, 동맥절제술)는 동맥의 일부를 외과적으로 제거하는 수술이다(**arteri**는 동맥, **-ectomy**는 외과적인 제거를 의미).
- **Hemostasis** (**hee**-moh-**STAY**-sis, 지혈)는 출혈을 제어하거나 멈추게 하는 것을 말한다(**hem/o**는 혈액을, **-stasis**는 멈추게 하거나 제어함을 의미). 지혈 과정은 체내의 혈액 응고 과정이나 혈류 흐름을 막기 위한 외부적인 압박을 적용하여 이루어진다.
- **Plasmapheresis** (**plaz**-mah-feh-**REE**-sis, 혈장분리반출술)는 *plasma exchange* (혈장교환술)라고도 알려져 있다. 채혈한 혈액(전혈)에서 적혈구와 혈소판 등 혈구성분은 분리를 시킨 후 공혈자에게 재주입한다. 이 과정은 공혈자가 더 자주 혈액을 제공할 수 있도록 할 수 있다. 자가면역질환을 앓는 환자의 경우 이 과정을 통하여 혈장에 있는 자가 항체를 제거한 후 자신의 적혈구와 혈소판을 다시 받아들인다.

심혈관계통과 관련된 약어

ABBREVIATIONS RELATED TO THE CARDIOVASCULAR SYSTEM

표 5.4에는 이 장에 소개된 용어와 관련된 약어에 대해 전체적으로 요약하였다. *주의*: 약어를 사용할 때는 실수나 혼동하지 않도록 주의해야 한다.

표 5.4 ▸ 심혈관계통과 관련된 약어

atrial fibrillation = A-fib	**A-fib** = atrial fibrillation 심방잔떨림, 심방세동
automated external defibrillator = AED	**AED** = automated external defibrillator 자동잔떨림제거기, 자동제세동기
automated implantable cardioverter-defibrillator = AICD	**AICD** = automated implantable cardioverter-defibrillator 삽입형자동잔떨림제거기, 삽입형자동제세동기
cardiac catheterization = card cath, CC	**card cath, CC** = cardiac catheterization 심장도관술
chronic venous insufficiency = CVI	**CVI** = chronic venous insufficiency 만성정맥기능부전
coronary artery bypass graft = CABG	**CABG**=coronary artery bypass graft 심장동맥우회술
coronary artery disease = CAD	**CAD** = coronary artery disease 심장동맥질환
electrocardiogram = ECG, EKG	**ECG, EKG** = electrocardiogram 심전도
hypertension = HTN	**HTN** = hypertension 고혈압
myocardial infarction = MI	**MI** = myocardial infarction 심근경색
peripheral artery disease = PAD	**PAD** = peripheral artery disease 말초동맥질환
peripheral vascular disease = PVD	**PVD** = peripheral vascular disease 말초혈관질환
thallium stress test = TST	**TST** = thallium stress test 탈륨스트레스검사
tissue plasminogen activator = tPA	**tPA** = tissue plasminogen activator 조직플라스미노겐활성인자
ventricular fibrillation = V-fib	**V-fib** = ventricular fibrillation 심실잔떨림, 심실세동

제 6 장 림프계통과 면역계통

The Lymphatic and Immune Systems

림프계통과 면역계통의 구조, 기능 및 이와 관련된 연결형에 대한 개요

주요 구조	관련된 연결형	주요 기능
Lymph ▸ 림프	lymph/o	• 조직에서 병원체, 죽은 혈액세포 및 세포 노폐물을 제거하는 체액이다.
Lymphatic Vessels and Ducts ▸ 림프관	lymphangi/o	• 조직으로부터 림프를 정맥계로 돌아오게 하는 모세림프관 및 림프관이다.
Lymph Nodes ▸ 림프절	lymphaden/o	• 림프계통의 콩 모양의 구조로 면역계통을 이루는 특수한 세포에 의하여 림프로부터 병원체와 유해한 물질을 걸러준다.
Tonsils and Adenoids ▸ 편도와 아데노이드	tonsill/o, adenoid/o	• 병원체가 호흡계통으로 들어오는 것을 방어하는 림프계통을 이루는 림프조직이다.
Spleen ▸ 지라	splen/o (연결형에 e 철자가 하나만 있음)	• 면역과 림프계통에서 보호 역할을 하는 림프기관으로서 혈액으로부터 이물질을 걸러준다
Bone Marrow ▸ 골수	myel/o, Myel/o	• 혈구세포를 만드는 곳이다. Myel/o는 척수를 의미하기도 한다(10장 참조).
Lymphocytes ▸ 림프구	lymphocyt/o	• 면역반응 시 중요한 기능을 수행하는 특수화된 백혈구이다.
Thymus ▸ 가슴샘	thym/o	• 림프계통과 면역계통에서 T림프구를 성장시키는 데 있어 도움을 주는 면역기관으로서 가슴안 입구에 위치하는 샘이다.

림프계통 및 면역계통과 관련된 어휘

다음 목록은 이 장의 의학용어와 필수 단어요소들을 포함하고 있다. 중요한 용어들은 **굵은 글씨**로 나타내었다. 보조적인 용어는 *주황색 이탤릭체*로 나타내어 중요한 용어의 의미를 명확하게 나타내었다.

단어요소 *Word Parts*

- ☐ anti- 항
- ☐ carcin/o 암
- ☐ immun/o 면역
- ☐ lymph/o 림프
- ☐ lymphaden/o 림프절 또는 림프샘
- ☐ lymphangi/o 림프관
- ☐ neo-, ne/o 신생
- ☐ -oma 종양, 신생물
- ☐ onc/o 종양
- ☐ phag/o 탐식
- ☐ -plasm 세포형성물질
- ☐ sarc/o 근육, 결합조직
- ☐ splen/o 지라
- ☐ -tic -같은, -의
- ☐ tox/o 독소, 독성

의학용어 *Medical Terms*

- ☐ **acquired immunodeficiency syndrome** (**im**-you-noh-deh-**FISH**-en-see) 후천성면역결핍증후군
- ☐ **allergen** (**AL**-er-jen) 알레르기항원
- ☐ **anaphylaxis** (**an**-ah-fih-**LACK**-sis) 아나필락시스
- ☐ **antibiotic** 항생제
- ☐ **antibody** (**AN**-tih-**bod**-ee) 항체
- ☐ **antifungal** (**an**-tih-**FUNG**-gul) 항진균제
- ☐ **antigen** (**AN**-tih-jen) 항원
- ☐ **antigen-antibody reaction** 항원항체반응
- ☐ **autoimmune disorder** (**aw**-toh-ih-**MYOUN**) 자가면역질환
- ☐ **bacilli** (bah-**SILL**-eye) 막대균
- ☐ **bacteria** (back-**TEER**-ree-ah) 미생물, 세균
- ☐ **candidiasis** (kan-dih-**DYE**-ah-sis)
- ☐ **carcinoma** (**kar**-sih-**NOH**-mah) 암종
- ☐ **carcinoma in situ** (**kar**-sih-**NOH**-mah in **SIGH**-too) 상피내암종
- ☐ **complement system** (**KOM**-pleh-ment) 보체
- ☐ **cytokines** (**SIGH**-toh-kyens) 칸디다증
- ☐ **cytomegalovirus** (**sigh**-toh-**meg**-ah-loh-**VYE**-rus) 거대세포바이러스
- ☐ **cytotoxic drug** (**sigh**-toh-**TOK**-sick) 세포독성약물
- ☐ **ductal carcinoma in situ** (**DUCK**-tal **kar**-sih-**NOH**-mah in **SIGH**-too) 상피내 관상 암종
- ☐ **hemolytic** (**hee**-moh-**LIT**-ick) 용혈성
- ☐ **herpes zoster** (**HER**-peez **ZOS**-ter) 대상포진
- ☐ **Hodgkin's lymphoma** (**HODJ**-kinz lim-**FOH**-mah) 호지킨림프종
- ☐ **human immunodeficiency virus** (**im**-you-noh-deh-**FISH**-en-see) 사람면역결핍바이러스
- ☐ **immunodeficiency disorder** (**im**-you-noh-deh- **FISH**-en-see) 면역결핍질환
- ☐ **immunoglobulins** (**im**-you-noh-**GLOB**-you-lins) 면역글로불린
- ☐ **immunosuppressant** (**im**-you-noh-soo-**PRES**-ant) 면역억제제
- ☐ **immunotherapy** (ih-**myou**-noh-**THER**-ah-pee) 면역치료
- ☐ **infectious mononucleosis** (**mon**-oh-**new**-klee-**OH**-sis) 전염단핵구증
- ☐ **infiltrating ductal carcinoma** (in-**FILL**-trate-ing **DUK**-tal kar-sih-**NOH**-mah) 침윤성 관성 암종
- ☐ **interferon** (**in**-ter-**FEAR**-on) 인터페론
- ☐ **lymphadenitis** (lim-**fad**-eh-**NIGH**-tis) 림프절염
- ☐ **lymphadenopathy** (lim-**fad**-eh-**NOP**-ah-thee) 림프절병증
- ☐ **lymphangioma** (lim-**fan**-jee-**OH**-mah) 림프관종
- ☐ **lymphedema** (**lim**-feh-**DEE**-mah) 림프부종
- ☐ **lymphocytes** (**LIM**-foh-sights) 림프구
- ☐ **lymphoma** (lim-**FOH**-mah) 림프종
- ☐ **lymphoscintigraphy** (**lim**-foh-sin-**TIH**-grah-fee) 림프섬광조영술
- ☐ **macrophage** (**MACK**-roh-fayj) 대식세포
- ☐ **malaria** (mah-**LAY**-ree-ah) 말라리아
- ☐ **mammography** (mam-**OG**-rah-fee) 유방조영술
- ☐ **metastasis** (meh-**TAS**-tah-sis) 전이
- ☐ **metastasize** (meh-**TAS**-tah-sighz) 전이하다
- ☐ **myoma** (my-**OH**-mah) 근종
- ☐ **myosarcoma** (my-oh-sahr-**KOH**-mah) 근육종
- ☐ **non-Hodgkin's lymphoma** (non-**HODJ**-kinz lim-**FOH**-mah) 비호지킨림프종
- ☐ **opportunistic infection** (**op**-ur-too-**NIHS**-tick) 기회감염
- ☐ **osteosarcoma** (**oss**-tee-oh-sar-**KOH**-mah) 뼈육종
- ☐ **parasite** (**PAR**-ah-sight) 기생충
- ☐ **rabies** (**RAY**-beez) 광견병
- ☐ **rickettsia** (rih-**KET**-see-ah) 리케치아
- ☐ **rubella** (roo-**BELL**-ah) 풍진
- ☐ **sarcoma** (sar-**KOH**-mah) 육종
- ☐ **spirochetes** (**SPY**-roh-keets) 나선균
- ☐ **splenomegaly** (**splee**-noh-**MEG**-ah-lee) 비장비대
- ☐ **staphylococci** (**staf**-ih-loh-**KOCK**-sigh) 황색포도알균
- ☐ **streptococci** (**strep**-toh-**KOCK**-sigh) 사슬알균
- ☐ **systemic reaction** 전신성 반응
- ☐ **teletherapy** (**tel**-eh-**THER**-ah-pee) 원격치료
- ☐ **toxoplasmosis** (**tock**-soh plaz-**MOH**-sis) 톡소포자충증
- ☐ **varicella** (**var**-ih-**SEL**-ah) 수두, 물마마

학습 목표

이 장을 통해서 다음의 목표를 달성할 수 있도록 한다.

1. 림프계통과 면역계통의 주요 구조와 기능을 설명할 수 있다.
2. 림프계통과 면역계통의 질환을 치료하는 전문의를 구분할 수 있다.
3. 림프계통과 면역계통의 구조, 기능, 병리, 진단 및 치료 과정과 관련된 중요한 용어의 발음, 철자 및 정의를 이해할 수 있다.
4. 종양학과 관련된 중요한 용어의 발음, 철자 및 정의를 이해할 수 있다.

림프계통의 기능
FUNCTIONS OF THE LYMPHATIC SYSTEM

림프계통은 다음과 같은 세 가지의 중요한 기능을 한다.

- 작은창자로부터 지방과 지용성 비타민을 흡수한다.
- 조직으로부터 노폐물을 제거하고, 침입한 병원균을 파괴하기 위하여 면역계통과 협력한다.
- 여과된 림프를 목의 뿌리 부분에 위치한 정맥으로 보내준다.

지방과 지용성 비타민의 흡수
Absorption of Fats and Fat-Soluble Vitamins

음식은 작은 손가락 모양의 돌기인 ***villi*** (융모)로 둘러싸인 작은창자에서 소화된다. 각각의 *villus* (단수형)에는 암죽관(lacteal)과 혈관이 위치하고 있다.

- **Lacteal** (**LACK**-tee-ahl, 암죽관)은 림프계통의 특수한 구조로서 혈관을 통하여 운반되지 않는 지방을 흡수한다. 섭취한 지방은 암죽관의 세포에서 변환된다. 림프관은 이러한 지방을 정맥계통으로 순환시켜 전신에서 영양소로 사용하게 한다.
- 융모에 존재하는 혈관은 소화된 음식으로부터 대부분의 영양소를 직접 흡수하여 혈류로 보내 전신에서 이용하게 한다. 이에 대해서는 8장에서 상세히 설명한다.

사이질액과 림프의 생성
Interstitial Fluid and Lymph Creation

Interstitial fluid (**in**-ter-**STISH**-al, 사이질액)는 ***intercellular*** (사이질액) 혹은 ***tissue fluid*** (조직액)라고도 하며, 소동맥에서 빠져나와 모세혈관으로 흘러들어가는 동맥혈액에서 나온 혈장 성분이 조직세포 사이로 흘러들어간 액체를 말한다.

- 이 사이질액은 영양소와 산소 및 호르몬을 세포로 운반한다.
- 사이질액이 세포를 떠날 때, 세포 내에서 생성된 노폐물과 단백질 분자와 함께 빠져나오며, 사이질액의 90%는 혈류로 돌아온다.

혈관으로 흡수되지 않고 남은 나머지 10%의 사이질액은 **Limph** (**limf**, 림프)가 되어 정맥으로 합류한다. 림프는 투명하고 물과 같은 액체이며, 전해질과 단백질이 함유되어 있다. 림프는 면역계통과 긴밀한 협동작용을 하는 림프계통에서 필수적인 역할을 한다.

- 림프는 떠날 때 세포 내 생성된 단백질 분자를 모은다. 림프는 역시 죽은 세포, 찌꺼기와 세포사이질공간에 남은 병원체를 제거한다.
- 림프는 조직 내 매우 작은 모세림프관으로 들어가 점차적으로 더 큰 림프관으로 흘러가 한 방향으로 목의 뿌리쪽의 정맥으로 들어간다.
- 이 단계에서 림프는 침입한 미생물과 질병으로부터 몸을 방어하기 위하여 면역계통과 협동하여 활동적인 역할을 하기 시작한다.

림프계통의 구조
STRUCTURES OF THE LYMPHATIC SYSTEM

림프계통을 이루는 많은 구조들은 서로 협동하여 우리 몸의 다양한 다른 계통에서 그 기능을 수행한다.

림프순환 *Lymphatic Circulation*

Lymphatic circulatory system (림프순환계통)과 혈액순환계통(blood circulatory system)은 서로 밀접하게 작용하므로 림프관을 ***secondary circulatory system*** (이차순환계통)이라고도 한다. 이 두 순환계통은 유사하지만 주요한 차이점이 존재한다. 이 단락을 학습하는 과정에서 그림 6.1과 그림 5.9, 5.10을 비교하라.

- 혈액순환은 심장에서 펌프한 혈액을 전신으로 순환한다. 혈액은 모세혈관을 통하여 빠져나온 후 다시 혈관으로 들어가는 개방순환을 한다.
- 림프계통은 심장과 같은 펌프 기관을 갖고 있지 않다. 대신에 림프는 주위의 근육과 혈관 운동의 도움을 받아 위쪽(심장 쪽을 향하여)으로 수송된다.
- 림프는 한 방향으로만 흐른다. 림프가 기원한 부위에서부터 목의 뿌리에 있는 순환계통으로 들어갈 때까지 오직 위쪽으로 흘러간다. 림프가 모세림프관으로 들어가자마자 계속 위쪽 방향을 향하여 이동한다.
- 혈액은 콩팥에서 걸러져 노폐물이 비뇨기계로 배출된다. 림프는 전신의 림프관을 따라서 위치한 림프절에서 여과된다. 이 림프절에는 면역계통의 특수한 세포들이 존재한다.
- 혈액의 색깔 때문에 동맥과 정맥은 눈에 쉽게 보이지만 림프는 투명한 액체이므로 림프관은 쉽게 보이지 않는다.

모세림프관 *Lymphatic Capillaries*

Lymph capillary (모세림프관)는 체표 부근에 위치한 끝이 막혀 있는 미세한 림프관이다. 모세림프관의 벽은 한 층의 세포로 이루어져 있다. 이들 세포는 림프가 모세림프관으로 들어갈 수 있도록 림프와 모세림프관을 분리해 주며, 이 세포들이 작용함으로써 림프는 위쪽 또는 앞쪽으로 흐른다(그림 6.2).

집합림프관과 림프관 *Lymphatic Vessels and Ducts*

림프는 모세림프관으로부터 점점 큰 집합 림프관(**lymphatic vessel**)으로 수송된다. 림프관은 보다 깊은 조직에 위치하며 정맥처럼 림프의 역류를 방지하기 위하여 판막을 가지고 있다. 큰 림프관은 결국 함께 모여 두 개의 림프관(duct)을 형성한다. 각 관은 인체의 특정한 부위로부터 온 림프를 받아 정맥순환계통으로 보내준다(그림 6.1).

- **Right lymphatic duct** (오른림프관)는 머리와 목의 오른쪽, 몸통의 오른위분역(오른쪽 가슴), 오른팔에서 오는 림프를 모은다. 오른림프관은 오른빗장밑정맥과 오른속목정맥이 만나는 곳으로 림프를 배출한다.
- **Thoracic duct** (가슴림프관)는 체내에서 가장 큰 림프관으로 머리와 목의 왼쪽, 몸통의 왼위분역(왼쪽 가슴) 왼쪽팔, 몸통의 아래 전체와 양쪽 다리로부터 오는 림프를 모은다. 가슴림프관은 왼빗장밑정맥과 왼속목정맥이 만나는 곳으로 림프를 배출한다.

림프절 *Lymph Nodes*

작은 콩 모양의 **lymph node** (림프절)는 병원체를 파괴할 수 있는 특수한 림프구들이 있다. 여과되지 않은 림프는 림프절로 흘러들어오며, 이 곳에서 림프구들은 세균, 바이러스, 암세포 등의 유해한 물질을 파괴한다. 림프절 안의 부수적인 구조들은 림프를 여과하여 이물질들을 제거한다. 이러한 여과 과정을 마친 림프는 림프절을 떠나 정맥순환으로 돌아가기 위한 여행을 계속한다.

인체에는 큰 림프관을 따라 약 400~700개의 림프절이 위치하고 있으며, 이 중 절반 가량은 복부에 존재한다. 나머지 대부분의 림프절은 전신을 통한 큰 림프관의 분지들을 따라 위치하고 있다. 예외적으로 이들의 위치에 따라 명명한 세 그룹의 주요 림프절이 존재한다(그림 6.1).

- **Cervical lymph node** (**SER**-vih-kal, 목림프절)는 목을 따라 위치한다(**cervic**은 목, **-al**은 -에 관한을 의미).
- **Axillary lymph node** (**AK**-sih-**lar**-ee, 겨드랑림프절)는 팔 아래의 겨드랑이에 위치한다(**axill**은 겨드랑이, **-ary**는 -에 관한을 의미).
- **Inguinal lymph node** (**ING**-gwih-nal, 고샅림프절)는 하복부의 고샅고랑 부위에 위치한다(**inguin**은 고샅, **-al**은 -에 관한을 의미).

림프구 *Lymphocytes*

Lymphocyte (**LIM**-foh-sight, 림프구)는 ***lymphoid cell***이라고 하며, 골수의 줄기세포에서 만들어지는 백혈구이다(**lymph/o**는 림프, **-cyte**는 세포를 의미). 림프구에는 세 가지 유형의 림프구인 자연살해세포, B 림프구, T 림프구가 있다.

- 림프구는 전신에 걸쳐 존재하는 림프조직 안에서 성숙하고 분화한다. 이러한 변화는 림프구들이 특이한 항원을 공격할 수 있는 특이한 항체를 만들어낼 수 있도록 해준다. ***Maturation*** (성숙)이란 성숙되는 과정을 의미한다. ***Differentiation*** (분화)이란 특이한 기능을 수행하기 위해 변화됨을 의미한다.
- **Natural killer cell, NK cell** (자연살해세포)은 바이러스에 감염된 세포나 암세포를 살해하는 중요한 역할을 한다.

B 세포 *B Cells*

- **B cell** (B 세포)은 ***B lymphocyte*** (B 림프구)라고도 하며, 항체를 생산하고 분비하는 특이한 림프구이다. 각각의 림프구는 특이한 항원을 파괴할 수 있는 특이한 항체를 만든다.
- B 세포는 순환혈액에 존재하는 바이러스와 세균에 효과적으로 대항한다.
- **Plasma cell** (형질세포)은 B 세포로부터 발생한다. 형질세포는 많은 양의 항체를 만들어 분비하여 특이항원을 파괴시킨다.

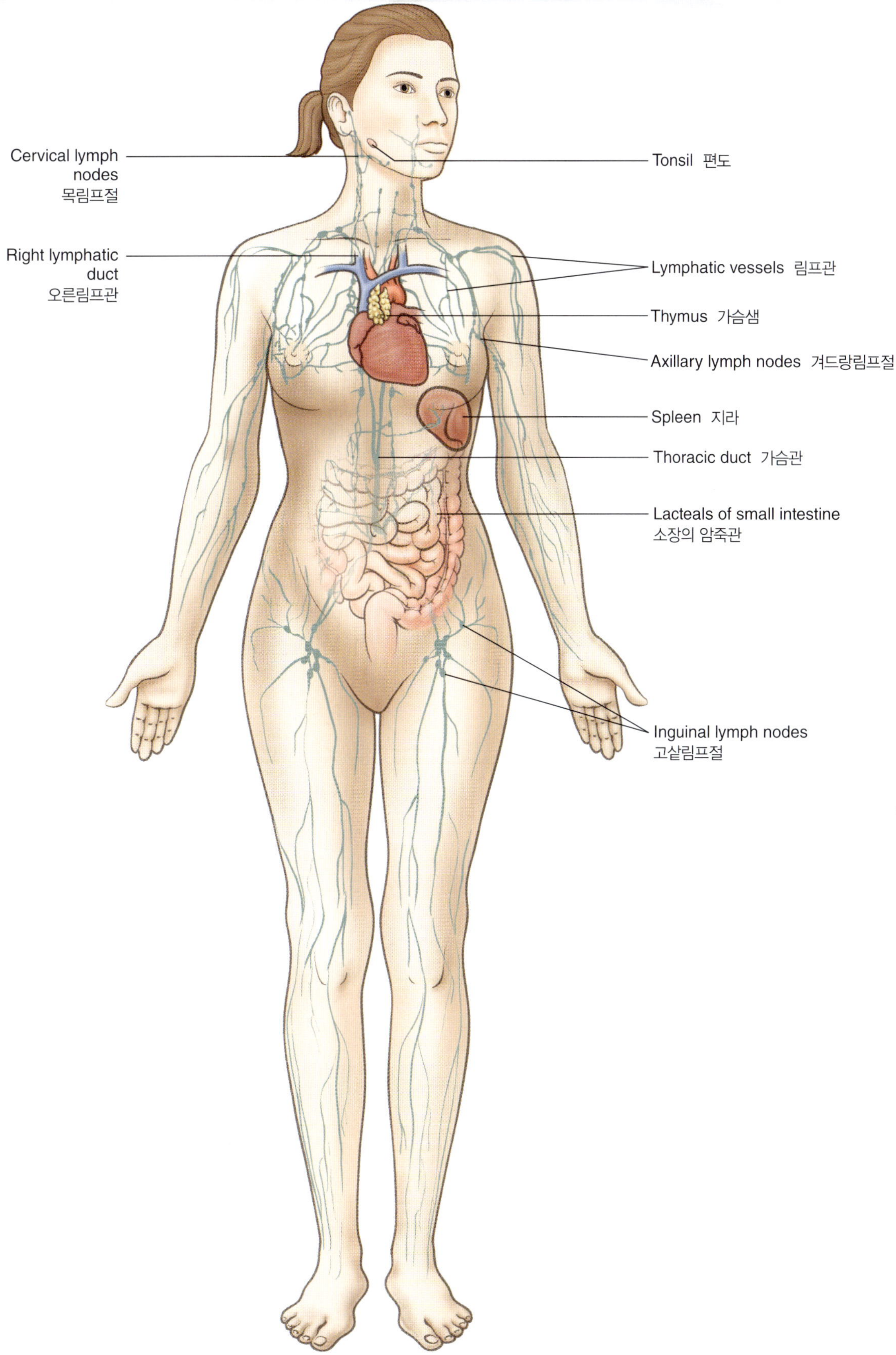

그림 6.1 림프계통의 기관과 림프관들(고샅림프절만 표시함).

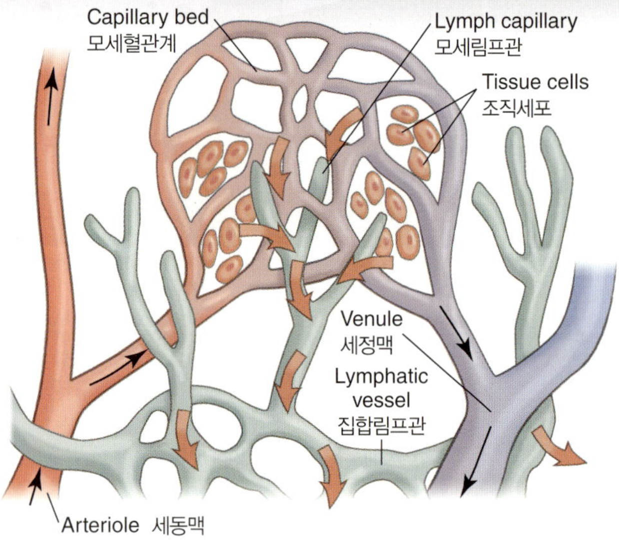

그림 6.2 *모세림프관*은 끝이 막혀있는 관의 형태로 시작한다. 림프는 모세림프관벽의 세포들 사이로 들어가서 점점 큰 집합림프관으로 흘러간다.

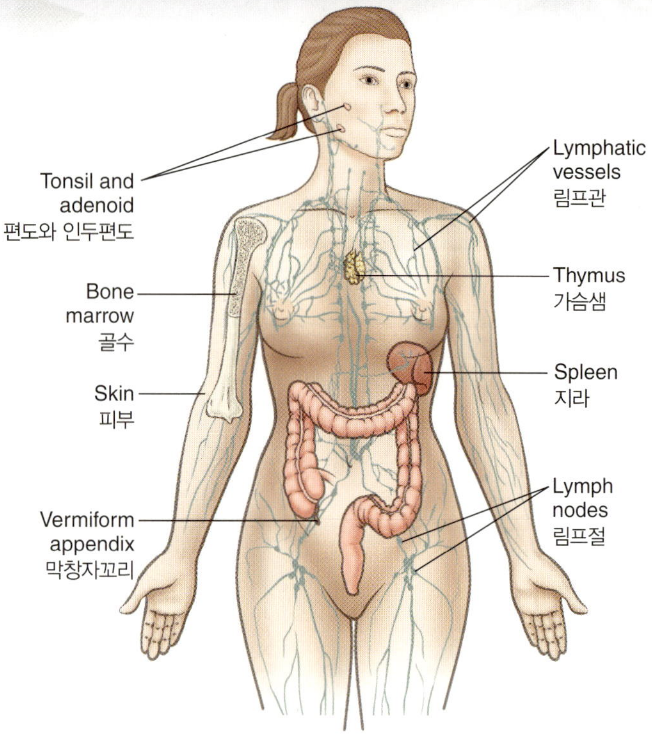

그림 6.3 림프조직으로 구성된 구조들은 면역계통에서 많은 중요한 역할을 한다.

T 세포 *T Cells*

- **T cell** (T 세포)은 ***T lymphocyte*** (T 림프구)라고도 하며, 백혈구의 한 군인 림프구이다. 이 세포는 가슴샘(thymus)에서 발생하기 때문에 T 림프구라고 하며, 세포성 면역반응에 관여한다.
- **Cytokine** (**SIGH**-toh-kyen, 사이토카인)은 T 세포에 의해 방출된 인터페론이나 인터루킨과 같은 단백질군이다. 이 세포는 면역계통의 세포들 사이에서 신호를 전달함으로써 면역반응을 개시하게 한다.
- **Interferon, IFN** (**in**-ter-**FEAR**-on, 인터페론)은 바이러스나 종양세포와 같은 항원에 반응하여 분비된다. 인터페론은 바이러스의 복제를 늦추거나 멈추게 함으로써 바이러스에 대항하기 위한 면역계통을 활성화하거나 다른 세포들에게 방어를 증가시키기 위하여 신호를 전달한다.
- **Interleukin** (**In**-ter-**Loo**-kin, 인터루킨)은 B 림프구와 T 림프구의 분화와 증식과 관련된 다양한 역할을 한다.

림프계통의 부가적인 구조
ADDITIONAL STRUCTURE OF THE LYMPHATIC SYSTEM

림프계통의 나머지 구조는 림프조직으로 이루어진 구조들이다. ***Lymphoid***라는 용어는 림프계통과 연관된 또는 림프나 림프조직과 유사한이라는 의미를 지닌다. 비록 이들이 림프조직으로 구성되어 있으나 이들의 일차적인 기능은 면역계통과 연계되어 있다(그림 6.3).

편도 *The Tonsils*

Tonsil (**TON**-sil, 편도)은 세 덩어리의 림프조직으로 코 뒤와 목구멍 윗부분의 주위에서 보호 기능을 하기 위하여 편도고리를 형성하고 있다(그림 6.4). 이 구조들은 병원체가 코와 입을 통해 들어오는 것을 방어함으로써 면역계통에서 중요한 역할을 담당한다.

- **Adenoid** (**AD**-eh-noid, 인두편도)는 ***nasopharyngeal tonsil*** (코인두편도)이라고도 하며 코인두에 위치하고 있다. 코인두에 대해서는 7장에서 설명한다.
- **Palatine tonsil** (**PAL**-ah-tine, 입천장편도)은 목구멍의 양쪽에 위치하고 있으며, 입을 통해 육안으로 관찰할 수 있다. ***Palatine*** (입천장)이란 단단입천장과 물렁입천장에 해당됨을 의미한다.
- **Lingual tonsil** (**LING**-gwal, 혀편도)은 혀의 바닥에 위치한다. ***Lingual*** (혀)은 혀와 연관되어 있음을 의미한다.

가슴샘 *The Thymus Gland*

Thymus (**THIGH**-mus, 가슴샘)는 심장의 위쪽에 위치하고 있는 림프조직 덩어리로서 사춘기에 크기가 가장 크고, 나이를 먹으면서 퇴행하는 기관이다.

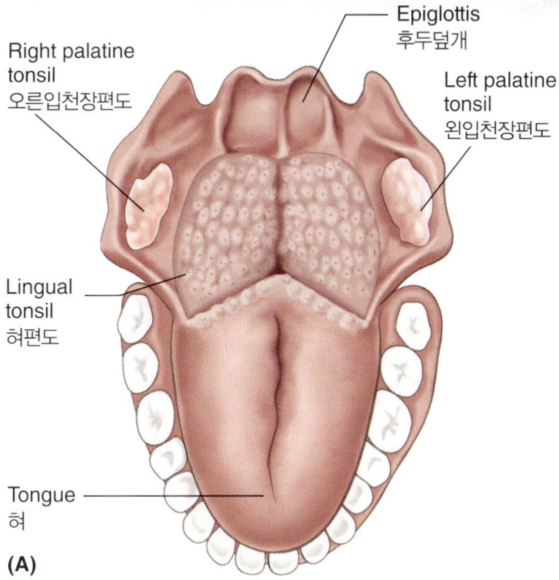

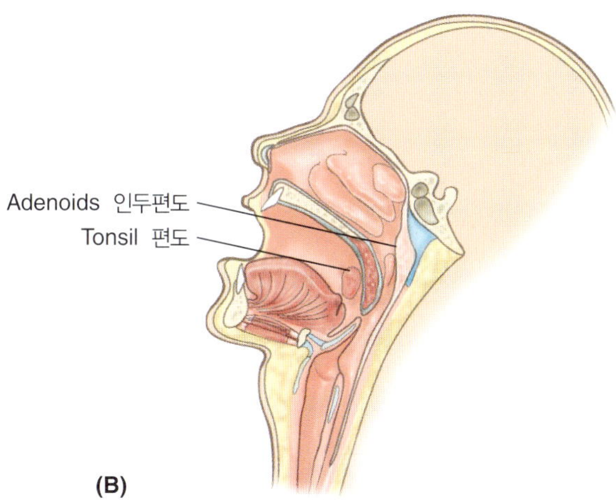

그림 6.4 *편도*는 호흡기계 입구 주위에서 방어하기 위하여 고리 모양으로 위치한다.

- 가슴샘은 내분비기관으로서 T 림프구의 성숙을 자극하는 호르몬을 분비한다(13장 참조).
- 면역계통에서 필수적인 T 림프구는 가슴샘을 떠나 혈류를 타고 림프계통에 상주한다.

막창자 꼬리 *The Vermiform Appendix*

Vermiform appendix (막창자꼬리)는 흔히 *appendix*라고 한다. 큰창자의 첫째 부분인 막창자(맹장)의 아래쪽에 매달려 있다. 기능은 잘 알려져 있지 않지만 면역계통에서 중요한 역할을 한다.

지라 *The Spleen*

Spleen (지라)은 왼쪽 상복부의 가로막 바로 밑에 위치하며, 위의 뒤쪽에 위치한 림프조직 덩어리이다(그림 6.5).

- 지라는 혈액에 있는 이물질이나 미생물을 여과시켜 준다.
- 지라는 *림프구*와 *단핵구*처럼 면역계통에서 중요한 역할을 하는 특수한 백혈구를 만든다.
- 지라는 노화된 적혈구를 파괴하는 **hemolytic** (**hee**-moh-**LIT**-ick, 용혈) 기능을 가지고 있으며, 이 때 재사용하기 위하여 파괴된 적혈구로부터 헤모글로빈을 분비한다(**hem/o**는 혈액, **-lytic**은 파괴를 의미).
- 지라는 또한 여분의 적혈구를 저장하고 있으며 순환혈액 내 적혈구와 혈장의 적절한 비율을 유지시켜 준다.

면역계통의 구조와 기능

FUNCTIONS AND STRUCTURES OF THE IMMUNE SYSTEM

면역계통의 일차적인 기능은 다음과 같은 해로운 물질로부터 인체를 보호하여 건강을 유지하는 것이다.

- *Pathogen* (병원체)은 질병을 일으키는 미생물.
- *Allergen* (알레르기항원)은 알레르기 반응을 야기하는 물질.
- *Toxin* (독소)은 독성이 있거나 해로운 물질.
- *Malignant cell* (암세포)은 생명을 위협하는 암세포.

면역계통은 이러한 해로운 물질들이 체내로 들어오는 것을 우선적으로 방어한다. 만약 이들이 체내로 들어오게 되면 면역계통은 이들을 파괴하기 위하여 작동된다.

- 면역계통은 항원을 인식하고 공격하고 구분하기 위하여 여러 가지 계통에서 특수한 세포들 사이에서 화학적 신호를 사용한다.
- 이러한 현상은 항원의 유형에 기초하여 매우 특이한 반응을 상호 협력하여 이루어진다. 또한 자기 자신의 조직과 항원을 구분하여 공격을 피하게 한다.
- 한번 항원을 만난 후에는 면역계통에서 침입자에 대하여 기억함으로써 우리 몸이 그 항원에 대항하여 미래에 더욱 효율적으로 방어하게 한다.

첫 번째 방어선 *The Immune System's First Line of Defense*

다른 신체 계통과 달리 면역계통은 한 세트의 기관이나 림프관 내에 함유된 것이 아니다. 대신에 이들의 기능은 여러 개의 다른 계통의 구조들을 사용한다. 첫 번째 방어선은 다음과 같다.

- **Intact skin** (손상되지 않은 피부)은 신체를 감싸는 물리적인 방어벽으로 침범하는 미생물이 체내로 들어오는 것을 막는다. *Intact*란 상처, 긁힘, 개방성 미란 또는 피부의 파괴가 없

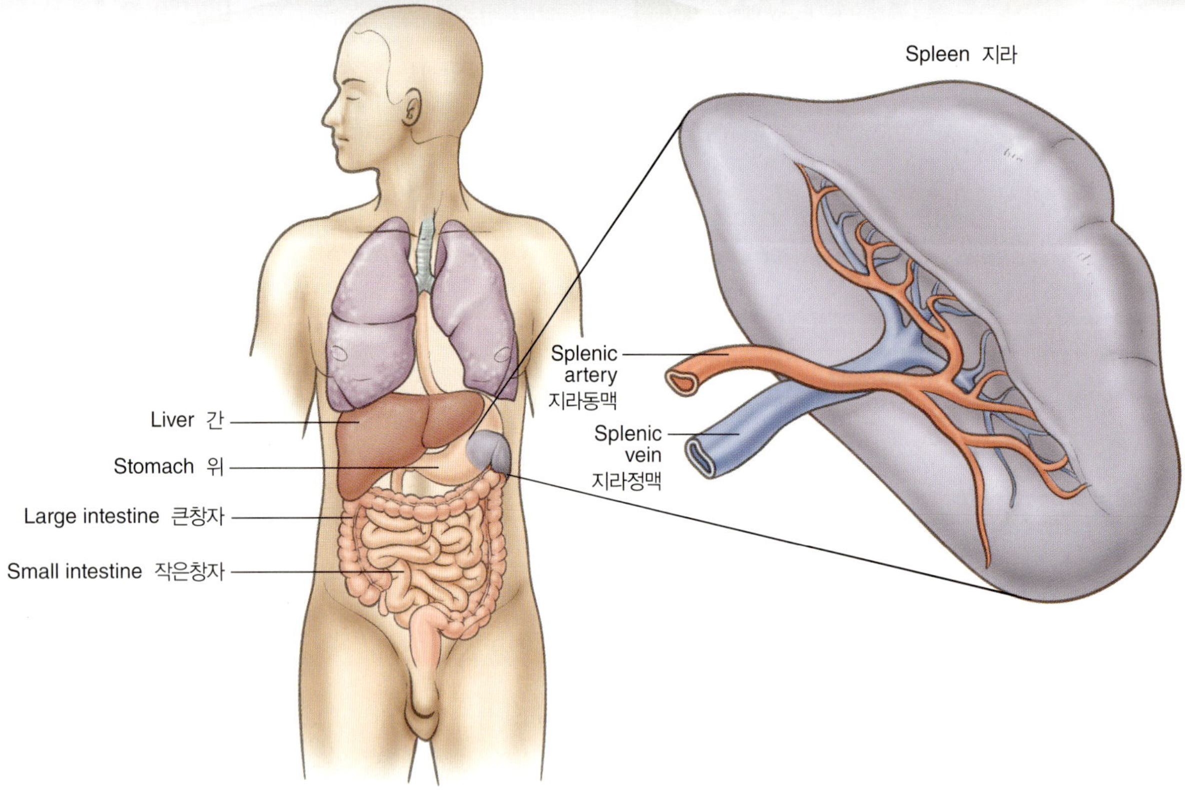

그림 6.5 지라는 면역 및 조혈계통과 관련된 중요한 기능을 수행한다.

는 상태를 의미한다. 피부는 대부분의 세균이 살 수 없는 환경을 만들기 위해 *acid mantle* (산성막)로 덮여 있다.

- **Respiratory system** (호흡계통)에서는 호흡할 때 들어오는 이물질을 코털이나 호흡계통의 속 면을 덮고 있는 축축한 점막에 의하여 부착시켜 배출한다. 편도는 목구멍의 입구 근처에 보호고리를 형성한다. 만일 이물질이 이들 장벽을 지나면 기침과 재채기를 하여 이것들을 밖으로 내보내도록 도와준다.
- **Digestive system** (소화계통)에서는 위에서 분비되는 산과 효소를 이용하여 음식물과 함께 삼켜진 침입자를 파괴시킨다.
- **Lymphatic system** (림프계통)과 특수한 백혈구들의 구조는 인체에 성공적으로 침입한 병원균을 공격하고 파괴시키기 위하여 특이한 방법을 통하여 함께 작동한다.

항원 항체 반응 *The Antigen-Antibody Reaction*

Antigen-antibody reaction (항원항체반응)은 *immune reaction* (면역반응)이라고도 하며, 항원이 항체에 달라붙는 과정이다. 이 반응은 위험성이 잠재해 있는 항원을 면역계통의 다른 세포들이 인식하고 파괴할 수 있도록 표지해 준다.

- **Antigen** (**AN**-tih-jen, 항원)은 신체가 외부라고 인식하는 모든 물질을 가리키며, 바이러스, 세균, 독소, 이식된 조직 등이 해당된다. 면역계통은 어떠한 항원이 들어오든지 즉각 반응한다.
- **Tolerance** (내성)는 특이한 항원에 대한 획득된 무반응이다. 이 용어는 대개 반복적으로 약을 사용하여 약에 대한 효과적인 반응이 감소할 때 사용한다.
- **Antibody** (**AN**-tih-**bod**-ee, 항체)는 특이한 항원이 존재할 때 반응하여 면역계통에 의하여 생성된 질병과 싸우는 단백질이다(접두사 **anti-**는 대항하다라는 의미). *Antibody*와 *immunoglobulin*이라는 용어는 종종 혼용된다.

면역글로불린 *Immunoglobulins*

Immunoglobulin (**im**-you-noh-**GLOB**-you-lin, 면역글로불린)은 항원항체반응에서 특이한 항원과 결합한다. 항체라고도 하는 면역글로불린은 형질세포에 의하여 만들어지며, 다섯 가지 형태가 존재한다(표 6.1).

포식세포 *Phagocytes*

Phagocyte (**FAG**-oh-sight, 포식세포)는 세포 파편이나 먼지, 꽃가루, 병원체와 같은 물질들을 포식작용을 통하여 파괴시키는 항원항체반응의 일부로서 작용하는 특수한 백혈구이다

표 6.1 ▸ 면역글로불린의 종류와 그 역할

Immunoglobulin G (Ig G)는 항체 가운데 가장 많이 있는 종류로서 혈장과 림프에 존재하고 있다. 이들 항체는 세균, 곰팡이, 바이러스 및 이물질에 대항하여 활동한다.

Immunoglobulin A (Ig A)는 음식물로 섭취된 항원에 대항하여 만들어진 항체이다. 이 들 항체는 침, 땀, 눈물과 같은 분비물에 존재하며 바이러스나 세균이 장기 표면을 덮고 있는 상피세포에 달라붙는 것을 막는 기능을 한다.

Immunoglobulin M (Ig M)은 순환하고 있는 체액에서 발견되는 항체이다. 항원에 노출 되었을 때 이에 반응하여 처음으로 나타나는 항체이다.

Immunoglobulin D (Ig D)는 B 세포의 표면에서 발견되는 항체이다. 이들 항체는 B세포가 활성화되는 데 있어서 중요하다.

Immunoglobulin E (Ig E)는 폐, 피부, 점막에서 만들어지는 항체이다. 이들 항체는 알레르기 반응을 일으킨다.

주의: 의료의 목적으로 사용되는 합성 면역글로불린에 대하여 이 장의 뒷부분에서 설명하였다.

(**phag/o**는 먹다 혹은 삼키다, **-cyte**는 세포를 의미). *Phagocytosis* (포식작용)는 병원체를 둘러싸거나 삼켜서 파괴시키는 과정을 말한다. 포식세포에는 단핵구, 큰포식세포, 가지세포 및 비만세포가 있다. 비만세포는 12장에서 설명한다.

- **Monocyte** (단핵구)는 많은 감염성 미생물에 대항하여 면역학적으로 방어하는 백혈구이다. 큰포식세포는 단핵구가 혈류를 떠나 조직으로 이동한 단핵구를 말한다. 단핵구는 큰포식세포와 가지세포를 보충하는 세포이다.
- **Macrophage** (**MACK**-roh-fayj, 큰포식세포)는 침입자를 둘러싸서 죽이는 백혈구의 일종이다(**macro-**는 큼, **-phage**는 잡아먹는 세포를 의미). 큰포식세포는 죽은 세포를 제거하며 다른 면역세포의 활성을 자극하기도 한다.
- **Dendritic cell** (den-**DRIT**-ic, 가지세포)은 감염을 일으키는 항원을 찾도록 인체를 감시하는 특수한 백혈구이다. 이 세포들은 항원을 잡아 삼켜서 특이항원에 대항하여 작용하도록 B 림프구와 T 림프구에게 알린다.

보체 *The Complement System*

Complement system (**KOM**-pleh-ment, 보체)은 혈중을 순환하는 일련의 단백질들로 비활성화된 형태로 순환하다가 외부에서 수혈 받은 혈액세포나 세균과 같은 비특이적인 항원과 접촉하여 활성화된다. 보체는 이러한 외부 침입자에 표시를 하고 포식세포를 끌어들여 이들 항원을 파괴시키도록 한다. *Complement*는 완벽한 또는 모든 것이 갖추어진이란 뜻이다.

면역 *Immunity*

Immunity (면역)는 특이한 질병에 대하여 저항하는 상태를 말한다. 이러한 저항은 자연적으로 나타날 수도 있고, 후천적으로도 나타날 수 있다.

- **Natural immunity** (자연면역)는 *passive immunity* (수동면역)이라고도 하며, 질병에 대한 노출이나 항원의 투여 없이 나타나는 질병에 대한 저항을 의미한다. 자연면역은 출생 전 모체로부터 태아로 전해지거나 출생 후 엄마로부터 수유를 통하여 자녀에게 전해진다.
- **Acquired immunity** (후천면역)는 접촉성 질병을 앓은 사람에게서 나타난다. 접촉성 질병에 대한 *vaccinated* (예방접종)를 함으로써 실제로 질병에 대한 위험성에 노출되지 않도록 수두나 회색질척수염과 같은 질병에 대하여 보호 기능을 한다.
- *Vaccine* (백신)은 항원이 함유된 약물로서 사멸되었거나 약독화된 항원 즉, 부분적 또는 전체적으로 질병을 일으키는 미생물로 구성되어 있다. 파상풍(10장 참조)과 같은 일부 질환에서는 면역의 효과를 유지하기 위하여 주기적인 예방접종이 필요하다.

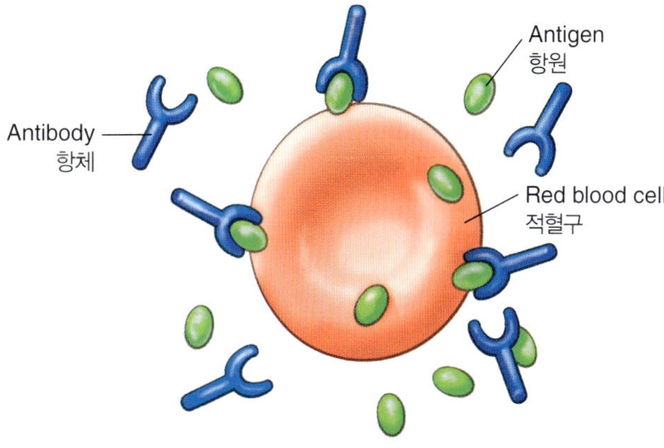

그림 6.6 항체는 큰포식세포에 의하여 항원을 파괴하기 위하여 항원을 인식하고 중화하기 위하여 외부 항원과 결합한다.

- *Vaccination* (예방접종)은 질병에 대하여 보호 기능을 한다. 그러나 일부 상태에서는 면역에 대한 효과를 유지하기 위하여 주기적인 예방접종이 필요하다.

림프계통 및 면역계통과 관련된 전문의료인

MEDICAL SPECIALTIES RELATED TO THE LYMPHATIC AND IMMUNE SYSTEMS

- 림프계통과 면역계통은 인체를 유지하고 보호하기 위하여 서로 밀접하게 연관되어 작용한다. 이 계통의 몇몇 기능들은 특수화된 구조 및 공통된 기능을 하는 구조들에 의하여 수행된다. 일부 전문의료인은 이러한 두 가지 계통에 영향을 미치는 질환을 다룬다.
- **Allergist** (**AL**-er-jist, 알레르기학자)는 알레르기 반응과 같이 교란된 면역반응을 보이는 질환을 진단하고 치료하는 전문가이다.
- **Immunologist** (**im**-you-**NOL**-oh-jist, 면역학자)는 면역계통의 질환을 진단하고 치료하는 전문가이다(**immun**은 보호받음, **-ologist**는 전문가를 의미).
- **Lymphologist** (lim-**FOL**-oh-jist, 림프학자)는 림프계통의 질병을 진단하고 치료하는 전문가이다(**lymph**는 림프계통, **-ologist**는 전문가를 의미).
- **Oncologist** (ong-**KOL**-oh-jist, 종양학자)는 암과 같은 악성 종양을 진단하고 치료하는 전문가이다(**onc**는 종양, **-ologist**는 전문가를 의미).

림프계통의 병리와 진단 방법

PATHOLOGY AND DIAGNOSTIC PROCEDURES OF THE LYMPHATIC SYSTEM

- **Lymphadenitis** (lim-**fad**-eh-**NIGH**-tis, 림프절염)는 *swollen gland* (종창샘)라고도 하며, 림프절의 염증을 말한다(**lymphaden**은 림프절, **-itis**는 염증을 의미). *Lymph node* (림프절)와 *lymph gland* (림프선)라는 용어는 어떤 경우에는 혼용된다. 림프절이 부어 있는 것은 감염이 있다는 것을 시사한다.
- **Lymphadenopathy** (lim-**fad**-eh-**NOP**-ah-thee, 림프절병증)는 림프절을 침범하는 모든 병을 가리킨다(**lymphaden/o**는 림프절, **-pathy**는 질병을 의미).
- **Lymphangioma** (lim-**fan**-jee-**OH**-mah, 림프관종)는 림프계통의 선척적인 기형으로 인해 림프관이 과도하게 뭉쳐서 생기는 양성종양이다(**lymph**는 림프, **angi**는 혈관, **-oma**는 종양을 의미).
- **Splenomegaly** (**splee**-noh-**MEG**-ah-lee, 지라비대)는 지라가 비정상적으로 커진 것을 말한다(**splen/o**는 지라, **-megaly**는 비정상적인 비대를 의미). 이러한 질병은 손상으로 인한 출혈이나 단핵구증과 같은 감염병 또는 면역계통의 기능 이상에 의해 초래될 수 있다.
- **Splenorrhagia** (**splee**-noh-**RAY**-jee-ah, 지라출혈)는 지라에서 출혈이 일어나는 것을 말한다(**splen/o**는 지라, **-rrhagia**는 출혈을 의미).
- **Tonsillitis** (편도염)와 **tonsillectomy** (편도절제술)는 1장에서 설명하였다.
- **Lymphoscintigraphy** (**lim**-foh-sin-**TIH**-grah-fee, 림프섬광조영술)는 림프관의 형성 이상이나 손상을 발견하기 위해 시행되는 진단검사법이다. 방사선 물질을 림프관에 주입하여 스캐너로 컴퓨터 화면에서 물질의 이동을 따라가면서 관찰하는 데 사용된다. 이 기술은 sentinel node (감시림프절)를 찾는 데 사용된다.

림프부종 *Lymphedema*

Lymphedema (**lim**-feh-**DEE**-mah, 림프부종)는 조직 안에서 림프액이 과도하게 축적됨으로 인해 붓는 것을 말한다(**lymph**는 림프, **-edema**는 종창을 의미). 이러한 부종은 발목염좌와 같은 손상에 의하여 일어나는 부종과 같은 유형이 아니다. 적절하게 림프가 배출되지 못하는 림프계통의 손상에 의하여 일어난다. 병원균이 많은 환경에서는 림프에는 단백질이 풍부하기 때문에 이러한 부종은 감염과 관계가 있다.

- **Primary lymphedema** (원발성 림프부종)는 림프계통의 유전질환으로서 발에서 종창이 시작되어 발목 및 종아리를 따라 위로 올라간다. 이 질환은 증상이 사춘기에 시작되며, 대개 여성에서 자주 일어난다.
- **Secondary lymphedema** (속발성 림프부종)는 암치료, 수술, 외상 및 화상에 의한 림프관의 손상에 의하여 자주 발생한다.
- 원발성 및 속발성 림프부종은 감염을 최소화하고 부종을 통제하기 위하여 가장 흔한 방법으로 운동요법과 압박처치를 한다. 이러한 치료가 도움은 되지만 림프부종을 치료할 수는 없다.
- **Bioimpedance spectroscopy** (**BYE**-oh-im-**pee**-dens, 생체 전기저항 분광학)는 림프부종을 진단하는 비침습적인 방법이다. 손상된 다리를 지나는 전류의 저항을 측정하여 비정상적으로 낮은 값을 나타내면 림프가 많이 축적된 상태를 나타낸다. 이러한 부종 상태를 초기에 진단한다면 더 이상의 큰 질병으로 발전할 가능성은 없을 것이다.

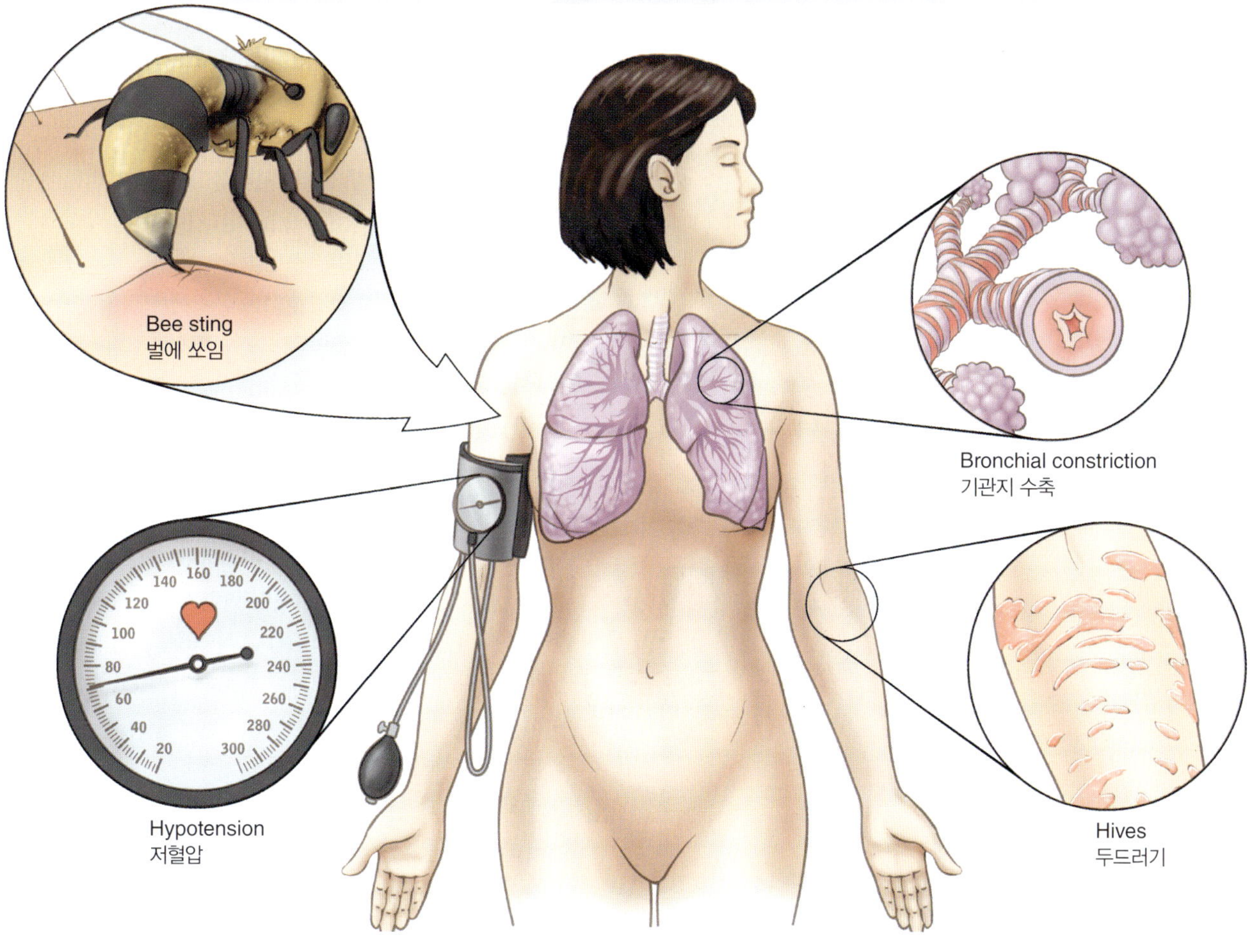

그림 6.7 심한 아나필락시스 반응은 여러 가지 신체계통에 영향을 미치며 즉각적인 치료가 요구된다. 여기에서는 벌에 쏘였을 때 반응을 하는 많은 계통을 보여주고 있다.

면역계통의 병리와 진단 방법
PATHOLOGY AND DIAGNOSTIC PROCEDURES OF THE IMMUNE SYSTEM

면역계통의 효율성은 다음과 같은 개개인의 인자에 달려 있다

- *General health* (건강). 건강이 좋지 않을 경우 면역계통은 교란되어 효율적이지 못하게 된다.
- *Age* (나이). 나이가 들수록 획득면역을 더 많이 갖게 된다. 하지만 이들의 면역계통은 새로운 침입자에게는 느리고 비효율적으로 반응하게 된다.
- *Age* (나이). 유아나 어린이들은 충분한 획득면역을 갖고 있지 않으므로 종종 침입자에 대항하기에 어려움을 겪는다.
- *Heredity* (유전). 유전자와 유전질환은 개인의 건강과 면역계통에 영향을 준다.

알레르기 반응 *Allergic Reactions*

- **Allergic reaction** (알레르기 반응)은 꽃가루, 음식, 동물 또는 비듬과 같은 무해한 알레르기 항원에 대하여 이들을 위험한 침입자로 인식하여 인체의 면역계통이 반응할 때 발생한다.
- **Allergy** (알레르기)는 *hypersensitivity* (과민반응)라고도 하며, 특정 항원에 대한 신체의 과도한 반응이다. *Allergic rhinitis* (알레르기성 비염)는 공기에서 유래한 알레르기 항원에 대한 알레르기 반응에 의하여 유발된다(7장 참조).
- **Allergen** (**AL**-er-jen, 알레르기 항원)은 개인적으로 알레르기 반응을 일으키는 물질이다.
- **Localized allergic response** (국소적인 알레르기 반응)는 *cellular response* (세포성반응)라고도 하며, 알레르기 항원에 노출된 피부에 발적, 가려움, 작열감이 생긴다. 가령 덩굴옻과 접촉하면 가려움과 홍반을 초래하는 국소적인 알레르기 반응이 일어난다(12장 참조). 알레르기 항원에 처음으로 노출되었을 때는 신체의 반응이 온화하지만 일단 감작이 된 후 다시 접촉을 하게 되면 훨씬 심각한 증상을 일으킨다.
- **Systemic reaction** (전신성반응)은 **anaphylaxis** (**an**-ah-fih-**LACK**-sis, 아나필락시스) 또는 *anaphylactic shock* (아나필

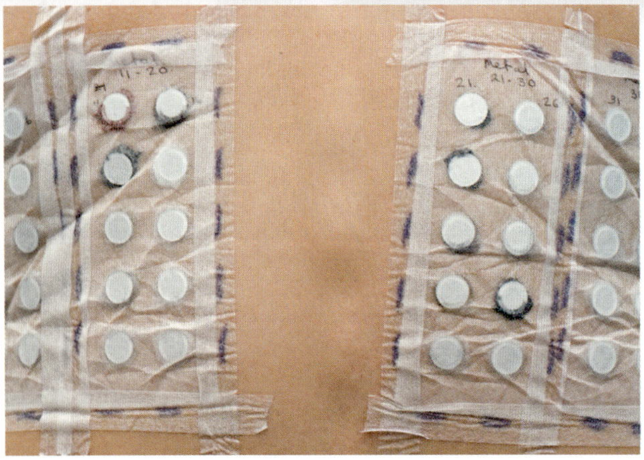

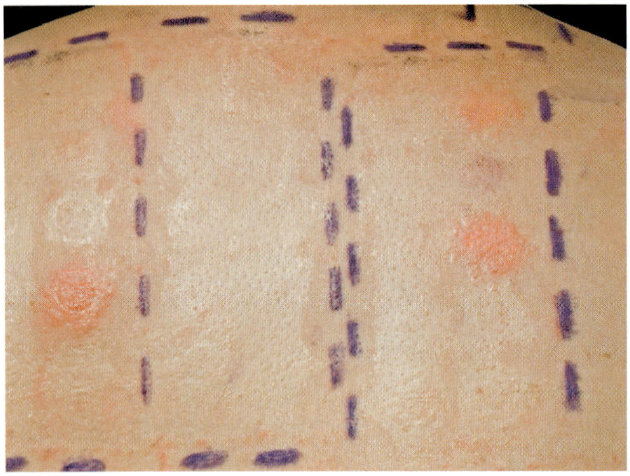

그림 6.8 스크래치시험은 알레르기항원을 피부에 놓고 피부를 긁어서 시험하는 방법이다. 이때 각각의 알레르기항원을 표시해둔다. 반응은 대개 20분 이내에 일어난다. 사진은 두드러기쑥의 꽃가루에 대한 반응이다.

락시스 쇼크)라고도 하며, 알레르기 항원에 대한 심각한 반응이다. 그림 6.7에서와 같이 이 반응의 증상은 재빠르게 나타난다. 의학적 처치가 없으면 환자는 수분 내에 사망할 수 있다.

- *Scratch test* [스크래치시험(난절검사)]는 나무, 꽃가루, 돼지풀과 같은 까다로운 알레르기 항원을 규명하기 위한 진단 검사법이다. 부종이나 소양감은 알레르기 반응이 있음을 시사한다(그림 6.8 참조)
- **Antihistamine** (항히스타민제)은 공기에 떠다니는 꽃가루에 대한 알레르기인 건초열의 증상을 덜거나 예방하기 위해 투여된다. 항히스타민제는 가려움, 재채기, 콧물, 눈물 등의 알레르기 반응을 일으키는 ***histamine*** (히스타민)의 작용을 억제한다.

자가면역질환 *Autoimmune Disorders*

Autoimmune disorder (aw-toh-ih-**MYOUN**, 자가면역질환)는 ***autoimmune disease***라고 하며, 면역계통이 항원으로 자기 자신의 조직, 잘못된 건강한 세포, 조직 또는 기관에 대하여 항체를 만들어 내는 질환군이다.

- 이러한 비정상적인 면역체계는 유전적인 요인에 의하거나 아이를 임신한 여자들에게서 주로 발생한다.
- 미국인의 약 3% 정도가 자가면역질환이라고 추정하고 있다. 여성이 남성보다 약 2.7배 많이 발생한다. 자가면역질환은 대부분의 인체 계통에 영향을 미친다(표 6.2 참조).

면역결핍질환 *Immunodeficiency Disorders*

Immunodeficiency disorder (**im**-you-noh-deh-**FISH**-en-see, 면역결핍성질환)는 면역반응이 제대로 나타나지 않을 때 일어난다. ***Compromised***는 약한 또는 적절하게 기능을 하지 못하다라는 의미이다.

표 6.2 ▸ 자가면역질환과 이에 영향을 받는 인체의 계통들

Body System 인체의 계통	Autoimmune Disorder 자가면역질환
Skeletal System **뼈대계통**	*Rheumatoid arthritis* (류마티스성 관절염)는 관절과 결합조직을 침범한다.
Muscular System **근육계통**	*Myasthenia gravis* (중증근무력증)는 신경과 근육과의 연접을 침범한다.
Cardiovascular System **심혈관계통**	*Pernicious anemia* (악성빈혈)는 적혈구에 영향을 준다.
Digestive System **소화계통**	*Crohn's disease* (크론병)는 작은창자, 돌창자, 잘록창자를 침범한다.
Nervous System **신경계통**	*Multiple sclerosis* (다발성경화증)는 뇌와 척수를 침범한다.
Integumentary System **피부계통**	*Scleroderma* (피부경화증)는 피부와 결합조직을 침범한다.
Endocrine System **내분비계통**	*Graves' disease* (그레이브병)는 갑상샘을 침범한다.

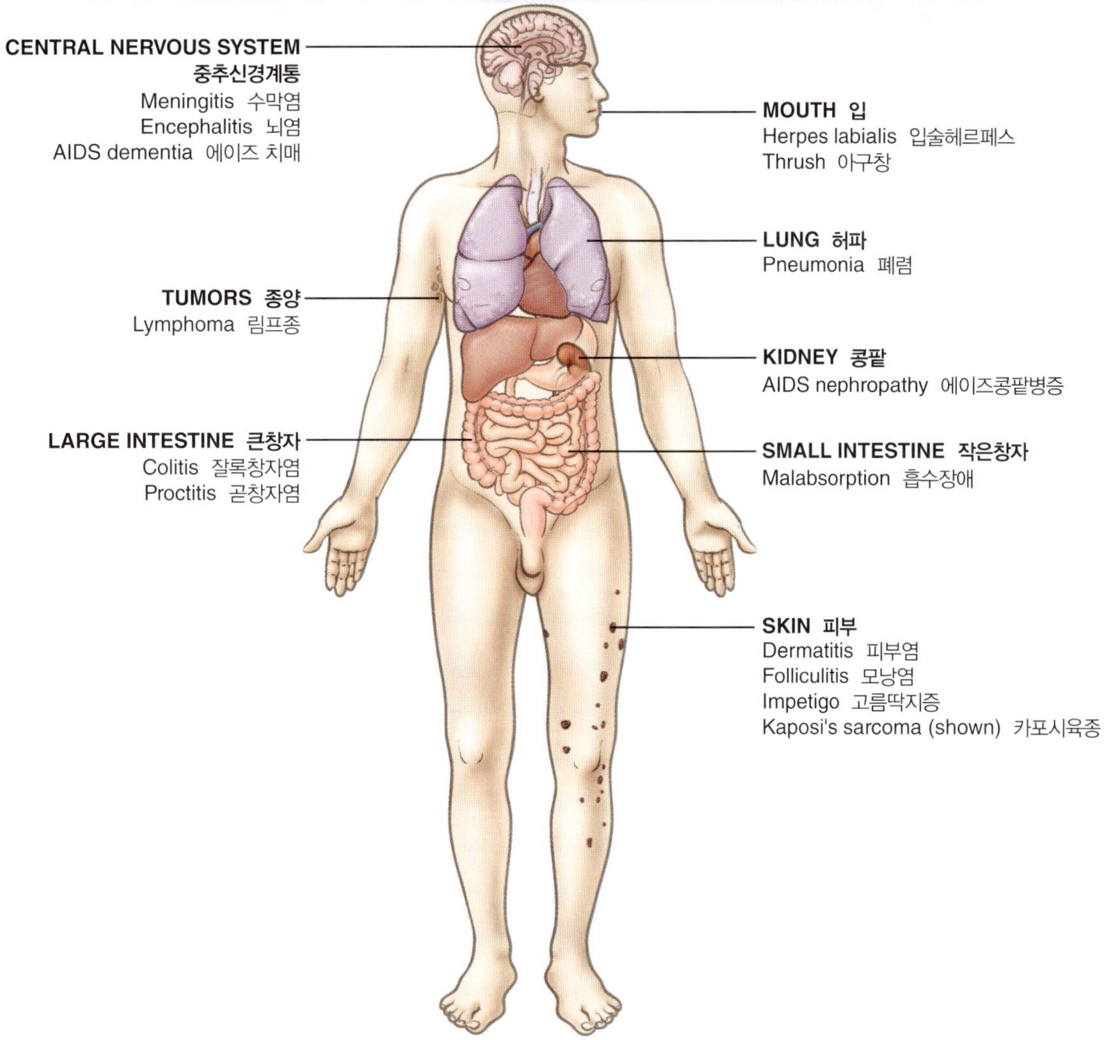

그림 6.9 AIDS와 연관된 질환들(각 질환들은 해당 인체의 계통을 다루는 장에서 설명하였다).

인간면역결핍바이러스 *HIV: Human Immunodeficiency Virus*

Human immunodeficiency virus (**in**-you-noh-deh-**FISH**-en-see, 인간면역결핍바이러스)는 *HIV*라고도 하며, 혈액을 통하여 감염된다. 이 바이러스는 면역계통의 세포들에 손상을 주어 생명을 위협하는 기회감염의 위험에 처하게 한다(그림 6.9). HIV 감염 초기에 역전사효소(reverse transcriptase, RT), 단백질분해효소(protease), 융합억제제(fusion inhibitor)와 같은 적절한 의료 처치, 특히 초기 단계의 HIV를 투여하기 시작한다면 환자의 생명을 연장시킬 수 있다.

- **Opportunistic infection** (**op**-ur-too-**NIHS**-tick, 기회감염)은 건강한 사람에게는 질병을 일으키지 않는 병원체에 의하여 야기된다. 숙주의 면역 상태가 쇠약해지면 이 병원체들은 감염을 일으킬 수 있다. *Debilitated* (쇠약해진)란 다른 질병으로 인해 약해진 상태를 의미한다. HIV를 지닌 환자의 면역계통이 약해지면 많은 기회감염이 발생할 수 있다.
- **Acquired immunodeficiency syndrome** (후천성면역결핍증)은 *AIDS* (에이즈)라고도 하며, HIV감염이 완전히 진전된 치명적인 상황을 말한다.
- **Kaposi's sarcoma** (**KAP**-oh-seez sar-**KOH**-mah, 카포시육종)는 HIV와 연관된 기회감염의 예이다. 이 암은 피부, 구강, 코, 인후 및 다른 장기의 점막 아래에 반점을 야기한다.
- **ELISA** (엘라이자)는 *enzyme-linked immunosorbent assay* (효소면역측정법)의 두문자어로서 HIV 항체의 존재 유무를 선별하는 혈액검사 방법이다.
- **Western blot test** (웨스턴블롯검사)는 ELISA검사보다 더 정확한 결과를 얻을 수 있는 혈액 검사법이다. ELISA검사에서 양성 반응이 나타났을 경우 진단을 확진하기 위하여 시행한다. ELISA검사법은 때로는 *false positive* (위양성) 결과를 나타내므로 이 검사법이 필요하다.

면역계통의 치료
TREATMENT OF THE IMMUNE SYSTEM

면역계통 질환의 증상들을 조절하기 위하여 다양한 치료법이 사용된다.

면역치료 *Immunotherapy*

Immunotherapy (ih-**myou**-noh-**THER**-ah-pee, 면역치료)는 *biological therapy* (생물학적 치료)라고 하며, 면역반응을 자극하거나 억제하는 방법으로 질병을 치료하는 방법이다(**immune/o**는 면역, **-theraphy**는 치료를 의미).

- 암치료에 있어서는 암세포에 대항하는 면역반응을 자극시키는 데 면역치료가 사용된다. *Stimulate* (자극)는 보다 큰 활성을 일으킴을 의미한다.
- 알레르기 치료에 있어서는 특정한 알레르기 항원에 대한 신체의 과민반응을 억제하기 위하여 면역치료를 시행한다. *Repress* (억제)란 정상적인 반응을 감소시키거나 멈추는 것을 의미한다. 이런 치료법을 *allergy desensitization* (알레르기 탈민감)이라고도 한다.

항체치료 *Antibody Therapy*

- **Synthetic immunoglobulin** (합성면역글로불린)은 *immune serum* (면역혈청)이라고도 하며, 공수병이나 몇몇 유형의 간염 바이러스에 노출된 후에 사용된다. *Postexposure* (노출후)는 환자가 바이러스에 이미 노출되었다는 의미로, 예를 들면 공수병에 걸린 개에 물린 것을 들 수 있다. 이 치료의 목적은 일시적으로 면역을 제공하여 질병이 더 이상 발병하는 것을 막는 데 있다.
- **Synthetic interferon** (합성인터페론)은 다발경화증, C형 간염 그리고 일부 암세포를 치료하는 데 사용한다.
- **Monoclonal antibody** (단클론항체)는 특수한 세포와 형질이 동일한 자손세포를 복제하는 과정에서 생산되는 특정한 종류의 항체이다. 이들은 인위적으로 만들어 낸 항체로서 비호지킨 림프종, 흑색종, 유방암, 대장암을 포함한 특정 암종에 대한 면역반응을 증진시키는 데 사용된다. *Monoclonal*은 한 개의 세포주 집단을 의미하는데, 여기서 *clone*은 세균 개체군의 복제를 의미한다.

면역억제 *Immunosuppression*

Immunosuppression (**im**-you-noh-sup-**PRESH**-un, 면역억제)은 항원에 의해 자극되는 면역계통의 반응을 억제하거나 교란시키는 치료법이다.

- **Immunosuppressant** (**im**-you-noh-soo-**PRES**-ant, 면역억제제)는 신체의 정상적인 면역반응을 감소시키거나 막는 물질이다. 이런 약물은 이식받은 조직의 거부반응을 막기 위하여 또는 자가면역질환을 억제하기 위하여 투여된다.
- **Corticosteroid drug** (**kor**-tih-koh-**STEHR**-oid, 코르티코스테로이드약물)은 호르몬과 유사한 약제로서 일차적으로 항염 및 면역억제제로 투여된다. 내분비계통에 의한 코르티코스테로이드의 생산은 13장에서 설명한다.
- **Cytotoxic drug** (**sigh**-toh-**TOK**-sick, 세포독성약물)은 세포를 죽이거나 손상시키는 약물이다(**cyt/o**는 세포, **tox**는 독, **-ic**는 -에 관한을 의미). 이 약물은 면역억제제나 항암제로 사용된다. *Antineoplastic* (항암제)는 이 장 뒷부분에 'Chemotherapy (화학요법)'에서 설명하였다.

병원균
PATHOGENIC ORGANISMS

Pathogen (**PATH**-oh-jen 병원균)은 사람에게 질병을 일으키는 미생물이다. *Microorganism* (미생물)은 너무 작아서 현미경으로만 볼 수 있는 생명체이다. *Pathogenic* (병원성)이란 질병을 일으킬 수 있음을 의미한다(그림 6.10).

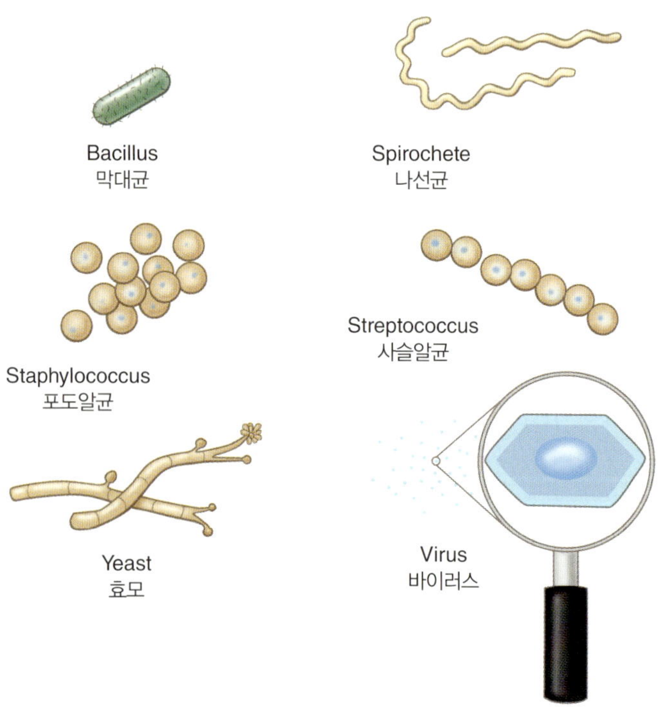

그림 6.10 병원체의 종류. 오른쪽의 바이러스는 상세한 구조를 나타내고자 확대하여 놓았다.

세균 Bacteria

Bacteria (back-**TEER**-ree-ah, 세균)는 하나의 세포로 이루어진 미생물이다(단수형, *bacterium*). 대부분의 세균은 사람에게 해롭지 않다. 다음과 같은 세균은 병원성이 있다.

- **Bacilli** (bah-**SILL**-eye, 막대균)는 막대기 모양의 포자를 만드는 세균이다(**bacilli**는 막대 모양을 의미)(단수형, *bacillus*).
- **Anthrax** (**AN**-thrax, 탄저병)는 *bacillus anthracis* (탄저균)에 감염된 가축을 통하여 전파되는 접촉성 질병이다. 실험실에서 만든 포자는 생물학적 전투에 사용된다.
- **Rickettsia** (rih-**KET**-see-ah, 리케치아)는 이, 벼룩, 그리고 진드기 속에서 사는 작은 세균이다(복수형, *rickettsiae*). Rickettsia에 의하여 발생하는 ***Rocky Mountain spotted fever*** (록키산홍반열)는 감염된 진드기에게 물려서 사람에게 전파된다. 이 병의 증상과 징후는 갑작스런 발열, 두통, 근육통에 뒤따르는 홍반이다.
- **Spirochete** (**SPY**-roh-keet, 나선균)는 나선 형태의 세균으로서 유연한 세포벽을 가지고 있고 운동성이 좋다.
- **Lyme disease, LIME** (라임병)는 나선균인 *Borrelia*에 의하여 발생한다. 감염된 사슴진드기에 물림으로써 사람에게 전파된다. 증상은 발열, 두통, 피로, 특징적인 피부 홍반이 있으며, 치료하지 않을 경우 감염은 관절, 심장, 신경계통으로 퍼질 수 있다. Syphillis (매독)은 나선균에 의하여 일어날 수 있다(14장 참조).
- **Staphylococci** (**staf**-ih-loh-**KOCK**-sigh, 포도알균)는 불규칙한 포도 모양의 군집을 형성하는 30여종의 미생물군이다(**staphyl/o**는 포도송이, **-cocci**는 공 모양의 세균을 의미)(단수형, *staphylococcus*). 대부분의 포도알균은 무해하며 정상적으로 사람의 피부나 점막, 다른 장기에 존재한다. 그러나 어떤 종류는 매우 심각한 감염을 일으킬 수 있다.
- **Staphylococcus aureus** (**staf**-ih-loh-**KOCK**-us **OR**-ee-us, 황색포도알균)는 ***staph aureus***라고도 하며, 흔히 상처에 감염되어 독소충격증후군이나 식중독과 같은 심각한 문제를 일으키는 포도알균의 한 종류이다.
- **Streptococci** (**strep**-toh-**KOCK**-sigh, 사슬알균)는 사슬을 형성하는 세균이다(**strept/o**는 포도송이, **-cocci**는 공 모양의 세균을 의미)(단수형, *streptococcus*). 많은 사슬알균은 무해하다. 그러나 어떤 종류의 사슬알균은 strep throat (패혈성인두염), meningitis (수막염, 10장 참조), endocarditis (심내막염, 5장 참조), necrotizing fasciitis (괴사성근막염, 12장 참조) 등의 질병을 일으킨다.

패혈쇼크 Septic Shock

Septic shock (패혈쇼크)는 압도적인 세균들이 인체를 감염시켰을 경우 발생하는 심각한 질환이다. 이들 병원체들에 의해 만들어진 독소는 직접적으로 조직에 손상을 주어 혈압을 떨어뜨린다.

이런 손상은 생명과 관련된 중추기관(뇌, 심장, 콩팥, 간)에 손상을 주어 이런 기관들의 기능을 떨어뜨리거나 완전히 망가뜨린다. 패혈 쇼크는 노년층과 영유아에게서 주로 발생하며, 오랜 기간 소모성 질환을 앓고 있는 사람에게서도 발생한다.

항생제 내성균 Antibiotic-Resistant Bacteria

Antibiotic-resistant bacteria (항생제내성균)는 항생제가 표적으로 삼는 세균을 모두 자멸시키지 못했을 경우 생겨난다. 이 경우 살아남은 세균은 특정 약물에 저항을 갖게 된다. 점점 더 많은 세균들이 첫 번째 항생제 치료에 저항을 갖게 되면 질병의 경과는 더욱 심하고 오래 지속되며, 합병증과 사망의 위험성이 증가한다.

본래 이러한 감염은 병원내(nosocomial) 감염에 의하여 발생하였으나 요즘은 이러한 항생제 내성균이 일반인에게도 점점 흔하게 발생되고 있다.

Methicillin-resistant *Staphylococcus aureus* (메티실린저항황색포도알균)는 ***MRSA***라고도 하며, 대부분의 항생제에 내성을 보이는 여러 가지 세균 가운데 한 종이다.

- MRSA의 첫 증상은 작고, 꼭대기가 까맣고, 빨갛게 돌출한다. 이런 돌출부는 바로 치료를 필요로 하는 농양이 된다.
- MRSA 감염은 치료가 어렵고 치명적이다. 세균이 쉽게 유입될 수 있는 피부의 손상 시 반복적으로 일어난다. 이런 감염은 일반인에서 더욱 증가하고 있다.

곰팡이와 효모 감염 Fungus and Yeast Infections

Fungus (**FUNG**-gus, 곰팡이)는 단순한 기생물이다(복수형, *fungi*). 어떤 곰팡이들은 사람에게 무해하고, 어떤 종류는 인체에 해롭다. 흔히 ***athlete's foot***라고 하는 **tinea pedis** (무좀)는 발과 발가락 사이에서 발생하는 곰팡이 감염이다(12장 참조).

Yeast (효모)는 곰팡이의 일종이다. 한 예로, **candidiasis** (**kan**-dih-**DYE**-ah-sis, 칸디다증)는 ***yeast infection*** (효모감염)이라고도 하며, 병원성 효모인 *Candida albicans* (칸디다알비칸스)에 의해 야기되고 질이나 입안과 같이 습윤하고 따뜻한 점막에서 발생한다. ***Oral thrush*** (아구창)는 입안에서 발생하고, ***vaginal candidiasis*** (질 칸디다증)는 질에서 발생하는 효모감염증이다(14장 참조).

기생충 Parasites

Parasite (**PAR**-ah-sight, 기생충)는 다른 생명체의 내부에서 살아가는 동식물을 말한다.

- **Malaria** (mah-**LAY**-ree-ah, 말라리아)는 특정 모기 안에 살고 있는 기생충에 의해 야기되는 질환으로 기생충에 감염된 모기가 사람을 물었을 때 전파된다. 증상은 모기에 물린지 1~4주경에 시작하며 발열, 오한, 전율, 두통, 근육통, 피로 등이 나타난다.
- 다른 기생충으로는 **toxoplasmosis** (**tock**-soh-plaz-**MOH**-sis, 톡소포자충증)가 있으며, 이는 애완동물의 분변에 접촉하여 사람에게 전파된다. 만일 임산부가 이 기생충에 감염될 경우 *microcephalus* (작은머리증: 비정상적으로 작은 머리나 미발달한 뇌)이나 *hydrocephalus* (수두증: 뇌실에 뇌척수액이 지나치게 축적)와 같은 태아의 발달장애를 초래할 수 있다.
- **West Nile virus** (서부 나일강 열바이러스)는 감염된 모기에 물려 사람에게 전파된다. 증상이 가벼운 경우 인플루엔자와 유사한 증상을 보이며, 증상이 심한 경우 바이러스는 뇌와 척수에 퍼진다. 댕기열을 일으키는 바이러스가 속하는 *플라비바이러스*(Flavivirus)속의 한 종류이다.
- **Lyme disease** (라임병)는 감염된 라임진드기에 물리면 사람에게 전파된다. 진드기는 *Borrelia burgdorferi* 세균에 감염된 사슴을 물어 감염된다. 이 질환의 증상은 고열, 두통, 피로, 유주성홍반(*erythema migrans*)이라는 피부 발진이 특징적으로 관찰된다. 치료하지 않으면, 관절, 심장 및 신경계통에 전파될 수 있다.

바이러스 감염 Viral Infections

Virus (**VYE**-rus, 바이러스)는 매우 작은 감염성 물질로 세포를 뚫고 들어가야만 생존한다(복수형, *viruses*). 세포 안으로 들

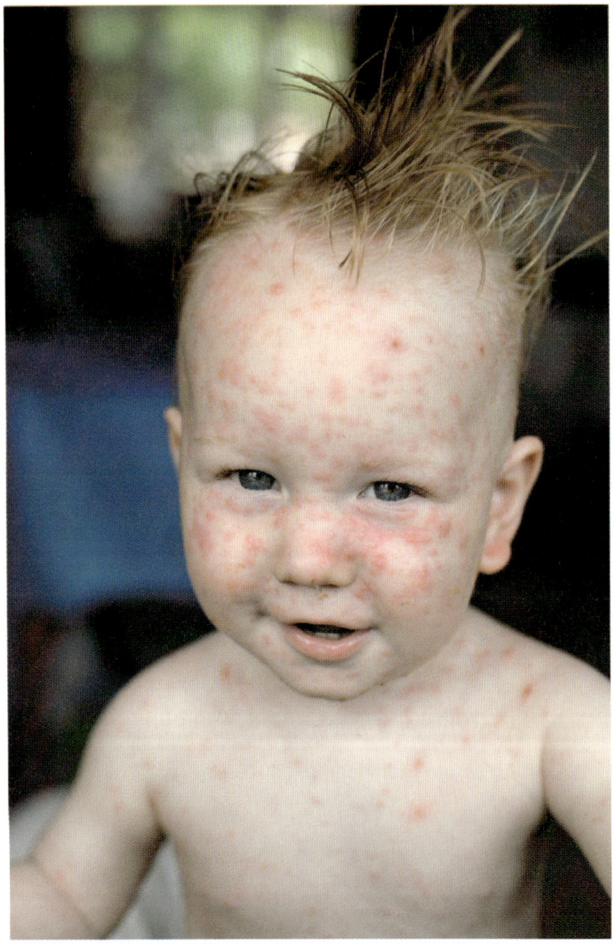

(A)

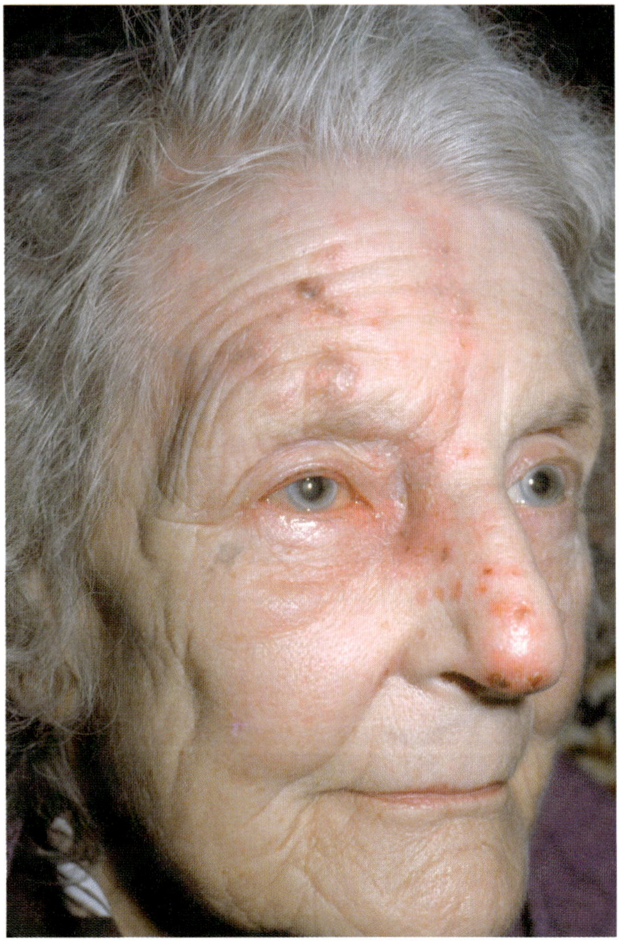

(B)

그림 6.11 Varicella zoster virus에 의하여 야기되는 수두(varicella 또는 chickenpox)(A)는 평생 동안 휴면기 상태로 존재하면서 대상포진(herpes zoster 또는 shingles)(B)을 발병시킨다.

어온 후 바이러스는 복제를 하고 이후 세포벽을 뚫고 나와 새로 만들어진 바이러스를 방출한다. 이들은 다른 세포들로 전파되어 같은 과정을 반복한다.

- **Influenza** (**in**-floo-**EN**-zah, 인플루엔자)는 흔히 *flu*라고도 하며, 계절성 유행병으로 호흡기 감염을 일으키는 매우 전염성이 강한 질환이다. 증상은 고열, 목이 따끔거리며, 근육통, 기침, 콧물 및 피로를 동반한다. 합병증으로는 폐렴이다. 백신은 가장 흔하게 발생하는 인플루엔자 종으로 만든 백신을 이용하여 1년에 한번 접종한다.
- **Measles** (홍역)는 급성 고전염성 감염으로 *rubeola virus*에 의해 발생하고 호흡기 비말을 통해 전파된다. 증상은 고열, 콧물, 기침, 전신에 걸친 붉은 소양성 반점 등이다. 홍역의 합병증은 빛에 민감한 반응을 나타내는 *photophobia* (빛에 대한 과민반응)이다.
- **Mumps** (볼거리)는 급성 바이러스 질환으로 귀 바로 밑에 위치한 침샘인 귀밑샘이 붓는 것이 특징이다. 성인에게서 볼거리는 난소나 고환의 동통성 부종을 일으키기도 한다.
- **Rubella** (roo-**BELL**-ah, 풍진)는 *German measles* 혹은 *3-day measles*로도 알려져 있다. 바이러스감염 질환으로 미열, 샘종창, 충혈된 눈, 뚜렷한 분홍빛 발진을 특징으로 한다. 대개는 질병의 경과가 심하거나 지속되지 않으나 임신 초기의 여성에 있어서 풍진은 심각한 질환으로 태아의 발달에 결손을 초래할 수 있다.
- **Measles**, **mumps**, **rubella** (MMR) 백신은 이 세 질병을 예방할 수 있다. 유아기 초기에 투여해야 한다.
- **Rabies** (**RAY**-beez, 광견병)는 급성 바이러스성 감염으로 감염된 동물에 물리거나 침을 통하여 사람에게 전파된다. 감염된 동물을 *rabid*라고 하고, 위험이 의심되면 즉시 검사를 해서 노출 후 처치는 가능한 한 빨리 시작한다. 검사와 처치를 하지 않으면 사람에게서 광견병의 증상과 징후는 물린지 30~90일 이후에 발생한다. 일단 증상이 발생하면 광견병은 항상 치명적이다.

헤르페스바이러스 *Herpesviruses*

헤르페스바이러스에는 *varicella zoster* (대상포진바이러스), *Epstein-Barr* (엡스타인 바 바이러스), *cytomegalovirus* (거대세포바이러스), *herpes simplex* (단순포진바이러스)를 포함하며, 사람에게서 다양한 질병을 일으킨다.

- **Cytomegalovirus, CMV** (**sigh**-toh-**meg**-ah-loh-**VYE**-rus, 거대세포바이러스)는 헤르페스 바이러스속의 일원이며, 다양한 질병을 일으킨다(**cyt/o**는 세포, **megal/o**는 크다, **vir**는 바이러스를 의미, **-us**는 단수형 명사어미). CMV는 면역계통이 약화된 사람에게서 심각한 질환을 일으킬 수 있지만 감염 후 증상을 나타내지 않으므로 *silent infection* (무증상감염)이 일어난다. CMV는 모체로부터 태아로 전염될 수 있다. 이러한 전파는 태아에게 심각한 선천적 장애를 초래한다.
- **Varicella** (**var**-ih-**SEL**-ah, 수두)는 *chickenpox*로도 알려져 있으며, 헤르페스바이러스인 *varicella zoster*에 의해 발생하고 매우 전염력이 강하다. 발열과 발진 증상이 보이는데, 수백 개의 가렵고 액체가 찬 수포로 이루어져 있으며 이들은 파열되어 딱지를 만든다(그림 6.11).
- **Herpes zoster** (**HER**-peez **ZOS**-ter, 띠헤르페스)는 *shingles* (대상포진)라고도 하며 급성바이러스 감염으로 피하에서 염증이 있는 신경의 경로를 따라 동통성 피부 발진이 생겨나는 것이 특징이다. 이 염증은 어렸을 때 잠복된 수두바이러스가 인생의 후반기에 다시 활성화되어 발생한다. 백신은 이와 같은 질환의 재발을 방지하는 데 이용할 수 있다. 그러나 처치는 신속하게 투여하여야만 효과적일 수 있다.
- **Infectious mononucleosis** (**mon**-oh-**new**-klee-**OH**-sis, 전염단핵구증)는 *mono*라고도 하며, Epstein-Barr virus (EBV)에 의해 발생한다. 이 질환에서는 발열, 인후통, 림프절 비대가 특징적으로 나타난다. 지라나 간의 비대 또한 발생할 수 있다.

감염을 제어하는 약물 *Medications to Control Infections*

- **Antibiotics** (항생제)는 병원성 세균의 성장을 억제하거나 죽일 수 있는 약물이다(**anti-**는 대항함, **bio**는 생명, **-tic**은 -에 관한을 의미). *Inhibit* (억제)란 성장이나 발달을 느리게 함을 의미한다. 항생제는 대부분의 세균감염에 효과적이다. 그러나 항생제는 바이러스 감염에는 효과를 내지 못한다.
- **Bactericide** (back-**TEER**-ih-sighd, 살균제)는 세균을 죽이는 물질이다(**bacteri**는 세균, **-cide**는 죽음을 초래함을 의미). 이런 항생제에 속하는 약물에는 페니실린이나 세팔로스포린이 있다.
- *Bacteriostatic* (정균)이란 세균의 성장을 늦추거나 멈추게 하는 물질이다(**bacteri**는 세균, **-static**은 제어함을 의미). 이런 항생제에 속하는 약물에는 테트라사이클린, 설파제 그리고 에리트로마이신이 있다.
- **Antifungal** (**an**-tih-**FUNG**-gul 항진균제)은 곰팡이의 성장을 억제하거나 파괴하는 물질이다(**anti-**는 대항함, **fung**는 곰팡이, **-al**은 -에 관한을 의미). 로트리민은 대표적인 국소 항진균제로 무좀을 치료하거나 예방하는 데 사용된다. 이런 종류의 약물을 *antimycotic* (항진균약)이라고도 한다.
- 아시클로버와 같은 **antiviral drug** (**an**-tih-**VYE**-ral, 항바이러스약물)은 바이러스 감염을 치료하거나 일시적인 면역을 제공하기 위해 사용된다(**anti-**는 대항함, **vir**는 바이러스, **-al**은 -에 관한을 의미).

종양학
ONCOLOGY

Oncology (ong-**KOL**-oh-jee, 종양학)는 종양과 암의 원인 및 예방과 치료법을 연구하는 학문이다(**onc**는 종양, **-ology**는 학문을 의미). 대부분의 암은 암이 기원한 인체의 부위를 따라 명명해 놓았다. 암은 모든 인체의 계통을 침범할 수 있으며, 미국에서는 심장질환 다음으로 두 번째 사망의 원인이 된다.

종양 *Tumors*

Tumor (종양)는 **neoplasm** (신생물)이라고도 하며(**neo-**는 새로운 또는 이상한, **-plasm**은 형성을 의미), 비정상적인 덩어리를 만드는 조직의 성장을 말한다. 이 덩어리 안에서는 세포들이 조절되지 않고 빠르게 증식된다.

Benign tumor (양성종양)는 생명을 위협하지 않으며 암의 형태도 아니다. 가령 **myoma** (my-**OH**-mah, 근종)는 근육조직으로 이루어진 양성종양이다(**my**는 근육, **-oma**는 종양을 의미). 하지만 이들 종양은 주변의 조직을 압박하며 문제를 일으킬 수 있다.

Malignant Tumor (악성종양)는 암의 형태로서 해로우며 다른 인체의 계통으로 멀리 전파할 수 있고 점점 악화되어 생명을 위협한다. 가령 **myosarcoma** (**my**-oh-sahr-**KOH**-mah, 근육종)는 근육조직으로부터 유래한 악성종양이다(**my/o**는 근육, **sarc**는 고기, **-oma**는 종양을 의미).

- **Angiogenesis** (**an**-jee-oh-**JEN**-eh-sis, 혈관생성)는 종양이 스스로 혈관 공급을 만들어 성장을 하는 과정을 말한다(**angi/o**는 혈관, **-genesis**는 재생을 의미). *Antiangiogenesis*의 반대어이다.
- **Antiangiogenesis** (**an**-tih-an-jee-oh-**JEN**-eh-sis, 항혈관생성)는 종양으로 공급되는 혈액의 공급을 차단하는 치료의 한 형태이다(**anti-**는 대항함, **angi/o**는 혈관, **-genesis**는 재생을 의미). *Angiogenesis*의 반대어이다.

암 *Cancer*

Cancer (암)는 조절되지 못하는 세포분열과 이 세포들의 주변 조직으로의 침범(직접적인 성장을 통한 주변 조직으로의 침범 혹은 전이에 의한 먼 곳으로의 전파)을 특징으로 하는 질병이다.

- **Metastasize** (meh-**TAS**-tah-sighz, 전이하다)는 암이 한 장소에서 다른 곳으로 퍼지는 과정을 지칭하는 동사이다. 암은 원발 병소로부터 다른 곳으로 퍼져간다.
- **Metastasis** (meh-**TAS**-tah-sis, 전이)는 새로운 전이 과정을 통한 새로운 암의 병터를 말한다(**meta-**는 너머, **-stasis**는 멈춤을 의미). 전이는 동일한 신체계통 안에서 발생할 수 있으며, 원발 병터로부터 멀리 떨어진 다른 신체계통으로 발생할 수도 있다(복수형, *metastases*).

암종 *Carcinomas*

Carcinoma (**kar**-sih-**NOH**-mah 암종)는 상피조직에서 생기는 악성종양이다(**carci**는 암, **-oma**는 종양을 의미)(그림 6.12). 상피조직은 인체의 내장과 외부 표면을 덮고 있으며 감싸고 있는 조직이다.

- 암종은 침윤하거나 인체의 어떤 장기라도 전이하고자 하는 경향이 있다(*Infiltrate*는 -에 점점 접근하다는 의미).
- **Carcinoma in situ** (**kar**-sih-**NOH**-mah in **SIGH**-too, 상피내암종)란 주변조직에 침윤하지 않고 암세포가 원발 장소에 있음을 말한다. ***In situ*** (제자리)는 암이 처음 발생한 장소를 의미한다.
- **Adenocarcinoma** (**ad**-eh-noh-**kar**-sih-**NOH**-mah, 샘암종)는 샘조직으로부터 유래하는 많은 암종 가운데 어떤 하나를 말한다(**aden/o**는 샘, **carcin**은 암, **-oma**는 종양을 의미).

육종 *Sarcomas*

Sarcoma (sar-**KOH**-mah, 육종)는 경조직, 연조직 또는 체액성 결합조직으로부터 발생하는 악성종양이다(**sarc**는 고기, **-oma**는 종양을 의미)(복수형, *sarcomas* 또는 *sarcomata*).

- ***Hard-tissue sarcoma*** (경조직육종)는 뼈나 연골로부터 기원한다(3장 참조). 예를 들어, **osteosarcoma** (**oss**-tee-oh-sar-**KOH**-mah, 뼈육종)는 긴뼈나 엉덩뼈, 무릎뼈 등에서 발생하는 악성종양이다(**oste/o**는 뼈, **sarc**는 고기, **-oma**는 종양을 의미).

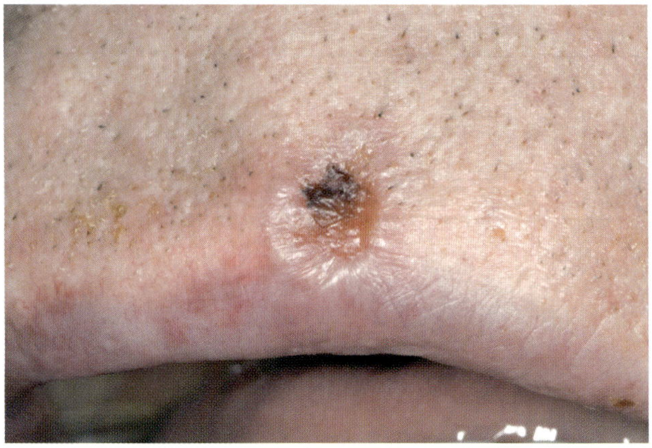

그림 6.12 입술의 바닥세포암(basal cell carcinoma). 이러한 유형의 악성종양은 표피의 바닥세포층(basal cell layer)에서 발생한다.

■ *Soft tissue sarcoma* (연조직육종)는 근육, 인대, 혈관, 신경, 지방 등의 결합조직으로부터 기원한다. 예를 들어, **synovial sarcoma** (sih-**NOH**-vee-al sar-**KOH**-mah, 윤활막육종)는 윤활관절 주변 조직의 악성종양이다. 가장 흔하게 발생하는 부위는 무릎, 발목, 어깨, 엉덩이이다.

■ *Liquid-tissue sarcoma* (체액조직육종)는 혈액이나 림프로부터 기원한다. 예를 들어, 혈액을 침범하는 **leukemia** (loo-**KEE**-mee-ah, 백혈병)를 들 수 있다(**leuk/o**는 흰색, **-emia**는 혈액에 속하다라는 의미). 백혈병에 대해서는 5장에서 설명하였다.

종양의 병기 *Staging Tumors*

Staging (병기)이란 종양의 진행 정도에 따라 종양을 분류하는 기법으로서 환자의 예후와 치료를 정하는 데 있어서 결정적인 역할을 한다(그림 6.13).

림프종 *Lymphomas*

Lymphoma (lim-**FOH**-mah, 림프종)는 림프조직에서 기원하는 악성종양을 지칭하는 말이다(**lymph**는 림프, **-oma**는 종양을 의미). 림프조직에는 림프절, 지라, 간, 골수 등이 있다. 림프종은 크게 둘로 나누는데, 호지킨림프종과 비호지킨림프종이 있다.

■ **Hodgkin's lymphoma** (**HODJ**-kinz lim-**FOH**-mah, 호지킨림프종)는 *Hodgkin's disease* (호지킨병)라고도 하며, *Reed-Sternberg cell* (리드스테른베르그세포)로 알려진 큰 악성 림프구이므로 다른 림프종과 구분된다.

■ **Non-Hodgkin's lymphoma** (비호지킨림프종)는 호지킨림프종 이외의 모든 림프종을 지칭하는 말이다. 많은 유형의 여러 가지 비호지킨림프종이 있으며 어떤 것들은 공격적으로 빠르게 성장하고 어떤 것들은 느리게 성장한다.

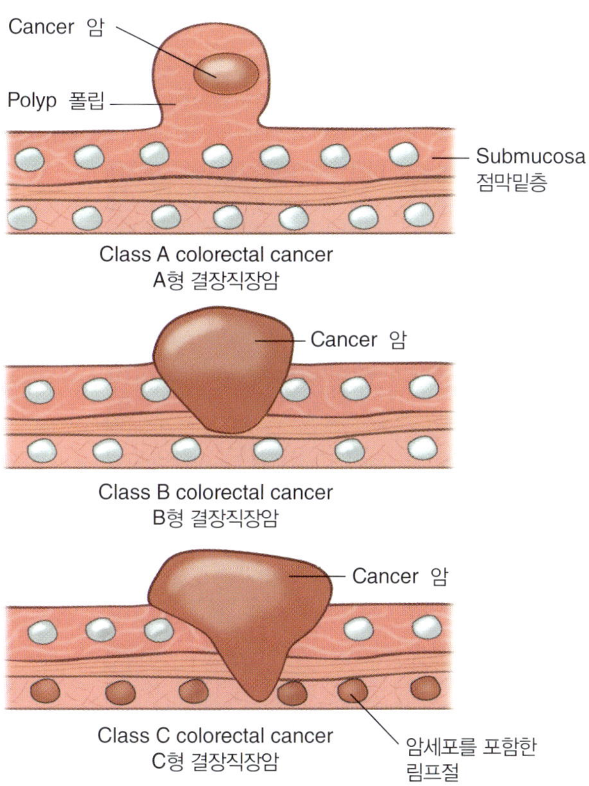

그림 6.13 결장 대장암의 병기. A형: 암 덩어리가 잘록창자 점막의 폴립 안에 존재하지만 주위조직으로 침윤되지 않은 상태. B형: 암이 점막밑층으로 침윤된 상태. C형: 암이 점맡밑층으로 침윤하고 주변의 림프절로 전이된 상태.

유방암 *Breast Cancer*

Breast cancer (유방암)는 유방의 세포로부터 발생하는 암종으로 주변의 림프절과 다른 곳으로 전이될 수 있다(그림 6.14). 여러 종류의 유방암이 있으며 이들은 암의 위치와 전이된 정도에 따라 명명된다.

■ **Ductal carcinoma in situ** (제자리관상암종)는 암세포가 유관 벽을 뚫기 이전 가장 초기의 유방암이다. 이 시기의 치료율은 거의 100%에 이른다.

■ **Infiltrating ductal carcinoma** (in-**FILL**-trate-ing **DUK**-tal kar-sih-**NOH**-mah, 침윤성관상암종)는 *invasive ductal carcinoma*라고도 하며, 유관에서 시작하여 유관벽을 뚫고 주위 유방의 지방조직으로 침윤한다. 이 유형은 유방암의 대부분을 차지하고 있다. *Infiltrating*과 *invasive*는 주위의 건강한 조직으로 성장하거나 발달해 가고 있는 조직층을 떠나 다른 곳으로 전파되는 암을 설명할 때 사용된다.

■ **Infiltrating lobular carcinoma** (침윤성소엽암종)는 *invasive lobular carcinoma*라고도 하며, 젖샘에서 시작하여 샘의 벽을 뚫고 주위 유방의 지방조직으로 침윤한다. 일단 암이 림프절에 도달하면 몸 전체로 빠르게 전이가 일어난다.

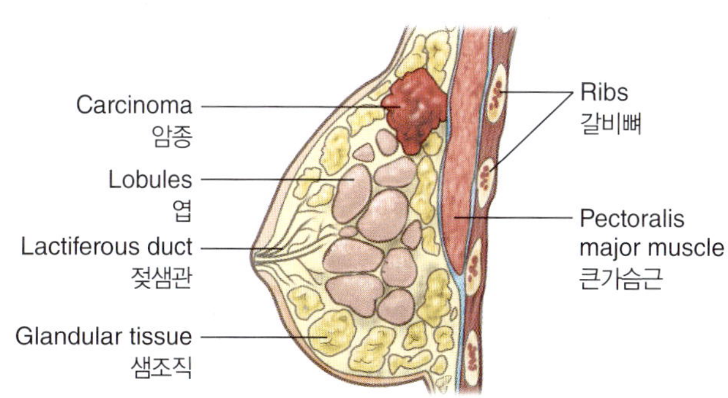

그림 6.14 대부분의 유방암은 덩어리 형태로 처음 발견된다. 이 덩어리가 악성이면 암종이 형성된 것이다.

- **Inflammatory breast cancer, IBC** (염증성유방암)는 가장 공격적인 형태의 유방암이나 가장 드문 유형이다. IBC는 빠르게 자라며 임상 증상으로 동통, 유방 크기의 빠른 증가, 유방의 발적 및 홍반, 림프절 주위의 부종 등이 있다. IBC는 MRI를 통하여 진단한다. 하지만 유방조영술이나 초음파로는 발견되지 않는다.
- ***Male breast cancer*** (남성유방암)는 남자의 작은 유방조직에서 발생한다. 여자에게서 발생하는 유방암과 유사하다.

유방암의 단계 *Stages of Breast Cancer*

유방암은 암의 크기, 관련된 림프절, 전이의 유무에 따라서 다음과 같은 단계 가운데 하나로 규정한다.

단계 0:	암세포가 오직 유관(duct) 상피세포 한 곳에서만 관찰된다.
단계 I:	암세포가 유관 이외로 이동을 하였으나, 림프절에는 전이가 안 된 상태이다.
단계 II:	암의 크기가 증가하고, 겨드랑림프절로 전이가 되었을 때이다.
단계 III:	암이 목림프절로 전이 되거나 유방 주위조직의 피부나 가슴벽으로 전이되었을 때이다.
단계 IV:	암이 뇌, 폐, 간, 뼈 등의 다른 기관으로 전이되었을 때이며, 이러한 상태를 침습성 암(invasive cancer)이라고 한다.

유방암의 검진 *Detection of Breast Cancer*

유방암의 조기 발견은 매우 중요하며 다음의 진단법을 사용한다.

- **Breast self-examination** (자가유방검진)은 유방암의 조기 발견을 위한 필수적인 자가관리법이다. 자가 검진의 초점은 새로운 덩어리 또는 기존의 덩어리의 변화, 젖꼭지의 모양, 유방의 피부를 점검하는 것이다.
- **Professional palpation of the breast** (유방의 전문적인 촉진)는 유방의 감촉, 크기, 경도를 알기 위하여 시행된다. Palpation (촉진)은 15장에서 설명한다.
- **Mammography** (mam-**OG**-rah-fee, 유방조영술)는 유방의 종양이나 전암성 병변을 발견하기 위한 방사선검사이다(**mamm/o**는 유방, **-graphy**는 사진을 촬영하거나 기록하는 과정을 의미)(그림 6.15). 결과물의 기록을 ***mammogram*** (유방조영상)이라고 한다(그림 6.16).
- **Ultrsound** (초음파)는 유방조영술에서 이상이 발견되었을 경우 이를 추적하기 위하여 맨 먼저 시행된다. 초음파는 15장에서 자세히 설명한다.
- **Needle breast biopsy** (바늘유방생검)는 방사선 촬영으로 위치를 잡아 바늘을 사용하여 유방으로부터 아주 적은 양의 샘플을 떼어내는 검사법이다. 생검보다 통증도 덜하고 외관을 손상시키지 않는다.
- **Surgical biopsy** (**BYE**-op-see, 생검)는 진단을 확진하기 위

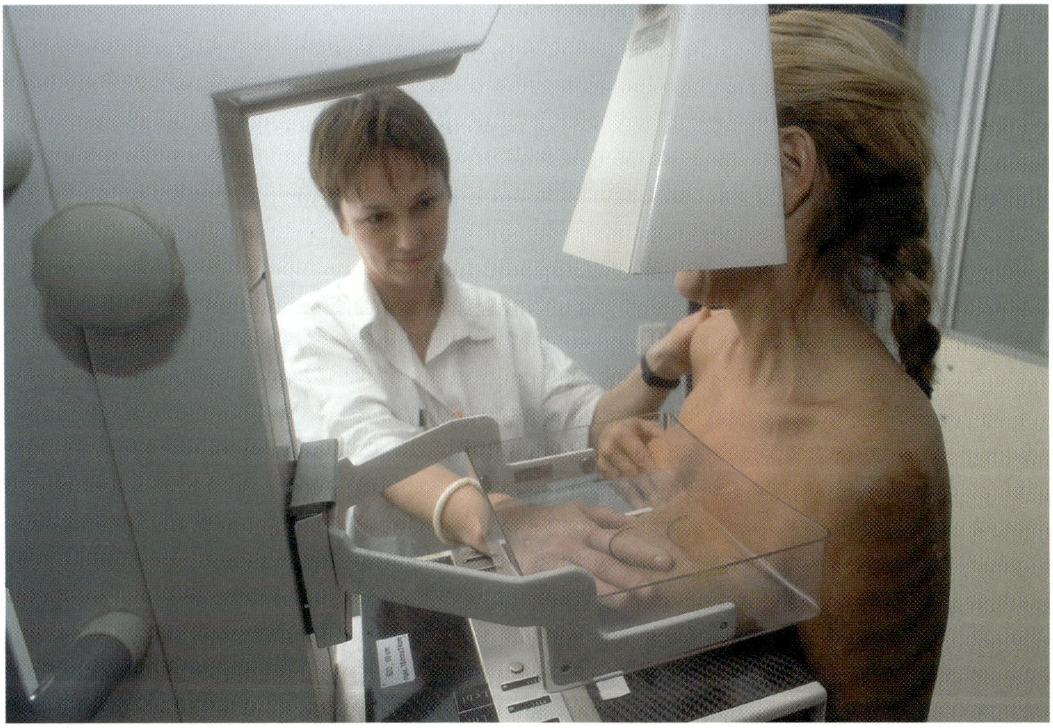

그림 6.15 유방조영술에서 유방은 부드럽게 편평하게 한 후 다양한 각도에서 촬영한다.

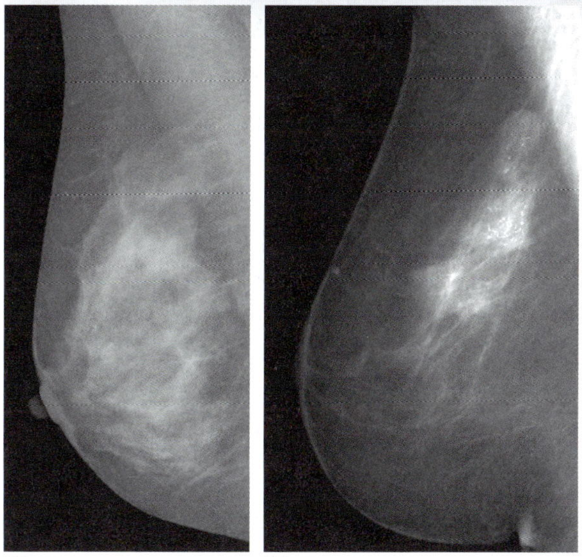

(A) (B)

그림 6.16 (A) 비정상적인 덩어리가 없는 정상 유방조영상.
(B) 유방암이 관찰되는 유방조영상.

해 조직의 작은 부분을 떼어내어 검사하는 것이다(**bi-**는 삶과 연관됨, **-opsy**는 관찰함을 의미). 진단이 내려진 후 치료는 암의 병기에 기초하여 시행된다.

- *Sentinel-node biopsy* (감시림프절생검)는 암세포가 기원한 기관을 떠나 전신으로 전이되는 과정에서 가장 처음 만나는 림프절의 생검이다. 감시 림프절이 확인된 이후 생검을 위하여 감시림프절만을 떼어낸다.
- **Lymph node dissection** (림프절절제술)은 암의 전이를 확인하거나 전이 속도를 늦추기 위하여 주요 림프절을 모두 제거하는 외과적 수술이다. 예를 들어, *axillary lymph node dissection, ALND* (겨드랑림프절절제술)은 유방암의 수술요법의 하나로 종종 시행된다.

유방암의 외과적 치료 *Surgical Treatment of Breast Cancer*

- **Lumpectomy** (덩어리절제술)는 외과적으로 암 조직과 정상 조직과의 경계 부위만을 제거하는 수술이다(그림 6.17). 전이된 유방조직 이외의 남은 조직은 제거하지 않는다.
- **Mastectomy** (mas-**TECK**-toh-mee, 유방절제술)는 외과적으로 유방 전체와 젖꼭지를 제거하는 수술이다(**mast**는 유방, **-ectomy**는 외과적 제거를 의미). 간단히 유방절제술이라고 표현하였지만, 이 수술법에는 종괴 부근 팔 밑의 겨드랑림프절까지 제거하는 과정이 포함되어 있다.
- **Radical mastectomy** (근치유방절제술)는 외과적으로 유방 전체와 주위의 많은 조직을 제거하는 수술이다.
- **Modified radical mastectomy** (변형근치유방절제술)는 외과적으로 유방 전체와 모든 겨드랑림프절을 제거하는 수술이다(그림 6.18).

유방재건술 *Breast Reconstruction*

브라 내에 유방이 있는 것처럼 하기 위하여 외부의 인공 유방 장치를 입는 대안으로서 유방절제술을 받은 많은 여성들은 유방재건술을 선택한다.

- *Immediate breast reconstruction* (즉각적 유방재건술)은 제거한 유방조직을 대체하기 위하여 '확장기'를 삽입할 때 유방절제술과 같은 시술을 할 때 즉시 시행한다.
- *Delayed breast reconstruction* (지연유방재건술)은 방사선치료와 같은 처치가 동반되는 외과수술을 할 때 필요하다. 손실된 유방조직의 모양과 크기를 다시 회복하기 위하여 여러 가지 다른 기술이 사용된다.

암의 치료
CANCER TREATMENTS

가장 일반적으로 사용되는 암의 치료법에는 수술요법, 화학요법, 방사선요법이 있다.

수술요법 *Surgery*

가장 흔히 시행되는 암의 수술요법은 암조직과 더불어 주변 정상부위와의 경계조직을 제거하는 것이다. 암의 전이가 시작된 곳을 찾아내고자 주변에서 하나 또는 그 이상의 림프절을 떼어내기도 한다.

다른 유형의 암 수술요법에는

- 레이저 외과수술(laser surgery)은 암세포를 파괴하기 위하여 표적 광선을 사용한다.
- 냉동수술(cryosurgery)은 액체 질소와 물질을 이용하여 암세포를 얼려서 파괴한다.

화학요법 *Chemotherapy*

Chemotherapy (화학요법)는 암세포와 조직을 파괴시키기 위하여 선택한 화학물질과 약물들을 조합하여 사용하는 것이다.

- **Chemoprevention** (kee-moh-pree-**VEN**-shun, 화학적 암예방)은 암의 발생이나 재발의 위험을 낮추기 위한 약물이나 비타민과 같은 천연 혹은 합성물질을 사용하는 것이다. 화학적 암예방은 기존의 종양 크기를 줄이거나 발달을 늦추기 위해서도 사용될 수 있다.
- **Antineoplastic** (**an**-tih-nee-oh-**PLAS**-tick, 항신생물제)은 암세포의 발달, 성장, 증식을 막는 약물이다(**anti-**는 대항함,

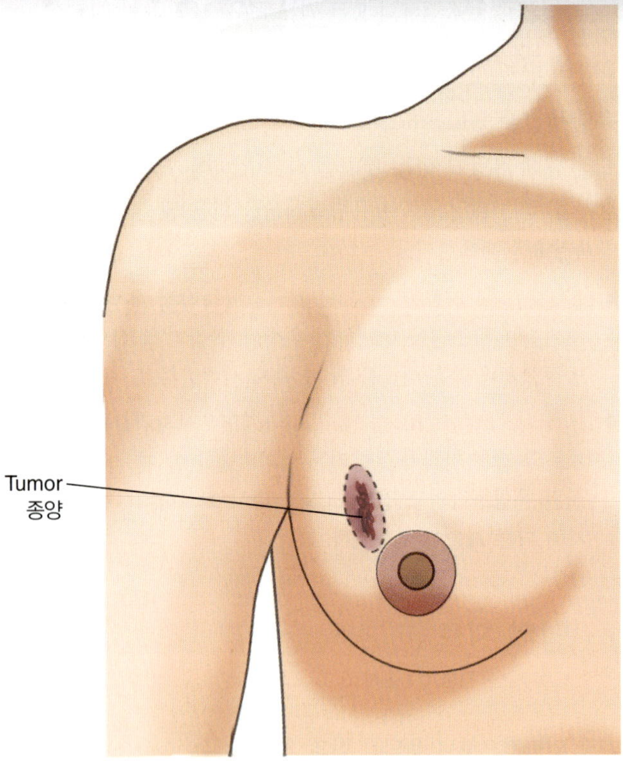

그림 6.17 덩어리절제술(lumpectomy)은 암조직과 건강한 조직의 가장자리를 제거하는 수술이다.

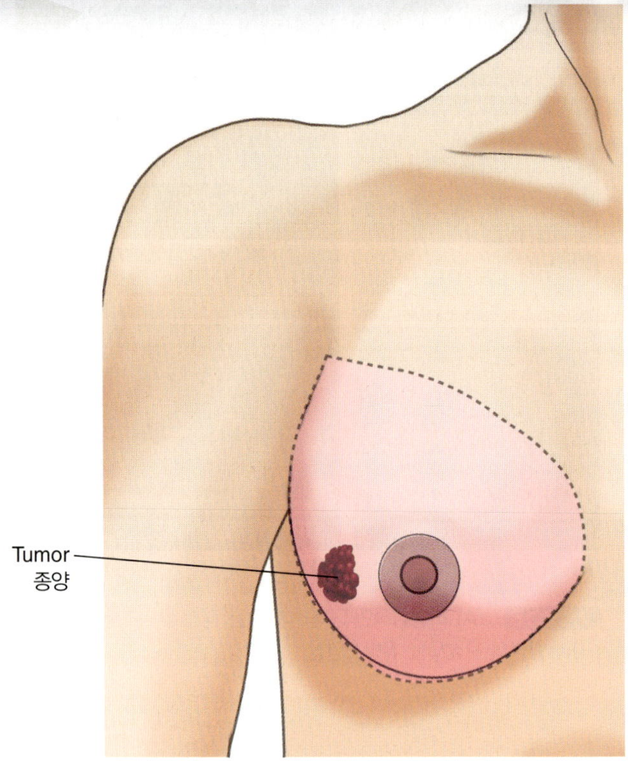

그림 6.18 변형된 근치유방절제술(modified radical mastectomy)은 유방 전체와 주변 림프절을 제거하는 수술이다.

ne/o는 새로움, plast는 성장 또는 형성, -tic은 -에 관한을 의미). *Proliferation* (증식)은 빠르게 증가하는 것을 의미한다.

- **Cytotoxic drug** (세포독성 약물)은 면역억제제와 암의 화학요법 모두에서 사용되며 앞서 설명하였다.

방사선 치료 *Radiation Therapy*

Radiation therapy (방사선치료)는 건강한 조직은 보호하면서 암을 파괴시키는 것을 목적으로 몇몇 암을 치료하는 데 사용된다(그림 6.19).

- **Brachytherapy** (**brack**-ee-**THER**-ah-pee, 근접치료)는 방사성 물질을 치료하고자 하는 조직에 접촉하거나 삽입하여 치료하는 것이다(brachy-는 근접함, -therapy는 치료를 의미).
- **Teletherapy** (**tel**-eh-**THER**-ah-pee, 원격치료)는 신체로부터 떨어져서 방사선 치료를 실시하는 것이다(tele-는 먼 거리, -therapy는 치료를 의미). 삼차원 컴퓨터 영상의 도움을 받아 더 정확하게 겨냥하여 조사할 수 있다.

부가적인 치료 *Additional Cancer Treatment Therapies*

- **Targeted therapy** (표적요법)는 개발 중인 항암 약물요법으로 정상 세포에는 해를 주지 않고 암세포만을 특이적으로 공격하는 물질이나 약물을 사용하는 방법이다. 단클론항체의 사용은 표적요법의 한 종류이다.
- **Adjuvant therapy** (**AD**-jeh-vant, 보조요법)는 일차 치료가 완료된 후 암의 재발을 막기 위해 사용된다. *Adjuvant* (보조)란 용어는 약물의 효율성을 증가시키기 위한 물질을 말한다. 하지만 암의 보조요법은 화학요법, 호르몬요법, 방사선요법, 면역요법, 표적요법을 포함한다.
- **Clinical trial** (임상실험)은 연구에 동의한 환자에게 식품의약국(FDA)에서 인정받지 못한 새롭고, 유망한 암치료 방법을 시험하는 방법이다.

림프계통 및 면역계통과 관련된 약어

ABBREVIATIONS RELATED TO THE LYMPHATIC AND IMMUNE SYSTEM

표 6.3에서는 이 장에 소개된 용어와 관련된 약어에 대해 개괄하였다. *주의*: 약어를 사용할 때는 항상 실수나 혼동하지 않도록 주의해야 한다.

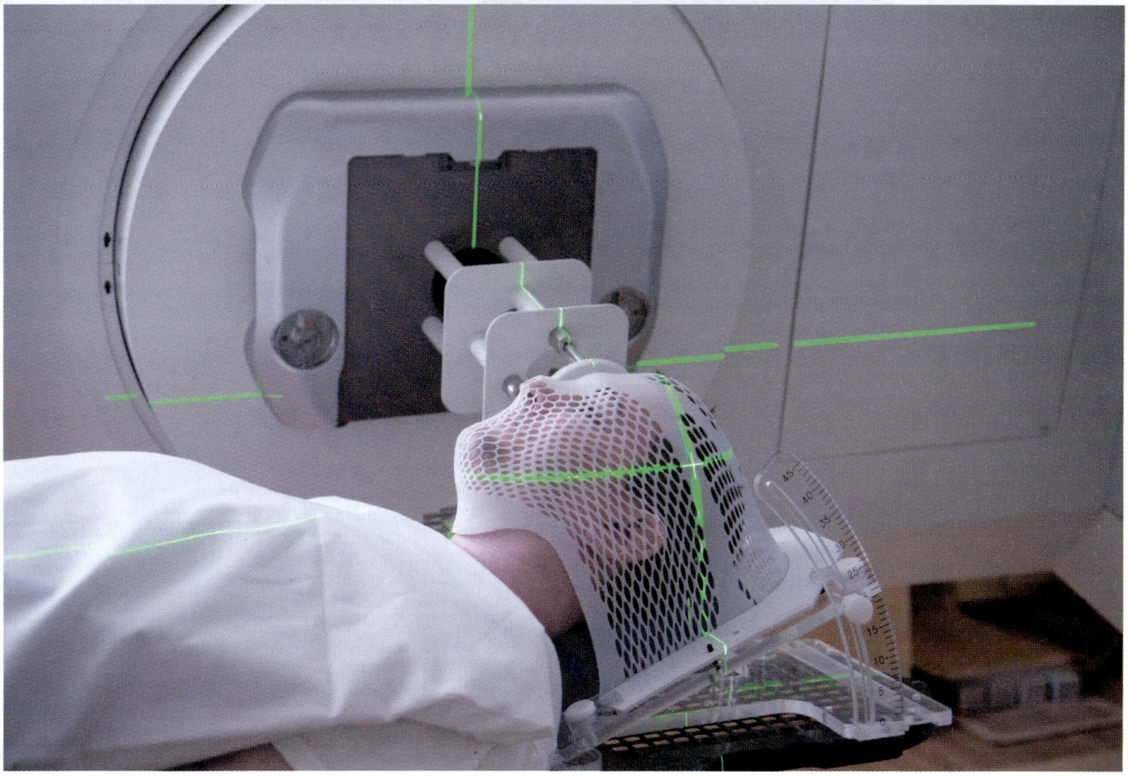

그림 6.19 방사선치료는 건강한 조직은 남기고 암세포를 파괴한다.

표 6.3 ▸ 림프 및 면역계통과 관련된 약어

antibody = A, Ab	**A, Ab** = antibody 항체
antigen = AG, Ag	**AG, Ag** = antigen 항원
carcinoma = CA, Ca	**CA, Ca** = carcinoma 암종
carcinoma in situ = CIS	**CIS** = carcinoma in situ 상피내암종
ductal carcinoma in situ = DCIS	**DCIS** = ductal carcinoma in situ 제자리관상암종
herpes zoster = HZ	**HZ** = herpes zoster 대상포진
Hodgkin's lymphoma = HL	**HL** = Hodgkin's lymphoma 호지킨림프종
immunoglobulin = IG	**IG** = immunoglobulin 면역글로불린
lymph edema = LE	**LE** = lymph edema 림프부종
measles, mumps, and rubella vaccination = MMR	**MMR** = measles, mumps, and rubella vaccination 홍역, 볼거리, 풍진백신
metastasis = MET	**MET** = metastasis 전이
metastasize = met	**met** = metastasis 전이하다
non-Hodgkin's lymphoma = NHL	**NHL** = non-Hodgkin's lymphoma 비호지킨림프종
varicella = VSZ	**VSZ** = varicella 수두

제 7 장 호흡계통
The Respiratory System

호흡계통의 구조, 기능 및 이와 관련된 연결형에 대한 개요

주요 구조	관련된 연결형	주요 기능
Nose ▸ 코	nas/o	• 숨을 들이쉬고 내쉬는 동안 공기를 교환한다. 들이마신 공기를 데우고 습윤하게 하며 여과한다.
Sinuses ▸ 굴	sinus/o	• 코안에 점액을 분비하며 머리뼈를 가볍게 하고 발성을 돕는다.
Pharynx ▸ 인두	pharyng/o	• 코와 기관 사이에서 공기를 소통시킨다.
Larynx ▸ 후두	laryng/o	• 말하는 것을 가능하게 해 준다.
Epiglottis ▸ 후두덮개	epiglott/o	• 음식물을 삼킬 때에 음식물이 기관에 들어가지 못하게 덮는다.
Trachea ▸ 기관	trache/o	• 인두와 기관지 사이에서 공기를 소통시킨다.
Bronchi ▸ 기관지	bronch/o, bronchi/o	• 기관에서 폐로 공기를 수송한다.
Alveoli ▸ 허파꽈리	alveol/o	• 폐의 모세혈관과 가스를 교환하는 공기주머니이다.
Lungs ▸ 허파	pneum/o, pneumon/o, pulmon/o	• 산소를 체내로 공급하고 체내에서 만들어진 이산화탄소와 노폐물을 제거한다.

호흡계통과 관련된 어휘

다음 목록은 이 장의 의학용어와 필수 단어요소들을 포함하고 있다. 중요한 용어들은 **굵은 글씨**로 나타내었다. 보조적인 용어는 *주황색 이탤릭체*로 나타내어 중요한 용어의 의미를 명확하게 나타내었다.

단어요소 *Word Parts*

- ☐ bronch/o, bronchi/o 기관지
- ☐ laryng/o 후두, 목구멍, 인후
- ☐ nas/o 코
- ☐ ox/i, ox/o, ox/y 산소
- ☐ pharyng/o 인두
- ☐ phon/o 목소리, 소리
- ☐ pleur/o 가슴막
- ☐ -pnea 호흡
- ☐ pneum/o, pneumon/o, pneu- 허파, 공기
- ☐ pulm/o, pulmon/o 허파
- ☐ sinus/o 굴
- ☐ somn/o 잠
- ☐ spir/o 호흡
- ☐ thorac/o, -thorax 가슴
- ☐ trache/o, trachea 기관

의학용어 *Medical Terms*

- ☐ **alveoli** (al-**VEE**-oh-lye) 허파꽈리
- ☐ **anoxia** (ah-**NOCK**-see-ah) 무산소증
- ☐ **antitussive** (**an**-tih-**TUSS**-iv) 기침약, 진해제
- ☐ **aphonia** (ah-**FOH**-nee-ah) 소리못냄증, 발성불능증
- ☐ **asbestosis** (**ass**-beh-**STOH**-sis) 석면증
- ☐ **asphyxia** (ass-**FICK**-see-ah) 질식
- ☐ **asthma** (**AZ**-mah) 천식
- ☐ **atelectasis** (**at**-ee-**LEK**-tah-sis) 무기폐
- ☐ **bradypnea** (**brad**-ihp-**NEE**-ah) 느린 호흡, 호흡 완만
- ☐ **bronchodilator** (**brong**-koh-dye-**LAY**-tor) 기관지확장제
- ☐ **bronchorrhea** (**brong**-koh-**REE**-ah) 기관지루
- ☐ **bronchoscopy** (brong-**KOS**-koh-pee) 기관지경술, 기관지 보개술
- ☐ **bronchospasm** (**brong**-koh-spazm) 기관지연축
- ☐ **Cheyne-Stokes respiration** (**CHAYN**-**STOHKS**) 체인스-토크스 호흡, 교대성무호흡
- ☐ **croup** (**KROOP**) 크룹, 상기도막힘증
- ☐ **cyanosis** (**sigh**-ah-**NOH**-sis) 청색증
- ☐ **cystic fibrosis** (**SIS**-tick figh-**BROH**-sis) 낭성섬유증
- ☐ **diphtheria** (dif-**THEE**-ree-ah) 디프테리아
- ☐ **dysphonia** (dis-**FOH**-nee-ah) 발성장애
- ☐ **dyspnea** (**DISP**-nee-ah) 호흡곤란
- ☐ **emphysema** (**em**-fih-**SEE**-mah) 폐기종
- ☐ **empyema** (**em**-pye-**EE**-mah) 가슴고름집, 농흉
- ☐ **endotracheal intubation** (**en**-doh-**TRAY**-kee-al **in**-too-**BAY**-shun) 기관내 삽관
- ☐ **epistaxis** (**ep**-ih-**STACK**-sis) 코피, 코출혈
- ☐ **hemoptysis** (hee-**MOP**-tih-sis) 객혈
- ☐ **hemothorax** (**hee**-moh-**THOH**-racks) 혈액가슴, 혈흉
- ☐ **hypercapnia** (**high**-per-**KAP**-nee-ah) 고탄산혈증
- ☐ **hyperpnea** (**high**-perp-**NEE**-ah) 과다호흡, 호흡항진
- ☐ **hypopnea** (**high**-poh-**NEE**-ah) 저호흡, 부족호흡, 호흡저하
- ☐ **hypoxemia** (**high**-pock-**SEE**-mee-ah) 저산소혈증
- ☐ **hypoxia** (high-**POCK**-see-ah) 저산소증
- ☐ **laryngectomy** (**lar**-in-**JECK**-toh-mee) 후두절제술
- ☐ **laryngitis** (**lar**-in-**JIGH**-tis) 후두염
- ☐ **laryngoscopy** (**lar**-ing-**GOS**-koh-pee) 후두경검사
- ☐ **laryngospasm** (lah-**RING**-goh-spazm) 성대문, 연축
- ☐ **mediastinum** (**mee**-dee-as-**TYE**-num) 세로칸, 종격
- ☐ **nebulizer** (**NEB**-you-lye-zer) 분무기
- ☐ **otolaryngologist** (**oh**-toh-**lar**-in-**GOL**-oh-jist) 이비인후과 의사
- ☐ **pertussis** (per-**TUS**-is) 백일해
- ☐ **pharyngitis** (far-in-**JIGH**-tis) 인두염
- ☐ **phlegm** (**FLEM**) 점액질
- ☐ **pleurisy** (**PLOOR**-ih-see) 흉막염, 늑막염
- ☐ **pleurodynia** (**ploor**-oh-**DIN**-ee-ah) 가슴막통증, 흉막통증
- ☐ **pneumoconiosis** (**new**-moh-**koh**-nee-**OH**-sis) 허파먼지증, 진폐증
- ☐ **pneumonectomy** (**new**-moh-**NECK**-toh-mee) 허파절제술, 폐절제술
- ☐ **pneumonia** (new-**MOH**-nee-ah) 폐렴
- ☐ **pneumothorax** (**new**-moh-**THOR**-racks) 공기가슴증, 기흉
- ☐ **polysomnography** (**pol**-ee-som-**NOG**-rah-fee) 수면다원 검사
- ☐ **pulmonologist** (**pull**-mah-**NOL**-oh-jist) 폐학자
- ☐ **pulse oximeter** (ock-**SIM**-eh-ter) 맥박산소측정기
- ☐ **pyothorax** (**pye**-oh-**THOH**-racks) 가슴고름집, 농흉
- ☐ **sinusitis** (**sigh**-nuh-**SIGH**-tis) 굴염동염, 코곁굴염
- ☐ **sleep apnea** (**AP**-nee-ah) 수면무호흡
- ☐ **spirometer** (spih-**ROM**-eh-ter) 폐활량계
- ☐ **tachypnea** (**tack**-ihp-**NEE**-ah) 빠른호흡
- ☐ **thoracentesis** (**thoh**-rah-sen-**TEE**-sis) 가슴천자술, 가슴안 천자술
- ☐ **thoracostomy** (**thoh**-rah-**KOT**-toh-mee) 가슴관삽입술, 가슴안삽관술
- ☐ **tracheostomy** (**tray**-kee-**OS**-toh-mee) 기관절개술
- ☐ **tracheotomy** (**tray**-kee-**OT**-oh-mee) 기관절개
- ☐ **tuberculosis** (too-**ber**-kew-**LOH**-sis) 결핵

학습 목표

이 장을 통해서 다음의 목표를 달성할 수 있도록 한다.

1. 호흡기계의 주요 기능에 대해 설명할 수 있다.
2. 호흡기계의 명칭과 구조를 설명할 수 있다.
3. 호흡기계의 병리, 진단, 치료와 관련된 용어에 대한 인식, 정의, 철자, 발음 등을 알 수 있다.

호흡계통의 기능
FUNCTIONS OF THE RESPIRATORY SYSTEM

호흡계통의 기능은 다음과 같다.

- 폐에 공기를 전달한다.
- 들이마신 공기로부터 산소를 혈액으로 공급하여 전신의 세포에 전달한다.
- 혈액을 통하여 폐로 돌아온 노폐물(이산화탄소, 물)을 배출한다.
- 후두를 통한 공기의 흐름을 만들어냄으로써 발성을 가능하게 한다.

호흡계통의 구조
STRUCTURES OF THE RESPIRATORY SYSTEM

Respiratory system (호흡계통)은 산소를 체내로 운반하여 세포로 수송한다(그림 7.1). 또한 이산화탄소와 노폐물을 몸 밖으로 내보낸다. 산소는 세포가 살아가거나 기능을 위해서 필수적이다. 호흡계통은 신체로부터 나온 노폐물과 이산화탄소를 제거한다. 설명을 쉽게 하기 위해 호흡계통을 상부기도와 하부기도로 나누었다(그림 7.1, 7.2).

- **Upper respiratory tract** (상부기도)은 코, 입, 인두, 후두덮개, 후두, 기관으로 구성된다(그림 7.2).

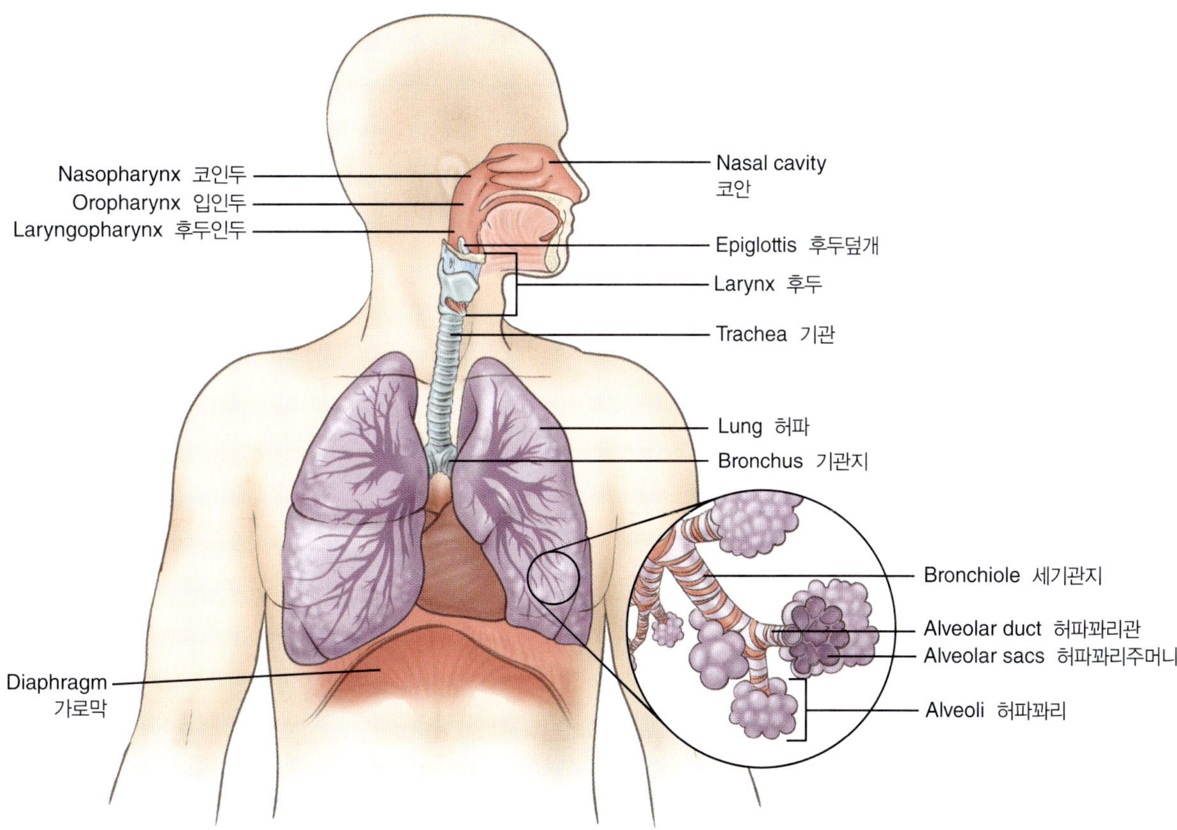

그림 7.1 호흡계통의 구조.

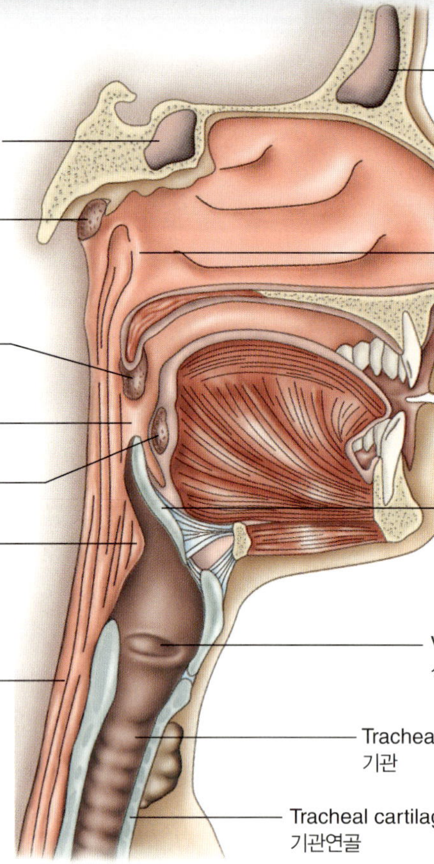

그림 7.2 상부기도의 구조.

- **Lower respiratory tract** (하부기도)은 기관지나무와 폐로 구성된다. 이 구조들은 *rib cage*라고도 하는 **thoracic cavity** [thoh-**RAS**-ick, 가슴안(가슴안)]에 의하여 보호받는다.

코 *The Nose*

공기는 **nose** (코)를 통해 코의 안쪽 공간인 *nasal cavity* [비강(코안)]를 지나 들어온다.

- *Nostril* (콧구멍)은 코의 외부 개구부이다.
- **Nasal septum** (**NAY**-zal **SEP**-tum, 코중격)은 코를 두 개의 공간으로 나누는 연골로 이루어진 벽이다. *Septum* (중격)은 두 개의 공간을 나누는 벽을 의미한다.
- **Cilia** (**SIL**-ee-ah, 섬모)는 콧구멍 바로 안쪽에 있는 털로 흡기되는 공기에서 불순물을 걸러낸다.
- **Mucous membrane** (**MYOU**-kus, 점막)은 호흡계통, 소화계통, 생식계통, 비뇨계통의 안쪽을 덮고 있는 특수화된 조직이다.
- **Mucus** (**MYOU**-kus, 점액)는 점막에서 분비되며 이들 조직을 보호하고 윤활제로 작용한다. 코안에서 점액은 들어오는 공기를 습윤하게 하고 따뜻하게 해주며 걸러준다. 발음은 같지만 철자가 다른 글자에 주의하라. Mucous는 조직의 명칭이고, mucus는 조직에서 나오는 분비물이다.
- **Olfactory receptor** (ol-**FACK**-toh-ree, 후각수용체)는 냄새를 맡는 수용체로 작용하는 신경말단이다. 이 수용체들은 맛 감각에도 중요한 기능을 한다. 이 수용체들은 코안의 위쪽 점막에 위치하고 있다.

편도 *The Tonsils*

Tonsil (편도)과 **adenoid** (인두편도)는 호흡계통으로 들어가는 주위의 둥근 림프조직으로, 6장에서 설명하였다. 이들은 코 또는 입으로부터 들어오는 감염원으로부터 몸을 보호한다. 편도는 다른 말로 *palatine tonsil* (입천장편도)이라고도 하며, 입의 뒤에 위치한다. 인두편도는 다른 말로 *nasopharyngeal tonsil* (코인두편도)이라고도 하며, 코와 입천장의 뒤쪽에서 보다 더 높게 위치한다.

코곁굴 The Paranasal Sinuses

Paranasal sinus [코곁굴(코곁굴)]는 점막으로 둘러싸인 공기로 채워진 공동으로 머리뼈 안에 위치한다. 이 공동은 짧은 관을 통해 코안과 연결되어 있다(**para-**는 근처, **nas**는 코, **-al**은 -에 관한을 의미). *Sinus* (동굴)는 기관과 조직에 있는 공간(cavity) 또는 주머니(sac)를 나타내지만, *sinus*하면 흔히 코곁굴을 의미한다.

코곁굴의 기능은 (1) 머리뼈를 가볍게 하고, (2) 소리에 대한 공명을 줌으로써 소리가 만들어지는 것을 도우며, (3) 코안 조직의 윤활을 위한점액을 분비한다. 네 쌍의 코곁굴이 코의 양쪽에 있으며 코곁굴이 있는 뼈에 따라 이름을 붙였다.

- **Frontal sinus** (이마굴)는 눈썹 바로 위에 있는 이마뼈에 위치한다. 이마굴 염증은 이 부근의 심한 통증을 유발할 수 있다.
- **Sphenoid sinus** (나비굴)는 나비뼈에 있으며 시각신경과 가까이 있어서 이곳의 염증은 시각에 손상을 줄 수 있다.
- **Maxillary sinus** (위턱굴)는 코곁굴 중 가장 크며 위턱뼈에 있다. 이곳의 염증은 위턱 뒷면의 치아에 통증을 유발할 수 있다.
- **Ethmoid sinus** (벌집굴)는 벌집 뼈에 있으며 불규칙한 모양의 공간으로 얇은 뼈에 의해 눈공간(orbital cavity)과 나뉘어 있다.

인두 The Pharynx

Pharynx (**FAR**-inks, 인두)는 흔히 *throat* (목구멍)이라고 하며, 코와 입을 통과한 공기 또는 음식물을 받아들인다. (소화계통의 기능은 8장에서 설명한다.)

인두는 세 부분으로 구성되어 있다(그림 7.2 참조).

- **Nasopharynx** (**nay**-zoh-**FAR**-inks, 코인두)는 첫 번째 부분으로 코안의 뒷면이며 입의 뒤쪽으로 연결되어 있다(**nas/o**는 코, **-pharynx**는 목구멍을 의미). 코인두는 공기의 수송을 위한 호흡계통으로만 사용되며 입인두로 연결된다.
- **Oropharynx** (**oh**-roh-**FAR**-inks, 입인두)는 두 번째 부분으로 입을 벌렸을 때 볼 수 있는 부분이다(**or/o**는 입, **-pharynx**는 목구멍을 의미). 입인두는 호흡계통과 소화계통에서 모두 사용되며 공기와 음식물을 아래의 후두인두로 수송한다.
- **Laryngopharynx** (lah-**ring**-goh-**FAR**-inks, 후두인두)는 세 번째 부분으로 이 역시 호흡계통과 소화계통 모두에 속한다(**laryng/o**는 후두, **-pharynx**는 목구멍을 의미). 공기와 음식물이 식도와 기관의 입구까지 내려보낸다. 그곳에서 공기는 기관으로 들어가고, 음식물은 식도로 들어간다. 다음의 '보호 연하 기전' 부분을 참조하라.

후두 Larynx

Larynx (**LAR**-inks, 후두)는 *voice box* (울림통)라고도 하며, 인두와 기관 사이의 삼각형 공간이다(그림 7.3).

- 후두는 9개의 연골에 의해 보호되며 유지된다. *Thyroid cartilage* [방패연골(갑상연골)]는 가장 크고 커졌을 때 흔히 *Adam's apple* (후두융기)이라고도 한다.
- 후두에는 *vocal cord* (성대)가 있다. 숨을 쉬는 동안에는 성대가 나누어져 있어서 공기가 자유롭게 지나간다. 말하는 동안에 성대는 서로 가까이 붙고 공기가 폐로부터 나오면서 성대를 서로 진동하게 함으로써 소리가 만들어 진다.

보호 연하 기전 Protective Swallowing Mechanisms

호흡계통과 소화계통은 인두를 공유한다. 음식을 삼키는 과정에서 음식물이 식도로 들어가지 못하고 대신 기관과 폐로 들어감으로써 기도를 막거나 폐렴을 유발시킬 위험성이 있다. 음식물을 삼키는 과정에서 공기만 폐로 들어가도록 해주는 두 가지 보호 기전이 자동적으로 작동한다.

- 삼키는 동안 입천장의 뒤쪽 근육 부분인 물렁입천장(연구개)가 위 뒤쪽으로 움직여서 코인두를 막는다. 이런 운동은 음식물이 위로 코로 들어가는 것을 막아준다. 입의 구조에 대해서는 8장에서 자세히 설명한다.
- 동시에 혀의 바닥에 위치한 덮개 모양의 **epiglottis** (**ep**-ih-**GLOT**-is, 후두덮개)가 아래로 내려오면서 후두인두를 막아서 음식물이 기관과 허파로 들어가는 것을 막아준다.

기관 The Trachea

- **Trachea** (**TRAY**-kee-ah, 기관)는 흔히 *windpipe* (숨통)라고 하며, 식도 바로 앞부분에 놓여 있는 관으로 목에서부터 가슴까지 뻗어 있다. 기관은 공기를 폐로 수송한다.

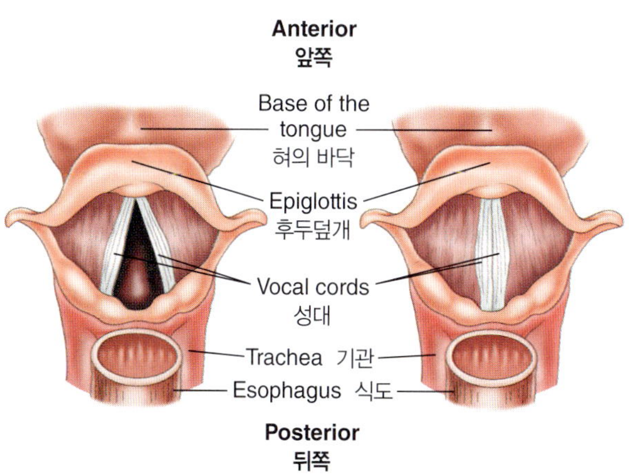

그림 7.3 후두와 성대를 위에서 본 모습. 왼쪽 그림에서는 숨 쉬는 동안 성대가 열려 있다. 오른쪽 그림에서는 발성하는 동안 성대가 모여 진동하고 있다.

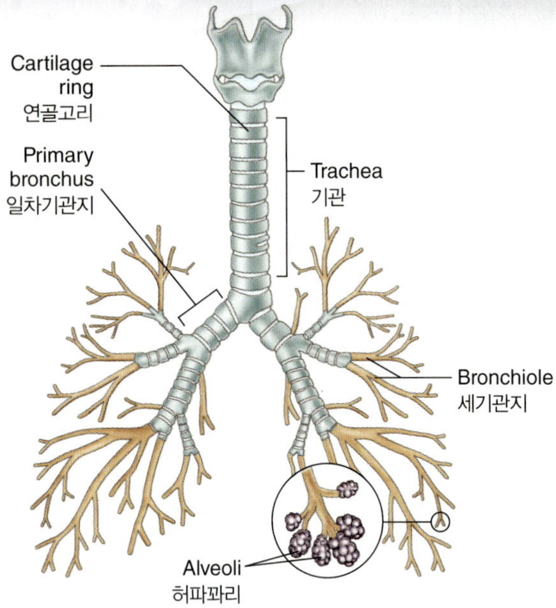

그림 7.4 기관, 기관지나무, 허파꽈리.

- 기관은 C자 모양의 연골고리들에 의하여 항상 열려 있다. 이 고리들 사이의 벽은 유연하며 이러한 해부학적 특성 때문에 자세를 바꾸어도 기관은 그 자세에 맞추어 움직인다(그림 7.4).

기관지 *The Bronchi*

Bronchi (**BRONG**-kee, 기관지)는 기관이 ***primary bronchi*** (일차기관지)[단수형, *bronchus* (**BRONG**-kus)]라고 불리는 두 개의 가지로 분지되는 곳에서 형성된다. 이러한 분지하는 구조가 거꾸로 놓은 나무 모양과 유사하여 하나의 기관지가 각각의 폐로 들어가는 것을 ***bronchial tree*** (기관지나무)라고 한다(그림 7.1, 7.4).

- 허파 안에서 각각의 기관지는 가장 작은 기관지인 **Bronchiole** (**BRONG**-kee-ohl, 세기관지)로 나누어지고 다시 나누어진다.

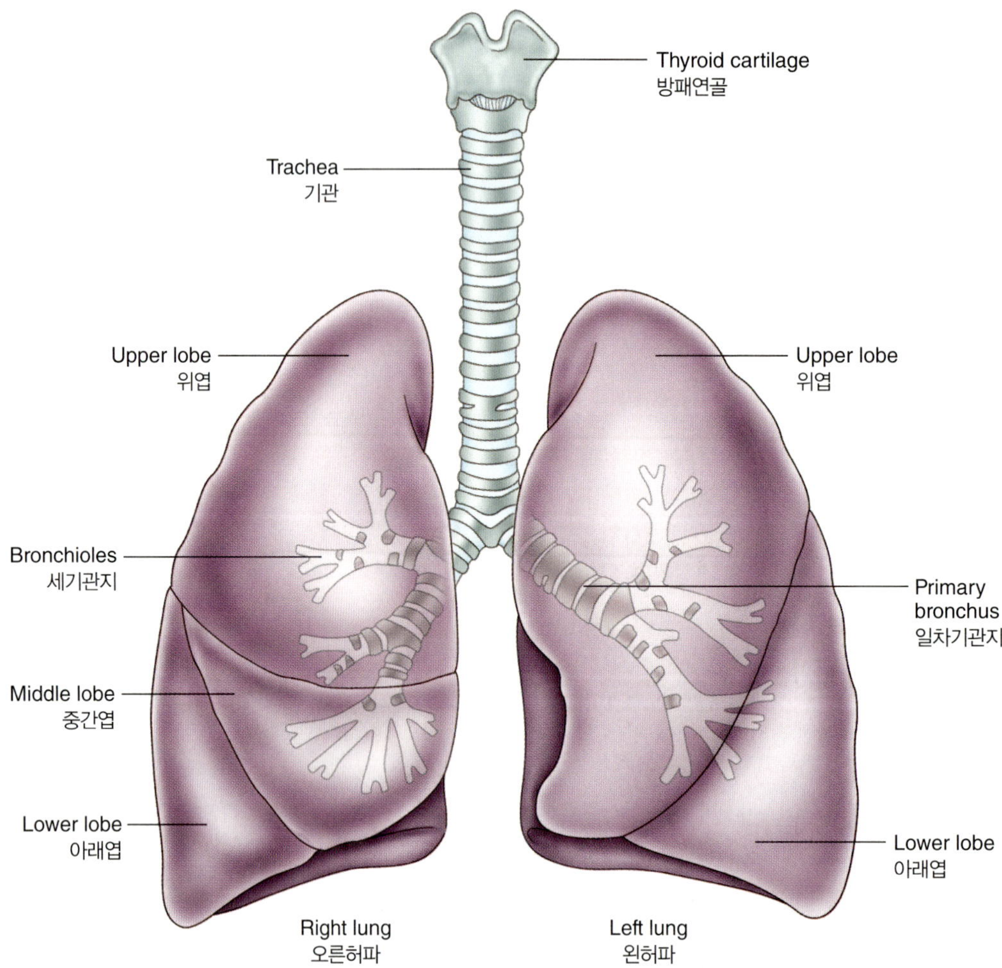

그림 7.5 허파의 겉모습. 오른허파는 세 개의 엽이 있고, 왼허파는 두 개의 엽이 있다.

허파꽈리 *The Alveoli*

Alveoli (al-**VEE**-oh-lye, 허파꽈리)는 ***air sac*** (공기주머니)이라고도 하며, 매우 작은 포도송이처럼 세기관지의 끝에 붙어 있다[단수형, *alveolus* (al-**VEE**-oh-lus)]. 각각의 허파에는 수백만 개의 허파꽈리가 있으며 이들은 세기관지를 통해 들어온 공기로 채워져 있다(그림 7.1, 7.4).

- 호흡 중에 허파꽈리는 세기관지로부터 온 공기로 가득 찬다.
- 미세한 허파 모세혈관그물이 폐포의 얇고 탄성이 있는 벽을 감싸고 있다. **Pulmonary** (**PULL**-mah-**nair**-ee)는 폐와 관련된 또는 폐에 영향을 미치다라는 의미이다.
- 호흡을 하는 동안 허파꽈리벽 안의 공기와 폐모세혈관의 혈액 사이에서 얇고 탄성의 벽으로 된 허파꽈리벽을 통하여 산소와 이산화탄소의 교환이 일어난다.
- 허파꽈리는 ***surfactant*** (표면활성제)라는 계면활성제와 같은 물질을 분비하며, 이 물질은 폐에서 체액의 표면 장력을 줄여준다. 숨을 내쉴 때 폐의 허탈을 방지한다. 미숙아들은 이러한 surfactant가 종종 부족하다.

허파 *The Lungs*

호흡기관인 **lung** (허파)은 엽으로 나뉜다(그림 7.5). ***Lobe*** (엽)은 기관의 일부 또는 세분된 영역이다.

- **Right lung** (오른허파)에는 세 개의 엽이 있다(위엽, 가운데엽, 아래엽).
- **Left lung** (왼허파)에는 두 개의 엽이 있다(위엽, 아래엽). 위와 아래 심장이 차지하는 공간 때문에 오른 허파보다 약간 작다.

가슴세로칸 *The Mediastinum*

Mediastinum (**mee**-dee-as-**TYE**-num, 가슴세로칸)은 양쪽 허파 사이의 공간으로 심장과 동 · 정맥, 식도, 기관, 기관지, 가슴샘 및 림프절 등의 결합조직과 기관들이 위치한다(그림 7.6).

가슴막 *The Pleura*

Pleura (**PLOOR**-ah, 가슴막)는 얇고 촉촉하며 미끄러운 막으로 허파의 바깥 표면을 덮고 가슴안의 속면을 덮고 있다(그림 7.6).

- **Parietal pleura** (pah-**RYE**-eh-tal, 벽쪽가슴막)는 가슴안의 벽과 가로막을 덮고 있는 가슴막의 바깥층으로 허파를 둘러싸고 있는 주머니를 형성한다. ***Parietal*** (벽쪽)이란 공간의 벽과 관련됨을 의미한다.

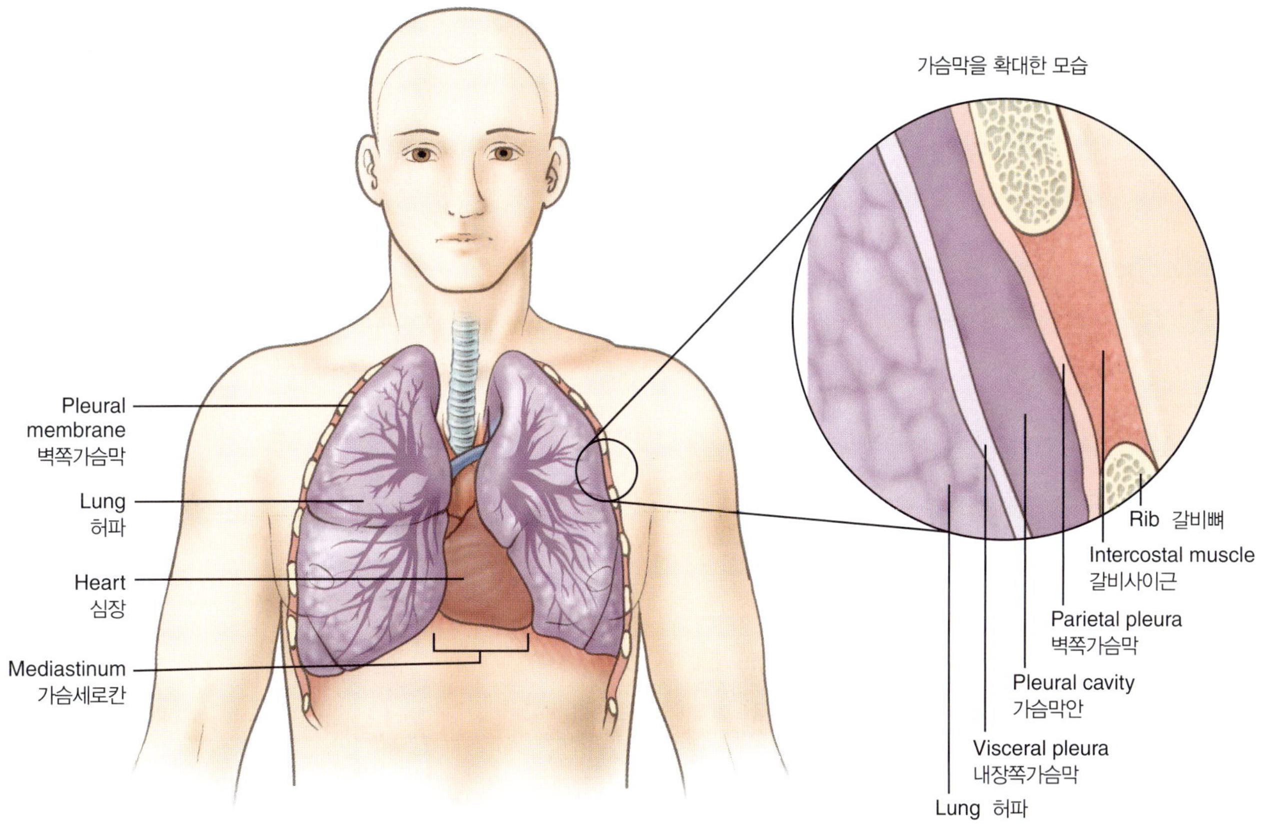

그림 7.6 가슴막은 허파가 가슴안에서 부드럽게 움직이도록 해준다.

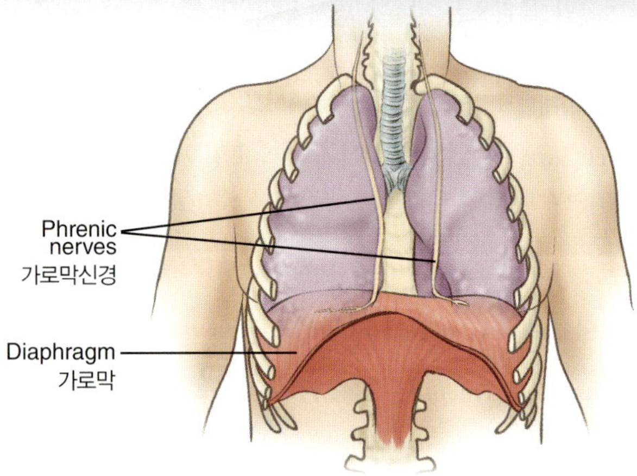

그림 7.7 가로막은 가로막신경에 의해 조절된다.

- **Visceral pleura** (**VIS**-er-al, 내장쪽가슴막)는 가슴막의 안쪽 막으로 허파를 덮고 있다. *Visceral* (내장쪽)은 내장과 관련됨을 의미한다.
- **Pleural cavity** (가슴막안)은 *pleural space* (가슴막공간)라고도 하며, 양쪽 가슴막 사이의 밀폐된 공간이다. 이 공간 안에는 얇은 층의 액체가 있어서 호흡을 하는 동안 막이 쉽게 움직일 수 있도록 도와준다.

가로막 The Diaphragm

Diaphragm (**DYE**-ah-fram, 가로막)은 *thoracic diaphragm* 라고도 하며, 배부와 가슴안을 나누는 근육이다. 이 근육이 수축하고 이완하면서 호흡을 가능하게 해 준다.

- **Phrenic nerve** (**FREN**-ick, 가로막신경)는 가로막을 자극해서 수축하게 한다(그림 7.7).
- *주의*: *Diaphragm*은 구조를 나누다라는 의미이며, 질과 자궁목을 분리하는 피임장치를 의미할 때도 사용된다.

호흡
RESPIRATION

- **Respiration** (호흡)은 생명에 필수적인 산소와 이산화탄소를 교환하는 것이다. 하나의 호흡은 한 번의 들이쉼과 한 번의 내쉼으로 이루어진다(그림 7.8). *Ventilation* (환기)은 허파 안과 밖으로 공기가 움직이는 것을 의미하는 다른 용어이다.

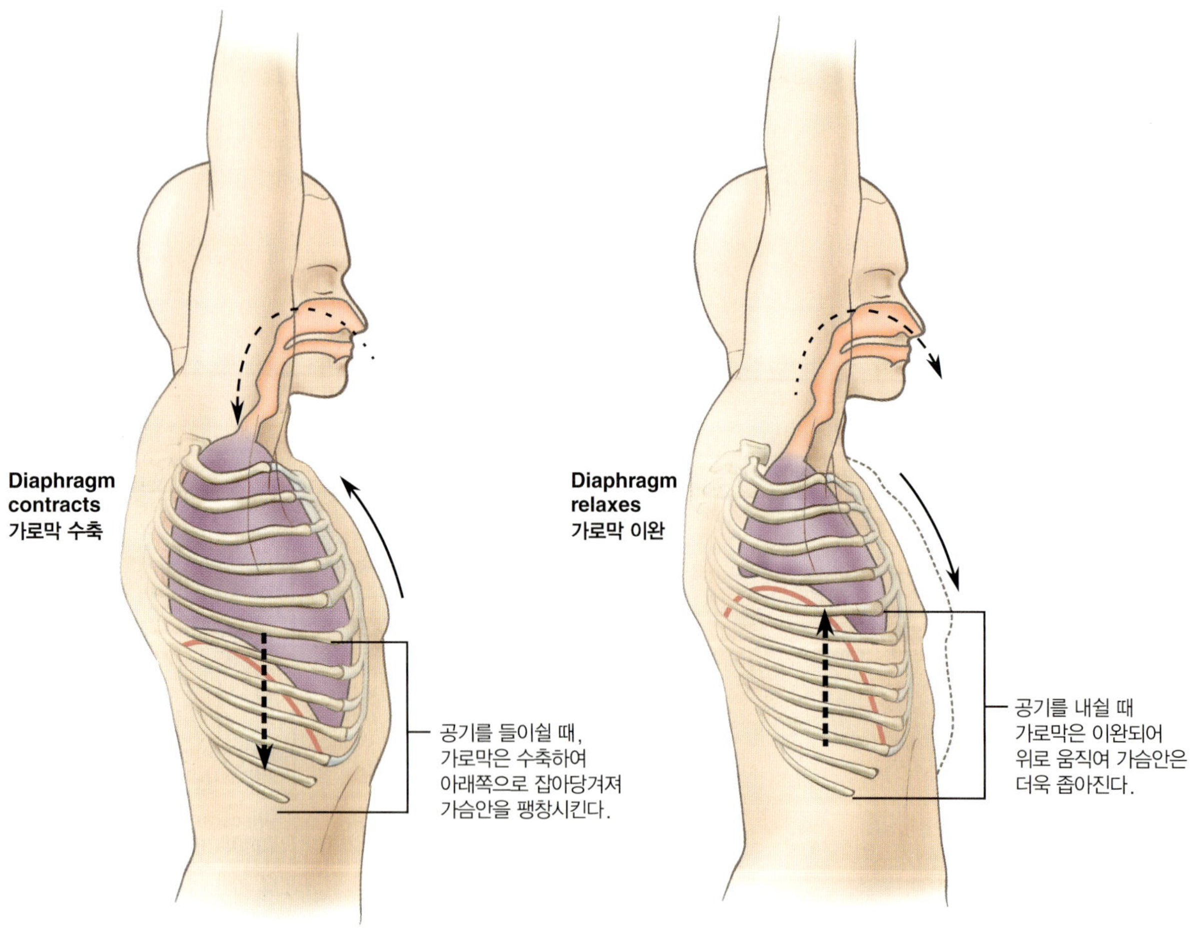

그림 7.8 숨을 들이쉬고(왼쪽) 내쉬는(오른쪽) 동안 가로막과 가슴안의 움직임.

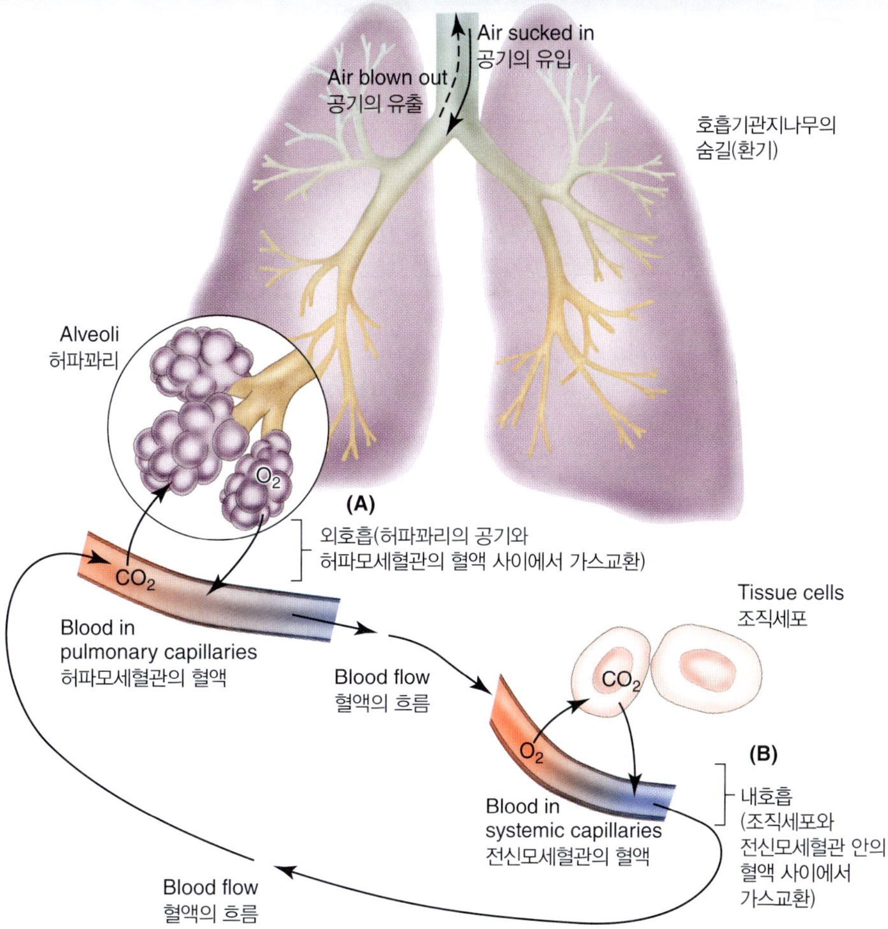

그림 7.9 외호흡과 내호흡의 비교. (A) 외호흡은 허파에서 일어남. (B) 내호흡은 전신의 조직과 세포에서 일어남.

들이쉼과 내쉼 *Inhalation and Exhalation*

Inhalation (**in**-hah-**LAY**-shun, 들이쉼)은 가로막이 수축하여 아래로 당겨지면서 공기를 받아들이는 작용이다(그림 7.8 왼쪽). 이 작용은 가슴안을 확장시키고 이로 인해 공기가 폐로 들어오게 된다.

Exhalation (**ecks**-hah-**LAY**-shun, 내쉼)은 공기를 내뱉는 작용이다. 가로막이 이완되면서 위로 올라오면 가슴안은 점점 작아진다. 이런 작용이 공기를 폐로부터 밖으로 빼낸다(그림 7.8 오른쪽).

외호흡 *External Respiration*

External respiration (외호흡)은 공기가 허파로 들어왔다 나가면서 이 작용에 의해 산소와 이산화탄소의 교환이 일어난다(그림 7.9).

- 공기가 허파꽈리로 들이마시게 되면(***inhaled***) 산소는 즉시 주변 모세혈관으로 들어가고 적혈구에 의하여 운반된 산소를 전신의 세포에 운반된다.
- 동시에 노폐물인 이산화탄소는 혈액을 타고 가 허파에 있는 공기 중으로 수송되어 내뱉게(***exhaled***) 된다.

내호흡 *Internal Respiration*

Internal respiration (내호흡)은 ***cellular respiration***이라고도 하며, 인체의 기관조직의 세포 안에서의 가스교환을 말한다(그림 7.9).

- 이 과정을 통해 산소는 혈류로부터 세포 안으로 들어간다.
- 세포는 노폐물인 이산화탄소를 방출하고 이들은 혈류로 들어간다.
- 혈류는 이산화탄소를 허파로 수송하고 이곳에서 내쉼을 통하여 방출한다.

호흡계통과 관련된 전문의료인

MEDICAL SPECIALISTIES RELATED TO THE RESPIRATORY SYSTEM

- **Otolaryngologist** (**oh**-toh-**lar**-in-**GOL**-oh-jist, 이비인후과 의사)는 **ENT** (ear, nose, throat)라고도 하며, 귀와 코, 목구멍, 머리와 목과 연관된 구조의 질병과 장애를 치료하는 전문의이다(**ot/o**는 귀, **laryng/o**는 후두, **-ologist**는 전문가를 의미).
- **Pulmonologist** (**pull**-mah-**NOL**-oh-jist, 허파학자)는 허파와 관련된 조직의 질환이나 장애를 진단하고 치료하는 전문의이다(**pulmon**은 허파, **-ologist**는 전문가를 의미).
- **Thoracic surgeon** (흉부외과의사)은 심장, 폐, 식도를 포함한 가슴, 가슴 내부 장기의 수술을 수행한다.

호흡계통의 병리

PATHOLOGY OF THE RESPIRATORY SYSTEM

만성폐쇄성폐병 *Chronic Obstructive Pulmonary Disease*

Chronic obstructive pulmonary disease, CDPD (만성폐쇄성폐질환)는 숨을 쉬기가 어려운 폐질환이다. 이러한 질환에서 기관지의 손상은 부분적인 폐쇄를 일으키고 이로 인해 공기가 드나들기가 어려워진다. COPD를 지닌 대부분의 환자는 흡연가이거나 한때 흡연을 했던 사람으로, 만성기관지염과 폐기종을 함께 갖고 있다.

만성기관지염 *Chronic Bronchitis*

Chronic bronchitis (brong-**KYE**-tis, 만성기관지염)는 대개 담배연기와 같은 흡입한 자극제의 반복적인 노출에 의한 기도의 염증질환이다(**bronch**는 기관지, **-itis**는 염증을 의미). 기관지벽은 염증으로 두꺼워져 있고 점액분비세포의 수와 크기가 증가되어 있다. 이 결과 과도한 점액이 만들어지고 이로 인해 기침을 유발하며 호흡하기에 어려움을 느끼게 하며, 종종 세균성 허파감염을 유발한다.

폐기종 *Emphysema*

Emphysema (**em**-fih-**SEE**-mah, 폐기종)는 (1) 전체 허파꽈리 수의 감소, (2) 남아 있는 허파꽈리의 확장, (3) 남아 있는 허파꽈리의 벽의 점진적인 파괴를 특징으로 하는 점진적인 허파기능의 소실을 말한다.

허파꽈리가 파괴됨에 따라 호흡은 점차 빠르고 얕아지며 어려워진다. 허파 용량의 소실을 보충하기 위한 수단으로 허파는 확장되고 가슴은 ***barrel chest*** (술통 모양의 가슴)로 변한다(그림 7.10).

천식 *Asthma*

Asthma (**AZ**-mah, 천식)는 심한 호흡곤란과 기침 쌕쌕거림의 발작을 특징으로 하는 만성알레르기질환이다. 이러한 발작을 ***asthmatic attack*** (천식발작)이라고 한다.

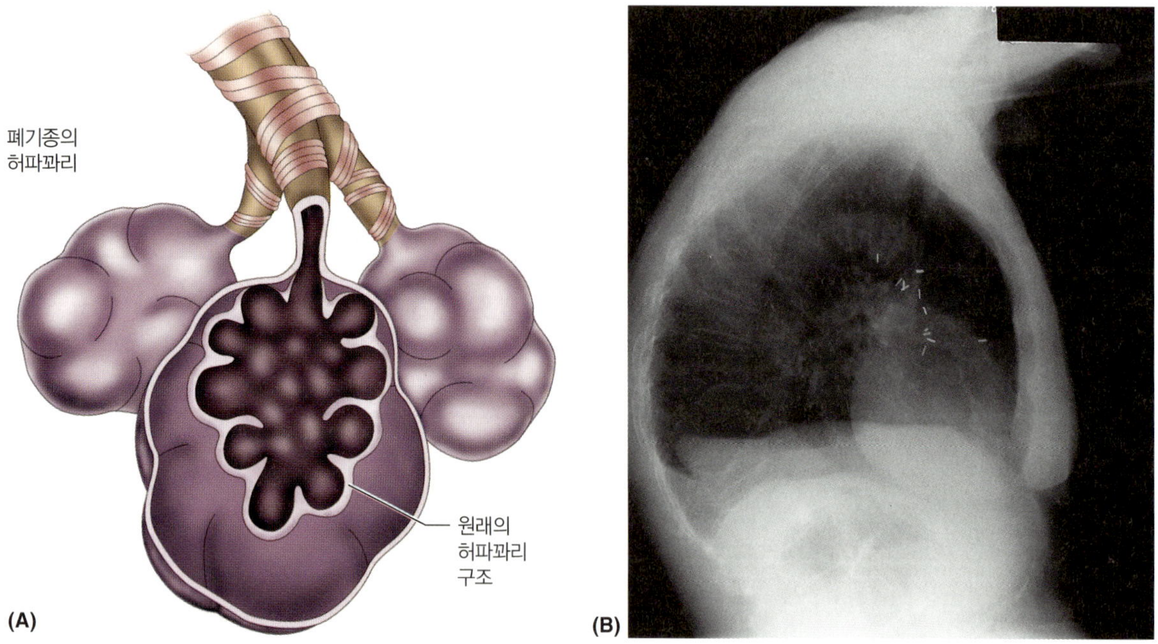

그림 7.10 폐기종. (A) 질병이 진행됨에 따라 꽈리의 구조가 변한다. (B) 가쪽면 X선: 폐는 커져 있고 비정상적인 숨통형 가슴을 보인다. (방사선사진에서 짧은 흰색 선은 외과적인 핀을 보여준다.)

Wheezing (쌕쌕거림)은 기도의 부분적인 막힘으로 인해 숨 쉴 때 나는 소리이다. 천식발작의 빈도와 강도는 알레르기 항원이나 환경물질, 운동, 감염 등 다양한 요인에 의해 영향을 받는다.

- 그림 7.11A는 천식발작 이전 기도의 외면을 나타내고 있다. 그림 7.11B는 천식발작을 하는 동안 호흡을 곤란하게 하는 기도 내부와 주변의 인자들을 보여주고 있다.
- **Airway inflammation** (기도염증)은 기도가 부어 있고 점액으로 막혀 있는 상태이다. 대개는 기도가 흡입된 알레르기항원에 노출된 이후 발생한다.
- **Bronchospasm** (**brong**-koh-spazm, 기관지연축)은 기관지 및 세기관지벽에 있는 평활근의 수축으로 기도가 죄어지거나 막히는 것이다(**bronch/o**는 기관지, **-spasm**은 불수의 수축을 의미).
- *Exercise-induced asthma* (운동기인성 천식)는 운동한 지 5~15분 이후 발생하는 기도의 협착을 말한다. 추운 날씨나 알레르기에 의해서도 발생할 수 있다.
- *Asthmatic* (천식)을 경험해 본 사람은 천식에 대해 안다.

상기도질환
UPPER RESPIRATORY DISEASES

- **Upper respiratory infection, URI** (상기도감염)과 *acute nasopharyngitis* (급성코인두염)는 흔히 *common cold* (감기)를 말할 때 사용되는 용어들이다. 상기도감염을 일으킬 수 있는 바이러스는 200여 종이나 된다. 가장 흔한 상기도질환은 *human rhinovirus* (인간코감기바이러스)이다.
- **Allergic rhinitis** (rye-**NIGH**-tis, 알레르기성비염)는 흔히 *allergy* (알레르기)라고 하며, 공기 중의 점액 분비 증가를 일으키는 알레르기 항원에 대한 알레르기 반응을 말한다(**rhin**은 코, **-itis**는 염증을 의미). 알레르기는 6장에서 설명하였다.
- **Croup** [**KROOP**, 크룹(가막성후두염)]은 어린이와 유아에게 나타나는 급성호흡증후군으로 후두폐쇄, 쉰 소리, 개 짖는 것 같은 소리를 내는 기침을 특징으로 한다. *Stridor* (그렁거림, 천명)는 숨을 들이쉴 때 나타나는 폐색에 의하여 야기되는 거친 고음의 소리이다.
- **Diphtheria** (dif-**THEE**-ree-ah, 디프테리아)는 지금은 백신을 통하여 예방이 가능한 목과 상기도의 급성 세균감염이다. 디프테리아세균은 심장근육과 말초신경을 손상할 수 있는 독소를 만들어낸다.
- **Epistaxis** (**ep**-ih-**STACK**-sis, 코피)는 *nosebleed* (코출혈)이라고도 하며, 코에서 피가 나는 것으로 대개 손상이나 항응고제의 과다 사용 출혈성 질환 때문에 발생한다.
- **Influenza** (**in**-flew-**EN**-zah, 인플루엔자)는 *flu* (플루)라고도 하며, 전염력이 매우 높은 호흡기계 바이러스감염으로 호흡 비말을 통해 전파되며 역학적으로 추운 계절에 흔히 발생한다. 많은 종류의 인플루엔자 바이러스들이 있으며 몇몇 종류들은 해마다 시행하는 예방접종을 통하여 예방할 수 있다.
- **Pertussis** (per-**TUS**-is, 백일해)는 *whooping cough*라고도 하며, 상기도의 전염성 세균감염으로 반복되는 발작성 기침과 이에 따르는 무호흡과 큰소리를 내는 흡기를 특징으로 하는 질환이다. *Paroxysmal* (발작성)이란 갑작스러운 또는 경련성이라는 의미이다.
- **Rhinorrhea** (**rye**-noh-**REE**-ah, 콧물)는 *runny nose*라고

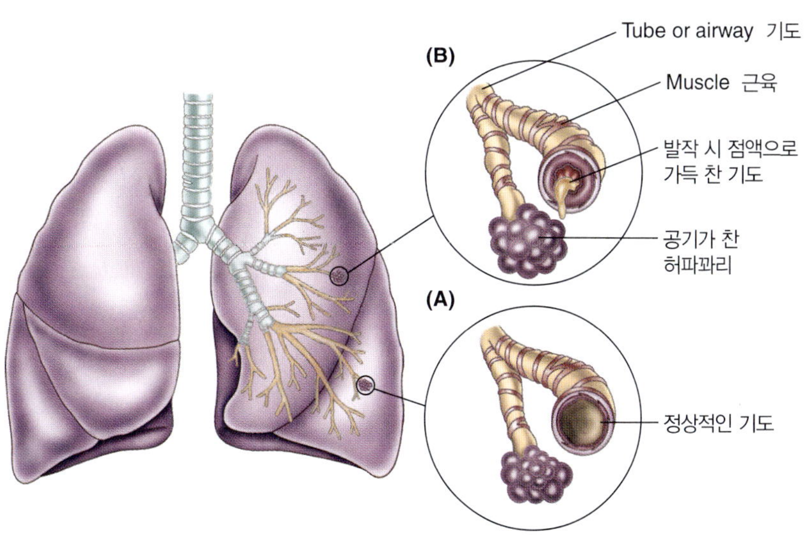

그림 7.11 천식 발작 동안의 기도의 변화. (A) 발작 전 근육은 이완되어 있고 기도는 열려 있다. (B) 발작 시에는 근육이 수축되고 기도는 점액으로 채워진다.

도 하며 코에서 점액이 물처럼 흐르는 것을 말한다(**rhin/o**는 코, **-rrhea**는 비정상적인 분비를 의미).

- **Sinusitis** (**sigh**-nuh-**SIGH**-tis, 코곁굴염)는 코곁굴의 염증이다(**sinus**는 코곁굴, **-itis**는 염증을 의미).

인두와 후두 *Pharynx and Larynx*

- **Pharyngitis** (**far**-in-**JIGH**-tis, 인두염)는 *sore throat* (인후통)이라고도 하며, 인두의 염증이다(**pharyng**은 인두, **-itis**는 염증을 의미).
- **Laryngospasm** (lah-**RING**-goh-spazm, 후두연축)은 후두가 갑자기 경련성으로 막히는 것이다(**laryng/o**는 후두, **-spasm**은 불수의 수축을 의미). 후두연축은 때때로 위, 식도 역류와 관련이 있고 이 부분에 대해서는 8장에 언급되었다.

음성장애 *Voice Disorders*

- **Aphonia** [ah-**FOH**-nee-ah, 소리못냄증(발성불능증)]는 후두의 정상적인 소리를 만들어내는 기능이 상실된 것이다(**a-**는 없음, **phon**은 목소리나 소리, **-ia**는 비정상적인 상태를 의미).
- **Dysphonia** (dis-**FOH**-nee-ah, 발성장애)는 쉰 소리, 가냘픈 소리, 사춘기 소년의 변성된 소리 등과 같은 목소리 특색의 변화를 말한다(**dys-**는 나쁨, **phon**은 소리나 목소리, **-ia**는 비정상적인 상태를 의미).
- **Laryngitis** (**lar**-in-**JIGH**-tis, 후두염)는 후두의 염증이다(**laryng**는 후두, **-itis**는 염증을 의미). 이 용어는 염증으로 인한 목소리의 상실을 가리킬 때도 종종 사용된다.

기관과 기관지 *Trachea and Bronchi*

- **Tracheorrhagia** (**tray**-kee-oh-**RAY**-jee-ah, 기관출혈)는 기관의 점막의 출혈이다(**trache/o**는 기관, **-rrhaiga**는 출혈을 의미).
- **Bronchiectasis** (**brong**-kee-**ECK**-tah-sis, 기관지확장증)는 만성염증 또는 감염으로 기관지가 영구히 확장되는 것이다(**bronch/i**는 기관지, **-ectasis**은 신장 또는 확장을 의미).
- **Bronchorrhea** (**brong**-koh-**REE**-ah, 기관지루)는 기관지로부터 분비되는 과다한 점막의 분비물을 말한다(**bronch/o**는 기관, **-rrhea**는 비정상적인 흐름을 의미). 이러한 증상은 종종 만성기관지염이나 천식에 의하여 나타난다.

가슴막안 *흉막강, Pleural Cavity*

- **Pleurisy** [**PLOOR**-ih-see, 가슴막염(흉막염, 늑막염)]는 *pleuritis*라고도 하며, 숨 쉴 때마다 찌르는 듯한 흉통을 유발하는 가슴막의 염증이다. 가슴막염은 인플루엔자나 가슴막 바로 안쪽의 허파 실질의 손상에 의해 생길 수 있다(**pleur**는 가슴막을 의미, **-isy**는 명사형 어미).
- **Pleurodynia** (**ploor**-oh-**DIN**-ee-ah, 가슴막통증)는 호흡운동과 연관되어 발생하는 가슴막에서 생기는 통증이다(**pleur/o**는 가슴막, **-dynia**는 통증을 의미).
- **Pleural effusion** (eh-**FEW**-zhun, 가슴막삼출)은 가슴막안에 비정상적으로 액체가 축적되는 것으로 이때는 허파가 완전히 확장하지 못하기 때문에 호흡이 곤란한 느낌을 유발한다. *Effusion* (삼출)은 혈관이나 림프관에서 조직이나 몸안으로 체액이 빠져나온 것을 의미한다(그림 7.12).
- **Pyothorax** (**pye**-oh-**THOH**-racks, 가슴고름)는 *empyema of the pleural cavity* (가슴막의 농흉)이라고도 하며, 가슴막안에 고름이 존재하는 것을 말한다(**py/o**는 고름, **-thorax**는 가슴을 의미).
- **Empyema** [**em**-pye-**EE**-mah, 고름집(농흉)]는 몸안에 고름이 집적되는 것이다.
- **Hemothorax** (**hee**-moh-**THOH**-racks, 혈액가슴혈흉)는 가슴막안에 혈액이 모이는 것이다(**hem/o**는 혈액, **-thorax**는 가슴을 의미). 자창과 같은 가슴의 손상으로 발생할 수 있으나 질환이나 수술로 인해 생길 수도 있다.
- **Pneumothorax** [**new**-moh-**THOR**-racks, 공기가슴증(기흉)]는 가슴막안에 공기가 모여 있는 것으로 압력의 불균형을 초래하여 허파가 완전히 확장되는 것을 방해하거나 허파의 압착을 유발할 수 있다(**pneum/o**는 허파나 공기, **-thorax**는 가슴을 의미). 기흉은 가슴벽을 뚫는 자창과 같은 외적 원인으로 발생할 수 있으며, 가슴막이 파열되어 공기가 가슴막안으로 새어나오는 것과 같은 내부 요인에 의해서도 생길 수 있다(그림 7.13).

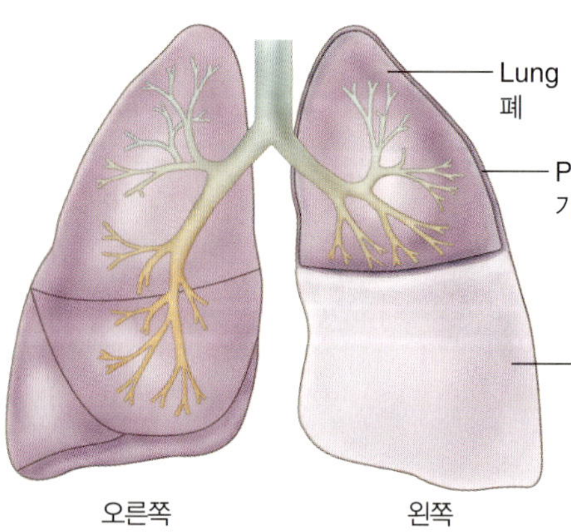

그림 7.12 기흉은 가슴막안에 공기나 가스가 들어와 허파를 압박시키는 질환이다. 왼쪽허파에서 가슴막에 구멍이 생기면 공기가 가슴막안으로 들어간다.

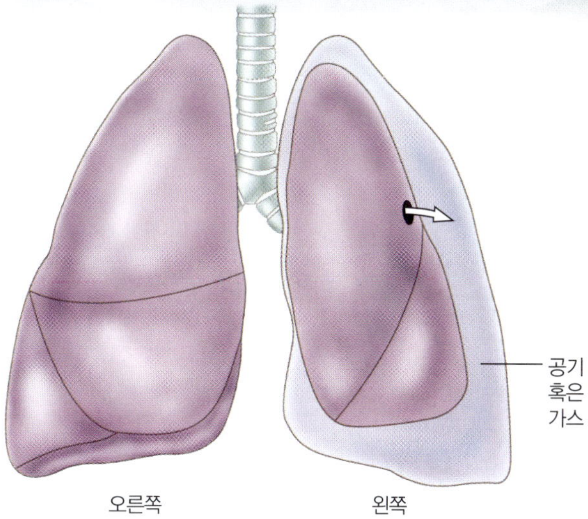

그림 7.13 가슴막삼출에서는 가슴막안에 체액이 쌓여 허파가 확장되는 것을 방해한다.

허파 폐, Lungs

- **Acute respiratory distress syndrome, ARDS** (급성호흡곤란증후군)은 외상, 폐렴, 매연, 흡입한 토사물 또는 패혈증에 의하여 야기되는 질환이다. *Sepsis* (패혈증)는 혈류를 타고 온몸에 세균이 감염된 상태이다. ARDS는 폐의 염증과 혈액 내 산소 농도가 낮아질 정도로 허파꽈리에 체액이 차므로 생명을 위협하게 된다.
- **Atelectasis** (**at**-ee-**LEK**-tah-sis, 무기폐)는 *collapsed lung* (폐허탈)이라고도 하며, 매우 얕은 호흡이나 공기의 흐름의 차단으로 인해 허파의 일부 혹은 전부가 압박을 받는 것을 말한다(**atel**은 불완전함, **-ectasis**는 신전 또는 확장을 의미).
- **Pulmonary edema** (eh-**DEE**-mah, 폐부종)는 허파조직 안에 체액이 고이는 것이다. *Edema* (부종)는 붓는 것을 의미한다. 심장이상의 증상에 의해 일어나며 5장에서 설명하였다.
- **Pulmonary embolism** (**EM**-boh-lizm, 폐색전증)은 다리 또는 골반 부위 등을 형성하고 있는 곳에 이물질 또는 색전물질 등이 부유하다가 갑작스럽게 폐동맥을 막는 것이다.
- **Pneumorrhagia** (**new**-moh-**RAY**-jee-ah 폐출혈)는 허파의 출혈이다(**pneum/o**는 허파, **-rrhagia**는 출혈을 의미).

결핵 Tuberculosis

Tuberculosis, TB (too-**ber**-kew-**LOH**-sis, 결핵)는 *Mycobacterium tuberculosis* (결핵균)에 의해 발생하는 전염병으로 대개는 허파를 침범한다. 결핵균은 신체의 다른 부위를 침범할 수도 있다. 가슴막염과 객혈은 폐에서 결핵의 증상이다.

- 결핵은 대부분 다른 질환 특히 AIDS와 같은 질병 상태에 의하여 면역력이 약해진 사람들에게 발생한다. 건강한 사람은 결핵의 질병 증상을 나타내지 않으면서 결핵균을 보유하고 있을 수 있다. *Lantent*는 있으나 활동적이지 않은 상태를 의미한다.
- *Multidrug-resistant tuberculosis* (약제내성결핵)는 일차 결핵약에 대해 내성을 가진 결핵균의 감염으로 위험한 형태의 결핵이다.

침범된 조직을 따라 명명한 폐렴

Pneumonia Named for the Affected Lung Tissue

Pneumonia (new-**MOH**-nee-ah, 폐렴)는 허파의 심각한 감염이나 염증으로 이 질환에서는 가장 작은 세기관지와 허파꽈리에 고름이나 체액이 채워져 있다(**pneumon**은 허파, **-ia**는 비정상적인 상태를 의미). 폐렴은 대부분 감염에 의해 발생하거나, 감기, 독감, 만성질환과 함께 동반되며, 또는 감염에 저항할 능력이 떨어지거나 면역계통의 약화에 의하여 야기된다.

침범된 폐의 부위에 따라 명명하는 두 종류의 폐렴이 있다(그림 7.14).

- **Bronchopneumonia** (**brong**-koh-new-**MOH**-nee-ah, 기관지폐렴)는 국소적인 형태의 폐렴으로 세기관지와 주위의 허파꽈리들을 침범한다(**bronch/o**는 기관지, **pneumon**은 허파, **-ia**는 비정상적인 상태를 의미). 기관지폐렴은 종종 엽폐렴을 야기한다.
- **Lobar pneumonia** (엽폐렴)는 허파의 큰 영역(하나 이상의 엽)을 침범하는 폐렴이다. 양 허파를 침범하는 *double pneumonia*는 엽폐렴으로 대개는 세균성폐렴 때 발생하는 유형이다.

원인균에 따라 명명한 폐렴

Pneumonia Named for the Causative Agent

폐렴을 일으키는 30가지 이상의 원인이 밝혀졌다. 하지만 가장 흔한 원인은 흡인 물질, 세균, 곰팡이, 바이러스들이다.

- **Aspiration pneumonia** (**ass**-pih-**RAY**-shun, 흡인폐렴)는 토한 것과 같은 이물질이 허파로 흡인되었을 때 발생한다. 여기에서 쓰인 *aspiration* (흡인)이란 상기도로 이물질이 흡인되거나 빨려 들어가는 것을 의미한다.
- **Bacterial pneumonia** (세균성폐렴)는 대개 *Streptococcus pneumoniae* (폐렴사슬알균)에 의해 발생하며, *pneumococcal pneumonia*은 백신을 통해 예방할 수 있는 유일한 폐렴이다.
- **Community-acquired pneumonia** (지역사회 획득 폐렴)는 병원 등 외부 환경에 지속적인 접촉이 원인되어 감염되는 폐렴이다.

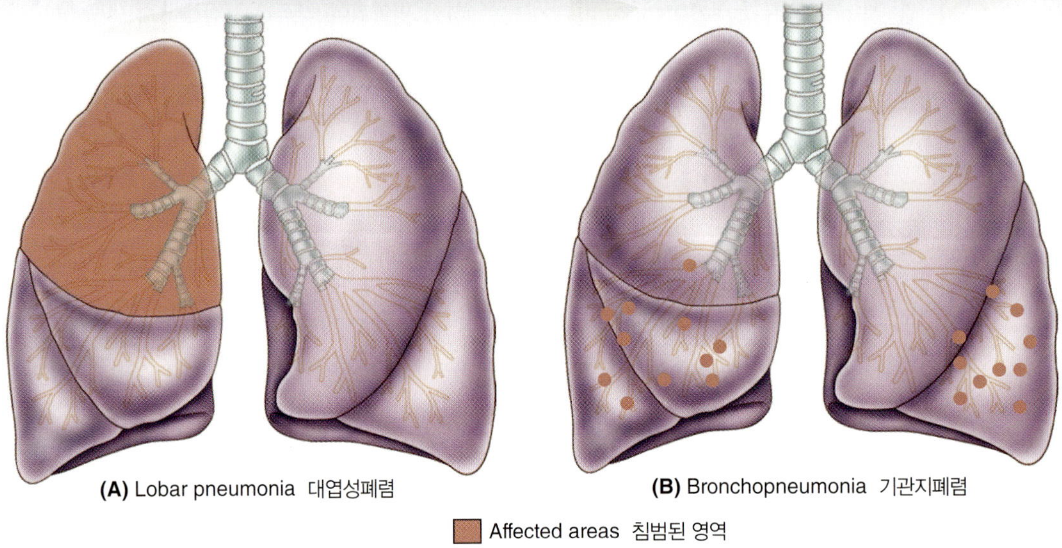

그림 7.14 폐렴은 원인균에 따라 혹은 침범된 영역에 따라 명명된다. (A) 대엽성폐렴은 폐의 한 엽 전체를 침범하는 폐렴이다. (B) 기관지폐렴은 세기관지나 주변꽈리를 침범하는 폐렴이다.

- **Hospital-acquired pneumonia** 또는 *nosocomial pneumonia* (병원획득폐렴 또는 병원내폐렴)는 병원에 머무르는 동안 전염된 폐렴을 의미한다. *Nosocomial*은 병원 획득을 의미한다.
- **Walking pneumonia** (보행성폐렴)는 증상이 경미하지만 오래 지속되는 *mycoplasma pneumoniae* (미코플라스마폐렴균)에 의해 발생하는 폐렴이다. 환자가 침상에 누워 요양을 하지 않아도 되기 때문에 종종 *Mycoplasma pneumoniae*라고도 한다.
- **Pneumocystis pneumonia** (**new**-moh-**SIS**-tis new-**MOH**-nee-ah, 폐포자충 폐염)는 곰팡이균인 *Pneumocystis carinii* (폐포자충)에 의하여 발생하는 기회감염이다. 기회감염은 6장에서 설명하였다.
- **Viral pneumonia** (바이러스 폐렴)는 여러 다른 종류의 바이러스에 의해 발생하며 모든 폐렴의 약 절반을 차지한다.

사이질 폐질환 Interstitial Lung Disease

Interstitial lung disease (**in**-ter-**STISH**-al, 사이질 폐질환)는 허파꽈리와 이들의 지지조직에 염증과 반흔을 일으키는 200여 종의 질환군이다. *Interstitial* [사이질(간질)]이란 조직의 일부로 '~이내'가 아닌 '~사이'를 의미한다. 이러한 폐질환은 혈액으로 전달되는 산소의 감소를 초래한다.

- **Pulmonary fibrosis** (figh-**BROH**-sis) 또는 *interstitial fibrosis* (사이질 섬유화)는 허파꽈리 벽에 생기는 염증과 비후에 대한 또 다른 명칭이다(**fibros**는 명사형 어미, **-is**는 섬유 결합조직을 의미). *Fibrosis* (섬유화)는 정상조직이 섬유 딱딱해진 조직으로 대치되는 상태이다.

류마티스 관절염, 피부경화증, 루프스와 같은 많은 결합조직 병들은 사이질 폐질환을 일으킬 수 있다. 폐로 흡입된 환경 및 직업성 독소들도 이 질환을 일으킬 수 있다.

환경과 직업성 폐질환

Environmental and Occupational Interstitial Lung Diseases

- **Pneumoconiosis** (**new**-moh-**koh**-nee-**OH**-sis, 진폐증)는 환경이나 직업적인 접촉 때문에 생기는 허파 속의 먼지로 인해 야기되는 허파조직의 섬유화를 말한다(**pneum/o**는 허파, **coni**는 먼지, **-osis**는 비정상적인 상태 혹은 질병을 의미).
- **Anthracosis** [**an**-thrah-**KOH**-sis, 석탄가루증(탄분증)]는 *coal worker's pneumoconiosis* (탄광부진폐증) 또는 *black lung disease* (흑색폐병)로도 알려져 있으며, 허파로 들어온 석탄가루로 인해 야기된다(**anthrac**은 석탄가루, **-osis**는 비정상적인 상태 혹은 질병을 의미).
- **Asbestosis** (**ass**-beh-**STOH**-sis, 석면증)는 허파로 들어온 석면 입자로 인해 야기되며 대부분 석면 취급 작업장 종사자들에게서 발생한다(**asbest**는 석면, **-osis**는 비정상적인 상태 혹은 질병을 의미).
- **Silicosis** (**sill**-ih-**KOH**-sis, 규폐증, 규분폐증)는 폐로 흡입된 규소 먼지에 의해 야기되며 대부분 주물공장, 채석장, 도자기 공장, 유리공장 등의 작업장에 종사한 사람들에게서 발생한다(**silic**은 유리, **-osis**는 비정상적인 상태 혹은 질병을 의미).

낭성섬유증 Cystic Fibrosis

Cystic fibrosis (**SIS**-tick figh-**BROH**-sis, 낭성섬유증)는 유전질환으로 허파와 이자가 많은 양의 비정상적인 두꺼운 점액으로 막혀 있다. 낭성섬유증의 치료법으로는 다음과 같은 것들이 있다.

- 소화계통을 돕기 위하여 이자 소화효소를 투여한다.
- 허파의 감염을 제어하기 위하여 항생제를 투여한다.
- 기도를 열려 있게 하기 위하여 기관지확장제를 투여한다.
- *Chest percussion* (흉부타진) 또한 시행하여 허파로부터 과다한 점액을 제거한다. 점액 배출은 환자의 체위를 다양한 각도로 변화시켜 중력에 의존하여 허파로부터 분비물의 배출을 돕는 방법을 시행한다. Percussion은 15장에서 설명한다.

폐암 *Lung Cancer*

Lung cancer (폐암)는 미국에서 사망률 수위를 차지하고 있는 암으로 폐 조직 안에서 암세포가 발생하는 질환이다. 폐암의 주요 위험 인자로는 흡연을 들 수 있다(그림 7.15).

호흡장애 *Breathing Disorders*

일반 용어인 *breathing disorder* (호흡장애)는 호흡의 깊이와 속도의 비정상적인 변화를 지칭한다. 호흡장애 시 발생하는 변화에 대한 보다 구체적인 용어들은 다음과 같다(그림 7.16).

- **Eupnea** (youp-**NEE**-ah, 정상 호흡)는 쉬운 또는 정상적인 호흡이다(**eu-**는 좋은, **-pnea**는 호흡을 의미). 이는 다른 호흡 이상을 판단하는 기준이 된다(그림 7.16A). *Apnea*의 반대어이다.
- **Apnea** (**AP**-nee-ah, 무호흡)는 자발적인 호흡이 없는 것이다(**a-**는 없음, **-pnea**는 호흡을 의미)(그림 7.16D). *Eupnea*와 반대어이다.
- **Bradypnea** [**brad**-ihp-**NEE**-ah, 호흡 완만(느린 호흡)]는 호흡의 속도가 대개 분당 10회 이하로 비정상적으로 느려지는 것이다(**brady-**는 느림, **-pnea**는 호흡을 의미)(그림 7.16C). *Tachypnea*의 반대어이다.
- **Cheyne-Stokes respiration** [**CHAYN-STOHKS**, 체인스토크스호흡(교대성무호흡)]은 저호흡이나 무호흡이 나타난 후 과다호흡, 빠른 호흡이 나타나는 현상이 반복되는 것이다(그림 7.16E). 이러한 호흡은 종종 혼수상태의 환자 또는 사망 직전의 환자에게서 발생한다.
- **Tachypnea** (**tack**-ihp-**NEE**-ah, 빠른호흡)는 호흡의 속도가 대개 분당 20회 이상으로 비정상적으로 빨라지는 것이다(**tachy-**는 빠름, **-pnea**는 호흡을 의미)(그림 7.16B). *Bradypnea*의 반대어이다
- **Dyspnea** (**DISP**-nee-ah, 호흡곤란)는 *shortness of breath, SOB* (숨이 찬 것)라고도 하며, 숨 쉬기가 힘든 것을 말한다(**dys-**는 고통스러움, **-pnea**는 호흡을 의미). 숨이 차는 것은 종종 심장기능 상실의 첫 번째 증상 중의 하나로 나타난다. 이는 또한 심한 운동이나 허파의 손상에 의해 나타날 수 있다.
- **Hyperpnea** [**high**-perp-**NEE**-ah, 과다호흡(호흡항진)]는 대개 운동과 연관이 있으며 휴식기 호흡에 비하여 깊고 빠른 호흡을 말한다(**hyper-**는 과도함, **-pnea**는 호흡을 의미). 과다호흡은 위도가 높거나 빈혈 또는 패혈증에 의하여 야기된다. *Hypopnea*의 반대어이다.
- **Hypopnea** (**high**-poh-**NEE**-ah, 저호흡)는 얕고 느린 호흡을 말한다(**hypo-**는 감소됨, **-pnea**는 호흡을 의미). *Hypernea*의 반대어이다.
- **Hyperventilation** (**high**-per-**ven**-tih-**LAY**-shun, 과다호흡)은 대개 불안과 관련이 있는 비정상적으로 빠르고 깊은 호흡을 말한다(**hyper-**는 과도함, **-ventilation**은 호흡을 의미).

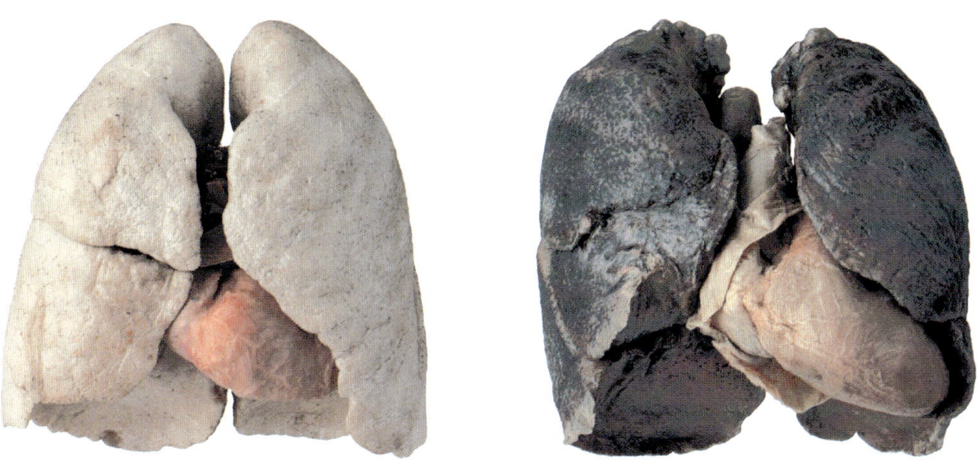

(A) (B)

그림 7.15 심장과 허파 표본 사진. (A) 비흡연자의 건강한 폐. (B) 흡연으로 인해 손상된 폐.

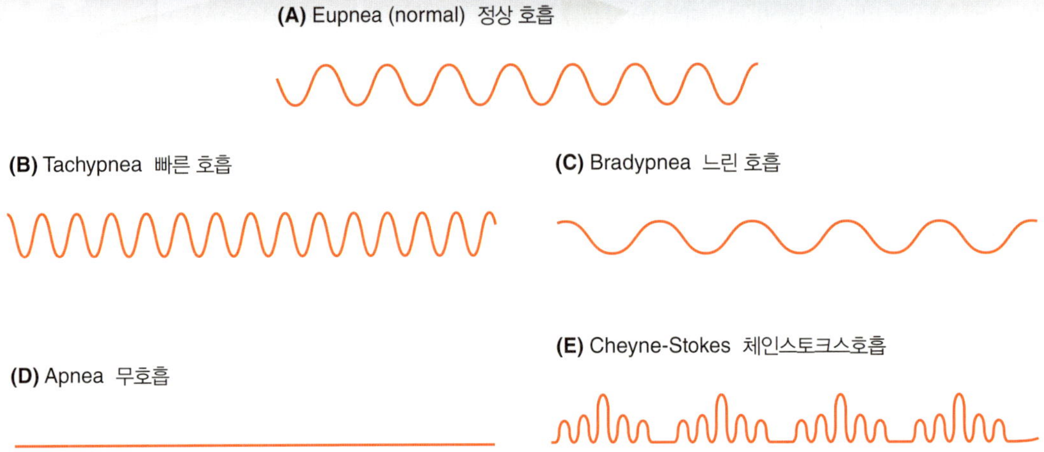

그림 7.16 호흡 패턴. (A) Eupnea는 정상 호흡이다. (B) Tachypnea는 비정상적으로 빠른 호흡이다. (C) Bradypnea는 비정상적으로 느린호흡이다. (D) Apnea는 호흡이 없는 것이다. (E) Cheyne-Stokes는 비정상적인 호흡 패턴이 변하는 것이다.

이런 호흡은 혈액내 이산화탄소의 감소를 초래하여 현기증, 손가락과 발가락의 저림을 초래한다.

수면 관련 호흡 장애 *Sleep-Related Breathing Disorders*

수면 관련 호흡 장애는 오직 수면 상태에서만 일어나는 호흡 장애로 심혈관계 질환과 뇌졸중의 높은 위험과 관련된 것으로 알려져 있다.

- **Sleep apnea** (수면무호흡증)는 호흡이 반복적으로 중지되는 심각한 장애이고 장시간의 수면시간 동안 혈액 내 산소의 감소를 초래한다. ***Obstructive sleep apnea*** (폐쇄성 수면무호흡)은 이완된 목뒤 근육과 기도가 좁아져 생기는 현상이다.
- ***Snoring*** (코골이)은 수면무호흡 증상이라고 말할 수 있는 것으로 물렁입천장(연구개)의 진동이 원인이 되어 발생한다.

기침 *Coughing*

- **Expectoration** (eck-**SPEK**-toh-**ray**-shun, 가래, 가래배출)은 타액, 점액 또는 기타 체액을 몸 밖으로 내보내는 행위 그리고 기침하는 행위이다(**expector**은 기침하는 것, **-ation**은 상태 또는 행위를 의미).
- **Hemoptysis** (hee-**MOP**-tih-sis, 객혈)는 폐 또는 기관지 출혈의 결과, 폐 또는 기관지로부터 혈액 또는 혈액이 함유된 가래가 배출되는 상태를 의미한다(**hem/o**는 혈액, **-ptysis**은 침을 의미).

산소결핍 *Lack of Oxygen*

- **Airway obstruction** (기도폐쇄)은 흔히 ***choking*** (질식)이라고도 하며, 음식물이나 이물질이 기도를 막아서 허파로 공기가 들어가거나 나오는 것을 막았을 때 발생한다. 이는 생명을 위협하는 응급상황으로 ***Heimlich maneuver*** (하임리히방법)으로 알려진 ***abdominal thrust maneuver***의 시행과 같은 즉각적인 조치를 필요로 한다.
- **Anoxia** (ah-**NOCK**-see-ah, 무산소증)는 몸의 가스, 혈액, 조직에서 산소가 없는 것이다(**an-**은 없음, **ox**는 산소, **-ia**는 비정상적인 상태를 의미). 무산소증이 4~6분 이상 지속되면 비가역적인 뇌손상이 초래된다.
- **Hypoxia** (high-**POCK**-see-ah, 저산소증)는 인체조직과 세포에서 산소의 농도가 정상 이하로 떨어진 상태를 말한다. 무산소증보다는 덜 심각하다(**hyp-**는 부족함, **ox**는 산소, **-ia**는 비정상적인 상태를 의미). 이러한 상태는 일산화탄소 중독, 질식, 고도가 높은 곳과 같은 다양한 인자에 의해 발생한다. *Hypoxemia*와 비교하라.
- ***Altitude hypoxia*** (고지저산소증)는 ***altitude sickness*** (고산병)라고도 하며, 해발 2400 m 이상의 높은 지대 공기 중의 산소가 감소된 상황에서 발생하는 질병이다.
- **Asphyxia** (ass-**FICK**-see-ah, 질식)는 신체가 필요한 공기를 얻지 못하였을 때 발생하는 상황이다. 질식은 이산화탄소와 같은 가스의 흡입 또는 익사, 숨막힘, 기도폐쇄에 의하여 야기된다.
- ***Asphyxiation*** (ass-**fick**-see-**AY**-shun, 질식)은 suffocation 이라고도 하며, asphyxia를 초래하는 정상호흡의 중단을 지칭한다. 이러한 생명을 위협하는 상태는 혈액 내 산소 농도가 갑자기 떨어질 때, 이산화탄소 농도가 올라갈 때 일어나며, 수분 내에 호흡이 회복되지 않으면 사망이나 뇌손상이 뒤따른다.

- **Cyanosis** (sigh-ah-**NOH**-sis, 청색증)는 충분한 산소의 부족으로 피부색이 파랗게 변하는 것이다(**cyan**은 파란, **-osis**는 비적상적인 상태 또는 질병을 의미).
- **Hypercapnia** (high-per-**KAP**-nee-ah, 고탄산혈증)는 혈중의 이산화탄소가 비정상적으로 증가한 상태이다(**hyper-**는 초과됨, **capn**은 이산화탄소, **-ia**는 비정상적인 상태를 의미).
- **Hypoxemia** (high-pock-**SEE**-mee-ah, 저산소혈증)는 혈중의 산소 농도가 정상 이하로 떨어진 상태를 말한다(**hyp-**는 부족함, **ox**는 산소, **-emia**는 혈액을 의미). 이 증상은 무산소증보다는 덜 심각하다. *Hypoxia*와 비교해 보라.
- **Respiratory failure, RF** (호흡기능상실)는 *respiratory acidosis* (호흡산증)라고도 하며, 혈중의 산소 농도가 위험할 정도로 낮거나(hypoxemia) 이산화탄소 농도가 위험할 정도로 높은 상태(hypercapnia)이다. 만성 상태 혹은 갑작스러운 발병 시 응급의료서비스가 필요하다.
- **Smoke inhalation** (연기흡입)은 화재로 인해 발생한 입자가 허파꽈리를 덮어서 정상적인 가스교환을 방해하여 폐에 손상을 주는 것이다.
- **Laryngoscopy** (lar-ing-**GOS**-koh-pee, 후두경검사)는 후두경을 입을 통해 인두에 넣어서 후두를 육안적으로 검사하는 것이다(**laryng/o**는 후두, **-scopy**는 직접적인 육안적 관찰을 의미). *Indirect laryngoscopy* (간접후두경검사법)는 물렁입천장의 뒤에서 각이 진 거울에 빛을 비추어 후두를 검사하는 단순한 방법이다.
- **Peak flow meter** (최대유량계, 최고유량계)는 휴대용 기구로 천식 환자가 얼마나 빨리 공기를 내보낼 수 있는가를 측정하는 데 주로 사용된다(그림 7.17).
- **Polysomnography** (**pol**-ee-som-**NOG**-rah-fee, 수면 다원검사)는 *sleep study* (수면무호흡검사)라고도 하며, 잠자는 동안의 생리적 활성을 측정하고 밤에 나타나는 수면무호흡과 관련된 야간의 호흡장애를 검사하는 데 주로 사용된다(**poly-**는 많음, **somn/o**는 잠, **-graphy**는 측정 과정을 의미).
- **Pulmonary function test, PFT** (폐기능 검사)는 폐활량계를 이용한 공기의 용적과 흐름을 측정하는 일련의 검사들을 일컫는다. 이 검사법은 피검사자의 연령, 신장, 성별에 따른 정상 수치에 대하여 측정한다.

영아돌연사증후군 *Sudden Infant Death Syndrome*

Sudden infant death syndrome, SIDS (영아돌연사증후군)은 생후 2주에서 1년 사이의 외관상 건강하게 잠을 자는 영아가 갑작스럽게 원인을 모른 채 사망하는 것이다. 이 증후군은 배를 깔고 자는 아이들에게서 더 자주 일어난다. 이런 이유 때문에 영아들은 옆으로 눕히거나 등을 대고 눕히도록 권한다.

호흡계통의 진단 방법
DIGNOSTIC PROCEDURES OF THE RESPIRATORY SYSTEM

- *Respiratory rate* (호흡수)는 중요한 활력징후(vital sign)로서 15장에서 설명한다.
- *Respiratory sound* (호흡소리)는 폐 그리고 가슴막의 상태에 관한 정보를 알 수 있는 수포음, 건성 수포음, 그렁거림 등으로 15장에서 설명한다.
- **Bronchoscopy** (brong-**KOS**-koh-pee, 기관지경술)는 기관지경을 사용해서 기관지를 육안으로 관찰하는 것이다(**bronch/o**는 기관지, **-scopy**는 직접적인 육안적 관찰을 의미). *Bronchoscope* (기관지경)은 유연한 광섬유기구로 코를 통과하여 기도로 내려보낸다. 조직을 수복하거나 이물질을 제거하는 등의 수술 과정에서도 사용된다.
- **Chest x-ray, CXR** (흉부방사선)는 *chest imaging* (가슴영상)이라고도 하며, 폐렴, 폐종양, 기흉, 흉막삼출, 결핵, 농흉을 검사하는 데 유용한 방법이다(그림 7.10B).

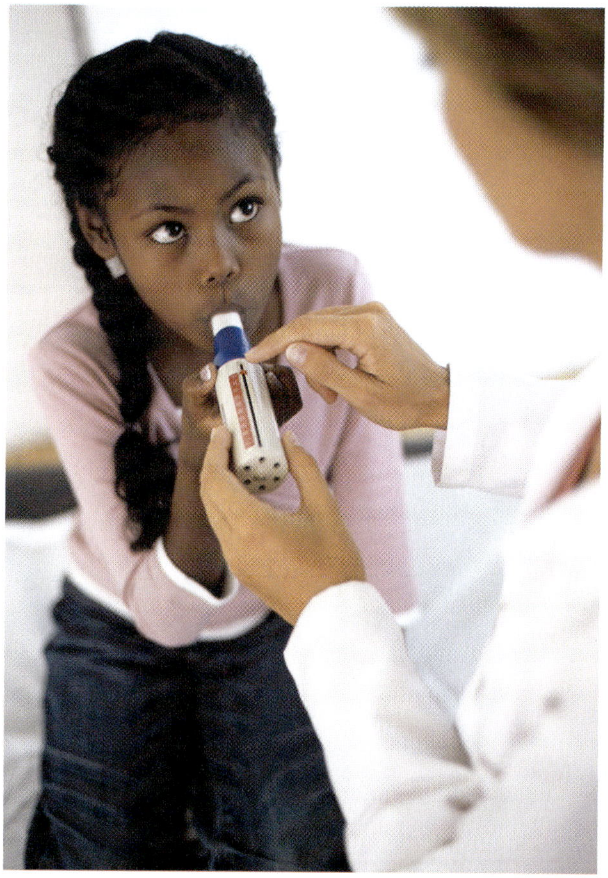

그림 7.17 최대유량계는 천식환자가 얼마나 빨리 공기를 내뱉는지 측정하기 위한 검사를 할 때 사용된다.

- **Spirometer** (spy-**ROM**-eh-ter, 폐활량계)는 각 호흡에 필요한 시간과 내쉬고 들이마신 공기의 용적을 측정하는 측량기구이다(**spir/o**는 숨, **-meter**는 측정을 의미).
- **Pulse oximeter** (ock-**SIM**-eh-ter, 맥박산소측정기)는 환자의 손가락이나 귓불에 부착하는 외부 감지장치로서 이 감지기는 혈중산소의 포화도를 측정한다(**ox/i**는 산소, **-meter**는 측정을 의미). 이러한 장치는 기본적인 호흡기능을 평가하는 비침습성 방법이다(그림 7.18).
- **Phlegm** (**FLEM**, 점액질)은 호흡 기도를 덮고 있는 조직에서 분비되는 끈적끈적한 점액이다.
- **Sputum** (**SPYOU**-tum, 가래)은 입을 통하여 배출되는 점액질로 진단 목적으로 검사가 가능하다. ***Sputum cytology*** (가래)의 세포학적 검사는 폐로부터 배출한 점액 표본을 채취하여 현미경으로 암세포를 탐지하는 검사 방법이다.

결핵검사 *Tuberculosis Testing*

결핵에 감염되었는지는 투베르쿨린 피부검사와 혈액검사의 두 가지 검사로 알 수 있다. 이 검사 방법은 환자의 결핵 감염 여부를 알 수는 있으나, 잠복기인지 활성 상태인지는 알 수 없다.

- **Tuberculin skin testing** (투베르쿨린 피부검사)은 결핵에 대한 선별 검사법으로 팔의 피부에 결핵균에서 추출한 무해한 항원을 주입한다. ***Tuberculin tine test*** (투베르쿨린타인 검사)는 tine라는 몇몇 작은 가지가 있는 도구를 사용하여 시행된다. 양성 반응은 결핵에 노출되었을 가능성을 시사하며, 이 경우 추가적인 다른 검사가 필요하다.
- **Mantoux PPD skin test** (망토우검사)는 결핵 진단을 위한 보다 정확한 피부검사법이다. 매우 적은 양의 purified protein derivative, PPD (정제단백질유도체)를 아래팔 피부의 표면에 주입한다. 48시간이나 72시간 후에 주입 부위의 반응을 관찰한다.

이 검사가 양성이면 질환에 노출될 가능성을 나타내어 가슴방사선 촬영과 가래의 세포학적 검사를 해야 한다.

호흡계통의 치료 방법

TREARMENT PROCEDURES OF THE RESPIRATORY SYSTEM

투약 및 약물처치 *Medications and Their Administration*

- **Antitussive** [**an**-tih-**TUSS**-iv, 기침약(진해제)]는 *cough medicine* (기침약)이라고도 하며, 기침을 예방하거나 감소시키기 위해 투여된다(**anti-**는 반대, **tuss**는 기침, **-ive**는 실행을 의미).
- **Bronchodilator** (**brong**-koh-dye-**LAY**-tor, 기관지확장제)

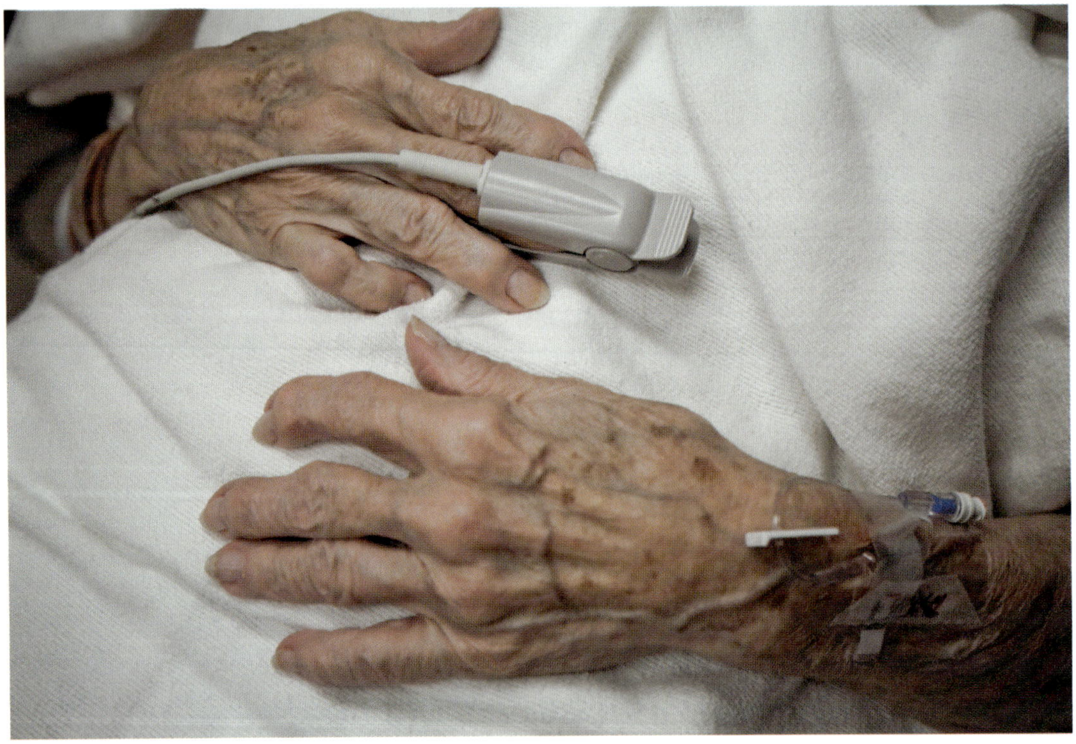

그림 7.18 맥박 산소측정기는 손가락에 끼워 환자의 혈중 산소포화도를 지속적으로 측량한다.

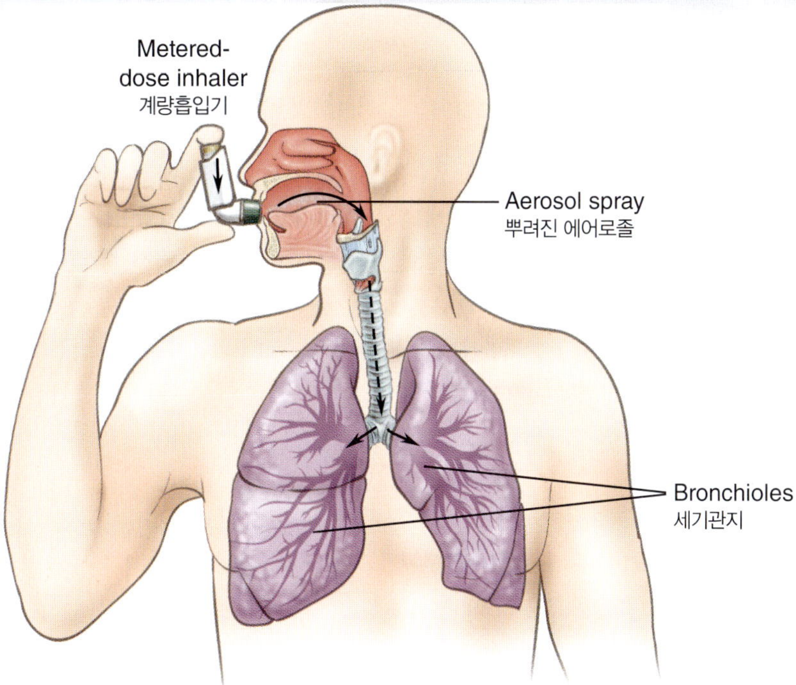

그림 7.19 계량흡입기는 기도로 직접 흡입시키는 약물을 투여할 때 사용한다.

는 허파로 들어가는 기도를 확장시켜주는 약이다. 처음 천식의 징후가 나타났을 때 기관지확장제를 스스로 투여하기 위하여 환자는 계량흡입기를 사용한다.

- **Metered-dose inhaler, MDI** (계량흡입기)는 1회 용량의 약물과 공기를 혼합하여 화학 분사제를 통하여 입안으로 밀어 넣는다(그림 7.19).
- **Nebulizer** (**NEB**-you-lye-zer, 분무기)는 공기나 산소를 집어넣어 액체 약물을 증기로 변화시켜 얼굴 마스크나 주둥이를 통해 환자에게 흡입시킨다.

천식 치료 *Asthma Treatment*

천식치료의 목적은 증상 유발 물질을 피하고 기도 염증을 통제하는 것이다. 대부분 천식은 두 가지 약물치료 방법으로 치료한다.

- *Controller medicine* (약물 제어)으로 코르티코스테로이드 흡입은 천식을 예방하기 위해 매일 장복해야 한다. 이 약은 염증 제어에 도움이 되고 기도에서 천식 유발 요인이 다시 활성화되는 것을 멈추게 한다.
- *Quick-relief* 또는 *rescue*, *medicines* (빠른 구호, 구조, 의약품)은 천식 증상이 일어날 경우 기도를 확장시켜 증상을 억제할 수 있는 가장 빠른 방법으로 호흡을 편하게 할 수 있게 한다. 이 의약품은 기관지 확장제로 알려져 있다. 코르티코스테로이드는 또한 증상이 심한 경우 경정맥성으로 투여가 가능하다.

코, 목, 후두 *The Nose, Throat, and Larynx*

- **Endotracheal intubation** (**en**-doh-**TRAY**-kee-al **in**-too-**BAY**-shun, 기관내삽관)은 코나 입을 통해 기관으로 관을 삽입하는 것으로 기도를 열린 상태로 유지하기 위해 시행되는 방법이다(**endo-**는 안, **trache**는 기관, **-al**은 -에 관한을 의미). *Intubation* (삽관)은 일반적으로 공기나 체액을 통과시키기 위해 관을 넣는 것이다.
- **Functional endoscopic sinus surgery, FESS** (기능내시경코곁굴수술)는 내시경을 사용하는 수술법으로 코와 코곁굴 사이의 입구를 확장시켜 만성코곁굴염을 치료하는 방법이다.
- **Laryngectomy** (**lar**-in-**JECK**-toh-mee, 후두절제술)는 후두를 외과적으로 제거하는 것이다(**laryng**은 후두, **-ectomy**는 외과적 제거를 의미).
- **Laryngotomy** (**lar**-ing-**OT**-oh-mee, 후두절개술)는 상기도 폐쇄 시 수행되는 후두의 외과적 절개술이다(**laryng**는 후두, **-otomy**는 외과적 절개를 의미).
- **Septoplasty** (**SEP**-toh-**plas**-tee, 코중격성형술)는 코중격의 일부를 외과적으로 복원하거나 바꾸는 것이다(**sept/o**는 중격, **-plasty**는 외과적 복원을 의미).

기관 The Trachea

- **Tracheostomy** (**tray**-kee-**OS**-toh-mee, 기관창냄술)는 공기의 흐름을 원활하게 하고 분비물을 제거하기 위하여 기관에 구멍을 내고 관을 삽입하는 것이다(**trache**는 기관, **-ostomy**는 외과적으로 구멍을 만드는 것을 의미). 관을 삽입하는 것은 일시적이거나 영구적일 수 있다. *Stoma*는 신체 표면에 외과적으로 만들어낸 구멍을 의미한다(그림 7.20).
- **Tracheotomy** (**tray**-kee-**OT**-oh-mee, 기관절개술)는 응급처치술로 기도의 막힌 곳 아래로 공기의 통로를 확보하기 위해 기관에 절개를 가하는 것이다(**trache**는 기관, **-otomy**는 외과적 절개를 의미).

허파, 가슴막, 가슴 The Lungs, Pleura, and Thorax

- **Pneumonectomy** (**new**-moh-**NECK**-toh-mee, 허파절제술)는 허파의 전부 또는 일부를 외과적으로 제거하는 것이다(**pneumon**은 허파, **-ectomy**는 외과적 제거를 의미).
- **Lobectomy** (loh-**BECK**-toh-mee, 엽절제술)는 외과적으로 허파의 한 엽을 제거하는 것이다(**lob**은 엽, **-ectomy**는 외과적 제거를 의미).
- **Wedge resection** (쐐기절제술)은 암성 폐조직을 작은 쐐기 모양으로 외과적으로 제거하는 것으로 암 주변의 건강한 일부 조직도 같이 제거하는 수술이다.
- **Thoracentesis** (**thoh**-rah-sen-**TEE**-sis, 가슴안천자)는 가슴막에서 체액을 얻기 위해 바늘을 사용하여 가슴벽에 외과적으로 구멍을 내는 것이다(**thor/a**는 가슴, **-centesis**는 체액을 제거하기 위해 외과적으로 구멍을 내는 것을 의미). 이 방법은 진단을 위해 사용하거나 심한 가슴막 삼출액을 배출시키기 위해 시행된다.

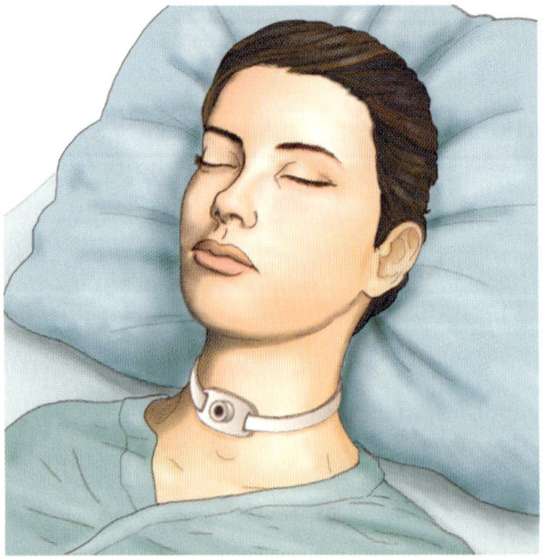

그림 7.20 기관지절개술은 스스로 기도를 확보할 수 없는 환자의 목 부위에 기관을 외과적으로 개구하는 것이다.

- **Thoracotomy** (**thoh**-rah-**KOT**-toh-mee, 개흉술)는 폐의 일부혹은 전체를 제거함으로써 폐암을 외과적으로 치료하기 위해 시행되는 수술법이다(**thorac**은 가슴, **-otomy**는 외과적 절개를 의미). 개흉술은 폐, 심장, 식도, 가로막 및 다른 기관에 접근하는 데 사용된다.
- **Video-assisted thoracic surgery, VATS** (비디오가슴안경수술)는 가슴안의 내부를 보기 위하여 작은 절개를 통해 비디오가 부착된 가슴안경을 사용하는 방법이다. *Thoracoscope* (가슴안경)는 흉부질환을 치료하기 위해 사용하는 특수한 내시경이다. 이 시술은 특정 폐렴이나 감염 혹은 가슴벽의 종양을 진단하기 위하여 생검 표본을 얻기 위한 수단으로 사용된다. 또한 반복적으로 압박하는 폐를 치료하기 위한 수단으로도 사용된다.

호흡요법 Respiratory Therapy

- **Diaphragmatic breathing** (가로막호흡)은 *abdominal breathing* (복식호흡)이라고도 하며, 불안을 해소하기 위해 사용되는 이완 기술이다.
- **CPAP machine** (continuous positive airway pressure, 지속성 기도양압장치)은 수면무호흡 환자를 위한 치료법으로 마스크튜브 공기압을 만들어내어 혀를 앞으로 밀어내어 기도를 확보하기 위한 팬이 있다. 비록 이 장치가 수면무호흡을 치료하지는 못 하지만 코골이를 줄이고 위험한 무호흡을 예방한다.
- **BiPAP machine** (bilevel positive airway pressure, 양압환기보조시스템)은 CPAP 장치와 비슷하나 흡입 시 더 높은 압력과 호기 시 더 낮은 압력이 가능하다. BiPAP는 신경 근육질 환자 또는 CPAP장치가 불편한 환자 등 수면무호흡 환자에 사용된다.
- **Ambu bag** 또는 *bag valve mask* (앰부주머니)는 호흡을 응급으로 소생시킬 때 사용하는 기구이다(그림 7.21). 유연한 공기주머니는 환자의 얼굴 마스크를 통해 공기를 폐에 강제로 압박해서 넣는다. 이와 같은 과정을 'bagging'이라 한다.
- **Ventilator** (환기장치)는 *respirator* (인공호흡기)라고도 한다. 이는 환자의 자연호흡 기능을 대처하기 위해 사용되는 허파의 인공적인 환기를 위한 의료장비이다. 환기기는 공기를 허파 속으로 밀어 넣는다. 공기의 내쉼은 허파가 수축하면서 수동적으로 일어난다.

예비 산소 요법 Supplemental Oxygen Therapy

Supplemental oxygen (예비산소)은 환자가 혈중의 산소 농도를 충분히 유지시키지 못 할 경우 투여된다. 산소는 다음의 방법을 통하여 투여된다.

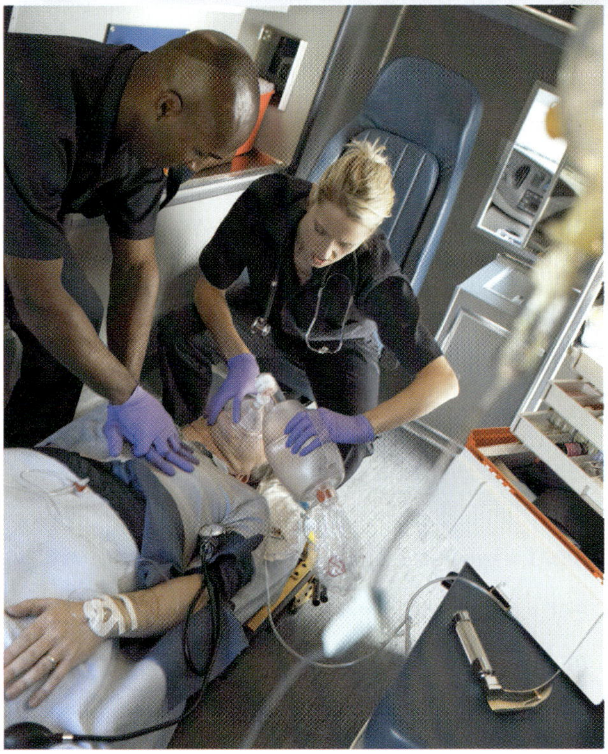

그림 7.21 인공호흡기는 스스로 호흡할 수 없는 환자의 폐로 공기를 넣어주고 빼내어 준다.

- *Nasal cannula* (코삽입관)는 두 가닥의 코 관으로 나누어지는 작은 관이다(그림 7.22).
- *Rebreather mask* (재호흡마스크)는 내뱉은 공기를 일부 다시 사용하도록 고안된 마스크로 60% 정도까지의 산소를 공급해 준다.
- *Non-rebreather mask* (비재호흡마스크)는 보다 높은 수치의 산소를 환자에게 공급하는 장치이다.

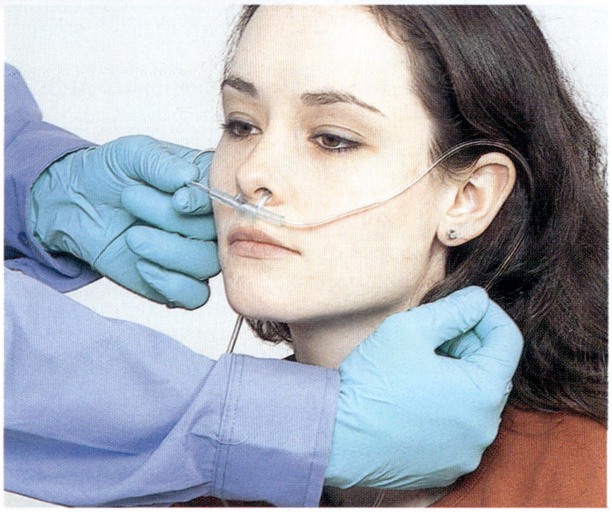

그림 7.22 코 삽입관은 추가적인 산소를 공급하는 데 사용된다.

Hyperbaric oxygen therapy, HBOT (**high**-per-**BARE**-ik, 고압산소요법)는 대기압보다 높은 기압을 인공적으로 만들고 100% 산소를 흡입하게 하는 치료 요법이다. 치료의 기대 효과는 일상적인 혈액 속의 산소 농도보다 훨씬 높은 산소가 혈액에 녹아들어 조직과 장기로 많은 산소를 운반하게 하는 것이다.

호흡계통과 관련된 약어

ABBREVIATIONS RELATED TO THE RESPIRATORY SYSTEM

표 7.1에서는 이 장에 소개된 용어와 관련된 약어에 대해 개괄하였다. *주의*: 약어를 사용할 때는 항상 실수나 혼동하지 않도록 주의해야 한다.

표 7.1 ▸ 호흡계통과 관련된 약어

acute respiratory distress syndrome = ARDS	**ARDS** = acute respiratory distress syndrome 급성호흡곤란증후군
chronic bronchitis = Br	**Br** = chronic bronchitis 만성기관지염
Cheyne-Stokes breathing = CSB	**CSB** = Cheyne-Stokes breathing 체인-스토크스호흡
chronic obstructive pulmonary disease = COPD	**COPD** = chronic obstructive pulmonary disease 만성폐쇄성폐질환
cystic fibrosis = CF	**CF** = cystic fibrosis 낭성섬유증
endotracheal intubation = ETT	**ETT** = endotracheal intubation 기관내삽관
functional endoscopic sinus surgery = FESS	**FESS** = functional endoscopic sinus surgery 기능적 내시경코곁굴수술
hyperbaric oxygen therapy = HBOT	**HBOT** = hyperbaric oxygen therapy 고압산소요법
pulmonary function tests = PFT	**PFT** = pulmonary function tests 폐기능 검사
respiratory failure = RF	**RF** = respiratory failure 호흡기능상실
sudden infant death syndrome = SIDS	**SIDS** = sudden infant death syndrome 영아돌연사증후군
tuberculosis = TB	**TB** = tuberculosis 결핵
upper respiratory infection = URI	**URI** = upper respiratory infection 상기도감염

제 8 장 소화계통

The Digestive System

소화계통의 구조, 기능 및 이와 관련된 연결형에 대한 개요

주요 구조	관련된 연결형	주요 기능
Mouth ▸ 입	or/o, stomat/o	• 음식물을 받아들이고 소화를 준비한다.
Pharynx ▸ 인두	pharyng/o	• 음식물을 입에서 식도로 운반한다.
Esophagus ▸ 식도	esophag/o	• 음식물을 인두에서 위로 운반한다.
Stomach ▸ 위	gastr/o	• 소화액으로 음식물을 분해하고 섞는다.
Small intestine ▸ 작은창자(소장)	enter/o	• 소화를 완성하고 대부분을 흡수한다.
Large intestine ▸ 큰창자(대장)	col/o, colon/o	• 과도한 수분을 흡수하여 배설을 위한 고형물을 만든다.
Rectum and Anus ▸ 곧창자(직장)와 항문	an/o, proct/o, rect/o	• 고형물 배설을 조절한다.
Liver ▸ 간	hepat/o	• 지방의 소화를 위하여 담즙과 효소를 분비한다.
Gallbladder ▸ 쓸개(담낭)	cholecyst/o	• 담즙을 저장하며 필요 시에는 작은창자에 분비한다.
Pancreas ▸ 이자(췌장)	pancreat/o	• 필요 시 소화액과 효소를 작은창자에 분비한다

소화계통과 관련된 어휘

다음 목록은 이 장의 의학용어와 필수 단어요소들을 포함하고 있다. 중요한 용어들은 **굵은 글씨**로 나타내었다. 보조적인 용어는 *주황색 이탤릭체*로 나타내어 중요한 용어의 의미를 명확하게 나타내었다.

단어요소 Word Parts

- ☐ **an/o** 항문
- ☐ **chol/e** 쓸개즙, 쓸개
- ☐ **cholecyst/o** 쓸개
- ☐ **col/o, colon/o** 잘록창자, 큰창자
- ☐ **-emesis** 구토
- ☐ **enter/o** 작은창자
- ☐ **esophag/o** 식도
- ☐ **gastr/o** 위, 배
- ☐ **hepat/o** 간
- ☐ **-lithiasis** 돌이 존재하다
- ☐ **-pepsia** 소화, 소화하다
- ☐ **-phagia** 먹다, 삼키다
- ☐ **proct/o** 항문과 곧창자
- ☐ **rect/o** 곧창자
- ☐ **sigmoid/o** 구불창자

의학용어 Medical Terms

- ☐ **aerophagia** (**ay**-er-oh-**FAY**-jee-ah) 공기삼킴증, 공기연하증, 탐기증
- ☐ **anastomosis** (ah-**nas**-toh-**MOH**-sis) 연결문합술
- ☐ **anorexia nervosa** (**an**-oh-**RECK**-see-ah ner-**VOH**-sah) 신경성식욕부진
- ☐ **antiemetic** (**an**-tih-ee-**MET**-ick) 항구토제
- ☐ **aphthous ulcers** (**AF**-thus **UL**-serz) 아프타궤양
- ☐ **ascites** (ah-**SIGH**-teez) 뱃물, 복수
- ☐ **bariatrics** (**bayr**-ee-**AT**-ricks) 비만학
- ☐ **borborygmus** (**bor**-boh-**RIG**-mus) 창자가스소리, 복명
- ☐ **bulimia nervosa** (byou-**LIM**-ee-ah ner-**VOH**-sah) 신경성폭식증
- ☐ **cachexia** (kah-**KEKS**-eeh-ah) 악액질
- ☐ **celiac disease** (**SEE**-lee-ak) 셀리악병, 만성소화장애증
- ☐ **cheilosis** (kee-**LOH**-sis) 입술증
- ☐ **cholangiography** (koh-**LAN**-jee-**og**-rah-fee) 쓸개관조영술
- ☐ **cholangitis** (**koh**-lan-**JIGH**-tis) 쓸개관염
- ☐ **cholecystectomy** (**koh**-luh-sis-**TECK**-toh-mee) 쓸개절제술(담낭절제술)
- ☐ **cholecystitis** (**koh**-luh-sis-**TYE**-tis) 쓸개염, 담낭염
- ☐ **choledocholithotomy** (koh-**led**-oh-koh-lih-**THOT**-oh-mee) 온쓸개관돌제거술, 총담관절석술
- ☐ **cholelithiasis** (**koh**-lee-lih-**THIGH**-ah-sis) 쓸개돌증담석증
- ☐ **cirrhosis** (sih-**ROH**-sis) 경화증, 경변증
- ☐ **colonoscopy** (**koh**-lun-**OSS**-koh-pee) 잘록창자내시경검사
- ☐ **colostomy** (koh-**LAHS**-toh-mee) 잘록창자창냄술
- ☐ **Crohn's disease** 크론병
- ☐ **diverticulitis** (**dye**-ver-tick-you-**LYE**-tis) 곁주머니염, 게실염
- ☐ **diverticulosis** (**dye**-ver-tick-you-**LOH**-sis) 곁주머니증, 게실증
- ☐ **dyspepsia** (dis-**PEP**-see-ah) 소화불량
- ☐ **dysphagia** (dis-**FAY**-jee-ah) 삼킴곤란, 연하곤란
- ☐ **enteritis** (**en**-ter-**EYE**-tis) 창자염, 장염
- ☐ **eructation** (eh-ruk-**TAY**-shun) 트림
- ☐ **esophageal varices** (eh-**sof**-ah-**JEE**-al **VAYR**-ih-seez) 식도정맥류
- ☐ **esophagogastroduodenoscopy** (eh-**sof**-ah-goh-**gas**-troh-**dew**-oh-deh-**NOS**-koh-pee) 식도위샘창자내시경술
- ☐ **gastroduodenostomy** (**gas**-troh-**dew**-oh-deh-**NOS**-toh-mee) 위샘창자연결술, 위십이지장문합술
- ☐ **gastroesophageal reflux disease** (gas-troh-eh-**sof**-ah-**JEE**-al **REE**-flucks) 위식도역류병
- ☐ **gastrostomy tube** (gas-**TROS**-toh-mee) 위창냄술관
- ☐ **hematemesis** (**hee**-mah-**TEM**-eh-sis) 혈액구토, 토혈
- ☐ **Hemoccult test** (**HEE**-moh-kult) 잠혈
- ☐ **hepatitis** (**hep**-ah-**TYE**-tis) 간염
- ☐ **herpes labialis** (**HER**-peez **lay**-bee-**AL**-iss) 입술헤르페스, 구순포진
- ☐ **hiatal hernia** (high-**AY**-tal **HER**-nee-ah) 열공헤르니아, 틈새헤르니아, 틈새탈장
- ☐ **hyperemesis** (**high**-per-**EM**-eh-sis) 입덧, 과다구토
- ☐ **ileus** (**ILL**-ee-us) 창자막힘증, 장폐색증
- ☐ **inguinal hernia** (**ING**-gwih-nal **HER**-nee-ah) 고샅굴헤르니아, 창자겹침증(장겹침증)
- ☐ **jaundice** (**JAWN**-dis) 황달
- ☐ **leukoplakia** (**loo**-koh-**PLAY**-kee-ah) 백반증
- ☐ **melena** (meh-**LEE**-nah) 흑색변
- ☐ **morbid obesity** (**MOR**-bid oh-**BEE**-sih-tee) 병적비만
- ☐ **nasogastric intubation** (**nay**-zoh-**GAS**-trick **in**-too-**BAY**-shun) 코 경유 위 삽관
- ☐ **obesity** (oh-**BEE**-sih-tee) 비만
- ☐ **palatoplasty** (**PAL**-ah-toh-**plas**-tee) 구개(입천장)성형술
- ☐ **peptic ulcer** (**UL**-serz) 소화성궤양
- ☐ **peristalsis** (**pehr**-ih-**STAL**-sis) 꿈틀(연동)운동
- ☐ **polyp** (**POL**-up) 용종
- ☐ **proctologist** (prock-**TOL**-oh-jist) 직장병학자
- ☐ **regurgitation** (ree-**gur**-jih-**TAY**-shun) 역류
- ☐ **salmonellosis** (**sal**-moh-nel-**LOH**-sis) 살모넬라증
- ☐ **sigmoidoscopy** (**sig**-moi-**DOS**-koh-pee) 구불창자내시경검사(S상결장경검사)
- ☐ **stomatitis** (**stoh**-mah-**TYE**-tis) 구내염
- ☐ **trismus** (**TRIZ**-mus) 입벌림장애
- ☐ **ulcerative colitis** (**UL**-ser-**ay**-tiv koh-**LYE**-tis) 궤양성잘록창자염(궤양성대장염)
- ☐ **volvulus** (**VOL**-view-lus) 창자꼬임, 장염전
- ☐ **xerostomia** (**zeer**-oh-**STOH**-mee-ah) 입안마름증, 구강건조증

학습 목표

이 장을 통해서 다음의 목표를 달성할 수 있도록 한다.

1. 소화계통의 구조와 주요 기능을 확인하고 설명할 수 있다.
2. 소화, 흡수, 대사 과정을 설명할 수 있다.
3. 소화계통의 병리, 진단을 비롯한 치료 과정과 관련된 용어들을 인지하고, 명확히 알며 철자를 익히고 발음할 수 있다.

소화계통의 구조
STRUCTURE OF THE DIGESTIVE SYSTEM

소화계통은 **gastrointestinal tract** (**gas**-troh-in-**TESS**-tih-nal, 위장관) 또는 *GI tract*라고도 한다(**gastr/o**는 위, **intestine**은 창자, **-al**은 관계된다를 의미). 이러한 기관들은 *accessory organ* (부속기관)과 협력하여 작용한다(그림 8.1).

- *Upper GI tract* (상부위장관)는 입, 식도 및 위로 구성된다. 이 곳에서는 구강으로부터 음식을 섭취한 후, 위까지 운반하여 소화가 시작되는 곳이다.
- *Lower GI tract* (하부위장관)는 작은창자, 큰창자, 곧창자 및 항문으로 구성된다. 창자는 때때로 *bowel*이라고도 한다. 이 곳에서는 소화가 완전히 일어나고 노폐물을 체내 밖으로 배출하는 곳이다.
- 소화계통의 accessory organ (부속기관)에는 간, 쓸개 및 이자로 구성되었다.

입안 *The Oral Cavity*

Oral cavity (입안)의 주요 구조는 *mouth*라고도 하며, 입술(lip), 단단입천장 및 물렁입천장(hard and soft palate), 침샘(salivary gland), 혀(tongue), 치아(tooth), 치아주위조직(periodontium) 등으로 구성된다(그림 8.2).

입술 *The Lips*

Lip (입술)은 *labia*라고도 하며(단수형, *labium*), 입안의 개구부를 둘러싸고 있다. *Labia*와 관련된 용어는 여성생식기관의 일부 구조를 설명하는 데에도 사용된다(14장 참조).

- 먹는 동안 입술은 입속에 음식물을 담아두도록 하고 혀와 뺨이 도와 음식물을 잘 씹도록 해준다.
- 입술은 또한 호흡하고, 말하며 감정 표현을 하는 데 중요한 역할을 하고 있다.

입천장 *The Palate*

Palate [**PAL**-at, 입천장(구개)]는 입안의 지붕을 형성하고 있으며, 물렁입천장과 단단입천장 두 부분으로 되어 있다(그림 8.2).

- **Hard palate** (단단입천장)는 입천장의 앞쪽을 형성하는 뼈로 된 부분이며 특수한 점막으로 덮여 있다. *Rugae* (불규칙한 점막주름)가 단단입천장의 앞부분을 덮고 있다(단수형, *ruga*).
- **Soft palate** (물렁입천장)는 입천장의 유연한 뒷부분으로 음식물과 액체를 삼킬 때 이것들이 코안(nasal cavity)으로 들어가지 못하도록 막아주는 중요한 역할을 수행한다.
- **Uvula** (**YOU**-view-lah, 목젖)는 물렁입천장의 자유면에 드리워져 있는데, 음식을 삼킬 동안 물렁입천장과 함께 위쪽으로 움직인다. 목젖은 코고는 소리나 일부 목소리를 형성하는데 중요한 역할을 한다.

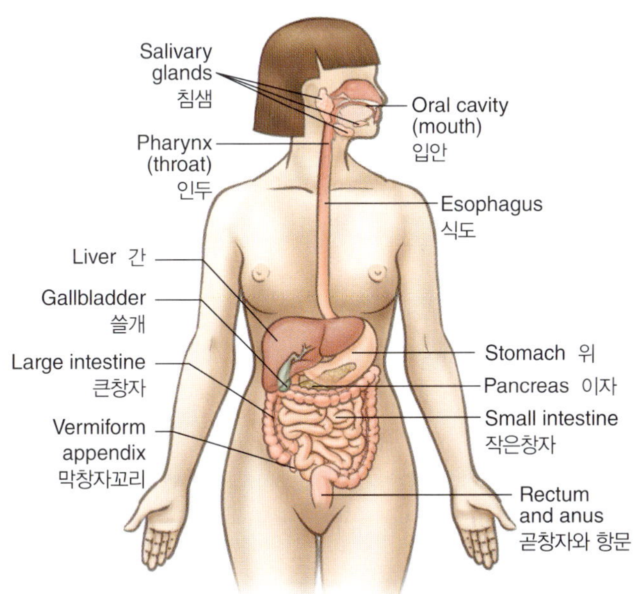

그림 8.1 소화계통의 주요 구조와 부속기관.

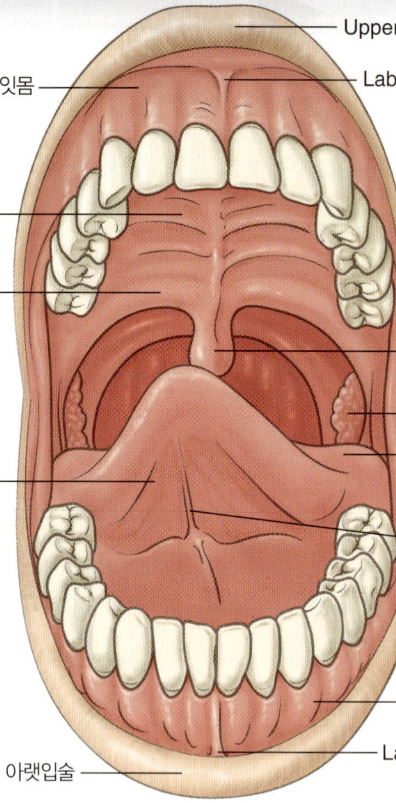

그림 8.2 혀와 입안의 주요 구조.

혀 The Tongue

Tongue (혀)은 매우 강하고 유연한 근육성 기관이다. 혀의 뒤쪽은 부착되어 있으나 혀의 앞쪽 끝은 유연하며, 자유롭게 움직인다. 혀의 구조는 씹거나 말하거나 삼키는 작용을 하기에 적합하다(그림 8.2).

- 혀의 위쪽 표면을 ***dorsum*** (등쪽)이라 한다. 혀의 등쪽의 일부분에는 거친 보호막과 작은 돌기 모양의 **papillae** (pah-**PILL**-ee, 유두)가 있는데(단수형, *papillas*), 안에는 미각의 감각수용체인 ***taste bud*** (맛봉오리)를 포함하고 있다.
- 혀의 아랫면을 ***sublingual surface*** (혀아래면)라고 하고 혈관이 많이 분포하여 있고 부드러운 조직으로 덮여 있다. 혈관이 많이 분포하여 약물을 이 아래에 두면 혈관 내로 빨리 흡수할 수 있도록 해준다. ***Sublingual***은 혀아래라는 의미이다. ***Highly vascular***는 혈관이 많이 분포하다라는 의미이다.
- 혀의 아래에는 혈관이 많이 분포하므로 혀의 아래에 약을 투약하는 부위로도 이용된다. 이 부위에서 혈류를 통하여 빠르게 흡수된다.
- ***Lingual frenulum*** [혀주름띠(설소대)]은 혀를 입안의 바닥에 고정시켜 혀의 움직임을 제한한다.

입안의 연조직 Soft Tissues of the Oral Cavity

- **Periodontium** (**pehr**-ee-oh-**DON**-shee-um, 치아주위조직)은 치아를 둘러싸고, 지지하고 치아에 부착된 구조이다(**peri-**는 주위, **odonti**는 치아를 의미, **-um**은 명사형 어미). 이 조직은 치아를 둘러싸고 지지하는 연조직과 이틀활의 뼈를 연결한다.
- **Gingiva** (**JIN**-jih-vah, 잇몸)는 ***masticatory mucosa*** 또는 ***gums***라고도 하며, 이틀활의 뼈를 덮고 있는 특수화된 점막으로 치아목을 둘러싸고 있다(복수형, *gingivae*).

이틀활 The Dental Arches

Dental arch [이틀활(치열궁)]는 입안의 뼈로 된 구조이다(그림 8.3A, B). 이 활은 치아를 제 위치에 강하게 고정시켜 씹거나 말을 용이하게 한다.

- ***Maxillary arch*** (위이틀활)는 흔히 upper jaw (위턱)라고 하며, 머리뼈의 아랫면을 이루고 있는 뼈로 구성되며, 이 활은 움직이지 못한다.
- ***Mandibular arch*** (턱뼈활)는 흔히 lower jaw (아래턱)라고 하며, 분리골로서 관절을 이루는 부위에서 잘 움직일 수 있다.

- **Temporomandibular joint** (tem-poh-roh-man-**DIB**-you-lar, 턱관절)는 흔히 *TMJ*라고 하며, 위이틀활과 턱뼈활이 서로 만나는 입 뒤쪽에 위치한다.

치아 The Teeth

Dentition (den-**TISH**-un, 치열)은 위턱과 아래턱에 치아가 배열된 상태를 말한다. 사람의 치열에는 4가지 형으로 구성되었다.

- *Incisor* (앞니)와 *canine* (또는 *cuspid*, 송곳니)은 물고 찢는 데 사용한다.
- *Premolar* (작은어금니)는 *bicuspid*라고도 하며, *molar* (큰어금니)는 씹고 가는 데 사용한다.

젖니와 영구치 Primary and Permanent Dentition

- Primary dentition (젖니)는 *deciduous dentition* 또는 *baby tooth*라고도 한다. 젖니는 정상적으로 유아기 후반에 빠지고 영구치(permanent teeth)로 대체된다. 20개의 젖니는 앞니 (8), 송곳니 (4), 작은어금니 (8), 큰어금니(0)로 구성된다.
- Permanent dentition (영구치)은 32개로 구성되며, 이들 가운데 20개는 젖니가 새로 대체된 것이며, 12개는 입안의 뒤쪽에서 나온 것이다. 앞니(8), 송곳니(4), 작은어금니(8), 큰어금니(12)로 구성된다. 이 치아는 일생 동안 유지가 된다.
- Dentistry (치의학)에서 사용되는 **occlusion** (맞물림)은 위턱과 아래턱 치아들의 씹는 면들이 서로 접하는 것을 의미한다.

치아의 구조와 조직 Structures and Tissues of the Teeth

Crown [치아머리(치관)]은 입안 내에서 보이는 부분이다. *Enamel* (사기질)로 덮여 있고 몸에서 가장 단단한 부분이다 (그림 8.4).

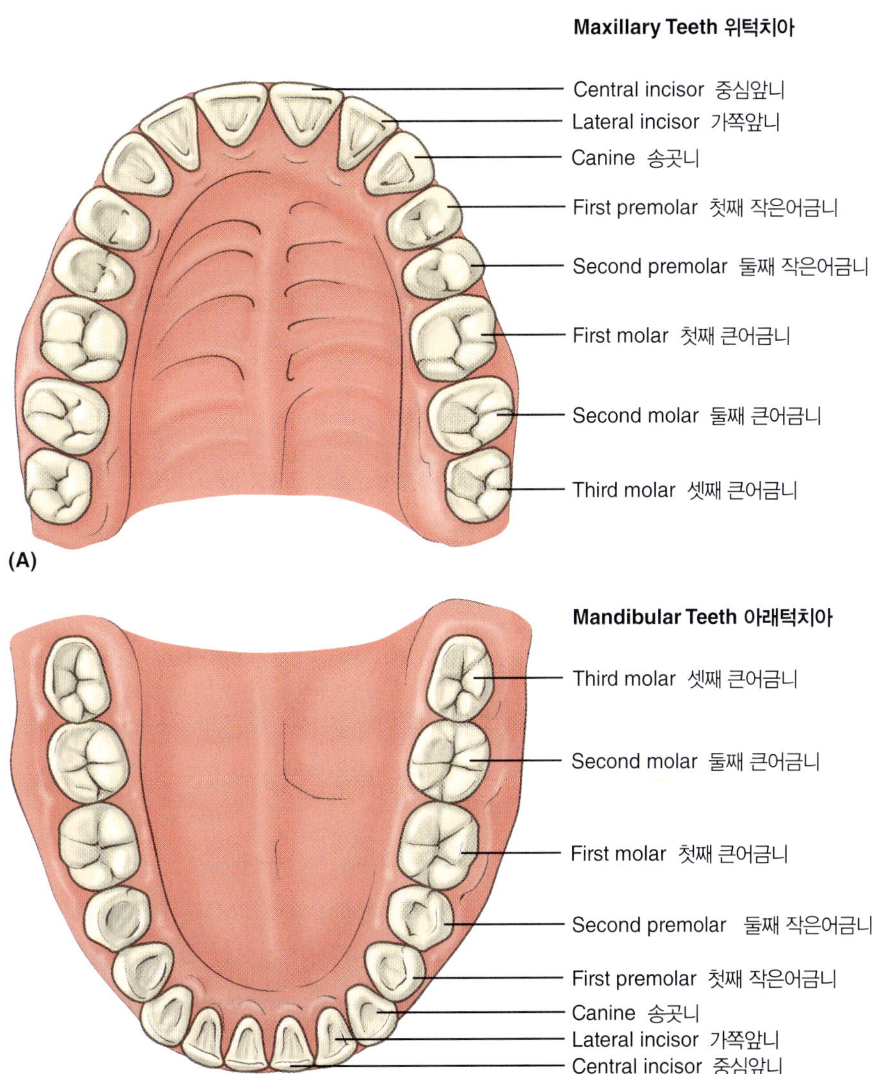

그림 8.3 성인의 치열에서 관찰되는 4가지 유형의 치아. (A) 위이틀활. (B) 아랫니틀활.

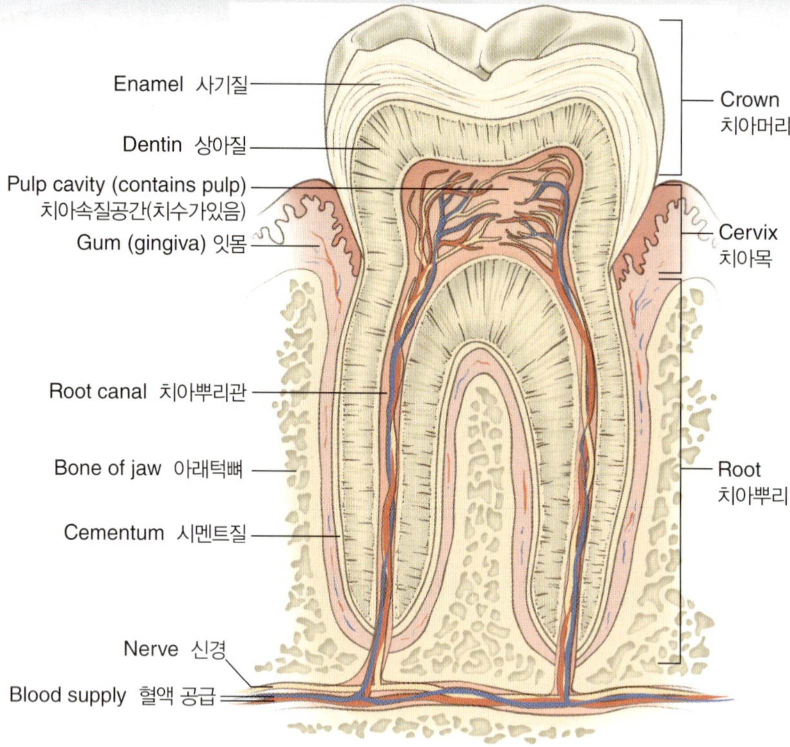

그림 8.4 치아의 조직과 구조.

- *Root* (치아뿌리)는 이틀활(dental arch) 내에 치아를 단단하게 고정시키고 있다. Enamel (사기질)만큼은 단단하지 않지만 *cementum* (시멘트질)으로 보호된다.
- 치아머리와 뿌리는 *cervix* (또는 neck of tooth, 치아목)로 경계가 나누어진다.
- *Dentin* (상아질)은 치아의 대부분을 차지하며 사기질과 시멘트질로 보호된다.
- *Pulp cavity* (치아속질공간)는 치아머리와 치아뿌리 내의 영역으로서 치아속질을 보호하기 위하여 상아질로 둘러싸여 있다. 치아뿌리에서 치아속질은 *root canal* (치아뿌리관)과 연속되어 있다.
- *Pulp* (치아속질)는 혈관과 신경이 풍부하게 분포하여 치아에 영양 공급과 신경지배를 담당한다.

침과 침샘 *Saliva and Salivary Glands*

Saliva (침)는 무색의 액체로서 입을 촉촉하게 하고 소화를 시작하게 하며 음식을 씹거나 삼킬 때 윤활작용을 한다.

세 쌍의 **Salivary gland** [**SAL**-ih-ver-ee, 침샘(타액선)]는 침을 분비해서 도관을 통하여 입에 보내준다(그림 8.5).

- *Parotid gland* (귀밑샘)는 양쪽 귀보다 약간 아래의 얼굴의 앞면에 위치하고 있다.
- *Sublingual gland* (혀밑샘)는 혀의 아래에 위치한다.
- *Submandibular gland* (턱밑샘)는 입의 바닥에 위치한다.

인두 *The Pharynx*

Pharynx (**FAR**-inks, 인두)는 throat이라고도 하며, 호흡과 소화와 관련된 공통의 통로이다(7장 참고).

- 인두는 흔히 음식을 삼키는 일인 연하(*deglutition*) 기능을 한다.
- *Epiglottis* [**ep**-ih-**GLOT**-is, 후두덮개(후두개)]는 음식물이나 액체를 삼킬 때 인두에서 기관(trachea)으로 들어가는 입구를 막는 뚜껑과 같은 구조이다. 보다 자세한 내용은 7장을 참조하라.

식도 *The Esophagus*

Esophagus (eh-**SOF**-ah-gus, 식도)는 섭취한 음식을 인두에서 위까지 전달하는 근육성 관이다(그림 8.1).

- **Lower esophageal sphincter** (식도아래조임근)는 *cardiac sphincter* (들문조임근)라고 하며, 식도와 위 사이에서 음식의 흐름을 조절하는 고리 모양의 근육이다. 음식을 삼킬 때 이완시켜 위로 음식물이 들어가게 한다.

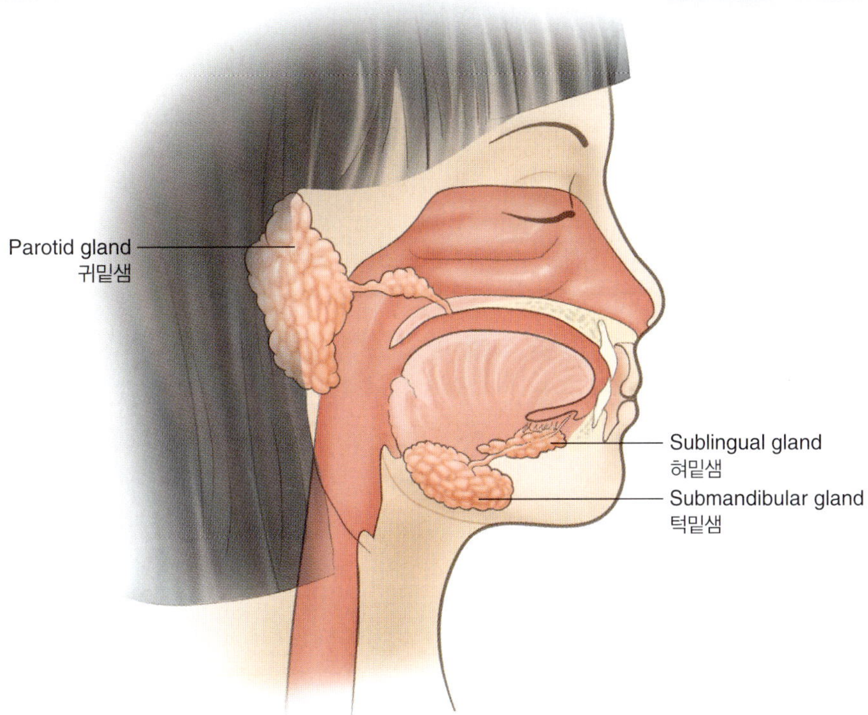

그림 8.5 침샘.

- 이 조임근은 음식물이 위로 흘러가도록 정상적으로는 열려 있으며, 위의 내용물이 식도로 역류되지 않도록 닫혀 있다. *Regurgitating*은 역류하다라는 의미이다.

위 The Stomach

Stomach (위)는 위바닥 위쪽의 *fundus* (둥근부분), *body* (위몸통본체), *antrum* (날문방 아랫부분)으로 구성된 주머니와 같은 구조이다(그림 8.6).

- **Rugae** (**ROO**-gay, 주름)는 위의 점막주름이다. 이 주름은 위의 용적을 증가시키거나 감소시키는 유연성을 제공한다.
- **Gastric juice** (위액)는 음식의 소화를 일으킨다. 위의 소화샘에서 분비되는 점액(mucus)은 위점막을 보호하는 기능을 한다.
- **Pyloric sphincter** (pye-**LOR**-ick, 날문조임근)는 위의 저부에 있는 고리 모양의 조임근으로서 부분적으로 소화된 음식물을 위에서 작은창자의 샘창자로 보내주는 조임근이다.
- **Pylorus** (pye-**LOR**-us, 날문)는 위와 작은창자를 연결하는 작은 통로이다.

작은창자 The Small Intestine

Small intestine [작은창자(소장)]은 pyloric sphincter (날문조임근)에서 연장된 부위로서 세 부위로 구성된다. 이 곳에서 소화된 영양소가 흡수되어 혈류로 들어간다. 작은창자는 길이 약 6 m의 꼬인 기관으로 큰창자보다 지름이 작아 작은창자라고 불린다(그림 8.1).

1. **Duodenum** (**dew**-oh-**DEE**-num, 샘창자)은 작은창자의 맨 앞부분으로 날문에서 빈창자까지를 말한다.
2. **Jejunum** (jeh-**JOO**-num, 빈창자)은 두 번째 부위로 샘창자와 돌창자의 중간에 위치한다.
3. **Ileum** (**ILL**-ee-um, 돌창자)은 마지막 부위로 빈창자와 큰창자의 막창자(cecum) 사이에 위치하며 가장 길다.

큰창자 The Large Intestine

Large intestine (큰창자)은 작은창자의 끝에서 항문에 이르기까지의 부분이다. 작은창자 지름의 약 2배나 굵지만 길이는 그 1/4 정도이다. 여기에서 소화 찌꺼기들이 항문을 통해 배설되도록 준비가 된다. 큰창자는 막창자(맹장, cecum), 잘록창자(결장, colon), 곧창자(직장, rectum) 및 항문(anus)으로 구성되어 있다(그림 8.7).

막창자 The Cecum

Cecum [**SEE**-kum, 막창자(맹장)]은 배부위의 오른쪽에 위치하고 있는 하나의 주머니이다. 돌창자의 끝에서부터 잘록창자 사이에 있다.

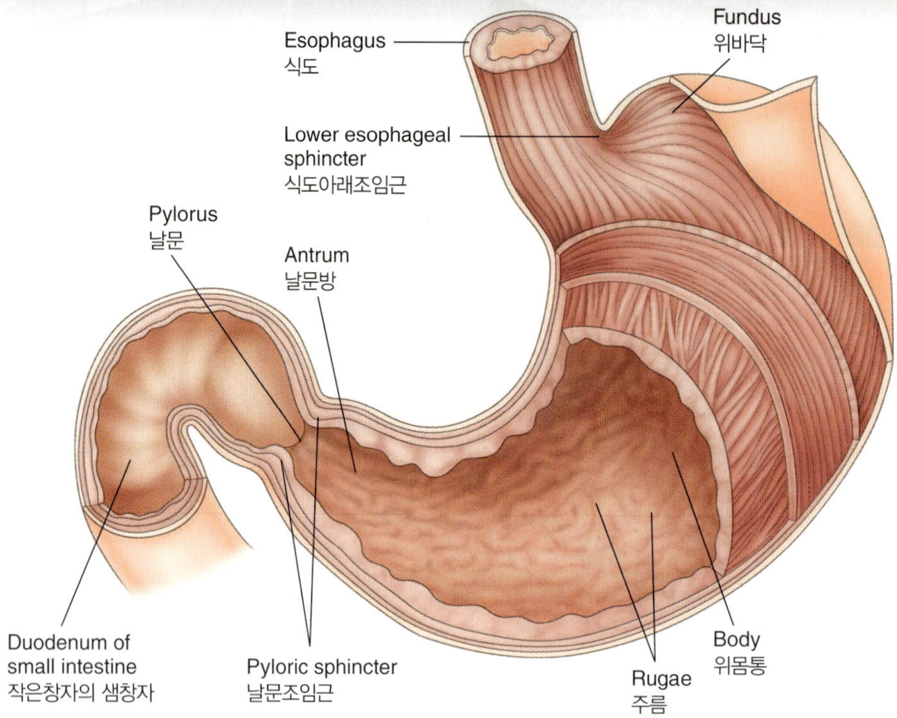

그림 8.6 위의 구조.

- **Ileocecal sphincter** (**ill**-ee-oh-**SEE**-kull, 돌막창자조임근)는 작은창자의 돌창자로부터 큰창자의 막창자로의 음식물의 흐름을 조절하는 고리 모양의 근육이다(그림 8.7).
- **Vermiform appendix** [막창자꼬리(충수)]는 보통 ***appendix*** 라고도 하며, 막창자의 아래쪽에 달려 있다. ***Vermiform***은 벌레 모양(worm-like)의 구조라는 말이다. 림프조직으로 구성된 막창자꼬리는 6장에서 설명하였다.

잘록창자 *The Colon*

Colon [잘록창자(결장)]은 다음의 네 부분으로 구성되어 있다(그림 8.7).

- **Ascending colon** [오름잘록창자(상행결장)]은 막창자에서 간의 아랫면을 향하여 위쪽 방향으로 달린다. ***Ascending***이란 말은 위로 움직인다는 의미이다.
- **Transverse colon** [가로창자(횡행결장)]은 오른쪽에서 비장을 향하여 왼쪽으로 평행하게 달린다. ***Transverse***는 가로질러 간다는 의미이다.
- **Descending colon** [내림창자(하행결장)]은 복강의 왼쪽에서 구불창자(sigmoid colon)쪽으로 아래로 내려가는 부분이다. ***Descending***이란 아래로 움직인다는 의미이다.
- **Sigmoid colon** [**SIG**-moid, 구불창자(S자형결장)]은 S자 모양의 구조로 내림창자에서 시작하여 곧창자에 이르는 부분이다. ***Sigmoid***는 S자형과 같이 굽어진 모양을 나타내는 의미이다.

곧창자와 항문 *The Rectum and Anus*

- **Rectum** [곧창자(직장)]은 항문으로 끝나는 큰창자의 마지막 부분이다.
- **Anus** (항문)는 소화관의 맨 아래 개구부이다. 항문을 통과하는 배설물의 조절은 두 개의 항문조임근인 ***internal anal sphincter*** (속항문조임근)과 ***external anal sphincter*** (바깥항문조임근)에 의하여 조절된다.
- **Anorectal** (**ah**-noh-**RECK**-tal, 항문곧창자)은 항문과 곧창자를 하나의 단위로 일컫는 말이다(**an/o**는 항문, **rect**는 곧창자, **-al**은 관계된다를 의미).

소화계통의 부속기관 *Accessory Digestive Organs*

다음의 기관들은 **accessory organ** (부속기관)으로 다루어지는데, 이는 소화 과정에서 중요한 역할을 하지만 위장관을 구성하는 부분이 아니기 때문이다(그림 8.8). 부속기관에는 간, 쓸개, 이자가 있다.

간 *The Liver*

Liver (간)는 복부의 오른쪽위 사분역(quadrant)에 위치하고 있는 큰 장기이다(그림 8.8). 혈액에서 독소를 제거하거나 음식물을 몸이 필요로 하는 연료나 영양소로 바꾸는 등 중요한 기

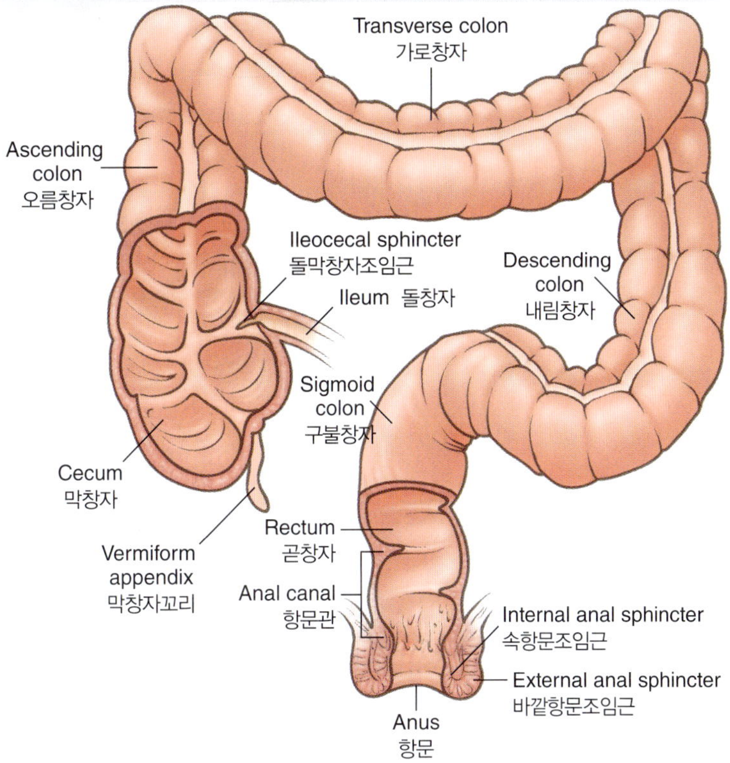

그림 8.7 큰창자의 구조.

능을 수행하고 있다. **Hepatic**은 간을 의미한다(**hepat**은 간, **-ic**은 관계된다를 의미).

- 간은 혈류로부터 혈당(blood sugar)으로 알려진 과다한 ***glucose*** (글루코스)를 제거하여 전분(starch)의 형태인 ***glycogen*** (글리코겐)으로 저장한다. 혈당의 수치가 낮으면 간은 글리코겐을 글루코스로 다시 전환시켜 사용하게 한다. 글루코스와 글리코겐은 13장에서 설명한다.
- **Bilirubin** (bill-ih-**ROO**-bin, 빌리루빈)은 쓸개즙이라고 하는 소화액에 분비된 색소로서 노란색에서 녹색을 띤다. 혈액에서 과도한 빌리루빈은 황달(jaundice)과 다른 질병을 야기한다.
- 간은 지방을 분해하는 효소를 함유하고 있는 황록색의 **bile** (쓸개즙)을 분비한다. 쓸개즙은 간에서 쓸개로 분비되며, 이곳에서 농축되어 저장된다.

담도계 *The Biliary Tree*

Biliary tree (**BILL**-ee-air-ee, 담도계)는 쓸개즙이 간에서 작은창자로 운반되는 통로들을 말한다. ***Biliary***는 쓸개즙(bile)을 의미한다.

- 간의 작은 관들이 나뭇가지처럼 합쳐져서 담도계를 만드는데, 간의 바로 바깥쪽에 있는 줄기를 ***common hepatic duct*** [온간관(총간관)]라 한다.
- 쓸개즙은 간에서 온간관을 관통하여 쓸개로 가는 데 출입하는 좁은관을 ***cystic duct*** [쓸개주머니관(담낭관)]라 한다.
- 쓸개를 떠나는 쓸개주머니관은 온간관과 다시 합쳐져서 ***common bile duct*** [온쓸개관(총담관)]를 형성한다. 온쓸개관은 ***pancreatic duct*** [이자관(췌장관)]와 합쳐져서 작은창자의 샘창자로 같이 들어간다.

쓸개 *The Gallbladder*

Gallbladder [쓸개(담낭)]는 계란 크기의 배(pear) 모양 기관이며, 간 아래에 위치한다. 나중에 사용하기 위하여 쓸개즙을 농축하여 저장한다(그림 8.8, 8.9).

- 쓸개즙이 필요할 때 쓸개는 수축하여 담도계를 통하여 쓸개즙을 분비한다.
- **Cholecystic** (koh-lee-**SIS**-tick)이라는 용어는 쓸개와 관계있다(**cholecyst**는 쓸개, **-ic**는 관련되다를 의미).

이자 *The Pancreas*

Pancreas [**PAN**-kree-as, 이자(췌장)]는 부드럽고 길쭉한 모양의 커다란 기관이며 위의 후방에 위치한다(그림 8.8, 8.9). 소화와 내분비계통에 있어 중요한 역할을 수행하고 있다. 소화 기능은 이 장에서 다루고, 이자와 관련된 내분비 기능과 관련된 병리학 및 검사법(procedure)은 13장에서 다시 다룬다.

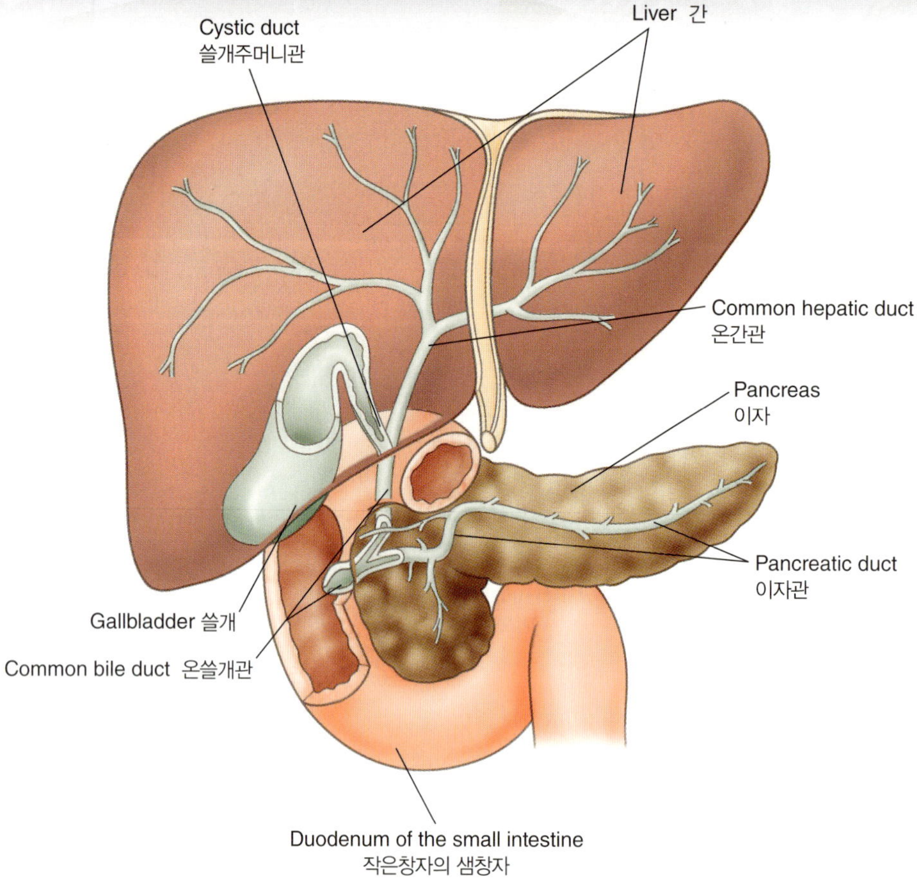

그림 8.8 소화계통의 부속기관: 간, 쓸개 및 이자.

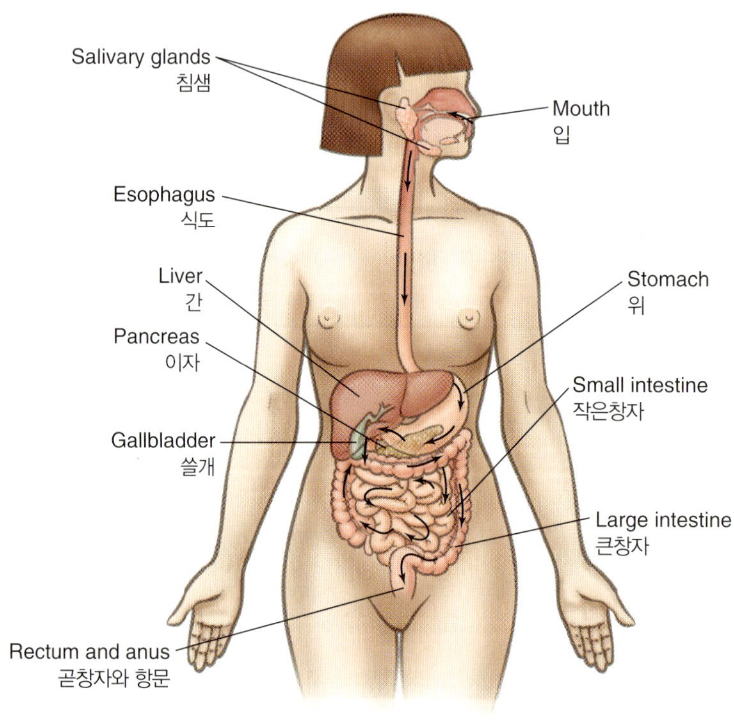

그림 8.9 소화계통을 지나는 음식물의 이동 경로를 보여주는 모식도.

- 이자는 *pancreatic juice* (이자액)를 합성하고 분비한다. 이 액은 위산을 중화하는 데 도움이 되는 중탄산나트륨(sodium bicarbonate)과 음식물에 들어 있는 단백질, 탄수화물 및 지방을 분해하는 소화효소로 구성된다. ***Pancreatic***은 췌장과 관련되다라는 의미이다.
- ***Pancreatic duct*** [이자관(췌관)]를 통하여 이자를 떠난 이자액은 샘창자로 들어가기 전에 ***common bile duct*** (온쓸개관)와 합쳐져서 샘창자에 분비된다.

소화
DIGESTION

Digestion (소화)은 복잡한 음식물들을 몸이 이용할 수 있는 영양소의 형태로 분쇄하는 과정이다. 소화계통을 통한 음식물의 흐름을 그림 8.9에 나타내었다

- ***Digestive enzyme*** (소화효소)은 몸이 이용할 수 있도록 음식물을 더욱 간단한 형태로 분해하기 위해 화학적 변화를 일으키는 것이다.
- ***Nutrient*** (영양소)는 통상 음식물에서 얻어지는 물질로 몸의 정상적인 기능을 수행하는 데 필요하다. 주요 영양소는 ***carbohydrate*** (탄수화물), ***fat*** (지방) 및 ***protein*** (단백질)이다. ***Vitamin*** (비타민)과 ***mineral*** (무기질)은 필수 영양소로 적은 양만 필요하다.

대사 *Metabolism*

Metabolism (meh-**TAB**-oh-lizm, 대사)은 몸에서 영양소를 이용하는 모든 과정을 말한다(**metabol**은 변화시키다, **-ism**은 상태를 의미). 대사는 동화작용(anabolism)과 이화작용(catabolism) 두 부분으로 나뉜다.

- **Anabolism** (an-**NAB**-oh-lizm, 동화작용)은 영양소로부터 몸의 세포와 물질을 만드는 것이다. *Catabolism*의 반대어이다.
- **Catabolism** (kah-**TAB**-oh-lizm, 이화작용)은 동화작용의 반대로 몸의 세포와 물질을 분해하여 에너지와 이산화탄소로 방출한다. *Anabolism*의 반대어이다.

흡수 *Absorption*

Absorption (ab-**SORP**-shun, 흡수)은 완전히 소화가 된 영양소를 작은창자벽에 분포하는 모세혈관을 통하여 순환계통으로 받아들이는 과정이다.

- 작은창자를 둘러싸고 있는 점막은 **villi** (**VILL**-eye, 융모)라고 하는 손가락 모양의 돌기가 돌출되어 있다(단수형, *villus*). 각각의 융모는 혈관과 유미관이 있다. 혈관들은 소화계통으로부터 직접 영양소를 흡수하여 혈액을 통하여 신체의 세포에 전달한다.
- 지방과 지용성(fat-soluble) 비타민은 직접 혈류를 통하여 운반되지 않는다. 대신에 특수한 구조로 된 림프계통인 ***lacteal*** (유미관)이 영양소를 흡수하여 림프관을 통하여 운반한다. 이러한 영양소들은 운반될 때 림프절에서 여과된 후 혈액에 운반된다(Lacteal은 6장에서 설명하였다).

입안 침샘 및 식도의 기능
The Role of the Mouth, Salivary Glands, and Esophagus

- **Mastication** (**mass**-tih-**KAY**-shun, 씹기)은 ***chewing***이라고도 하며, 음식물을 침과 함께 섞어서 작은 조각으로 부수는 것을 말한다. 침에는 화학적으로 녹말을 당으로 분해하는 효소가 있다.
- **Bolus** [**BOH**-lus, 음식덩이(식괴)]는 씹혀서 삼켜질 준비가 된 음식물 덩어리를 말한다. Bolus라는 용어는 약의 투여와 관련되어 포장된 용기의 양 전체를 투여할 때 사용되기도 하며 자세한 내용은 15장에서 설명한다.
- 음식물을 삼키면 입에서 인두를 거쳐 식도로 들어가게 된다.
- 식도에서 음식물은 중력과 연동운동에 의하여 아래로 이동한다. **Peristalsis** (**pehr**-ih-**STAL**-sis, 연동(꿈틀)운동]란 한 방향으로 진행되는 일련의 파동과 같은 민무늬근육의 수축이다.

위의 기능 *The Role of the Stomach*

- 위에서 분비되는 gastric juice (위액)는 소화 과정을 시작하게 하는 염산(HCl)과 소화효소로 구성된다. 위벽을 통하여 소수의 영양소만 혈류로 들어간다.
- 대신에 위의 교반(churning)작용은 위액과 함께 음식물을 미즙으로 바꾼다. **Chyme** (**KYM**, 미즙)은 부분적으로 소화된 반고형 덩어리로 위에서 날문조임근(pyloric sphincter)을 거쳐 작은창자로 간다.

작은창자의 기능 *The Role of the Small Intestine*

음식물에서 유용한 영양소로의 전환은 미즙이 연동운동에 의해 작은창자로 가면서 완성된다.

- Duodenum (샘창자)에서 미즙은 이자액(pancreatic juice)과 쓸개즙(bile)이 섞인다. 쓸개즙이 큰 지방방울을 분해하면 이자액에 포함된 효소가 지방을 소화시킬 수 있다. 이 작용을 ***emulsification*** (유화)이라 하며, 영양소들이 몸으로 흡수되기 전에 완성된다.
- Jejunum (빈창자)에서는 소화효소가 추가적으로 더해지고 소화과정이 계속된다.

■ Ileum (돌창자)에서 소화된 음식물이 몸으로 흡수된다.

큰창자의 기능 *The Role of the Large Intestine*

큰창자의 역할은 소화찌꺼기를 받아서 몸에서 제거될 때까지 저장하는 곳이다.

■ 음식물찌꺼기는 액체 상태로 큰창자에 들어간다. 과도한 물은 큰창자벽에서 흡수하여 몸의 수분 평형을 유지하도록 돕고 나머지는 대변이 된다.

■ **Feces** (**FEE**-seez, 대변)는 ***stool***이라고도 하며, 곧창자와 항문을 통하여 버려지는 고형물이다.

■ **Defecation** (**def**-eh-**KAY**-shun, 배변)은 ***bowel movement (BM)***라고도 하며, 큰창자를 비우는 것이다.

■ 큰창자에는 수십억 개의 세균들이 상존하는데, 대부분 무해하며 유기물찌꺼기를 분해하는 작용을 한다. 이 과정에서 가스가 만들어진다.

■ **Borborygmus** (**bor**-boh-**RIG**-mus, 복명)는 창자에서 가스가 이동할 때 나는 소리이다.

■ **Flatulence** (**FLAT**-you-lens, 위창자내공기참(고장)]는 ***flatus***라고도 하며, 곧창자를 통해서 몸 바깥으로 배출되는 가스가 이동하는 것이다.

소화계통과 관련된 전문의료인

MEDICAL SPECIALTIES RELATED TO THE DIGESTIVE SYSTEM

■ **Bariatrics** (**bayr**-ee-**AT**-ricks, 비만의학)는 비만 그리고 비만과 관련된 질환을 조절하고 예방에 관한 일을 하는 의학의 한 분과이다.

■ **Dentist** (치과의사)는 Doctor of Dental Surgery, DDS (구강외과학)나 Doctor of Medical Dentistry, DMD (의치과학) 학위를 가진 사람으로 치아와 입안 조직의 질병과 장애를 진단하고 치료하는 전문가이다.

■ **Gastroenterologist** (**gas**-troh-**en**-ter-**OL**-oh-jist, 위장병전문의)는 위와 창자의 질병과 장애를 진단하고 치료하는 전문가이다(**gastr/o**는 위, **enter**는 작은창자, **-ologist**는 전문가를 의미).

■ **Oral or maxillofacial surgeon** (mack-**sill**-oh-**FAY**-shul, 구강 또는 악안면 외과의사)은 얼굴과 턱의 기형, 질병치료, 손상부위 복구 등을 치료하는 외과전문의이다.

■ **Orthodontist** (**or**-thoh-**DON**-tist, 치과교정전문의)는 치아와 관련된 얼굴 구조의 부정교합을 방지하고 교정하는 치과전문의이다(**orth**는 곧거나 정상적인 것, **odont**는 치아, **-ist**는 전문가를 의미).

■ **Periodontist** (**pehr**-ee-oh-**DON**-tist, 치주전문의)는 치아주위 조직의 장애를 방지하고 치료하는 치과전문의이다(**peri-**는 주위, **odont**는 치아, **-ist**는 전문가를 의미).

■ **Proctologist** (prock-**TOL**-oh-jist, 곧창자병전문의)는 잘록창자, 곧창자 및 항문의 장애를 치료하는 전문가이다(**proct**는 항문과 곧창자, **-ologist**는 전문가를 의미).

소화계통의 병리

PATHOLOGY OF THE DIGESTIVE SYSTEM

입안의 조직 *Tissues of the Oral Cavity*

■ **Aphthous ulcer** (**AF**-thus **UL**-ser, 아프타궤양)는 ***canker sore*** 또는 ***mouth ulcer***라고도 하며, 입안을 덮고 있는 부드러운 조직에 경계 부위가 붉은 회백색의 얽은 자국이 생기는 것이다. 정확한 원인은 모르지만 매우 흔한 궤양의 발현은 스트레스나 특정 식품 또는 발열과 관련이 있다.

■ ***Ulcer*** (궤양)는 피부 또는 점막의 개방된 손상을 일으켜 궤양 주위의 조직의 소실을 야기한다(12장 참조).

■ **Cheilosis** (kee-**LOH**-sis, 입술증)는 ***cheilitis***라고도 하며, 입의 꼬리에 균열이 생기는 궤양렬을 특징으로 하는 입술질환이다(**cheil**은 입술, **-osis**는 비정상적인 상태를 의미).

■ **Herpes labialis** (**HER**-peez **lay**-bee-**AL**-iss, 입술헤르페스)는 ***cold sore*** 또는 ***fever blister***라고도 하며, 입술과 인접 조직에 물집과 같은 궤양이 형성되는 것으로 입안단순헤르페스바이러스1형(*oral herpes simplex virus type 1*, HSV-1)에 의해 유발된다. 대부분의 성인들은 이러한 매우 흔한 바이러스에 감염되어 있고, 어떤 사람들에게서는 이 증상이 주기적으로 반복된다.

■ **Leukoplakia** (**loo**-koh-**PLAY**-kee-ah, 백반증)는 턱이나 뺨의 속면에 발생하는 비정상적으로 흰 암발병전의 병변이다[**leuk/o**는 흰색, **-plakia**는 반(국소적인 병소)을 의미]. 이 병변은 구강 내 부서진 치아에 대한 연속적인 마찰 자극과 같은 만성적인 반응에 의하여 발생한다. 종종 백반증 반점은 생식기, 소화계통 및 비뇨계통에서도 발생한다.

■ **Stomatitis** (**stoh**-mah-**TYE**-tis, 구내염)는 구강 점막의 염증이다(**stomat**은 입 또는 입안, **-itis**는 염증을 의미). *주의*: 이후 절에서 설명하는 용어 ostomy에서 *stoma*는 인공적으로 기관과 체표면 사이를 연결하는 입과 같은 구멍을 의미한다.

■ **Stomatomycosis** (**stoh**-mah-toh-my-**KOH**-sis, 구강진균증)는 곰팡이 진균에 의하여 발생하는 입안의 질환이다(**stomat/o**는 입 또는 입안, **myc**는 곰팡이, **-osis**는 비정상적인 상태 또는 질환을 의미).

■ **Oral thrush** (아구창)는 진균인 *Candida albicans*의 감염에

의해 생기며 혀나 뺨의 내면에 생기는 크림과 같은 흰 반점이 특징적인 증상이다. 이 질환은 유아나 면역기능이 약한 노인이나 항생제를 복용하는 사람에게서 발생한다.

- **Trismus** (**TRIZ**-mus, 입벌림장애)는 외상, 외과적인 수술, 구강암의 치료와 관련된 방사선치료에 의해 야기되어 입을 여는 데 제한을 받는 질환이다. 이 질환은 말하는 데 어려움이 있고, 씹거나 삼키기가 어려워 환자의 영양에 영향을 미친다.
- **Xerostomia** (**zeer**-oh-**STOH**-mee-ah, 입안건조증)는 *dry mouth*라고도 하며, 침샘에서 침분비의 결여나 감소로 생긴다(**xer/o**는 건조, **-stom**은 입, **-ia**는 비정산적인 상태를 의미). 이 증상은 침샘에 대한 투약이나 방사선 조사에 의해 유발되며, 불쾌감, 삼키기 곤란, 미각의 변화를 비롯하여 치아 부식 등을 일으킬 수 있다.

입술갈림증과 입천장갈림증 *Cleft Lip and Cleft Palate*

- **Cleft lip** [입술갈림증(구순열)]은 *harelip*이라고도 하며, 발생학적 결손의 결과로 생기는 증상이다. 코를 향해 위쪽으로 연속되는 입술에 깊은 틈새가 유발된다.
- **Cleft palate** [입천장갈림증(구개열)]는 태아의 초기 발생기 동안 입천장이 닫히지 않아 생기는 증상이다. 이 증상은 윗입술과 hard palate (단단입천장) 또는 soft palate (물렁입천장)에서도 초래될 수 있다. 치료를 하지 않으면 코와 입 사이의 이 틈새는 어린이가 먹고 말하는 데 지장을 준다. 입술갈림증과 입천장갈림증은 각각 또는 같이 유발될 수 있으며, 외과적인 수술에 의하여 교정한다(그림 8.10).

치아질환 *Dental Diseases and Conditions*

- **Bruxism** (**BRUCK**-sizm, 이갈기)은 통상 잠잘 때 생기며 불수의적으로 이를 갈거나 악무는 것으로 긴장이나 스트레스와 관련이 있다. 이갈기는 치아를 마모시키고 치아주위조직(periodontal tissue)이나 턱관절(temporomandibular joint)에 손상을 준다.
- **Dental caries** (**KAYR**-eez, 치아우식증)는 *tooth decay* 또는 *cavity*라고도 하며, 감염성 질환으로 치아의 사기질(enamel)과 상아질(dentin)을 붕괴시킨다. 치유되지 않으면 치수(pulp)가 노출되어 감염될 수도 있다.
- **Dental plaque** [**PLACK**, 치태(치면세균막)]는 세균과 그 부산물로 형성된 연성의 침적물로 치아 위에 만들어지며, 치아우식과 치아주위질환의 주요 원인이 된다. *Plaque*는 또한 혈관에서 콜레스테롤 침적물의 축적을 나타내기도 한다.
- **Edentulous** (ee-**DEN**-too-lus, 무치)는 치아가 없는 상태를 의미한다. 이 용어는 자연적으로 영구치가 소실된 후의 상태를 나타낸다.
- **Halitosis** (hal-ih-**TOH**-sis, 구취)는 *bad breath*라고도 하며, 입에서 나는 불쾌한 냄새를 말한다. 치아질환이나 호흡계통 또는 소화계통 질환에 의해 유발된다(**halit**는 호흡, **-osis**는 -의 상태를 의미).
- **Malocclusion** (**mal**-oh-**KLOO**-zhun, 부정교합)은 아래 치아에 대한 윗치아의 정상적인 위치가 빗나갈 때를 의미한다.

치아주위질환 *Periodontal Disease*

Periodontal disease (치아주위질환)는 *periodontitis* (**pehr**-eeoh-don-**TYE**-tis, 치주염)라고도 하며, 치아주위 또는 지지조직의 염증을 말한다(**peri-**는 주위, **odont**는 치아, **-al**은 -와 관계되다를 의미). 이 진행성 질환은 조직의 병발(involvement) 정도에 따라 분류한다. 심한 경우에는 치아를 둘러싸고

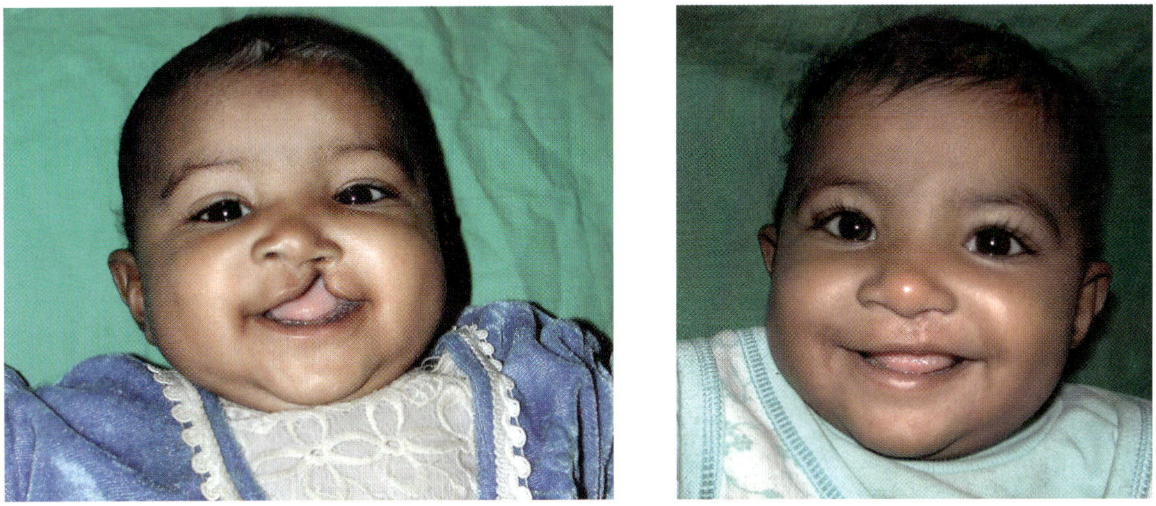

(A) (B)

그림 8.10 입천장갈림증 어린이의 치료 전(A)과 후(B)의 모습.

있는 잇몸이나 뼈에도 염증을 초래한다.

- **Dental calculus** (**KAL**-kyou-luhs, 치석)는 *tartar*라고도 하며, 치태가 경화된 것을 말하고 주위 조직을 자극한다. *Calculus*는 몸의 다른 부분에서 형성되는 단단한 침적물(stone)에도 사용되는 용어이다.
- **Gingivitis** [**jin**-jih-**VYE**-tis, 잇몸염(치은염)]는 잇몸에 생기는 염증으로 치아주위조직염의 초기 단계이다(**gingiv**는 잇몸, **-itis**는 염증을 의미).
- **Acute necrotizing ulcerative gingivitis, ANUG** (급성괴사궤양잇몸염)는 ***trench mouth*** (참호구강염)라고도 하며, 주로 10대의 청소년들에서 볼 수 있는데, 입안에서 박테리아의 비정상적인 증식에 의해 유발된다. 이러한 질환이 진행되면 염증, 출혈, 심한 궤양, 잇몸조직의 괴사가 심하게 일어난다. *Necrotizing*은 조직의 괴사가 진행되다를 의미한다.

식도 The Esophagus

- **Dysphagia** [dis-**FAY**-jee-ah, 삼킴곤란(연하곤란)]는 삼키기 힘든 상태를 말한다(**dys-**는 어려움, **-phagia**는 삼키는 것을 의미).
- **Gastroesophageal reflux disease,** *GERD* (**gas**-troh-eh-**sof** ah-**JEE**-al **REE**-flucks, 위식도역류병)는 위산이 식도로 역류하는 것을 말한다(**gastr/o**는 위, **esophag**는 식도, **-eal**은 관련되다를 의미). *Reflux*는 반대로 흐르다라는 의미이다. 이러한 현상이 위에서 일어나면 위산이 식도점막을 자극시켜 손상을 일으킨다.
- **Barrett's esophagus**는 식도의 상피조직 세포가 만성적으로 위산에 노출되어 손상될 때 일어난다. 만성 GERD (위식도역류병)를 앓고 있는 일부 환자들에서는 합병증으로 이 질환이 발병하여 식도암의 위험성을 증가시킬 수 있다.
- **Pyrosis** (pye-**ROH**-sis, 가슴쓰림)는 *heartburn*이라고도 하며, 산성의 위 내용물이 식도로 역류하여 일으키는 작열감을 말한다(**pyr**은 열 또는 불, **-osis**는 비정상적인 상태를 의미).
- **Esophageal varices** (eh-**sof**-ah-**JEE**-al **VAYR**-ih-seez, 식도정맥류)는 식도의 아래쪽 끝에서 정맥들이 팽창된 것이다(단수형, *varix*). 이들 정맥이 파열되면 심한 출혈이 일어난다.
- **Hiatal hernia** [high-**AY**-tal **HER**-nee-ah, 틈새헤르니아(틈새탈장)]는 위의 일부분이 식도조임근(esophageal sphincter)을 통하여 가로막(diaphragm) 내로 돌출한 것을 말한다(**hiat**는 개구, **-al**은 관련되다를 의미). *Hernia*는 구조의 일부 또는 전체가 그것이 들어 있는 조직을 뚫고 돌출하는 것이다. 이 상태는 식도역류와 가슴쓰림에 의해 유발될 수 있다(그림 8.11).

위 The Stomach

- **Gastritis** (gas-**TRY**-tis, 위염)는 종종 *Helicobacter pylori*라

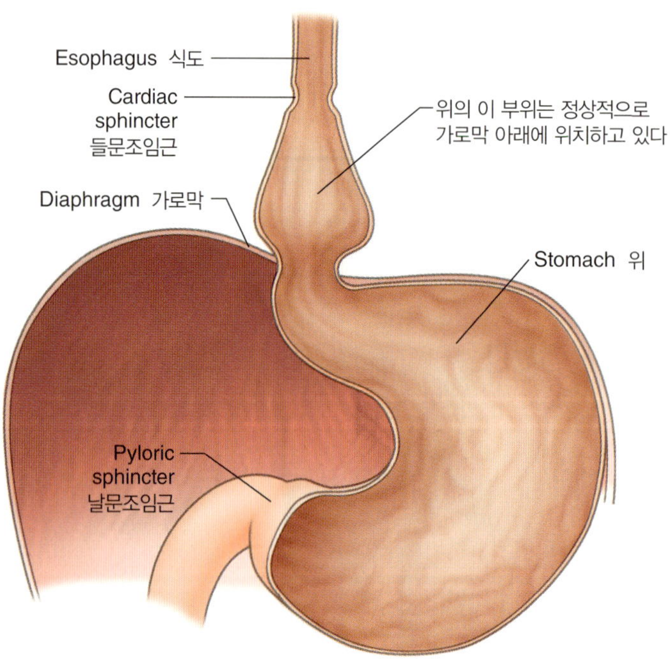

그림 8.11 틈새탈장에서 위의 일부분이 식도의 개구부를 통하여 가로막 내로 돌출해 있다.

는 세균에 의해서 유발되는 위점막의 흔한 염증이다(**gastr/o**는 위, **-itis**는 염증을 의미).

- **Gastroenteritis** [**gas**-troh-en-ter-**EYE**-tis, 위창자염(위장염)]는 위와 창자를 덮고 있는 점막의 염증을 말한다(**gastr/o**는 위, **enter**는 작은창자, **-itis**는 염증을 의미).
- **Gastrorrhea** (**gas**-troh-**REE**-ah, 위액분비과다증)는 위에서의 위액이나 점액의 과다한 분비를 말한다(**gastr/o**는 위, **-rrhea**는 유량 또는 분비물을 의미).

소화성궤양 *Peptic Ulcers*

Peptic ulcer (**UL**-ser, 소화성궤양)는 소화계통의 점막에 영향을 미친다(**pept**는 소화, **-ic**는 관계있다를 의미). 소화성궤양은 *Helicobacter pylori*에 의해 유발되거나 점막 자극을 유발하는 아스피린의 투약에 의하여 유발된다(그림 8.12). 소화성궤양을 일으키는 질환을 *peptic ulcer disease* (소화성궤양질환)라고 한다.

- *Gastric ulcer* (위궤양)는 위에서 생기는 소화성궤양이다.
- *Duodenal ulcer* (샘창자궤양)는 작은창자 윗부분에서 생기며 가장 흔한 소화성궤양이다.
- *Perforating ulcer* (천공성궤양)는 소화성궤양의 합병증으로서 기관(organ)의 벽 전체에 궤양이 생기는 질환이다.

식사와 관련된 질환 *Eating Disorders*

- **Anorexia** (**an**-oh-**RECK**-see-ah, 식욕부진)는 음식에 대하여 식욕을 잃어버리는 것이며, 특히 질병에 의해 유발되는 것을 말한다.

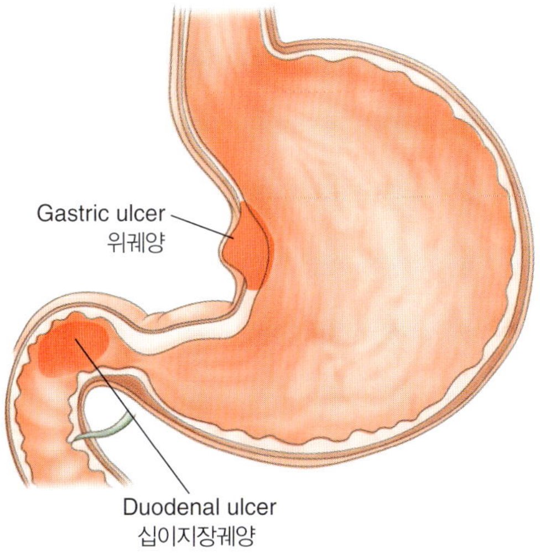

그림 8.12 위궤양과 십이지장궤양의 위치.

- **Anorexia nervosa** (**an**-oh-**RECK**-see-ah ner-**VOH**-sah, 신경성 식욕부진)는 자신의 외모가 너무 뚱뚱하다고 잘못 인지하는 것을 특징으로 하는 질병이다. 이 증상은 체중이 증가하는 것에 대하여 과도한 두려움을 가져 정상 체중을 유지하는 것도 거부하게 한다. 무리한 다이어트와 과도한 운동으로 인하여 종종 환자가 쇠약해지기도 한다. *Emaciated*는 비정상적으로 여윈 것을 의미한다.
- **Bulimia nervosa** (byou-**LIM**-ee-ah ne-**VOH**-sah, 신경성 폭식증)는 신체의 외양을 잘못 인지하여 식사장애를 일으키는 것을 특징으로 하는데, 스스로 토하거나 설사제나 이뇨제 또는 다른 약물의 오용 등에 대한 보상적인 행동으로 흔히 폭식을 하게 된다. *Bulimia*는 지속적이고 과도하게 배가 고픈 것을 의미한다.
- **Cachexia** (kah-**KEKS**-eeh-ah, 악액질)는 암이 진전되거나 또는 AIDS와 같은 질병에 걸린 환자에서 발생하는데, 체중과 근육의 감소에 의한 체력이 소모되는 상태를 말한다. 이러한 환자는 충분이 섭취하지만 신체가 영양소를 흡수할 수 없으므로 체력이 소모된다.
- **Pica** (**PYE**-kah, 이식증)는 식사장애로 흙이나 분필, 녹말 또는 진흙 등과 같이 비식품성인 것들을 집요하게 먹는 증상을 말한다. 이러한 비정상적인 욕구는 때때로 임신과 관련이 있다.

영양상태 *Nutritional Conditions*

- **Dehydration** [탈수(증)]은 과도하게 수분을 잃어버려 몸의 정상적인 전해질 평형이 붕괴되는 상태를 말한다(**de-**는 제거, **hydra**는 물, **-tion**는 과정을 의미).
- **Malnutrition** (영양실조)은 적절한 음식물이나 영양이 부족한 상태로 먹을 것이 부족하거나 영양소의 흡수 또는 분포가 부적절하여 유발된다.
- **Malabsorption** (**mal**-ab-**SORP**-shun, 흡수장애)은 작은창자가 음식물로부터 영양소를 흡수할 수 없어서 그대로 통과시키는 경우이다.

비만증 *Obesity*

Obesity (oh-**BEE**-sih-tee, 비만)는 체내에 과도한 지방이 축적되는 것이다. *Obese*라는 용어는 신장, 연령, 성별에 따라 정해진 표준 체중을 20~30% 이상 초과하는 사람들에게 통상 적용된다. *Gender* (성)는 남성과 여성 간의 차이를 의미한다.

- **Morbid obesity** (**MOR**-bid oh-**BEE**-sih-tee, 병적비만)는 임상적으로 *severe obesity* (심한 비만)라고도 하며, 정상 체중보다 2~3배 또는 그 이상을 넘는 경우나 신체질량지수(body mass index)가 40보다 클 때도 병적 비만으로 진단한다. 여기서 사용된 *morbid*는 질병과 관련되다라는 의미이다.

- 신장에 따라 맞춘 **body mass index, BMI** (신체비만지수)는 심장질환이나 암 또는 당뇨병과 같은 만성질환의 발병에 관련된 많은 요소들 중 하나이다. 20세 또는 그 이상의 성인들은 체중미달(under weight), 정상(normal), 과체중(overweight) 또는 비만(obese) 중 하나의 BMI 카테고리에 속하게 된다.
- 비만은 고혈압(5장)과 당뇨병(13장)과 같은 질환에서 중복 이환되는 질환이다. *Comorbidity*는 질환 또는 건강 상태가 여러 가지 질환이 복합적으로 나타나는 상태를 말한다.

소화불량과 구토 *Indigestion and Vomiting*

- **Aerophagia** [**ay**-er-oh-**FAY**-jee-ah, 공기삼킴증(공기연하증, 탐기증)]는 먹거나 마실 때 과도한 공기를 삼키는 것으로, 위에 가스를 차게 하는 통상적인 원인이 된다(**aer/o**는 공기, **-phagia**는 삼키다를 의미).
- **Dyspepsia** (dis-**PEP**-see-ah, 소화불량)는 *indigestion*이라고도 하며, 소화 시 오는 통증 또는 불쾌감을 말한다(**dys-**는 아픔, **-pepsia**는 소화를 의미).
- **Emesis** (**EM**-eh-sis, 구토)는 *vomiting*이라고도 하며, 위의 내용물을 식도를 통하여 입 밖으로 방출하는 것이다. **Emesis**는 독립적으로도 사용하고 접미사로도 사용한다.
- **Eructation** (eh-ruk-**TAY**-shun, 트림)은 belching (트림)하는 행동 또는 위에서 입으로 가스를 상승시키는 행위이다.
- **Hematemesis** (**hee**-mah-**TEM**-eh-sis, 토혈, 혈액구토)는 피를 토하는 것이다(**hemat**는 혈액, **-emesis**는 구토를 의미).
- **Hyperemesis** (**high**-per-**EM**-eh-sis, 입덧, 과다구토)는 극심하고 지속적인 구토를 말한다(**hyper-**는 과다하다, **-emesis**는 구토를 의미). 이 상태는 탈수에 이르게 할 수도 있다. 임신 초기에 일어날 때를 *morning sickness* (아침구역질)라고 한다.
- **Nausea** (**NAW**-see-ah, 구역, 욕지기, 오심)는 구토하고 싶은 느낌이다.
- **Regurgitation** (ree-**gur**-jih-**TAY**-shun, 역류)은 삼킨 음식을 입으로 되돌려 보내는 것이다.

창자질환 *Intestinal Disorders*

- **Celiac disease** (**See**-lee-ak, 셀리악병)는 선천적인 자가면역질환으로서 *gluten intolerance* (글루텐 불내증)라고 한다. *Gluten* (글루텐)이 함유된 음식에 심한 반응을 일으키는 특징을 갖고 있다. 글루텐은 밀, 보리, 호밀, 귀리와 같은 곡류에 있는 단백질이다. 이 질환은 작은창자의 융모에 손상을 일으키며, 신체가 적절하게 이러한 물질을 흡수할 수 없게 된다.
- **Colorectal carcinoma** [잘록곧창자암(직장결장암)]는 *colon cancer* (잘록창자암)라고 하며, 잘록창자에서 발견되는 용종(polyp)이 그 존재의 첫 번째 증거가 되는 일반적인 형태이다(그림 6.13).
- **Polyp** (**POL**-up)은 점막 표면으로부터 버섯처럼 성장한다. 모든 용종이 악성인 것은 아니다.
- **Diverticulosis** (**dye**-ver-tick-you-**LOH**-sis, 게실증)는 잘록창자 내에 게실이 많이 나타나는 것을 말한다(**diverticul**은 게실, **-osis**는 비정상적인 상태를 의미). 증상이 없는 게실증은 섬유소가 적은 음식을 섭취하기 때문에 발생한다고 믿고 있다.
- **Diverticulum** (**dye**-ver-**TICK**-you-lum, 게실, 곁주머니, 맹낭)은 잘록창자와 같은 관 모양의 기관(tubular organ)의 벽이나 내층에서 발견되는 주머니(pouch 또는 sac)이다(복수형, *divericula*).
- **Diverticulitis** (**dye**-ver-tick-you-**LYE**-tis, 게실염)는 잘록창자에서 하나 또는 그 이상의 곁주머니의 염증)을 말한다(**diverticul**은 게실, **-itis**는 염증을 의미). 증상은 갑작스러운 복부 통증, 경련 및 구토를 초래한다(그림 8.13).
- **Enteritis** (**en**-ter-**EYE**-tis, 창자염장염)는 *E. coli*와 같은 세균이나 바이러스 같은 병원체에 오염된 음식물에 의해 유발되는 작은창자의 염증을 말한다(**enter**는 작은창자, **-itis**는 염증을 의미).
- **Ischemic colitis** (is-**KEY**-mick koh-**LYE**-tis, 허혈성대장염)는 대장의 일부분이 부분적으로 또는 전체가 혈액 공급이 안될 때 일어난다. 혈액 공급의 부족 현상이 하루 이상 지속된다면 혈액 공급이 안 된 부위에는 염증이나 치명적인 손상을 일으킨다.

창자막힘증 *Ileus*

Ileus [**Ill**-ee-us, 창자막힘증(장폐색증)]는 작은창자 또는 큰창자 또는 둘 다가 부분적으로 또는 전체적으로 막힌 것을 말한다. 이러한 상태를 *paralytic ileus* (무력창자막힘증)라 하고, 창자의 연동운동(peristalsis)의 정지에 의해 유발된다. 증상으로는 심한 통증(pain)과 경련(cramping), 복부팽창(abdominal distention), 구토를 비롯하여 가스나 대변의 배출 기능 상실 등이 일어난다. *Postoperative ileus* (수술후 창자막힘증)는 복부 수술 후 일시적인 장운동의 손상이며 수술 부위에 따라 24~72 시간 동안 흔히 나타날 수 있다.

과민성 큰창자증후군 *Irritable Bowel Syndrome*

Irritable bowel syndrome, IBS (연축결장)은 *spastic colon*이라고도 하며, 간헐적인 경련, 복통, 고창증(bloating), 변비

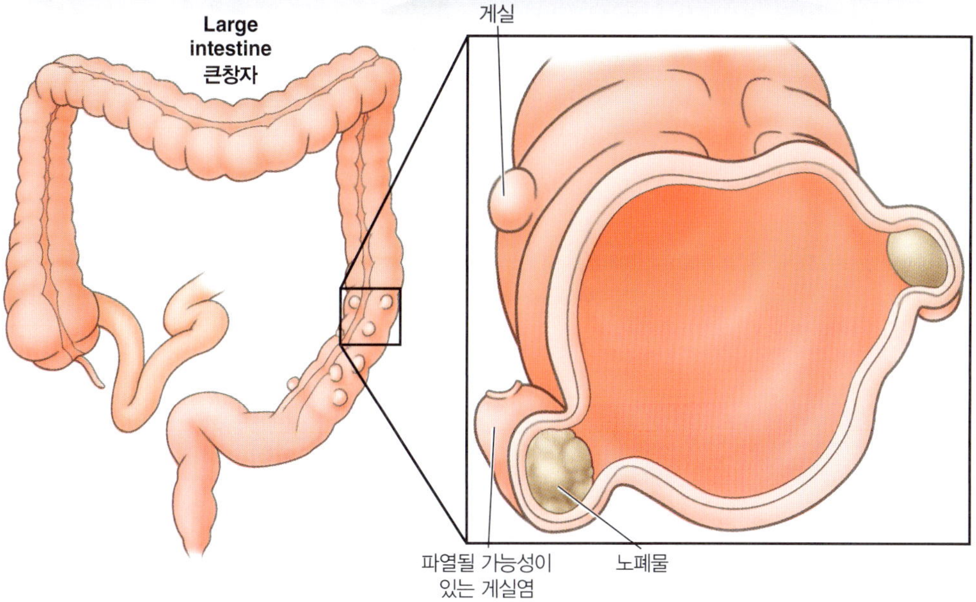

그림 8.13 게실염은 잘록창자에 한 개 또는 그 이상의 게실에 염증을 일으킨다.

(constipation) 또는 설사 등의 증상을 나타내지만 그 원인은 알려져 있지 않다. IBS는 스트레스로 더욱 악화되며, 병원체(바이러스 또는 세균)나 구조적인 변화에 의한 것은 *아니다*.

염증성 창자질환 *Inflammatory Bowel Diseases*

Inflammatory bowel disease, IBD (염증성창자질환)는 창자의 염증과 부종을 유발하는 질환의 일반적 명칭이다. 가장 흔한 두 개의 질환은 ulcerative colitis [궤양성잘록창자염(궤양대장염)]와 Crohn's disease (크론병)이다.

- 이들 증상은 둘 다 만성적이고(chronic), 치료 효과가 없으며(incurable), 작은창자와 큰창자에 영향을 끼칠 수 있기 때문에 같이 분류된다. 이것들은 또한 복통, 체중 감소, 피로, 발열, 직장출혈, 설사 등을 포함하는 유사한 증상을 나타낸다.
- 이들 증상은 활동기(*flare*, 발적)와 완화기의 간격을 두고 나타나는 경향이 있다. 창자의 병소를 외과적으로 제거하거나 약물처치로 치료한다.

궤양성 잘록창자염 *Ulcerative Colitis*

Ulcerative colitis [UL-ser-**ay**-tiv koh-**LYE**-tis, 궤양성 잘록창자염(궤양대장염)]는 궤양과 자극(irritation)을 유발하는 막창자와 큰창자의 반복적인 염증 질환으로 원인이 불명인 만성 질환이다(**col**은 잘록창자, **-itis**는 염증을 의미)(그림 8.14).

- 이 질환은 보통 막창자에서 시작되어 잘록창자의 아래 부위인 위쪽으로 진행되지만 큰창자 전체에 영향을 끼칠 수 있다.
- 이 질환은 잘록창자의 심부조직(deep tissues)이 아니라 가장 안쪽 층에만 영향을 미친다.

크론병 *Crohn's Disease*

Crohn's Disease, CD (크론병)는 만성적인 자가면역질환으로 소화관 어디에서든 발병할 수 있다. 그러나 ileum (돌창자)과 colon (잘록창자)에서 더욱 자주 볼 수 있다.

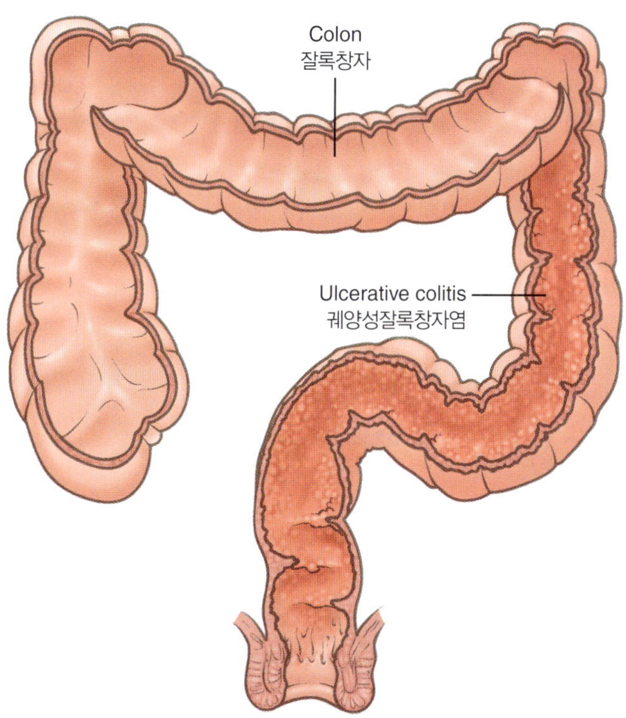

그림 8.14 궤양성 잘록창자염은 큰창자와 곧창자에서 자극과 궤양을 일으킨다.

궤양성 잘록창자염과 대조적으로 크론병은 발병한 부위의 모든 조직층에 침범할 수 있다. 이것은 일반적으로 발병한 부위의 벽에 흉터가 생기고 두꺼워지는 결과를 초래한다. 크론병의 가장 흔한 합병증은 흉터나 부종에 의한 장폐색이다.

창자막힘증 *Intestinal Obstructions*

Intestinal obstruction [창자막힘증(장폐쇄증)]은 작은창자나 큰창자 또는 둘 다 물리적인 막힘에 의해 부분적으로 또는 전체적으로 폐색이 생기는 것이다. 이 폐색은 scar tissue (흉터조직) 또는 tumor (종양)와 같은 많은 요인들에 의해 발생한다.

- ***Intestinal adhesion*** (장유착)은 정상이라면 분리되어야 할 창자의 부위가 서로 달라붙은 것을 말한다. 이러한 증상은 염증이나 trauma (외상)에 의해 유발되어 창자막힘증을 일으킬 수 있다.
- ***Strangulating obstruction*** (꼬임성폐색)은 창자 분절로의 혈액의 흐름이 폐색되는 질환이다. 이러한 상태는 괴저와 천공에 이르게 할 수도 있다. ***Gangrene*** (괴저)은 순환 결여와 관련되어 조직이 죽는 것이고, ***perforation*** (천공)은 어떤 구조의 벽에 구멍이 뚫리는 것이다.
- **Volvulus** [**VOL**-view-lus, 창자꼬임(장염전)]는 창자 스스로 꼬여서 폐색을 유발하는 것이다. *Volvulus*는 라틴어로 꼬이다라는 의미이다. 이 질환은 영향을 받은 장의 부위에서 괴사가 일어난다(그림 8.15).
- **Intussusception** [**in**-tus-sus-**SEP**-shun, 창자겹침증(장겹침증)]은 작은창자의 한 부분이 바로 인접 부위의 틈 내로 망원경처럼 밀려들어가는 것이다(**intussuscept**는 함입되다, **-ion**은 상태를 의미). 드물게 발병하나 심각한 증상을 초래하는 이 질환은 3개월에서 6세의 어린이에게서 종종 발병한다.
- **Inguinal hernia** (**ING**-gwih-nal **HER**-nee-ah, 고샅굴헤르니아)는 하복부의 벽이나 고샅부위(groin)에 있는 약한 부위를 통하여 창자의 작은 고리(loop)가 돌출하여 들어가는 것이다(**inguin**은 고샅부위를 의미, **-al**은 -에 속하다라는 형용사형 어미). 이 질환은 비만, 임신, 무거운 것을 들어올릴 때 또는 배변 시 긴장할 때에 발병한다.
- **Strangulated hernia** (꼬임탈장)는 창자의 한 부분이 탈장 내부에 갇힐 때 일어나며 혈액의 공급이 중단된다.

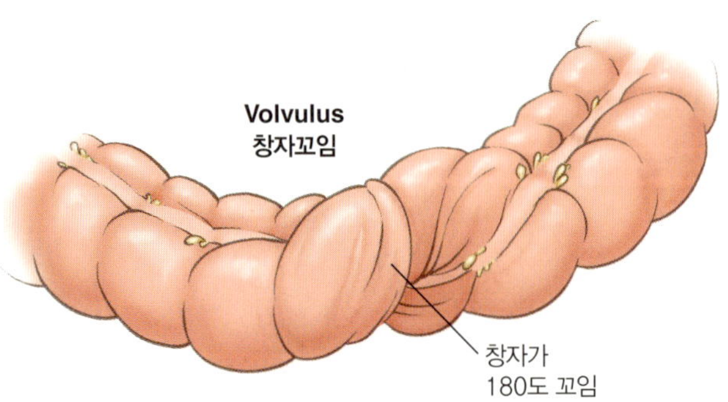

그림 8.15 창자꼬임(volvulus)은 창자 스스로 꼬이는 것이다.

창자의 감염성 질환 *Infectious Diseases of the Intestines*

창자의 감염성 질환은 오염된 음식물과 식수 또는 빈약한 위생관념에 의하여 전염된다. 가장 흔하게 발생하는 이들 감염성 질환은 다음과 같다.

- ***Colostridium difficite*** (klos-**TRID**-ee-um dif-us-**SEEL**)는 ***C. diff***라고도 하며, 세균감염으로서 다른 세균을 죽이기 위하여 항생제를 사용한 병원에 입원하거나 장기간 노인 요양시설에 입원한 노인에게 발병된다. 이 질환은 설사를 일으키고, 잘록창자에 염증을 일으킨다. 감염을 억제하려면 손세척기를 이용하거나 장갑을 사용하면 전파를 막을 수 있다.
- **Dysentery** (**DIS**-en-**ter**-ee)는 세균성 감염이며, 열대지방에서 인간의 분변에 의하여 오염된 음식이나 식수를 통하여 전파된다.
- ***E. coli***는 세균인 *Escherichia coli*에 의하여 야기되며 적절하게 요리하지 않은 오염된 식품에 의하여 전파된다.
- **Salmonellosis** (sal-muh-nel-**LOH**-sis)는 ***salmonella***라고도 하며, 동물과의 직접적인 접촉에 의한 분변이나 오염된 음식 또는 요리하지 않은 고기나 계란 또는 살균하지 않은 우유나 치즈 제품에 의하여 전파된다.

항문곧창자질환 *Anorectal Disorders*

- **Anal fissure** (항문열창)는 항문의 피부가 약간 찢어진 것으로 장운동 시 강한 통증이 있을 수 있다. 여기서 언급된 ***fissure***는 고랑이나 균열같은 피부의 궤양을 말한다.
- **Bowel incontinence** (in-**KON**-tih-nents, 실변)는 배변의 조절이 안 되는 것이다. *Urinary incontinence* (요실금)는 9장에서 설명한다.
- **Constipation** (변비)은 배변의 빈도가 1주에 3회 이하이며, 변의 크기가 감소하거나 단단하고 건조하여 대변의 통과가 어려운 상태를 말한다.
- **Diarrhea** (dye-ah-**REE**-ah, 설사)는 묽은 대변이나 물대변이 비정상적으로 자주 있는 것으로 탈수에 이를 수도 있다(**dia-**는 -를 통하여, **-rrhea**는 흐름 또는 배설을 의미).
- **Hemorrhoid** (**HEM**-oh-roid, 치핵)는 일단의 정맥, 근육, 조직들이 항문 개구부 가까이 또는 그것을 통과하여 미끄러

져 나오는 것이다. 정맥은 염증이 생겨 통증, 대변 누출, 출혈 등에 이르게 된다.

- **Rectocele** (**RECK**-toh-seel, 곧창자탈출)은 출산 시 또는 임신 시에 곧창자의 앞쪽 벽이 질 쪽으로 돌출된 상태를 말한다(**rect/o**는 곧창자, **-cele**는 탈장을 의미).

비정상적인 대변 *Abnormal Stools*

- **Hematochezia** (hee-**mat**-oh-**KEE**-zee-uh, 혈변)는 변에서 선홍색의 혈액이 관찰될 때를 말한다. 이러한 변색은 위장관의 하부에서 출혈에 의하여 발생한다.
- **Melena** (meh-**LEE**-nah, 흑색변)는 *hematochezia*와는 대조적으로 타르와 같이 검고 악취가 나는 대변이 나오는 증상이다. 악취가 나는 검은 변은 위장관도의 상부의 질환이나 손상에 의하여 소화된 혈액 때문에 검게 관찰된다.
- **Steatorrhea** (**stee**-at-oh-**REE**-ah, 지방변)는 변에 지방이 지나치게 많이 관찰될 때를 말한다(**steat/o**는 지방, **-orrhea**는 흐르다 또는 배출하다라는 의미). 이 질환의 변은 거품이 있으며 악취가 나는데, 주로 췌장질환, 쓸개 제거 또는 흡수 불량을 초래하는 질환에 의하여 야기된다.

간 *The Liver*

간질환은 간의 기능이 소화 과정에 필수적이므로 주요 관심사이다.

- **Ascites** (ah-**SIGH**-teez, 복수)는 복강에 비정상적으로 장액이 차는 것이다. 이 증상은 대개 심한 간질환에 의하여 야기된다. *Serous* (장액)라는 용어는 물과 같은 농도의 묽은 물질을 의미한다.
- **Hepatomegaly** (**hep**-ah-toh-**MEG**-ah-lee, 간비대)는 간이 비정상적으로 커지는 것이다(**hepat/o**는 간, **-megaly**는 확대를 의미).
- **Jaundice** (**JAWN**-dis, 황달)는 혈액에 정상보다 많은 bilirubin이 나타나서 생기는 것으로 피부와 눈이 노랗게 변색된다.
- **Hepatitis** (**hep**-ah-**TYE**-tis, 간염)는 간에 염증이 생긴 것을 말한다(**hepat**는 간, **-itis**는 염증을 의미). 바이러스성 간염은 간암을 야기시킬 수 있으며, 간이식에 의하여 치료할 수 있다. 가장 흔한 바이러스성 간염의 3가지 유형을 표 8.1에 나타내었다.

간경화증 *Cirrhosis*

Cirrhosis (sih-**ROH**-sis, 간경화증)는 퇴행 조직이 정상 조직을 대체하는 점진적 퇴행성 간질환이다(**cirrh**는 노란색 또는 주황색, **-osis**는 비정상적인 상태를 의미). *Degenerative* (퇴행성)는 조직 또는 기관의 기능 소실을 초래하는 점진적인 악화를 의미한다.

- 간경화증은 지나친 음주나 감염 바이러스 B나 C에 의하여 야기된다.
- 간경화가 진전되면서 손상된 간조직 내에 지방이 축적된다. 간손상은 신체의 다른 계통에도 비정상적인 상태를 초래한다(그림 8.16).

비알코올성 지방간 질환 *Nonalcoholic Fatty Liver Disease*

Nonalcoholic fatty liver disease, NAFLD (비알코올성 지방간 질환)는 술을 거의 마시지 않는 사람에게서 간에 지방이 축적되는 질환이다. 이 질환은 중년의 비만인, II형 당뇨환자, 콜레스테롤이 높은 사람 및 이러한 질환이 복합적으로 발생한 사람에게서 가장 흔히 발병한다.

Nonalcoholic steatohepatitis (비알코올성 지방간염)는 이 질환에서 더욱 심각한 형태이며, 지방 축적과 간에 손상을 주는 염증을 동반한다(**steat/o**는 지방, **hepat**은 간, **-itis**는 염증을 의미). 일부 임상 유형에서 이 질환으로부터 비가역적 간 흉터, 간경화, 간암으로 진전될 수 있다.

표 8.1 ▸ 간염의 유형

HAV	**Hepatitis A 바이러스**는 가장 많이 발병하는 간염으로서 감염된 분변에 오염된 식수나 음식물 또는 매우 전염성이 강한 HAV 바이러스의 접촉에 의하여 감염된다. HAV에 대한 면역력을 제공하기 위하여 백신이 이용된다.
HBV	**Hepatitis B 바이러스**는 바이러스에 감염된 체액이나 혈액에 접촉하면 전파되는 혈액에 의하여 유래되는 질병이다. HBV에 대한 면역력을 제공하기 위하여 백신이 이용된다.
HCV	**Hepatitis C 바이러스**는 바이러스에 감염된 체액이나 혈액에 접촉하면 전파되는 혈액에 의하여 유래되는 질병이다. HCV는 몸에 수년간 잠복할 수 있고, 증상이 나타나기 전에 간을 손상시키기 때문에 silent epidemic (소리 없는 전염병)이라고 한다. HBC에 대한 면역력을 제공하기 위한 백신은 이용할 수 없다.

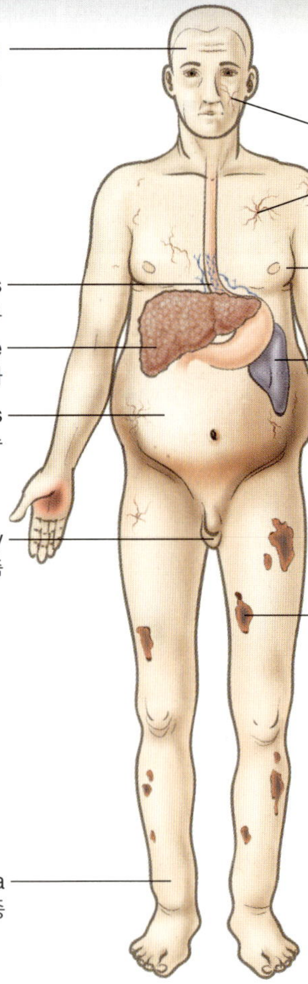

그림 8.16 간경화증과 관련된 임상적인 증상.

쓸개 *The Gallbladder*

- **Cholangitis** (**koh**-lan-**JIGH**-tis, 쓸개관염)는 배 부위의 오른위쪽의 통증과 고열, 황달을 특징으로 하는 쓸개관의 급성 감염이다(**choleangi/o**는 쓸개관, **-itis**는 염증을 의미). 가장 흔한 원인은 세균감염이다.
- **Cholecystitis** [**koh**-luh-sis-**TYE**-tis, 쓸개염(담낭염)]는 쓸개의 염증으로 보통 결석이 쓸개즙의 흐름을 막는 것과 관련이 있다(**cholecyst**는 쓸개, **-itis**는 염증을 의미).
- **Gallstone** [쓸개돌(담석)]은 ***cholelith***라고도 하며, 쓸개와 쓸개관에서 만들어지는 단단한 침전물이다(복수형, *calculi*). 결석의 형성에 대해서는 9장에서 설명한다.
- **Cholelithiasis** [**koh**-lee-lih-**THIGH**-ah-sis, 쓸개돌증(담석증)]는 쓸개나 쓸개관에 담석이 존재하는 것이다(**chole**은 쓸개, **-lithiasis**는 돌이 존재한다는 것을 의미).
- 담관을 통하여 담석이 지나갈 때 일어나는 통증을 ***biliary colic*** (담석산통)이라고 한다.

이자 *The Pancreas*

Pancreas [이자(췌장)]는 13장에서 설명한다.

소화계통의 진단 방법
DIAGNOSTIC PROCEDURES OF THE DIGESTIVE SYSTEM

- **Abdominal computed tomography, CT**는 방사선 검사법으로 복부 내의 조직 구조를 상세한 횡단면으로 만들어내어 종양이나 폐색과 같은 것의 존재 여부를 보여준다. CT scan은 15장에서 설명한다.
- **Abdominal ultrasound** (복부초음파)는 초음파를 이용하여 내부 장기를 영상화하기 위하여 사용되는 비침투성 검사이다.
- **Cholangiography** (koh-**LAN**-jee-**og**-rah-fee, 쓸개관조영술)는 조영제를 사용하여 쓸개관의 방사선적 검사이다(**cholangi/o**는 쓸개관, **-graphy**는 기록하는 과정을 의미). 이 검사는 간으로부터 쓸개즙의 흐름이 느리거나 또는 폐색되었는지를 확인하기 위하여 간이나 쓸개관에서의 폐색을 확인하는

검사이다. *Cholangiogram* (쓸개관조영상)은 그 결과를 나타낸 기록이다.

- **Enema** (**EH**-neh-ma, 관장)는 창자운동을 통하여 하부 창자를 비우도록 하기 위하여 곧창자와 잘록창자에 용액을 주입하는 것이다. 관장의 목적은 내시경검사를 위하여 창자를 깨끗이 하는 것이다. 그러나 관장은 또한 관장약을 몸에 주입하여 심한 변비를 치료하기 위하여 사용되기도 한다.
- **Esophagogastroduodenoscopy** (eh-**sof**-ah-goh-**gas**-troh-**dew**-oh-deh-**NOS**-koh-pee, 식도위샘창자내시경술)는 상부소화기도를 시각적으로 관찰하기 위한 내시경검사법이다(**esophag/o**는 식도, **gastr/o**는 위, **duoden/o**는 샘창자, **-scopy**는 광학적 검사법을 의미). 이 검사법은 식도, 위, 샘창자 윗부분을 특수한 내시경으로 검사한다.
- **Upper GI series** (상부위장관조영술)와 **lower GI series** (하부위장관조영술)는 소화계통을 검사하기 위한 방사선적 연구이다. 조영제는 이러한 구조들을 관찰하는 데 필요하다. *Barium swallow* (바륨삼킴)는 상부위장관조영술에 사용되고, *barium enema* (바륨관장)는 하부위장관조영술에 사용된다.
- **Stool sample** (대변샘플)은 변의 내용물과 특성을 검사하는 데 필요한 대변검사물이다. 예를 들어, 지방변은 이자에 문제가 있음을 나타낸다. 세균, 기생충충란, 기생충 등의 존재 여부를 알아보기 위하여 실험실에서 대변 시료를 배양하여 검사할 수도 있다. *O & P*는 기생충의 충란(parasite egg)과 기생충(parasite)을 의미하는 약어이다.

내시경검사 *Endoscopic Procedures*

Endoscope (**EN**-doh-**skope**, 내시경)는 내부 구조를 광학적으로 검사하는 데 필요한 도구이다(**endo-**는 내부, **-scope**는 광학적 검사를 위한 도구를 의미).

- **Anoscopy** [ah-**NOS**-koh-pee, 항문보개법(항문경법)]는 항문관과 곧창자하부의 광학적 검사법이다(**an/o**는 항문, **-scopy**는 광학적 검사를 의미).
- **Capsule endoscopy** (캡슐내시경)는 캡슐에 넣은 작은 비디오카메라를 환자에게 삼키게 하여 관찰하는 내시경이다(그림 8.17). 약 8시간 후 카메라가 작은창자벽의 영상을 기록하여 환자의 벨트에 차고 있는 자료기록계에 영상을 전송하는 방법에 의하여 관찰한다.

대장암 검사법 *Screening for Colorectal Carcinoma*

다음의 진단검사는 암으로 전이될 가능성이 있는 용종을 초기에 발견하기 위하여 이용된다.

- **Colonoscopy** (**koh**-lun-**OSS**-koh-pee, 잘록창자내시경검사)는 곧창자에서 막창자까지 잘록창자의 내부 표면을 광학적으로 검사하는 것이다(**colon/o**는 잘록창자, **-scopy**는 광학적 검사를 의미). *Virtual colonoscopy*는 X선과 컴퓨터를 사용하여 잘록창자의 2~3차 영상을 만들어 낸다.
- **Sigmoidoscopy** (**sig**-moi-**DOS**-koh-pee, 구불창자내시경검사)는 곧창자와 구불창자를 비롯하여 가능하면 내림창자 일부의 내부를 내시경으로 검사하는 것이다[**sigmoid/o**는 구불창자(S자결장), **-scopy**는 광학적 검사를 의미].
- **Hemoccult test** (**HEE**-moh-kult, 잠혈검사)는 *fecal occult blood test*라고도 하며, 대변에 잠복한 혈액을 검사하는 것이다(**hem**은 혈액, **-occult**는 숨어있다를 의미). 가정에서 검사키트를 이용하여 시료를 채취하고 실험실에서 측정할 수도 있다. *주의*: Hemoccult는 제조사의 이름이므로 대문자를 사용하여야 한다.

소화계통의 치료 방법
TREATMENT PROCEDURES OF THE DIGESTIVE SYSTEM

투약 *Medications*

- **Antacid** (제산제)는 위산을 중화시킴으로써 소화궤양(peptic ulcer) 치료를 도와주거나 소화불량을 경감시켜준다.
- **Proton pump inhibitor** (양성자펌프억제제)는 위에서 생산되는 산의 양을 감소시킨다. 이러한 약은 GERD (위식도역류질환)의 증상을 치료하는 데 사용된다.
- **Antiemetic** (**an**-tih-ee-**MET**-ick, 항구토제)은 구역질과 구토를 경감시키거나 막기 위하여 복용한다(**anti-**는 항, **emet**는 구토, **-ic**는 관련되다를 의미).
- **Laxatives** (설사제)는 장운동을 자극하는 약물 또는 음식물이다. 겨(bran)와 같은 *Bulk-forming laxative* (팽창설사제)는 대변이 장을 통과할 때 수분을 함유하고 부드러운 상태를 유지하도록 도와 변비(constipation)를 치료한다.
- **Intravenous fluid, IV** (**in**-trah-**VEE**-nus, 수액요법)는 탈수를 방지하기 위하여 투여한다(**intra-**는 -속, **ven/o** 는 정맥을 의미, **-us**는 명사형 어미).
- **Oral rehydration therapy, ORT** (구강재수분공급치료)는 특히 어린이에게서 심한 설사를 수반하는 탈수에 대항하여 제제를 복용시키는 전해질 용액 치료법이다(**re**는 다시 또는 재, **hydra**는 물, **-tion**은 -과정이라는 의미).

입안과 식도 *The Oral Cavity and Esophagus*

- **Dental prophylaxis** (**proh**-fih-**LACK**-sis, 치과예방)는 치석(plaque)과 결석(calculus)을 제거하기 위하여 치아를 전문적으로 깨끗이 하는 것이다. *Prophylaxis* (예방)는 예방접종(vaccination)이나 콘돔(condom)과 같이 질병을 예방하거

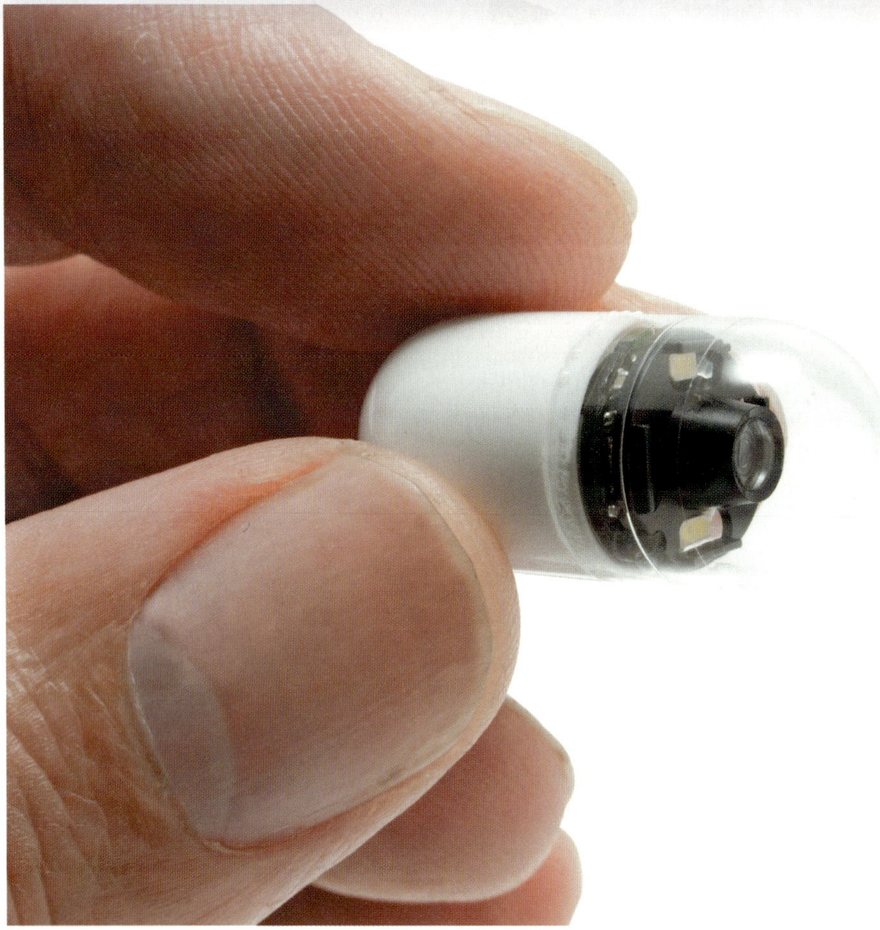

그림 8.17 환자가 캡슐내시경 카메라를 삼키면 센서장치에 샘창자의 영상을 전달하게 된다.

나 확산을 막기 위한 처치를 말한다.

- **Gingivectomy** [**jin**-jih-**VECK**-toh-mee, 잇몸절제(술)]는 병든 잇몸조직을 외과적으로 제거하는 것이다(**gingiv**는 잇몸조직, **-ectomy**는 외과적인 제거를 의미).
- **Maxillofacial surgery** [mack-**sill**-oh-**FAY**-shul, 턱얼굴외과(턱얼굴수술)]는 얼굴과 턱의 기형을 교정하거나 질병을 치료하며 손상을 치유하는 특수한 외과적 수술이다.
- **Palatoplasty** [**PAL**-ah-toh-**plas**-tee, 입천장성형술(구개성형술)]는 입천장갈림증(구개열, cleft palate)의 외과적 치유술이다(**palat/o**는 입천장, **-plasty**는 외과적 치유를 의미).

위 *The Stomach*

- **Gastrectomy** (gas-**TRECK**-toh-mee, 위절제술)는 위의 전체 또는 일부를 외과적으로 제거하는 것이다(**gastr/o**는 위, **-ectomy**는 외과적 제거를 의미).
- **Nasogastric intubation** (**nay**-zoh-**GAS**-trick **in**-too-**BAY**-shun, 코 경유 위 삽관)은 코를 통하여 위내로 관을 삽입하는 것이다(**gastr**는 위, **-ic**는 -에 속하다라는 의미). 이 관은 입으로 영양소를 섭취할 수 없는 환자에게 영양소를 공급하기 위하여 일시적으로 삽입한다(그림 8.19).
- **Gastrostomy tube** (gas-**TROS**-toh-mee, 위창냄술관)는 신체 밖으로부터 위에 인공적인 구멍을 만드는 것이다(**gastr**는 위, **-ostomy**는 외과적으로 구멍을 만들다라는 의미). ***G-tube*** 라고도 하며, 삼킬 수 없거나 영양소를 섭취할 수 없는 환자에게 영양소의 공급을 위하여 영구적으로 관을 삽입하기 위하여 실시한다(그림 8.19).
- **Total parenteral nutrition, TPN** (pah-**REN**-ter-al, 총비경구영양)은 입으로 영양소를 섭취할 수 없는 환자에게 투여하는 방법이다. 환자의 총 영양소 요구량을 수액 형태로 정맥을 통하여 주입한다. ***Parenteral***은 소화계통을 통하지 않는다라는 의미이다.

비만수술 *Bariatric Surgery*

Bariatric Surgery (비만수술)는 위로 들어오는 그리고 소화된 음식의 양을 제한하기 위하여 병적으로 비만인 사람에게 시행

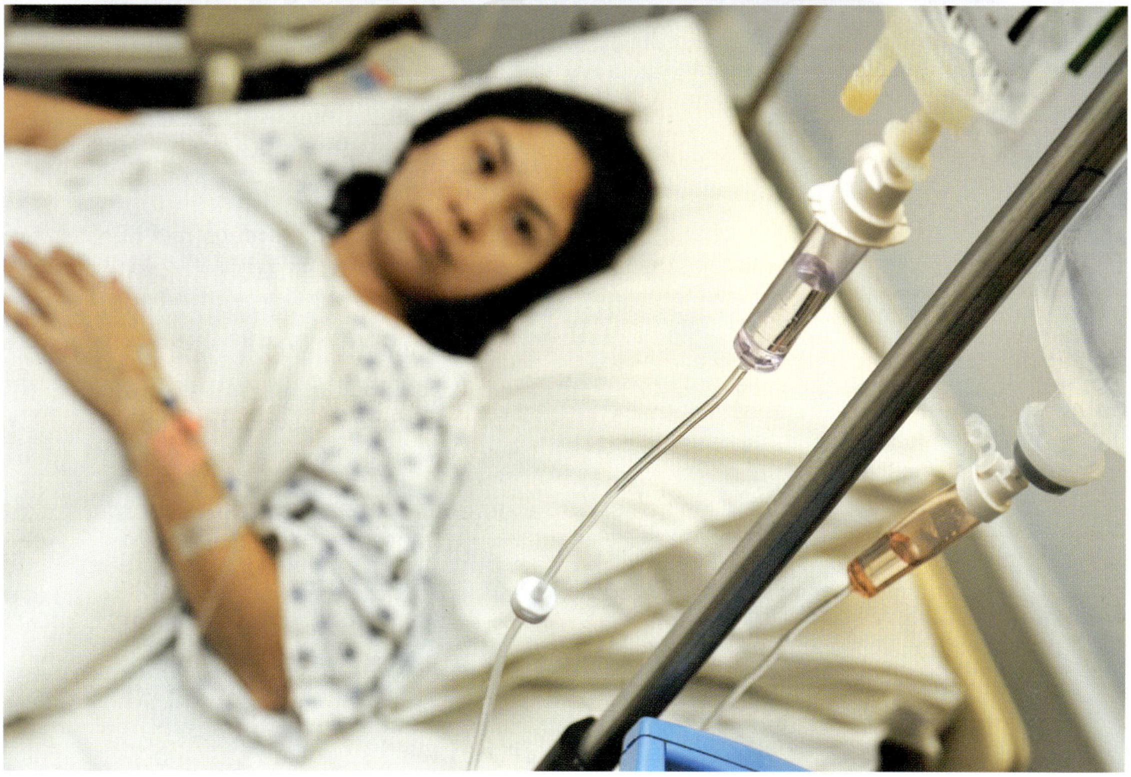

그림 8.18 수액은 탈수를 방지하기 위하여 정맥으로 주입한다.

한다. 이 시술은 음식 섭취를 제한하고 음식의 종류를 변화시켜서 체중을 감소시키기 위하여 시행한다.

- *Gastric bypass surgery* (위우회술)는 병적 비만을 치료하기 위한 것으로 위의 크기를 줄여 음식이 샘창자로 들어가도록 하는 시술이다. 이 시술은 다시 복원할 수는 없다.
- *Lap-band adjustable gastric banding, LAGB* (조절용 위밴드삽입술)은 위로 들어오는 음식의 양을 제한하기 위하여 위의 외부 주위에 밴드를 설치하는 수술이다(그림 8.20). 이 시술은 밴드를 제거하여 다시 복원할 수 있는 장점이 있다.

창자 *The Intestines*

- **Colectomy** [koh-**LECK**-toh-mee, 잘록창자절제술(결장절제술)]는 잘록창자의 전체 또는 일부를 외과적으로 제기하는 것이다(**col**은 잘록창자, **-ectomy**는 외과적 제거를 의미).
- **Colotomy** (koh-**LOT**-oh-mee, 잘록창자절개술)는 잘록창자의 외과적인 절개를 의미한다(**col**은 잘록창자, **-otomy**는 외과적인 절개를 의미).
- **Diverticulectomy** [**dye**-ver-**tick**-you-**LECK**-toh-mee, 곁주머니절제술(게실절제술)]는 곁주머니를 외과적으로 제거하는 것이다(**diverticul**은 곁주머니, **-ectomy**는 외과적 제거를 의미).
- **Gastroduodenostomy** [**gas**-troh-**dew**-oh-deh-**NOS**-toh-mee, 위샘창자연결술(위십이지장연결술)]는 위의 pylorus

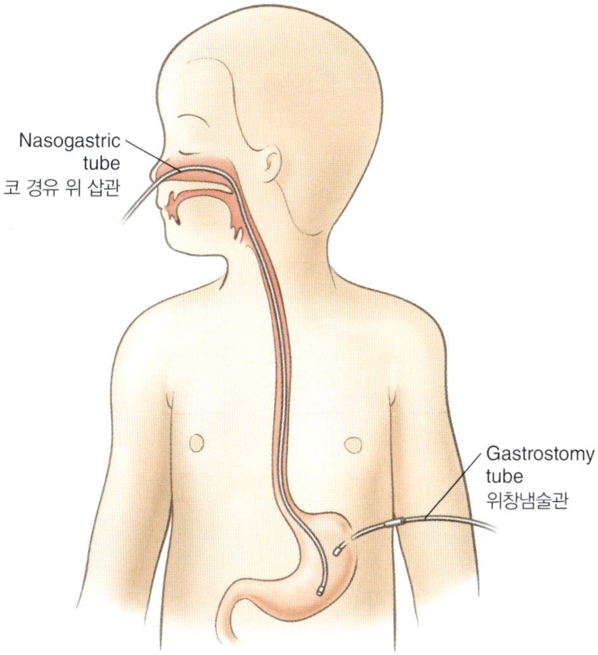

그림 8.19 코 경유 위 삽관과 위창냄술관은 입으로 먹을 수 없는 어린이에게 영양소를 공급하기 위하여 사용된다.

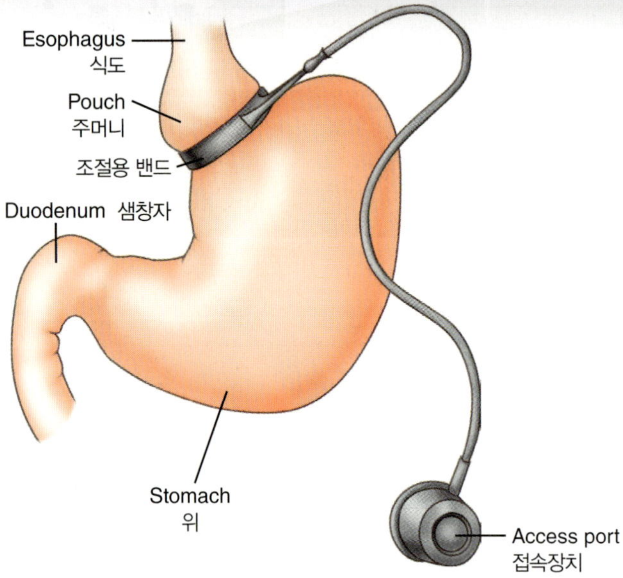

그림 8.20 조절용 위밴드삽입술은 비만수술요법 가운데 한 유형이다.

[날문(유문)]를 제거하고 위의 상부와 샘창자 사이를 연결하는 것이다(**gastr/o**는 위, **duoden**은 작은창자의 앞부분인 샘창자, **-ostomy**는 외과적으로 구멍을 만든다를 의미). 이 시술은 위암 치료 또는 기능 이상의 날문판막(pyloric valve)을 제거하기 위해 실시한다.

- **Anastomosis** (ah-**nas**-toh-**MOH**-sis)는 두 개의 내강이 빈 구조들을 서로 연결해주는 외과적인 시술이다(복수형, *anastomoses*).
- **Ileectomy** [**ill**-ee-**ECK**-toh-mee, 돌창자절제술(회장절제술)]는 돌창자를 외과적으로 제거하는 것이다(**ile**는 돌창자, **-ectomy**는 외과적 제거를 의미. *주의*: 이 용어는 e가 두 개 들어가므로 철자에 주의한다).

누설치술, 문합술, 창냄술 Ostomies

Ostomy (**OSS**-toh-mee)는 기관과 체표면 사이에 인공적으로 구멍을 내는 외과적 시술이다. 이 구멍을 *stoma*라 한다. Ostomy는 시술을 의미하는 명사 단독으로 또는 어떤 기관이 연관되었음을 설명하는 접미사로서 쓰일 수 있다.

- **Ileostomy** [**ill**-ee-**OS**-toh-mee, 돌창자창냄술(회장창냄술)]는 작은창자의 끝부분인 돌창자와 복벽의 바깥면 사이에 인공 배설구멍을 내는 것이다(**ile**는 돌창자, **-ostomy**는 외과적으로 구멍을 내는 시술을 의미).
- **Colostomy** [koh-**LAHS**-toh-mee, 잘록창자창냄술(결장창냄술, 대장창냄술)]는 잘록창자와 체표면 사이에 인공적으로 배설구멍을 만드는 것이다(**col**은 잘록창자, **-ostomy**는 외과적으로 구멍을 내는 시술을 의미). 시술한 아래쪽의 창자는 보통 전부 제거되고, 대변은 stoma를 통하여 일회용주머니로 흘러들어간다. 잘록창자창냄술은 일시적으로 치유할 부위로부터 변을 우회시킨다(그림 8.21).

곧창자와 항문 The Rectum and Anus

- **Hemorrhoidectomy** (**hem**-oh-roid-**ECK**-toh-mee, 치질절제술)는 치질을 외과적으로 제거하는 시술이다(**hemorrhoid**는 치핵, **-ectomy**는 외과적 제거를 의미). *Rubber band ligation* (고무밴드묶음술)이 수술을 대신하여 이용되기도 한다. Rubber band는 치핵의 기저부를 환상으로 잘라내어 궁극적으로 그것이 떨어져 나가게 한다. *Ligation*은 혈관을 묶는 것을 말한다.
- **Proctopexy** [**PROCK**-toh-**peck**-see, 곧창자고정술(직장고정술)]는 탈출한 곧창자를 인접한 조직이나 기관에 외과적으로 고정시키는 것이다(**proct/o**는 곧창자, **-pexy**는 외과적인 고정을 의미). *Prolapse*는 기관이나 내부 구조들이 떨어지거나 처지는 현상을 말한다.

간 The Liver

- **Hepatectomy** [**hep**-ah-**TECK**-toh-mee, 간절제(술)]는 간의 전체 또는 일부를 외과적으로 제거하는 것이다(**hepat**는 간, **-ectomy**는 외과적 제거를 의미).
- **Liver transplant** (간이식)는 간암이나 다른 이유로 간이 손상된 환자를 위하여 선택하는 것이다. 간조직은 재생되기 때문에 부분이식이 적절할 것이다. *Partial liver transplant* (간의 부분이식)는 환자와 공여자의 혈액과 조직형이 일치된다면 살아있는 기증자에게서 공여받을 수 있다.

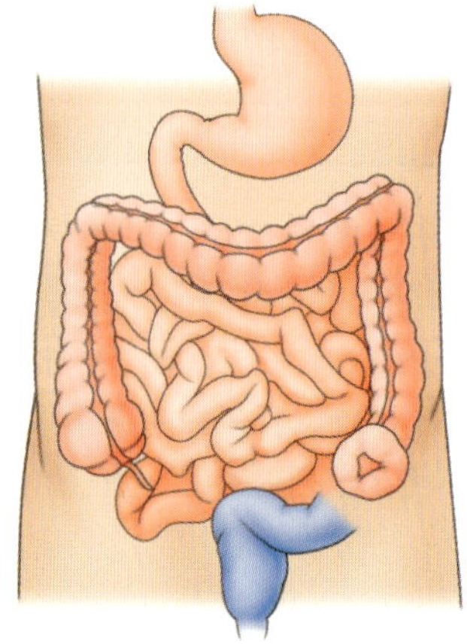

그림 8.21 잘록창자창냄술의 위치는 제거된 창자부위에 따라 이름을 붙인다. 여기에 나타낸 것은 sigmoid colostomy (구불창자창냄술)이다. Stoma (구멍)는 그림에서 갈색으로 나타낸 남아있는 창자의 끝부분에 위치한다. 제거된 부분은 파란색으로 나타내었다.

쓸개 *The Gallbladder*

- **Choledocholithotomy** [koh-**led**-oh-koh-lih-**THOT**-oh-mee, 온쓸개관돌제거술(총담관절석술)]는 gallstone [쓸개돌(결석)]의 제거를 위하여 온쓸개관을 절개하는 것이다(**choledoch/o**는 온쓸개관, **lith**는 돌, **-otomy**는 외과적 절개를 의미).
- **Cholecystectomy** [**koh**-luh-sis-**TECK**-toh-mee, 쓸개절제술(담낭절제술)]는 쓸개를 외과적으로 제거하는 것이다(**cholecyst**는 쓸개, **-ectomy**는 외과적인 절제술을 의미). *Open cholecystectomy*는 복부의 오른쪽 윗면을 절개하여 행한다. *Laparoscopic cholecystectomy* (복강경검사쓸개절제술)는 *lap choley*라고도 하며, 복벽에 3~4군데 작은 절개를 하여 그곳을 통하여 삽입한 복강경(배안보개, laparoscope) 또는 다른 기구를 이용하여 쓸개를 외과적으로 제거하는 것이다.

소화계통과 관련된 약어

ABBREVIATIONS RELATED TO THE DIGESTIVE SYSTEM

표 8.2에는 이 장에서 소개된 용어와 관련된 약어를 정리하였다. *주의*: 실수 또는 혼동을 피하기 위하여 항상 약어를 사용할 때 주의해야 한다.

표 8.2 ▸ 소화계통과 관련된 약어

body mass index = BMI	**BMI** = body mass index 신체비만지수
colonoscopy = COL	**COL** = colonoscopy 잘록창자내시경검사
esophagogastroduodenoscopy = EGD	**EGD** = sophagogastroduodenoscopy 식도위샘창자내시경술
gastroesophageal reflux disease = GERD	**GERD** = gastroesophageal reflux disease 위식도역류병
gastrointestinal = GI	**GI** = gastrointestinal 위창관의, 위장관의
inguinal hernia = IH	**IH** = inguinal hernia 고샅굴헤르니아
inflammatory bowel disease = IBD	**IBD** = inflammatory bowel disease 염증성창자질환
irritable bowel syndrome = IBS	**IBS** = irritable bowel syndrome 과민성큰창자증후군
nasogastric tube = NG tube	**NG tube** = nasogastric tube 코 경유 위 삽관
peptic ulcer disease = PUD	**PUD** = peptic ulcer disease 소화성궤양질환
total parenteral nutrition = TPN	**TPN** = total parenteral nutrition 총비경구영양요법
ulcerative colitis = UC	**UC** = ulcerative colitis 궤양성잘록창자염

제 9 장 비뇨계통
The Urinary System

비뇨계통의 구조, 기능 및 이와 관련된 연결형에 대한 개요

주요 구조	관련된 연결형	주요 기능
Kidneys ▸ 콩팥	nephr/o, ren/o	• 혈액을 여과하여 노폐물을 제거하고 전해질 농도를 유지하며 신체 내 체액량을 유지하기 위하여 지나치게 많은 물을 제거한다.
Renal Pelvis ▸ 콩팥깔때기	pyel/o	• 콩팥에서 생산된 오줌을 모은다.
Urine ▸ 오줌	ur/o, urin/o	• 액체성 노폐물로서 몸 밖으로 배출된다.
Ureters ▸ 요관	ureter/o	• 콩팥으로부터 방광까지 오줌을 운반한다.
Urinary Bladder ▸ 방광	cyst/o	• 배출될 때까지 오줌을 저장한다.
Urethra ▸ 요도	urethr/o	• 방광으로부터 요도를 통하여 오줌을 운반하여 신체 외부로 배출한다.
Prostate ▸ 전립샘	prostat/o	• 남성생식계통에 속하며 남성의 요도를 둘러싸고 있는 샘이다. 이 샘의 질환은 오줌의 배출을 방해한다.

비뇨계통과 관련된 어휘

다음 목록은 이 장의 의학용어와 필수 단어요소들을 포함하고 있다. 중요한 용어들은 **굵은 글씨**로 나타내었다. 보조적인 용어는 *주황색 이탤릭체*로 나타내어 중요한 용어의 의미를 명확하게 나타내었다.

단어요소 *Word Parts*

- ☐ -cele 탈장, 헤르니아, 탈출
- ☐ cyst/o 낭, 방광, 담낭, 낭포
- ☐ dia- -을 통하여
- ☐ -ectasis 확장
- ☐ glomerul/o 토리, 사구체
- ☐ lith/o 돌, 결석
- ☐ -lysis 용해, 분해
- ☐ nephr/o 콩팥, 신장
- ☐ -pexy 고정
- ☐ pyel/o 콩팥깔때기(신우)
- ☐ -tripsy 분쇄, 파쇄
- ☐ ur/o 오줌
- ☐ ureter/o 요관
- ☐ urethr/o 요도
- ☐ -uria 배뇨

의학용어 *Medical Terms*

- ☐ **ablation** (ab-**LAY**-shun) 절제, 제거
- ☐ **anuria** (ah-**NEW**-ree-ah) 무뇨증
- ☐ **benign prostatic hyperplasia** (bee-**NINE** pros-**TAT**-ick **high**-per-**PLAY**-zee-ah) 양성전립샘비대
- ☐ **chronic kidney disease** 만성콩팥기능상실
- ☐ **cystitis** (sis-**TYE**-tis) 방광염
- ☐ **cystocele** (**SIS**-toh-seel) 방광탈출증
- ☐ **cystolith** (**SIS**-toh-lith) 방광돌, 방광결석
- ☐ **cystopexy** (**SIS**-toh-**peck**-see) 방광고정술
- ☐ **cystoscopy** (sis-**TOS**-koh-pee) 방광경검사
- ☐ **dialysis** (dye-**AL**-ih-sis) 투석
- ☐ **diuresis** (**dye**-you-**REE**-sis) 이뇨제
- ☐ **end-stage renal disease** 말기콩팥질환
- ☐ **enuresis** (**en**-you-**REE**-sis) 유뇨증
- ☐ **epispadias** (**ep**-ih-**SPAY**-dee-as) 요도위열림증, 요도상열증
- ☐ **extracorporeal shockwave lithotripsy** (**ecks**-trah-kor-**POUR**-ee-al **LITH**-oh-**trip**-see) 체외충격파쇄석술
- ☐ **glomerulonephritis** (gloh-**mer**-you-loh-neh-**FRY**-tis) 토리콩팥염, 사구체신염
- ☐ **hemodialysis** (**hee**-moh-dye-**AL**-ih-sis) 혈액투석
- ☐ **hydronephrosis** (**high**-droh-neh-**FROH**-sis) 물콩팥증, 수신증
- ☐ **hydroureter** (**high**-droh-**YOUR**-eh-ter) 물요관증, 수뇨관증
- ☐ **hyperproteinuria** (**high**-per-**proh**-tee-in-**YOU**-ree-ah) 고단백뇨증
- ☐ **hypoproteinemia** (**high**-poh-**proh**-tee-in-**EE**-mee-ah) 저단백혈증
- ☐ **hypospadias** (**high**-poh-**SPAY**-dee-as) 요도밑열림증, 요도하열증
- ☐ **incontinence** (in-**KON**-tih-nents) 실금, 요실금
- ☐ **interstitial cystitis** (**in**-ter-**STISH**-al sis-**TYE**-tis) 사이질방광염, 간질성방광염
- ☐ **intravenous pyelogram** (**in**-trah-**VEE**-nus **PYE**-eh-loh-**gram**) 정맥깔때기조영사진, 정맥신우조영사진
- ☐ **nephrolith** (**NEF**-roh-lith) 콩팥돌, 신장결석
- ☐ **nephrolithiasis** (**nef**-roh-lih-**THIGH**-ah-sis) 콩팥돌증, 신장결석증
- ☐ **nephrolysis** (neh-**FROL**-ih-sis) 콩팥박리술, 신장박리술
- ☐ **nephron** (**NEF**-ron) 콩팥단위, 신장단위
- ☐ **nephropathy** (neh-**FROP**-ah-thee) 콩팥병, 신장병
- ☐ **nephroptosis** (**nef**-rop-**TOH**-sis) 콩팥처짐증, 신하수증
- ☐ **nephropyosis** (**nef**-roh-pye-**OH**-sis) 콩팥고름증, 신화농증
- ☐ **nephrostomy** (neh-**FROS**-toh-me) 콩팥창냄술, 신루설치술
- ☐ **nephrotic syndrome** (neh-**FROT**-ick) 콩팥증후군, 신증후군
- ☐ **neurogenic bladder** (new-roh-**JEN**-ick) 신경성방광
- ☐ **nocturia** (nock-**TOO**-ree-ah) 야간뇨, 야뇨증
- ☐ **nocturnal enuresis** (nock-**TER**-nal **en**-you-**REE**-sis) 야간유뇨증, 야뇨증
- ☐ **oliguria** (**ol**-ih-**GOO**-ree-ah) 오줌감소증, 감뇨증
- ☐ **percutaneous nephrolithotomy** (**per**-kyou-**TAY**-nee-us **nef**-roh-lih-**THOT**-oh-mee) 경피적콩팥절개돌제거술, 경피적신석제거술
- ☐ **peritoneal dialysis** (**pehr**-ih-toh-**NEE**-al dye-**AL**-ih-sis) 배막투석
- ☐ **polycystic kidney disease** (**pol**-ee-**SIS**-tick) 다낭콩팥병, 다낭신장병
- ☐ **polyuria** (**pol**-ee-**YOU**-ree-ah) 다뇨, 다뇨증
- ☐ **prostatism** (**PROS**-tah-tizm) 전립샘증
- ☐ **pyeloplasty** (**PYE**-eh-loh-**plas**-tee) 깔때기성형술, 신우성형술
- ☐ **pyelotomy** (**pye**-eh-**LOT**-oh-mee) 깔때기절개술, 신우절개술
- ☐ **suprapubic catheterization** (**soo**-prah-**PYOU**-bick **kath**-eh-ter-eye-**ZAY**-shun) 두덩위카테터삽입, 두덩위도관삽입
- ☐ **uremia** (you-**REE**-mee-ah) 요독증
- ☐ **ureterectasis** (you-**reh**-ter-**ECK**-tah-sis) 요관확장
- ☐ **ureterolith** (you-**REE**-ter-oh-**lith**) 요관돌, 요관결석
- ☐ **ureterorrhagia** (you-**ree**-ter-oh-**RAY**-jee-ah) 요관출혈
- ☐ **ureterorrhaphy** (you-**reet**-eh-**ROAR**-ah-fee) 요관봉합술
- ☐ **urethritis** (**you**-reh-**THRIGH**-tis) 요도염
- ☐ **urethropexy** (you-**REE**-throh-**peck**-see) 요도고정술
- ☐ **urethrorrhagia** (you-**ree**-throh-**RAY**-jee-ah) 요도출혈
- ☐ **urethrostenosis** (you-**ree**-throh-steh-**NOH**-sis) 요도협착증
- ☐ **urethrotomy** (**you**-reh-**THROT**-oh-mee) 요도절개술
- ☐ **urinary catheterization** (**kath**-eh-ter-eye-**ZAY**-shun) 요로카테터삽입
- ☐ **vesicovaginal fistula** (ves-ih-koh-**VAJ**-ih-nahl **FIS**-tyou-lah) 방광질샛길, 방광질루
- ☐ **voiding cystourethrography** (**sis**-toh-you-ree-**THROG**-rah-fee) 배뇨방광요도조영술
- ☐ **Wilms tumor** 윌름스종양

학습 목표

이 장을 통해서 다음의 목표를 달성할 수 있도록 한다.

1. 비뇨계통의 주요 구조를 정의하고 설명할 수 있다.
2. 비뇨계통의 주요 기능을 정의하고 설명할 수 있다.
3. 비뇨계통의 진단과 치료 과정 및 질병과 관련된 용어를 발음하고, 철자를 쓸 수 있고, 정의할 수 있다.

비뇨계통의 기능
FUNCTIONS OF THE URINARY SYSTEM

비뇨계통은 항상성을 유지하는 데 중요한 많은 기능을 수행한다. 항상성(*homeostasis*)이란 신체가 일정한 내부 환경을 유지하도록 균형 잡힌 상태를 의미한다(**home/o**는 같은, **-stasis**는 조절하다를 의미). 이러한 상태를 유지하기 위하여 비뇨계통은

- 신체에 지나치게 많은 체액을 제거하거나 또는 필요할 때 물을 재흡수하여 체액 내의 물, 염 및 산의 균형을 유지시킨다.
- 혈액으로부터 요소와 다른 노폐물을 제거하기 위하여 혈액을 여과한다. **Urea** (you-**REE**-ah, 요소)는 단백질대사의 주요 대사산물(노폐물)이다. *Creatinine* (크레아티닌)은 근육대사 산물이다.
- 이러한 노폐물과 지나치게 많은 체액을 콩팥에서 **urine** (오줌)으로 변환시키며 오줌을 방광에 저류하였다가 요도를 경유하여 신체 외부로 배출시킨다.

비뇨계통의 구조
STRUCTURES OF THE URINARY SYSTEM

비뇨계통 또는 *urinary tract* (요로)는 두 개의 콩팥(신장), 두 개의 요관, 하나의 방광과 하나의 요도로 구성되어 있다(그림 9.1, 9.4). 콩팥위샘(부신)은 내분비계통에 속하며, 콩팥 위에 위치한다.

요로는 생식기관과 매우 인접해 위치하기 때문에 두 인체 계통은 때로는 *genitourinary tract* (비뇨생식관)라고도 불린다.

콩팥 *The Kidneys*

Kidney [콩팥(신장)]는 지나치게 많은 체액과 염류 및 노폐물을 제거하기 위하여 끊임없이 혈액을 여과한다. 여과된 물질은 오줌으로 배출되며, 오줌은 95%가 물이며 5%가 요소를 포함한 노폐물로 구성되어 있다.

하루에 약 200 L의 혈액이 콩팥에서 여과되며 평균적으로 대략 2 L의 오줌이 생성된다. 또한 콩팥은 우리 몸이 적절한 수준의 체액을 유지하고, 혈압을 관리하고 적혈구를 생산하는 호르몬을 생성하고 뼈 건강을 유지하기 위하여 비타민 D를 활성화시키는 것을 도와주는 기능을 한다.

- **Renal** [**REE**-nal, 콩팥의(신장의)]이라는 용어는 콩팥을 의미한다(**ren**은 신장, **-al**은 -에 속하다라는 의미).
- 두 개의 콩팥은 가로막 아래의 척주 양쪽에 한 개씩 배막 뒤쪽에 위치한다. 배안을 둘러싸고 있는 막인 *retroperitoneal*은 배막 뒤쪽을 의미하는 용어이다.
- **Renal cortex** [**REE**-nal **KOR**-tecks, 콩팥겉질(콩팥피질)]는 콩팥의 바깥쪽 가장자리를 의미하며 이 부위에는 백만 개 정도의 현미경적 단위인 콩팥단위(nephron)가 위치한다. *Cortex*는 기관의 바깥부분을 의미한다.
- **Medulla** [meh-**DULL**-ah, 콩팥속질(콩팥수질)]는 콩팥의 안쪽 부위로서 대부분 오줌을 수집하는 세관으로 구성된다. *Tubule*은 세관(가는 관)을 의미한다.

콩팥단위(신단위) *Nephrons*

Nephron (**NEF**-ron, 콩팥단위)은 콩팥의 기능적 단위이다. 이 단위는 여과, 재흡수 및 분비 과정을 통해 오줌을 만들어낸다(그림 9.2). *Reabsorption* (재흡수)은 여과에 의하여 제거된 일부의 물질을 혈액으로 되돌려 보내는 것을 의미한다.

- 각각의 콩팥단위는 컵 모양의 막인 보우만주머니에 둘러싸인 모세혈관 덩어리인 **glomerulus** [gloh-**MER**-you-lus, 토리(사구체)](복수형, *glomeruli*)와 **renal tubule** (콩팥요세관)로 구성된다.
- 혈액은 **renal artery** (콩팥동맥)를 통하여 콩팥으로 들어가 콩팥단위로 유입된다.
- 토리의 여과시스템을 거친 후, 단백질과 혈액세포를 포함한 혈액은 콩팥을 나와 **renal vein** (콩팥정맥)으로 유입된다.
- 남아있는 여과된 액체는 콩팥요세관으로 들어간 후 여기에서 약간의 물, 당분, 염분 등이 인근의 모세혈관을 통하여 혈액으로 다시 들어간다.

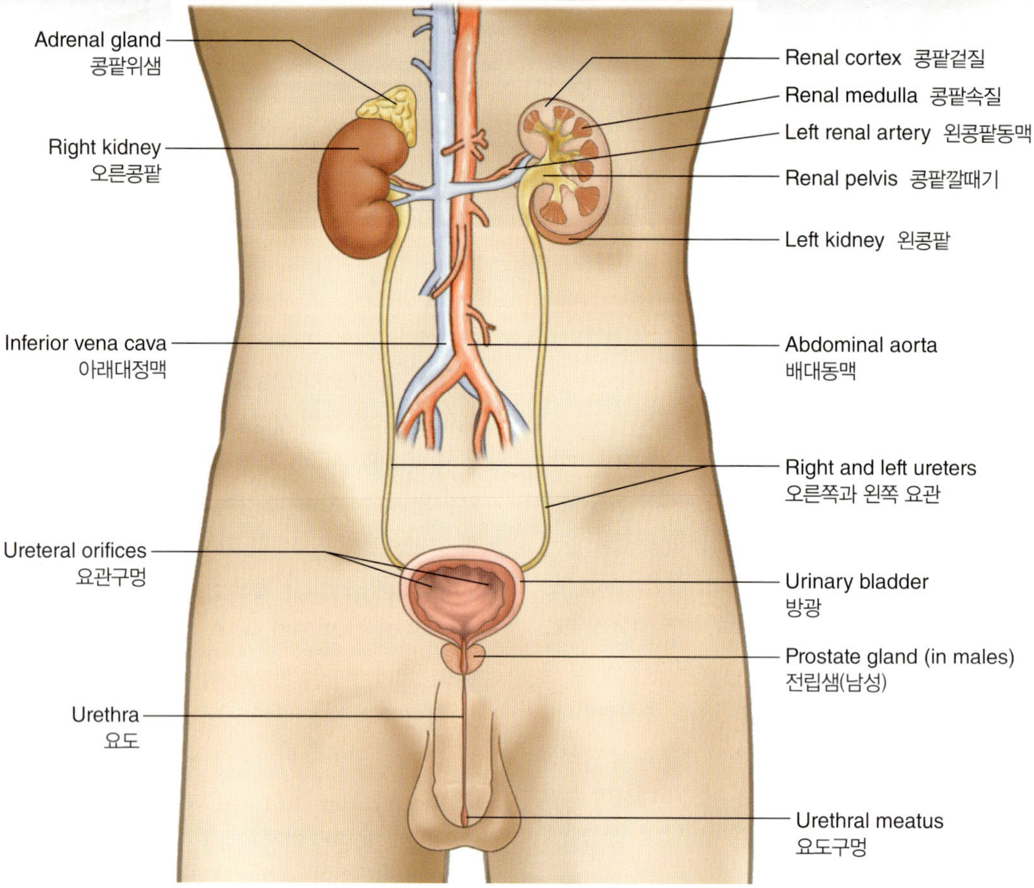

그림 9.1 비뇨계통의 주요 구조인 콩팥, 요관, 방광 및 요도. 콩팥위샘은 내분비기관이며, 전립샘은 요도를 둘러싸고 있는 남성 생식계통의 일부이다.

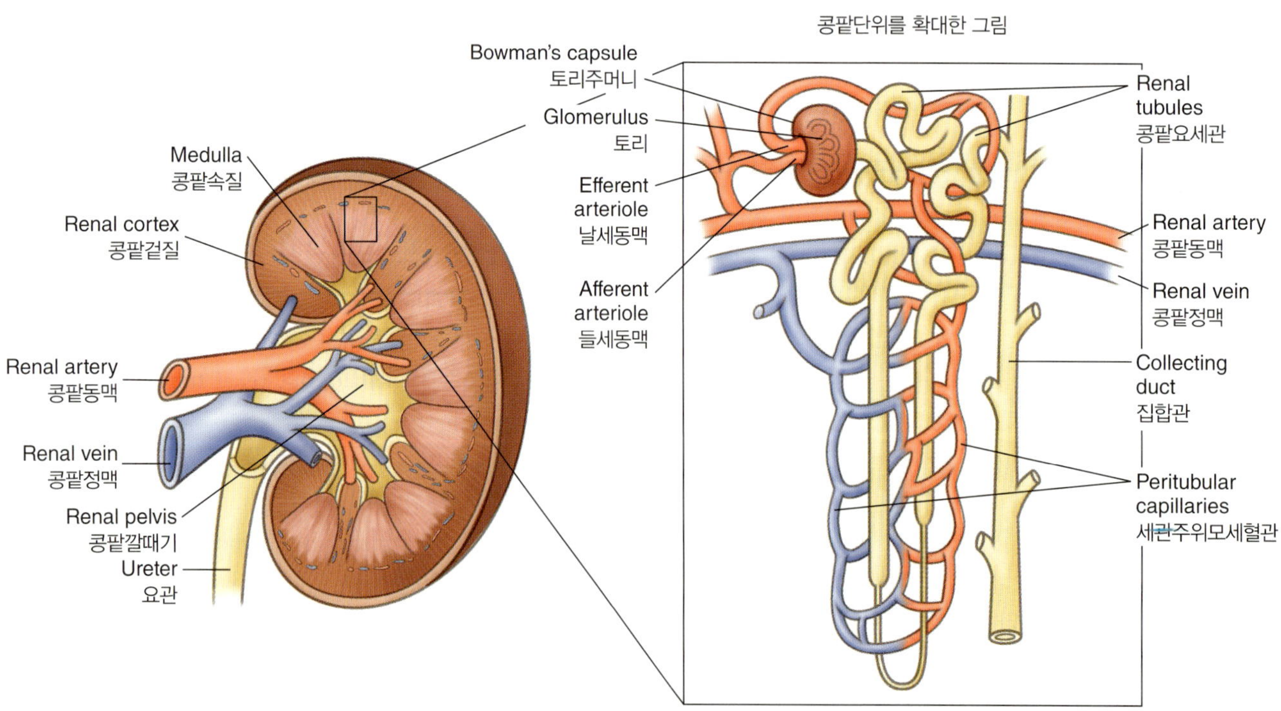

그림 9.2 콩팥단위(nephron) 및 이와 관련된 구조.

- 최종적으로 남아있는 여과된 노폐물은 계속 오줌으로 변환되어 콩팥깔때기로 운반된다. 오줌은 콩팥깔때기에 모아진 후 요관으로 들어간다.
- 노폐물이 혈액에서 효과적으로 제거되지 않으면, 인체는 항상성을 유지할 수 없게 되고 염분과 다른 물질 간의 균형을 잃게 된다.

콩팥깔때기 *The Renal Pelvis*

Renal pelvis (콩팥깔때기)는 콩팥 내 깔때기 모양의 구조로서 콩팥겉질과 속질로 둘러싸여 있다. 콩팥단위에서 새로 형성된 오줌이 요관으로 배출되기 전에 모이는 곳이다.

요관 *The Ureters*

Ureter (you-**REE**-ter, 요관)는 콩팥에서 방광까지 연결된 두 개의 좁은 관으로서 길이는 25~30 cm이다. 각각의 요관은 오줌을 콩팥에서 방광까지 운반한다. ***Peristalsis*** (연동운동)에 의하여 오줌은 방광쪽을 향하여 아래로 이동한다. (연동운동은 소화과정의 일부분으로서 8장에서 설명한다.)

오줌은 요관으로부터 **ureteral orifice** (요관구멍)를 통하여 방광으로 유입된다(그림 9.1). ***Orifice***는 구멍을 의미한다.

방광 *The Urinary Bladder*

Urinary bladdder (방광)는 안쪽 공간이 빈 근육성 기관으로서 오줌을 저장한다(그림 9.3).

- 방광은 두덩결합 뒤쪽에 있는 골반안(골반강)의 앞쪽에 위치하며, 성인의 방광은 평균 470 mL 이상의 오줌을 저장한다.
- 위(stomach)와 같이 방광은 팽창과 수축을 가능하게 하는 ***rugae*** (점막주름)로 둘러싸여 있다.

요도 *The Urethra*

Urethra (you-**REE**-thrah, 요도)는 방광에서부터 신체의 외부까지 연결된 도관이다. *주의*: *ureter*와 *urethra*의 철자가

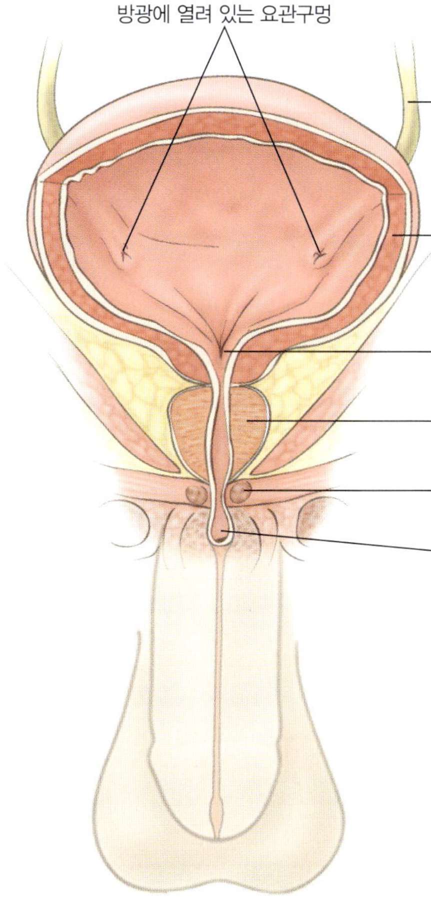

그림 9.3 남성 방광의 해부학적 구조.

매우 유사하다. Ureter가 해부학적으로 또는 알파벳상으로 먼저 나오므로, 기억하는 데 도움이 될 것이다.

- 2개의 *urinary sphincter* [요도조임근(요도괄약근)]는 요도의 양쪽 끝에 한 개씩 위치하여 방광으로부터 요도까지의 오줌의 흐름을 조절하고 바깥요도구멍을 통하여 외부로 배출하는 오줌을 조절한다. *Sphincter* [조임근(괄약근)]는 통로를 닫는 역할을 하는 고리 모양의 근육이다(그림 9.3).
- **Urethral meatus** (you-**REE**-thrahl mee-**AY**-tus, 요도구멍)는 *urinary meatus*라고도 하며, 외부로 열린 요도의 구멍을 의미한다. *Meatus*는 도관의 열린 구멍을 의미한다.
- **Female urethra** (여성의 요도)는 길이가 약 3.8 cm이다. 요도구멍은 음핵과 질구 사이에 위치한다(14장 참조). 여성의 경우, 요도는 오줌만을 운반한다.
- **Male urethra** (남성의 요도)는 길이가 약 20 cm로서 요도구멍은 음경의 끝에 위치한다(그림 9.1). 남성의 경우 요도는 오줌과 정액을 운반한다.
- **Prostate gland** (**PROS**-tayt, 전립샘)는 요도를 둘러싸고 있는 남성생식계통의 일부이다(그림 9.3). 대부분의 전립샘질환은 남성의 배뇨장애를 일으킨다.

오줌의 배출
THE EXCRETION OF URINE

Urination은 *voiding* 또는 *micturition*이라고도 하며, 오줌을 배출하는 정상적인 과정이다.

- 방광에 오줌이 차면 요도의 저부를 압박하여 배뇨(**urinate** 또는 *micturate*) 충동을 느낀다.
- 배뇨는 방광에 있는 근육의 수축과 괄약근의 이완에 의하여 이루어진다. 이러한 협응작용에 의하여 오줌은 요도를 지나 바깥요도구멍을 통하여 신체 외부로 배출된다.

비뇨계통과 관련된 전문의료인
MEDICAL SPECIALTIES RELATED TO THE URINARY SYSTEM

- **Nephrologist** [neh-**FROL**-oh-jist, 콩팥병전문의(신장병전문의)]는 콩팥의 질환과 장애를 진단하고 치료하는 전문의사이다(**nephr**은 콩팥, **-ologist**는 전문가를 의미).
- **Urologist** (you-**ROL**-oh-jis, 비뇨기전문의)는 여성의 비뇨계통과 남성의 비뇨생식계통의 질환을 진단하고 치료하는 전문의사이다(**ur**은 오줌, **-ologist**는 전문가를 의미).

비뇨계통의 병리
PATHOLOGY OF THE URINARY SYSTEM

콩팥병 *Nephropathy*

Nephropathy (neh-**FROP**-ah-thee, 콩팥병)는 신장에 관한 모든 병을 의미한다(**nephr/o**는 신장, **-pathy**는 병을 의미). 즉, 퇴행성 질환과 염증성 질환 모두를 포함한다. *Diabetic nephropathy* [당뇨병 콩팥병(증)]는 오래된 당뇨병의 합병증으로 인해 발생되는 콩팥병이다.

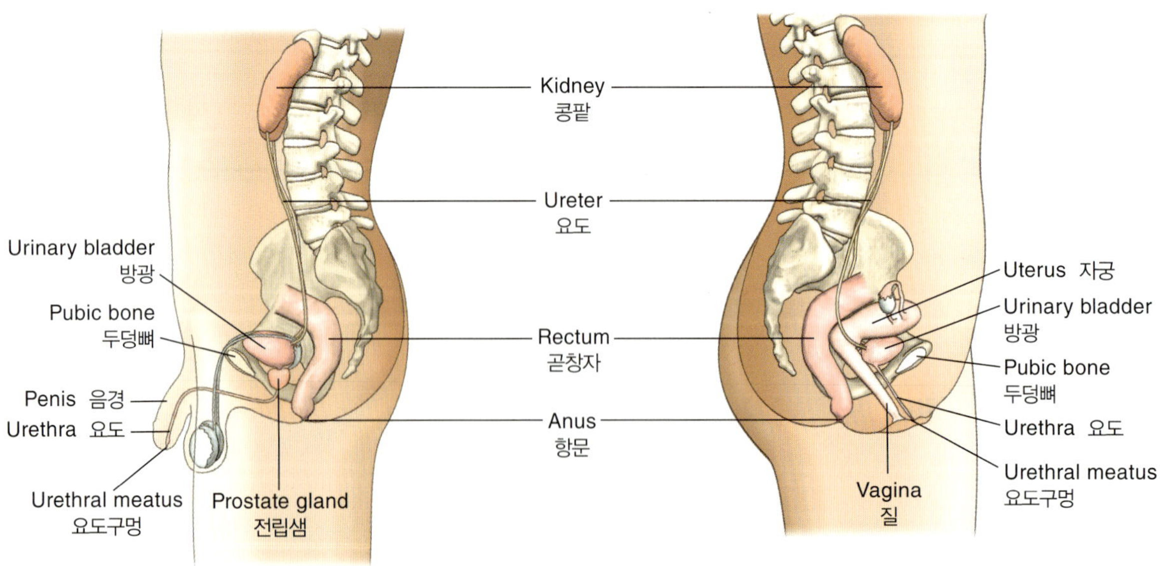

그림 9.4 남성과 여성의 비뇨계통의 단면.

콩팥기능상실 *Renal Failure*

Renal failure [콩팥기능상실(신부전)]는 *kidney failure*라고도 하며, 두 개 또는 한 개의 콩팥이 기능을 정상적으로 수행하지 못하는 것을 의미한다. 인체에서 손상된 콩팥단위는 교체할 수 없으며, 너무 많은 콩팥단위가 파괴되었을 때를 콩팥기능상실이라고 한다.

- **Uremia** (you-**REE**-mee-ah, 요독증)는 *uremic poisoning*이라고도 하며, 오줌으로 배출되지 못하고 혈류 내에 남아 있는 많은 양의 요소와 다른 노폐물에 의하여 야기되는 독성 상태를 말한다(**ur**은 오줌, **-emia**는 혈액의 상태를 의미).
- **Acute renal failure, ARF** [급성콩팥기능상실(급성신부전)]는 돌발적으로 발병하며 요독증이 특징적으로 나타난다. 신속하게 치료하지 않으면 치명적이다. 이러한 상태는 탈수로 인하여 여과할 충분한 혈액을 콩팥이 공급받지 못하거나, 콩팥의 손상 또는 심각한 감염에 의한 갑작스러운 혈액양의 감소, 또는 혈압과 같은 요인에 의하여 일어난다.
- **Chronic kidney disease, CKD** [만성콩팥기능상실(만성신부전)]는 *chronic renal disease* 또는 *kidney failure*라고도 하며, 수개월 또는 수년 동안에 걸쳐 점진적으로 콩팥의 기능을 잃어가는 질환이다. 당뇨병, 고혈압 또는 콩팥병에 관한 가족력으로부터 기인하며 생명을 위협하는 질환이다.
- 만성콩팥기능상실에 의한 혈액 속의 노폐물의 축적은 심장마비나 뇌졸중의 발생 요인이 될 수 있다.
- **End-stage renal disease, ESRD** (말기콩팥질환)는 만성콩팥기능상실의 마지막 단계로서 양쪽 콩팥기능의 소실에 의하여 일어난다. 투석이나 콩팥이식을 하지 않으면 치명적이다.

콩팥증후군 *Nephrotic Syndrome*

Nephrotic syndrome [neh-**FROT**-ick, 콩팥증후군(신장증후군)]은 *nephrosis* [neh-**FROH**-sis, 콩팥증(신장증)]라고도 알려져 있으며, 오줌을 통하여 많은 양의 단백질 소실이 일어나므로 혈액 내 단백질의 양이 비정상적 수준으로 감소하는 질환이다(**nephr/o**는 콩팥, **-tic**은 형용사형 어미, **-osis**는 비정상적인 상태를 의미). 이 질환은 콩팥의 토리에 손상을 초래한다.

- **Edema** (eh-**DEE**-mah, 부종)는 신체의 조직에 지나치게 많은 체액이 축적된 상태를 의미하며 콩팥증후군이나 다른 콩팥병의 증상으로 나타날 수 있다. 이러한 부기 또는 종창은 눈, 배, 다리 또는 발 부위에서 나타날 수 있다.
- **Hyperproteinuria** (**high**-per-**proh**-tee-in-**YOU**-ree-ah, 고단백뇨증)는 오줌 내에 단백질의 농도가 비정상적으로 높은 상태를 의미한다(**hyper-**는 지나치다, **protein**은 단백질, **-uria**는 오줌을 의미).
- **Hypoproteinemia** (**high**-poh-**proh**-tee-in-**EE**-mee-ah, 저단백혈증)는 *혈액* 내에 단백질의 농도가 비정상적으로 낮은 상태를 의미한다(**hypo-**는 부족하다, **protein**은 단백질, **-emia**는 혈액의 상태를 의미). 이러한 상태는 hyperproteinuria와 관계가 있다.
- 콩팥증후군의 원인은 당뇨병, 감염 그리고 콩팥의 장애를 포함한다. 일반적인 현미경으로 콩팥단위를 관찰할 때 정상적으로 보이는 *minimal change disease* (미세변화병)는 어린이에게 발생하는 콩팥증후군의 가장 일반적인 요인이다.

부가적인 콩팥의 상태 *Additional Kidney Conditions*

- **Hydronephrosis** [**high**-droh-neh-**FROH**-sis, 물콩팥증(수신증)]는 한쪽 또는 양쪽 콩팥의 종창(팽창)을 말한다(**hydr/o**는 물, **nephr**는 콩팥, **-osis**는 비정상적 상태를 의미). 이러한 상태는 콩팥돌 등에 의한 폐색이나 또는 요관의 협착에 의하여 오줌이 역류하여 발생한다(그림 9.5). 협착(stricture)은 신체의 통로가 비정상정인 조직에 의하여 완전히 또는 일부가 좁아진 상태이다.
- **Nephritis** (neh-**FRY**-tis, 콩팥염, 신장염)는 콩팥의 염증을 말한다(**nephr**는 콩팥, **-itis**는 염증을 의미). 콩팥염을 일으키는 가장 흔한 원인은 독소, 감염 또는 자가면역질환이다.
- **Glomerulonephritis** [gloh-**mer**-you-loh-neh-**FRY**-tis, 토리콩팥염(사구체신염)]는 콩팥염의 한 유형으로서 적혈구와 단백질이 오줌으로 빠져나와 일어나는 토리의 염증에 의하여 발생한다(**glomerul/o**는 토리, **nephr**는 콩팥, **-itis**는 염증을 의미).
- **Nephroptosis** [**nef**-rop-**TOH**-sis, 콩팥처짐증(신장하수증)]는 *floating kidney*라고도 하며, 콩팥이 아래쪽으로 이탈되는 병이다(**nephr/o**는 콩팥, **-ptosis**는 아래로 처진을 의미). *Prolapse* [처짐(하수)]는 제 위치에서 빠져 나가거나 떨어져 나가다라는 의미이다.
- **Nephropyosis** [**nef**-roh-pye-**OH**-sis, 콩팥고름증(신장화농증)]는 콩팥에 고름이 생기는 증상이다(**nephr/o**는 콩팥, **py**는 고름, **-osis**는 비정상적인 상태를 의미). *Suppuration* [곪음(화농)]은 고름 또는 농이 형성되다 또는 배출되다라는 의미이다.
- **Polycystic kidney disease, PKD** [**pol**-ee-**SIS**-tick, 다낭콩팥병(다낭신장병)]는 여러 개의 낭이 발생하는 선천성 콩팥병이다[**poly-**는 많다, **cyst**는 낭(물혹, 주머니), **-ic**는 -에 속하다를 의미]. 콩팥조직을 대체시키는 이러한 낭은 콩팥 기능을 저하시켜 결국에는 콩팥기능상실을 초래한다(그림 9.6).
- **Renal colic** [**REE**-nal **KOLL**-ick, 콩팥산통(신산통)]은 콩팥부위의 급성통증으로서 콩팥돌에 의한 폐쇄에 의하여 일어난다. *Colic*은 복부의 경련성 통증을 의미한다. 콩팥산통

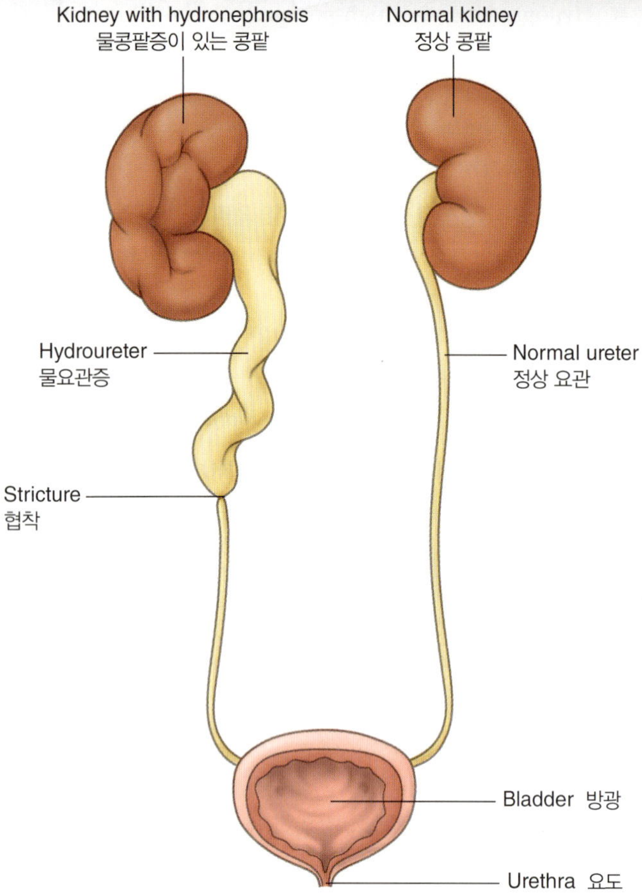

그림 9.5 요관의 협착은 물콩팥증과 물요관증을 일으킬 수 있다.

은 때로는 요관의 연동운동에 기인하여 연속적으로 발생하기도 한다.

- **Wilms tumor** (윌름스종양)는 어린이에서 드물게 발병하는 콩팥의 악성종양이다. 이 질환은 조기에 발견하여 신속하게 치료하는 경우에는 치료율이 높다.

돌 *결석, Stones*

Stone [돌(결석)]은 ***calculus***라고도 하며, 무기질의 비정상적인 침착에 의하여 발생한다(복수형, *calculi*). 돌의 크기는 작은 모래와 같은 과립 형태에서부터 자갈 크기까지 다양하며 급성 통증을 일으킨다.

- 요로결석은 대개 오줌 내 노폐물이 결정화될 때 형성된다(그림 9.7). 정상적으로 오줌에는 결석의 형성을 방지하는 화학적 성분이 함유되어 있으나, 탈수와 다른 인자에 의해 균형이 파괴되어 결석이 형성될 수 있다.
- **Nephrolithiasis** [**nef**-roh-lih-**THIGH**-ah-sis, 콩팥돌증(신석증)]는 콩팥 내에 결석이 생기는 질환이다(**nephr/o**는 콩팥, **-lithiasis**는 결석이 형성되다를 의미). 이러한 돌은 오줌을 따라 이동하며, 위치하는 기관에 따라 이름이 명명된다.
- **Nephrolith** [**NEF**-roh-lith, 콩팥돌(신장결석)]는 ***kidney stone*** 또는 ***renal calculus***라고 하며, 콩팥에서 발견된다(**nephr/o**는 콩팥, **-lith**는 돌을 의미).

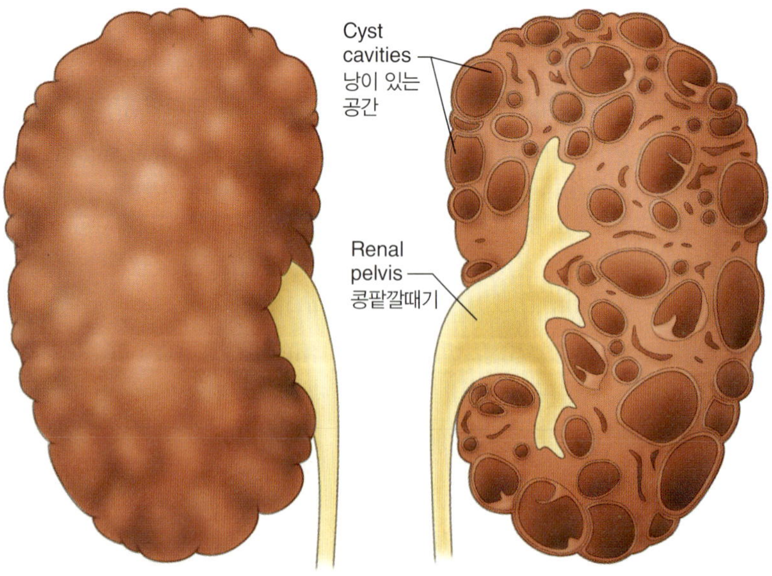

그림 9.6 다낭성콩팥병(polycystic kidney disease): 왼쪽은 다낭성콩팥병이 있는 콩팥의 바깥면의 그림이며, 오른쪽 그림은 단면도이다.

- **Ureterolith** [you-**REE**-ter-oh-**lith**, 요관돌(요관결석)]는 요관 어느 곳에나 위치하는 돌이다(**ureter/o**는 요관, **-lith**는 돌을 의미).
- **Cystolith** [**SIS**-toh-lith, 방광돌(방광결석)]는 방광 내에 위치하는 돌이다(**cyst/o**는 방광, **-lith**는 돌을 의미).

요관 *The Ureters*

- **Hydroureter** [**high**-droh-you-**REE**-ter, 물요관증(수뇨관증)]는 요관의 폐색 때문에 오줌이 흐르지 못하므로 요관이 확장되는 질환이다(**hydr/o**는 물, **-ureter**는 요관을 의미)(그림 9.5). 물요관증은 항상 물콩팥증을 동반한다.
- **Ureterectasis** [you-**reh**-ter-**ECK**-tah-sis, 요관확장(증)]는 요관의 확장이다(**ureter**는 요관, **-ectasis**는 확장을 의미).
- **Ureterorrhagia** (you-**ree**-ter-oh-**RAY**-jee-ah, 요관출혈)는 요관에서 혈액이 흘러나오는 증상을 의미한다(**ureter/o**는 요관, **-rrhagia**는 출혈을 의미).

방광 *The Urinary Bladder*

- **Cystalgia** (sis-**TAL**-jee-ah, 방광통)와 *cystodynia*는 둘 다 방광의 통증을 의미한다(**cyst**는 방광, **-algia**는 통증을 의미).
- **Cystocele** [**SIS**-toh-seel, 방광탈출(증)]은 *prolapsed bladder*라고도 하며, 질벽을 통하여 방광이 탈장되는 상태를 의미한다[**cyst/o**는 방광, **-cele**은 헤르니아(탈장)를 의미]. 이러한 질환은 종종 임신 또는 출산 시 발생한다.
- **Interstitial cystitis** (**in**-ter-**STISH**-al sis-**TYE**-tis, 사이질방광염)는 방광벽 안쪽의 만성염증을 의미한다. 이 질환의 증상은 방광염과 유사하나 일반적인 치료에 의해 치료되지 않는다. *Interstitial*은 조직 또는 기관 내에 있는 공간과 관련하여라는 의미이다.
- **Vesicovaginal fistula** [**ves**-ih-koh-**VAJ**-ih-nahl **FIS**-tyou-lah, 방광질샛길(방광질루)]는 방광과 질 사이에 비정상적인 통로가 생기는 질환이다(**vesic/o**는 방광, **vagin**은 질, **-al**은 -에 속하다를 의미). *Fistula*는 두 개의 내부 기관 사이에 생긴 비정상적인 통로를 의미한다(그림 9.8). 방광질샛길은 출산 중 지연분만에 의해서 또는 자궁절제술과 같은 수술에 의해 발생할 수 있다.

신경성방광 *Neurogenic Bladder*

Neurogenic bladder (new-roh-**JEN**-ick, 신경성방광)는 배뇨와 관련된 정상적인 신경로의 이상에 의한 방광의 기능 이상을 말한다(**neur/o**는 신경계, **-genic**은 -에 의하여 발생하다라는 의미). 정상적인 방광의 기능은 방광이 꽉 찼을 때를 감지하며 오줌이 방광 내에 남아 있게 하거나 비우는 근육을 조절하는

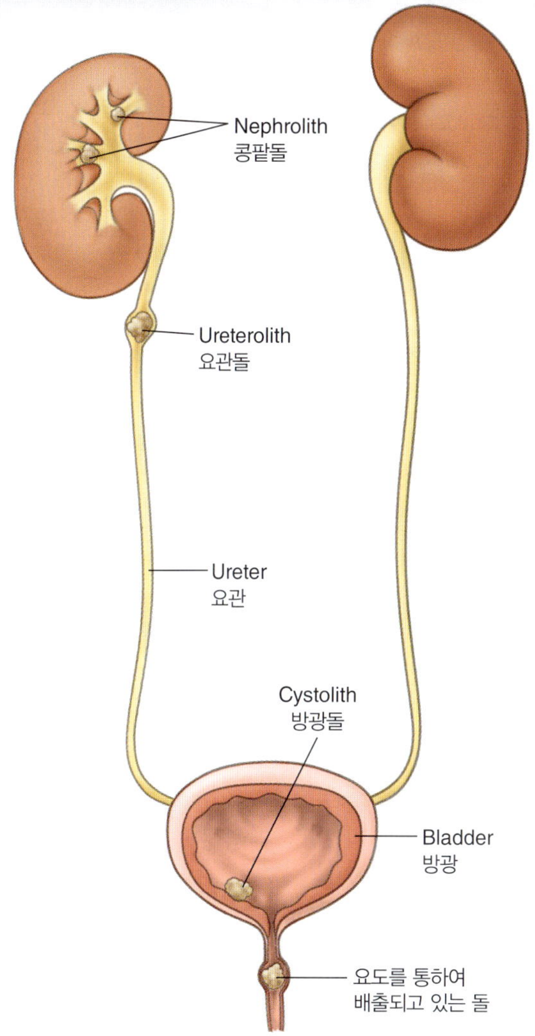

그림 9.7 비뇨계통의 결석(calculus).

신경에 의존한다.

- 기능 이상을 야기하는 신경장애의 유형에 따라 방광이 신속하게 즉시 비워져 요실금(incontinence)을 초래하기도 한다.
- 반대로 이런 기능 이상은 방광으로부터 오줌을 비울 수 없도록 하여 오줌의 역류를 일으키는 요정체(요폐)를 초래하기도 한다.
- 신경계의 종양, 외상, 신경병증 또는 다발경화증과 같은 염증 상태에 의하여 발생한다. *Neuropathy*는 신경의 질병이나 손상을 의미하는 용어이다.

전립샘 *The Prostate Gland*

- **Benign prostatic hyperplasia, BPH** (bee-**NINE** pros-**TAT**-ick **high**-per-**PLAY**-zee-ah, 양성전립샘비대)는 *benign prostatic hypertrophy* 또는 *enlarged prostate* (비대

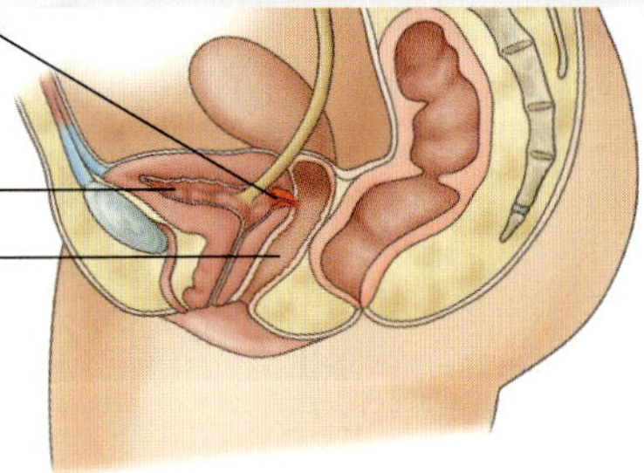

그림 9.8 방광질샛길(누공, vesicovaginal fistula)은 오줌을 질 안쪽으로 흐르게 한다.

해진 전립샘)라고도 하며, 전립샘이 비정상적으로 비대해진 상태로 50대 이상의 남성에게 흔히 발견된다(그림 9.9). 이 질환은 남성들에게 배뇨곤란을 일으키고 또한 다른 비뇨기도 문제를 일으킨다. *Hyperplasia* (과다 형성)는 종양의 성장과 관련된 세포수의 증가를 의미한다.

- **Prostatism** (**PROS**-tah-tizm, 전립샘증)은 양성전립샘비대에 의한 요도의 폐색과 압박으로 인해 초래되는 증상이다(**prostat**는 전립샘, **-ism**은 -상태를 의미). 이러한 상태는 배뇨곤란과 요정체를 일으킨다.
- **Prostate cancer** (전립샘암)는 남성에게 흔히 발병하는 암의 한 종류이다. 이 질환은 아무런 증상 없이 서서히 자라거나 급격히 성장하여 몸 전체로 퍼지기도 한다.
- **Prostatitis** (**pros**-tah-**TYE**-tis, 전립샘염)는 전립샘의 염증이다(**prostat**는 전립샘, **-itis**는 염증을 의미).
- *Chronic nonbacterial prostatitis* (만성비세균성전립샘염)는 가장 일반적 형태의 전립샘염이며 특별히 알려진 요인이 없다.
- *Bacterial prostatitis* (세균성전립샘염)는 일반적으로 오줌을 통하여 감염된 세균으로부터 초래된다.

요도 The Urethra

- **Urethrorrhagia** (you-**ree**-throh-**RAY**-jee-ah, 요도출혈)는 요도의 출혈이다(**urethr/o**는 요도, **-rrhagia**는 출혈을 의미).
- **Urethrorrhea** [you-**ree**-throh-**REE**-ah, 요도샛길(요도루)]는 요도에서의 비정상적인 배출을 의미한 것이다(**urethr/o**는 요도, **-rrhea**는 흐름이나 분비를 의미). 이러한 질환은 일부 성병과 관련이 있다(14장 참조).
- **Urethrostenosis** (you-**ree**-throh-steh-**NOH**-sis, 요도협착증) 또는 *urethral stricture*는 요도가 좁아진 것이다[**urethr/o**는 요도, **-stenosis**는 협착(좁아진 것)을 의미]. 이 증상은 남성에게만 발생하고 감염이나 손상에 의해 형성된 흉터에 의해 야기된다.

비정상적인 요도의 구멍 Abnormal Urethral Openings

- **Epispadias** [ep-ih-**SPAY**-dee-as, 요도위열림증(요도상열증)]는 요도구멍의 선천성 이상이다. 요도위열림증이 있는 남자에서 요도의 구멍은 음경의 윗면에 위치한다. 요도위열림증이 있는 여자에서 요도의 구멍은 음핵 부위에 있다.

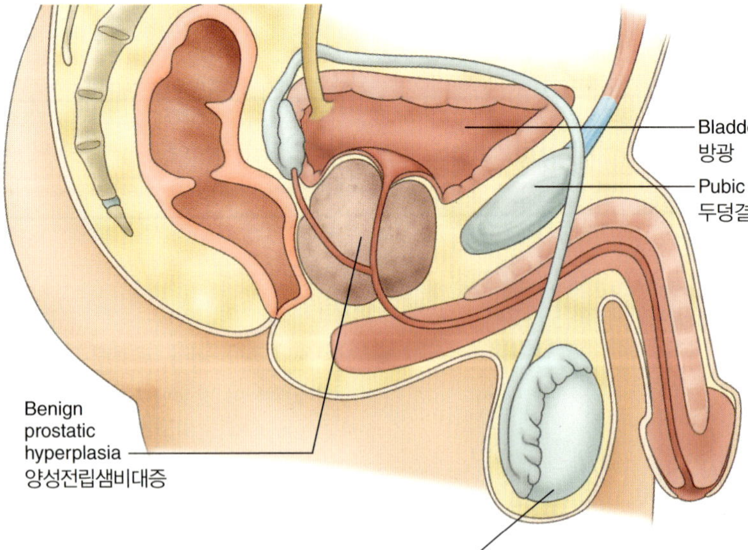

그림 9.9 양성전립샘비대증에서 확장된 전립샘은 방광을 압박하여 요도를 통한 오줌의 흐름을 느리게 한다.

- **Hypospadias** [**high**-poh-**SPAY**-dee-as, 요도밑열림증(요도하열증)]도 요도구멍의 선천성 이상이다. 요도밑열림증이 있는 남자에서 요도의 구멍은 음경의 아랫면에 위치한다. 요도밑열림증이 있는 여자에서 요도의 구멍은 질로 열려 있다.

비뇨기도 감염 *Urinary Tract Infections*

Urinary tract infection, UTI (비뇨기도감염)은 일반적으로 방광에서 시작하며 비뇨기계 전체에 영향을 미칠 수 있다. 이러한 감염은 요도를 통하여 비뇨기계로 침입한 *E. coli*와 같은 세균에 의해 발생한다. 여성은 요도가 짧고 질과 곧창자 부근에 요도구멍이 위치해 있기 때문에 이러한 감염이 더 자주 발생한다.

- **Cystitis** (sis-**TYE**-tis, 방광염)는 방광의 염증을 의미한다(cyst/o는 방광, -itis는 염증을 의미)(그림 9.10A). 방광의 *interstitial cystitis*를 참조하라.
- **Pyelitis** [**pye**-eh-**LYE**-tis, 콩팥깔때기염(신우염)]는 콩팥깔때기의 염증이다(pyel/o은 콩팥깔때기, -itis는 염증을 의미)(그림 9.10B).
- **Pyelonephritis** [**pye**-eh-loh-neh-**FRY**-tis, 깔때기콩팥염(신우신염)]는 콩팥깔때기와 콩팥의 염증이다(pyel/o은 콩팥깔때기, nephr/o는 콩팥, -itis는 염증을 의미). 이 질환은 세균감염에 의하여 일어나며 방광으로부터 위쪽으로 전염된다(그림 9.10C).
- **Urethritis** (**you**-reh-**THRIGH**-tis, 요도염)는 요도의 염증이다(urethr/o는 요도, -itis는 염증을 의미).

배뇨 *Urination*

- **Anuria** (ah-**NEW**-ree-ah, 무뇨증)는 콩팥에서 오줌이 생성되지 않는 상태를 말한다(an-은 없다, -uria는 오줌을 의미). 이러한 증상은 콩팥기능이상 또는 비뇨기도 폐색에 의하여 야기된다.
- **Diuresis** (**dye**-you-**REE**-sis, 이뇨)는 오줌의 분비가 증가하는 상태이다(di-는 -을 통하여, -uresis는 배뇨를 의미).
- **Dysuria** [dis-**YOU**-ree-ah, 배뇨통(배뇨장애)]는 배뇨할 때 힘이 들거나 통증이 있는 것이다(dys-는 통증, -uria는 오줌을 의미). 이러한 상태는 UTI (요로감염)와 연관된 경우가 많다.
- **Enuresis** (**en**-you-**REE**-sis, 유뇨증)는 불수의적으로 오줌이 나오는 것이다(en-은 속으로, -uresis는 오줌을 의미).
- **Nocturnal enuresis** (야뇨증)는 잠자는 동안 일어나며 잠결에 오줌을 보는 것으로서 *bed-wetting*이라고도 한다. *Nocturnal*은 밤을 의미한다.
- **Nocturia** [nock-**TOO**-ree-ah, 야간뇨(야뇨증)]는 밤에 오줌을 많이 보는 것이다(noct는 밤, -uria는 배뇨를 의미).
- **Oliguria** [ol-ih-**GOO**-ree-ah, 오줌감소증(요감소)]는 매우 적은 양의 배뇨를 의미한다(olig는 매우 적은 것, -uria는 배뇨를 의미). 이 증상은 탈수, 콩팥기능상실, 또는 비뇨기도 폐쇄에 의해 일어날 수 있다. *Polyuria*의 반대어이다.
- **Polyuria** (**pol**-ee-**YOU**-ree-ah, 다뇨증)는 지나치게 많은 양의 배뇨를 의미한다(poly-는 매우 많은 것, -uria는 배뇨를 의미). 이 증상은 일반적으로 당뇨병의 증상이다. *Oliguria*의

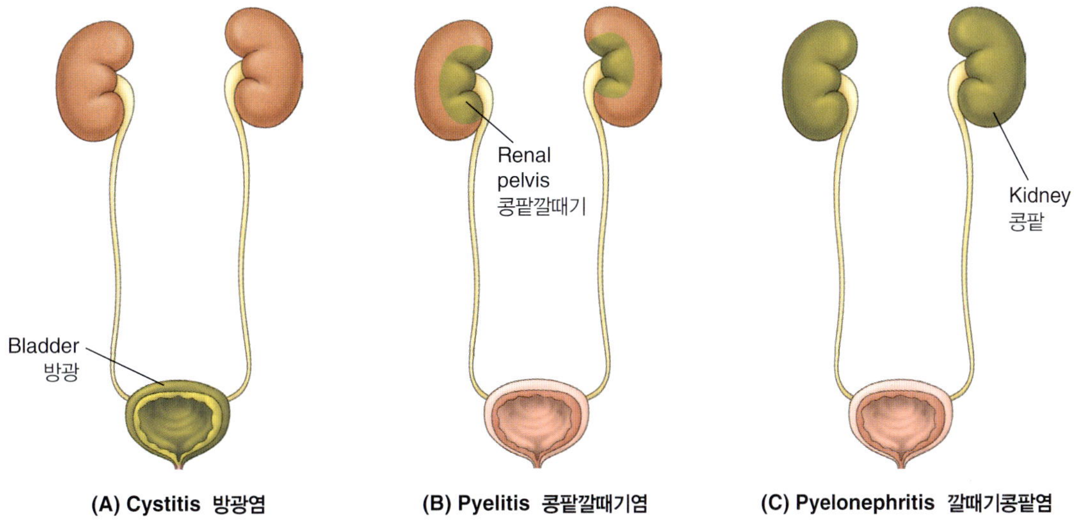

그림 9.10 감염된 비뇨기도는 녹색으로 표시하였다. (A) 방광염(cystitis), (B) 콩팥깔때기염(pyelitis), (C) 깔때기콩팥염(pyelonephritis).

반대어이다.

- **Urianary hesitancy** [오줌주저(배뇨지연)]는 배뇨를 시작하는 것에 어려움을 느끼는 증상이다. 전립샘이 비대해진 나이 든 남자에서 흔히 일어난다. 젊은 사람의 경우, 옆에 사람이 있으면 오줌을 보지 못하는 것을 ***bashful bladder syndrome*** (수줍어방광증후군)이라고 한다.
- **Urianary retention** [요정체(요폐색)]은 ***ischuria***라고도 하며, 방광을 비우지 못하는 상태이다. 이러한 증상은 남자에게 더 흔하게 발생하며, 대부분 전립샘비대와 관련되어 있다.

요실금 Incontinence

Incontinence [in-**KON**-tih-nents, 실금(실조)]는 오줌이나 대변 또는 오줌과 대변 모두의 배설기능이 조절되지 않는 것을 의미한다.

- **Urinary incontinence** (요실금)는 배뇨 조절이 안 되는 것이다.
- **Overflow incontinence** (범람요실금)는 방광에 오줌이 꽉 차거나 완전히 비우지 못한 경우에 방광으로부터 오줌이 연속적으로 새는 증상이다. 대체로 요도가 막히는 경우에 발생하며, 전립샘이 커진 노인에서 자주 발생한다.
- **Stress incontinence** [복압요실금(복압오줌새기)]는 달리기나 재채기, 웃음, 기침과 같은 물리적 스트레스가 있을 때 배뇨 조절이 안되는 것이다. 이 증상은 남자보다 여자에게 더 자주 발생한다.
- **Overactive bladder, OAB** (과활동성방광)는 ***urge incontinence*** [절박요실금(절박찔끔증)]라고도 하며, 방광벽의 방광배뇨근이 너무 활동적인 것이다. 이 증상은 갑자기 멈출 수 없이 오줌이 나와서 오줌을 자주 급하게 실수로 보는 것으로 40세 이상의 성인에게 많이 발생하며 카페인이나 알코올의 지나친 섭취, 비뇨기도의 폐쇄, 신경계질환 또는 방광이나 전립샘의 문제에 의해 발생할 수 있다.

비뇨계통의 진단 방법
DIAGNOSTIC PROCEDURES OF THE URINARY SYSTEM

- **Urinalysis** [**you**-rih-**NAL**-ih-sis, 오줌검사(요검사)]는 비정상적인 성분이 오줌에 포함되어 있는지 보기 위해 검사하는 것이다(**urin**은 오줌, **-alysis**는 분석을 의미). 이 검사는 질병을 진단하기 위해 사용될 뿐만 아니라 불법 약물 등의 물질이 오줌에 존재하는 지를 탐지하기 위해 이용되며, 15장에서 더 자세히 설명한다.
- **Bladder ultrasound** (방광초음파)는 방광돌이나 비대해진 전립샘에 의해 방광의 팽창 여부를 확인하기 위해 또는 배뇨 후 방광에 남아 있는 오줌의 양을 측정하기 위하여 휴대용 초음파변환기를 사용한다. 정상적인 방광에는 배뇨 후 300~400 mL의 오줌이 잔존한다. 배뇨 후 이 정도의 용량 이상 남아 있다면 방광은 확장(***distended***)되었다고 한다.
- **Urinary catheterization** [**kath**-eh-ter-eye-**ZAY**-shun, 요로카테터삽입(요로도관삽입)]은 진단 목적으로 무균시료를 얻고자 할 때 시행된다. 환자가 다른 이유로 오줌을 볼 수 없을 때 방광으로부터 오줌을 배출하거나 방광 내에 약을 주입하기 위한 목적으로도 사용된다.
- **Cystoscopy** (sis-**TOS**-koh-pee, 방광경검사)는 방광경(cystoscope)을 사용해서 방광을 육안으로 검사하는 것이다(**cyst/o**는 방광, **-scopy**는 육안검사를 의미)(그림 9.11). 방광경은 내시경의 일종이며, 내시경(***endoscope***)은 몸 속 장기를 시각적으로 검사하기 위해 사용되며 또한 종양의 제거와 확장된 전립샘의 제거와 같은 치료 목적으로도 사용된다.
- **Voiding cystourethrography** (**sis**-toh-you-ree-**THROG**-rah-fee, 배뇨방광요도조영술)는 형광경(fluoroscope)을 사용하여 방광에서 요도를 통해 오줌이 흐르는 것을 검사하는 진단 방법이다(**cyst/o**는 방광, **urethr/o**는 요도, **-graphy**는 사진이나 기록을 만드는 과정을 의미). 이 검사는 흔히 방광조영술(cystography) 실시 후 실행된다.
- **Computed tomography** (전산화단층촬영술)는 ***CAT scan***이라고 하며, 신속하게 실행될 수 있고 부가적으로 복부영상을 제공하므로 비뇨계통을 검사하는 일차적인 방법으로 자주 사용된다. ***Nephrotomography*** (콩팥단층촬영술)에서도 콩팥을 검사하기 위해 CAT scan을 사용한다.

비뇨계통의 방사선검사법
Radiographic Examinations of the Urinary System

- **Cystography** (sis-**TOG**-rah-fee, 방광조영술)는 요로카테터를 통해 조영제로 방광을 채운 후 방사선학적 또는 X선으로 검사하는 것이다(**cyst/o**는 방광, **-graphy**는 사진이나 기록을 만드는 과정을 의미). 방광조영술에 의해 촬영된 영상을 ***cystogram*** (방광조영상)이라고 한다.
- **Intravenous pyelogram, IVP** [**in**-trah-**VEE**-nus **PYE**-eh-loh-**gram**, 정맥깔때기조영사진(정맥신우조영사진)]은 ***excretory urography*** (배설요로조영술)라고도 하며, 콩팥과 요관을 방사선학적으로 검사하는 것이다(**pyel/o**는 콩팥깔때기, **-gram**은 사진 또는 기록을 의미). 조영제를 정맥으로 주입해서 이러한 구조들을 더 명확하게 관찰하는 방법이다. 이러한 검사는 콩팥결석, 감염, 비대해진 전립샘, 종양 그리고 복부 외상에 의한 내부 장기 손상에 의한 비뇨기도의 변화를 진단하는 데 사용한다(그림 9.12).
- **KUB** (kidneys, ureters, bladder, 콩팥요관방광 단순촬영)는 조영제 없이 콩팥, 요관 그리고 방광을 방사선으로 검사하는

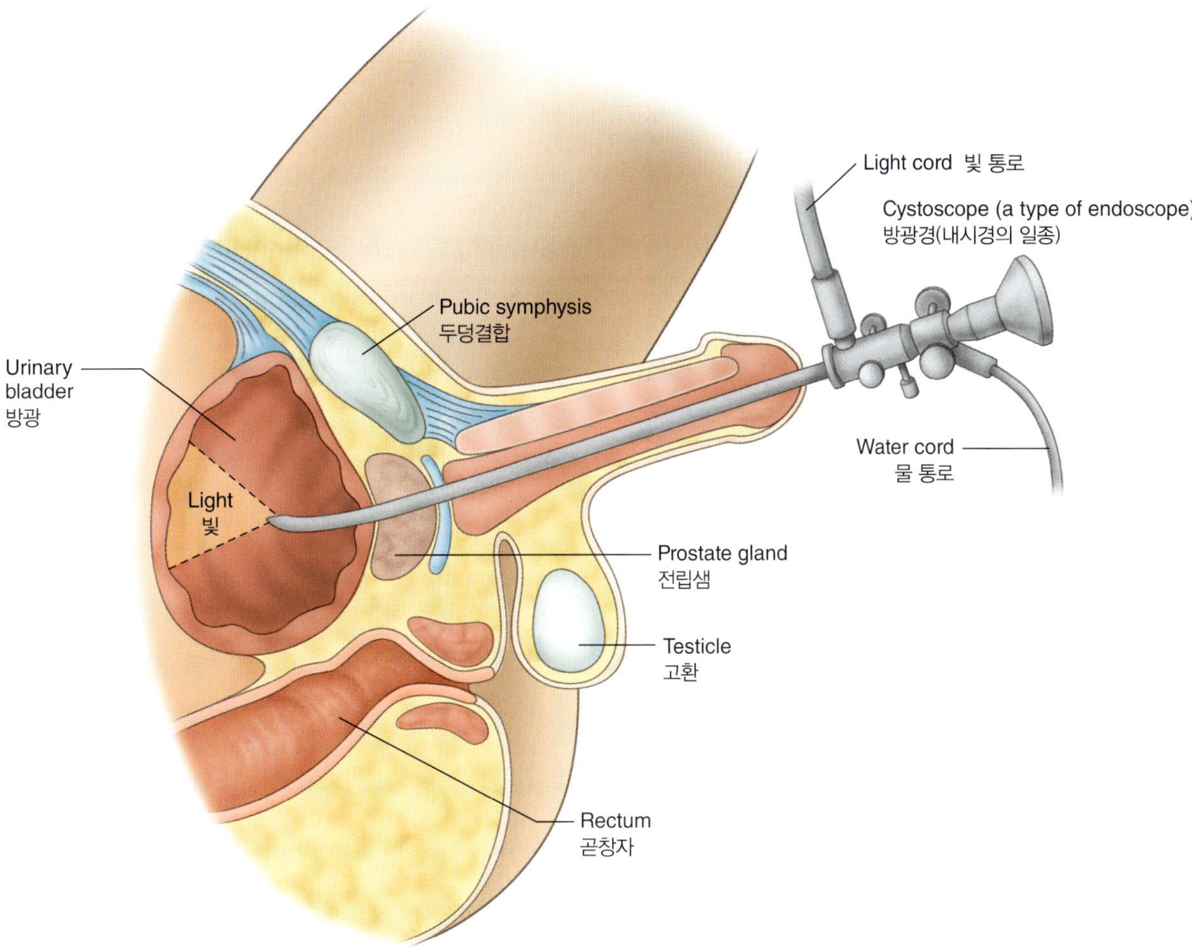

그림 9.11 방광경을 사용해서 남성 방광의 내부를 검사하는 모습.

것이다. 이 방법은 *flat-plate of the abdomen* (단순복강 사진)이라고도 하며, 콩팥돌이나 방광의 폐쇄를 탐지하게 위해 사용한다. 그러나 KUB X선 사진에서는 요관이 보이지 않는다.

- **Retrograde urography** (역방향요로조영술)는 무균성 도관을 요도에 넣어서 염료를 비뇨기도를 통해 거꾸로 올라가도록 한 후 비뇨계통을 방사선으로 촬영하는 것이다(**ur/o**는 오줌, **-graphy**는 그림 또는 기록을 만드는 과정을 의미). *Retrograde*는 반대 방향으로 움직이는 것을 의미한다.

전립샘의 진단 방법
Diagnostic Procedures of the Prostate Gland

- **Digital rectal examination** (직장손가락검사)은 전립샘암 또는 곧창자 종양의 징후나 전립샘비대를 탐지하기 위해 남성에게 행해진다. 여기에 기술된 *digital*이란 용어는 손가락을 의미하며 검사 시 장갑을 낀 손가락을 직장에 넣고 직장벽을 통하여 전립샘을 촉진하는 것을 의미한다. *Palpate*는 신체 일부를 검사하기 위하여 손으로 만지는 것을 의미한다.
- **Prostate-specific antigen, PSA** (전립샘특이항원) 혈액검사는 전립샘암을 스크린하는 데 사용된다. 보통 PSA test로 표시하며 혈액 내에 존재하는 전립샘특이항원의 양을 검사한다. *Prostate-specific antigen*은 전립샘의 세포에서 만들어진 단백질이다. PSA 수준이 높으면 높을수록 암일 가능성이 높다.

비뇨계통의 치료 방법
TREATMENT PROCEDURES OF THE URINARY SYSTEM

약물치료 *Medications*

- **Diuretics** (**dye**-you-**RET**-icks, 이뇨제)는 몸속의 과다한 나트륨과 물을 제거하기 위해 오줌 배출을 증가시키는 약물이다. 커피, 차와 알코올 음료 등과 같은 음료나 음식물로도 이뇨 효과를 갖는다.

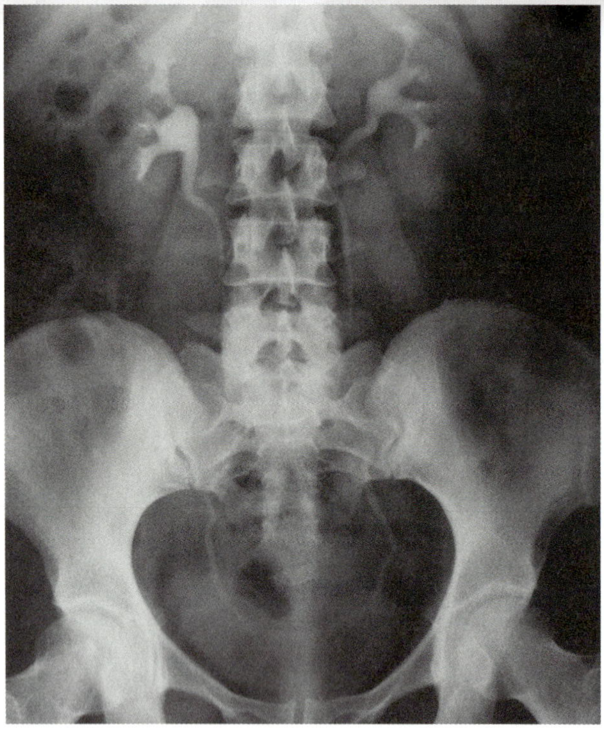

그림 9.12 콩팥, 요관, 방광을 보여주는 정상적인 정맥깔때기조영 사진(IVP).

- 요로 이상을 치료하기 위하여 사용되는 다른 약물로는 요로 감염에 대하여는 *antibiotics* (항생제)가 있으며, 요실금을 일으키는 신호를 차단하기 위해서는 *antispasmodics* (진경제)가 있다.

투석 *Dialysis*

Dialysis (dye-**AL**-ih-sis, 투석)는 콩팥이 기능을 못하는 환자의 혈액에서 노폐물뿐만 아니라 urea (요소)와 creatinine (크레아티닌)을 제거하는 방법이다(**dia-**는 완전한 또는 통해서, **-lysis**는 분리를 의미). 일반적으로 사용되는 투석의 종류로는 혈액투석과 배막투석이 있다. 환자는 종종 장기간 투석하기 위하여 자기가 선호하는 유형을 선택할 수도 있다.

혈액투석 *Hemodialysis*

Hemodialysis (**hee**-moh-dye-**AL**-ih-sis, 혈액투석)는 환자의 혈액에서 직접 노폐물을 여과하는 것이다(**hem/o**는 혈액, **dia**는 완전히 또는 통하여, **-lysis**는 분리를 의미). 혈액투석은 가장 일반적으로 사용되는 투석치료이며, *artificial kidney* (인공신장)에 의해 시행된다(그림 9.13).

- 환자의 팔에 이식된 shunt를 혈액투석기계와 연결시키고 필

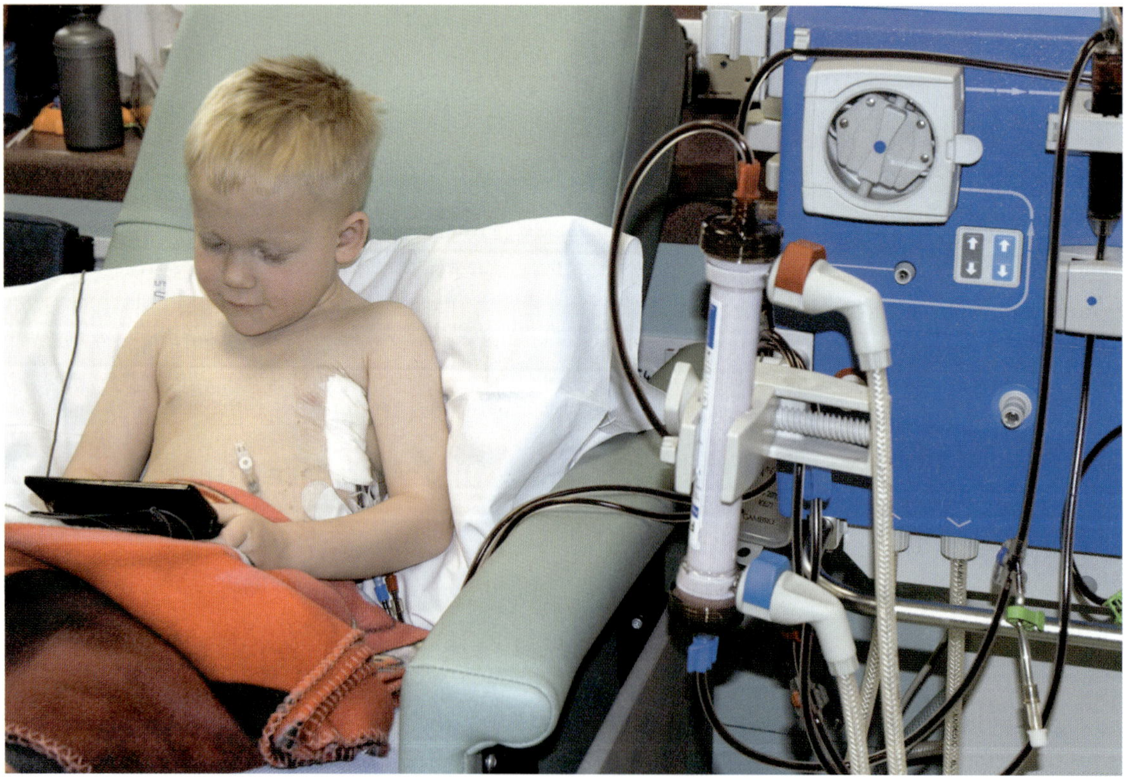

그림 9.13 혈액투석기에서 노폐물은 환자의 혈액으로부터 여과되고, 여과된 혈액은 다시 환자의 몸으로 들어간다.

터를 통해 동맥혈액을 흐르게 한다. ***Shunt*** [션트(지름)]는 몸과 혈액투석기 사이에 혈액이 흐르도록 하는 인공통로를 말한다.

- 필터는 물과 전해질로 만들어진 살균 용액인 ***dialysate*** (투석액)를 가지고 있어서 혈액에 있는 과다한 체액과 노폐물을 제거하여 혈액을 깨끗이 한다.
- ***Electrolyte*** (전해질)는 전기가 통하는 소금으로 체액과 조직, 혈액에서 발견된다.
- 노폐물이 깨끗이 여과된 혈액은 정맥을 통하여 몸으로 돌아간다.
- 혈액투석은 수 시간이 소요되며 일주일에 세 번 정도 수행되어야 한다.

배막투석 *Peritoneal Dialysis*

Peritoneal dialysis (**pehr**-ih-toh-**NEE**-al dye-**AL**-ih-sis, 배막투석)는 배막안의 속층을 필터로 사용하여 혈액으로부터 노폐물을 제거하는 것이다. 포도당을 포함하는 살균 용액인 투석액이 배막안으로 주입되고 이 용액은 노폐물을 흡수하기 위해 장시간 동안 배막안에 잔존하다가 배벽에 이식되어 있는 카테터를 통해 배출된다.

투석 과정은 일반적으로 당일에 여러 번 반복하여 시행하며, 자동장치를 사용한다. 배막투석은 환자 본인에 의해 가정에서 실시될 수 있는 장점이 있다. 그러나 혈액투석보다는 비효율적이다(그림 9.14).

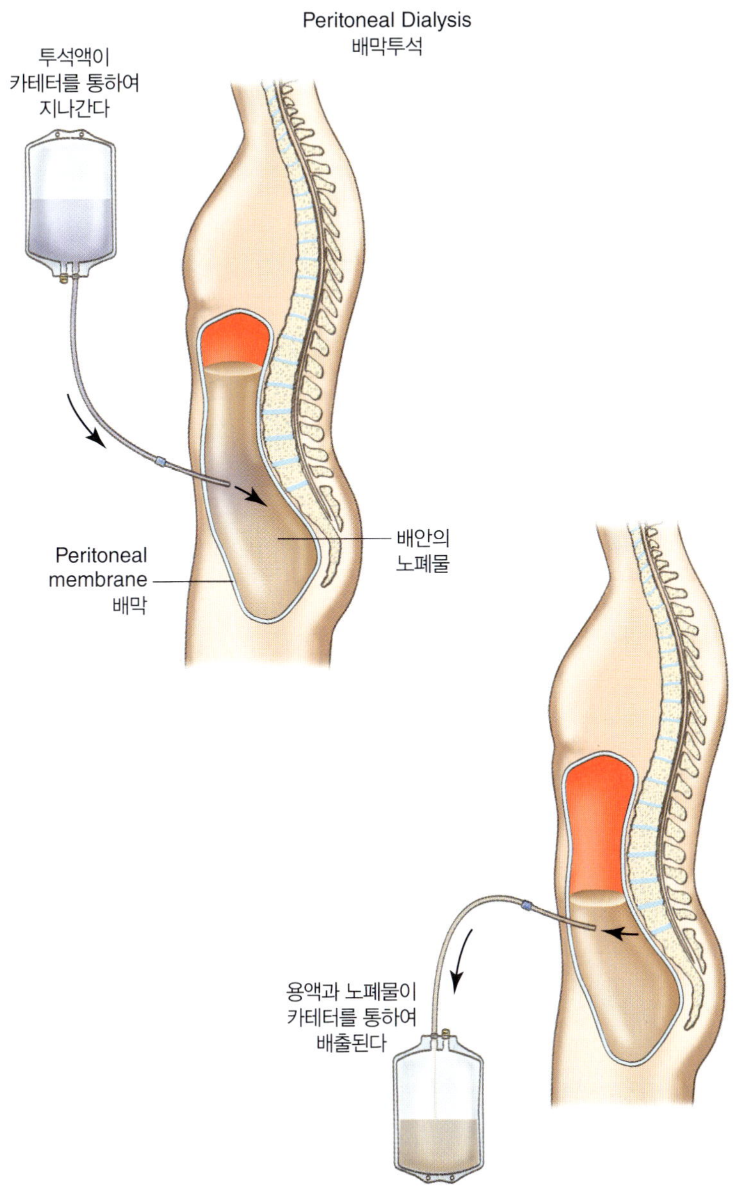

그림 9.14 배막안을 통해 노폐물을 제거하는 배막투석.

- *Continuous ambulatory peritoneal dialysis, CAPD* (지속외래배막투석)는 환자가 일상생활을 하는 동안에도 투석이 진행되도록 해준다. 이 투석 방법은 환자의 옷 아래 착용한 플라스틱용기 속의 투석액이 서서히 스며들도록 한다. 4시간마다 사용된 투석액을 용기로 다시 배출시킨 후 버린다. 그리고 새로운 용기를 착용한 후 투석이 진행된다.
- *Continuous cycling peritoneal dialysis, CCPD* (지속순환배막투석)는 밤에 환자가 자는 동안 투석기계를 사용하여 투석하는 방법이다.

콩팥 *The Kidneys*

- **Nephrolysis** (neh-**FROL**-ih-sis, 콩팥박리술)는 유착된 상태의 콩팥을 떼어내는 것이다(**nephr/o**는 콩팥, **-lysis**는 떼어내는 것을 의미). *Adhesion* (유착)은 섬유다발이 비정상적으로 구조들을 붙들고 있는 상태이다.
- *주의:* 접미사인 **-lysis**는 따로 떼어내는 것을 의미하나 때로는 파괴를 의미하기도 한다. 그러므로 *nephrolysis*는 콩팥세포가 파괴되는 병적인 상태를 의미할 수도 있다.
- **Nephropexy** (**NEF**-roh-**peck**-see, 콩팥고정술)는 *nephrorrhaphy* [콩팥꿰맴술(콩팥봉합술)]이라고도 하며, 콩팥처짐증(nephroptosis) 또는 뜬콩팥(floating kidney)을 수술을 통해 고정하는 것이다(**nephr/o**는 콩팥, **-pexy**는 수술적 고정을 의미).
- **Nephrostomy** (neh-**FROS**-toh-mee, 콩팥창냄술)는 콩팥깔때기에서 몸의 외부까지를 연결하기 위해 도관의 구멍을 만드는 것이다(**nephr**는 콩팥, **-ostomy**는 구멍을 만드는 것을 의미). 이것은 물콩팥증(수신증, hydronephrosis)이 있는 경우, 콩팥에서 등 아랫부분을 통하여 오줌이 직접 배출될 수 있도록 한다. 창냄술관은 진단을 목적으로 콩팥에 접근하기 위하여 사용되기도 한다.
- **Pyeloplasty** [**PYE**-eh-loh-**plas**-tee, 신우성형술(깔때기성형술)]는 요관과 콩팥깔때기를 수술로 복구하는 것이다(**pyel/o**는 콩팥깔때기, **-plasty**는 수술적 성형을 의미).
- **Pyelotomy** [**pye**-eh-**LOT**-oh-mee, 신우절개술(깔때기절개술)]는 콩팥깔때기를 수술적으로 절개하는 것이다(**pyel/o**는 콩팥깔때기, **-otomy**는 수술적 절개를 의미). 이 수술법은 콩팥깔때기와 요관의 이음부에 위치한 결석에 의한 폐쇄 등을 치료하기 위해 실행된다.
- **Renal transplantation** (콩팥이식)은 *kidney transplant*라고도 하며, 공여자의 콩팥을 수여자에게 이식하는 것이다. 콩팥공여자와 수여자 사이에는 유전적으로 유사해야 하며, 조직이 일치하면 성공률이 증가한다. 공여자의 이식된 콩팥 하나가 콩팥 두 개의 기능을 수행할 수 있어서 혈액투석을 할 필요가 없어진다(그림 9.15).

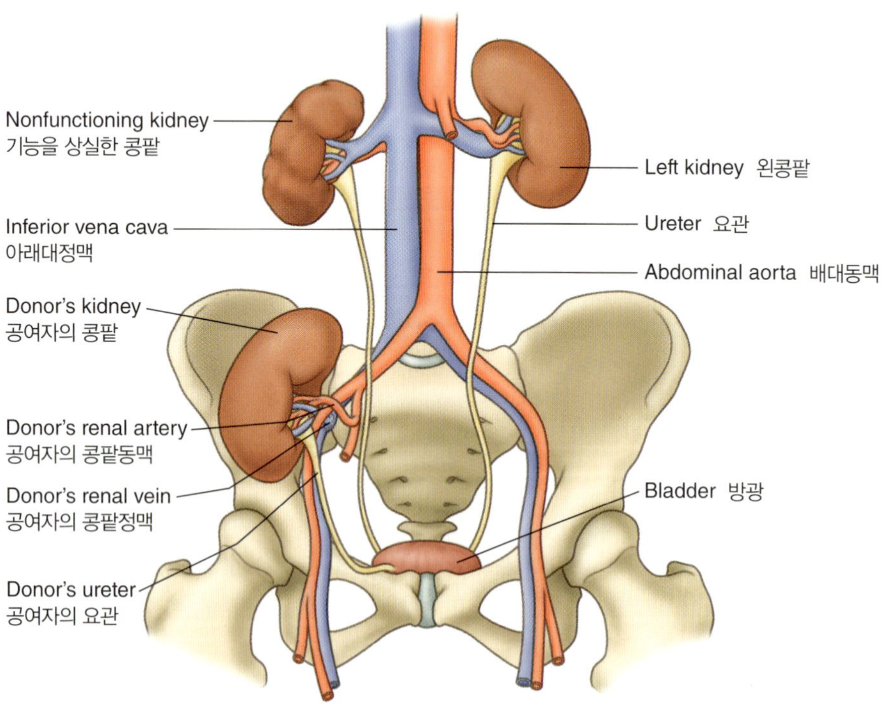

그림 9.15 콩팥이식에서 기능을 상실한 콩팥은 제거되지 않고, 복부의 아래쪽에서 공여자의 콩팥을 엉덩정맥과 동맥에 연결하는 방법으로 이식한다.

콩팥돌의 처치 *Treatment of Nephroliths*

대부분의 작은 콩팥돌은 2일에서 3주 내에 자연적으로 비뇨기도를 빠져 나간다. 콩팥돌이 있으면 매우 통증이 심하며 종종 통증에 의하여 구토를 동반한다. 보다 큰 콩팥돌은 외과적인 처치가 필요하다.

- **Extracorporeal shockwave lithotripsy, ESWL** (체외충격파쇄석술)는 가장 보편적인 콩팥돌 처치법이다(**lith/o**는 돌, **-tripsy**는 파괴를 의미). 높은 에너지의 초음파를 사용하여 콩팥이나 요관, 방광, 요도의 돌을 작은 조각으로 파괴하는 것이다. 파괴된 돌조각들은 오줌을 통해 배출된다. ***Extracorporeal***은 몸밖(체외)이라는 의미이다(그림 9.16).
- Lithotripsy (쇄석술)는 요관, 방광, 요도의 돌을 부수는 데 사용된다.
- **Percutaneous nephrolithotomy** [**per**-kyou-**TAY**-nee-us **nef**-roh-lih-**THOT**-oh-mee, 경피적콩팥절개돌제거술(경피적신석제거술)]는 등에 작은 절개를 한 후 신장경을 넣어 콩팥의 돌을 파괴하거나 제거하는 것이다(**nephr/o**는 콩팥, **lith**는 돌, **-otomy**는 외과적인 절개를 의미). 작은 관이 일시적으로 절개부분을 통하여 콩팥에 삽입된다. 먼저 오줌을 제거하고 돌을 분쇄한 후, 작은 돌조각을 제거한다. 체외충격파쇄석술이 성공하지 못하는 경우 또는 콩팥이 감염되었거나 콩팥돌이 예외적으로 매우 큰 경우에 이 방법이 사용된다. ***Percutaneous***는 피부를 통하여를 의미한다.

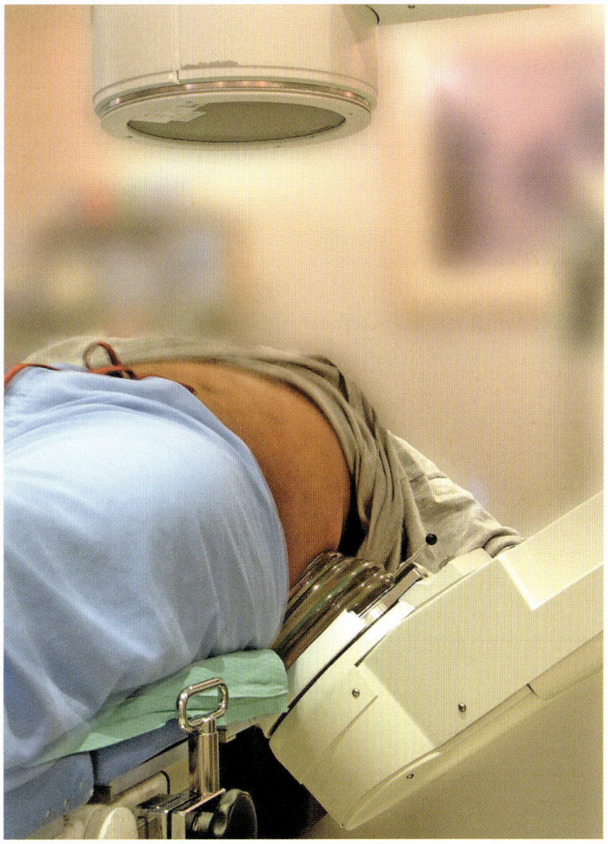

그림 9.16 체외충격파쇄석술은 콩팥돌을 파괴하기 위하여 물 또는 젤을 통한 충격파를 이용한다.

요관 *The Ureters*

- **Ureterectomy** (**you**-ree-ter-**ECK**-toh-mee, 요관절제술)는 요관을 수술을 통해 제거하는 것이다(**ureter/o**는 요관, **-ectomy**는 수술적 제거를 의미).
- **Ureteroplasty** (you-**REE**-ter-oh-**plas**-tee, 요관성형술)는 요관을 수술을 통해 복구하는 것이다(**ureter/o**는 요관, **-plasty**는 수술적 성형을 의미).
- **Ureterorrhaphy** (**you**-reet-eh-**ROAR**-ah-fee, 요관봉합술)는 요관을 수술을 통해 봉합하는 것이다(**ureter/o**는 요관, **-rrhaphy**는 수술적 봉합을 의미).
- **Ureteroscopy** (**you**-reet-eh-**ROS**-koh-pee, 요관경검사)는 요관경을 이용하여 요관에 있는 콩팥돌의 처치법이다(**ureter/o**는 요관, **-scopy**는 시각적 검사를 의미). 요도와 방광을 통하여 요관으로 삽입된 ***ureteroscope*** (요관경)를 이용하여 콩팥돌을 제거한다. 만약, 돌이 너무 커서 요관경으로 처치하기 어려운 경우에는, 레이저를 이용하여 파괴하여 제거한다.

방광 *The Urinary Bladder*

- **Cystectomy** (sis-**TECK**-toh-mee, 방광절제술)는 방광 전체 또는 일부를 수술을 통해 제거하는 것이다(**cyst/o**는 방광, **-ectomy**는 수술적 제거를 의미). 이 수술법은 일반적으로 방광암을 치료하기 위하여 시행된다.
- **Neobladder** (**NEE**-oh-**blad**-er, 신방광)는 기존의 방광을 제거하고 작은창자의 일부(약 50 cm)를 이용하여 만들어진 인조방광이다. 이 수술로 환자는 배에 인공오줌구멍을 만들 필요가 없게 된다.
- **Ileal conduit** (**Ill**-ee-al **KON**-doo-it, 돌창자통로) 또는 ***ileostomy*** (돌창자창냄술)는 오줌을 요관에서 배의 인공구멍으로 이동시키기 위하여 작은창자의 일부를 이용하는 것이다(**ile**는 돌창자, **-al**은 형용사형 어미).
- **Cystopexy** (**sis**-toh-**peck**-see, 방광고정술)는 방광을 배벽에 수술적으로 고정하는 것이다(**cyst/o**는 방광, **-pexy**는 수술적 고정을 의미).
- **Cystorrhaphy** (sis-**TOR**-ah-fee, 방광봉합술)는 방광을 수술적으로 봉합하는 것이다(**cyst/o**는 방광, **-rrhaphy**는 수술적 봉합을 의미).
- **Lithotomy** [lih-**THOT**-oh-mee, 돌제거술(결석제거술)]는 방광으로부터 돌을 제거하기 위하여 수술적으로 절개하는 것

이다(**lith/o**는 돌, **-otomy**는 수술적 절개를 의미). 이 용어는 검사자세를 설명할 때도 사용된다(15장 참조).

요로카테터삽입 *Urinary Catheterizationv*

Urinary catheterization (카테터삽입)은 *cathing*이라고도 하며, 오줌을 배출시키기 위해서 또는 진단 목적으로 오줌을 채취하거나 화학치료제와 같은 약물을 주입하기 위하여 방광으로 관을 넣는 것이다(그림 9.17). ***주의:*** *Catheterization*은 때로는 심장까지 관을 삽입하는 것을 의미하는 용어로 사용될 수도 있다(5장 참조).

- **Indwelling catheter** (유치카테터)는 오랜 기간 동안 몸 안에 내재되어 있는 카테터를 말한다(그림 9.17A). *Indwelling*은 구조 내에 있음을 의미한다. 요도 내 또는 두덩뼈 위에 카테터를 삽입할 수 있다.
- **Urethral catheterization** (요도카테터삽입법)은 요도를 통해 방광까지 *catheter* (카테터)라 불리우는 플라스틱관을 삽입하는 것이다.
- **Suprapubic catheterization** [**soo**-prah-**PYOU**-bick **kath**-eh-ter-eye-**ZAY**-shun, 두덩뼈위카테터삽입(치골위도관삽입)]은 두덩뼈 위의 배벽에 작은 절개를 내어 방광으로 카테터를 삽입하는 것이다(그림 9.17B).
- **Foley catheter** [폴리카테터(폴리도뇨관)]는 가장 흔한 형태의 유치카테터로서 수술받은 환자에게 주로 사용된다. 이 카테터는 유연한 고무관으로 되어 있으며 끝부분은 무균수(sterile water)로 채워진 풍선 모양이며 방광까지 삽입된다.
- **Intermittent catheter** [간헐카테터(간헐도뇨관)]는 *short-term catheter*라고도 하며, 오줌을 배출하기 위하여 필요할 때마다 하루에도 여러 번 방광까지 삽입될 수 있다.

요도 *The Urethra*

- **Meatotomy** (**mee**-ah-**TOT**-oh-mee, 요도구절개술)는 구멍을 키우기 위해 비뇨기계의 구멍에 절개를 가하는 것이다(**meat**는 구멍, **-otomy**는 수술적 절개를 의미).
- **Urethropexy** (you-**REE**-throh-**peck**-see, 요도고정술)는 요도를 수술적으로 고정하는 것으로 대개 복압요실금을 치료하기 위해 시행된다(**urethr/o**는 요도, **-pexy**는 수술적 고정을 의미).
- **Urethrotomy** (**you**-reh-**THROT**-oh-mee, 요도절개술)는 요도의 협착을 치료하기 위해 수술적 절개를 가하는 것이다(**urethr**는 요도, **-otomy**는 수술적 절개를 의미).

전립샘치료 *Prostate Treatment*

- **Ablation** (ab-**LAY**-shun, 절제)은 전립샘암의 여러 치료법을 설명하기 위한 용어이다. 이 치료법은 신체 일부를 제거하거나 수술, 호르몬, 약물, 열, 화학적 파괴, 전기지짐기, 초저온 또는 방사선 등의 방법으로 그 기능을 파괴하는 것이다. *Electrocautery* (전기지짐기)는 고주파전류를 이용하여 조직을 절개 또는 파괴하거나 지혈에 사용되는 수술기계이다.
- **Prostatectomy** (**pros**-tah-**TECK**-toh-mee, 전립샘절제술)는 전립샘의 일부나 전부를 제거하는 수술이다(**prostat**는 전립샘, **-ectomy**는 제거수술을 의미). 이 수술은 비대해진 전립샘을 축소시키기 위해서 뿐만 아니라 전립샘암을 치료하기 위해 수행된다.

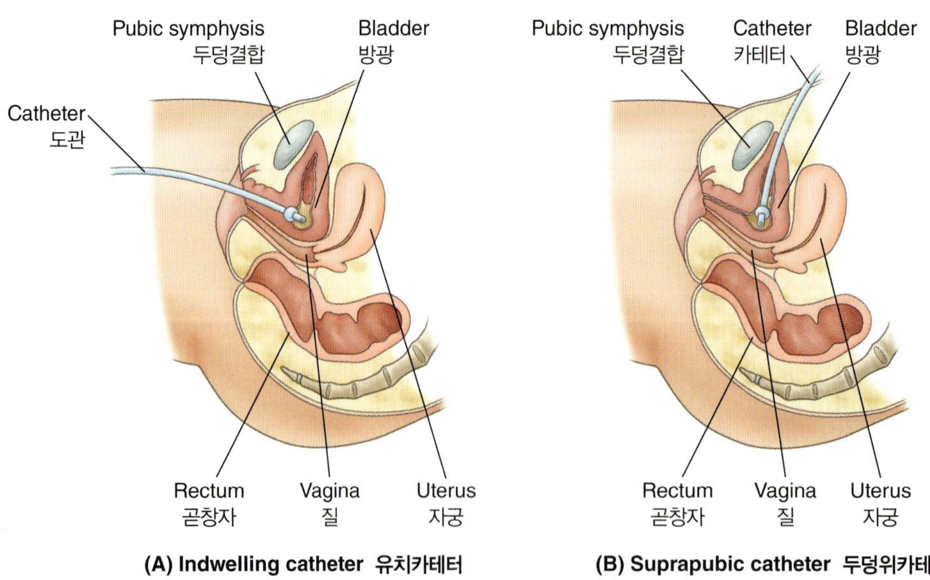

그림 9.17 비뇨기계 카테터 삽입의 종류.

- *Radical prostatectomy* (근치전립샘절제술)는 전립샘이 극도로 비대해졌거나 전립샘암이 의심되는 경우, 전립샘 전체를 제거하는 수술이다.
- **Transurethral resection of the prostate** [요도경유전립샘절제술(경요도전립샘절제술)]는 *TURP*라고도 하며, 요도를 통해 비대한 전립샘의 일부를 절제경을 이용하여 제거하는 수술이다(그림 9.18). *Resectoscope* (절제경)은 방광경과 유사한 형태의 특수한 내시경이다.

- **Retrograde ejaculation** (역행사정)은 사정 시 정액이 음경을 통하여 배출되지 않고 역방향인 방광 쪽으로 흘러들어가는 것을 말한다. 이러한 증상은 요도경유전립샘절제술의 부작용에 의하여 나타난다. *Retrograde*는 반대 방향으로 움직이는 것을 의미한다.
- *Radiation therapy* (방사선요법)와 *hormone therapy* (호르몬요법)는 전립샘암을 치료하기 위해 사용하는 부가적인 치료법이다. *Watchful waiting* (두고 보는 방법, 감시치료)은 질병이 천천히 진행되기 때문에 노인환자에게서는 진행 과정을 감시하면서 치료하는 방법이다.

요실금치료 *Urinary Incontinence Treatment*

- Dr. Arnold Kegel의 이름을 붙여 사용한 **Kegel exercise** [골반근육운동법(케겔운동)]는 남녀 모두에 있어서 복압요실금을 조절하기 위한 목적으로 시행되며 골반 바닥의 근육을 강화하기 위한 일련의 골반근운동법이다. 그리고 이 운동법은 남성에 있어서는 전립샘의 통증과 종창을 치료하기 위하여, 여성에서는 출산 후 빠른 회복을 위하여 실시되기도 한다.
- **Bladder retraining** (방광재훈련)은 환자가 계획대로 배뇨하도록 학습하는 행동요법으로 배뇨 간격을 점점 증가시켜가면서 훈련하는 계획된 배뇨 프로그램이다. 이 훈련은 수의적인 배뇨조절 능력의 복구와 절박요실금으로 인해 초래된 빈뇨와 긴박뇨의 주기를 연장시키는 데 목표를 둔다.

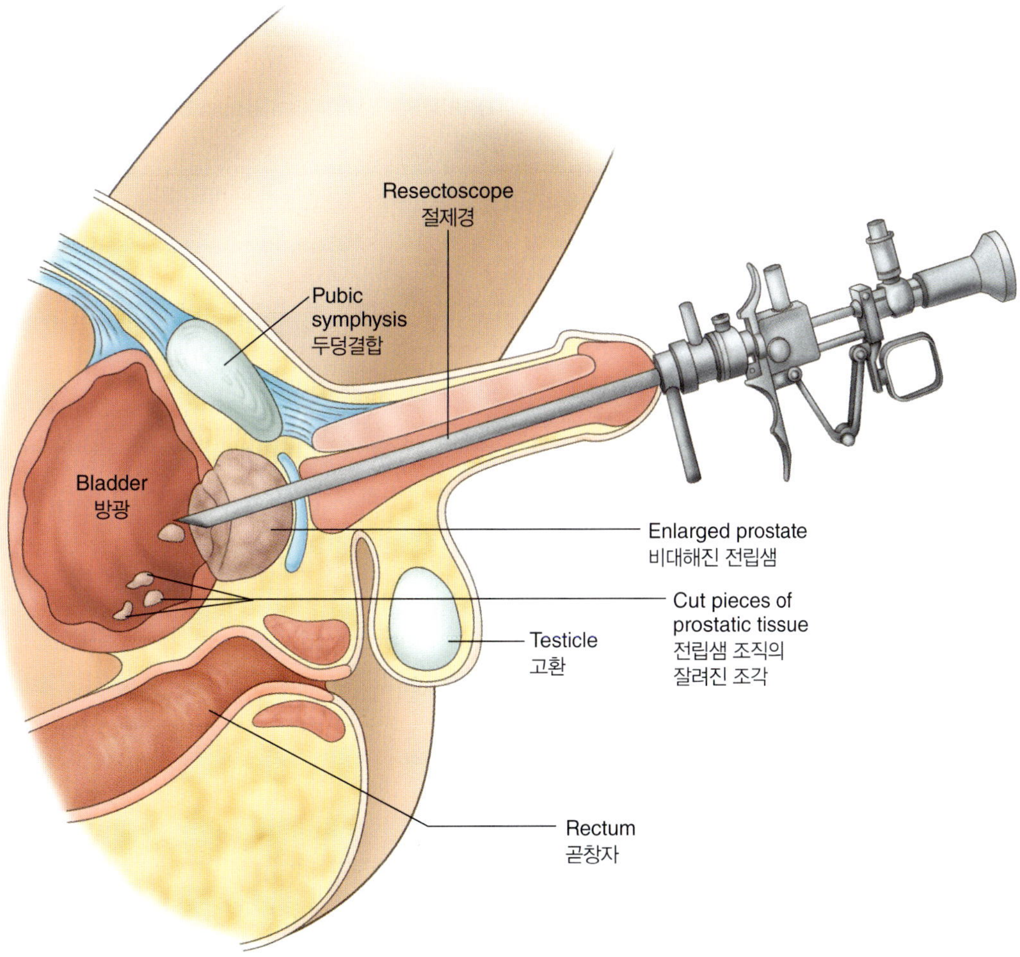

그림 9.18 절제경의 사용을 통한 요도경유전립샘절제술의 시행.

비뇨계통과 관련된 약어

ABBREVIATIONS RELATED TO THE URINARY SYSTEM

표 9.1에는 이 장에서 소개된 용어와 관련된 약어를 정리하였다. *주의:* 실수 또는 혼동을 피하기 위하여 항상 약어를 사용할 때 주의하여야 한다.

표 9.1 ▸ 비뇨계통과 관련된 약어

acute renal failure = ARF	**ARF** = acute renal failure 급성콩팥기능상실
benign prostatic hyperplasia = BPH	**BPH** = benign prostatic hyperplasia 양성전립샘비대증
catheterization = cath	**cath** = catheterization 카테터삽입, 도관삽입
chronic kidney disease = CKD	**CKD** = chronic kidney disease 만성콩팥기능상실
cystoscopy = cysto	**cysto** = cystoscopy 방광경검사
digital rectal examination = DRE	**DRE** = digital rectal examination 직장손가락검사
end-stage renal disease = ESRD	**ESRD** = end-stage renal disease 말기콩팥질환
intravenous pyelogram = IVP	**IVP** = intravenous pyelogram 정맥깔때기조영사진, 정맥신우조영사진
polycystic kidney disease = PKD	**PKD** = polycystic kidney disease 다낭콩팥병, 다낭신장병
transurethral resection of the prostate = TURP	**TURP** = transurethral resection of the prostate 요도경유전립샘절제술
urinary tract infection = UTI	**UTI** = urinary tract infection 비뇨기도감염

제 10 장

신경계통

The Nervous System

신경계통의 구조, 기능 및 이와 관련된 연결형에 대한 개요

주요 구조	관련된 연결형	주요 기능
Brain ▸ 뇌	cerebr/o, encephal/o	• 신체에서 신호를 전달하고 받음으로써 신체의 모든 활동을 조절한다.
Spinal Cord ▸ 척수	myel/o	• 뇌, 팔, 다리 및 신체의 아래 부분 사이에서 신경자극을 전달한다.
Nerves ▸ 신경	neur/i, neur/o	• 신체의 모든 부분으로부터 전신으로 신호를 주고 받는다.
Sensory Organs and Receptors ▸ 감각기관과 수용기		• 외부 자극을 받아 감각신경세포에 이러한 자극을 전달한다.
Eyes (sight) ▸ 눈		• 11장 참조
Ears (hearing) ▸ 귀		• 11장 참조
Nose (smell) ▸ 코		• 7장 참조
Skin (touch) ▸ 피부		• 12장 참조
Tongue (taste) ▸ 혀		• 8장 참조

신경계통과 관련된 어휘

다음 목록은 이 장의 의학용어와 필수 단어요소들을 포함하고 있다. 중요한 용어들은 **굵은 글씨**로 나타내었다. 보조적인 용어는 *주황색 이탤릭체*로 나타내어 중요한 용어의 의미를 명확하게 나타내었다.

단어요소 Word Parts

- ☐ caus/o 부식, 타다
- ☐ cerebr/o 대뇌, 뇌
- ☐ concuss/o 진탕, 격렬하게 흔들다
- ☐ contus/o 타박
- ☐ encephal/o 뇌
- ☐ -esthesia 감각
- ☐ esthet/o 감각, 신경감각, 감각인지
- ☐ -graphy 기록과정, 기록법
- ☐ mening/o 수막, 막
- ☐ myel/o 척수, 골수
- ☐ neur/i, neur/o 신경, 신경조직
- ☐ phobia 비정상적인 공포
- ☐ psych/o 정신
- ☐ radiculo 뿌리, 신경뿌리
- ☐ tropic 수면

의학용어 Medical Terms

- ☐ **acrophobia** (**ack**-roh-**FOH**-bee-ah) 고소공포증
- ☐ **Alzheimer's disease** (**ALTZ**-high-merz) 알츠하이머병
- ☐ **amyotrophic lateral sclerosis** (ah-**my**-oh-**TROH**-fick skleh-**ROH**-sis) 근위축성측색경화증
- ☐ **anesthetic** (**an**-es-**THET**-ick) 마취제
- ☐ **anesthetist** (ah-**NES**-theh-tist) 마취과의사
- ☐ **anxiety disorders** 불안장애
- ☐ **autism** (**AW**-tizm) 자폐
- ☐ **Bell's palsy** (**PAWL**-zee) 벨마비, 특발성얼굴신경마비
- ☐ **carotid ultrasonography** (kah-**ROT**-id **ul**-trah-son-**OG**-rah-fee) 목동맥초음파
- ☐ **causalgia** (kaw-**ZAL**-jee-ah) 작열통
- ☐ **cerebral contusion** (**SER**-eh-bral kon-**TOO**-zhun) 뇌진탕
- ☐ **cerebral palsy** (seh-**REE**-bral **PAWL**-zee) 뇌성마비
- ☐ **cerebrovascular accident** (**ser**-eh-broh-**VAS**-kyou-lar) 뇌혈관장애
- ☐ **cervical radiculopathy** (rah-**dick**-you-**LOP**-ah-thee) 목신경뿌리병증
- ☐ **claustrophobia** (**klaws**-troh-**FOH**-bee-ah) 폐쇄공포증
- ☐ **cognition** (kog-**NISH**-un) 인지
- ☐ **coma** (**KOH**-mah) 혼수
- ☐ **concussion** (kon-**KUSH**-un) 진탕
- ☐ **cranial hematoma** (**hee**-mah-**TOH**-mah) 두개혈종
- ☐ **delirium** (deh-**LEER**-ee-um) 섬망
- ☐ **delirium tremens** (deh-**LEER**-ee-um **TREE**-mens) 진전섬망
- ☐ **delusion** (dee-**LOO**-zhun) 망상
- ☐ **dementia** (dee-**MEN**-shah) 치매
- ☐ **dura mater** (**DOO**-rah **MAH**-ter) 경질막
- ☐ **dyslexia** (dis-**LECK**-see-ah) 읽기장애, 실독증
- ☐ **echoencephalography** (**eck**-oh-en-**sef**-ah-**LOG**-rah-fee) 뇌초음파검사
- ☐ **electroencephalography** (ee-**leck**-troh-en-**sef**-ah-**LOG**-rah-fee) 뇌파검사, 뇌전도검사
- ☐ **encephalitis** (**en**-sef-ah-**LYE**-tis) 뇌염
- ☐ **epidural anesthesia** (**ep**-ih-**DOO**-ral **an**-es-**THEE**-zee-ah) 경질막바깥마취
- ☐ **epilepsy** (**EP**-ih-**lep**-see) 간질
- ☐ **factitious disorder** (fack-**TISH**-us) 인위적장애
- ☐ **Guillain-Barré syndrome** (gee-**YAHN**-bah-**RAY SIN**-drohm) 길랑바레증후군
- ☐ **hallucination** (hah-**loo**-sih-**NAY**-shun) 환각
- ☐ **hemorrhagic stroke** (**hem**-oh-**RAJ**-ick) 출혈성뇌졸중
- ☐ **hydrocephalus** (high-droh-**SEF**-ah-lus) 수두증
- ☐ **hyperesthesia** (**high**-per-es-**THEE**-zee-ah) 감각과민
- ☐ **hypochondriasis** (**high**-poh-kon-**DRY**-ah-sis) 침울증, 심기증
- ☐ **ischemic stroke** (iss-**KEE**-mick) 허혈성뇌졸중
- ☐ **lethargy** (**LETH**-ar-jee) 졸음증, 기면
- ☐ **meningitis** (**men**-in-**JIGH**-tis) 수막염
- ☐ **meningocele** (meh-**NING**-goh-**seel**) 수막탈출증
- ☐ **migraine headache** (**MY**-grayn) 편두통
- ☐ **multiple sclerosis** (skleh-**ROH**-sis) 다발성경화증
- ☐ **myelitis** (**my**-eh-**LYE**-tis) 척수염, 골수염
- ☐ **myelography** (**my**-eh-**LOG**-rah-fee) 척수조영술
- ☐ **narcolepsy** (**NAR**-koh-**lep**-see) 발작성수면
- ☐ **neurotransmitters** (**new**-roh-trans-**MIT**-erz) 신경전달물질
- ☐ **obsessive-compulsive disorder** 강박신경증
- ☐ **panic attack** 공황발작
- ☐ **paresthesia** (**pair**-es-**THEE**-zee-ah) 감각이상
- ☐ **Parkinson's disease** 파킨슨병
- ☐ **peripheral neuropathy** (new-**ROP**-ah-thee) 말초신경병증
- ☐ **post-traumatic stress disorder** 외상후스트레스장애
- ☐ **Reye's syndrome** (**RIZE SIN**-drome) 라이증후군
- ☐ **schizophrenia** (**skit**-soh-**FREE**-nee-ah) 정신분열증
- ☐ **sciatica** (sigh-**AT**-ih-kah) 궁둥신경통
- ☐ **seizure** (**SEE**-zhur) 발작
- ☐ **shaken baby syndrome** 흔들린아이증후군
- ☐ **syncope** (**SIN**-koh-pee) 실신
- ☐ **trigeminal neuralgia** (try-**JEM**-ih-nal new-**RAL**-jee-ah) 삼차신경통

학습 목표

이 장을 통해서 다음의 목표를 달성할 수 있도록 한다.

1. 신경계통의 기능과 구조를 설명할 수 있다.
2. 신경계통의 주요 구성 성분을 구분하고 위치와 기능에 따라 각각의 구조들을 설명할 수 있다.
3. 신경계통의 질환을 다루는 전문의료인을 설명할 수 있다.
4. 신경계통의 병리학, 진단, 치료 과정과 관련된 용어를 발음하고 철자를 쓸 수 있고, 정의하고 이해할 수 있다.
5. 정신건강 질환의 병리학, 진단, 치료 과정과 관련된 용어를 발음하고 철자를 쓸 수 있고, 정의하고 이해할 수 있다.

신경계통의 기능
FUNCTIONS OF THE NERVOUS SYSTEM

중추인 뇌와 같은 신경계통(nervous system)은 모든 신체의 움직임을 통합하고 조절한다. 뇌가 기능을 멈추게 되면 신체는 죽게 된다.

신경계통의 구조
STRUCTURES OF THE NERVOUS SYSTEM

신경계통의 주요 구조는 신경, 뇌, 척수 그리고 감각기관이다. 눈, 귀, 코, 피부, 혀와 같은 감각기관은 다른 장에서 다루었다.

신경계통의 구성 *Divisions of the Nervous System*

신경계통은 두 개의 주요 부분으로 구분된다. 중추신경계와 말초신경계이다(그림 10.1).

- **Central nervous system, CNS** (중추신경계)은 뇌와 척수를 포함하며 정보를 받아 처리하고 신체의 모든 활동을 조절한다.
- **Peripheral nervous system, PNS** (말초신경계)은 뇌와 연결된 12쌍의 뇌신경과 척수와 연결된 31쌍의 척수신경을 포함한다. 말초신경계의 기능은 중추신경계통으로부터 온 신경자극을 전달하거나 또는 신경자극을 중추신경계까지 전달한다.

신경 *The Nerves*

Nerve (신경)는 신체의 여러 부분들과 뇌, 척수를 연결시켜주는 *neuron* (신경세포)의 섬유 하나 또는 많은 다발이다. **Tract** (신경로)는 뇌 또는 척수 내에 위치한 신경섬유의 다발 또는 집단이다.

- *Ascending nerve tract* (오름신경로)은 뇌를 *향하여* 신경자극을 운반한다.
- *Descending nerve tract* (내림신경로)은 뇌로부터 *멀리 떨어진* 방향으로 신경자극을 운반한다.

- **Ganglion** (**GANG**-glee-on, 신경절)은 중추신경계 바깥에 있는 신경세포체의 집단이다(복수형, *ganglia* 또는 *ganglions*). *주의: ganglion*은 양성낭종, 종양과 같은 낭종을 의미할 수도 있다.

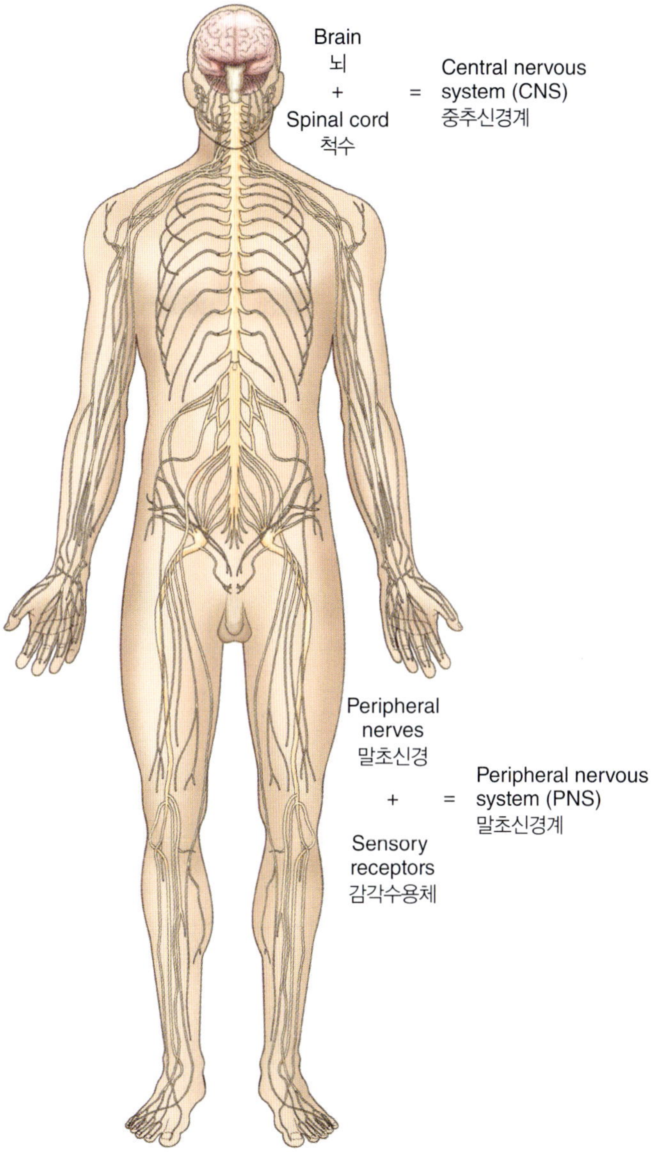

그림 10.1 중추신경계와 말초신경계의 구조적 구성 성분.

- **Innervation** (**in**-err-**VAY**-shun, 신경지배)은 특정 신체 부위의 신경분포를 의미한다.
- **Plexus** [**PLECK**-sus, 얼기(신경총)]는 교차하는 신경들의 회로망이다(복수형, *plexuses*)(그림 10.8A). 또한 얼기는 혈관이나 림프관들이 교차하는 회로망을 말하기도 한다.
- **Receptor** (수용기)는 외부 자극을 받아들이는 감각기관(눈, 귀, 피부, 코, 혀의 맛봉오리)에 있는 부위이다. 수용기는 해석하기 위하여 자극을 감각신경을 통하여 뇌에 전달된다.
- **Stimulus** (자극)는 신경을 활성화시키거나 흥분충동을 일으키는 모든 것을 말한다(복수형, *stimuli*). ***Impulse*** (흥분충동)는 신경섬유와 신경세포를 통하여 전달된 흥분파이다.

반사 *The Reflexes*

Reflex (**REE**-flecks, 반사)는 신체의 내부 또는 외부의 변화들에 대한 자동적이고 불수의적인 반응이다. 반사의 기능은 다음 예와 같다.

- 심박동, 호흡률 및 혈압의 변화
- 기침과 재채기
- 통증 자극에 대한 반응

심층의 힘줄반사는 4장에서 설명하였다.

신경세포 *The Neurons*

Neuron (**NEW**-ron, 신경세포)은 신경계의 기본적인 세포로서 신체의 서로 다른 부분에서 수억 개의 신경세포가 신경학적인 흥분충동을 받아 신체기관에서 전기화학적인 과정을 통해 이루어진다.

- 신체는 전기화학적인 과정을 경유하여 신체에 신경자극을 운반하는 수조 개의 신경세포를 갖고 있다. 이러한 과정은 신경세포의 전기적 활동 패턴을 나타내는데, 이를 ***brain wave*** (뇌파)라 한다. 여러 가지 유형의 뇌파는 강렬한 활동, 휴식 및 잠자는 동안 발생한다.
- 신경세포는 기능에 따라 세 가지 유형으로 분류한다. 신경세포의 기능에 따라 표 10.1에 요약하였다. **A-C-E**는 이름을 기억하는 데 도움을 줄 것이며, **S-A-M**은 기능을 기억하는 데 도움을 줄 것이다.

신경세포의 부분 *Neuron Parts*

각각의 신경세포는 세포체, 몇 개의 가지돌기, 한 개의 축삭 및 종말섬유로 구성된다(그림 10.2).

- **Dendrite** [**DEN**-dryte, 가지돌기(수상돌기)]는 자극을 받아서 세포체에 전달하는 뿌리와 같은 돌기이다. ***Process***는 세포체에서 뻗어 나온 돌기같은 구조이다.
- **Axon** (**ACK**-son, 축삭)은 세포체로부터 멀리 뻗어 있으며 신경세포체로부터 멀리 흥분충동을 전도한다. 축삭의 길이가 92 cm 이상인 것도 있다. 대개의 축삭들은 백색의 지방조직에 의해 덮여 보호되는데, 이것을 myelin sheath (말이집)라 한다.
- **Terminal end fiber** (종말섬유)는 축삭의 끝에서 분지된 섬유로서 축삭으로부터 연접하기 위하여 신경흥분충동을 전달한다.
- **Synapse** (**SIN**-apps, 연접)는 두 개의 신경세포 또는 한 개의 신경세포와 한 개의 수용체기관이 만나는 부위를 말한다. 신경세포는 소수의 연접 또는 수백 개의 연접을 가지고 있다.

신경전달물질 *Neurotransmitters*

Neurotransmitter (**new**-roh-trans-**MIT**-er, 신경전달물질)는 신경세포의 연접으로부터 표적수용체까지 신호를 전달할 수 있게 하는 화학물질이다. 신경전달물질에는 200~300개 정도

표 10.1 ▸ 신경세포의 유형과 이들 신경세포의 기능

Types of Neurons 신경세포의 유형	Neuron functions 신경세포의 기능
'ACE'	**'SAM'**
Afferent neuron (**AF**-er-ent, 들신경세포) ***Afferent*** (들)는 '향하여'라는 의미이다.	***Sensory neuron*** (감각신경세포)이라고 하며, 피부나 감각기관에서 나온 신경세포는 감각기관으로부터 온 흥분충동을 뇌와 척수를 향하여 운반한다.
Connecting neuron (연결신경)	***Associative neuron*** (연합신경세포)이라고 하며, 이 신경세포는 감각신경세포와 운동신경세포를 연결한다.
Efferent neuron (**EF**-er-ent, 날신경세포) ***Efferent*** (날)는 '멀리 떨어진'이라는 의미이다.	***Motor neuron*** (운동신경세포)이라고 하며, 이 신경세포는 뇌와 척수로부터 흥분충동을 근육과 샘을 향하여 운반한다.

가 있다. 각각의 신경전달물질은 특수한 기능을 한다.

신경전달물질과 이들의 기능은 다음과 같다.

- **Acetylcholine** (아세틸콜린)은 척수에 있는 일부 연접과 신경근결합부위에서 방출된다. 이 물질은 근육의 활동에 영향을 준다.
- **Dopamine** (도파민)은 뇌에서 방출된다. 기분장해, 사고장애, 파킨슨병과 같은 비정상적인 운동장애와 관련이 있다고 알려져 있다.
- **Endorphin** (엔돌핀)은 뇌에서 생산되어 자연스럽게 분비되는 물질로서 통증 완화에 도움이 된다.
- **Norepinephrine** (노르에피네프린)은 각성과 흥분, 혈압과 심박의 증가, 스트레스에 반응한 포도당의 방출에 영향을 미친다. 또한 신체에서 싸움-또는-도주 반응(fight-or-flight)의 일환으로 부신에 의해 방출되는 호르몬이다(13장 참조).
- **Serotonin** (세로토닌)은 뇌에서 방출되어 잠자고, 배고프고, 기쁨의 재인지에 관여한다. 때때로 기분과 연관된 질환과도 관련이 있다.

아교세포 *Glial Cells*

Glial cell (GLEE-ul, 아교세포)은 신경세포를 보호하고 지지

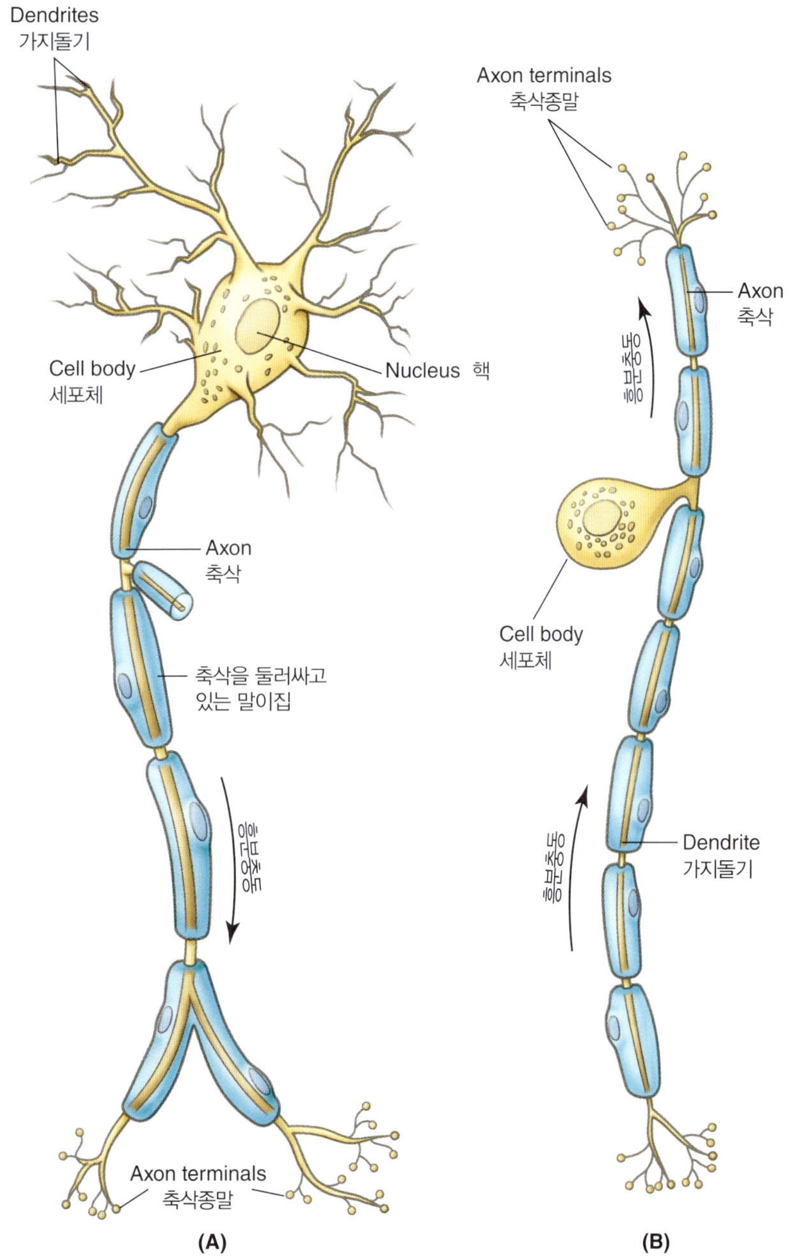

그림 10.2 두 가지 유형의 신경세포의 구조. (A) 운동신경세포, (B) 감각신경세포.

한다. 아교세포의 4대 주요 기능은 다음과 같다. (1) 신경세포를 둘러싸고 제 위치에 고정시킨다. (2) 신경세포에 영양소와 산소를 공급하고, (3) 한 개의 신경세포와 다른 신경세포 사이에서 절연체 역할을 하고, (4) 사멸한 신경세포를 제거하고 파괴한다.

말이집 *The Myelin Sheath*

Myelin sheath [**MY**-eh-lin, 말이집(수초)]는 신경아교세포로 덮여 보호된다. 흰색의 말이집은 뇌에서 백색질을 형성하고, 척수의 일부분과 대부분의 말초신경섬유의 축삭을 덮고 있다(그림 10.2).

- ***White matter*** (백색질)는 말이집으로 둘러싸여 있는 신경섬유를 말한다. 말이집으로 덮인 신경섬유는 흰색을 띤다. ***Myelinated***는 말이집을 가지고 있다라는 의미이다.
- ***Gray matter*** (회색질)는 말이집으로 둘러싸여 있지 않은 신경섬유이고 회색을 띤다. ***Unmyelinated***는 말이집을 가지고 있지 않다라는 의미이다. 이 신경섬유는 뇌와 척수의 회색질을 구성한다.

중추신경계
THE CENTRAL NERVOUS SYSTEM

Central nervous system, CNS (중추신경계)은 뇌와 척수로 구성되어 있다. 이러한 구조는 머리뼈와 척추뼈에 의해 외부로부터 보호되고 있으며, 3장에서 설명하였다. 뼈대 내부의 뇌와 척수는 뇌척수막과 뇌척수액에 의해 더욱 보호되고 있다(그림 10.3).

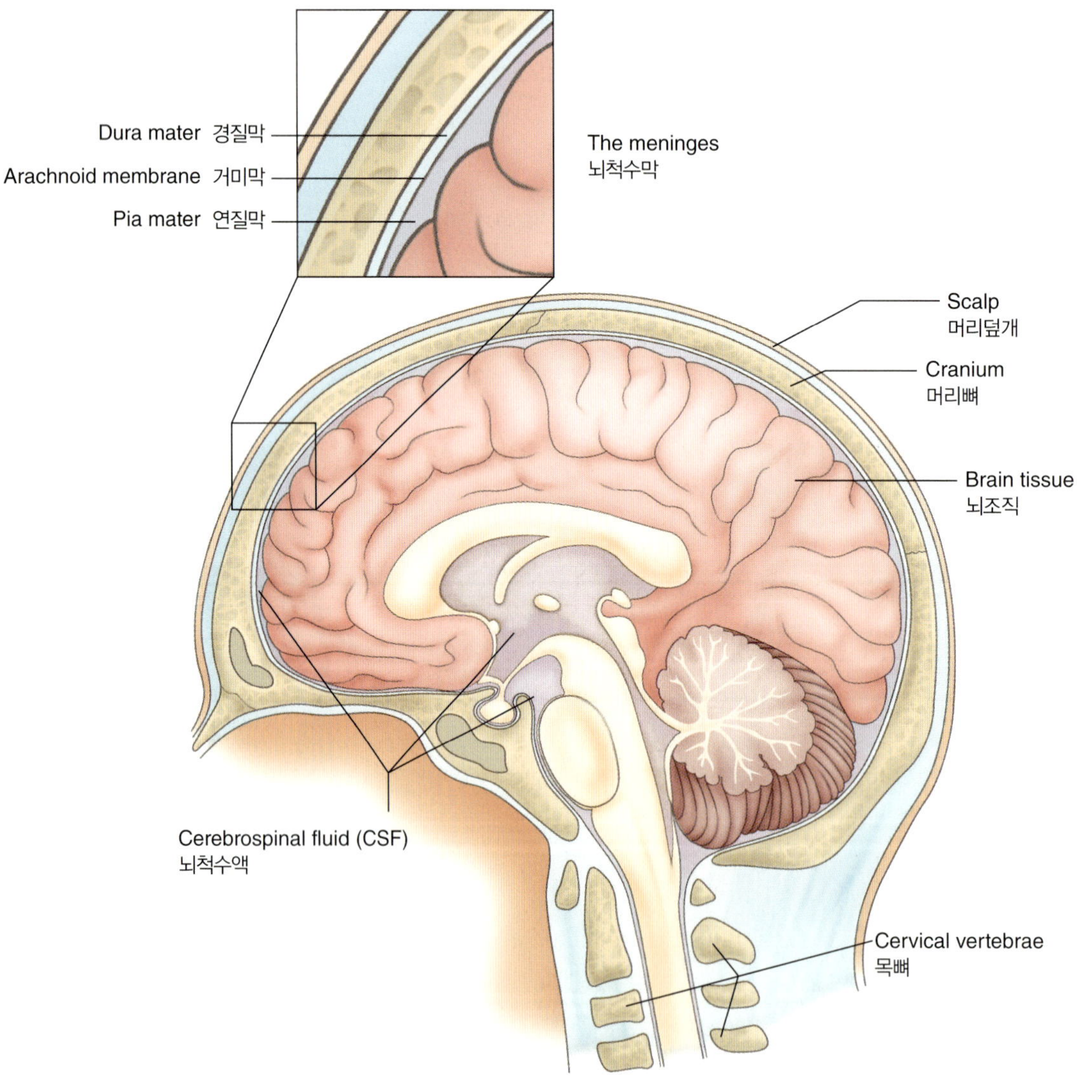

그림 10.3 뇌척수막과 보호덮개를 보여 주는 뇌의 가로단면. 뇌척수액은 보라색으로 표시하였다.

뇌척수막 *The Meninges*

Meninges (meh-**NIN**-jeez, 뇌척수막)는 뇌와 척수를 둘러싸고 있는 막계통의 세 가지 층으로 되어 있다(단수형, *meninx*). 뇌척수막에는 경질막, 거미막, 연질막이 있다(그림 10.3).

경질막 *The Dura Mater*

Dura mater (**DOO**-rah **MAH**-ter, 경질막)는 두껍고 단단한 뇌척수막의 가장 바깥막이다. *Dura*는 단단함, *mater*는 어머니, 근원을 의미한다.

- 머리뼈 속면은 경질막으로 둘러싸여 있다.
- 척주의 속면에는 *epidural space* (경질막바깥공간)가 있는데, 이 공간은 척주의 벽과 경질막 사이에 위치한다. 이 공간에는 지방과 결합조직이 있어 경질막에 대한 쿠션 역할을 한다.
- 머리뼈와 척주에서 경질막과 거미막 사이에 있는 공간을 *subdural space* (경질막밑공간)라고 한다.

거미막 *The Arachnoid Membrane*

Arachnoid membrane [ah-**RACK**-noid, 거미막(지주막)]은 거미줄과 유사하며, 뇌척수막의 두 번째 층으로 뇌와 경질막과 연질막 사이에 위치한다. *Arachnoid*는 거미와 관련되다라는 의미이다.

- 거미막은 다른 수막에 느슨하게 붙어 있는 막으로서 액체가 차 있는 공간이다.
- *Subarachnoid space* [거미막밑공간(지주막하공간)]는 거미막 아래와 연질막 위에 위치해 있으며 뇌척수액을 함유하고 있다.

연질막 *The Pia Mater*

뇌척수막의 세 번째 층인 **pia mater** (**PEE**-ah **MAH**-ter, 연질막)는 뇌와 척수에 가장 가까이 위치한다. 혈관이 풍부한 정교한 결합조직으로 구성되어 있다. *Pia* (연질)라는 말은 부드럽거나 정교한이라는 의미이고, *mater*는 어머니, 근원이라는 의미이다.

뇌척수액 *Cerebrospinal Fluid*

Cerebrospinal fluid (**ser**-eh-broh-**SPY**-nal, 뇌척수액)는 *spinal fluid*라고 하며, 대뇌의 중간 부분에 위치한 뇌실내 특수한 모세혈관에서 생산된다(그림 10.3, 10.4). 뇌척수액은 깨끗하고 무색인 액체로서 뇌와 척수 주변을 흐르고 있다. 뇌척수액의 기능은

- 손상과 충격으로부터 뇌와 척수를 보호하는 쿠션 역할과 온도를 떨어뜨리는 기능을 한다.
- 운반된 영양소에 의하여 뇌와 척수에 영양소를 공급하고 화학적인 신호 분자를 조직에 운반한다.

뇌의 부분들 *The Parts of the Brain*

뇌의 부분들은 그림 10.4와 10.6에서 보여주고 있다. 뇌의 부분들에 의해 조절되는 신체의 기능은 표 10.2에 요약되어 있다. 주의할 점은 생명과 관련된 기능들은 대부분 뇌에 위치해 있다는 것이다.

대뇌 *The Cerebrum*

Cerebrum (seh-**REE**-brum, 대뇌)은 가장 크고 뇌의 가장 윗부분에 위치한다. 사고, 판단, 기억 및 감정의 모든 부분을 담당하고 있을 뿐만 아니라 조절과 통합 운동 및 감각기능을 담당한다. *Cerebrum* (대뇌)과 *Cerebellum* (소뇌)은 유사한 단어이지만 뇌의 다른 부분을 말하고 있음을 명심해야 한다. *기억 도움:* cere*bel*lum (소뇌)는 cerebrum (대뇌) 아래(*below*)에 위치한다.

- **Cerebral** (see-**REE**-bral, 대뇌)이라는 말은 대뇌(cerebrum)와 뇌(brain)를 의미하는 용어이다(**cerebr**은 뇌, **-al**은 -에 속하다라는 형용사형 어미).
- **Cerebral cortex** [대뇌겉질(대뇌피질)]는 회색질로 구성되어 있으며, 대뇌의 바깥층이고 융기된 주름과 깊은틈새로 구성된다(그림 10.6).
  - *Gyri* (대뇌이랑)는 대뇌겉질에 있는 회색질이 융기된 주름이다(단수형, *gyrus*).
  - *Sulci* (대뇌고랑)는 대뇌겉질의 틈새이다. 여기서 사용되는 *fissure* (틈새)는 정상적으로 관찰되는 깊은 고랑이다. Skin fissure (피부열창)는 갈라진 것 같은 아픔이라는 의미이다. 이 내용은 12장에서 설명한다.

대뇌반구 *The Cerebral Hemispheres*

두 개의 **cerebral hemisphere** (대뇌반구)는 *corpus callosum* (뇌들보)에 의해 하부 중간 지점에서 연결되어 있다(그림 10.5).

- *Left cerebral hemisphere*는 신체의 오른쪽 대부분의 기능을 조절한다. 왼쪽 대뇌반구의 손상은 신체의 오른쪽 부분의 운동과 감각의 결손을 일으킨다.
- *Right cerebral hemisphere*는 신체의 왼쪽 대부분의 기능을 조절한다. 오른쪽 대뇌반구의 손상은 신체의 왼쪽부분의 운동과 감각의 결손을 일으킨다.
- 뇌줄기에서의 신경섬유의 교차는 이러한 배열을 가능하게 한다(그림 10.4).

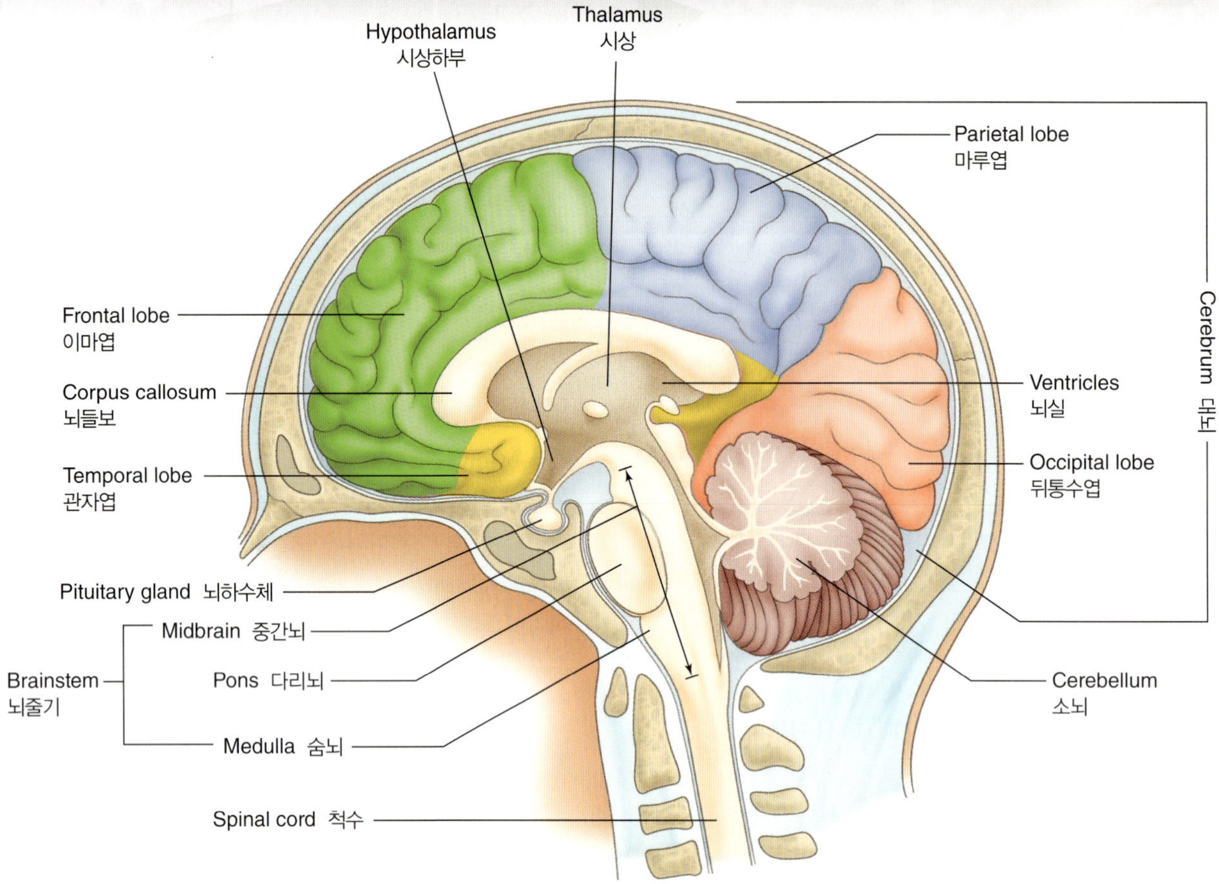

그림 10.4 뇌의 주요 부분을 보여주는 단면도.

표 10.2 ▸ 뇌의 부분과 그 기능

Brain Part 뇌의 부분	Functions 기능
Cerebrum (대뇌)은 가장 크고 뇌의 가장 윗부분에 위치하며, 4개의 엽으로 구성되어 있다.	판단, 기억, 연합과 비판적 생각을 포함한 가장 상위 수준의 사고를 조절한다. 또한 감각을 인식하고 모든 수의근 활동을 조절한다.
Thalamus (시상)는 대뇌 아래에 위치해 있다.	대뇌겉질에서 척수와 중간뇌로부터 감각자극을 중계하며, 일부 자극을 억제하거나 증폭시킨다.
Hypothalamus (시상하부)는 시상의 아래에 위치해 있다.	생명과 관련된 신체기능을 조절한다(표 10.3).
Cerebellum (소뇌)은 대뇌 아래의 머리뼈의 뒤쪽에 위치해 있다.	부드럽고 지속적인 움직임을 위한 근육 활동과 균형을 조절할 수 있도록 한다.
Brainstem (뇌줄기)은 뇌의 바닥에 위치하며, 뇌와 척수 사이를 연결한다. 뇌줄기는 다음과 같은 부분으로 구성되었다. • 중간뇌 • 다리뇌 • 숨뇌	생명에 필수적인 기능인 호흡, 소화, 심장박동, 혈압을 조절한다. 각성(깨어있음과 경계) 기능을 조절한다.

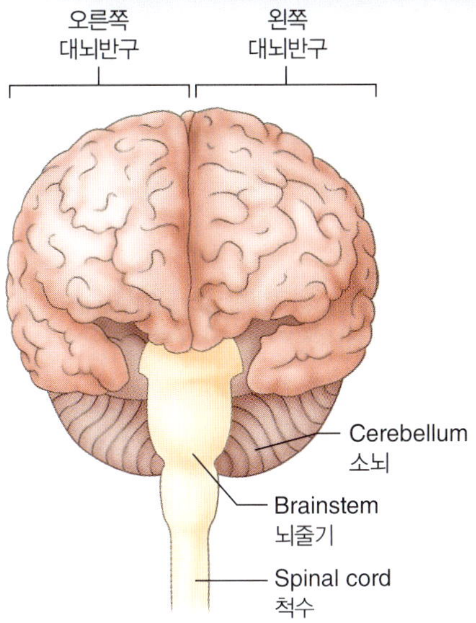

그림 10.5 왼 · 오른 대뇌반구가 나누어진 것을 앞에서 본 모습.

대뇌의 엽 *The Cerebral Lobes*

대뇌의 각 반구는 4개의 **cerebral lobe** (대뇌엽)으로 나누어지고, 각 엽의 이름은 덮고 있는 머리뼈의 이름에 따라 붙여졌다(그림 10.6).

- *Frontal lobe* [이마엽(전두엽)]은 숙련된 운동기능 기억 및 행동을 조절한다.
- *Parietal lobe* [마루엽(두정엽)]은 혀, 피부 및 근육의 감각수용기로부터 신경흥분충동을 해석하고 받아들인다.
- *Occipital lobe* [뒤통수엽(후두엽)]은 시력을 조절한다.

표 10.3 ▸ 시상하부의 조절 기능

1. 자율신경계의 조절과 통합으로 심박수, 혈압, 호흡률, 소화관 활동 등을 조절.
2. 기쁨과 공포를 포함한 정서 반응을 조절.
3. 체온 조절.
4. 공복감을 조절하여 음식 섭취를 조절.
5. 수분 균형과 갈증 조절.
6. 수면-각성 주기 조절.
7. 뇌하수체와 내분비계통 활동을 조절.

- *Temporal lobe* [관자엽(측두엽)]은 청각과 후각, 새로운 정보에 대한 접근, 기억의 저장 및 창의성을 조절한다.

시상 *The Thalamus*

Thalamus (**THAL**-ah-mus, 시상)는 대뇌의 아래에 위치해 있으며, 신체의 감각기관과 대뇌로부터 또는 대뇌까지 흥분충동을 중계하여 감각을 만들어낸다.

시상하부 *The Hypothalamus*

Hypothalamus (**high**-poh-**THAL**-ah-mus, 시상하부)는 시상 아래에 위치한다(그림 10.4). 시상하부의 7가지 주요 조절 기능을 표 10.3에 요약하였다.

소뇌 *The Cerebellum*

Cerebellum (**ser**-eh-**BELL**-um, 소뇌)은 뇌에서 두 번째로 큰 부분이다. 머리의 뒷부분에 위치하며, 대뇌의 뒤쪽 아래에 위치한다(그림 10.4~10.6).

- 소뇌는 신체의 자세, 근육의 긴장도, 관절 내 움직임과 관련하여 유입된 정보를 받는다. 여기서부터 신호는 뇌의 다른 부분으로 신호를 전달하며 뼈대근육을 조절한다.
- 소뇌의 일반적인 기능은 평형 유지와 정상적인 자세를 유지하기 위하여 부드럽고 조정된 운동을 한다.

뇌줄기 *The Brainstem*

Brainstem [뇌줄기(뇌간)]은 뇌의 줄기와 같은 부분으로 대뇌반구와 척수를 연결한다. 뇌줄기는 중간뇌, 다리뇌, 숨뇌의 세 부분으로 구성된다(그림 10.4).

- **Midbrain** (중간뇌)과 **pons** (**PONZ**, 다리뇌)는 뇌의 고위와 하위 중추의 전도로를 제공한다. 시각과 청각 자극에 대한 눈과 머리의 반사작용을 조절한다.
- **Medulla oblongata** (meh-**DULL**-ah **ob**-long-**GAH**-tah, 숨뇌)는 뇌줄기의 가장 아래부분에 위치하며, 척수와 연결되어 있다. 기침, 재채기, 연하, 구토반사에 관여할 뿐만 아니라 호흡근, 심박수, 혈압과 관련된 근육을 포함하는 기본적인 생존 기능을 조절한다.

척수 *The Spinal Cord*

Spinal cord (척수)는 길고 약한 관과 같은 구조로서 뇌줄기의 끝에서 시작하여 거의 척주의 아래까지 연속된다(그림 10.1).

- 척수는 신체 하위 부분과 팔다리로 가는 모든 신경이 위치하

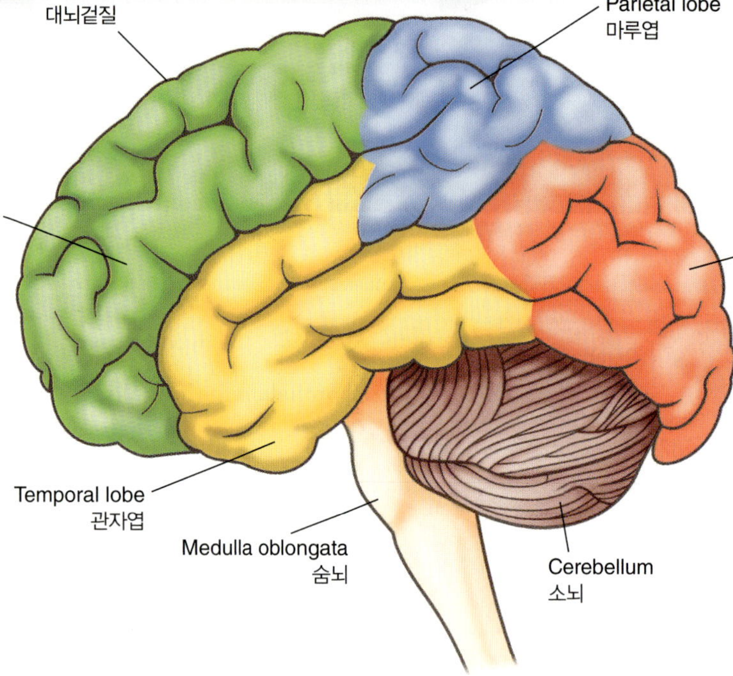

그림 10.6 왼쪽 뇌의 외부를 가쪽에서 본 모습으로 4개의 대뇌엽, 숨뇌 및 소뇌를 관찰할 수 있다.

며, 뇌로부터 또는 뇌까지 운반되는 자극을 전달하는 통로 역할을 한다.

- 척수는 3층의 뇌척수막과 뇌척수액에 의해 둘러싸여 보호받고 있다.

말초신경계 THE PERIPHERAL NERVOUS SYSTEM

Peripheral nervous system (말초신경계)은 뇌와 연결된 12쌍의 뇌신경과 척수와 연결된 31쌍의 척수신경으로 구성된다. *Peripheral*은 신체의 중심으로 멀리 위치한 신체 부분에 속하다라는 의미한다.

3가지 유형의 특수화된 말초신경은 중추신경계로부터 또는 중추신경계까지 자극을 전달한다. 이러한 신경은 자율신경, 감각신경 및 몸(운동)신경섬유이다.

- *Autonomic nerve fiber* (자율신경섬유)는 자율신경계로부터 기관들이나 샘까지 신호를 전달한다.
- *Sensory nerve fiber* (감각신경섬유)는 외부 자극으로부터 신체 내부로 감각을 전달하여 뇌에서 해석한다.
- *Somatic nerve fiber* (몸신경섬유)는 *moter nerve fiber* (운동신경섬유)라고도 하며, 신체 수의근의 운동을 조절하기 위하여 정보를 운반한다.

뇌신경 *The Cranial Nerves*

12쌍의 **cranial nerve** (뇌신경)는 뇌의 아래 부분에서 기시한다. 쌍을 이루고 있는 신경은 좌우 신체에 각각 분포되며 쌍을 이루는 두 신경의 기능과 구조는 같다. 뇌신경은 로마숫자로 표시되며, 이들이 분포하는 부위나 기능에 따라 이름이 붙여졌다(그림 10.7).

말초척수신경 *The Peripheral Spinal Nerves*

31쌍의 **peripheral spinal nerve** (말초척수신경)는 지배하는 신체의 부위에 따라 그룹화하여 이름을 붙였다.

- 각 부분 내에서 신경은 숫자로 표시하였다. 목신경은 C1~C8, 가슴신경은 T1~T12, 허리신경은 L1~L5, 엉치신경은 S1~S5로 표시한다(그림 10.8B).
- 척수신경은 간혹 다른 신경들과 결합하여 특정 부분에 분포하는 신경얼기(plexus)를 형성한다. 그림 10.8A에서 보는 허리신경얼기는 처음 4개의 허리신경(L1~L4)으로 구성되고 등 아래 부분에서 그 기능을 한다.

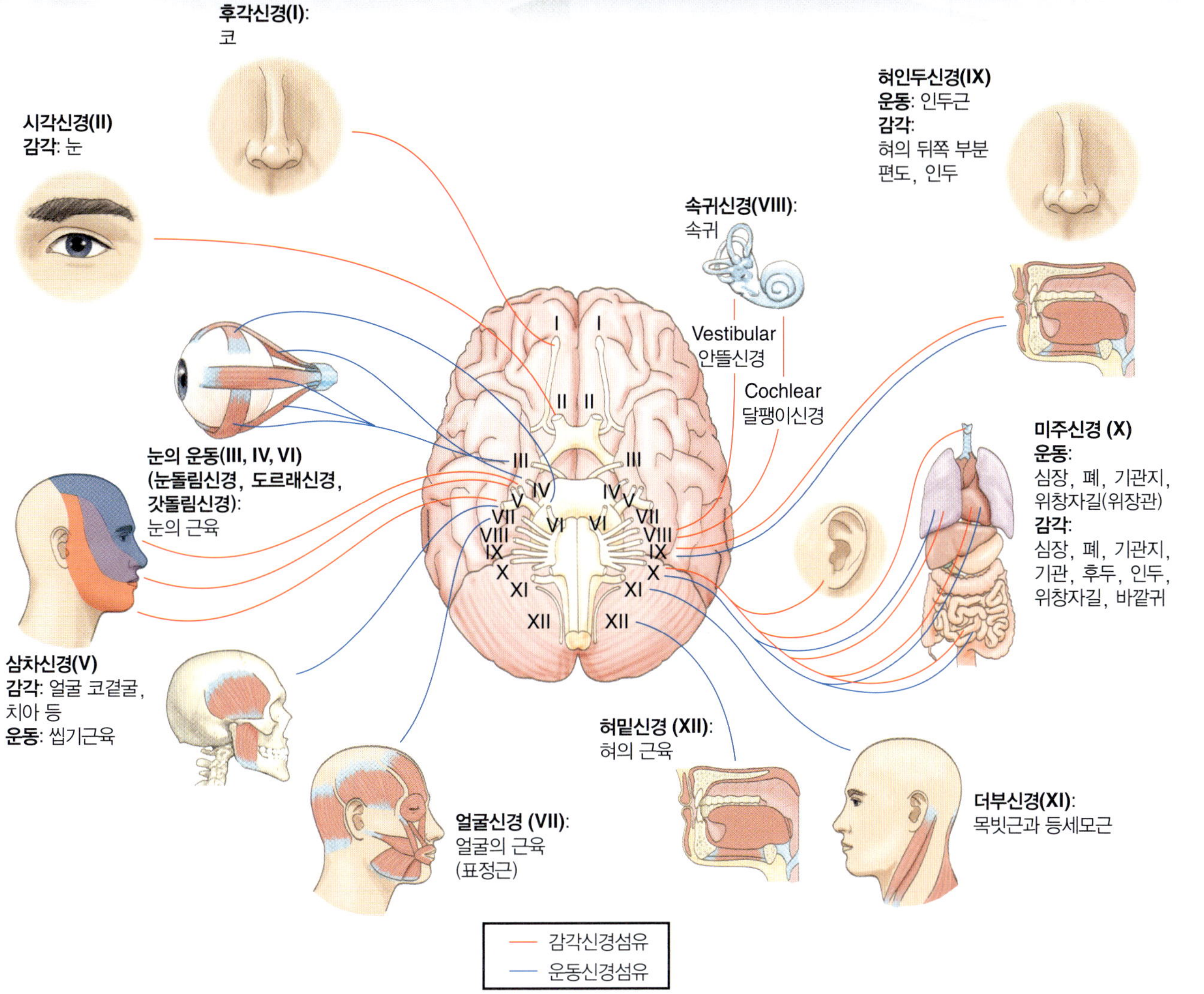

그림 10.7 뇌신경들은 로마숫자로 표시하였으며, 분포하는 영역이나 기능에 따라 이름을 붙였다.

자율신경계
THE AUTONOMIC NERVOUS SYSTEM

Autonomic nervous system (자율신경계)은 내장기관의 기능과 같은 신체의 불수의적 활동을 조절한다. 자율신경계는 *sympathetic nerve* (교감신경)와 *parasympathetic nerve* (부교감신경)로 구성된다. 신체 내에서 항상성을 유지하기 위하여 각각의 영역은 다른 영역의 활동이 균형을 이루도록 한다. *Homeostasis* (항상성)는 신체의 내부 환경을 일정하게 유지하는 과정이다(2장 참조).

- **Sympathetic nerve** (교감신경)는 위급한 상황이나 스트레스 시 호흡률, 심박수 및 근육의 혈류량을 증가시켜 신체를 준비하게 한다. *Fight-or-flight response* (싸움-또는-도주 반응)의 일환으로 흥분하며, 이는 실제 또는 가상의 위험에 대한 신체의 자연적인 반응이다.
- **Parasympathetic nerve** (부교감신경)는 스트레스 반응 이후 신체 반응이 정상으로 돌아가는 것이다. 정서적 또는 육체적으로 스트레스를 받지 않은 일반적인 환경에서 정상적인 신체 기능을 유지한다.

신경계통과 관련된 전문의료인
MEDICAL SPECIALTIES RELATED TO THE NERVOUS SYSTEM

- **Anesthesiologist** (**an**-es-**thee**-zee-**OL**-oh-jist, 마취과의사)는 수술 전이나 수술 시 마취약을 투여하는 의사이다(**an-**은 없다, **esthesi**는 감각, **-ologist**는 전문가를 의미).

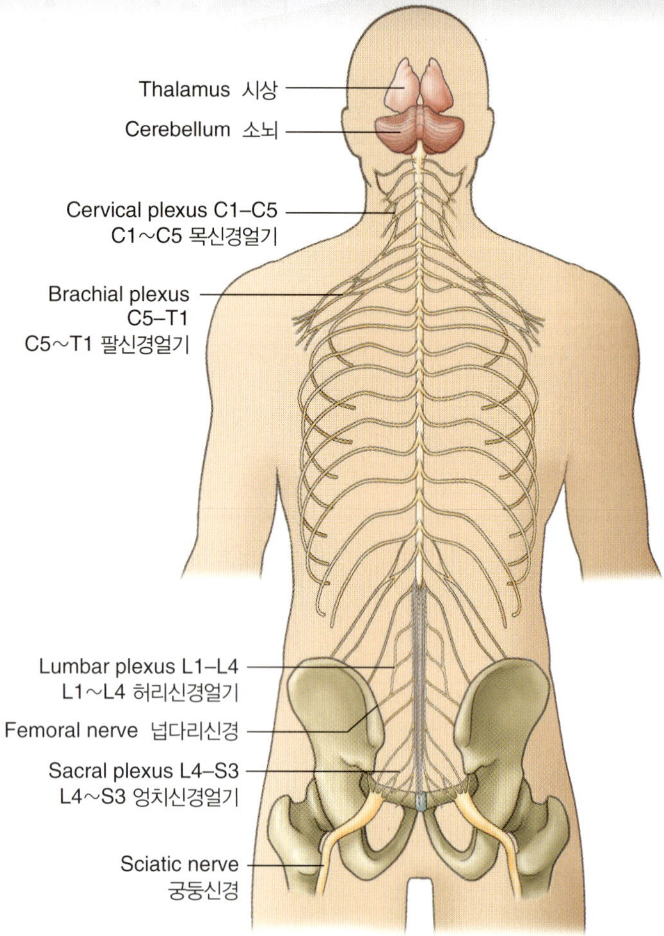

그림 10.8A 척수와 척수신경들 대부분의 척수신경얼기들은 척추의 부위에 따라 이름을 붙인다.

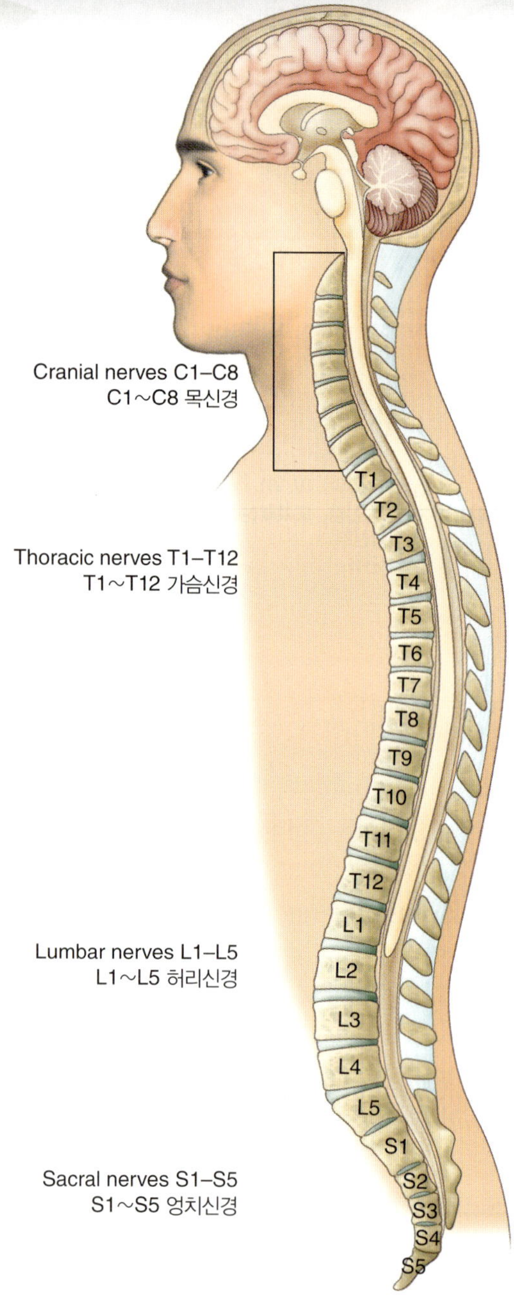

그림 10.8B 각 척수부위 내 신경은 숫자로 표시한다.

- **Anesthetist** (ah-**NES**-theh-tist, 마취사)는 마취를 돕는 의료전문가지만 의사는 아니다. 예를 들어 마취간호사가 있다(**an-**은 없다, **esthet**는 감각, **-ist**는 전문가를 의미).
- **Neurologist** (new-**ROL**-oh-jist, 신경과의사)는 신경계통의 장애와 질병을 다루고 진단하는 전문가이다(**neur**는 신경, **-ologist**는 전문가를 의미).
- **Neurosurgeon** (신경외과의사)은 신경계통의 수술을 전문으로 하는 의사이다.
- **Psychiatrist** (sigh-**KYE**-ah-trist, 정신과의사)는 의사로서 화학물 의존, 정서적 문제, 정신장애의 진단과 치료를 전문으로 한다(**psych**는 정신, **-iatrist**는 전문가를 의미). 정신과의사는 약을 처방할 수 있다.
- **Psychologist** (sigh-**KOL**-oh-jist, 심리학자)는 박사학위(PhD나 PsyD)는 가지고 있지만 의학박사(MD)는 아니다. 감정적인 문제와 정신질환을 평가하고 치료한다(**psych**는 정신, **-ologist**는 전문가를 의미).

신경계통의 병리
PATHOLOGY OF THE NERVOUS SYSTEM

머리와 뇌척수막 *The Head and Meninges*

- **Cephalalgia** (**sef**-ah-**LAL**-jee-ah, 두통)는 *headache*라고도 하며, 머리의 통증을 말한다(**cephal**은 머리, **-algia**는 통증을 의미).
- **Migraine headache** (**MY**-grayn, 편두통)는 전조 증상에 선

행하여 나타나며 머리의 한 방향에서 욱신거리는 고통으로 나타난다. 주로 여성에게 영향을 미치고 때때로 구역질과 구토, 빛이나 소리에 대한 민감성을 동반한다. *Warning aura*는 편두통 또는 간질 발작을 선행한 환자에게 시각적 방해로 인식된다.

- **Cluster headache** (군발성 두통)는 머리의 한쪽 면에 집중되는 통증을 특징으로 하며, 눈물이나 코막힘과 연관될 수 있다. 이 통증은 주로 남성에게서 발생하며, 떼지어 빈번하게 발생하므로 군발성 두통이라 명명되었다.
- **Encephalocele** (en-**SEF**-ah-loh-**seel**, 뇌류)은 *craniocele* (뇌탈출증)로도 알려져 있으며, 뇌에 있는 물질이 머리뼈 내 틈새를 통해서 선천적으로 탈출된다(encephal/o는 뇌, -cele는 탈출을 의미). *Congenital* (선천성)의 의미는 출생 시 현재를 의미하고, *herniation* (탈출)은 돌출(protrusion)을 의미한다. *Meningocele* (뇌척수막탈출증)과 비교하라.
- **Meningocele** (meh-**NING**-goh-**seel**, 뇌척수막탈출증)은 머리뼈나 척주의 결함으로 인하여 선천적으로 뇌척수막이 탈출되는 질환이다(mening/o는 뇌척수막, -cele는 탈출을 의미). *Encephalocele* (뇌류)과 비교하라.
- **Hydrocephalus** (high-droh-**SEF**-ah-lus, 수두증)는 뇌의 뇌실 내에 뇌척수의 양이 비정상적으로 증가한 상태이다(hydr/o는 물, cephal은 머리, -us는 단수 명사형 종결어미). 출생 시나 일생에서 발생한 뇌막염, 뇌종양, 또는 다른 원인과 관련된 장애물로 인해 발병할 수 있다.
- **Meningioma** (meh-**nin**-jee-**OH**-mah, 뇌척수막종)는 흔하고 천천히 자라나며 뇌척수막에서는 보통 양성 종양이다(mening/i는 뇌척수막, -oma는 종양을 의미).
- **Meningitis** (**men**-in-**JIGH**-tis, 뇌척수막염)는 *infectious meningitis* (감염성 뇌척수막염)라고도 한다. 뇌나 척수 수막의 염증이다(mening은 수막, -itis는 염증을 의미). 뇌척수막염은 보통 몸의 어딘가에서 세균이나 바이러스 감염으로 유발되며 강렬한 두통, 독감과 같은 증상을 특징으로 한다. 세균성 뇌척수막염은 덜 일반적이지만 때로는 치명적이다. *Encephalitis* (뇌염)와 비교하라.

뇌의질환 *Disorders of the Brain*

- **Cognition** (kog-**NISH**-un, 인지)은 생각, 학습 및 기억과 관련한 정신적 활동이다. *Mild cognitive impairment* (약한 인지장애)는 기억장애의 일종으로 보통 최근 습득한 정보와 관련한 기억장애이며, 알츠하이머병의 초기 징후일 수 있다.
- **Dementia** (dih-**MEN**-shah, 치매)는 기억, 사고, 판단을 포함하는 정신능력이 점진적으로 서서히 저하되는 것이며, 종종 인격적인 변화들을 동반한다. *Senile dementia* (노인성 치매)는 노인에게서 발생하는 치매이다.
- **Vascular dementia** (혈관성 치매)는 뇌졸중이나 뇌로의 혈류 방해로 인한 치매의 한 경우이다. 알츠하이머병은 치매의 주된 원인인 반면, 혈관성 치매는 전체의 10~20%를 차지한다.
- **Encephalitis** (**en**-sef-ah-**LYE**-tis, 뇌염)는 뇌의 염증이다(encephal은 뇌, -itis는 염증을 의미). 뇌염은 광견병(rabies)과 같은 바이러스 감염이나 홍역과 인플루엔자 같은 질환의 후유증으로 발생한다. *Meningitis* (뇌수막염)와 비교하라.
- **Reye's syndrome, RS** (**RIZE**, 라이증후군)은 어린이에게서 치명적이며, 심각한 질환으로서 구토와 착란 상태를 초래한다. 이 증상은 종종 바이러스 감염 시 아스피린으로 치료한 어린이에게서도 동반된다.
- **Tetanus** (**TET**-ah-nus, 파상풍)는 *lockjaw*로도 알려져 있으며, 깊은 상처를 통해 침범된 파상풍 세균에 의해 독소가 생성됨으로써 중추신경계에 급성, 그리고 잠재적이고 치명적인 감염을 유발한다. 파상풍은 예방접종을 통해 예방할 수 있다. 예방접종을 통하지 않고 면역을 가진 사람들은 일반적으로 깊은 관통상으로 인하여 면역을 가진 것이다.
- **Tourette syndrome, TS** (tuh **RET**, 투렛증후군)은 무의식적인 틱, 끙끙거리는 소리, 때로는 음담패설을 포함한 강박적인 발언을 특징으로 하는 복잡한 신경질환이다.

신경퇴행성 질병 *Neurodegenerative Diseases*

Neurodegenerative disease (**new**-roh-deh-**JEN**-er-ah-tiv, 신경퇴행성 질병)는 신경세포의 구조적 기능이 점진적으로 손상되는 장애의 포괄적인 용어이다.

- **Alzheimer's disease** (**ALTZ**-high-merz, 알츠하이머병)는 사고, 기억 및 언어를 담당하는 뇌의 장애이다(그림 10.9). 치매의 주된 원인이며, 개인의 기억과 추론 기능 모두에 점진적인 악화로 나타난다.
- *Huntington's disease* (헌팅턴 병)는 신경퇴행성 질환으로 분류되는 유전질환이다(2장 참조).
- **Parkinson's disease, PD** (파킨슨병)는 만성이며 중추신경계의 퇴행성 질환으로 점차적으로 퇴행성 뇌내의 화학적 도파민의 부족으로 과도한 움직임 조절의 소실이 점차적으로 진행된다. 이러한 상태는 미세근육진전, 강직과 느리고 또는 발을 질질 끌며 걷는 보행(shuffling gait)이 특징이다. *Gait*는 걷는 유형을 나타낸다. 천천히 또는 발을 질질 끌며 걷는 보행은 뇌내 신경전달물질인 도파민의 부적절한 농도에 의하여 운동의 점진적인 조절이 소실되기 때문이다.

뇌의 손상 *Brain Injuries*

- **Amnesia** (am-**NEE**-zee-ah, 기억상실증)는 뇌손상 질병 또는 심리적 장애로 인하여 과거 경험의 회상이 부분적 또는 전체적으로 기억장애가 나타나는 증상이다.
- **Concussion** (kon-**KUSH**-un, 뇌진탕)은 뇌의 격렬한 진동이나 흔들림이다(**concuss**는 흔들림, **-ion**은 상태나 조건을 의미). 뇌진탕은 일시적 각성이나 기능의 소실이 생긴다. *Cerebral contusion* (뇌좌상)과 비교하라.
- **Cerebral contusion** (**SER**-eh-bral kon-**TOO**-zhun, 뇌좌상)은 뇌손상에 의한 뇌조직의 타박상으로 가끔 뇌의 부종을 유발한다(**contus**는 타박이나 멍듦, **-ion**은 상태나 조건을 의미). *Concussion* (뇌진탕)과 비교하라.
- **Cranial hematoma** (**hee**-mah-**TOH**-mah, 머리뼈혈종)는 뇌조직 내 혈액이 모여 있는 것을 의미한다(**hemat**은 혈액, **-oma**는 종양을 의미). 경질막(epidural)을 포함하여 머리뼈혈종의 형태가 이들의 위치에 따라 이름이 붙여진다. 경질막 위에 위치한 ***epidural hematoma*** (경질막바깥혈종)와 경질막 밑에 위치한 ***subdural hematoma*** (경질막밑혈종)(그림 10.10). 머리뼈혈종은 머리의 작거나 큰 손상으로 인하여 발생한다.

외상성 뇌손상 *Traumatic Brain Injury*

Traumatic brain injury (외상성뇌손상)는 뇌에 손상을 줄 정도로 머리가 부딪혔거나 머리가 찔렸을 때를 말한다. 머리가 부딪쳤다고 해서 모두 뇌가 손상받는 것은 아니다. 중등도는 잠깐 동안의 정신 상태의 변화이며, 심한 상태의 경우 장기간 정신 상태의 변화가 지속된다.

- ***Coup*** (충격)는 자동차 사고에서 창문에 부딪히는 것과 같이 충격을 가한 지점과 가까운 부위의 머리뼈 내에서 일어나는 손상이다. ***Counterblow***라고도 하는 ***Contrecoup*** [대측충격(반충)]는 충격을 가한 지점의 반대쪽 머리뼈 아래에서 일어나는 손상이다(그림 10.11).
- **Shaken baby syndrome** (흔들린아이증후군)은 아이를 격렬하게 흔들어서 생기는 질환으로서 뇌손상, 실명, 골절, 발작, 마비 및 사망을 초래한다.

의식 수준 *Levels of Consciousness*

Levels of consciousness, LOC (의식 수준)는 각성과 자극에 대한 반응을 측정한다. ***Altered levels of consciousness (ALOC)***는 손상과 질환에 의한 또는 치료, 약물 또는 알코올과 같은 물질에 의하여 의식이 감소되는 상태를 말한다.

- **Concious** (의식)는 깨어 있고, 민첩하고, 인식하고, 적절히 반응을 하는 상태이다.
- **Unconcious** (무의식)는 알지 못하고 통증을 포함하는 다른 어느 자극에 반응하지 않는 상태이다.
- **Lethargy** (**LETH**-ar-jee, 기면)는 멍하고, 졸립고, 무감동 등 낮은 의식 수준이 뚜렷하다. 여기서 사용되는 ***apathy*** (무감동)는 활동 수준의 감소와 무관심을 의미한다. ***Lethargy*** (기면)는 이러한 의식 수준을 가진 사람과 관련된다.
- **Stupor** (**STOO**-per, 혼미)는 정신과 감각의 의식이 손상된 상태로 환경적 자극에 둔감하다.

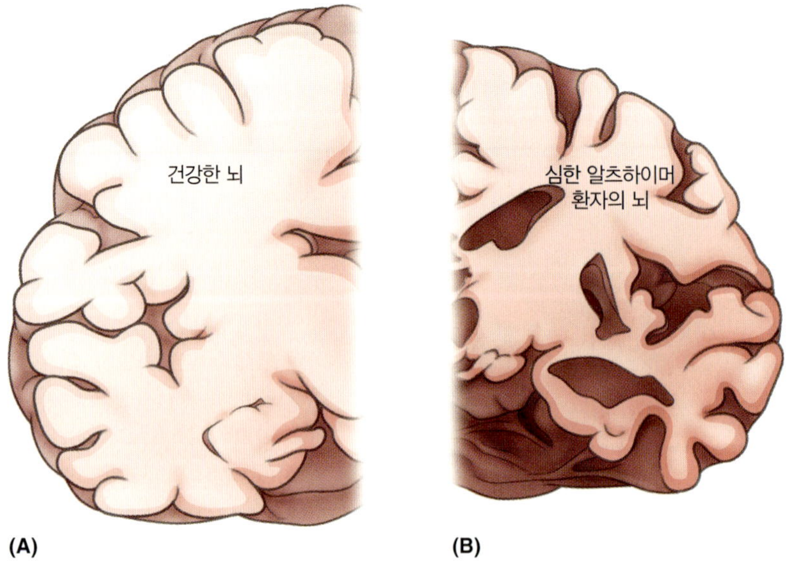

그림 10.9 (A) 건강한 뇌와 (B) 알츠하이머병 환자의 뇌.

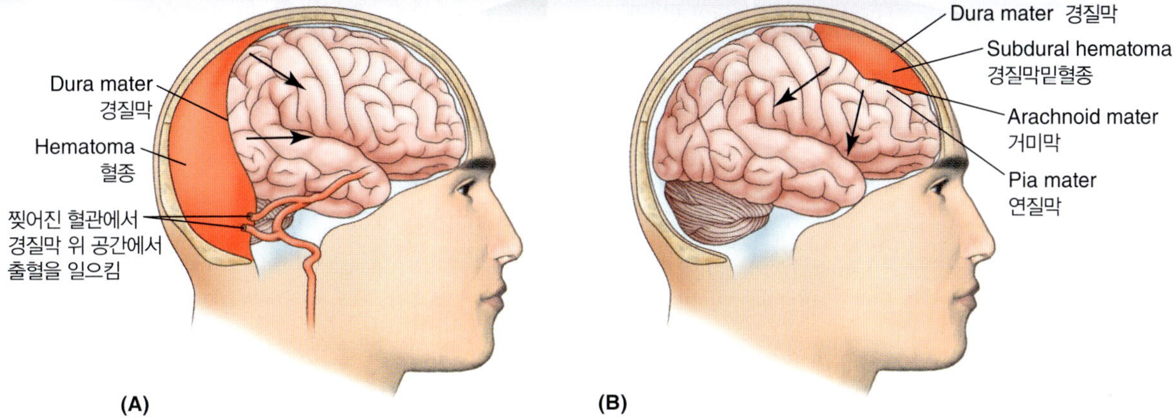

그림 10.10 머리뼈혈종. (A) Epidural hematoma (경질막바깥혈종). (B) Subdural hematoma (경질막밑혈종).

- **Syncope** (**SIN**-koh-pee, 실신)는 또한 ***fainting*** (기절)으로도 알려져 있으며, 뇌로 가는 혈류 감소로 인해 단시간 의식이 소실되는 것이다.
- **Coma** (**KOH**-mah, 혼수)는 자발적인 눈의 움직임과 통증 자극에 무반응하고 발성(말, speech)도 없이 무의식적인 상태이다. ***Comatose***는 혼수상태에 빠진 사람을 말한다.
- **Persistent vegetative state** (지속적 식물상태)의 환자는 수면과 각성 주기를 교대로 나타내며 혼수상태이다. 그러나 뇌의 특정 부분의 심한 손상 때문에 각성이 보이는 듯 하지만 무의식이다.

섬망 *Delirium*

Delirium (dee-**LIR**-ee-um, 섬망)은 혼동, 방향감각 상실, 사고장애, 흥분 및 환각을 동반하여 급성으로 오는 병적 정신 상태이다.

이러한 증상은 대개 고열에 의하여 야기된다. 이러한 증상을 겪고 있는 사람을 ***delirious*** (정신착란)라고 한다.

뇌종양 *Brain Tumors*

Brain tumor (뇌종양)는 비정상적인 종양이 뇌 안에서 자라

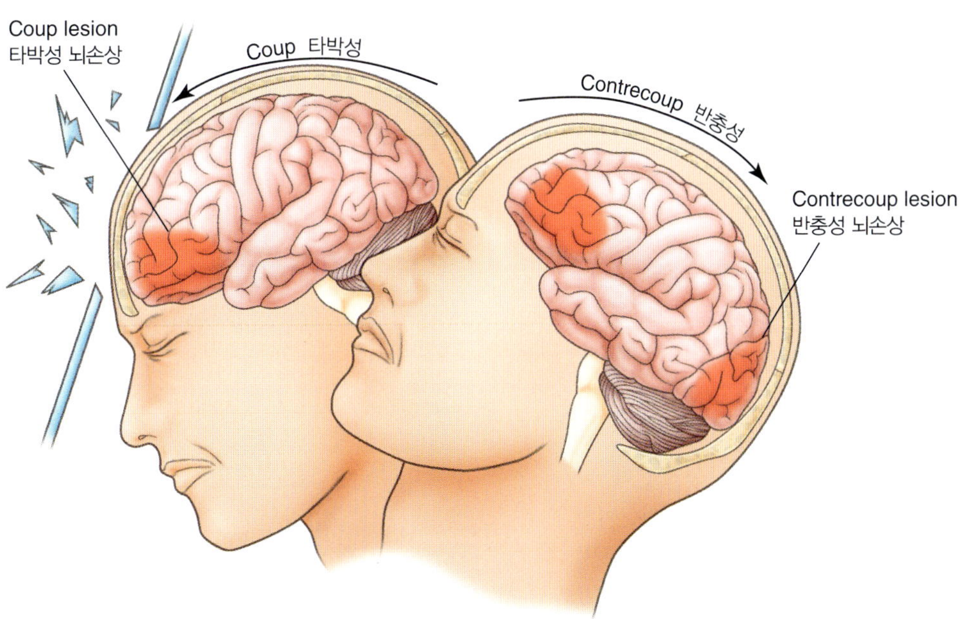

그림 10.11 타박성 뇌손상과 반충성 뇌손상.

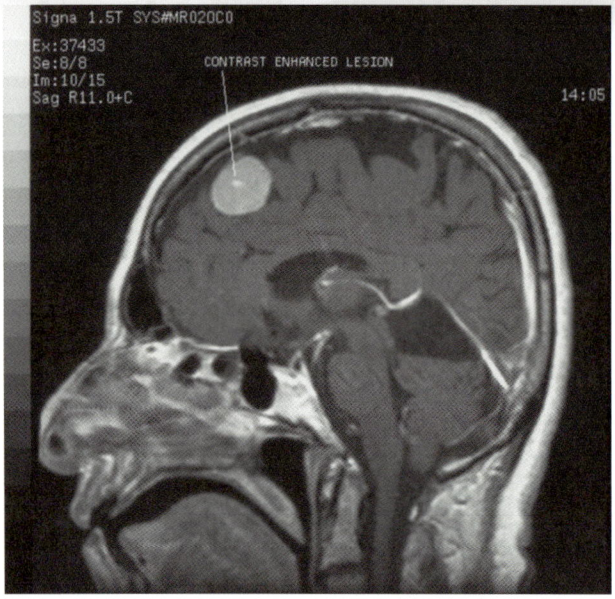

그림 10.12 자기공명영상(MRI)에서 관찰되는 뇌종양.

나는 것으로 양성일 수도 있고 악성일 수도 있다. 그러나 두 종류 모두 생명을 위협할 수 있다(그림 10.12).

- 비침습성 *malignant brain tumor* (악성뇌종양)는 뇌조직을 파괴한다. 이 암이 뇌에서 기원할 때 이 부위를 일차병소라 하고, 이 암이 신체의 다른 계통으로 전이될 때 이를 이차병소라 한다.
- *Benign brain tumor* (양성뇌종양)는 뇌조직을 침범하지 않는다. 그러나 딱딱한 뼈로 둘러싸여 있기 때문에 종양의 성장에 의한 압력에 의하여 뇌조직에 손상을 주거나 머리뼈공간내 압력의 증가에 의하여 뇌조직에 손상을 줄 수 있다.
- **Intracranial pressure** (머리뼈내압력)는 머리뼈 내부의 압력이다(**intra-**는 안쪽, **crani**는머리뼈, **-al**은 속한다를 의미). 머리뼈 내부의 압력이 증가하는 것은 종양, 상해 또는 뇌척수액의 배출이 안되기 때문이다.

뇌졸중 *Strokes*

Stroke (뇌졸중) 또는 CVA는 **cerebrovascular accident** (ser-eh-broh-**VAS**-kyou-lar, 뇌혈관장애)라고도 한다. 뇌혈관장애는 뇌혈관에 공급되는 혈액이 막히거나 혈관이 파손되어 뇌에 혈액 공급이 안 될 때 발생하여 뇌에 손상을 입힌다. 뇌졸중은 최근 3번째 주요 사망 원인이며, 장기적인 장애의 가장 큰 원인이다.

파괴된 부위의 위치에 따라 증상이 나타날 것이다.

- 오른쪽 뇌의 손상은 신체의 왼쪽 부위에 증상이 나타난다(그림 10.13).
- 왼쪽 뇌의 손상은 신체의 오른쪽 부위에 증상이 나타난다(그림 10.13).

허혈성 뇌졸중 *Ischemic Stroke*

Ischemic stroke (iss-**KEE**-mick, 허혈성 뇌졸중)는 노령의 사람들에게서 목동맥이 좁아지거나, 폐색으로 인해 뇌혈류의 흐름에 장애가 생겼을 때 일어나는 가장 흔한 형태의 뇌졸중이다. *Ischemic* (허혈성)은 혈액 공급의 방해를 의미한다(5장 참조).

Thrombotic stroke (뇌혈전)는 허혈성 뇌졸중의 하나로 혈전이 경동맥에서 형성되어 막으면 발생한다. 다른 하나는 *embolic stroke* (색전성 뇌졸중)로 혈전이나 다른 찌꺼기 등이 뇌가 아닌 다른 어딘가의 혈관에서 형성되어 혈류를 따라 돌아다니다 좁은 뇌동맥에 도달함으로써 발생한다.

- **Transient ischemic attack, TIA** (iss-**KEE**-mick, 일과성 허혈발작)은 뇌의 관자엽 부위로의 혈액 공급이 중단되는 것으로 *transient*는 빠르게 지나가는 것을 의미한다. TIA의 증상으로는 무감각성 저림, 흐려 보임, 현기증, 균형의 상실 등이 있다. TIA는 한 시간 이내에 사라지지만 이러한 경우가 빈번히 일어나면 매우 심각하고 무력한 증세가 보이는 뇌졸중 위험 신호의 기전이 될 수 있다.
- **Aphasia** (ah-**FAY**-zee-ah, 실어증)는 말하고, 쓰고, 글을 보고, 이해하거나 말하는 단어를 이해하는 능력을 상실한 것이다(**a-**는 -없이 상실, **-phasia**는 말, 말하다를 의미). 실어증은 종종 뇌졸중과 연합하여 뇌손상이 일어나 야기된다.

출혈성 뇌졸중 *Hemorrhagic Stroke*

Hemorrhagic stroke (**hem**-oh-**RAJ**-ick, 출혈성 뇌졸중)는 *bleed* (출혈하다)라고도 하며, 뇌속의 혈관에서 혈액의 누출이나 혈관이 찢어졌을 때 발생한다. *Aneurysm* (동맥류)은 동맥벽이 국소적으로 약하고, 풍선 모양으로 부풀어 오른 것이다. 허혈성 뇌졸중보다는 덜 흔하지만 보통 치명적이다. 출혈성 뇌졸중은 혈액의 누출로 인해 뇌손상 부위에 장애를 가져온다(그림 10.14, 10.15).

Arteriovenous malformation, AVM (ar-**tee**-ree-oh-**VEE**-nus, 뇌동정맥 기형)은 출혈성 뇌졸중의 원인 중 하나이다. 뇌안에서의 동맥과 정맥의 비정상적인 연결은 어떤 나이에서든 갑자기 파열될 수 있다(**arteri/o**는 동맥, **ven**은 정맥, **-ous**는 존재함을 의미).

수면장애 *Sleep Disorders*

- **Insomnia** (불면증)는 지속적이거나 또는 비정상적으로 잠을 잘 수 없는 상태이다. 이러한 상태는 우울증, 통증 또는 과

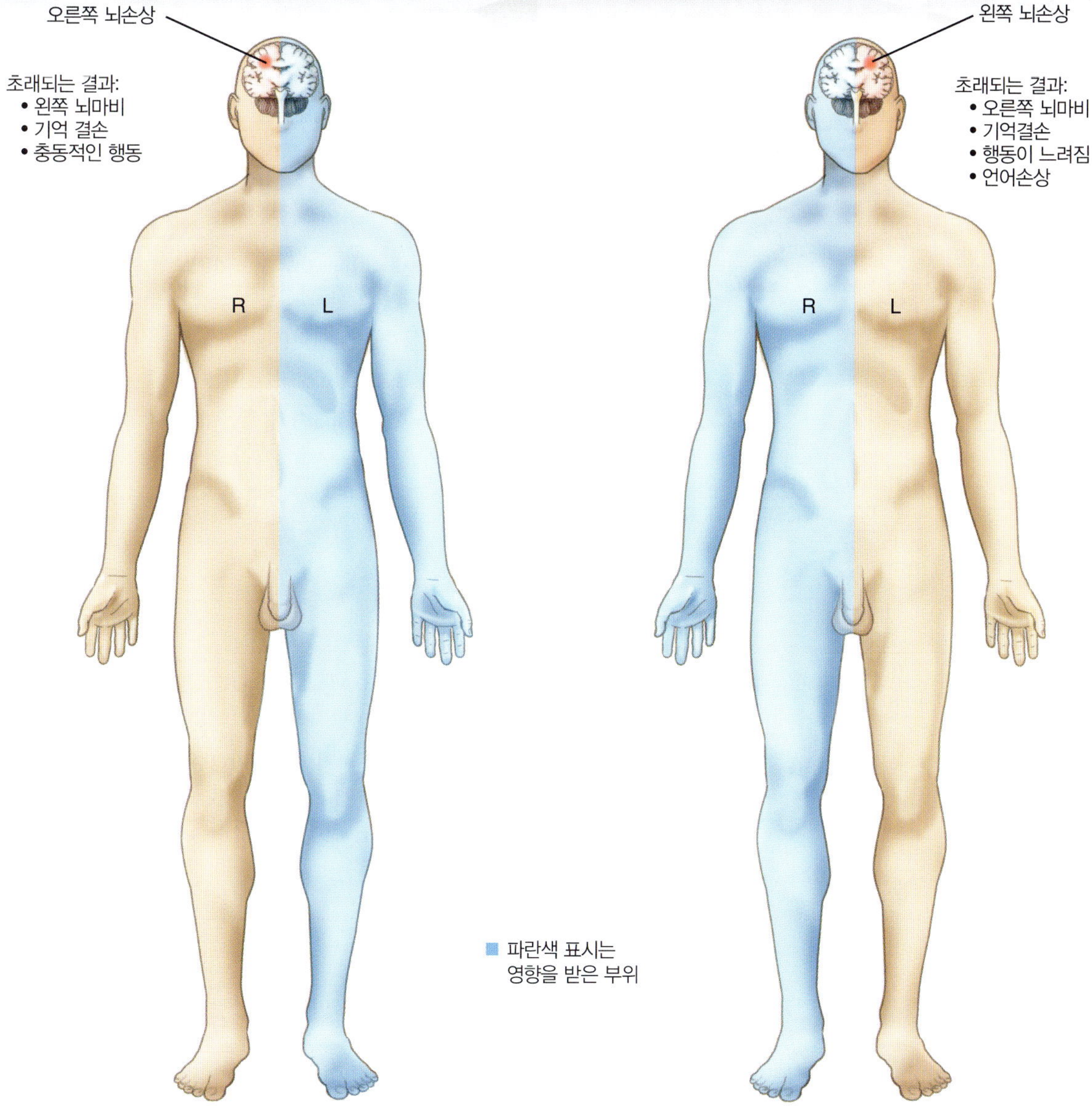

그림 10.13 뇌혈관질환에 의한 뇌손상을 받은 쪽에 의하여 야기된 신체의 손상 부위.

다한 카페인의 복용에 의하여 일어난다(**in-**은 -없이, **somn**는 수면, **-ia**는 비정상 상태를 의미)

- **Narcolepsy** (**NAR**-koh-**lep**-see, 발작성 수면)는 일과 중에 갑작스럽게 수면에 빠지는 수면장애이다(**narc/o**는 혼미, **-lepsy**는 발작을 의미).
- **Sleep deprivation** (수면박탈)은 충분히 회복될 수 있는 기간의 수면부족이 누적되어 일상적인 생활이나 업무에 영향을 미치는 신체적인 증상을 일으킨다.
- **Somnambulism** (som-**NAM**-byou-lizm, 몽유병)은 *noctambulism* 또는 *sleepwalking*이라고도 하며, 걷고 있는 상태로 잠을 자고 있거나 또는 잠에서 깨지 않는 상태로 어떠한 일상적인 활동을 수행하고 있는 상태이다(**somn**는 수면 또는 잠, **ambul**은 보행, **-ism**은 상태를 의미).

척수 *The Spinal Cord*

- **Myelitis** [**my**-eh-**LYE**-tis, 척수염(골수염)]는 척수의 염증을 말한다(**myel**은 척수, **-itis**는 염증을 의미). *Myelitis*는 골수의 염증을 의미하기도 한다.
- **Myelosis** [**my**-eh-**LOH**-sis, 척수증(골수증)]는 척수의 종양을 말한다(**myel**은 척수, **-osis**는 비정상 상태를 의미). *Myelosis* 또한 골수조직의 비정상적인 증식을 의미하기도 한다.
- **Poliomyelitis** (**poh**-lee-oh-**my**-eh-**LYE**-tis, 회색질척수염)는 *polio*라고도 하며, 급성기 상태로 접촉에 의한 전염성 바이러스의 감염성이 대단히 높아서 척수와 뇌줄기에 염증을

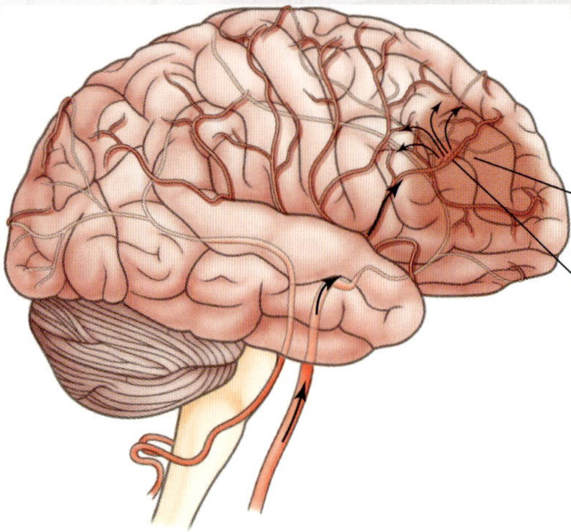

그림 10.14 출혈성 뇌졸중에서 혈관의 파열은 뇌조직에 혈액순환을 감소시킨다.

일으킨다. 때로는 마비를 일으키기도 한다(**poli/o**는 회색질, **myel**는 척수, **-itis**는 염증을 의미). Polio는 예방접종에 의하여 예방할 수 있다.

- *Post-polio syndrome* (후소아마비증)은 polio의 증상 중 하나로 소아기 때 회색질척수염을 앓고 회복하고 난 환자에게서 재발하는 증상이다.
- **Spinal cord injury** (척수손상)는 4장의 마비에서 설명하였다.

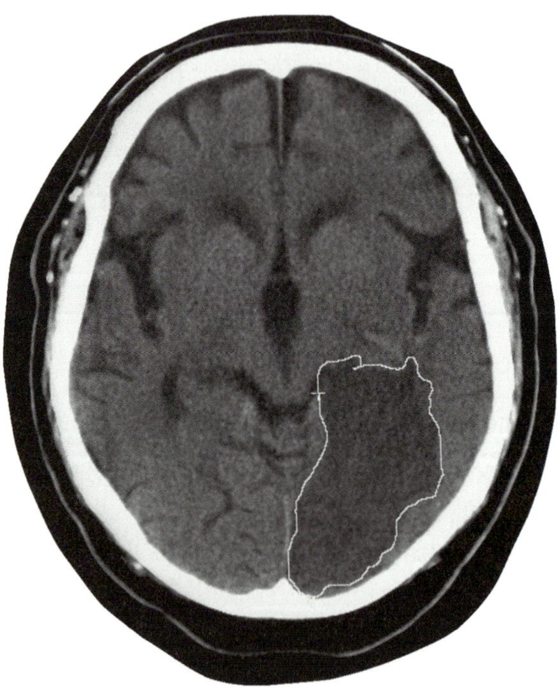

그림 10.15 오른쪽 하부에 출혈 영역을 보여주는 뇌의 자기공명영상.

눌린신경 Pinched Nerves

Radiculitis (rah-**dick**-you-**LYE**-tis, 신경뿌리염)는 ***pinched nerve*** (눌린신경)라고도 하며, 척수신경뿌리의 염증이다(**radicul**은 뿌리 또는 신경절, **-itis**는 염증을 의미). 이 용어는 대개 척수와 척추사이구멍 사이에 있는 신경의 뿌리부위와 관련된다. 이 증상의 한 원인을 3장의 그림 3.18에 나타내었다.

- **Cervical radiculopathy** (rah-**dick**-you-**LOP**-ah-thee, 목뼈신경뿌리병증)는 목부위의 척수신경뿌리가 압박을 받아 유발된 신경통증을 말한다(**cervical**은 목, **radicul/o**는 신경뿌리, **-pathy**는 질병을 의미).
- **Lumbar radiculopathy** (허리뼈신경뿌리병증)는 허리부위에서 근의 경직 또는 척추사이 원반탈출과 같은 디스크의 압박으로 신경뿌리가 자극을 받아 일어나는 신경통증을 말한다(**Lumbar**는 허리, **radicul/o**는 신경뿌리, **-pathy**는 질병을 의미).

다발성경화증 Multiple Sclerosis

Multiple sclerosis, MS (skleh-**ROH**-sis, 다발성경화증)는 진행하고 있는 자가면역장애로 뇌와 척수에서의 신경섬유들이 탈수초화를 갖는 특징이 있다. 이러한 탈수초화는 뇌척수 시각신경에서 일어나며 신경자극의 전달이 파괴된다. 이러한 손상은 다양한 통증과 육체적 그리고 인지기능에 문제를 일으킨다.

- *Demyelination* (말이집탈락)은 말이집의 보호기능 상실을 말한다.
- 질병은 증상이 악화되는 *exacerbation* (악화) 기간 또는 *flare* 기간이 있다. 이 기간 동안에 환자는 remission (완화) 될 수도 있다. *Remission*은 증상이 완화될 때를 말하나 이 질환은 완전히 치료된 것은 아니다.

신경 Nerves

- **Amyotrophic lateral sclerosis** (ah-**my**-oh-**TROH**-fick, 근위축성측색경화증)는 *Lou Gehrig's disease* (루게릭병)라고도 하며, 환자가 완전히 마비될 때까지 진행하여 약화되는 질병으로 환자의 뇌와 척수의 운동신경세포에서 변성이 일어난다. 지능, 눈의 움직임, 쓸개의 기능, 감각 등은 남아 있다.
- **Bell's palsy** (Bell's 마비)는 제7번 뇌신경의 일시적인 마비로 단지 얼굴의 영향을 받은 부위의 눈꺼풀이 내려간다. 게다가 한쪽으로 눈을 감을 수 없는 얼굴마비가 온다. Bell's 마비의 증상으로는 통증, 눈물, 눈꺼풀이 처짐, 침범 부위의 귀에서 소리에 대한 과민감각성, 미각의 손상 등이 있다. 삼차신경통과 구분해야 한다.
- **Guillain-Barré syndrome** (gee-**YAHN**-bah-**RAY**, 길랑바레증후군)은 *infectious polyneuritis* (전염성다발신경염)라

고도 한다. 말초신경말이집의 염증으로 일시적인 마비에 의하여 근육이 급속도로 악화되는 특징을 가지고 있다. 이러한 상태는 어떠한 바이러스성 감염이 나면 역질환후에 발생하는 자가면역 반응이다.

- **Neuritis** (new-**RYE**-tis, 말초신경염)는 통증을 동반한 염증이며, 때때로 기능을 잃는다(**neur**는 신경, **-itis**는 염증을 의미).
- **Sciatica** (sigh-**AT**-ih-kah, 궁둥신경통)는 궁둥신경의 염증으로 통증, 화상, 허벅지와 다리를 따라 통과하는 신경로가 따끔거리는 것 등의 결과로 나타난다(그림 10.8A).
- **Trigeminal neuralgia** (try-**JEM**-ih-nal new-**RAL**-jee-ah, 삼차신경통)는 제5번 뇌신경에 염증이 있을 때의 질환이다. 특징으로는 얼굴의 침범 부위인 입술, 잇몸, 뺨 부위에 급작스럽고 격렬하며 날카로운 통증이 오는 것이며, 항상 얼굴 또는 팔다리에서 근수축 시 연축이 일어난다.

뇌성마비 *Cerebral Palsy*

Cerebral palsy (seh-**REE**-bral **PAWL**-zee, 뇌성마비)는 근육조절 능력의 장애, 경직, 언어장애, 대뇌에 영향을 미칠 정도의 손상에 의한 다른 신경학적 결핍증 등을 특징으로 한다. *Spasticity*는 특정 근육이 계속 수축되는 상태이다. *Palsy*는 감각의 소실과 흔들기와 같은 신체의 운동을 통제할 수 없을 정도로 신체 일부가 마비된 상태이다.

- 뇌성마비는 조산아 또는 저체중 신생아 그리고 임신중, 출생 시 또는 출생 후 곧바로 손상을 입었을 때 주로 발생한다.
- 뇌성마비는 임신중 태어날 때 또는 태어난 후 즉시 일어나는 손상에 의하여 야기된다.

뇌전증과 발작 *Epilepsy and Seizures*

Epilepsy (**EP**-ih-**lep**-see, 뇌전증)는 만성적인 신경학적 질환으로서 다양한 정도의 발작이 재발하는 특징이 있다. *Seizure disorder* (발작질환)인 간질은 대개 약물처치로 조절할 수 있다.

Seizure (**SEE**-zhur, 발작)는 잠시 동안 느낄 수 있을 정도로 뇌에서 일어나는 갑작스러운 전기적 활동의 동요이다. 일부 발작은 거의 인식할 수 없으나 갑작스럽게 단기의 의식만을 상실하는 경우도 있다. 발작의 증상은 뇌에 영향을 줄 수 있는 다양한 장애가 나타나는 것이며, 극도로 높은 열이나 뇌의 손상 및 뇌의 병변으로 인하여 발생할 수 있다.

- **Tonic-clonic seizure** (간대성 강직성 발작)은 *grand mal seizure* (대발작)라고도 하며, 온몸에 걸쳐 나타난다. 발작의 형태 중 강직성 경련기는 몸이 뻣뻣해지는 것이고, 간헐적 경련기는 통제할 수 없는 갑작스러운 움직임이 나타나는 것이다.
- **Absence seizure** (결여 발작)는 *petit mal seizure* (소발작)라고도 하며, 응시 장애로 나타나는 인식 손실과 같은 뇌기능에 단기적인 장애를 일으킨다.

비정상적인 감각들 *Abnormal Sensations*

- **Causalgia** (kaw-**ZAL**-jee-ah, 작열통)는 심각하게 타는 듯한 통증을 느끼는 것으로 항상 감각신경의 손상 후에 나타난다(**caus**는 화상, **-algia**는 통증을 의미).
- **Hyperesthesia** (**high**-per-es-**THEE**-zee-ah, 감각과민)는 자극에 대하여 감각적으로 항진된 상태이다(**hyper-**는 과다 또는 항진, **-esthesia**는 감각 또는 느낌을 의미).
- **Paresthesia** (**par**-es-**THEE**-zee-ah, 감각이상)는 타는 듯하거나 찌르는 듯한 비정상적인 감각으로 광범위한 신경학적 질병 또는 신경손상이 팔다리에서 나타난다(**par-**는 비정상적인, **-esthesia**는 감각 또는 느낌을 의미). 이러한 감각은 말초신경병증의 첫 번째 증상이거나 약의 부작용에 의하여 야기될 수 있다.
- **Peripheral neuropathy** (new-**ROP**-ah-thee, 말초신경신경병증)는 뇌척수로부터 또는 뇌척수까지 정보를 운반하는 말초신경의 손상에 의한 질환이다(**neur/o**는 신경, **-pathy**는 질병을 의미). 이 질환은 특히 팔과 다리에서 근육을 조절하는 능력과 감각 소실 및 통증을 일으킨다.
  - *Neuropathy* (신경장애)는 모든 신경의 손상이나 질병이다.
  - *Mononeuropathy* (단일신경염)는 손목터널증후군 등에서 나타나는 단일말초신경의 손상이다(4장 참조).
  - *Polyneuropathy* (다발성신경염)는 다수의 말초신경이 손상된 것이다. 당뇨병은 외상, 비타민결핍증, 알코올중독과 더불어 다발성신경염의 흔한 원인이다.
- **Restless legs syndrome** (하지불안증후군)은 다리의 감각이 불편하고 다리를 강하게 움직이려고 하는 충동을 일으키는 신경학적 질환이다. 감각은 대개 밤에, 혹은 쉬려고 할 때 느껴진다.

신경계통의 진단 방법
DIAGNOSTIC PROCEDURES OF THE NERVOUS SYSTEM

- **Magnetic resonance imaging, MRI** (자기공명영상)과 **computed tomography, CT** (전산화단층촬영술)는 신경영상진단도구로 진단 시 중요한 방법이 되었다. 왜냐하면 뇌와 척수의 연부조직을 확인할 수 있기 때문이다(그림 10.12, 10.15). 이러한 진단기술은 15장에서 설명한다.
- **Functional MRI, fMRI** (기능적뇌자기공명영상)는 환자가

특별한 업무를 요청 받았을 때 뇌혈류의 변화를 탐지하며, 업무를 수행 시 뇌조직의 사진을 더 정확하게 보여준다.

- **Carotid ultrasonography** (목동맥초음파검사법)는 혈관에 대한 초음파의 연구로 허혈성 뇌졸중의 진단과 예측에 사용한다(**ultra-**는 -이상, **son/o**는 소리, **-graphy**는 영상처리된 기록을 의미). 이러한 진단검사는 동맥 내 플라그가 쌓여 있는지 확인하거나 허혈성 뇌졸중을 탐지하는 데 이용된다.
- **Echoencephalography** (**eck**-oh-en-**sef**-ah-**LOG**-rah-fee, 뇌초음파검사)는 초음파영상을 이용하여 뇌의 중앙 부위부터 이동하면서 진단할 수 있는 장비이다(**ech/o**는 초음파, **encephal/o**는 뇌, **-graphy**는 영상처리된 기록을 의미).
- **Electroencephalography** (ee-**leck**-troh-en-**sef**-ah-**LOG**-rah-fee, 뇌파검사)는 두피에 전극을 붙여 뇌의 활동 전극을 기록하는 방법이다. 그 결과를 *electroencephalogram* (뇌파도)이라고 한다(**electr/o**는 전기, **encephal/o**는 뇌, **-graphy**는 영상 처리된 기록을 의미). 이러한 전기적 활동을 모니터에 나타낸 것이 뇌파이다.
- **Myelography** (**my**-eh-**LOG**-rah-fee, 척수공간조영술)는 허리부위를 천공하여 조영제를 주입한 후 척수신경을 방사선 촬영하는 방법이다. 그 결과를 기록한 것이 *myelogram* (척수강 조영상)이다(**myel/o**는 척수, **-graphy**는 영상 처리된 기록을 의미).
- **Lumbar puncture** (허리부위천자)는 *spinal tap*이라고도 하며, 뇌척수액을 채취하기 위해 허리부위의 거미막밑공간에 바늘을 삽입하는 것이다. 뇌척수액의 구성 성분의 변화가 온 것은 손상, 감염, 질병의 징조가 될 수 있다

신경계통의 치료 방법
TREATMENT PROCEDURES OF THE NERVOUS SYSTEM

진정제와 수면제 *Sedative and Hypnotic Medications*

- **Hypnotic** (수면제)은 중추신경계를 억제하며 대개 수면을 유도한다.
- **Anticonvulsant** (**an**-tih-kon-**VUL**-sant, 항경련제)는 간질과 경련을 방지한다.
- **Barbiturate** (bar-**BIT**-you-rayte, 바르비투스산염)는 마약의 일종으로 주된 작용은 중추신경계를 진정시키는 것이다.
  - *Amobarbital* (아모바비탈)은 진정제 및 수면제로 사용되는 바르비투르산염이다.
  - *Phenobarbital* (페노바르비탈)은 진정제 및 항경련제로 쓰이는 바르비투르산염이다.
- **Sedative** (진정제)는 수면을 유도하지 않으면서 중추신경계를 진정시키고 반응을 감소시킨다. *Sedation* (진정)은 진정제에 의하여 나타나는 효과이다.

마취 *Anesthesia*

Anesthesia (**an**-es-**THEE**-zee-ah, 마취)는 정상 감각이 없도록 하는 것으로 특히 통각을 없도록 한다(**an-**은 없다, **-esthesia**는 감각을 의미).

- **Anesthetic** (**an**-es-**THET**-ick, 마취제)은 마취를 위한 약물이다. 마취제는 국소적으로 전신에 사용할 수 있다(**an-**은 -없이, **esthet**는 감각, **-ic**는 존재함을 의미).
- **Epidural anesthesia** (**ep**-ih-**DOO**-ral **an**-es-**THEE**-zee-ah, 경질막바깥마취)는 허리뼈 또는 꼬리뼈의 경질막 바깥 공간에 국소 마취제를 주사하여 국부 마취를 일으킨다. 출산 중에 투여될 때, 자궁과 산도를 지배하는 신경을 마취시킨다 (그림 10.16).
- *General anesthesia* (일반적인 마취)는 흡입제나 정맥주사

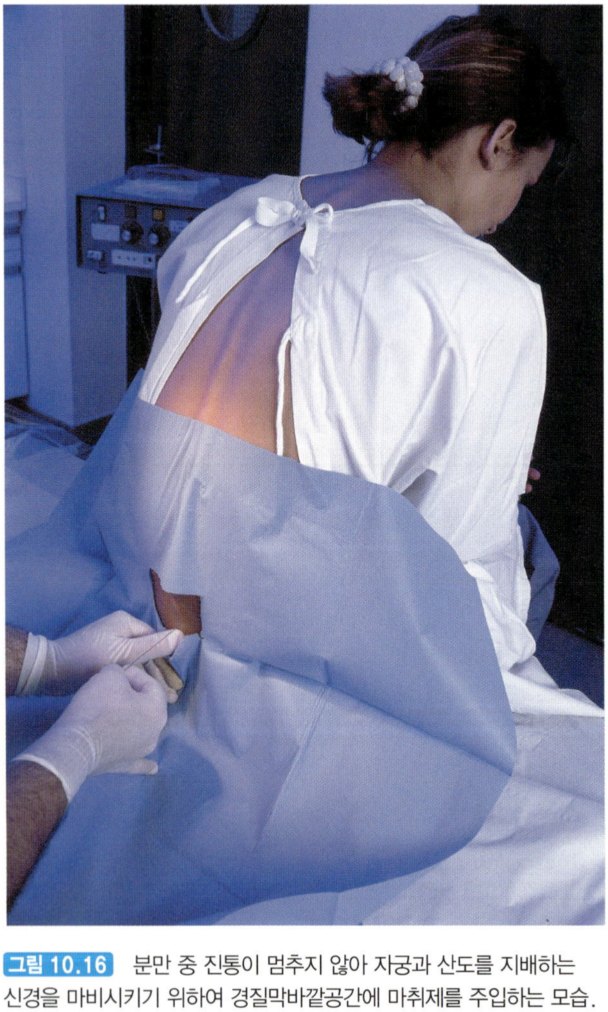

그림 10.16 분만 중 진통이 멈추지 않아 자궁과 산도를 지배하는 신경을 마비시키기 위하여 경질막바깥공간에 마취제를 주입하는 모습.

에 의해 일차적으로 일으키며 다양한 마취제에 의해 몸의 감각과 의식을 전체적으로 잃게 된다.

- *Local anesthesia* (국소마취)는 마취액을 주사한 부위 주위만 제한적으로 감각의 소실을 가져온다.
- *Regional anesthesia* (국부마취)는 마취액을 주사한 주변의 신경을 폐색시켜 신경전도를 일시적으로 중단한다.
- **Spinal anesthesia** (척수마취)는 거미막밑공간 안에 마취제를 주사하여 일으킨다. 경막 마취와 같이 환자의 의식은 남아 있다. 척수마취는 발가락부터 허리나 가슴 아래 부위까지 마비된다.
- *Topical anesthesia* (표면마취)는 조직 표면만을 무감각하게 만들며 용액이나 연고 스프레이로 유발할 수 있다.

뇌 *The Brain*

- **Deep brain stimulation, DBS** (뇌심부 자극)은 근긴장이상, 진전 및 파킨슨병의 치료에 사용되는 신경외과적 절차이다. 빗장뼈 근처에 삽입된 자극기에 연결된 장치를 뇌에 삽입하여 가벼운 전기적 자극을 뇌에 가하여 자극한다. *Dystonia* (근긴장이상)는 자발적인 근육 운동의 장애이다(4장 참조).
- **Gamma knife surgery** (감마나이프수술)는 칼이나 절개 없이 수행하는 뇌종양에 대한 방사선 치료이다. 의사는 감마선을 이용하여 종양 주변의 건강한 조직을 보호하면서 환부 조직을 파괴한다. *Gamma radiation* (감마선)은 높은 에너지와 짧은 파장을 특징으로 하며 핵의학에서도 사용된다(15장 참조).
- **Electroconvulsive therapy, ECT** (ee-**leck**-troh-kon-**VUL**-siv, 전기충격 요법)는 *electroshock therapy* (전기충격 요법)라고도 하며, 뇌로 적은 양의 전류를 흘려보내 짧은 발작을 일으켜 정신질환의 증상을 바꾼다.
- **Light therapy** (광선요법)는 햇빛이나 특정 파장의 빛에 노출시켜 계절성 정서 장애(seasonal affective disorder, SAD)를 치료하는 것이다.
- **Lobectomy** (loh-**BECK**-toh-mee, 뇌엽절제술)는 뇌의 종양이나 발작장애에 대해 약만으로는 조절이 가능하지 않아 뇌의 일부를 제거하는 수술이다.
- **Thalamotomy** (**thal**-ah-**MOT**-oh-mee, 시상파괴술)는 시상에 수술적인 절개를 하는 것이다(**thalam**은 시상, **-otomy**는 수술적인 절개를 의미). 뇌세포를 파괴하는 이러한 시술은 주로 파킨슨병의 진전을 막기 위해 실시한다.

신경 *Nerves*

- **Neuroplasty** (**NEW**-roh-**plas**-tee, 신경형성술)는 신경 또는 신경들의 수술적인 회복을 의미한다(**neur/o**는 신경, **-plasty**는 수술적인 회복을 의미).
- **Neurorrhaphy** (new-**ROR**-ah-fee, 신경봉합술)는 손상이 심한 신경의 끝까지 외과적 수술로 봉합하는 것이다(**neur/o**는 신경, **-rrhaphy**는 수술적 봉합을 의미).
- **Neurotomy** (new-**ROT**-oh-mee, 신경절개술)는 신경의 해부 또는 수술적인 절개를 말한다(**neur**는 신경, **-otomy**는 수술적인 절개를 의미).

정신건강
MENTAL HEALTH

정신장애는 선천적 기형, 신체의 변화, 육체적인 변화, 약물 혹은 이러한 요인들이 복합되어 나타나는 상태를 말한다.

불안장애 *Anxiety Disorders*

Anxiety disorder (불안장애)는 상황에서 실제 위험과 균형이 잡히지 않는 불안과 두려움이 특징이다. 치료하지 않으면 불안장애는 만성장애가 될 수 있다.

- **Generalized anxiety disorder, GAD** (일반적인 불안장애)는 만성적인 걱정, 지나친 근심과 긴장을 특징으로 한다. 육체적인 증상은 근육의 긴장, 수면장애 및 불안감을 동반한다.
- **Obsessive-compulsive disorder, OCD** (강박신경증)는 재발되는 *obsessions* (강박관념: 반복적이고 거슬리면서 고통스러운 생각과 충동) 또는 *compulsions* (충동: 반복적으로 손을 씻거나 기도하는 것과 같은 행동을 하게 함)을 특징으로 한다. 강박신경증은 해로운 것을 차단하기 위해 또는 강박관념을 멈추기 위해 청소하기 또는 확인하기와 같은 상습적인 행동을 한다. 상습적인 행동은 일시적인 안도감을 제공할 뿐 불안을 증가시킨다.
- **Panic disorder** (공황장애)는 공황발작의 공포를 특징으로 나타난다. 공황발작은 *agoraphobia* (광장공포증) 또는 다른 공포증(*phobia* 참조)으로 발전할 수 있다.
- **Panic attack** (공황발작)은 불안, 두려움, 테러에 대한 강한 자극에 의해 특징지어지는 징후들의 예상치 못한 재발이다. 신체적 징후는 호흡 부족, 환각, 발한, 심계항진, 두근거림, 흉통, 숨막히는 기분 등이다. 공황발작은 신체의 싸움-또는-도주 반응의 단순하고 불필요한 활성이다.
- **Post-traumatic stress disorder, PTSD** (외상후 스트레스 장애)는 환자가 실제적으로 위협적인 죽음과 부상으로 몰아넣는 외상사고 후에 발생하는데, 심한 두려움, 무력감, 공포를 느끼게 한다(**post-**는 이후, **trauma**는 부상, **-tic**은 존재함을 의미). 전쟁, 자연재해, 인질 상황도 이 PTSD를 유발할 수

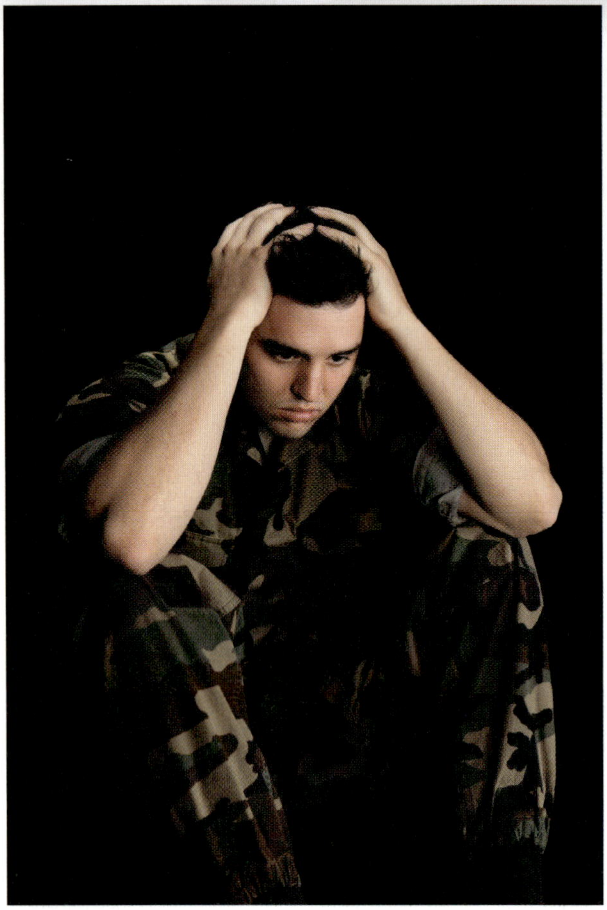

그림 10.17 외상후 스트레스 장애는 개인이나 타인의 부상이나 죽음의 위협, 군복무의 결과로 인해 발생할 수 있다.

있다. 마비된 자극반응, 불안, 수면장애, 사고에 대한 지속적인 상상, 집중력 부족 등의 징후가 나타난다(그림 10.17).

공포증 *Phobias*

Phobia (**FOH**-bee-ah, 공포증)는 행동에서 상당한 고통과 방해를 야기시키기에 충분한 특정한 사물과 상황에 대한 지속적이고 분별이 없는 두려움이다. 이 두려움은 종종 회피하고자 하는 사물과 상황에 직면할 때 예상 가능한 불안을 나타내며, 많은 공포증이 있다. 그것들은 사물의 이름과 **-phobia**의 결합으로 명명된다.

- **Acrophobia** (**ack**-roh-**FOH**-bee-ah, 고소공포증)는 높은 장소에 대한 과도한 두려움이다(**acr/o**는 꼭대기, **-phobia**는 비정상적인 공포를 의미).
- **Agoraphobia** (**ag**-oh-rah-**FOH**-bee-ah, 광장공포증)는 위험하거나 곤란할 듯한 공황발작을 나타내는 상황에 대한 과도한 두려움이다. 예를 들면, 사회 상황이 불안을 유발하기 때문에 집처럼 익숙한 곳을 나가거나 공공장소로 가는 행위를 두려워하는 사람이 있다(**agor/a**는 시장, **-phobia**는 비정상적인 공포를 의미).
- **Claustrophobia** (**klaws**-troh-**FOH**-bee-ah, 폐쇄공포증)는 좁거나 둘러싸인 장소에 대한 비정상적인 두려움이다(**claus-tr/o**는 울타리, **-phobia**는 비정상적인 공포를 의미).
- **Social phobia** (사회공포증)는 *social anxiety disorder* (사회불안장애)라고도 하며, 사회적인 상황에서 과도한 공포를 느끼는 것으로 사람들 앞에 섰을 때 부정적인 공포의 상승과 당황하는 증상이 나타난다.

발달장애 *Developmental Disorders*

- **Attention deficit/hyperactivity disorder, ADHD** (주의력결핍/과다활동장애)는 어린이의 발달시기에 낮은 집중력과 충동적인 부적절한 행동이 특징이다. *Hyperactivity* (과잉활동)는 들떠 있거나 연속적으로 과다한 행동을 하는 것이다. *Attention deficit disorder, ADD* (주의력결핍장애)는 종종 과다활동이 나타나지 않을 때에도 사용된다. 이 상태는 성인으로까지 이어질 수 있다.
- **Dyslexia** (dis-**LECK**-see-ah, 실독증)는 *developmental reading disorder* (읽기발달장애)라고도 하며, 뇌에서 기호처리 능력의 부족 때문에 기준 이하의 읽기능력으로 학습에 어려움을 갖는 것이 특징이다.
- **Learning disability** (학습장애)는 언어구사 또는 수학적 개념 이해와 같은 특수한 기술을 학습하는 데 어려움이 있는 정상적인 지적 능력을 갖춘 어린이에서 나타나는 질환이다.
- **Mental retardation/intellectual disability, MR/ID** [정신발육지연(정신지체)]는 평균보다 상당히 낮은 지능과 출생 초기나 유아기부터의 적응 기능의 존재로 진단된다. *참고*: 기존의 *mental retardation* (정신지체)이라는 용어는 *intellectual disability* (지적장애)라는 용어로 점진적으로 대체되고 있지만 둘 다 사용된다.

자폐스펙트럼장애 *Autism Spectrum Disorders*

Autistic spectrum disorder, ASD (aw-**TIS**-tic, 자폐스펙트럼장애)는 어린아이들이 일반적인 사회적 관계나 교류 능력을 갖지 못하거나 강박적으로 일과를 반복한다던지 드문 흥미에 대하여 좁고 강렬한 관심을 가지는 등의 상태가 나타난다.

- **Autism** (**AW**-tizm, 자폐증)은 자폐스펙트럼장애의 하위 항목이다. 자폐를 가진 아이들은 말하기와 언어능력을 포함한 눈에 띄는 발달 지연을 겪고 대부분의 아이들은 최소한의 말하기 능력을 가지고 있고, 사회적 관계 능력이 결핍되어 있다(그림 10.18).

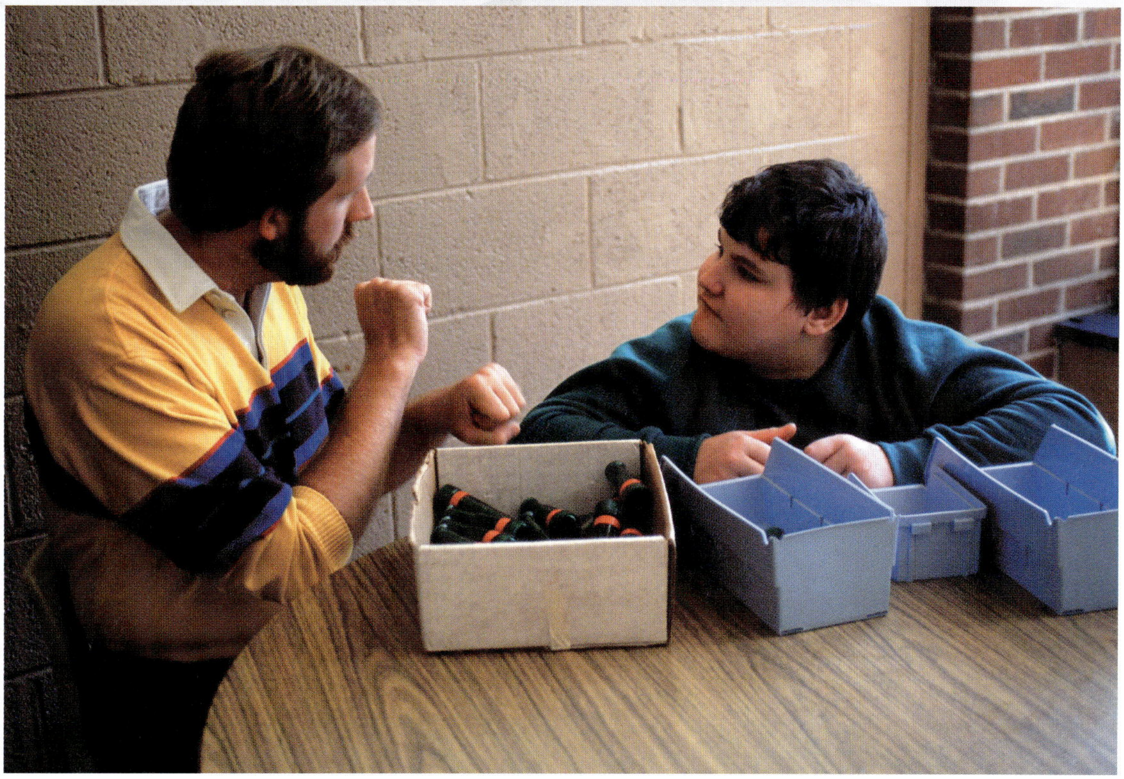

그림 10.18 치료 전문가가 자폐증을 가진 소년과 의사소통 기술을 발전시키기 위한 작업을 하고 있다.

- *Asperger's disorder* (아스퍼거장애)는 자폐스펙트럼장애의 또 다른 하위 항목이다. 증상은 정상 또는 평균 이상의 지적 능력을 갖고 있으나 사회적인 활동과 비언어확인 의사소통에 손상을 받는 것이다.

해리성장애 Dissociative Disorders

Dissociative disorder (해리성장애)는 정상적인 사고에서 의식이 분리될 때 일어난다.

- **Dissociative identity disorder** (해리성주체성장애)는 *multiple personality disorder* (다중인격장애)라고도 알려져 있으며, 동일한 개인이 두 개 이상의 분명하고 분화된 성격구조를 가지고 있는 특징을 가지며 특정한 상황에 따라 성격 하나가 우세해지는 것을 말한다.

꾀병 Factitious Disorders

Factitious disorder (fack-**TISH**-us, 꾀병)는 실제로 아프지 않아도 신체적 또는 심리적으로 아픈 것처럼 행동하는 상황이다. *Factitious*는 인공의, 스스로 유도한, 자연스럽게 일어나지 않은이라는 의미이다. 눈에 보이는 증상은 스스로 자초한 일이며 동기는 관심과 동정을 얻기 위한 환자의 시도이다.

- **Factitious disorder by proxy** (대리에 의한 꾀병)는 아이들에게서 남용되는 형태이다. 비록 아이들의 건강이 매우 걱정되어 보인다지만 정신적으로 병든 부모들은 징후를 만들고 의학적 치료를 찾고 심지어 아이들에게 수술까지 하면서 아픔을 위조한다.

충동조절장애 Impulse Control Disorders

Impulse control disorder (충동조절장애)는 잠재적이고 부정적인 결과에도 불구하고 반복적으로 충동을 억제하지 못하는 많은 장애의 이름에 사용된다. 이 질환은 아래에 열거한 예 이외에도 상습적인 쇼핑과 도박이 포함된다. 접미사 **-mania**는 광기를 의미한다.

- *Kleptomania* (병적도벽)는 개인적인 필요나 화폐의 가치와 상관없이 반복적으로 물건을 훔치는 것을 특징으로 하는 병이다.
- *Pyromania* (방화벽)는 반복적이고 고의적으로 불을 지르는 것을 특징으로 하는 병이다.
- *Trichotillomania* (발모벽)는 두드러진 모발 손상이 보일 정도로 모발을 반복적으로 뽑아내는 특징을 갖는 병이다.

기분장애 Mood Disorders

- **Bipolar disorder** (양극성장애)는 일정 기간 조증이 나타난 뒤 다음의 일정 시기 동안 우울증이 교대로 나타나는 특징이 있고, 이는 사람의 태도나 에너지 그리고 기능 능력에 영향을 준다.
- **Manic behavior** (조증행동)는 판단 저하, 부적절한 사회적 행동, 심한 불면증 등을 포함하는 비정상적으로 감정이 상승한 상태를 나타낸다.
- **Depression** (우울증)은 정상적인 활동에서 관심이나 만족을 잃었을 때 나타나는 무기력함과 슬픔을 특징으로 하는 기분장애이다. 심각한 우울증의 경우 자신이 쓸모가 없다고 느끼고 죽음이나 자살을 생각하기도 한다. *Suicide* (자살)는 의도적으로 자신의 목숨을 빼앗는 것이다.
- **Dysthymia** (dis-**THIGH**-mee-ah, 경우울증)는 *dysthymic disorder* (기분저하장애)라고도 하며, 2세 이상에서 적어도 50% 이상 나타나는 만성적인 우울증이다(**dys-**는 나쁘다, **thym**은 감정, **-ia**는 상태를 의미).
- **Seasonal affective disorder, SAD** (계절정동성장애)는 우울증의 한 형태로서 북쪽의 겨울 동안 밝은 시간이 짧아지는 것과 함께 나타나는 우울증으로 계절적인 질병이다.

인격장애 Personality Disorders

Personality disorder (인격장애)는 일과 사교에서 많은 문제를 야기시키는 내면의 경험과 행동의 고질적인 패턴이다. 이 패턴은 퍼져 있고 확고하며 이른 성인기나 아동기에 발병하고 시간이 지나도 불변하며 곤란과 어려움을 유발한다.

- *Antisocial personality disorder* (반사회적 인격장애)는 타인의 권리를 무시하고 위반하는 유형이다. 이 유형은 개인에게 사회와 계속되는 분쟁을 가져온다.
- *Borderline personality disorder* (경계성 인격장애)는 충동적인 행동 또는 잠재적인 자해와 불안정하고 혼란한 사교가 특징이다.
- *Narcissistic personality disorder* (자기애성 인격장애)는 자신에 대한 극도의 몰두와 다른 사람에 대한 완전한 이해 결여의 유형이다 *Empathy* (감정이입)는 몸소 참여함이 없이 타인의 감정적 심리적 상황을 이해하는 능력이다.

정신병적장애 Psychotic Disorders

Psychotic disorder (sigh-**KOT**-ick, 정신병적장애)는 정상적이고 사회적인 기능의 저하와 현실과 접촉을 잃는 것이 특징이다.

- **Catatonic behavior** (**kat**-ah-**TON**-ick, 긴장성행동)는 반응 부족, 혼미, 고정된 자세에 머무르려는 경향이 나타난다(그림 10.19).
- **Delusion** (dee-**LOO**-zhun, 망상)은 명백한 증거에도 바로잡을 수 없는 지속적이고 잘못된 인격화이다. 신념은 개인의 문화 또는 종교적 신념에 대해 다른 사람들에게 정상적으로 받아들여지지 않는다.
- **Hallucination** (hah-**loo**-sih-**NAY**-shun, 환각)은 외부 자극에 의하지 않는 감각적 지각, 시각, 촉각, 청각, 후각, 미각이다.
- **Schizophrenia** (**skit**-soh-**FREE**-nee-ah, 정신분열증)는 다음의 두 가지 혹은 그 이상의 특징을 가지는 정신병적 장애이다. 망상, 환각, 언어의 혼란 또는 긴장성 행동과 같은 음성 징후들을 동반한다(그림 10.19).

신체형장애 Somatoform Disorders

Somatoform disorder (soh-**MAT**-oh-**form**, 신체형장애)는 어떤 신체적인 부분 또는 질병에서 균형이 맞지 않는 신체에 관한 불평과 근심을 특징으로 하는 질환이다. 이 사람들은 착각이 아니고 극도로 고통을 받으며 고의로 증상이 유발되지 않는다.

- **Conversion disorder** (전환장애)는 신체적인 원인보다는 오히려 심리적인 요인에 의한 마비 그리고 실명과 같은 기능상으로는 심각하게 일시적 또는 진행적인 변화가 나타난다.
- **Hypochondriasis** (**high**-poh-kon-**DRY**-ah-sis, 건강염려증)는 적절한 의학적인 평가와 확신이 있음에도 심각한 아픔이 만드는 신체적 징후와 두려움의 오해로 특징짓는다. 이러한 증후군을 보이는 사람을 *hypochondriac* (심기증환자)라고 한다.
- **Malingering** (mah-**LING**-ger-ing, 꾀병)은 일을 회피하는 것과 같은 외부적인 자극에 동기를 부여받아 의도적인 거짓의 창조 또는 신체적, 심리적인 징후의 전체적인 과장을 나타내는 특징이 있다.

물질과 관계된 장애 Substance-Related Disorders

Substance abuse (물질 · 약물남용)는 담배, 알코올, 약물 또는 불법적인 마약의 습관적인 사용이다. 이런 남용은 합법적이거나 개개인의 문제 재발로 자기 자신 또는 다른 사람에게 기능적으로 중대한 장애를 이끌어낸다.

- **Alcoholism** (**AL**-koh-hol-izm, 알코올중독)은 특별한 징후나 금단 증세를 나타내는 만성적인 알코올 의존성 질환을 말한다. *Withdrawal* (금단증세)이란 알코올이나 약의 사용을 갑자기 정지해서 생기는 정신적 또는 육체적 증후군 혹은 둘 다이다.

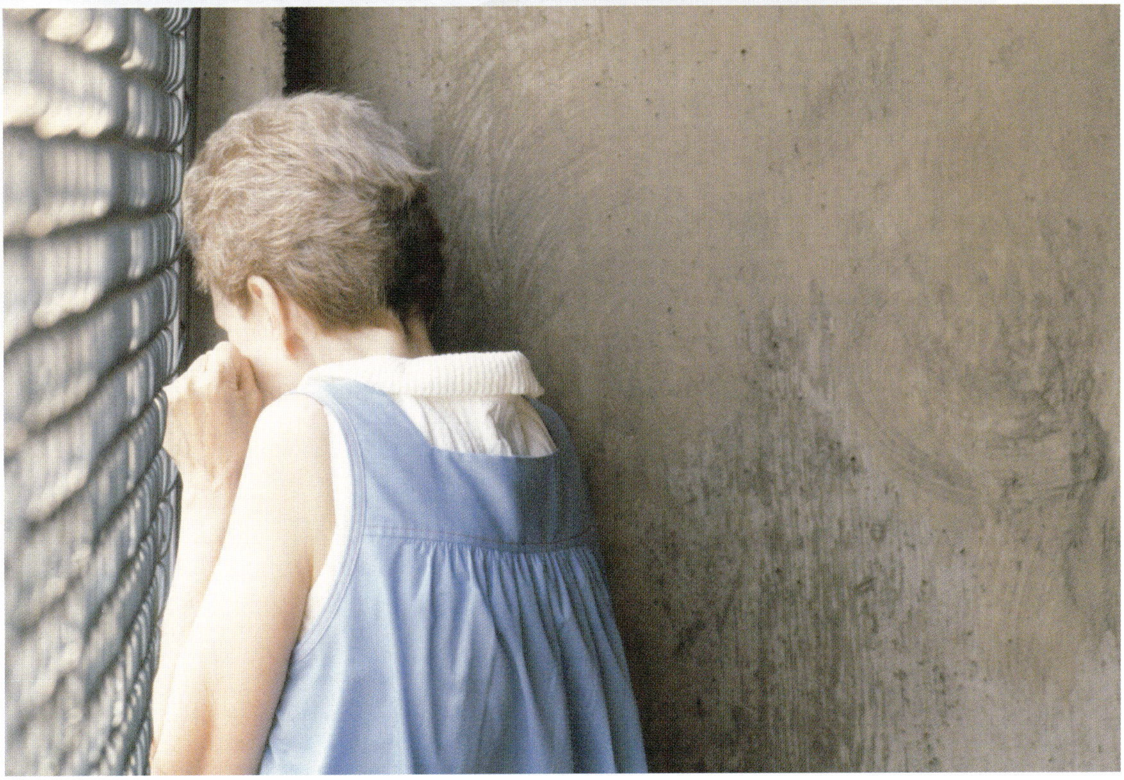

그림 10.19 정신분열증은 현실에서의 도피가 특징이고, 긴장성 행동을 포함할 수 있다.

- **Delirium tremens** (dee-**LIR**-ee-um **TREE**-mens, 진전섬망)는 알코올에 의한 급성뇌조직성증후군으로 금단 증세로 발한, 진전, 불안, 흥분, 정신혼란과 환각증상 등의 특징을 갖는다.
- **Drug abuse** (약물남용)는 불법적인 약물이나 기분전환 약물을 과도하게 사용하거나, 처방된 약물을 잘못 사용하는 것이다. *Recreational drug* (기분전환 약물)은 약물을 의학적인 목적보다는 개인의 즐거움이나 만족을 위해 사용하는 것이다.
- **Drug overdose** (과다복용)는 처방된 약물이나 불법적인 약물을 충동적이거나 의도적으로 안전한 양보다 더 많은 양을 사용하는 것이다.

정신적인 질환을 치료하기 위한 약물

Medications to Treat Mental Disorders

Psychotropic drug (**sigh**-koh-**TROP**-pick, 항전신성약)은 마음, 감정 및 행동에 영향을 주는 일시적인 변화를 생산하는 중추신경계에 주요하게 작용한다(**psych/o**는 마음, **-tropic**은 -를 좋아하다를 의미). 이러한 약물들은 고통을 조절하기 위해 사용하거나, 기면증과 주의력 장애를 치료하기 위해 쓰인다.

- **Antidepressant drug** (항우울제)은 우울증을 막고 경감시키기 위해 투여된다. 어떤 것들은 강박신경증, 사회적 불안장애, 일반적인 불안장애에도 사용된다.
- **Antipsychotic drug** (**an**-tih-sigh-**KOT**-ick, 항정신병제)이나 *neuroleptic* (신경이완제)은 사고나 기분의 심각한 장애를 치료하기 위해 처방된다. 신경과 정신의학과 관련된 정신분열병, 조광증, 망상증 등의 장애가 포함된다(**anti-**는 반대, **psych/o**는 마음, **-tic**은 -와 관계됨을 의미).
- **Anxiolytic drug** (**ang**-zee-oh-**LIT**-ick, 항불안제) 또는 *tranquilizer* (신경안정제)라고도 하는 *antianxiety drug* (항불안제)은 일시적으로 불안을 억제하기 위해서 처방된다 (**anxi/o**는 불안, **-lytic**은 파괴를 의미).
- 리튬과 같은 **mood stabilizing drug** (우울안정제)은 감정불안정과 양극성 장애를 치료하는 데 사용된다.
- **Stimulant** (흥분제)는 뇌의 특정 영역의 활동성이 증가시킨다. 따라서 증가된 집중력과 자각이 보인다. 흥분제를 사용한 약물치료는 ADHD나 기면발작을 치료하는 데 효과적이다. 카 페인을 포함한 흥분제의 남용은 불면증과 두근거림을 야기시킬 수 있다.

정신적인 질환을 치료하기 위한 심리치료

Psychological Therapies to Treat Mental Disorders

약물치료에 더하여 정신질환은 종종 정신심리요법 의사에 의해 개인 또는 집단치료가 이루어진다.

- **Psychoanalysis** (**sigh**-koh-ah-**NAL**-ih-sis, 정신분석)는 정신질환은 유년시절에 유래되는 근본적인 원인을 가지고 있다는 생각과 그들의 감정과 행동양식을 통찰하여 극복될 수 있다는 생각에 기초한다.
- **Behavioral therapy** (행동요법)는 문제 행동을 확인함으로써 행동을 변화하는 것, 그들에게 적합한 행동을 대체하는 것, 보상, 변화를 만드는 다른 영향을 사용하는 것에 초점을 맞춘다.
- **Cognitive therapy** (인지요법)는 그들이 사람들의 행동과 감정에 악영향을 미친다는 생각과 인지의 변화에 초점을 맞춘다. 이것은 논리 수집된 정보, 시행됐거나 시행되고 있는 실험을 통하여 증명되고 의심된다. 목표는 문제의 믿음을 바꾸는 것이다. 인지행동요법은 인지요법과 행동요법의 결합이다.
- **Hypnotherapy** (최면요법)는 관심을 집중하여 이완된 상태를 만드는 최면요법으로서 환자는 암시로 인해서 믿으려고 행동하게 될 것이다.

신경계통과 관련된 약어
ABBREVIATIONS RELATED TO THE NERVOUS SYSTEM

표 10.4에는 이 장에서 소개된 용어와 관련된 약어를 정리하였다. *주의*: 실수 또는 혼동을 피하기 위하여 항상 약어를 사용할 때 주의하여야 한다.

표 10.4 ▸ 신경계통과 관련된 약어

Alzheimer's disease = AD	**AD** = Alzheimer's disease 알츠하이머병
amyotrophic lateral sclerosis = ALS	**ALS** = amyotrophic lateral sclerosis 근위축성측색경화증
attention-deficit hyperactivity disorder = ADHD	**ADHD** = attention-deficit hyperactivity disorder 주의력결핍/과다활동장애
cerebral palsy = CP	**CP** = cerebral palsy 뇌성마비
cerebrospinal fluid = CSF	**CSF** = cerebrospinal fluid 뇌척수액
electroencephalography = EEG	**EEG** = electroencephalography 뇌파검사
intracranial pressure = ICP	**ICP** = intracranial pressure 머리뼈내압력
level of consciousness = LOC	**LOC** = level of consciousness 의식수준
lumbar puncture = LP	**LP** = lumbar puncture 허리부위천자
multiple sclerosis = MS	**MS** = multiple sclerosis 다발성경화증
obsessive-compulsive disorder = OCD	**OCD** = obsessive-compulsive disorder 강박신경증
post-traumatic stress disorder = PTSD	**PTSD** = post-traumatic stress disorder 외상후스트레스장애
seizure = Sz	**Sz** = seizure 발작
transient ischemic attack = TIA	**TIA** = transient ischemic attack 일과성 허혈발작

제 11 장

특수감각계통: 눈과 귀

Special Senses: The Eyes and Ears

눈과 귀의 구조, 기능 및 이와 관련된 연결형에 대한 개요

주요 구조	관련된 연결형	주요 기능
Eyes ▸ 눈	opt/i, opt/o, optic/o, ophthalm/o	• 시각을 담당하는 수용기관이다.
Iris ▸ 홍채	ir/i, ir/o, irid/o, irit/o	• 눈으로 들어오는 빛의 양을 조절한다.
Lens ▸ 수정체	phac/o, phak/o	• 망막 위에 빛이 초점을 맞추도록 한다.
Retina ▸ 망막	retin/o	• 빛의 이미지를 전기 흥분으로 전환시키고 뇌로 전달한다.
Lacrimal Apparatus ▸ 눈물 장치	dacryocyst/o, lacrim/o	• 눈물을 생산, 저장 및 제거하는 눈의 부속장치이다.
Ears ▸ 귀	acous/o, acoust/o, audi/o, audit/o, ot/o	• 청력을 담당하는 수용기관이며 균형을 유지하도록 도와준다.
Outer Ear ▸ 바깥귀	pinn/i	• 음파를 가운데귀로 전송한다.
Middle Ear ▸ 가운데귀	myring/o, tympan/o	• 음파를 속귀로 전송한다.
Inner Ear ▸ 속귀	labyrinth/o	• 소리의 진동을 수신하여 뇌로 전달한다.

특수감각계통과 관련된 어휘

다음 목록은 이 장의 의학용어와 필수 단어요소들을 포함하고 있다. 중요한 용어들은 **굵은 글씨**로 나타내었다. 보조적인 용어는 *주황색 이탤릭체*로 나타내어 중요한 용어의 의미를 명확하게 나타내었다.

단어요소 Word Parts

- ☐ **blephar/o** 눈꺼풀(안검)
- ☐ **-cusis** 듣기
- ☐ **irid/o** 홍채, 눈에서 색이 있는 부분
- ☐ **kerat/o** 각막
- ☐ **myring/o** 고막
- ☐ **ophthalm/o** 눈
- ☐ **-opia** 시력(vision)
- ☐ **opt/o** 눈, 시력
- ☐ **ot/o** 귀, 듣기
- ☐ **phak/o** 수정체
- ☐ **presby/o** 노인
- ☐ **retin/o** 망막
- ☐ **scler/o** 공막, 눈의 흰 부분, 딱딱함
- ☐ **trop/o** 회전, 변화
- ☐ **tympan/o** 고막

의학용어 Medical Terms

- ☐ **adnexa** (ad-**NECK**-sah) 부속기관
- ☐ **amblyopia** (**am**-blee-**OH**-pee-ah) 약시
- ☐ **ametropia** (**am**-eh-**TROH**-pee-ah) 굴절이상
- ☐ **anisocoria** (**an**-ih-so-**KOH**-ree-ah) 동공부등(증)
- ☐ **astigmatism** (ah-**STIG**-mah-tizm) 난시
- ☐ **audiometry** (**aw**-dee-**OM**-eh-tree) 청력검사
- ☐ **cataract** (**KAT**-ah-rakt) 백내장
- ☐ **chalazion** (kah-**LAY**-zee-on) 산립종
- ☐ **cochlear implant** (**KOCK**-lee-ar) 달팽이이식
- ☐ **conjunctivitis** (kon-**junk**-tih-**VYE**-tis) 결막염
- ☐ **dacryoadenitis** (**dack**-ree-oh-ad-eh-**NIGH**-tis) 눈물샘 염증
- ☐ **diplopia** (dih-**PLOH**-pee-ah) 복시
- ☐ **ectropion** (eck-**TROH**-pee-on) 눈꺼풀겉말림
- ☐ **emmetropia** (em-eh-**TROH**-pee-ah) 정시안
- ☐ **entropion** (en-**TROH**-pee-on) 눈꺼풀속말림
- ☐ **esotropia** (**es**-oh-**TROH**-pee-ah) 내사시
- ☐ **exotropia** (**eck**-soh-**TROH**-pee-ah) 외사시
- ☐ **fluorescein angiography** (**flew**-oh-**RES**-ee-in **an**-jee-**OG**-rah-fee) 형광안저조형술
- ☐ **glaucoma** (glaw-**KOH**-mah) 녹내장
- ☐ **hemianopia** (**hem**-ee-ah-**NOH**-pee-ah) 반맹증
- ☐ **hordeolum** (hor-**DEE**-oh-lum) 맥립종
- ☐ **hyperopia** (**high**-per-**OH**-pee-ah) 원시
- ☐ **infectious myringitis** (**mir**-in-**JIGH**-tis) 감염성고막염
- ☐ **iridectomy** (**ir**-ih-**DECK**-toh-mee) 홍채절제술
- ☐ **iritis** (eye-**RYE**-tis) 홍채염
- ☐ **keratitis** (**ker**-ah-**TYE**-tis) 각막염
- ☐ **labyrinthectomy** (**lab**-ih-rin-**THECK**-toh-mee) 미로절제술
- ☐ **laser trabeculoplasty** (trah-**BECK**-you-loh-**plas**-tee) 레이저섬유주성형술
- ☐ **mastoidectomy** (**mas**-toy-**DECK**-toh-mee) 꼭지돌기절제술
- ☐ **mydriasis** (mih-**DRY**-ah-sis) 산동, 동공산대
- ☐ **myopia** (my-**OH**-pee-ah) 근시
- ☐ **myringotomy** (**mir**-in-**GOT**-oh-mee) 고막절개술
- ☐ **nyctalopia** (**nick**-tah-**LOH**-pee-ah) 야맹증
- ☐ **nystagmus** (nis-**TAG**-mus) 안구진탕증
- ☐ **ophthalmoscopy** (**ahf**-thal-**MOS**-koh-pee) 검안경
- ☐ **optometrist** (op-**TOM**-eh-trist) 검안사
- ☐ **otitis media** (oh-**TYE**-tis **MEE**-dee-ah) 가운데귀염
- ☐ **otomycosis** (**oh**-toh-my-**KOH**-sis) 귀진균증
- ☐ **otopyorrhea** (**oh**-toh-**pye**-oh-**REE**-ah) 귀고름
- ☐ **otorrhea** (**oh**-toh-**REE**-ah) 이루
- ☐ **otosclerosis** (**oh**-toh-skleh-**ROH**-sis) 귀경화증
- ☐ **papilledema** (**pap**-ill-eh-**DEE**-mah) 시(각)신경 유두부종
- ☐ **periorbital edema** (**pehr**-ee-**OR**-bih-tal eh-**DEE**-mah) 창냄술눈주위부종
- ☐ **photophobia** (**foh**-toh-**FOH**-bee-ah) 광선기피증
- ☐ **presbycusis** (**pres**-beh-**KOO**-sis) 노인성난청
- ☐ **presbyopia** (**pres**-bee-**OH**-pee-ah) 노안
- ☐ **ptosis** (**TOH**-sis) 하수증
- ☐ **radial keratotomy** (**ker**-ah-**TOT**-oh-mee) 방사상 각막절개술
- ☐ **retinopexy** (**RET**-ih-noh-**peck**-see) 망막유착술
- ☐ **scleritis** (skleh-**RYE**-tis) 공막염
- ☐ **sensorineural hearing loss** (sen-suh-ree-**NOOR**-al) 감각신경청력상실
- ☐ **stapedectomy** (**stay**-peh-**DECK**-toh-mee) 등자뼈절제술
- ☐ **strabismus** (strah-**BIZ**-mus) 사시
- ☐ **tarsorrhaphy** (tahr-**SOR**-ah-fee) 눈꺼풀봉합술
- ☐ **tinnitus** (tih-**NIGH**-tus) 이명
- ☐ **tonometry** (toh-**NOM**-eh-tree) 안압검사
- ☐ **tympanometry** (**tim**-pah-**NOM**-eh-tree) 고실 측정
- ☐ **vertigo** (**VER**-tih-go) 어지러움
- ☐ **vitrectomy** (vih-**TRECK**-toh-mee) 유리체절제술
- ☐ **xerophthalmia** (**zeer**-ahf-**THAL**-mee-ah) 각막건조증

학습 목표

이 장을 통해서 다음의 목표를 달성할 수 있도록 한다.

1. 눈과 부속기관의 기능과 구조를 기술할 수 있다.
2. 눈과 시각과 관련된 구조들과 기능, 질환, 그리고 진단과 치료 과정들과 관련된 중요한 용어들을 알고, 정의하고, 철자를 쓰고, 발음할 수 있다.
3. 귀의 기능과 구조들을 기술할 수 있다.
4. 귀와 듣기와 관련된 구조들과 기능, 질환과 진단과 치료 과정에 관련된 중요한 용어들을 알고, 정의하고, 철자를 쓰고, 발음할 수 있다.

눈의 기능
FUNCTIONS OF THE EYES

두 개의 눈은 시각을 담당하는 수용기관이고 그들의 기능은 영상들을 받아들여 뇌로 전달한다.

눈과 관련된 약어는 유래된 라틴어와 함께 표 11.1에서 볼 수 있다. *Oculus*는 눈을 의미하고, 복수형은 *oucli*이다. *주의*: 미국에서 가장 큰 표준 설정과 건강관리에서 신체자격인증기관인 공동위원회(Joint Commission)는 이러한 용어들의 약어를 사용하는 대신 자세히 적는 것을 권장하고 있다.

표 11.1 ▸ 건강과 질병에 있어서의 인체와 관련된 약어

약어	의미
OD	(oculus dexter) 오른쪽 눈
OS	(oculus sinister) 왼쪽 눈
OU	(oculus uterque) 또는 (oculi uterque) 양쪽 눈

눈의 구조
STRUCTURES OF THE EYES

눈의 구조는 안구와 안구 주위를 둘러싸거나 부착되어 있는 부속기관으로 구성되어 있다(그림 11.1).

눈의 부속기관 *The Adnexa of the Eyes*

Adnexa of the eyes (눈의 부속기관)는 *adnexa oculi*라고도 하며, 안구 바깥쪽의 구조물이다. 눈의 부속기관은 눈확(orbit), 눈근육(eye muscle), 눈꺼풀(eyelid), 속눈썹(eyelash), 결막(conjunctiva) 및 눈물장치(lacrimal apparatus)들을 포함한다. **Adnexa** (ad-**NECK**-sah)라는 용어는 기관의 부속조직 또는 구조를 의미한다. *Adnexa*는 복수형이다.

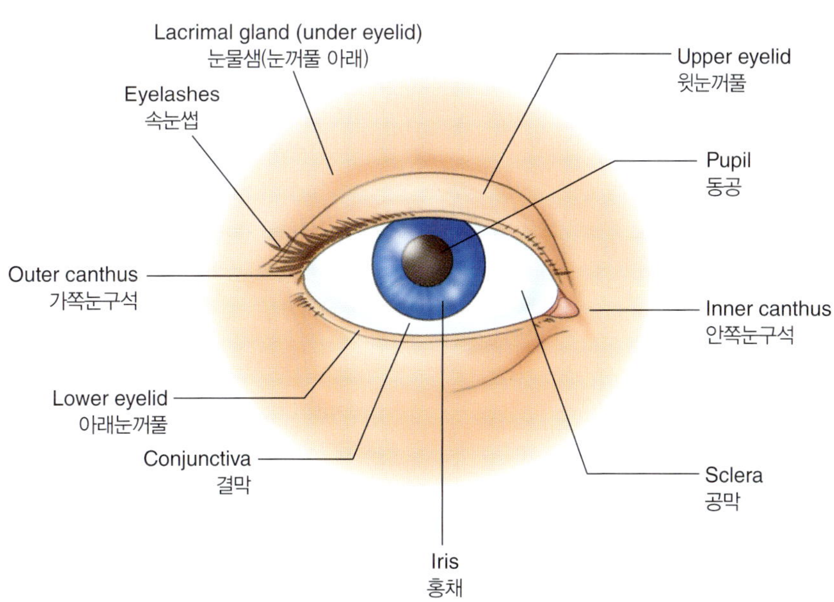

그림 11.1 눈의 부속기관과 안구의 주요 구조물.

눈확 The Orbit

Orbit [눈확(안와)]이란 *eye socket* (눈구멍)으로 안구, 안구와 관련된 근육들, 혈관 및 신경 등이 위치하고 보호하는 머리뼈의 뼈공간이다.

눈의 근육 Muscles of the Eye

여섯 개의 주요 근육들이 각각의 눈에 붙어 있으며 세 쌍으로 배열된다(그림 11.2). 이들은 다음과 같다.

- 위빗근과 아래빗근(superior and inferior oblique muscles)
- 위곧은근과 아래곧은근(superior and inferior rectus muscles)
- 가쪽곧은근과 안쪽곧은근(lateral and medial rectus muscles)

이 근육들은 매우 정밀한 안구운동의 범위를 광범위하게 한다. *Oblique*는 각이 수직이나 수평이 아닌 기울어진 형태를 말한다. *Rectus*는 곧바른 것을 의미한다.

Binocular vision (양안시)(**bin-** 둘, **ocul** 눈, **-ar**은 -의를 의미)은 양쪽 눈의 근육들이 정상적인 깊이 인식을 가능하게 하기 위해 같이 일할 때 일어난다. *Depth perception* (깊이 인식)은 삼차원으로 물건을 볼 수 있는 능력이다.

눈꺼풀, 눈썹 및 속눈썹 The Eyelids, Eyebrows, and Eyelashes

각 눈의 **upper eyelid** (위눈꺼풀)와 **lower eyelid** (아래눈꺼풀)는 **eyebrow** (눈썹), **eyelash** (속눈썹)와 함께 이물질과 과도한 빛 또는 다른 원인들로 인한 손상으로부터 안구를 보호한다(그림 11.1).

- **Canthus** [KAN-thus, 눈구석(안각)]는 위눈꺼풀과 아래눈꺼풀이 만나는 곳의 각이진 부분이다(**canth**는 눈의 구석을 의미, **-us**는 단수형 명사)(복수형, *canthi*).
- 눈꺼풀의 가장자리는 기름을 생산하는 피지샘(sebaceous gland)을 포함하고 있다. 이 샘은 12장에서 설명한다.
- **Cilia** (SIL-ee-ah, 섬모)는 작은 털로 눈썹과 속눈썹을 구성한다. 외부 물질이 들숨 시 들어오는 것을 방지하기 위해 코에도 섬모가 존재한다.
- **Tarsus** (THAR-suhs, 눈꺼풀판)는 *tarsal plate*라고도 하며, 눈꺼풀판은 눈꺼풀의 강도와 형태를 제공하는 위눈꺼풀과 아래눈꺼풀의 속판과 같은 틀을 말한다(**tars**는 눈꺼풀의 끝을 의미, **-us**는 단수형 명사)(복수형, *tarsi*). *주의*: Tarsus는 발등의 7개 발목뼈를 일컫기도 한다.

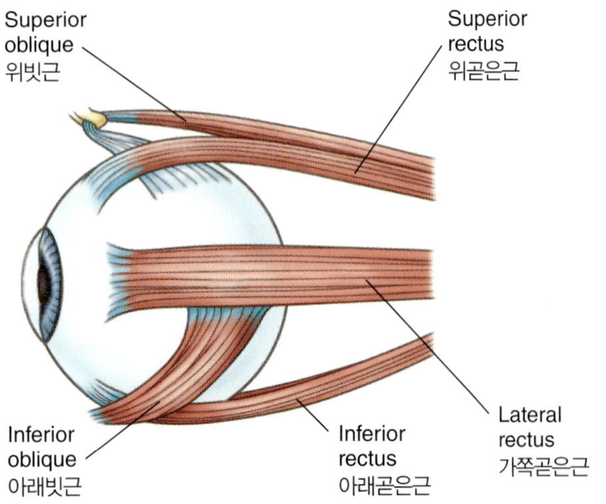

그림 11.2 세 쌍으로 배열된 여섯 개의 근육은 안구를 움직인다. 안쪽곧은근은 이 그림에서 보이지 않는다.

결막 The Conjunctiva

Conjunctiva (kon-junk-TYE-vah, 결막)는 각 눈꺼풀의 아랫면과 안구의 노출된 외면을 덮는 보호막을 형성하는 투명한 점막이다(복수형, *conjunctivae*)(그림 11.1).

눈물장치 The Lacrimal Apparatus

Lacrimal apparatus (LACK-rih-mal, 눈물장치)는 *tear apparatus*라고도 하며, 눈물을 생산, 저장, 제거하는 구조들로 구성되어 있다. *Lacrimation*은 눈물을 분비하는 것을 의미한다.

- **Lacrimal gland** (눈물샘)는 각 눈의 바깥쪽 모퉁이 위쪽에 위쪽 눈꺼풀 아래에 위치하며 눈물을 분비한다(그림 11.1).
- **Lacrimal fluid** (눈물)의 기능은 일반적으로 *tear*라고 하며, 안구의 앞쪽 표면의 습기를 유지시켜준다. 깜박거림(blinking)은 눈 전체에 눈물이 퍼지도록 한다.
- **Lacrimal canal** (눈물소관)은 각 눈의 안쪽 모퉁이에 있는 관으로 구성된다. 이 관들은 눈물을 모으고 눈물주머니로 흘러가도록 한다. 우는 것은 눈물관으로부터 눈물이 넘치는 것이다.
- **Lacrimal sac** (눈물주머니)은 *tear sac*이라고도 하며, 눈물관 상부가 확장된 곳이다.
- **Lacrimal duct** (눈물관)는 *nasolacrimal duct* (코눈물관)라고도 하며, 과도한 눈물을 코로 배출시키는 통로이다.

안구 The Eyeball

Eyeball (안구)은 *globe*라고도 하며, 1 인치 크기의 공 모양으로 표면의 약 1/6 정도만 외부에서 관찰된다(그림 11.3).

- **Optic** (OP-tik)은 눈이나 시력과 관련된 의미이다(**opt**는 시력, **-ic**는 -에 관계되다를 의미).
- **Ocular** (OCK-you-lar)는 눈과 관련된 의미이다(**ocul**은 눈, **-ar**은 -의를 의미).

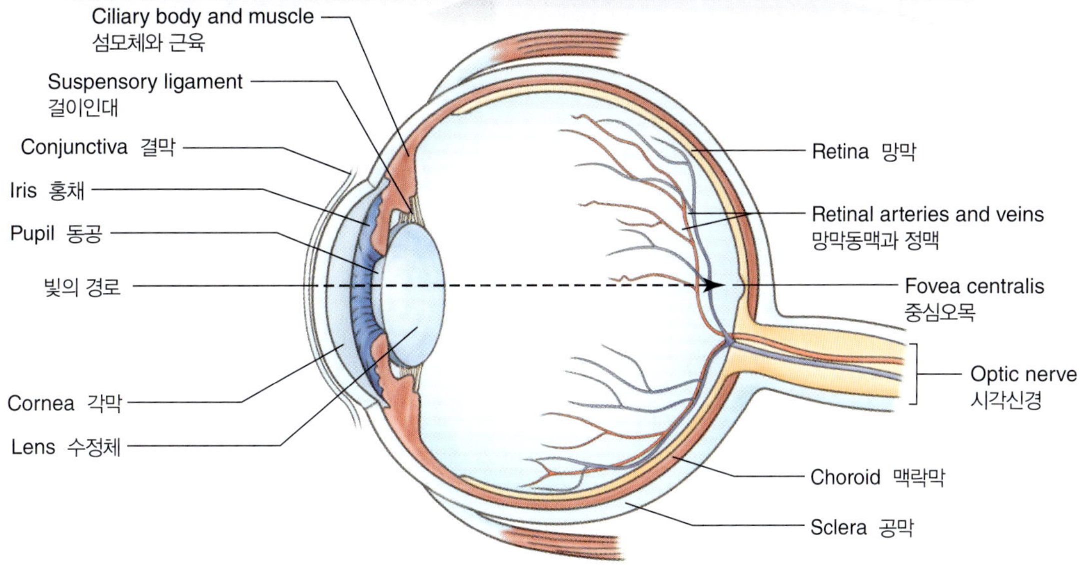

그림 11.3 안구의 구조를 나타내는 단면도.

- **Extraocular** (**eck**-strah-**OCK**-you-lar)는 안구의 바깥을 의미한다(**extra-**는 바깥쪽, **ocul**은 눈, **-ar**은 -의를 의미).
- **Intraocular** (**in**-trah-**OCK**-you-lar)는 안구의 안을 의미한다(**intra-**는 안, **ocul**은 눈, **-ar**은 -의를 의미).

안구의 벽 *Walls of the Eyeball*

안구의 벽은 세 층인 sclera (공막), choroid (맥락막) 및 retina (망막)로 구성된다(그림 11.4).

- **Sclera** (**SKLEHR**-ah, 공막)는 *white of the eye* (눈의 흰자위)라고도 하며, 눈의 형태를 유지하고 섬세한 내부 구조를 보호한다. 이 질긴 섬유 조직은 눈의 각막을 제외한 안구의 바깥층을 형성한다. *주의:* **scler/o**는 눈의 흰 부분을 의미하며, 또한 굳은, 견고한의 의미도 있다.

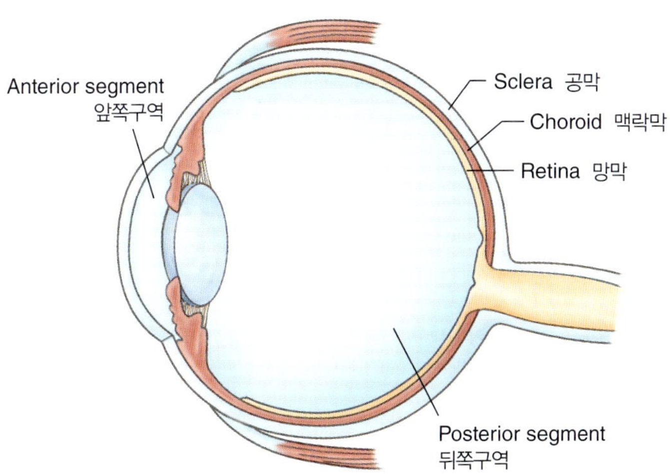

그림 11.4 안구의 벽은 공막, 맥락막 및 망막으로 구성된다.

- **Choroid** (**KOH**-roid, 맥락막)는 안구의 불투명한 중간층으로 많은 혈관을 포함하고 눈 전체에 혈액을 공급한다. *Opaque* (불투명함)은 빛이 이 표면을 통과할 수 없음을 의미한다.
- **Retina** (**RET**-ih-nah, 망막)는 안구의 뒤쪽 구역을 둘러싸고 있는 가장 속층으로서 예민한 부분이다. 망막은 신경자극을 받아들여 *second cranial nerve* (두 번째 뇌신경)인 *optic nerve* (시각 신경)를 통하여 뇌로 전달하며, 이 내용은 10장에서 설명하였다(그림 11.4).

안구의 구역 *Segments of the Eyeball*

안구의 내부는 앞쪽과 뒤쪽 구역으로 나눈다(그림 11.4, 11.5).

눈의 앞쪽구역 *Anterior Segment of the Eye*

Anterior segment (앞쪽구역)는 안구 앞쪽의 1/3 부분으로 구성된다. 이 구역은 앞방과 뒷방으로 나뉜다(그림 11.5A, 11.6).

- **Anterior chamber** (앞방)는 각막 뒤에 홍채 앞쪽에 위치한다. **Posterior chamber** (뒷방)는 홍채 뒤에 수정체를 제자리로 유지하는 인대 앞쪽에 위치한다. *주의:* 뒤쪽구역(segment)과 뒷*방*(chanmber)을 혼동하지 않는다.
- **Aqueous humor** (**AH**-kwee-uhs, 안구방수)는 *aqueous fluid*라고도 하며, 앞방과 뒷방을 채우고 있다. *Aqueous*라는 용어는 물 또는 물을 포함한 것을 의미한다. *Humor*는 맑은 체액이나 반유동체 물질을 의미한다.
- 안구방수는 눈의 형태를 유지하도록 도우며 안구 내 구조물에 영양을 공급한다. 이 액체는 지속적으로 여과되고 *trabecular meshwork* (기둥 모양의 그물구조)와 *canal of Schlemm*

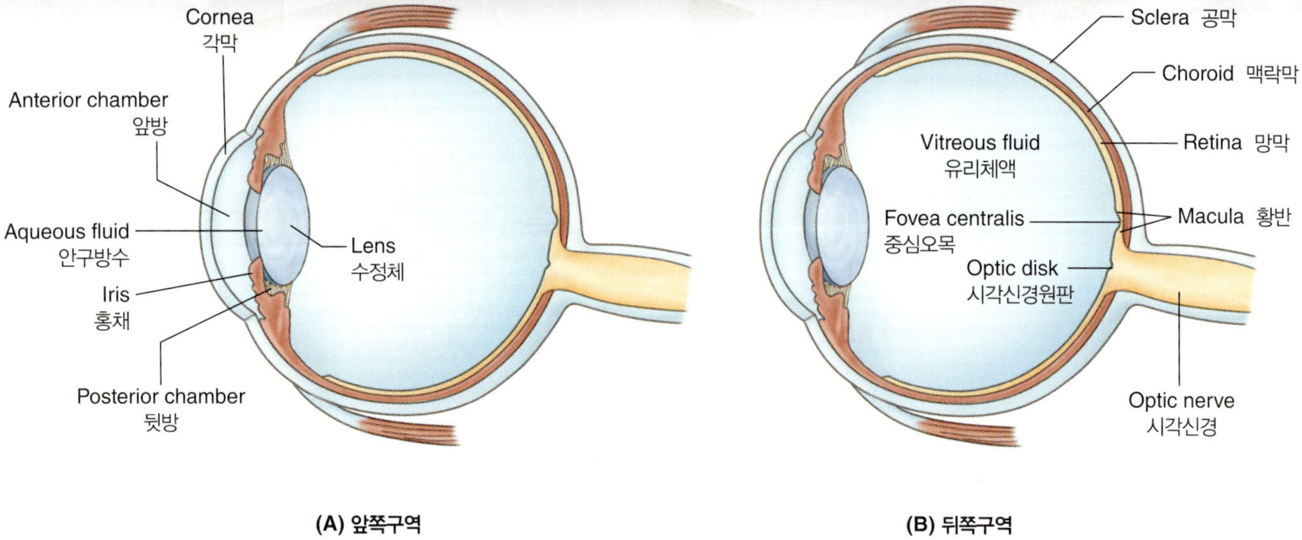

그림 11.5 눈의 구역. (A) 눈의 앞쪽구역은 앞방과 뒷방으로 나뉜다. (B) 뒤쪽구역.

(슐렘관)을 통해 배출된다(그림 11.6).

- **Intraocular pressure, IOP** (안압)는 눈의 안쪽에서 측정되는 유압이다. 이 압력은 안구방수가 눈으로 들어가고 나가는 비율에 의해 조절된다.

눈의 뒤쪽구역 *Posterior Segment of the Eye*

Posterior segment (뒤쪽 구역)는 안구의 나머지 2/3를 구성하고, **vitreous humor** (**VIT**-ree-us, 유리체액)로 가득 차 있고 망막과 연결되어 있다. ***Vitreous gel*** (유리체 겔)로서 알려진 유리체액은 부드럽고, 깨끗하며 젤리와 같은 덩어리로 수백만 개의 가느다란 섬유들을 포함하고 있다. 이 섬유들은 망막의 표면에 붙어 눈의 형태를 유지하는 데 도움을 준다(그림 11.3, 11.4, 11.5B).

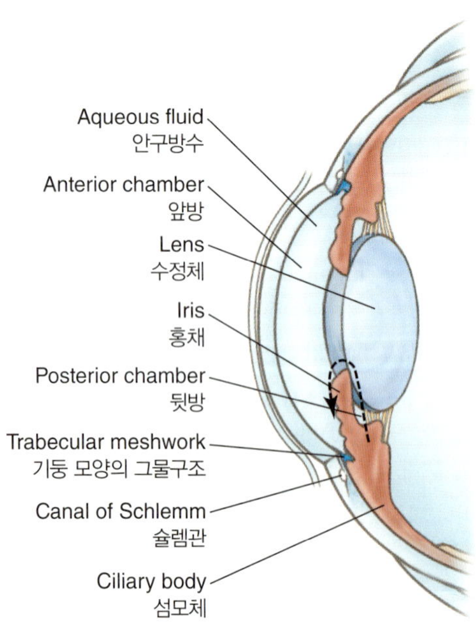

그림 11.6 눈의 앞쪽구역에서 안구방수의 흐름.

망막의 구조 *Structures of the Retina*

- 망막의 **rods** (막대)세포와 **cones** (원뿔)세포는 눈의 수정체를 통하여 들어온 상(image)을 받아들인다. 이 상들은 신경흥분으로 전환되어 시각신경을 통해 뇌로 전달된다. ***Rods***는 흑과 백의 수용체이며 ***cones***는 색조 수용체이다.
- **Macula** (**MACK**-you-lah, 황반)는 ***macula lutea***라고도 하며, 망막의 중앙에 빛에 민감한 부위로 예민한 중심 시각의 영역이다. *Macula*라는 용어는 작은 점을 의미한다. Macula는 macule이라고도 하며, 주근깨와 같이 피부에서 조그맣게 변색된 부위를 나타내기도 한다(12장 참조).
- **Fovea centralis** (**FOH**-vee-ah sen-**TRAH**-lis, 중심오목)는 황반의 중앙에 오목하게 들어간 바닥 부분이다. 색조 감각이 이 영역에서 가장 예민한데 이는 막대세포는 없고 원뿔세포만이 매우 밀집해 있기 때문이다.
- **Optic disk** (시각신경원판)는 ***blind spot*** (맹점)이라고도 하며, 망막의 신경종말이 시각신경으로 들어가는 작은 부위이다. 맹점이라고 하는 이유는 상을 신경흥분으로 전환시키는 막대세포나 원뿔세포가 없기 때문이다.
- 제2뇌신경인 **optic nerve** (시각신경)는 신경흥분을 망막에서 뇌로 전달한다.

포도막 *The Uvea*

Uvea (**You**-vee-ah, 포도막)는 눈의 색소층이다. 혈관분포가 풍부하며 맥락막, 섬모체 및 홍채로 구성되어 있다(그림 11.3).

섬모체 *The Ciliary Body*

Ciliary body (**SIL**-ee-ehr-ee, 섬모체)는 맥락막 안에 위치하며 망막 위에 상의 초점을 맞추도록 수정체의 두께를 조절하는 근육과 걸이인대의 집합체이다(그림 11.6).

- 섬모체는 눈의 앞쪽구역을 채우는 안구방수를 분비한다.
- 가까운 물체에 초점을 맞추기 위해 이 근육들은 수정체가 *더 두꺼워지도록* 조정한다.
- 먼 물체에 초점을 맞추기 위해 이 근육들은 수정체가 *더 얇아지도록* 늘어난다.

홍채 *The Iris*

Iris (홍채)는 색이 있는 원형 구조로 동공을 둘러싸고 있다(그림 11.3). 홍채 안에 근육들은 동공을 통하여 눈으로 들어오는 빛의 양을 조절한다.

- 빛의 양을 *감소시키기 위하여* 홍채의 근육은 수축하여 동공을 작게 한다.
- 빛의 양을 *증가시키기 위하여* 홍채의 근육은 이완하고, 확장(*dilate*)하여, 동공을 크게 한다. 진단과정 부분에서 *dilation*이라는 용어를 참조하라. *주의*: *dilate*이라는 용어는 신체의 입구를 확장시키는 것을 의미한다. 출산하는 동안에 자궁목(14장 참조)의 확장 또는 피부 구멍들의 확장을 예로 들 수 있다.

각막, 동공 및 수정체 *The Cornea, Pupil, and Lens*

- **Cornea** (**KOR**-nee-ah, 각막)는 홍채와 동공을 덮는 안구 앞쪽의 투명한 바깥층이다. 눈 안으로 들어오는 광선을 모으는 주요한 구조이다(그림 11.3).
- **Pupil** (동공)은 홍채 중심부에 있는 검은 원형의 개구부로 눈으로 들어오는 빛을 통과시킨다.
- **Lens** (수정체)는 동공을 통해 들어오는 빛을 모아 망막에 상을 만드는 투명하고 유연하며 볼록한 모양의 구조물이다. 수정체는 홍채와 동공 뒤에 위치한 투명한 주머니 안에 포함되어 있다.

눈의 정상적인 기능 *Normal Action of the Eyes*

- **Accommodation** (ah-**kom**-oh-**DAY**-shun, 조절)은 다양한 거리에서 물체를 보기 위해 눈이 적응하는 과정이다. 이러한 적응은 동공의 수축(좁힘)과 확장(넓힘), 눈의 움직임과 수정체의 형태 변화 등이 일어난다.
- **Convergence** (kon-**VER**-jens, 수렴)는 각 눈이 안쪽으로 동시에 움직이는 것이다. 이는 물체가 가까이 다가옴에 따라 단일 양안시를 유지하기 위한 노력으로 일어난다.
- **Emmetropia** (em-eh-**TROH**-pee-ah, 정시안)는 광선이 망막위에 정확하게 맺히도록 하는 눈의 굴절력과 안구의 형태 간의 정상적인 관계를 말한다(**emmetr**는 적절한 수단, **-opia**는 시력 상태를 의미).
- **Refraction** (굴절)은 *refractive power*라고 하며, 상이 망막위에 맺힐 수 있도록 굴절시키는 수정체의 능력을 말한다. 정상적인 굴절은 그림 11.10A에 나타내었다.
- **Visual acuity** (ah-**KYOU**-ih-tee, 시력)는 일정거리에서 물체의 섬세도와 모양을 구별할 수 있는 능력이다. *Acuity*는 명료도(sharpness)를 의미한다(그림 11.8A).

눈과 관련된 전문의료인
MEDICAL SPECIALTIES RELATED TO THE EYES

- **Ophthalmologist** (ahf-thal-**MOL**-oh-jist, 안과의사)는 시력교정부터 눈수술에 이르기까지 눈의 질환과 기능장애의 모든 범위의 진단과 치료를 전문으로 하는 의사를 말한다(**ophthalm**은 눈, **-ologist**는 전문가를 의미).
- **Optometrist** (op-**TOM**-eh-trist, 검안사)는 검안사 학위(Doctor of Optometry degree)를 받은 사람으로 교정렌즈가 필요한지를 결정하기 위하여 시력의 정확도를 측정하고, 눈의 질환이나 상태의 진단을 포함한 주요한 눈 관리를 제공한다(**opt/o**는 시력, **-metrist**는 측정하는 사람을 의미).
- **Optician** (op-**TISH**-uhn, 안경사)은 시력 교정을 위한 렌즈를 설계하고 맞추고 제공하는 건강관리 의사이다.

눈과 시력의 병리
PATHOLOGY OF THE EYES AND VISION

눈꺼풀 *The Eyelids*

- **Ptosis** (**TOH**-sis, 눈꺼풀처짐증)는 보통 마비로 인해 위눈꺼풀이 처지는 것을 말한다(**ptosis**는 처짐 또는 늘어짐을 의미). *Blepharoptosis*도 같은 의미이다(**blephar/o**는 눈꺼풀, **-ptosis**는 처짐을 의미).
- **Chalazion** (kah-**LAY**-zee-on, 산립종)은 피지를 분비하는 샘(sebaceous gland)의 폐쇄로 인한 위쪽 눈꺼풀에서 주로 발생하는 혹(nodule)이나 낭포(cyst)이다(복수형, *chalazia*). 산립종은 육아종(granuloma)의 형태이다(12장 참조). *Hordeolum* [다래끼(맥립종)]과 비교하라.
- **Ectropion** (eck-**TROH**-pee-on, 눈꺼풀겉말림)은 눈꺼풀 가장자리의 겉말림이다(**ec-**는 밖, **trop**은 돌아감, **-ion**은 상태를 의미). *Eversion*은 바깥쪽을 향하다라는 의미이다. 이 질환은 보통 아래눈꺼풀이 영향을 받으며 내부 표면이 노출되

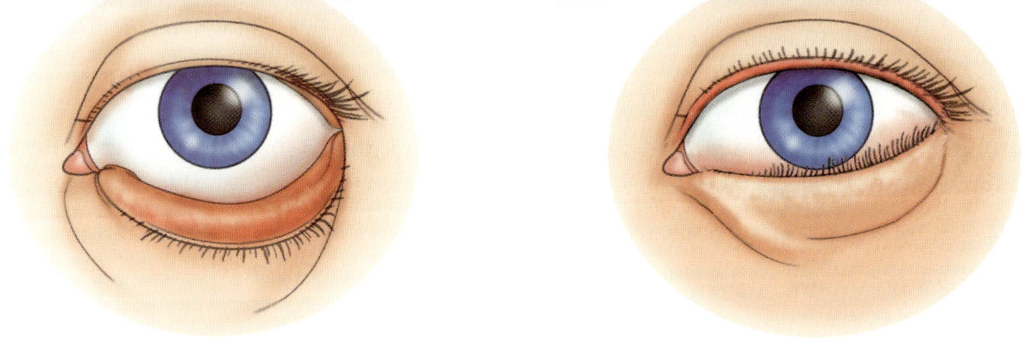

그림 11.7 눈꺼풀의 장애. (A) Ectropion (눈꺼풀겉말림). (B) Entropion (눈꺼풀속말림).

어 자극되고 눈물의 배출을 방해한다(그림 11.7A). *Entropion* (눈꺼풀속말림)의 반대어이다.

- **Entropion** (en-**TROH**-pee-on, 눈꺼풀속말림)은 눈꺼풀 가장자리의 속말림이다(**en-**은 안, **trop**은 돌아감, **-ion**은 상태를 의미). *Inversion*은 안쪽을 향하다라는 의미이다. 이 질환은 보통 아래눈꺼풀이 영향을 받으며, 속눈썹이 각막을 마찰시키는 원인이 된다(그림 11.7B). *Ectropion* (눈꺼풀겉말림)의 반대어이다.
- **Hordeolum** (hor-**DEE**-oh-lum, 다래끼)은 *stye* (맥립종)이라고도 하며, 기름샘의 급성 감염으로 인해 눈꺼풀에 주로 통증과 고름이 가득 차 있다. *Chalazion* (산립종)과 비교하라.
- **Periorbital edema** (**pehr**-ee-**OR**-bih-tal eh-**DEE**-mah, 눈주위 종창)는 눈 주위 또는 눈조직의 부종을 의미한다(**peri-**는 주위, **orbit**은 안구, **-al**은 -와 관련된을 의미). 이러한 종창은 종창된 눈꺼풀에 의하여 눈이 부분적으로 닫히게 되어 얼굴이 부은 모습을 나타낸다. 이러한 종창은 알레르기 반응(6장), 콩팥증후군(9장), 봉와직염(12장)과 관련이 있다.

기타 부속기관의 병리 *Additional Adnexa Pathology*

- **Conjunctivitis** (kon-**junk**-tih-**VYE**-tis, 결막염)는 *pinkeye*라고도 하며, 보통 감염이나 알레르기에 의해 야기되는 결막의 염증을 의미한다(**conjunctiv**는 결막, **-itis**는 염증을 의미).
- **Dacryoadenitis** (**dack**-ree-oh-ad-eh-**NIGH**-tis, 눈물샘염)는 세균, 바이러스 또는 진균의 감염에 의한 눈물샘의 염증이다(**dacry/o**는 눈물, **aden**은 샘, **-itis**는 염증을 의미). 이 질환의 증상은 갑자기 심한 통증과 발적, 눈확 내 압력을 증가시킨다.
- **Subconjunctival hemorrhage** (**sub**-kon-junk-**TIH**-val **HEM**-or-idj, 결막밑출혈)는 결막과 공막 사이의 출혈이다. 이는 보통 손상에 의해 유발되고 눈의 흰자 위에 붉은 부분이 생긴다.
- **Xerophthalmia** (**zeer**-ahf-**THAL**-mee-ah, 안구건조증)는 *dry eye*라고도 하며, 눈의 표면이 건조하고 결막염을 포함한다(**xer**는 건조, **ophthalm**는 눈, **-ia**는 비정상적인 상태를 의미). 이러한 증상은 노화와 관련이 있다. 또한 류마티스성 관절염과 같은 질환 또는 비타민 A의 부족에 의해서도 발생한다.

포도막, 각막, 홍채 및 공막 *Uvea, Cornea, Iris, and Sclera*

- **Uveitis** (you-vee-**EYE**-**tis**, 포도막염)는 부종(sweelling)과 자극(irritation)으로 인한 포도막의 염증이다(**uve**는 포도막, **-itis**는 염증을 의미). 이는 잠재적으로 실명(blindness)으로 이어질 수 있다.
- **Iritis** (eye-**RYE**-tis, 홍채염)는 포도막염의 가장 일반적인 형태이다. 포도막의 염증은 눈의 앞쪽에서 주요한 구조물에 영향을 준다(**ir**는 홍채, **-itis**는 염증을 의미). 이 증상은 갑작스럽게 시작하고 6~8주 동안 지속된다.
- **Corneal abrasion** (ah-**BRAY**-zhun, 각막박리)은 긁힘 또는 자극과 같은 상해로 각막의 외층이 손상된 것이다(**corne**는 각막, **-al**은 -와 관련된을 의미). *Corneal ulcer* (각막 궤양)와 비교하라.
- **Corneal ulcer** (각막 궤양)는 감염 또는 상해로 야기되는 각막이 패이는 질환이다. 비록 이러한 궤양은 치료로 치유되지만 시력을 훼손하는 탁한 자국이 남을 수 있다. *Corneal abrasion* (각막 박리)과 비교하라.
- **Diabetic retinopathy** (당뇨병성 망막증)는 조절되지 않는 당뇨의 합병증으로 인해 망막이 손상되는 질환이다. 이는 13장에 '당뇨합병증'절에서 설명한다.
- **Keratitis** (**ker**-ah-**TYE**-tis, 각막염)는 각막의 염증이다(**kerat**는 각막, **-itis**는 염증을 의미). 이 증상은 세균, 바이러

스 또는 진균감염과 같은 많은 원인들에 의해 나타난다. 주의: kerat/o는 딱딱함을 의미한다.

- **Scleritis** (skleh-**RYE**-tis, 공막염)는 공막의 염증이다(scler는 눈의 흰자위, -itis는 염증을 의미). 이 질환은 감염, 화학적 손상 또는 자가면역질환과 관련되어 있다.

눈 *The Eye*

- **Anisocoria** (**an**-ih-so-**KOH**-ree-ah, 동공부동)는 양쪽 눈의 동공의 크기가 같지 않은 상태이다(anis/o는 같지 않음, cor는 동공, -ia는 비정상적인 상태를 의미). 선천적이거나 머리 손상, 동맥류 또는 중추신경계의 병변에 의해 야기될 수 있다.
- **Cataract** (**KAT**-ah-rakt, 백내장)는 점진적인 시력의 선명도 소실로 인한 수정체의 투명도가 상실되는 질환이다. 대부분 백내장의 발병은 노화와 함께 일어나지만 선천적이거나 외상 또는 질환으로 야기될 수 있다(그림 11.8B).
- **Floater** (부유물)는 *vitreous floater* (유리체 부유물)라고도 하며, 유리체액에 있는 세포 잔해의 입자들이고 망막에 그림자를 드리운다. 부유물은 정상적으로 노화, 망막 박리, 망막의 찢김이나 안구 내 염증과 함께 나타난다.
- **Photopsia** (fog-**TOP**-see-ah, 광시증)는 빛의 섬광이나 점멸장치(*flasher*)를 보는 것과 같이 나타난다(phot는 빛, -opsia는 보다를 의미). 이는 주로 눈의 손상이나 편두통에 의해 종종 나타난다.
- **Miosis** (mye-**OH**-sis, 동공축소)는 동공의 축소로 정상적으로는 빛의 노출에 대한 반응으로 나타나고 처방약이나 불법적인 약물의 사용으로도 나타날 수 있다(mio-는 작은, -sis는 비정상적인 반응을 의미).
- **Mydriasis** (mih-**DRY**-ah-sis, 동공확장)는 동공의 확장으로 동공축소와는 반대이다(mydrias는 동공의 확장, -is는 비정상적인 반응을 의미). 동공 확장의 원인으로는 질병, 외상(손상)이나 약물 등이 있다.
- **Nystagmus** (nis-**TAG**-mus, 안구진탕증)는 안구의 불수의적이고, 지속적이며, 리듬 있는 움직임이 나타나는 질환이다. 선천적이거나 신경학적 손상 또는 약물 사용에 의해 야기될 수 있다.
- **Papilledema** (pap-ill-eh-**DEE**-mah, 유두부종)는 *choked disk* (울혈 유두)라고도 하며, 시각신경 원판을 통과하여 눈 안으로 들어가는 지점에 생긴 시각신경의 종창과 염증이다(papill은 유두, -edema는 종창을 의미). 이러한 종창은 머

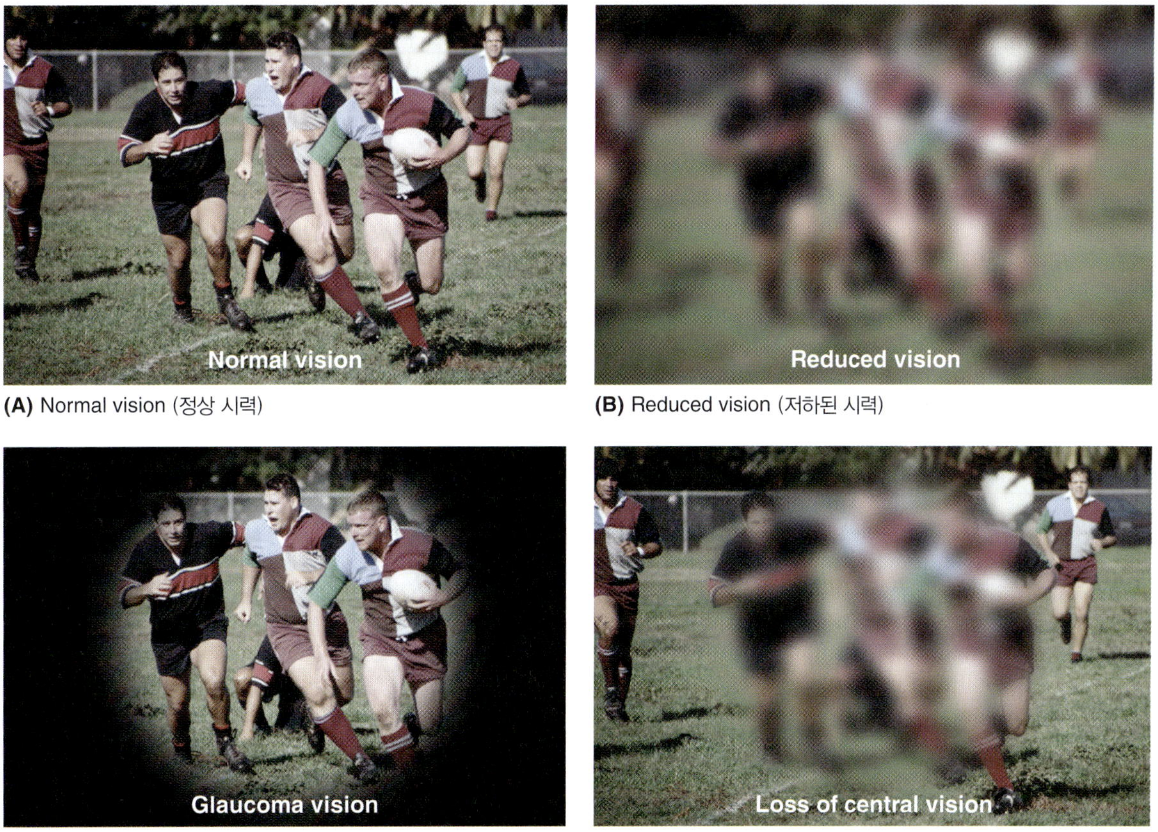

(A) Normal vision (정상 시력) **(B)** Reduced vision (저하된 시력)
(C) Glaucoma vision (녹내장으로 인한 시력) **(D)** Loss of central vision (중앙 시력의 상실)

그림 11.8 정상 시력과 병리적 시력 변화. (A) 정상 시력. (B) 백내장으로 저하된 시력. (C) 치료하지 않은 녹내장으로 인한 주변 시력의 소실. (D) 황반 퇴행으로 인한 중앙의 시력이 상실.

리뼈 내압 상승에 의해 야기되며 시각신경을 압박하는 종양 때문일 수도 있다.

- **Retinal detachment** (망막박리)는 *detached retina*, **retinal tear**라고도 하며, 맥락막으로부터 빛에 예민한 망막이 전부 또는 부분적으로 분리되는 것이다. 만약 치료하지 않으면 전체 망막이 분리되어 실명할 수 있다. 이러한 상태는 머리 외상, 노화 또는 망막으로부터 분리된 유리체액에 의해 유발될 수 있다(그림 11.9).
- **Retinitis pigmentosa** (**ret**-ih-**NIGH**-tis pig-men-**TOH**-sah, 색소성 망막염)는 밤과 주변 시력에 영향을 미치는 망막의 점진적인 퇴행이다. 망막에 검은 색소가 침착된 반점이 나타나면 알아낼 수 있다.

녹내장 *Glaucoma*

Glaucoma (glaw-**KOH**-mah, 녹내장)는 망막 신경 섬유와 시각 신경의 손상으로 인해 안구내 압력(intraocular pressure, IOP) 상승으로 특징되어지는 질환군들이다(그림 11.8C). 이는 안구 밖으로 방수의 흐름이 막혀서 압력의 상승이 유발된다. 만약 치료하지 않으면 이 압력은 말초시력 상실을 일으킬 수 있으며 결국에는 시력을 잃게 된다.

- **Open-angle glaucoma** (개방각 녹내장)는 *chronic glaucoma* (만성 녹내장)라고도 하며, 가장 흔한 형태이다. 압력을 증가시켜 그물 구조는 점차적으로 차단된다. 이 질환의 증상은 시각신경이 손상될 때까지 환자에 의해 인지되지 않는다. 그러나 안압 측정과 시야 측정을 포함한 정기적인 눈 검진을 통해 초기에 발견할 수 있다. 이후에 설명할 '시력과 눈의 진단 절차'를 참고하라.
- **Closed-angle glaucoma** (폐쇄각 녹내장)는 *acute glaucoma* (급성녹내장)라고도 하며, 각막과 홍채 사이의 틈이 좁아져 안구방수가 기둥 모양의 망상구조(trabecular meshwork)에 도달할 수 없는 것이다. 좁아짐은 심한 통증, 오심, 눈의 충혈 및 희미한 시야 등을 일으키는 안구압의 갑작스런 증가를 야기할 수 있다. 즉각적으로 치료하지 않으면 이틀 내 시력상실이 발생할 수도 있다.

황반퇴화 *Macular Degeneration*

Macular degeneration (**MACK**-you-lar, 황반퇴화)은 망막의 중심에서 황반이 점차적으로 손상되는 과정으로 완전 시력 상실이 아닌 중앙 부위의 시각 상실을 일으킨다(**macul**은 한 점, **-ar**은 -의를 의미)(그림 11.8D).

- *Age-related macular degeneration* (나이와 관련된 황반퇴화)은 노인에서 자주 발생하며 60세 이상의 노인에게서 시력 상실을 유발한다.
- *Dry macular degeneration* (건조형 황반퇴화)은 사례의 90%에 달하며 황반세포의 느린 퇴화에 의해 발생한다.
- *Wet type macular degeneration* (습윤형 황반퇴화)은 질병이 진행됨에 따라 합병증으로서 발달하는 황반의 손상이다. 이 손상은 작은 출혈을 일으키는 새로운 혈관의 생성에 의해 발생하는데 주로 빠르고 심각한 시력 소실을 일으킨다.

기능 결손 *Functional Defects*

- **Diplopia** (dih-**PLOH**-pee-ah, 복시)는 *double vision*이라고도 하며, 단일 물체에 대해 두 개의 상을 지각하는 것이다(**dipl**은 이중의, **-opia**는 시력을 의미). 때때로 다발성 경화증 또는 뇌종양과 같은 심각한 질환의 징후이다.
- **Hemianopia** (**hem**-ee-ah-**NOH**-pee-ah, 반맹증)는 시야의 반이 손상된 시력 상실이다(**hemi-**는 반, **an-**은 -없이, **-opia**는 시력을 의미).
- **Monochromatism** (**mon**-oh-**KROH**-mah-tizm, 색맹)은 *color blindness*라고도 하며, 색을 구별할 수 없다(**mon/o**는 하나, **chromat**는 색, **-ism**는 상태를 의미). 이는 유전적 질환으로 망막의 원뿔세포의 부족이나 결손으로 인해 발생한다.
- **Nyctalopia** (**nick**-tah-**LOH**-pee-ah, 야맹증)는 *night blindness*이라고도 하며, 낮에는 정상 시력이나 밤에는 잘 보지 못하는 상태이다(**nyctal**은 밤, **-opia**는 시력을 의미).
- **Photophobia** (**foh**-toh-**FOH**-bee-ah, 광선기피증)는 빛에 대한 과도한 민감성을 의미하며, 편두통, 콘택트렌즈의 과도한 사용, 약물 복용, 염증의 결과로 나타날 수 있다(**phot/o**는 빛, **-phobia**는 비정상적인 두려움을 의미).
- **Presbyopia** (**pres**-bee-**OH**-pee-ah, 노안)는 노화에 따른 눈의 일반적인 변화이다(**presby**는 노화, **-opia**는 시력을 의미). 나이가 들수록 수정체가 덜 유연하고 섬모체의 근육이 약해짐에 따라 가까운 물체를 관찰하는 시력은 현저하게 감퇴한다. 그 결과 눈은 더 이상 상을 망막 위에다 적절히 맞출 수가 없다.

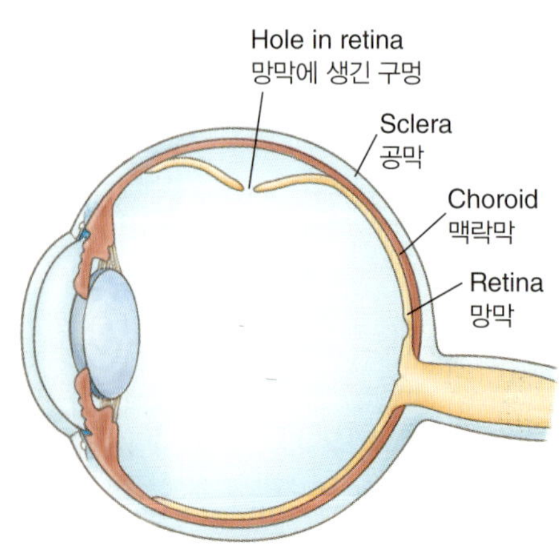

그림 11.9 망막박리(Retinal detachment).

사시 *Strabismus*

Strabismus (strah-**BIZ**-mus, 사시)는 눈 근육이 동시에 초점을 맞출 수 없기 때문에 눈이 서로 다른 방향을 가리키거나 바르게 정렬되지 않는 장애이다.

- **Esotropia** (es-oh-**TROH**-pee-ah, 내사시)는 *cross-eye*라고도 하는데, 한쪽 또는 양쪽 눈이 안쪽으로 향해 있는 상태이다(**eso-**는 안, **trop**은 회전, **-ia**는 비정상적인 상태를 의미). *Exotropia*의 반대어이다.
- **Exotropia** (eck-soh-**TROH**-pee-ah, 외사시)는 *walleye*라고도 하며, 안구가 바깥쪽으로 편향된 상태이다(**exo-**는 바깥쪽으로, **trop**은 회전, **-ia**는 비정상적인 상태를 의미). *Esotropia*의 반대어이다.

굴절장애 *Refractive disorders*

Refractive disorder (굴절 장애)는 망막에 정확하게 초점을 맞출수 있도록 수정체와 각막이 빛을 굴절시키지 못할 때 발생하는 초점 장애이다(그림 11.10).

- **Ametropia** (**am**-eh-**TROH**-pee-ah, 굴절이상시)는 상이 망막 위에 정확하게 초점을 맞추지 못할 때 나타나는 굴절 이상이다(**ametr**는 균형이 맞지 않는, **-opia**는 시력을 의미). 난시(astigmatism), 원시(hyperopia) 및 근시(myopia) 등은 모두 ametropia의 한 형태이다.
- **Astigmatism** (ah-**STIG**-mah-tizm, 난시)은 각막의 균일하지 않은 만곡 때문에 눈이 정확하게 초점을 맞출 수 없는 상태이다.
- **Hyperopia** (**high**-per-**OH**-pee-ah, 원시)는 *farsightedness*라고도 하며, 광선이 망막 뒤에 초점을 맞추는 상태이다(**hyper-**는 과도한, **-opia**는 시력을 의미). 이는 아동기에 발생할 수 있으나 대체로 40세 이후에 나타난다(그림 11.10B). *Myopia*의 반대어이다.
- **Myopia** (my-**OH**-pee-ah, 근시)는 *nearsightedness*라고도 하며 광선이 망막 앞에 초점을 맞추는 상태이다(**my**는 그리스어로 근시, **-opia**는 시력을 의미). 대부분 사춘기에 흔히 나타난다(그림 11.10C). *Hyperopia*의 반대어이다.

실명 *Blindness*

Blindness (실명)는 사물을 볼 수 없는 상태이다. 일부 시력이 남아있지만 *legal blindness* (법적 실맹)는 법에서 정한 범위에 따라 실명으로 간주한다. 일반적으로 사용하는 기준은 시력이 좋은쪽 눈의 최대 시력이 교정 뒤에도 20/200이나 이하로 줄어들었을 때이다. '눈의 정상적인 기능' 부분을 참고하라.

- **Amblyopia** (**am**-blee-**OH**-pee-ah, 약시)는 간파할 정도의 눈의 질환 없이 특히 한쪽 눈에서의 시각의 불명료 또는 시력의 부분적인 상실이다(**ambly**는 어두운, 희미한, **-opia**는 시력을 의미).
- **Scotoma** (skoh-**TOH**-mah, 암점)는 *blind spot*이라고도 하며, 정상 시력 영역으로 둘러싸여 있는 시력이 줄어든 비정상적인 영역이 있는 것이다.

시력과 눈의 진단 방법
DIAGNOSTIC PROCEDURES FOR VISION AND THE EYES

시력을 위한 진단 방법 *Diagnostic Procedures for Vision*

- **Snellen chart (SC)**는 시력을 측정하기 위해 사용된다. 각 눈에 대한 결과는 20/20이 정상으로 간주하여 분수로 기록한다.
  - *첫 번째 수*는 대상자와 챠트까지의 거리로 약 20 피트의 표준화된 거리를 나타낸다.
  - *두 번째 수*는 챠트에서 점차 작은 줄의 숫자들을 읽는 능력을 기준으로 한 정상으로부터 편차를 나타낸다.

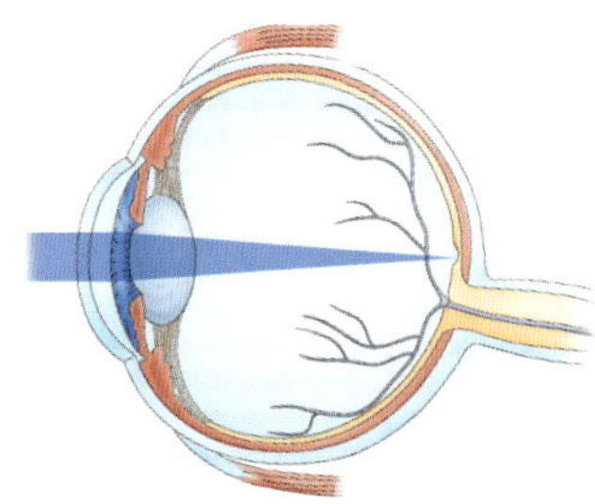

(A) Normal vision (정상 시력)
광선이 망막에 초점을 맞춘다

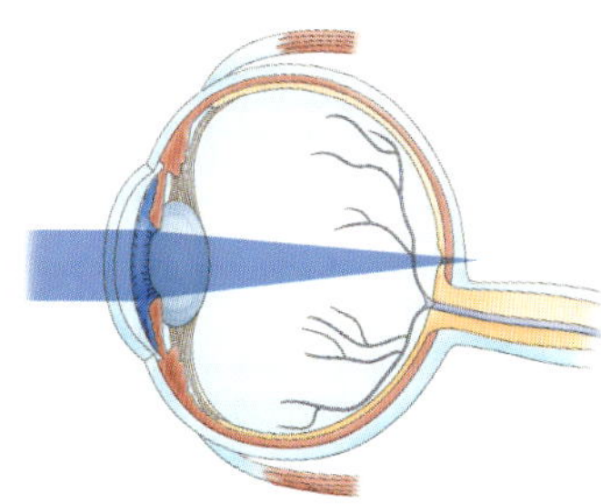

(B) Hyperopia (원시)
광선이 망막 뒤에 초점을 맞춘다

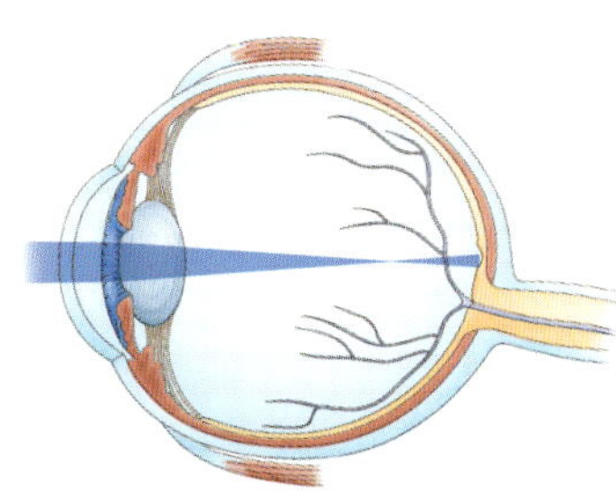

(C) Myopia (근시)
광선이 망막 앞에 초점을 맞춘다

그림 11.10 굴절. (A) 정상시. (B) 원시. (C) 근시.

- **Refraction** (굴절력)은 눈의 굴절오차를 사정하여 가장 알맞은 렌즈를 처방하기 위한 검진 절차이다. 이 용어는 또한 수정체가 망막 위에 초점을 맞추기 위해 빛을 굴절시키는 능력을 의미한다.
- **Diopter** (dye-**AHP**-tur, 디옵터)는 렌즈의 굴절력을 나타내는 단위이다.
- **Cover test**는 두 개의 눈이 어떻게 함께 일하는지 알아보는 검사로 양안시(binocular vision)를 평가하기 위해 사용된다. 한 번에 한쪽 눈씩 가리고 환자는 한 물체에 초점을 맞춘다.
- **Visual field testing** (시야 검사)은 *perimetry*라고도 하며, 주변 시력의 소실 상태를 검사하기 위해 수행한다. *Peripheral* (주변)은 중앙으로부터 멀어진 것을 의미한다. 시야에서 빈 부분은 녹내장이나 시각신경 장애의 증상일 수 있다.

눈을 위한 진단 방법 *Diagnostic Procedures for the Eyes*

- **Ophthalmoscopy** (**ahf**-thal-**MOS**-koh-pee, 검안경 검사법)는 *funduscopy*라고도 하며, 검안경으로 기저(뒷부분)를 시각적으로 검사하는 것이다(그림 15.8). 이 검사는 망막, 시각원반, 맥락막과 혈관들도 포함한다.
- 눈의 **dilation** (dye-**LAY**-shun, 산동)은 눈의 아래쪽 검안경 검사를 위한 준비로 요구된다. 동공의 인공적인 산동은 산동점적제를 사용하여 수행할 수 있다.
- **Mydriatic drops** (**mid**-ree-**AT**-ick, 산동점적제)는 눈에 넣어 일시적 마비를 일으키는 것으로 밝은 빛을 비추어도 동공이 확장된 상태로 유지되도록 한다.
- **Slit-lamp ophthalmoscopy** (**ahf**-thal-**MOS**-koh-pee, 세극등 검안경 검사법)는 안과의사가 눈의 전면에서 각막, 홍채, 수정체 등을 포함한 구조를 검진할 수 있도록 좁은 통로로 고강도의 빛을 투사하여 검진하는 진단 방법이다(그림 11.11). 플루오레세인 착색(fluorescein staining)은 종종 눈의 이물질이나 감염되거나 손상된 부위를 감별하는 데에 사용된다.
- **Fluorescein staining** (**flew**-oh-**RES**-ee-in, 형광염색)은 형광염색을 눈에 떨어뜨리거나 가늘고 작은 도구를 통해 눈의 표면에 적용하는 것이다. 이 염색으로 각막 박리(corneal abrasion)는 일시적으로 밝은 녹색 빛으로 보이게 된다.
- **Fluorescein angiography** (**flew**-oh-**RES**-ee-in **an**-jee-**OG**-rah-fee, 형광혈관조영술)는 조영제로서 형광염색을 정맥 내 주입 후 눈의 망막에 있는 혈관에 대해서 방사선적 연구를 하는 것이다. *Angiogram* (혈관조영술)은 망막의 혈관에 혈액순환이 적절하게 되는지 결정하는 데 사용된다.
- **PERRLA**는 **P**upils are **E**qual, **R**ound, **R**esponsive to **L**ight and **A**ccommodation (양쪽 동공은 동일하고 원형이며 빛에 반응하고 조절한다)의 약어이다. 이는 진단적 관찰이고 비정상이 관찰된다면 이는 머리의 손상이나 뇌의 손상을 나타낼 수 있다.

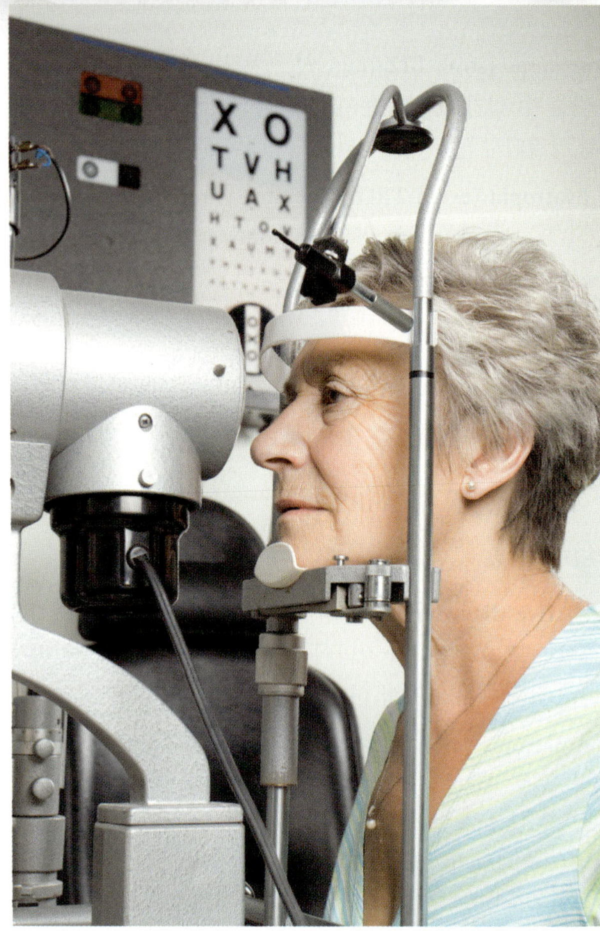

그림 11.11 세극등 검안경 검사법은 각막, 홍채, 수정체를 포함한 눈의 앞쪽 구조물들을 검사하기 위해 사용된다. Snellen chart는 환자 위쪽 벽에 붙어 있다.

- **Tonometry** (toh-**NOM**-eh-tree, 안압측정)는 안구 내 압력을 측정하는 것이다(**ton/o**는 긴장, **-metry**는 측정하는 것을 의미). 비정상적으로 높은 압력은 녹내장의 적응증이다.

눈과 시력의 치료 방법
TREATMENT PROCEDURES OF THE EYES AND VISION

눈확과 눈꺼풀 *The Orbit and Eyelids*

- **Orbitotomy** (**or**-bih-**TOT**-oh-mee, 눈확절개)는 눈확의 외과적 절개이다(**orbit**은 눈확, **-otomy**는 외과적 절개를 의미). 이 방법은 생검, 농양 배출 또는 종양이나 이물질의 제거를 위해 수행한다.
- **Tarsorrhaphy** (tahr-**SOR**-ah-fee, 눈꺼풀판 봉합술)는 눈꺼풀의 마비로 눈을 정상적으로 감을 수 없을 때 눈을 보호하

기 위해 위 · 아래 눈꺼풀의 외과적 봉합수술로 부분적 또는 완전 봉합술이 있다(**tars/o**는 눈꺼풀, **-rrhaphy**는 외과적 봉합술을 의미).

- 눈꺼풀과 관련된 미용학적 시술은 12장에서 학습한다.

결막과 안구 *The Conjunctiva and Eyeball*

- **Corneal transplant** (각막 이식)는 *keratoplasty*라고도 하며, 상처가 나거나 병에 걸린 각막을 공여자의 깨끗한 각막조직으로 대치하는 외과적 시술이다.
- **Enucleation** (ee-**new**-klee-**AY**-shun, 안구적출술)은 안구의 적출로서, 온전한 안구 근육들만 남겨놓는 것이다(**e-**는 바깥, **nucle**은 핵, **-ation**은 활동을 의미).
- **Ocular prosthesis** (pros-**THEE**-sis, 안구 보철)는 *artificial eye* (인공 눈)라고도 하며, 수술로 안구를 제거했거나 또는 선천적으로 빠진 안구를 대치하거나 기형적인 눈을 보이지 않게 하기 위하여 안구 보철을 맞추는 것이다. *Prosthesis*는 질병 또는 결손된 신체의 일부분에 대한 인공적인 대체물이다.
- **Iridectomy** (**ir**-ih-**DECK**-toh-mee, 홍채절제술)는 홍채 조직의 일부를 외과적으로 절제하는 것이다(**irid**는 홍채, **-ectomy**는 외과적 제거를 의미). 이 시술은 폐쇄각 녹내장을 치료하는 데 주로 사용한다.
- **Radial keratotomy** (**ker**-ah-**TOT**-oh-mee, 방사상 각막절개술)는 근시를 교정하기 위한 외과적 시술이다(**kerat**는 각막, **-otomy**는 외과적 절개를 의미). 수술하는 동안 각막을 편평하게 하기 위한 부분적인 절개가 각막을 통해 이루어진다. 이러한 절개는 각막의 옆을 바깥쪽으로 돌출하게 하여 각막의 중심부를 편평하게 하기 위해서 한다. 이러한 시술은 눈의 초점이 망막에 더욱 근접하도록 하여 시력을 개선하기 위함이다. '레이저 치료' 부분에 *LASIK*과 비교하라.
- **Scleral buckle** (**SKLER**-al, 공막 누름조각)은 실리콘 밴드나 스펀지로 박리된 망막을 복구하는 데 사용된다. 이 밴드가 안구의 공막이나 바깥 벽에 붙어 자극이나 눈의 안쪽으로 버클 효과를 유발하여 박리된 층을 서로 가깝게 만든다.
- **Vitrectomy** (vih-**TRECK**-toh-mee, 유리체절제술)는 유리체액을 제거하고 맑은 용액으로 대치하는 것이다(**vitr**는 유리체액, **-ectomy**는 제거를 의미). 이 시술은 망막 박리 또는 혈액이 새어 나와 유리체액이 흐려지는 당뇨성 망막증을 치료하기 위해 시행한다.

백내장 수술 *Cataract Surgery*

- **Lensectomy** (len-**SECK**-toh-mee, 수정체절제술)는 백내장에 의해 흐릿한(cataract-clouded) 수정체의 외과적 제거를 기술하는 데 사용되는 일반 용어이다(**lens**는 수정체, **-ectomy**는 외과적 제거를 의미).
- **Phacoemulsification** (**fack**-koh-ee-**mul**-sih-fih-**KAY**-shun, 수정체유화)은 백내장에 의하여 혼탁해진 렌즈를 산산이 조각내고 제거하기 위하여 초음파 진동법을 사용하는 것이다. 이 시술은 매우 작은 구멍을 통하여 수행하며 이 구멍으로 인공 수정체를 밀어 넣어 삽입한다.
- **Intraocular lens, IOL** (인공수정체)는 제거된 선천적인 렌즈를 대체하기 위해 외과적으로 새로 장착한 대체렌즈이다(**intra-**는 -안, **ocul**은 눈, **-ar**은 -의를 의미).

교정렌즈 *Corrective Lenses*

눈의 굴절오차는 광선이 각막에 도달하기 전에 광선의 각도를 변경시키는 렌즈로 교정할 수 있다. *Concave lens* (오목렌즈)는 근시, *convex lens* (볼록렌즈)는 원시를 교정하기 위해 사용된다.

- 교정렌즈는 내려다 볼 때 가까운 곳을 올려다 볼 때 먼 곳이 잘 보이도록 둘 또는 세 개의 다른 굴절력을 결합시킬 수 있다. *Bifocal* (이중초점)은 두 개의 굴절력을 가진 렌즈이고 *trifocal* (삼중초점)은 세 개의 굴절력을 가진 렌즈이다.
- Strabismus (사시)는 교정렌즈나 안대로 강한 눈을 감싸고 결국 약한 눈의 근육을 강화시켜 치료할 수 있다.
- *Contact lens* (접안렌즈)는 눈앞의 눈물 필름 위에 직접적으로 표류하는 굴절 렌즈이다. 단단한 가스 투과성 렌즈는 각막의 중심 부분을 덮고 일회용 소프트렌즈는 각막 전체를 덮는다.

눈의 레이저 치료 *Laser Treatments of the Eyes*

눈 질환을 치료하는 데 레이저는 여러 목적을 위해 사용된다. 레이저가 어떻게 작동하는가에 대한 설명은 12장에서 다루었다.

- **Laser iridotomy** (**ir**-ih-**DOT**-oh-mee, 레이저 홍채절개술)는 눈의 홍채에 구멍을 만들기 위해 빛의 집중된 빔을 사용하는 것이다(**irid**는 홍채, **-otomy**는 외과적 절개를 의미). 이 방법은 눈의 앞쪽구역의 앞쪽과 뒤쪽 방 사이에서 안구방수를 흐르게 하기 위한 구멍을 만드는 것으로 폐쇄각녹내장을 치료하기 위해 시행된다.
- **Laser trabeculoplasty** (trah-**BECK**-you-loh-**plas**-tee, 레이저 육주성형술)는 안구방수의 적절한 배출 유도를 위해 기둥 모양의 그물 구조에 눈물구멍을 만듦으로써 개방각 녹내장을 치료하는 데 이용된다.
- **LASIK**은 Laser-Assisted in Situ Keratomileusis의 약어이다(**kerat/o**는 각막, **-mileusis**는 조각을 의미). *In situ*는 제자리를 의미한다. LASIK은 각막의 모양에 의해 야기되는 근시와 같은 시력 상태를 치료하는 데 이용된다. 수술시 조직판(flap)이 각막 표면 안에서 개방되고 레이저가 각막 심층의 모양을 변화시키기 위해 사용된다. *Radial keratotomy*와 비교하라.

- **Photocoagulation** (**foh**-toh-koh-**AG**-you-lay-shun, 광응고법)은 손상된 혈관 또는 혈액누출을 밀봉함으로써 황반 퇴행 형성을 치료하기 위해 사용된다. 이 기법은 구멍을 밀봉하기 위해 고의적으로 흉터 조직을 형성하여 작은 망막 찢어짐을 수복하기 위해서도 사용된다.
- **Retinopexy** (**RET**-ih-noh-**peck**-see, 망막고정)는 망막박리에서 분리된 부분을 다시 부착시키는데 이용된다(**retin/o**는 망막, **-pexy**는 외과적인 고정을 의미).
- *Pneumatic retinopexy* (공압 망막고정)는 회복을 하는 동안 복구 부위에 압력을 주기 위해 유리체 공간에 기포를 주입하는 것이다. 이 기포는 점차적으로 소멸된다.
- 레이저는 백내장 적출 후 수정체 주머니의 뒷부분에 형성되는 혼탁해진 조직을 제거하는 데 사용된다.

귀의 기능
FUNCTIONS OF THE EARS

귀는 청력을 담당하는 수용기관이다. 귀의 기능은 소리 자극을 수용하여 뇌로 전달하는 것이다. 속귀는 균형을 유지하는 데 도움을 준다.

라틴어에서 기원된 귀와 관련된 약어들은 표 11.2에 제시되었다[*주의*: 공동위원회(The Joint Commission에서는 약어를 사용하는 것보다 이 용어들을 다 제시하는 것을 추천한다].

- **Auditory** (**AW**-dih-**tor**-ee)라는 용어는 청각에 관한 것을 의미한다(**audit**는 듣기 또는 청력, **-ory**는 -의를 의미).
- **Acoustic** (ah-**KOOS**-tick)은 소리 또는 청력과 관계되는 것을 의미한다(**acous**는 듣기 또는 소리, **-tic**은 -의를 의미).

귀의 구조
STRUCTURES OF THE EARS

귀는 바깥귀, 가운데귀, 속귀 세 부위로 나뉜다(그림 11.12).

바깥귀 *The Outer Ear*

- **Pinna** [**PIN**-nah, 귓바퀴(이개)]는 *auricle* (귓바퀴) 또는 *outer ear* (바깥귀)라고도 하며, 귀의 바깥 부분이다. 귓바퀴(이개)는 음파를 모아서 바깥귀길로 전송한다.
- **External auditory canal** (바깥귀길)은 이러한 음파를 가운데귀의 고막까지 전달한다.
- **Cerumen** (seh-**ROO**-men, 귀지)은 *earwax*라고도 하며, 바깥귀 길에 분포된 귀지샘에서 분비된다. 끈적거리고 황갈색인 물질은 작은 곤충, 먼지, 파편 및 세균 등이 가운데귀 안으로 들어가지 못하게 하는 보호 기능을 갖는다.

표 11.2 ▸ **귀와 관련된 약어**

AD	auris dexter (오른쪽 귀)
AS	auris sinister (왼쪽 귀)
AU	auris uterque (각각의 귀) 또는 auris unitas (양쪽 귀)

가운데귀 *The Middle Ear*

Middle ear (가운데귀)는 바깥귀와 속귀 사이에 위치하며 바깥귀와 속귀 사이의 공간을 가로질러 소리를 전달한다(그림 11.12).

- **Tympanic membrane** (tim-**PAN**-ick, 고막)은 *eardrum*이라고도 하며, 바깥귀와 가운데귀 사이에 위치한다(**myring/o**와 **tympan/o**는 고막을 의미)(그림 11.13). 음파가 고막에 닿으면 고막이 진동하여 소리를 전달한다.
- **Mastoid process** (꼭지돌기)는 중간귀를 둘러싸는 속이 비어 공기 공간을 가지고 있는 관자뼈의 부분이다.

귓속뼈 *The Auditory Ossicles*

Auditory ossicle (**OSS**-ih-kul, 귓속뼈)은 가운데귀에 있는 세 개의 작은 뼈이다(그림 11.12). 이 뼈들은 진동하여 고막으로부터 속귀까지 음파를 전달한다. 이 뼈들은 모양에 따라 라틴어로 명명되었다.

- **Malleus** (**MAL**-ee-us)는 *hammer* (망치뼈)라고도 한다.
- **Incus** (**ING**-kus)는 *anvil* (모루뼈)라고도 한다.
- **Stapes** (**STAY**-peez)는 *stirrup* (등자뼈)라고도 한다.

귀관 *The Eustachian Tubes*

Eustachian tube (you-**STAY**-shun, 귀관)는 *auditory tube*라고도 하며, 가운데귀에서 코안과 인후까지 이르는 좁은 관이다. 이 관의 기능은 대기 밖과 가운데귀의 공기의 압력이 같도록 한다.

속귀 *The Inner Ear*

Inner ear (속귀)는 청력과 균형을 위한 감각 수용기관을 포함한다. 속귀의 구조는 **labyrinth** (**LAB**-ih-rinth, 미로)라고도 한다(그림 11.12).

- **Oval window** (안뜰창)는 등자뼈 바닥 밑에 위치하고 속귀와 가운데귀를 분리하는 막이다. 진동은 이 곳을 거쳐 속귀로 들어간다.
- **Cochlea** (**KOCK**-lee-ah, 달팽이)는 속귀에 위치한 달팽이 모양의 구조이고, 소리의 진동이 신경 자극으로 변환되는 곳

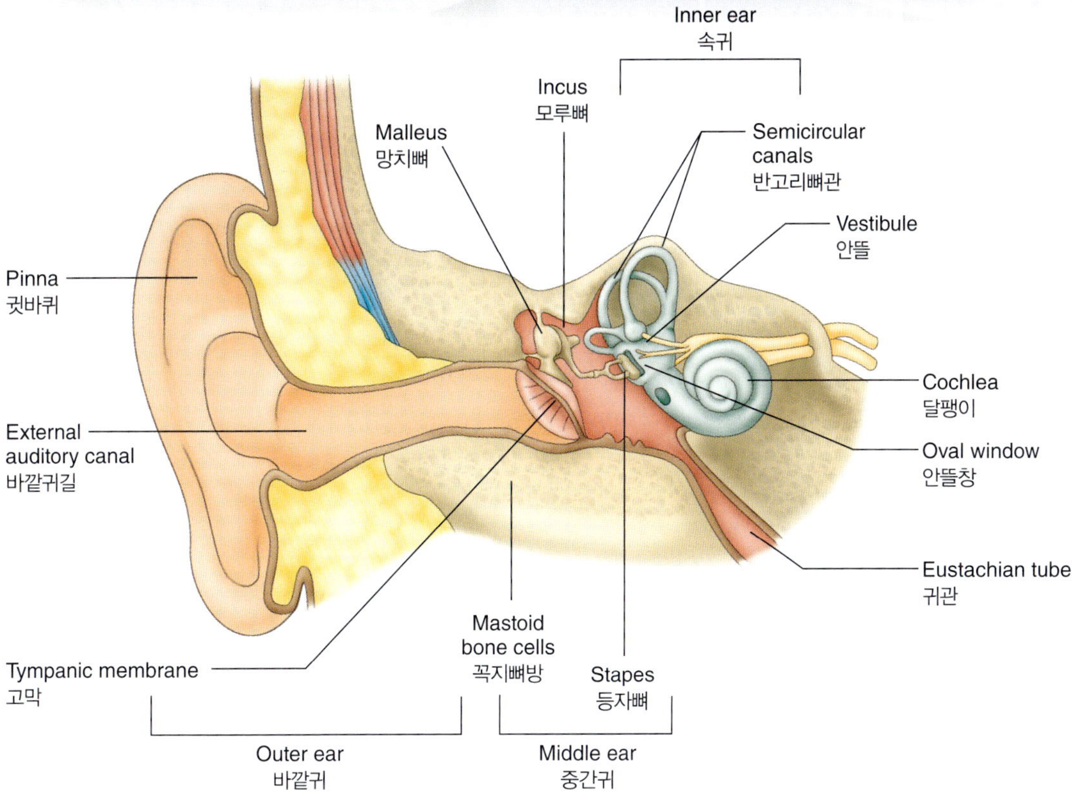

그림 11.12 단면도로 보는 귀의 구조.

이다. 달팽이 내에 위치하는 것은 달팽이관(cochlear duct), 코르티 기관(organ of Corti), 청각신경이 있다. *Cochlea*는 달팽이를 의미하는 그리스어에서 유래되었다.

- **Organ of Corti** (코르티 기관)는 달팽이관으로부터 진동을 받고 청각 신경섬유들로 중계한다. 이 섬유들은 소리 자극을 소리를 듣고 해석하는 뇌의 대뇌 겉질의 청각 중추로 전달한다.

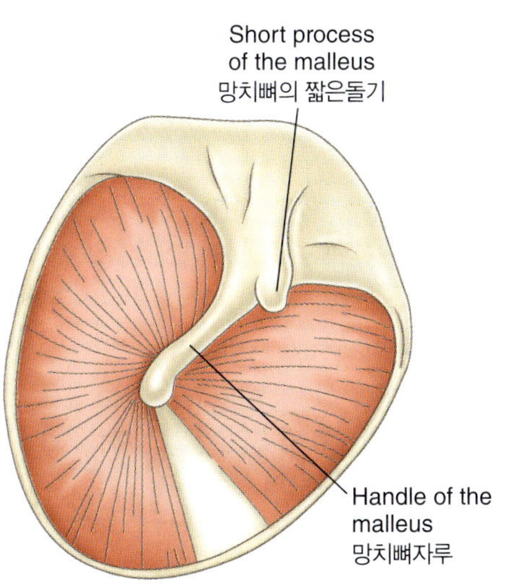

그림 11.13 바깥귀길에서 본 정상적인 고막의 모식도.

- **Semicircular canal** (반고리뼈관)은 세 개로서 액체인 ***endolymph*** (속림프)와 민감한 털 같은 세포(hair-like cell)들이 위치한다. 머리의 움직임에 대한 반응으로 이 털과 같은 세포가 구부러지는데, 이는 평형을 유지하는 것을 돕기 위한 신경섬유의 자극을 일으킨다. ***Equilibrium*** (평형)은 균형의 상태이다.
- **Acoustic nerve** (청각신경, 뇌신경 VIII)는 이러한 정보를 뇌로 전달하고 평형 상태가 유지되는 것을 보장하기 위해 뇌는 신체 모든 부분의 근육으로 메시지를 보낸다. 이 신경은 10장에서 설명하였다.

귀의 정상적인 기능 *Normal Action of the Ears*

- **Air conduction** (공기전도)은 음파가 귓바퀴를 거쳐 귀안으로 들어오고 바깥귀길로 내려가서 바깥귀와 가운데귀 사이의 고막에 부딪힐 때까지의 과정이다.
- **Bone conduction** (뼈전도)은 고막이 진동하여 중간귀의 귓속뼈를 진동시켜 발생한다. 이러한 뼈들의 진동은 음파를 중간귀에서 속귀의 안뜰창으로 전달한다.
- **Sensorineural conduction** (**sen**-suh-ree-**NOOR**-al, 감각신경전도)은 소리 진동이 안뜰창을 거쳐 속귀에 이를 때 발생한다. 속귀의 구조들은 음파를 수용하여 뇌로 전달하기 위해 청각신경으로 중계한다.

귀와 관련된 전문의료인
MEDICAL SPECIALTIES RELATED TO THE EARS

- **Audiologist** (**aw**-dee-**OL**-oh-jist, 청력 전문가)는 청력 기능을 측정하고 청력 장애자의 재활을 위해 일하는 의료전문가를 말한다(**audi**는 청력, **-ologist**는 전문가를 의미).

귀와 청력의 병리
PATHOLOGY OF THE EARS AND HEARING

바깥귀 *The Outer Ear*

- **Impacted cerumen** (매복된 귀지)은 축적된 귀지가 딱딱한 덩어리가 되어 바깥귀길 벽에 부착된 것이다. *Impacted*는 한정된 공간에 단단히 잠복해 있거나 박혀서 움직이지 않는 것을 의미한다.
- **Otalgia** (oh-**TAL**-gee-ah, 귀통)는 *earache*라고도 하며, 귀의 통증이다(**ot**는 귀, **-algia**는 통증을 의미).
- **Otitis** (oh-**TYE**-tis, 귀염)는 귀의 염증이다(**ot**는 귀, **-itis**는 염증을 의미). 용어의 두 번째 부분은 염증의 위치를 나타낸다. 예를 들면, *otitis externa* (바깥귀길염)는 바깥귀길의 염증을 의미한다.
- **Otomycosis** (**oh**-toh-my-**KOH**-sis, 귀진균증)는 *swimmer's ear* (수영선수의 귀)라고도 하며, 바깥귀길의 곰팡이 감염이다(**ot/o**는 귀, **myc**는 곰팡이, **-osis**는 비정상적인 상태를 의미).
- **Otopyorrhea** (**oh**-toh-**pye**-oh-**REE**-ah, 귀고름)는 귀에서 고름이 흐르는 상태이다[**ot/o**는 귀, **py/o**는 고름(농), **-rrhea**는 흐름 또는 분비물을 의미].
- **Otorrhea** (**oh**-toh-**REE**-ah, 귓물)는 귀로부터 나오는 어떠한 분비물이다(**ot/o**는 귀, **-rrhea**는 분비물을 의미). 드물게 뇌척수액이 귀로부터 유출된다.
- **Otorrhagia** (**oh**-toh-**RAY**-jee-ah, 귀출혈)는 귀에서의 출혈이다(**ot/o**는 귀, **-rrhagia**는 출혈을 의미).

가운데귀 *The Middle Ear*

- **Barotrauma** (**bar**-oh-**TRAW**-mah, 압력 외상)는 압력과 관련된 귀의 질병이다(**bar/o**는 압력, **-trauma**는 손상을 의미). 이 질병은 비행, 등산 또는 잠수할 때나 귀관이 막혔을 때 압력 변화로 인해 유발된다.
- **Cholesteatoma** (koh-**les**-tee-ah-**TOH**-mah, 진주종)는 *pearly tumor* (진주와 같은 종양)이라고도 하며, 가운데귀에서 파괴적인 표피주머니 또는 상피세포와 콜레스테롤로 구성된 꼭지돌기가 있다(**cholesteat**는 콜레스테롤, **-oma**는 종양을 의미). 이는 선천적이거나 만성가운데귀염의 심각한 합병증일 수 있다(아래 참조).
- **Mastoiditis** (mas-toy-**DYE**-tis, 꼭지돌기염)는 꼭지돌기 뼈세포들 일부에 염증이 있는 것이다(**mastoid**는 꼭지돌기, **-itis**는 염증을 의미). 이 질병은 급성가운데귀염이 항생제로 조절되지 않아 꼭지돌기로 퍼졌을 때 발생할 수 있다.
- **Infectious myringitis** (**mir**-in-**JIGH**-tis, 감염성 고막염)는 고막에 통증성 수포를 일으키는 접촉성 감염이다(**myring**은 고막, **-itis**는 염증을 의미). 이러한 질환은 가운데귀염과 관련이 있다. 뇌와 척수의 염증이 있는 *infectious meningitis* (감염성 수막염)와 혼동하지 않는다(10장 참조).
- **Otitis media** (oh-**TYE**-tis **MEE**-dee-ah, 가운데귀염)는 가운데귀의 염증이다.
  - *Acute otitis media* (급성가운데귀염)는 대체로 상기도 감염과 관련이 있으며 소아기에 흔히 볼 수 있다. 이 질병은 가운데귀에서 고름 또는 액체의 축적으로 인해 고막파열이 될 수 있다.
  - *Serous otitis media* (장액성가운데귀염)는 감염 증상이 없이 가운데귀에서 액체의 축적이 생긴다. 이 질병은 급성가운데귀염 이후에 발생하거나 귀관 폐쇄에 의해 초래된다.
- **Otosclerosis** (**oh**-toh-skleh-**ROH**-sis, 귀 경화증)는 전도성 청력상실을 초래하는 가운데귀에 있는 뼈의 강직이다(**ot/o**는 귀, **-sclerosis**는 비정상적인 경화를 의미). *Ankylosis* (강직)는 서로 융합되는 것을 의미한다. 이러한 상태는 stapedectomy (등자뼈절제술)로 치료한다.

속귀 *The Inner Ear*

- **Labyrinthitis** (**lab**-ih-rin-**THIGH**-tis, 미로염)는 현기증과 난청을 초래할 수 있는 미로의 염증이다(**labyrinth**는 미로, **-itis**는 염증을 의미).
- **Vertigo** (**VER**-tih-goh, 어지러움)는 빙글빙글 도는 느낌, 현기증과 균형의 소실의 감각이 주로 오심과 구토와 함께 일어나는 것이다. 비록 여러 장애의 증상이 있지만 재발되는 어지러움은 가끔 메니에르병(Meniere's disease)과 같이 속귀의 문제와 동반된다.
- **Ménière's disease** (men-**YEHR**, 메니에르병)는 드문 만성 질환으로 속귀에서 액체의 양이 간헐적으로 증가하여 어지러움, 변동이 있는 청력상실(대개 한쪽 귀)과 이명이 나타난다.
- **Tinnitus** (tih-**NITE**-us, **TIN**-uh-tus, 이명)는 울림, 윙윙거림 또는 그르렁 거리는 소리가 한쪽 또는 양쪽 귀에서 들리는 것이다. 청력상실과 관련이 있으나 대부분은 시끄러운 소음에 장시간 노출되었을 때 발생한다.

청력상실 *Hearing Loss*

- **Acoustic neuroma** (new-**ROH**-mah, 청력신경종)는 뇌종

양이 뇌에서 속귀로 가는 뇌신경 근처에서 발달하는 것이다(**acous**는 듣기, **-tic**는 -의, **neur**은 신경, **-oma**는 종양을 의미). 뇌종양의 가장 일반적인 형태 중 하나로 청력상실, 어지럼, 이명 등을 유발한다.

- **Deafness** (귀머거리)는 부분적 또는 완전한 청력상실 상태이다. 어떤 한 음조를 듣지 못하는 정도에서 완전한 청력상실까지 이를 수 있다.
- **Presbycusis** (**pres**-beh-**KOO**-sis, 노인성난청)는 나이가 들면서 발생하는 점차적인 감각신경성 청력상실이다(**presby**는 노화, **-cusis**는 청력을 의미).
- **Conductive hearing loss** (전도성 청력상실)는 음파가 공기에서 액체로 찬 속귀까지 통과하는데 방해받을 때 발생한다. 이러한 청력상실의 원인들로는 귀지가 많거나 감염, 가운데귀의 액체, 고막의 구멍, 귀경화증 및 흉터 등이 있다. 이러한 청력상실은 대체로 치료될 수 있다.
- **Sensorineural hearing loss** (**sen**-suh-ree-**NOOR**-al, 감각신경청력상실)는 *nerve deafness*라고도 하며, 속귀에 있는 청력신경 또는 털 세포(hair cell)가 손상받았을 때 발생한다. 이는 주로 노화, 소음의 노출이나 청력신경종에 의해 주로 나타난다. 이러한 청력상실의 근원은 속귀나 뇌에 이르는 신경 또는 뇌에 있을 수 있다.

소음에 의한 청력상실 *Noise-Induced Hearing Loss*

Noise-induced hearing loss, NIHL (소음에 의한 청력상실)는 총소리와 같은 극도로 큰 소음에 반복적으로 노출이 되거나 중간 정도의 소음이 장시간 지속되어 유발되는 신경성 귀머거리(deafness)의 형태이다.

- 이러한 소음은 달팽이에 있는 털세포의 영구적인 손상을 일으킬 수 있고, 최소한 부분적인 청력소실이 일어난다. 불행하게도 이러한 점진적인 청력상실은 대개 청력이 완전히 상실될 때까지 알아차릴 수 없다.
- 85 데시벨 이상의 소리에 장기간 노출되면 청력상실을 일으킬 수 있다(그림 11.14). 대부분의 휴대용 악기를 가지고 연주하는 연주가는 120 데시벨 이상의 소리를 내는데, 이는 잔디 깎는 기계나 전기톱보다 더 큰소리이고 구급차 사이렌과 유사한 세기이다.
- **Decibel** (**DES**-ih-bell, 데시벨)은 일반적으로 소리의 세기 측정에 사용된다.

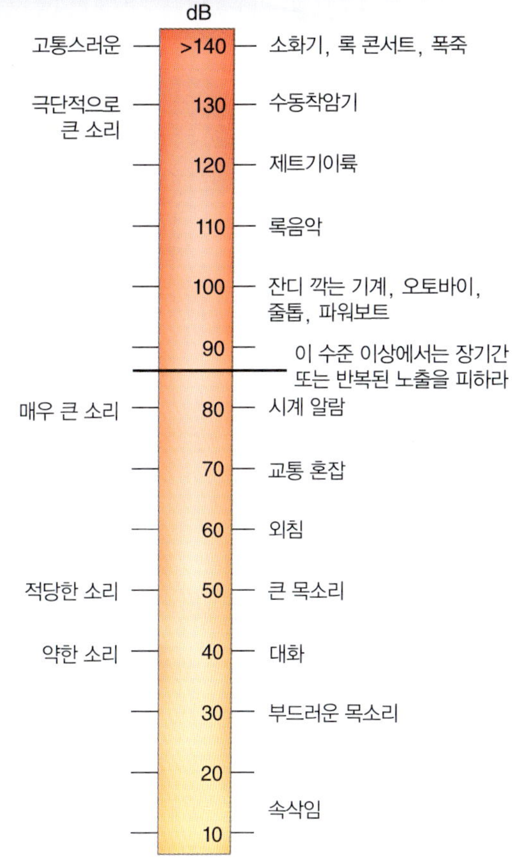

그림 11.14 자주 들을 수 있는 소리의 데시벨 크기.

귀와 청력의 진단 방법
DIAGNOSTIC PROCEDURES OF THE EARS AND HEARING

- **Audiological evaluation** (청력학적 평가)은 *speech audiometry* (언어청력 측정법)라고 하며, 소리의 음조와 크기에 기초하여 청력과 언어음의 이해를 측정하는 것이다. 이 검사는 이어폰을 끼고 소리가 차단된 방에서 이루어져야 좋은 결과를 얻을 수 있다. 이 검사의 결과를 그래프로 그린 것을 *audiogram* (청력도)이라 하며, 다양한 크기의 소리를 듣는 능력을 나타낸다.
- **Audiometry** (aw-dee-**OM**-eh-tree, 청력측정법)는 청력을 측정하기 위하여 청력계를 사용하여 검사하는 것을 말한다(**audi/o**는 청력, **-metry**는 측정을 의미). *Audiometer*는 주파수와 강도를 설정하여 청력을 자극하는 전기장치이다.
- 소리는 hertz와 데시벨, 두 가지 다른 방법으로 측정된다. **Hertz** (**HURTZ**)(Hz)는 음조의 높고 낮음을 결정하는 소리의 주파수를 나타낸다(*주의*: *hertz*의 단수와 복수의 형태는 같다).
- **Otoscope** (검이경)는 바깥귀길을 검사하는 데 사용된다. 15장에서 자세히 설명한다(그림 11.15).
- **Monaural testing** (mon-**AW**-rahl, 한쪽 귀검사)은 한쪽 귀에 적용한다(**mon-**은 한 개, **aur**는 청력, **-al**은 -의를 의미). *Binaural testing*과 비교하라.

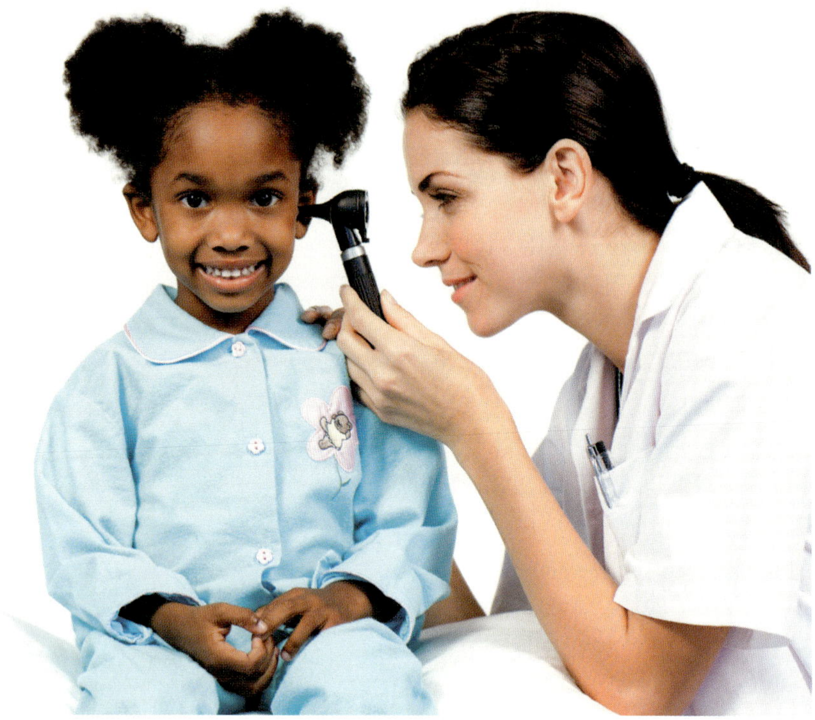

그림 11.15 검이경은 바깥귀길을 검사하기 위해 사용된다.

- **Binaural testing** (bye-**NAW**-rul 또는 bin-**AW**-rahl, 양쪽 귀 검사)은 양쪽 귀에 적용한다(**bin**은 두 개, **aur**는 청력, **-al**은 -의를 의미). *Monaural testing*과 비교하라.
- **Tympanometry** (**tim**-pah-**NOM**-eh-tree, 고실측정법)는 가운데귀의 기능 장애를 검사하기 위해 귀굴에 기압을 사용하는 것이다(**tympan/o**는 고막, **-metry**는 측정을 의미). 그 결과를 기록한 것을 *tympanogram* (고실도)이라고 한다. 이 측정법은 전도성 청력상실의 평가를 위해 또는 가운데귀 삼출액의 증가 또는 귀관의 폐색을 검사하기 위해 사용된다.
- **Weber and Rinne test** (Weber와 Rinne 검사)는 전도성 청력상실과 감각신경 청력상실을 구별하기 위해 소리굽쇠를 사용한다. 소리굽쇠의 진동을 환자가 인식하는 것은 뼈전도와 비교하여 공기전도에 의한 청력을 평가하는 데에 도움을 준다.

귀와 청력의 치료 방법

TREATMENT PROCEDURES OF THE EARS AND HEARING

바깥귀 *The Outer Ear*

- **Otoplasty** (**OH**-toh-**plas**-tee, 귀성형술)는 귓바퀴의 외과적인 복원, 복구 또는 개조를 말한다(**ot/o**는 귀, **-plasty**는 외과적인 복원을 의미). 이 수술은 귀를 머리 쪽으로 가깝게 가져오는 *ear pinning*이라고 불리는 미용수술로서 가끔씩 행해진다.

가운데귀 *The Middle Ear*

- **Ear tube**는 *tympanostomy tube* (고막튜브)라고 일반적으로 알려졌으며, 작은 환기 튜브로 삼출액을 지속적으로 배출하고 어린아이의 귀 감염 이후 증가될 수 있는 압력을 완화하기 위해 고막을 뚫어 위치한다.
- **Mastoidectomy** (**mas**-toy-**DECK**-toh-mee, 꼭지돌기절제술)는 꼭지돌기 부분의 외과적인 제거이다(**mastoid**는 꼭지돌기, **-ectomy**는 외과적인 제거를 의미). 이 수술은 항생제로 조절될 수 없는 꼭지돌기 염증을 치료하거나 달팽이 이식의 위치를 위한 준비 과정으로 수행된다.
- **Myringotomy** (**mir**-in-**GOT**-oh-mee, 고막절개술)는 과도한 고름이나 삼출액으로부터 압력을 완화시키거나 고막 튜브를 삽입하기 위한 구멍을 만들기 위해서 고막에 작은 외과적 절개를 하는 것이다(**myring**은 고막, **-otomy**는 외과적인 절개를 의미).
- **Stapedectomy** (**stay**-peh-**DECK**-toh-mee, 등자뼈절제술)는 등자골 윗부분의 외과적인 제거와 음파 진동을 속귀로 전도하는 피스톤으로 알려진 작은 인공 보형물을 삽입하는 것이다(**staped**는 등자뼈, **-ectomy**는 외과적 제거를 의미).

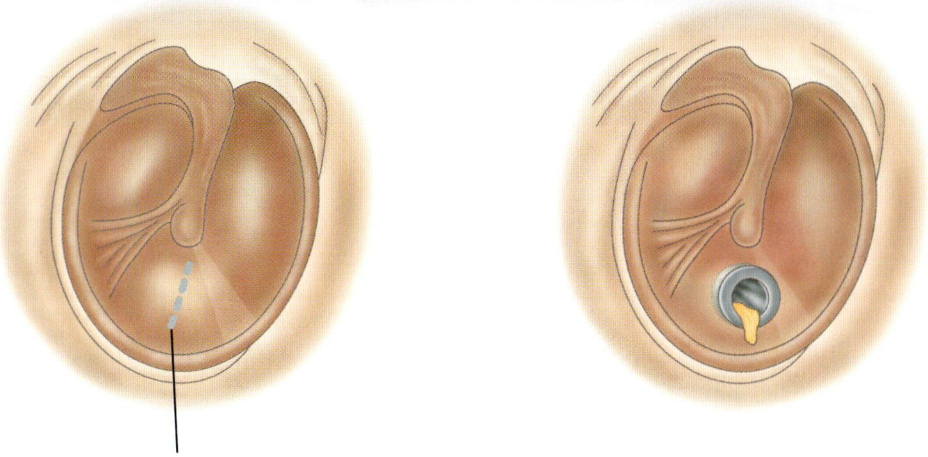

그림 11.16 고막성형술과 소아귀관의 위치.

- **Tympanoplasty** (**tim**-pah-noh-**PLAS**-tee, 고막성형술)는 만성 염증을 치료하거나 기능을 복원시키기 위한 손상된 가운데귀의 외과적인 교정이다(**tympan/o**는 고막, **-plasty**는 외과적인 복원을 의미).

속귀 *The Inner Ear*

- **Labyrinthectomy** (**lab**-ih-**rin**-**THECK**-toh-mee, 미로절제술)는 미로의 일부분 또는 전체를 외과적으로 제거하는 수술이다(**labyrinth**는 미로, **-ectomy**는 외과적인 제거를 의미). 이 수술은 조절되지 않는 어지러움을 완화시키기 위해 수행된다. 그러나 시술한 귀의 완전한 청력상실을 초래할 수 있다.
- **Vestibular rehabilitation therapy, VRT** (ves-**TIB**-you-lar, 전정재활치료)는 속귀와 전정신경의 문제로 인해 유발되는 매우 다양한 균형 장애를 치료하기 위해 고안된 물리치료의 형태이다.

청력상실을 위한 치료 *Treatments for Hearing Loss*

- **Assistive listening device, ALD** (보조청력장치)는 소리를 전송, 처리하거나 증폭시키며 청력 장치와 함께 쓰이거나 청력 장치 없이 사용될 수도 있다. 보조청력장치는 산만하게 하는 배경 잡음을 제거하는 것에 도움을 준다. 미국장애인법(Americans with Disabilities Act, ADA)은 많은 공공장소에서 보조청력장치를 제공하는 것을 요구한다.
- **Cochlear implant** (**KOCK**-lee-ar, 달팽이이식)는 귀의 손상된 부분을 우회하고 청각신경을 직접 자극하는 전기 장치이다(그림 11.17). 외부음성처리기는 소리를 잡고 이를 디지털 신호로 전환한다. 달팽이에 부착된 전극은 신호를 받고 청각신경을 자극한다. 뇌는 이러한 신호들을 받아 소리로 이들을 인식한다. 그러나 이러한 방식으로 신호를 받을 때 언어의 변화를 적응하기까지 수개월이 걸린다.
- **Fenestration** (**fen**-es-**TRAY**-shun, 창냄술)은 청력을 복원하기 위해 미로에 새로운 구멍을 만드는 외과적인 수술이다(**fenestr/a**는 창, **-tion**은 절차를 의미).

보청기 *Hearing Aids*

Hearing Aid (보청기)는 청력상실을 교정하기 위해 착용하는 전자기기이다. 감각신경 청력상실은 때때로 보청기로 교정될 수 있다.

- ***Analog hearing aid*** (아날로그보청기)는 소리를 감지하고 증폭시키기 위하여 마이크를 사용하는 외부 전자 장비이다.
- ***Digital hearing aid*** (디지털보청기)는 들어오는 소리를 증폭되기 전에 여과될 수 있는 코드로 변화시키는 컴퓨터 칩을 사용한다. 이는 특별한 형태의 청력상실을 최상으로 보상하도록 제작되었다.

특수감각과 관련된 약어
ABBREVIATIONS RELATED TO THE SPECIAL SENSES

표 11.3은 이 장에서 소개된 용어와 관련된 약어의 개관을 보여준다. *주의*: 실수 또는 혼동을 피하기 위하여 약어를 사용할 때는 항상 주의해야 한다.

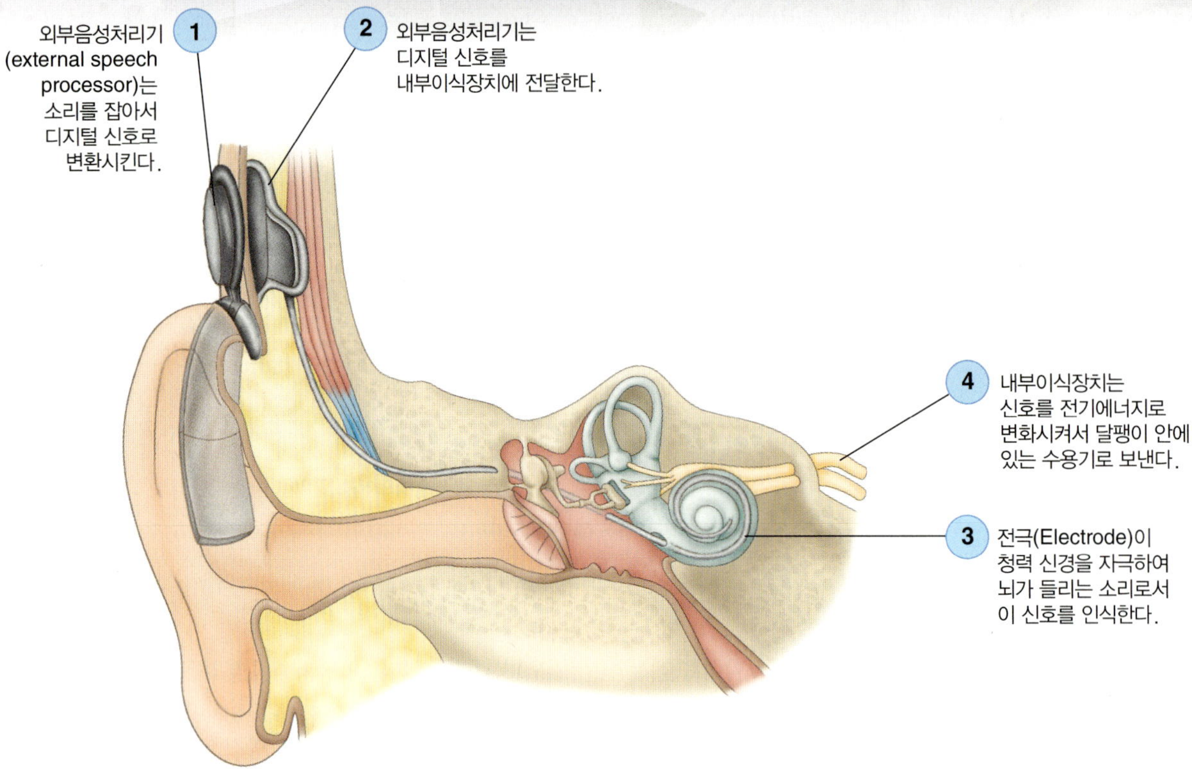

그림 11.7 달팽이 이식은 신호를 달팽이에 이식한 전극에 전달한다. 이것은 선천적인 청력 장애인이나 심각한 청력상실이 있는 성인에게는 제한된 청력을 제공한다.

표 11.3 ▸ 특수감각계통과 관련된 약어

air conduction = AC	**AC** = air conduction 공기전도
assistive listening device = ALD	**ALD** = assistive listening device 보조청력장치
astigmatism = AS	**AS** = astigmatism 난시
cataract = CAT	**CAT** = cataract 백내장
conjunctivitis = CI	**CI** = conjunctivitis 결막염
decibel = dB	**dB** = decibel 데시벨
emmetropia = EM, em	**EM, em** = emmetropia 정시안
fluorescein angiography = FA, FAG	**FA, FAG** = fluorescein angiography 형광혈관조영술
glaucoma = G, glc	**G, glc** = glaucoma 녹내장
macular degeneration = MD	**MD** = macular degeneration 황반퇴화
radial keratotomy = RK	**RK** = radial keratotomy 방사상 각막절개술
retinal detachment = RD	**RD** = retinal detachment 망막박리
slit-lamp examination = SLE	**SLE** = slit-lamp examination 세극등 검안경 검사법
visual acuity = VA	**VA** = visual acuity 시력
visual field = VF	**VF** = visual field 시야

제 12 장 피부: 외피계통

Skin: The Integumentary System

외피계통의 구조, 기능 및 이와 관련된 연결형에 대한 개요

주요 구조	관련된 연결형	주요 기능
Skin ▸ 피부	**cutane/o**, **dermat/o**, **derm/o**	• 피부는 면역계의 첫 번째 방어벽이다. 피부는 신체를 보호하고 촉각, 감각의 수용기관(receptor)이다.
Sebaceous glands ▸ 기름샘(피지선)	**seb/o**	• 기름(피지, sebum)을 분비하며 피부를 윤이 나게 하며 세균의 성장을 억제한다.
Sweat glands ▸ 땀샘(한선)	**hidr/o**	• 체온을 조절하기 위하여 땀을 분비하며 물로 구성되어 있고 대사성 노폐물을 분비한다.
Hair ▸ 털(모발)	**pil/i**, **pil/o**	• 체온의 소실을 조절하고 체온 유지를 도와준다.
Nails ▸ 손(발)톱	**onych/o**, **ungu/o**	• 손가락과 발가락의 가장 끝 뼈의 등쪽 표면에서 보호하는 기능을 한다.

외피계통과 관련된 어휘

다음 목록은 이 장의 의학용어와 필수 단어요소들을 포함하고 있다. 중요한 용어들은 **굵은 글씨**로 나타내었다. 보조적인 용어는 *주황색 이탤릭체*로 나타내어 중요한 용어의 의미를 명확하게 나타내었다.

단어요소 *Word Parts*

- ☐ cutane/o 피부
- ☐ derm/o, dermat/o 피부
- ☐ hidr/o 땀
- ☐ hirsut/o 털 모양의, 거칠거칠한
- ☐ kerat/o 딱딱한, 각질
- ☐ lip/o 지방, 지질
- ☐ melan/o 검은, 흑색
- ☐ myc/o 진균
- ☐ onych/o 손톱, 발톱
- ☐ pil/i, pil/o 털
- ☐ py/o 농, 고름
- ☐ rhytid/o 주름
- ☐ seb/o 기름, 피지
- ☐ urtic/o 발진, 두드러기
- ☐ xer/o 마른, 건조한

의학용어 *Medical Terms*

- ☐ **actinic keratosis** (ack-**TIN**-ick **kerr**-ah-**TOH**-sis) 광선각화증
- ☐ **albinism** (**AL**-bih-niz-um) 백피증
- ☐ **alopecia** (**al**-oh-**PEE**-shee-ah) 털빠짐증(탈모증)
- ☐ **blepharoplasty** (**BLEF**-ah-roh-**plas**-tee) 눈꺼풀성형술, 안검성형술
- ☐ **bulla** (**BULL**-ah) 큰물집, 대수포
- ☐ **capillary hemangioma** (**KAP**-uh-**ler**-ee hee-**man**-jee-**OH**-mah) 모세혈관종
- ☐ **carbuncle** (**KAR**-bung-kul) 큰종기
- ☐ **cellulitis** (**sell**-you-**LYE**-tis) 연조직염, 봉소염
- ☐ **chloasma** (kloh-**AZ**-mah) 기미, 간반
- ☐ **cicatrix** (sick-**AY**-tricks) 흉터, 반흔
- ☐ **comedo** (**KOM**-eh-doh) 면포
- ☐ **debridement** (dah-**BREED**-ment) 좌멸괴사조직제거술, 변연절제술
- ☐ **dermatitis** (**der**-mah-**TYE**-tis) 피부염
- ☐ **diaphoresis** (**dye**-ah-foh-**REE**-sis) 발한
- ☐ **dysplastic nevi** (dis-**PLAS**-tick **NEE**-vye) 형성이상모반
- ☐ **ecchymosis** (**eck**-ih-**MOH**-sis) 반상출혈
- ☐ **eczema** (**ECK**-zeh-mah) 습진
- ☐ **erythema** (**er**-ih-**THEE**-mah) 홍반
- ☐ **erythroderma** (eh-**rith**-roh-**DER**-mah) 탈락피부염, 홍색피부증
- ☐ **exanthem** (eck-**ZAN**-thum) 발진
- ☐ **exfoliative dermatitis** (ecks-**FOH**-lee-**ay**-tiv **DER**-mah-**TYE**-tis) 뿌리성피부염, 탈락피부염
- ☐ **folliculitis** (foh-**lick**-you-**LYE**-tis) 모낭염
- ☐ **furuncles** (**FYOU**-rung-kulz) 부스럼, 종기, 절
- ☐ **granuloma** (**gran**-you-**LOH**-mah) 과립종
- ☐ **hematoma** (**hee**-mah-**TOH**-mah) 혈종
- ☐ **hirsutism** (**HER**-soot-izm) 다모증
- ☐ **ichthyosis** (**ick**-thee-**OH**-sis) 비늘증
- ☐ **impetigo** (**im**-peh-**TYE**-goh) 고름딱지증(농가진)
- ☐ **keloid** (**KEE**-loid) 켈로이드, 해족증
- ☐ **keratosis** (**kerr**-ah-**TOH**-sis) 각화증
- ☐ **koilonychia** (**koy**-loh-**NICK**-ee-ah) 숟가락손톱
- ☐ **lipedema** (lip-eh-**DEE**-mah) 지방부종
- ☐ **lipoma** (lih-**POH**-mah) 지방종
- ☐ **macule** (**MACK**-youl) 반점
- ☐ **malignant melanoma** (mel-ah-**NOH**-mah) 악성흑색종
- ☐ **necrotizing fasciitis** (**NECK**-roh-**tiz**-ing **fas**-ee-**EYE**-tis) 괴사성근막염
- ☐ **onychocryptosis** (**on**-ih-koh-krip-**TOH**-sis) 손(발)톱내생(조내생)
- ☐ **onychomycosis** (**on**-ih-koh-my-**KOH**-sis) 손톱진균증
- ☐ **papilloma** (**pap**-ih-**LOH**-mah) 유두종
- ☐ **papule** (**PAP**-youl) 구진
- ☐ **paronychia** (**par**-oh-**NICK**-ee-ah) 손톱주위염
- ☐ **pediculosis** (pee-**dick**-you-**LOH**-sis) 이 기생증, 슬증
- ☐ **petechiae** (pee-**TEE**-kee-ee) 점상출혈
- ☐ **pruritus** (proo-**RYE**-tus) 가려움증
- ☐ **psoriasis** (soh-**RYE**-uh-sis) 마른비늘증, 건선
- ☐ **purpura** (**PUR**-pew-rah) 자반
- ☐ **purulent** (**PYOU**-roo-lent) 화농성
- ☐ **rhytidectomy** (**rit**-ih-**DECK**-toh-mee) 주름절제술, 얼굴성형술
- ☐ **rosacea** (roh-**ZAY**-shee-ah) 딸기코, 장미여드름
- ☐ **scabies** (**SKAY**-beez) 옴, 개선
- ☐ **scleroderma** (**sklehr**-oh-**DER**-mah) 피부경화증, 경피증
- ☐ **seborrhea** (**seb**-oh-**REE**-ah) 기름흐름, 지루
- ☐ **squamous cell carcinoma** (**SKWAY**-mus) 편평상피세포암종
- ☐ **systemic lupus erythematosus** (sis-**TEH**-mik **LOO**-pus er-ih-**thee**-mah-**TOH**-sus) 전신성홍반성낭창
- ☐ **tinea** (**TIN**-ee-ah) 윤선, 백선
- ☐ **urticaria** (ur-tih-**KARE**-ee-ah) 두드러기, 담마진
- ☐ **verrucae** (veh-**ROO**-kee) 사마귀
- ☐ **vitiligo** (**vit**-ih-**LYE**-goh) 백반증
- ☐ **wheal** (**WHEEL**) 팽진
- ☐ **xeroderma** (zee-roh-**DER**-mah) 피부마름증, 피부건조증

학습 목표

이 장을 통해서 다음의 목표를 달성할 수 있도록 한다.

1. 외피계통의 기능과 구조를 설명할 수 있다.
2. 외피계통과 관련된 의료전문가를 설명할 수 있다.
3. 피부의 기능, 구조, 병리학, 진단학, 치료 과정과 관련된 중요한 용어의 정의, 철자, 발음을 설명할 수 있다.
4. 털, 손톱과 발톱, 기름샘의 기능, 구조, 병리학, 진단학, 치료 과정과 관련된 중요한 용어의 정의, 철자, 발음을 설명할 수 있다.

외피계통의 기능
FUNCTIONS OF THE INTEGUMENTARY SYSTEM

Integumentary system (in-**teg**-you-**MEN**-tah-ree, 외피계통)은 피부, 피부와 관련된 구조로 구성되며, 인체의 건강을 유지하는 중요한 기능을 가지고 있다. *Integument* (외피)라는 용어는 씌우다(cover) 또는 둘러싸다(enclose)라는 의미의 라틴어에서 유래되었다.

피부의 기능 *Functions of the Skin*

Skin (피부)는 전 신체의 외부를 보호하는 바깥층이다.

- 피부는 신체의 방어벽이며, 수분의 소실을 막는다.
- 손상되지 않은 피부(intact skin)는 신체로 병원균의 침입을 차단함으로써 면역계통에서 중요한 역할을 한다(6장 참조).
- 피부는 촉각(sense of touch)의 주요 수용기(receptor)이다.
- 피부는 태양의 자외선으로부터 비타민 D를 체내에 합성하는데 도움을 주며 해로운 자외선을 차단해 준다.
- 피부는 평균 성인 몸의 2 평방미터 정도의 면적을 차지하고 있는 가장 큰 신체 장기이다.

관련된 구조의 기능 *Functions of Related Structures*

외피계통과 관련된 기타 조직은 피지샘, 땀샘, 털 및 손발톱 등이다(그림 12.1).

- **Sebaceous gland** (seh-**BAY**-shus, 피지샘)는 피지(sebum)를 분비하고 피부의 윤활제 역할을 하며 피부에서 세균의 성장을 억제한다.
- **Sweat gland** [땀샘(한선)]는 체온을 조절하고 땀을 분비한다. 땀샘을 통하여 작은 대사성 노폐물(waste)를 분비한다.
- **Hair** (털)는 체열의 소실을 조절한다.
- **Nail** (손톱, 발톱)은 손가락과 발가락의 가장 끝 뼈의 등쪽 표면에서 보호하는 기능을 한다.

피부의 구조 및 피부와 관련된 구조
THE STRUCTURES OF THE SKIN AND ITS RELATED STRUCTURES

피부 *The Skin*

피부는 3개의 기본적인 층으로 구성된 특수한 조직의 복잡한 계통이다.

즉, *표피*(epidermis), *진피*(dermis), *피부밑조직층*(피하조직층, subcutaneous layer)으로 구성되어 있다(그림 12.1). **Cutaneous** (kyou-**TAY**-nee-us)라는 용어는 피부에 속한다를 의미한다(**cutane**는 피부, **ous**는 -에 관계하다를 의미).

표피 *The Epidermis*

Epidermis (**ep**-ih-**DER**-mis, 표피)는 피부의 가장 바깥층으로 몇 개의 상피조직으로 구성되어 있다(**epi-**는 -위, **derm**은 피부라는 의미, **-is**는 명사형 어미).

표피에는 혈관 또는 결합조직이 없다. 그러므로 영양 공급을 위하여 아래층으로부터 공급받는다.

- **Epithelial tissue** (**ep**-ih-**THEE**-lee-al, 상피조직)는 신체의 속면과 바깥면을 모두 덮고 있다.
- **Squamous epithelial tissue** (**SKWAY**-mus, 편평상피조직)는 표피의 가장 위층으로 편평한 비늘 모양의 세포로서 계속 떨어져 나간다. *Squamous*는 비늘과 같은이란 의미이다.
- 표피의 가장 아래층을 **basal layer** (**BAY**-suhl, 바닥기저층)라 하며 새로운 세포를 만들어 위쪽으로 증식시킨다. 세포들이 표면에 도착하면 죽고, 케라틴으로 채워지고 세포들은 죽게 된다.
- **Keratin** [**KER**-ah-tin, 케라틴(각질)]은 섬유성 물질로 물을 방수하는 단백질로 구성되어 있다. 부드러운 케라틴은 표피의 주요 구성 성분이다. 딱딱한 케라틴은 털(hair)과 손발톱(nail)에서 볼 수 있다.

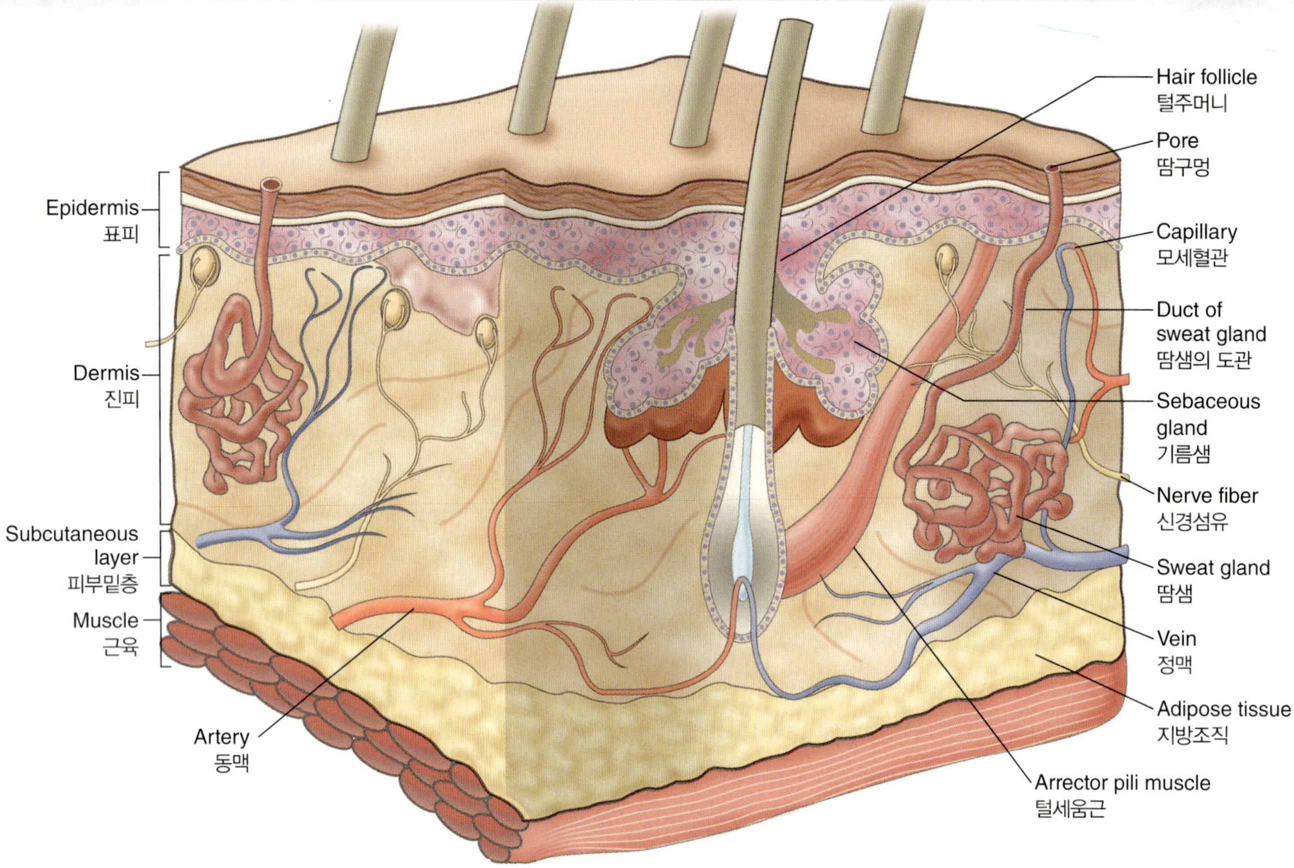

그림 12.1 피부의 구조. 땀샘과 기름샘은 피부와 관련된 구조이다.

- **Melanocyte** (**MEL**-ah-noh-sight, 멜라닌세포)는 바닥세포층에서 관찰되는 특수한 세포이다. 이 세포는 멜라닌이라고 하는 진한 갈색에서 검은색 색소를 생산하여 함유하고 있다.
- **Melanin** (**MEL**-ah-nin, 멜라닌)은 피부의 색깔을 결정하는 색소로서 색소의 양과 유형에 따라 피부의 색깔을 나타낸다(그림 12.2). 멜라닌은 주근깨와 노화 반점(이후 절에서 설명)과 같은 색깔을 나타내는 반점을 만든다.
- Melanin은 태양의 자외선과 같은 해로운 물질로부터 피부를 보호한다. *Ultraviolet* (UV 자외선)은 가시광선의 끝에서 볼 수 있는 빛이다. 자외선은 비타민 D 생산을 도와주기도 하지만 피부에 해를 끼치는 원인이 될 수도 있다.

진피 The Dermis

Dermis (**DER**-mis, 진피)는 *corium*이라고도 하며, 표피 바로 아래층의 살아있는 두꺼운 조직층이다. 결합조직(connective tissue), 혈관(blood vessel), 림프관(lymph vessel) 및 신경섬유(nerve fiber)로 구성되어 있다. 또한 피부조직과 관련된 *털주머니*(모낭, hair follicle), *기름샘*(sebaceous gland) 및 *땀샘*(sweat gland)으로 구성되어 있다.

진피의 **sensory nerve ending** (감각신경종말)은 촉각, 체온, 통증, 압력과 같은 자극에 대한 감각수용체가 있다.

진피 내 조직 Tissues Within the Dermis

- **Collagen** (**KOL**-ah-jen, 아교질)은 아교를 의미하며 질기고 유연성이 있는 섬유성 단백물질이다. 콜라겐은 피부는 물론 뼈, 연골, 힘줄, 인대에서 볼 수 있다.
- **Mast cell** (비만세포)은 진피의 결합조직에서 발견되며, 헤파린과 히스타민을 포함한 물질을 생산하며 방출하여 손상, 감염, 알레르기에 반응한다.
- **Heparin** (**HEP**-ah-rin, 헤파린)은 손상(injury)에 반응하여 방출하는 항응고물질이다. *Anticoagulant*는 혈액응고를 방지한다.
- **Histamine** (**HISS**-tah-meen, 히스타민)은 가려움증과 점액 분비를 증가시키는 물질로 알레르겐(allergen)에 반응하여 방출된다.

피부밑층 The Subcutaneous Layer

Subcutaneous layer [sub-kyou-**TAY**-nee-us, 피부밑층(피하

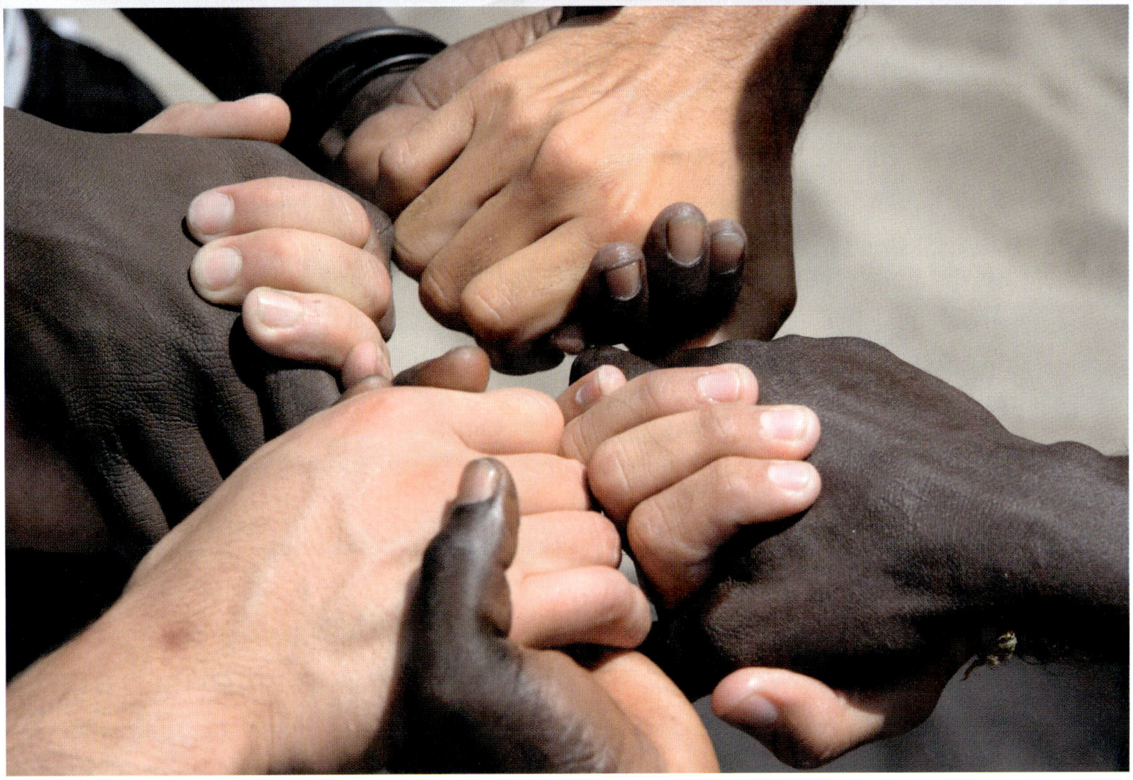

그림 12.2 피부에 있는 멜라닌의 양은 피부의 색깔을 결정한다.

층)]는 피부 바로 아래에 위치하며, 표면 근육과 피부를 연결한다.

- 피부밑층은 성긴결합조직과 **adipose tissue** (**AD**-ih-pohs, 지방조직)로 구성되어 있다. *Adipose*는 지방을 의미한다.
- *Cellulite* (셀룰라이트)는 엉덩이와 넙다리 피하에 축적된 지방조직이다. 이 용어는 의학용어가 아니며 단순히 일상적인 지방조직을 말한다. *주의*: cellulite와 이 장의 뒤에서 다룰 *cellulitis*를 혼동하지 말라.
- **Lipocyte** (**LIP**-oh-sight, 지방세포)는 *fat cell*이라고도 하며, 피부밑층에 널리 퍼져 있고 많은 양의 지방을 만들며 저장한다(**lip/o**는 지방, **-cyte**는 세포를 의미).

기름샘 *The Sebaceous Glands*

Sebaceous gland [seh-**BAY**-shus, 기름샘(피지선)]는 피부의 진피층에 위치하며 털주머니(hair follicle)와 관련이 있다(그림 12.1).

- 기름샘은 **sebum** (**SEE**-bum, 피지)을 분비하며 털주머니의 열린 관을 통하여 방출한다. 기름샘으로부터 피지는 표면으로 분비하여 피부를 윤기 나게 해준다.
- 피지는 약산성이기 때문에 피부의 세균이 성장하는 것을 억제해준다.
- 젖을 생산하는 **mammary gland** (젖샘)는 변형된 기름샘으로 종종 외피계통으로 분류한다. 그러나 젖샘은 생식계통의 일부이므로 14장에서 설명하겠다.

땀샘 *The Sweat Glands*

Sweat gland [땀샘(한선)]는 *sudoriferous gland*라고도 하며, 작고 나선형으로 모든 신체의 표면에 있다. 특히 손바닥과 발바닥, 이마, 겨드랑이에 많이 분포한다. 피부의 표피에 있는 구멍(pore)을 통하여 외부로 나간다.

- **Pore** (땀구멍)는 땀샘의 도관이 피부의 표면에 열려 있는 구멍이다.
- **Perspiration**은 *sweat* (땀)이라고도 하며, 땀샘을 통하여 분비된다. 99%의 물과 염분(salt), 대사성 노폐물(metabolic waste)로 구성되어 있다.
- 발산은 신체가 지나치게 많은 물을 배출하는 유일한 방법이다.
- Perspiring (발한)은 *sweating* (땀남)이라고도 하며, 과도한 땀의 분비를 말한다. 또한 땀이 증발하면서 체온을 낮춰준다. 땀으로 인한 체취는 피부 표면에 있는 땀과 세균의 상호작용에 의한 것이다.
- **Hidrosis** (high-**DROH**-sis, 발한)는 땀의 분비와 생산을 의미한다.

털 The Hair

Hair [털섬유(모발)]는 딱딱한 케라틴으로 채워진 죽은 단백질로 각질세포가 그물 모양으로 구성되어 있다. 털의 색깔은 털줄기(hair shaft)의 핵에 둘러싸여 있는 멜라닌세포(melanocyte)에서 생산되는 멜라닌의 양에 따라서 결정된다.

- **Hair follicle** (**FOL**-lick-kulz, 털주머니)은 털섬유의 root(뿌리)를 감싸고 있는 주머니이다. 털주머니의 형태는 털이 직선 또는 곡선이냐에 따라 결정된다.
- 털은 죽은 조직이지만 털주머니의 바닥세포들이 빠르게 증식하여 위로 올라가면서 자라나게 된다. 세포들은 위로 올라오면서 딱딱해지고 색소 침착이 되어진다.
- **Arrector pili** [ah-**RECK**-tor **PYE**-lye, 털세움근(입모근)]는 털을 세우기 위하여 털주머니에 작은 근육섬유로 붙어 있다. 춥거나 공포감을 느낄 때 소름이 돋으며 털이 서는 반응은 피부로부터 열의 손실을 막기 위한 반응이다.

손발톱 The Nails

Unguis (**UNG**-gwis, 손발톱)는 보통 fingernail 혹은 toenail이라고 하며, 손가락이나 발가락 끝의 등쪽 표면을 덮고 보호하는 케라틴판이다(복수형, *ungues*). 손발톱의 구성은 다음과 같다(그림 12.3).

- *Nail body* (손발톱몸통)는 반투명체로 조직 아래 표면에 형성되며 표피세포의 딱딱한 케라틴 판으로 구성된다.

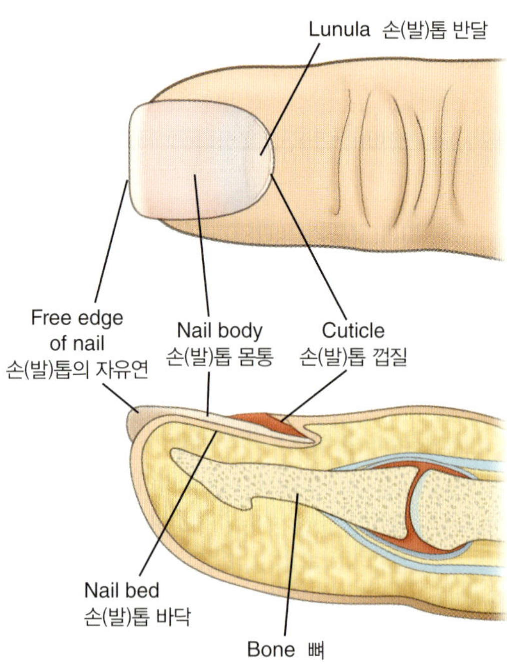

그림 12.3 손톱과 발톱의 구조.

- *Nail bed* (손발톱바닥)는 결합조직의 아래로 손발톱몸통을 연결하는 부위이며 손발톱에 영양을 공급한다. 손톱의 혈관이 이 곳에 있어서 손톱 끝이 분홍색으로 보인다.
- *Free edge* (손발톱자유연)는 손발톱의 일부분으로 손발톱바닥에 붙어 있지는 않으며 손가락이나 발가락의 끝에서 자라난다.
- **Lunula** [**LOO**-new-lah, 손톱반달(조반월)]는 손발톱뿌리 밑의 하얀 반달 형태이며, 주로 엄지손톱에서 볼 수 있다(복수형, *lunulae*). 새로운 각질세포가 형성됨으로써 손발톱은 계속 자라나게 된다(**lun**은 달, **-ula**는 작다라는 의미).
- **Cuticle** (손발톱 껍질)은 표피의 좁은 띠로 손발톱뿌리 바로 앞의 손발톱 표면에 붙어 있으며 새로운 각질세포를 보호한다.
- **Nail root** (손발톱뿌리)는 피부의 홈으로 손가락 또는 발가락의 손발톱을 고정시키는 부위이다.

외피계통과 관련된 전문의료인
MEDICAL SPECIALTIES RELATED TO THE INTEGUMENTARY SYSTEM

- **Dermatologist** (der-mah-**TOL**-oh-jist, 피부과전문의)는 피부의 질환을 진단하고 치료하는 전문가를 말한다(**dermat**는 피부, **-ologist**는 전문가를 의미).
- **Plastic surgeon** (성형외과 의사)은 신체구조의 외과적인 복구와 재건을 전문적으로 하는 의사이다. ***Plastic***은 **-plasty** 접미사와 관련되며, 외과적인 수복을 의미한다.
- *Cosmetic surgeon* (성형외과전문의)은 유방 확대, 지방흡입, 주름성형과 같은 수술을 하는 성형외과의사로서 의학적인 치료보다 미용을 위해 수술을 한다.

외피계통의 병리
PATHOLOGY OF THE INTEGUMENTARY SYSTEM

기름샘 *피지선, The Sebaceous Glands*

- **Acne vulgaris** (**ACK**-nee vul-**GAY**-ris, 보통여드름)는 *acne*이라 하며, 피지의 과잉 생산으로 인한 농포성 발진이 특징인 만성 염증성 질환이다. 사춘기와 청년기의 호르몬 자극과 관련되며 어른이 될 때까지 발생하기도 한다. *Vulgaris*는 라틴어로 common (보통)을 의미한다.
- **Comedo** (**KOM**-eh-doh, 면포)는 털주머니의 피지와 케라틴의 형성으로 생기는 비감염성 병소이다(복수형, *comedones*). 면포는 acne vulgaris (보통 여드름)와 관련이 있다. 구멍이 막힌 면포를 *whitehead* [백색면포(막힌 면포)]라 하고, 피지마개가 공기에 노출이 되면 산화되어 *blackhead* [흑색

면포(개방 면포)]가 된다.

- **Sebaceous cyst** [seh-**BAY**-shus **SIST**, 기름낭종(피지낭종)]는 아래에서 관찰되는 기름샘과 관련된 막힌 주머니이다. 이 낭종은 노란 지방물질이 함유되어 있고, 대개 얼굴, 목, 몸통에서 관찰된다.
- **Seborrhea** (**seb**-oh-**REE**-ah, 지루)는 피지의 과잉 생산으로 발생하는 여러 가지 피부의 병태를 말한다(seb/o는 피지, -rrhea는 흐르다 또는 배출하다를 의미).
- **Seborrheic dermatitis** (**seb**-oh-**REE**-ick **der**-mah-**TYE**-tis, 지루성피부염)는 피부의 위층 또는 두피에 인설과 가려움이 특징인 염증성 질환이다. 지루성 피부염의 한 형태인 광범위한 *dandruff* (두부지루성피부염)는 어린이의 두피에 발진이 생기면 *cradle cap* [아기지루성피부염(유아지방관)]이라고도 한다. 반면에 경미한 dandruff는 두피에 이스트와 같은 진균이 원인이 되어 발생한다.
- **Seborrheic keratosis** (**seb**-oh-**REE**-ick **kerr**-ah-**TOH**-sis, 지루성각화증)는 납(waxy)과 같은 양성 성장물로 밝은 갈색에서 검은색의 다양한 성장물로 일반적으로 장년층에서 발생한다.

땀샘 *한선, The Sweat Glands*

- **Anhidrosis** (**an**-high-**DROH**-sis, 무한증)는 열에 반응하여 땀의 분비가 비정상적으로 부족한 상태이다(an-는 없는, hidr는 땀, -osis는 비정상적 상태를 의미).
- **Diaphoresis** (**dye**-ah-foh-**REE**-sis, 발한)는 많은 양의 땀 분비를 말한다(dia-는 -을 통하여, phor는 운동, -esis는 비정상적 상태를 의미). 평소에는 열이나 운동에 의하여 분비하는 것은 정상이나 감정적으로나 육체적인 피로를 받으면 신체에서 땀이 많이 나는 상태이다.
- **Heat rash** (땀띠)는 *pickley heat*라고도 하며, 세균과 죽은 세포가 땀샘을 막아 일어나는 강한 가려움을 동반하는 발진이다.
- **Hyperhidrosis** (**high**-per-high-**DROH**-sis, 다한증)는 몸 전체에서 과도한 땀이 나는 상태를 말한다(hyper-는 과도한, hidr는 땀, -osis는 비정상적인 상태를 의미).
- **Sleep hyperhidrosis** (수면다한증)는 *night sweat*라고도 하며, 수면 중 지나치게 땀을 많이 분비하는 것을 말한다. 땀을 많이 분비하게 하는 원인은 폐경, 특정 약의 복용 및 일부 감염성 질환에 의하여 분비된다.

털모발 *The Hair*

- **Folliculitis** (foh-**lick**-you-**LYE**-tis, 털주머니염)는 털주머니의 염증이다(follicul은 털주머니, -itis는 염증을 의미). 특히 사지나 남성의 수염에서 발생하며 AIDS와 관련된 병태이다.
- 털주머니염의 원인 중의 하나는 부적절하게 염소 처리한 뜨거운 욕조나 월풀욕조에서 발견되는 세균이다. 이러한 상태의 질환을 수영장 모낭염(*hot tube folliculitis*)이라 한다.
- **Trichomycosis axillaris** (**try**-koh-my-**KOH**-sis **ak**-sih-**LAR**-is, 겨드랑이 털진균증)는 겨드랑이와 같이 땀샘이 많은 부위의 털줄기의 얕은 층에 세균이 감염되어 발생한다(trich/o는 털, myc는 곰팡이, -osis는 비상적인 상태를 의미). *Axillaris*는 라틴어로 겨드랑이(액와)를 의미한다(axill은 겨드랑이, -ary는 -에 속하다라는 의미).

과도한 털 *Excessive Hairiness*

Hirsutism (**HER**-soot-izm, 다모증)은 여성의 얼굴과 몸에 남성처럼 과도하게 털이 나는 것으로 유전적이며, 호르몬의 불균형에 의하여 발생한다(hirsut는 털의, -ism은 병적인 상태를 의미).

비정상적인 털 소실 *Abnormal Hair Loss*

- **Alopecia** (**al**-oh-**PEE**-shee-ah, 탈모증)는 *baldness*라고도 하며, 머리털이 부분적으로 또는 완전히 소실되는 것을 말하며, 대부분 두피에서 발생한다(alopec은 대머리, -ia는 병적인 상태를 의미).
- **Alopecia areata** (ah-ree-**AY**-tuh, 원형탈모증)는 두피나 신

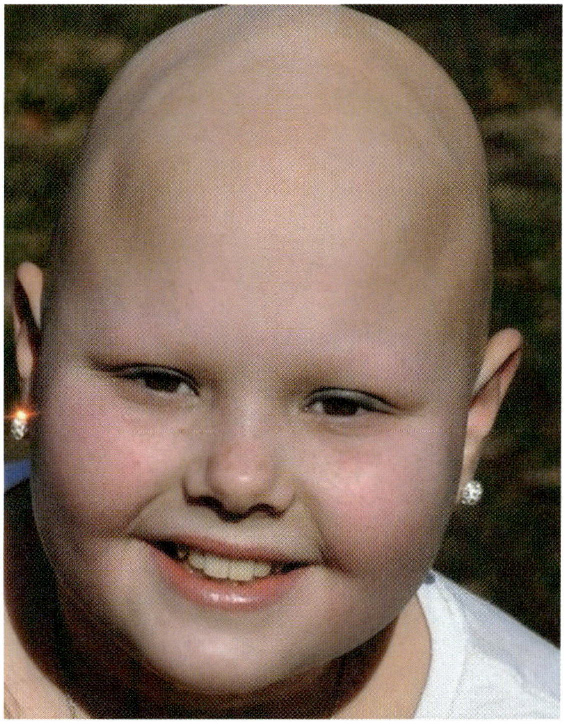

그림 12.4 원형탈모증은 자가면역질환으로 종종 유년기에 시작되기도 한다.

체의 다른 곳에서 명확한 탈모가 나타나며 털주머니에 대한 자가면역장애이다(그림 12.4). 종종 유년기에 시작되며 *areata*는 조각(patch)이 발생하는 것을 의미한다.

- **Alopecia totalis** (toh-**TAL**-is)는 *alopecia capitis totalis* [전체탈모증(온머리탈모증)]라고도 하며, 두피의 머리가 모두 소실되는 질환으로 일반적이지 않은 형태이다.
- **Alopecia universalis** [yoo-nih-vers-**AHL**-is, 범탈모증(전신성탈모증)]는 신체의 모든 털이 소실되는 형태이다. *Universalis*는 전체를 의미한다.
- **Female pattern baldness** (여성형대머리)는 두피의 측면과 앞면의 머리가 소실되는 병태로 때때로 왕관 형태를 보이며 드물게는 전체적으로 머리가 소실되기도 한다.
- **Male pattern baldness** (남성형대머리)는 일반적으로 남성에게 발생하며 앞에서 뒤쪽으로 소실되어 뒤쪽이나 관자 부위에만 머리가 남는 말굽 형태로 된다.

손발톱 The Nails

- **Clubbing** (곤봉체손)은 손발톱이 비정상적으로 구부러지며 손가락 끝이 커지는 증상이 동반되기도 한다. 유전적 병태이고, 관상동맥 또는 허파질환과 관련된 산소 결핍이 원인이다.
- **Koilonychia** (koy-loh-**NICK**-ee-ah, 숟가락손톱)는 *spoon nail*이라고도 하며, 숟가락처럼 손톱의 표면이 바깥쪽으로 오목하게 되는 손톱의 기형이다(**koil**은 오목, **onych**는 손발톱, **-ia**는 병적인 상태를 의미). 이 질환은 종종 철결핍성 빈혈일 때 나타난다(5장 참조).
- **Onychia** (oh-**NICK**-ee-ah, 손발톱염)는 *onychitis*라고도 하며, 손발톱의 기질에 염증이 생기는 질환으로서 종종 손톱의 소실을 초래한다(**onych**는 손발톱, **-ia**는 병적인 상태를 의미).
- **Onychocryptosis** [**on**-ih-koh-krip-**TOH**-sis, 조내성(손발톱내성)]는 보통 *ingrown toenail* (속으로 자라는 발톱)이라 한다(**onych/o**는 손발톱, **crypt**는 숨다, **-osis**는 비정상적 상태를 의미). 발톱이 살로 파고드는 것으로 엄지발톱의 가장자리에서 피부 안쪽으로 파고들어 염증 또는 감염되기 쉽다.
- **Onychomycosis** (**on**-ih-koh-my-**KOH**-sis, 손발톱진균증)는 손발톱의 진균감염이다(**onych/o**는 손발톱, **myc**는 진균, **-osis**는 비정상적인 상태를 의미). 진균에 감염되면 손발톱이 흰색, 노란색, 연두색, 검정색으로 변하며, 두꺼워지거나 또는 물러지는 병태가 나타난다.
- **Onychophagia** (**on**-ih-koh-**FAY**-jee-ah, 손톱물기)는 손톱을 물어뜯거나 먹는 것을 말한다(**onych/o**는 손발톱, **-phagia**는 먹다 혹은 삼키다를 의미).
- **Paronychia** (**par**-oh-**NICK**-ee-ah, 손톱주위염)는 손발톱 주위 주름에 급성 또는 만성의 감염을 말한다(**par-**는 주위, **onych**는 손발톱, **-ia**는 병적인 상태를 의미).

피부 색소착색 Skin Pigmentation

- **Age spot** (검버섯)은 *solar lentigine* 또는 *liver spot*이라고도 하며, 태양에 노출되어 야기된 탈색이다. 해롭지는 않지만 이 검버섯은 종종 피부암과 유사하게 자란다.
- **Albinism** (**AL**-bih-niz-um, 백피증)은 멜라닌 생산에 필요한 효소가 부족하여 피부, 털, 홍채의 피부 착색이 결여되거나 부족한 유전성 질환이다(**albin**는 흰색, **-ism**는 병적인 상태를 의미). 이러한 증상은 멜라닌 생산에 필요한 효소가 없기 때문에 발생한다. 이러한 상태의 사람을 *albino*라고 한다.
- **Chloasma** [kloh-**AZ**-mah, 간반(기미)]는 *melasma* 또는 *mask of pregnancy*라고도 한다. 얼굴에 갈색점이 특징인 색소착색장애이다. 검은 머리를 가지고 있는 여성에게서 많이 발생하며 분만 후에는 없어진다.

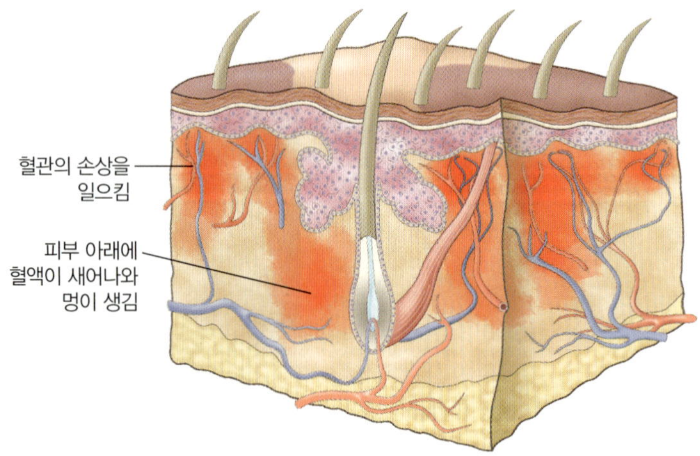

그림 12.5 반상출혈을 일으키는 피부 아래의 출혈을 보여주는 피부 가로단면.

- **Vitiligo** (vit-ih-**LYE**-goh, 백반증)는 원인은 알 수 없지만 멜라닌세포의 파괴에 의하여 일어나는 피부질환이다. 백반증은 하얀 피부에 불규칙한 반점을 일으켜 ***depigmentation*** (탈색)을 시킨다. 손상 받은 부위의 털은 하얗게 변해버린다.

피부내출혈 *Bleeding into the Skin*

- **Contusion** [kon-**TOO**-zhun, 타박상(멍)]은 손상으로 인하여 통증과 함께 피부의 변색(discoloration)이 특징이나 피부가 벗겨지지는 않으며 변색은 피부의 출혈 때문에 발생한다(**contus**는 타박상, **-ion**은 상태를 의미). 이러한 변색은 피부 내 혈액이 축적되어 발생한다.
- **Ecchymosis** (**eck**-ih-**MOH**-sis, 반상출혈)는 보통 ***bruise***라고 하며, 피부 아래에서 출혈에 의해 크고, 불규칙하게 보라색으로 탈색된 부위를 말한다(**ecchym**은 주스가 쏟아져 나온다, **-osis**는 비정상적인 상태를 의미) (그림 12.5) (복수형, *ecchymoses*).
- **Purpura** (**PUR**-pew-rah, 자반)는 피부 아래의 출혈에 의해 야기된 다양하게 보라색으로 탈색된 모습이다(**purpur**는 자주색을 의미, **-a**는 명사형 종결어미). 자반의 변색된 영역은 반상출혈보다는 작으며, 점상출혈보다는 더 큰 영역에서 일어난다.
- **Petechiae** (pee-**TEE**-kee-ee, 점상출혈)는 직경 2 mm 이하의 작은 출혈을 말한다(단수형, *petechia*). 때로 심한 열 때문에 출혈이 올 수 있다.
- **Hematoma** (**hee**-mah-**TOH**-mah, 혈종)는 손상으로 인해 혈관 밖으로 나온 혈액이 조직에서 국소적인 혈액 덩어리를 형성한다(**hemat**는 혈액, **-oma**는 종양을 의미). 이 혈종은 결국은 체내로 흡수된다. 혈종은 발생하는 곳에 따라 이름이 붙여지는데, 만약 ***subungual hematoma***라 하면 손발톱 밑에 혈종이 생기는 것을 말한다.

표면 병소 *Surface Lesions*

Lesion (**LEE**-zhun, 병소)은 손상이나 질병으로 인한 조직의 병리학적 변화이다. 피부 병소는 위치, 색깔, 크기로 설명하며 센티미터(cm)로 측정한다.

- **Crust** (가피, 각피, 딱지)는 ***scab***라고도 하며, 피지와 세포의 파편이 건조되어 모인 것을 말한다(그림 12.6A).
- **Erosion** (eh-**ROH**-zhun, 부식, 짓무름)은 점막의 바깥층과 피부의 표피와 같은 피부 표면이 닳아진 상태이다. 이 용어는 치아의 에나멜질의 점진적인 소실을 설명할 때에도 사용한다.
- **Macule** (**MACK**-youl, 반점)은 ***macula***라고도 하며, 직경 1 cm 미만의 편평한 점으로 변색되어 있다. 예로 주근깨(freckle), 편평한 점(flat mole) 등을 들 수 있다(그림 12.6B).
- **Nodule** (**NOD**-youl, 결절)은 직경 0.5 cm *이상*인 고형화된 융기 병소로 구진보다 깊다. 보통 여드름(acne vulgaris)과 결절은 반흔(scar)이 남을 수도 있다.
- **Papule** (**PAP**-youl, 구진)은 직경 0.5 cm *미만*의 작고 빨갛게 융기된 병소를 말한다. 구진의 종류로는 벌레에 물리거나 작은 구진(pimple)을 들 수 있다(그림 12.6C).
- **Plaque** (**PLACK**, 판)는 비늘이 있으면서 구진과 밀접한 고형화된 융기병소이다. 예를 들어, 건선의 병소가 plaque이다(그림 12.11). *주의: plaque*는 동맥 내 지방조직의 축적(5장 참조)과 치아에 형성된 부드러운 물질을 의미하기도 한다(8장 참조).
- **Scale** (비늘인설)은 죽은 표피 세포가 과도하게 만들어진 조각(flake), 또는 건조된 조각(dry patch)이다. 어떤 비늘의 허물(shedding)은 정상이나 건선(psoriasis)은 피부장애와 관련된 과도한 허물이다.
- **Verrucae** (veh-**ROO**-kee, 사마귀)는 ***wart***라고도 하며, 인간유두종바이러스(HPV)가 원인인 작고 딱딱한 피부병소이다(단수형, *verruca*). ***Plantar wart***는 발바닥에 발생하는 것을 말한다. 14장에 인간유두종바이러스에 대해 많은 정보를 참조하라.
- **Wheal** (**WHEEL**, 팽진)은 ***welt***라고도 하며, 가렵고 작은 융기이다. 알레르기반응의 증상으로서 *urticaria* (두드러기) 또는 hives (이후 절에서 설명)와 같이 나타난다(그림 12.6D).

액체로 채워진 병소 *Fluid-Filled Lesions*

- **Abscess** [**AB**-sess, 고름집(농양)]는 화농성 세균감염에 의해 농으로 채워진 주머니이다. 농양은 피부 또는 신체의 다른 곳에서 나타날 수 있다.
- **Purulent** (**PYOU**-roo-lent, 화농성)는 농을 담거나 만든다는 의미이다.
- **Exudate** (**ECKS**-you-dayt, 삼출물)는 고름과 같은 액체이며, 감염된 상처 부위에서 새어 나온다.
- **Cyst** (**SIST**, 낭종)는 부드러운 또는 반고형물질로 채워진 피부 아래의 깊은 주머니(sac)이다(그림 12.7A). ***Cyst*** (낭종)는 신체 다른 곳의 주머니 또는 수포(vesicle)와 관련된 용어로 가장 일반적인 것은 피지낭종(sebaceous cyst)이다.
- **Pustule** (**PUS**-tyoul, 농포)은 ***pimple***이라고도 하며, 작고 농으로 채워진 병소를 말한다(그림 12.7B). ***Circumscribed*** (국한의)는 제한된 영역 내에 존재하는을 의미한다. 농포의 원인은 보통여드름(acne vulgaris), 농가진(impetigo) 또는 감염(infection) 등에 의하여 발생한다.
- **Vesicle** [**VES**-ih-kul, 소수포(잔물집)]은 직경 0.5 cm *이하*의 물 같은 용액이 함유된 작은 물집이다(그림 12.7C). 예로 참나무독의 발진은 소수포로 되어 있다(그림 12.10).

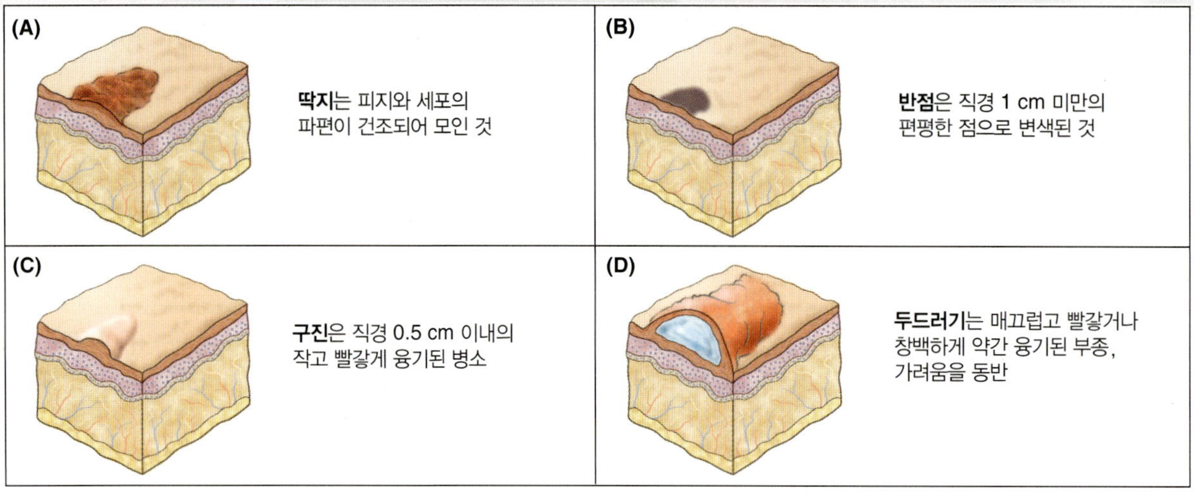

그림 12.6 피부 표면의 병소. (A) 딱지가피. (B) 반점. (C) 구진. (D) 두드러기(팽진).

- **Bulla** [**BULL**-ah, 대수포(커다란 물집)]는 직경 0.5 cm보다 큰 물집을 말한다(복수형, *bullae*)(그림 12.7D).

피부를 통한 병소 *Lesions Through the Skin*

- **Abrasion** (ah-**BRAY**-zhun, 찰과상)은 피부표피층의 손상으로 긁히거나 문질러져 살이 벗겨진 것을 말한다.
- **Fissure** (**FISH**-ur, 열)는 피부에 홈 또는 금이 간 통증성 병소이다. 족부백선(운동선수의 발)에서 열은 발가락 사이에서 관찰된다(그림 12.8A). 또한 *fissure*는 뇌의 정상적인 주름(fold)을 말하기도 한다.
- **Laceration** [**lass**-er-**AY**-shun, 열상(찢긴 상처)]은 찢어진 상처나 사고로 베인 것을 말한다.
- **Pressure sore** (욕창)는 *decubitus ulcer* (욕창성 궤양) 또는 *bedsore*라 하며, 오랫동안 피부가 압력을 받음으로써 발생한 궤양성 상처이다. 적절히 치료를 하지 않으면 심각하게 감염되어 조직의 괴사를 일으킨다.
- **Puncture wound** (천자상처)는 손 · 발톱처럼 날카로운 물질이 깊은 구멍을 만든 것을 말한다. 특히 파상풍의 경우 상처를 통한 감염의 위험이 있다(6장 참조). *Percutaneous*는 피부를 통하여라는 의미이다.
- *Needlestick injury* (주사침 찔림)는 갑자기 찔린 상처로서 사용한 피하 주사바늘에 야기되어 감염을 일으킬 가능성이 있다.
- **Ulcer** (**UL**-ser, 궤양)는 가장자리의 조직 소실 결과로 피부

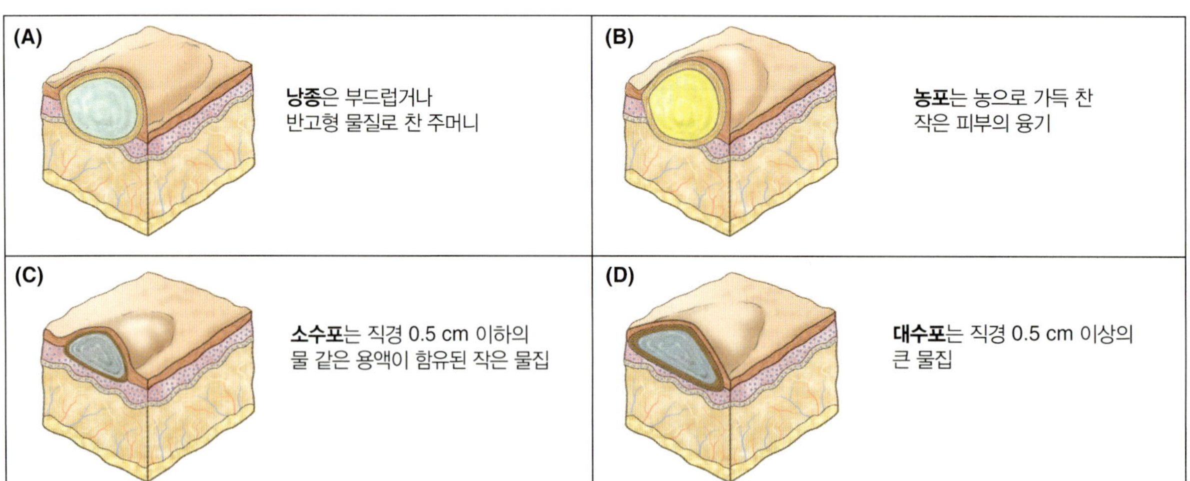

그림 12.7 액체로 채워진 병소. (A) 낭종. (B) 농포. (C) 소수포 잔물집. (D) 대수포(커다란 물집).

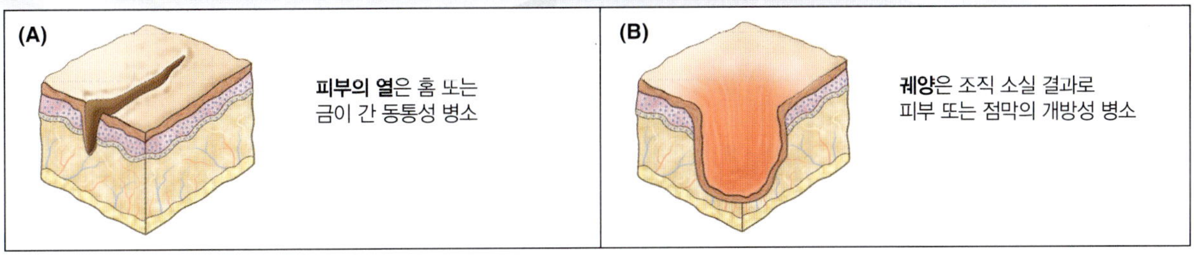

그림 12.8 피부를 통한 병소. (A) 열. (B) 궤양.

또는 점막의 개방성 병소이다(그림 12.8B). *주의*: 궤양은 신체 내에서 발생하며 소화계통과 관련된 것은 8장에서 설명하였다.

출생점 *Birthmarks*

출생점은 태어날 때 또는 바로 그 후에 피부에 생기는 반점 또는 티이다. 일부 출생점은 나이가 증가하면서 사라진다.

- **Nevi** (모반)와 같은 **pigmented birthmark** (색소성출생점)를 반점(mole)이라고도 하며, 또한 밀크커피색 반점(café-au-lait spot), 황색모반(stork bite) 및 피부 색깔이 다른 불규칙성을 나타낸다.
- **Vascular birthmark** (혈관출생점)는 피부 표면에 인접한 혈관에 의하여 야기된다.
- **Capillary hemangioma** (**KAP**-uh-**ler**-ee hee-**man**-jee-**OH**-mah, 모세혈관종)는 ***strawberry birthmark*** (딸기혈관종)라고도 하며, 이 질환은 부드럽고, 분홍색 또는 붉은색을 띠는 혈관 출생점이다(**hem**은 혈관, **angi**는 혈관과 림프관, **-oma**는 양성종양을 의미). ***Hemangioma*** (혈관종)는 새로 형성된 작은 혈관으로 구성된 양성 조직 덩어리로서 출생점에서는 피부를 통하여 관찰할 수 있다(그림 12.9)(hemagioma는 5장을 참조).
- **Port-wine stain** (포도주색 반점)은 얼굴 또는 목에 생기며 크고 붉은 자주색으로 변색되는 것을 말하며 변색(discoloration)은 치료하지 않으면 낫지 않는다. '피부병태의 레이저 치료' 절을 참고하라.

피부염 *Dermatitis*

Dermatitis (**der**-mah-**TYE**-tis, 피부염)는 피부의 염증을 말하며(**dermat**는 피부, **-itis**는 염증을 의미), 발적, 부종, 가려움증을 동반한다.

- **Contact dermatitis, CD** (접촉성피부염)는 예를 들면, 기저귀피부염에서 보는 바와 같이 알레르기물질이나 자극성이 있는 물질과 접촉함으로써 국소적으로 발생하는 알레르기반응을 말한다. 고무장갑에 대한 알레르기반응과 덩굴옻나무와 같은 알레르기물질에 노출되어 발생한다(그림 12.10).
- **Eczema** (**ECK**-zeh-mah, 습진)는 ***atopic dermatitis***라고도 하며, 상존하거나 재발하는 피부염의 한 형태로 심한 가려움을 동반한다. 습진의 초기 단계는 피부가 빨갛게 변하며 물집이 생기고 진물이 나며 다음 단계는 비늘이 생기고 갈색으로 변하며 두꺼워진다. 이러한 만성적인 증상은 유아나 어린이에게서 종종 관찰되는데 신체의 비정상적인 면역반응에 의하여 나타난다.
- **Exfoliative dermatitis** (ecks-**FOH**-lee-**ay**-tiv **der**-mah-**TYE**-tis, 탈락성피부염)는 광범위하게 피부에 비늘을 형성하는 질환이다. 이 질환은 종종 가려움증, 홍반성 발적, 털 소실

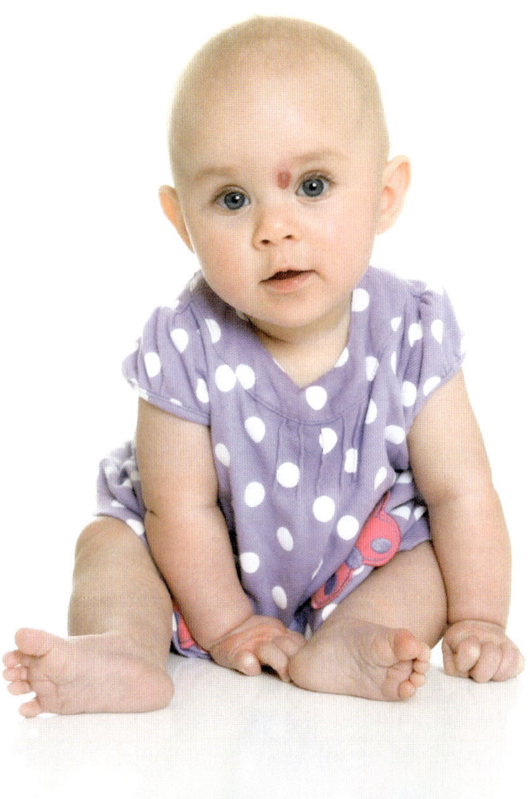

그림 12.9 모세혈관종은 새로 형성된 작은 혈관으로 구성된 융기된 혈관출생점이다.

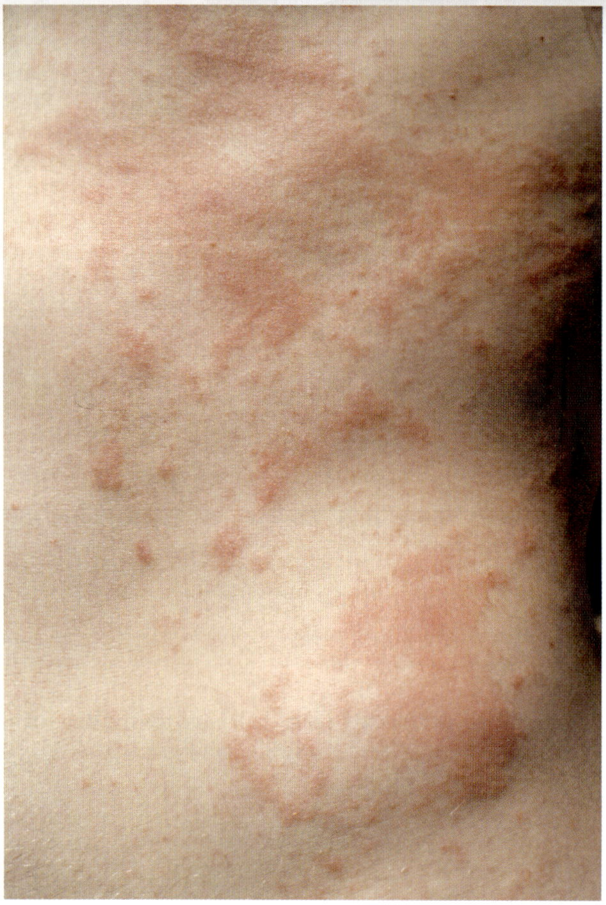

그림 12.10 젊은 사람의 몸통에 발생한 접촉성 피부염은 덩굴옻나무에 의해 야기된다.

을 동반한다. 심한 경우의 피부질환에서는 습진, 건선 및 알레르기반응도 같이 일어난다.

- **Pruritus** [proo-**RYE**-tus, 가려움증(소양증)]는 *itching*이라고도 하며, 피부염과 관련이 있다(**prurit**는 가려움을 의미, **-us**는 끝의 단수명사형 종결어미). 이 용어는 *-is*로 끝나지 않고 *-us*로 끝나는 것에 주의하라.

홍반 *Erythema*

Erythema (**er**-ih-**THEE**-mah, 홍반)는 모세혈관이 이완되어서 피부가 붉게 되는 것이다(**erythem**은 홍조를 의미, **-a**는 명사형 종결어미). *Dilation*은 모세혈관의 확장을 의미한다.

- *Erythema infectiosum* (전염성홍반)은 *fifth's disease* (제5병)이라고도 부르며, 어린아이에게 전염성 바이러스로부터 발생하며, 어린이의 얼굴이 손바닥으로 맞은 것과 같이 빨갛고 끈과 같은 발진이 일어난다. 다섯 번째 질환이라고 하는 것은 어린에게서 발진(뒤에 설명함)이 일어나는 여섯 부위 중 다섯째의 위치이기 때문이다. 나머지는 홍역과 풍진도 포함된다.
- *Erythema multiforme* (다형홍반)은 질병, 감염 또는 투약에 대한 일반적인 알레르기반응에 의하여 일어나는 피부질환이다. 이러한 반응은 피부, 점막 둘 다에 영향을 미치며 결절 또는 구진(융기된 빨간 돌출부), 반점(편평하고 탈색된 부위) 또는 수포를 특징으로 하는 질환이다.
- *Erythema pernio* (동창)는 *chilblains*라고 하며, 차가운 공기와 습기에 노출되어 손가락이나 발가락이 가려우면서 붉은 자주색 부종이 생기는 것으로 따뜻해지면 가려움이 더욱 심해진다. 그러나 치료 없이도 대개 치유된다.
- *Sunburn* (일광화상)은 태양빛의 자외선으로 피부가 손상되어 홍반이 나타나는 것이며 자주 손상을 받으면 피부암이 될 가능성이 높다.
- **Erythroderma** (eh-**rith**-roh-**DER**-mah, 홍색피부증)는 전체 피부 표면의 비정상적인 발적이다(**erythr/o**는 빨간색, **-derma**는 피부를 의미).
- **Exanthem** (eck-**ZAN**-thum, 발진)은 광범위한 발진으로서 대개 어린이에게서 발생한다. *Rash*는 발생하다 또는 돋아나다라는 의미로 피부의 색깔이나 감촉을 변화시킨다.

일반적인 피부 병태 *General Skin Conditions*

- **Dermatosis** (**der**-mah-**TOH**-sis, 피부병)는 염증과 관련이 없는 피부에 생기는 모든 병을 나타내는 용어이다(**dermat**는 피부, **-osis**는 비정상적인 병적 상태를 의미).
- **Ichthyosis** (**ick**-thee-**OH**-sis, 비늘증)는 피부에 비늘이 생기며 건조하고 두꺼워지는 것이 특징인 유전적 장애질환이다(**ichthy**는 건조 또는 비늘, **-osis**는 비정상적인 병적 상태를 의미). 원인은 피부 세포 생산이 빨리 증가되거나 또는 피부의 자연적 허물이 늦게 벗겨지기 때문이다.
- **Lipedema** (lip-eh-**DEE**-mah, 지방부종)는 *painful fat syndrome*라고도 하며, 피부 아래 지방이나 용액이 모여서 만성 부종이 나타나는 것을 말한다. 주로 중년여성에게 발생하며 장딴지나 발목에 많이 나타난다(**lip**는 지방, **-edema**는 부종을 의미). 이러한 상태는 대개 여성에게 발병하며, 체중은 감소하나 국소적인 과잉의 지방은 남아 있다.
- **Systemic Lupus erythematosus, SLE** (sis-**TEH**-mik **LOO**-pus er-ih-**thee**-mah-**TOH**-sus, 전신성홍반성낭창)는 *lupus*라고도 하며, 얼굴과 상부 몸통이 붉어지며 비늘성 발진이 특징인 자가면역장애이다. SLE는 다른 신체계의 결합조직, 관절 등에도 발병한다.
- **Psoriasis** (soh-**RYE**-uh-sis, 건선)는 빨간 구진과 은색의 비늘이 피부를 덮는 것이 특징인 피부장애로 주로 팔꿈치, 무릎, 두피, 엉덩이 등에 많이 발생한다(그림 12.11).

- **Rosacea** [roh-**ZAY**-shee-ah, 딸기코(장미여드름)]는 *adult acne*라고도 하며, 원인 불명의 만성질환으로 작은 구진과 혈관이 파열된다. 주로 30~60세의 연령에서 나타나고 얼굴의 중앙에 발생한다.
- **Rhinophyma** (**rye**-noh-**FIGH**-muh, 딸기코종)는 *bulbous nose*라고도 하며, 코의 조직이 과잉 증식하여 발생하며 rosacea (딸기코, 장미여드름)의 진행된 상태로 주로 나이 많은 남성들에게 많이 생긴다(**rhin/o**는 코, **-phyma**는 성장을 의미)(그림 12.15).
- **Scleroderma** [**sklehr**-oh-**DER**-mah, 경피증(피부경화증)]는 결합조직에 발생하는 자가면역장애로 피부가 두꺼워지며 딱딱해지고 붓게 되며, 주로 관절과 내부기관에 많이 발생한다(**scler/o**는 딱딱한, **-derma**는 피부를 의미).
- **Urticaria** (**ur**-tih-**KAR**-ree-ah, 두드러기, 담마진)는 *hives*라고도 하며, 알레르기반응에 의한 팽진(wheal)이다(**urtic**은 붉은, **-aria**는 연결된을 의미).
- **Xeroderma** [zee-roh-**DER**-mah, 피부마름증(피부건조증)]는 *xerosis*라 하며, 과도하게 피부가 건조한 것을 말한다(**xer/o**는 건조, **-derma**는 피부를 의미).

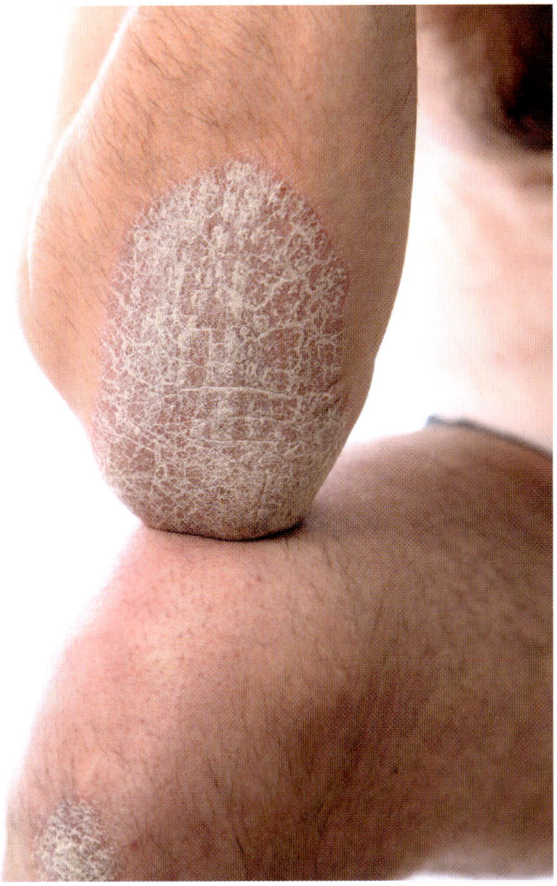

그림 12.11 은색 비늘과 플라그가 생긴 건선.

세균에 의한 피부감염 *Bacterial Skin Infections*

- **Carbuncle** (**KAR**-bung-kul, 옹종)은 종기와 연결된 덩어리이다.
- **Cellulitis** (**sell**-you-**LYE**-tis, 연조직염)는 결합조직 내에 빠르게 급성으로 퍼지는 질환으로 으스스한 느낌(malaise)과 부종, 온기(warmth)와 적색의 선이 특징인 질환이다 *Malaise*란 감염이나 다른 질환에 걸릴 때 처음 느끼는 신호로 불편감이나 불안감을 의미하는 말이다.
- **Furuncle** [**FYOU**-rung-kul, 부스럼(종기)]은 *boil*이라고도 하며, 털주머니 또는 기름샘의 주위에 포도상구균(staphylococcal)의 감염이 원인이며 커지려는 경향과 부종이 특징이다.
- **Gangrene** (**GANG**-green, 괴저)은 조직이 썩는 것으로 조직의 순환이 결핍되어 발생한다. 세균의 침입에 의해 괴사가 나타나며 부패의 원인이 된다. 만약 감염이 되었다면 혈액의 흐름은 치명적인 것이 된다. *Putrefaction* (부패)이란 생산물이 썩어서 악취가 나는 것을 말한다.
- **Impetigo** [**im**-peh-**TYE**-goh, 고름딱지증(농가진)]는 어린이에게서 흔히 발생하는 매우 전염성이 높은 세균성 피부질환으로 고름(pustules)이 생기고 가피(rust)가 된 후 파열하게 된다.
- **Necrotizing fasciitis, NF** (**NECK**-roh-**tiz**-ing **fas**-ee-**EYE**-tis, 괴사성 근막염)는 *flesh-eating bacteria* (육식성 세균)라고도 한다. *Necrotizing*은 조직의 죽음을 일으키다라는 의미이며, *fasciitis*는 근막의 염증을 의미한다. 이 세균은 피부에서는 유해하지 않고 정상이나 피부에 상처가 나서 신체로 침범하게 되면 감염을 일으킨다. 감염된 신체조직을 치료하지 않으면 치명적인 질환이 될 수도 있다.
- **Pyoderma** (**pye**-oh-**DER**-mah, 농피증)는 농가진과 같이 급성, 염증성, 화농성 세균에 의한 피부감염을 의미한다(**py/o**는 농, **-derma**는 피부를 의미).

진균의 피부감염 *Fungal Skin Infections*

- **Mycosis** (my-**KOH**-sis, 진균증)는 곰팡이에 의해 야기되는 질환 또는 비정상적인 상태를 의미한다(**myc**는 곰팡이, **-osis**는 비정상적인 상태 또는 질환을 의미).
- **Tinea** [**TIN**-ee-ah, 윤선(백선)]는 *ringworm* (백선, 버짐)이라고도 하며, 피부, 털, 손발톱에 진균(fungus)의 감염에 의한 질환이다. 벌레는 아니지만 가운데에 정상적으로 보이는 피부는 남겨 둔 채로 그 주위를 진균이 벌레와 같이 윤상으로 퍼져 나가면서 자라기 때문에 ringworm이라고 한다(그림 12.12).
  - *Tinea capitis* (머리백선)는 어린이의 두피에 생기며 *capitis*는 머리를 의미한다.

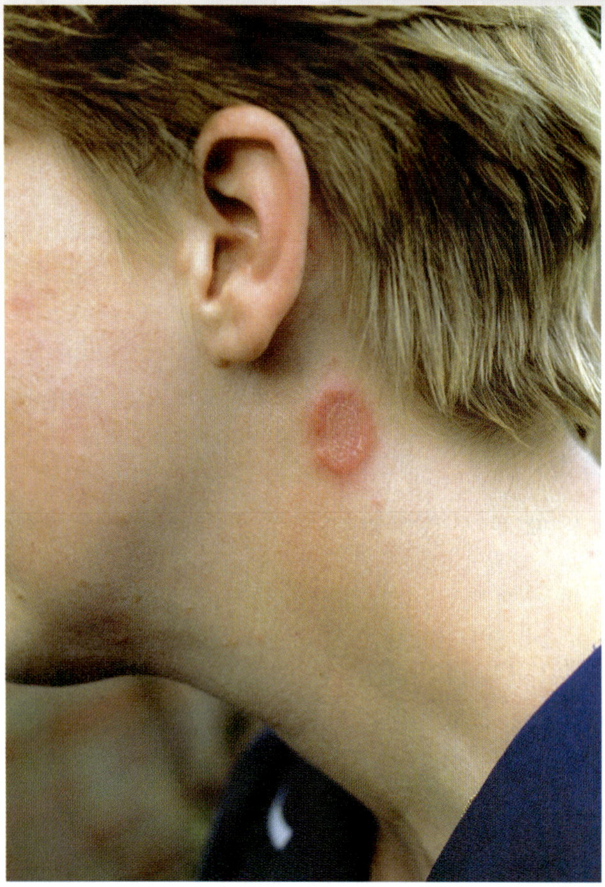

그림 12.12 백선은 *ringworm*이라고 알려진 곰팡이의 감염이다.

- *Tinea corporis* (체부백선)는 몸의 피부에 진균 감염되는 것으로 *corporis*는 몸을 의미한다.
- *Tinea cruris* (샅백선)는 *jock itch* (성기가려움)라고도 하며, 생식기 부위에 발생한다.
- *Tinea pedis* (발백선, 무좀)는 *athlete's foot*이라고도 하며, 발가락과 발 사이에 발생한다. *Pedis*는 발을 의미한다.
- *Pityriasis versicolor* (어루러기)는 *tinea versicolor*라고도 하며, 통증 없이 피부의 변색만 일어나는 진균성 감염질환이다. *Versicolor*는 색깔 변화를 의미한다.

기생충의 피부 침입 *Parasitic Skin Infestations*

Infestation (침입)은 조직 표면 외부에 작은 기생충이 사는 것을 말한다. 어떤 기생충은 피부에 살고 알을 낳으면서 번식한다.

- **Pediculosis** [pee-**dick**-you-**LOH**-sis, 이기생증(슬증)]는 *lice* (이)가 침입하는 질환이다(**pedicul**은 이, **-osis**는 비정상 상태를 의미). 이의 알을 *nit*라고도 하며, 3가지 형태가 있다.
  - *Pediculosis capitis* (머리 이기생증)는 이가 머리에 침입한 상태를 의미한다.
  - *Pediculosis corporis* [몸통(체부) 이기생증]는 이가 몸에 침입하는 상태를 의미한다.
  - *Pediculosis pubis* (두덩뼈 이기생증)는 이가 음모와 두덩뼈 부위에 침입하는 것이다.
- **Scabies** (**SKAY**-beez, 옴)는 *itch mite* (진드기)가 침입하여 옮기는 피부감염이다. 이러한 작은 진드기는 피부 표면을 파고들어가 알을 낳은 후 작고 가려운 발진 및 수포를 일으킨다. 피부에 바른 약은 진드기를 사멸하나 가려움증은 수주 지속된다.

피부성장물 *Skin Growths*

- **Callus** (**KAL**-us, 굳은살)는 지속적인 마찰로 손이나 발의 피부가 두꺼워지는 것을 말한다. *Clavus* 또는 *corn*이라 하며 발가락관절을 덮고 있는 피부의 케라틴층으로 원인은 꼭 끼는 신발로 인해서 생긴다.
- **Cicatrix** (sick-**AY**-tricks, 흉터반흔)는 상처가 치유된 후 남는 정상적인 흉터이다(복수형, *cicatrices*).
- **Granulation tissue** (육아조직)는 상처치유 중의 정상적인 조직 형태로 이 조직이 반흔(scar) 조직으로 된다.
- **Granuloma** (**gran**-you-**LOH**-mah, 육아종)는 표피의 육아조직으로 이루어진 작은 결절로서 염증, 손상, 감염으로 인해 생긴다(**granul**은 육아, **-oma**는 종양을 의미).
- **Keloid** [**KEE**-loid, 켈로이드(해족증)]는 외과적 처치에 의해 생긴 흉터가 과다하게 성장하고 두꺼워진 것으로 유전적이며 흑인들에게서 많이 발생한다(**kel**은 성장물 또는 종양, **-oid**는 닮은을 의미).
- **Keratosis** (**kerr**-ah-**TOH**-sis, 각화증)는 사마귀(wart) 또는 굳은살(callus)과 같은 피부성장물로 피부가 두꺼워지는 것이다(**kerat**는 딱딱한 또는 각질, **-osis**는 비정상적인 병적인 상태를 의미)(복수형, *keratoses*). 구강 내 각화증에 의한 반점을 *leukoplakia* (백반증)라고 한다. *주의*: **kerat/o**는 눈의 각막(cornea)을 의미한다(11장 참조).
- **Lipoma** (lih-**POH**-mah, 지방종)는 피부와 근육층 사이에 위치한 서서히 자라는 양성의 지방종양이다(**lip**은 지방, **-oma**는 종양을 의미). 이 종양은 무해하여 불편한 위치가 아니고 통증이 없고 빠르게 성장하지 않으면 처치가 필요치 않다.
- **Nevus** (**NEE**-vus, 모반)는 *mole* (기태)라고도 하며, 피부에 멜라닌세포로부터 발전된 작고 검은 피부 성장물을 말한다(복수형, *nevi*). 일반적으로 양성이다.
- 대조적으로 **dysplastic nevi** (dis-**PLAS**-tick **NEE**-vye, 이형성반)는 피부암으로 발달하는 비전형적인 반점이다.
- **Papilloma** (**pap**-ih-**LOH**-mah, 유두종)는 양성이며, 상피조직 또는 방광과 같은 곳의 표면에 생기는 성장물이다(**papill**

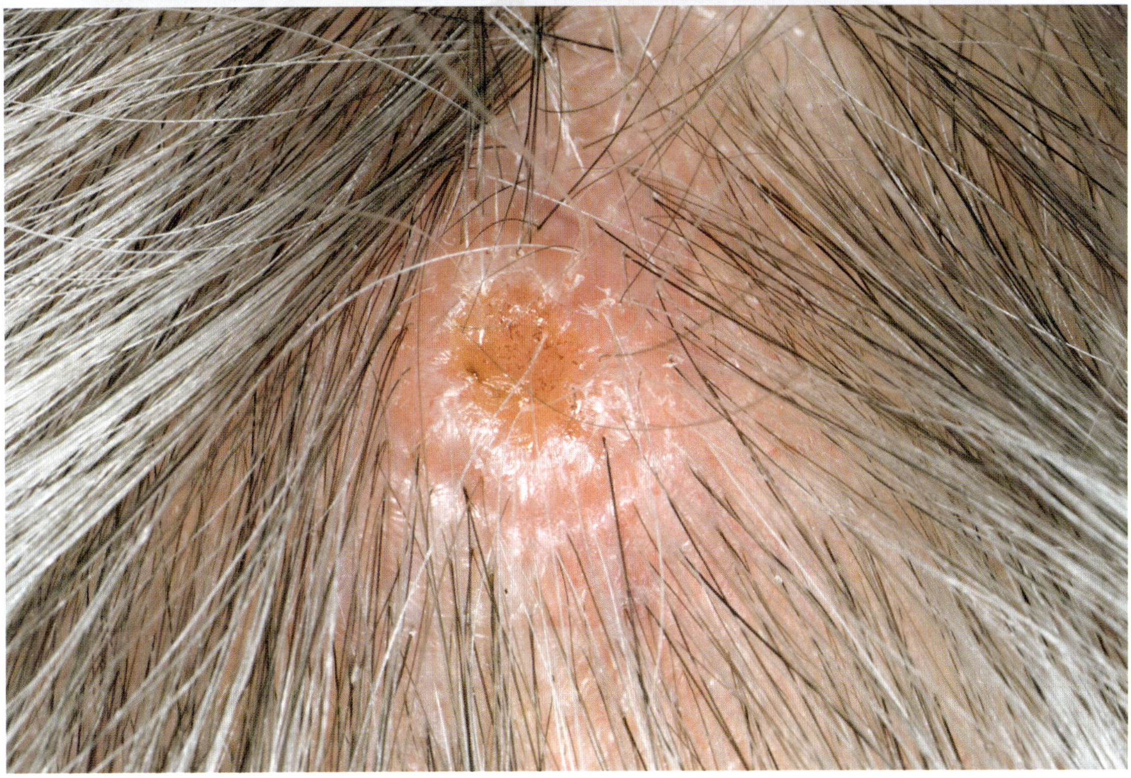

그림 12.13 머리덮개의 편평세포암.

은 유두를 닮은, -oma는 종양을 의미).

- **Polyp** [POL-ip, 폴립(용종)]은 버섯과 같이 생긴 성장물이며, 코의 폴립인 경우 점막의 표면에서 자란다. 많은 원인이 있으며 악성으로 진행되는 경우도 있다.
- **Skin tag** (피부꼬리표)는 작은 살색 또는 밝은 갈색의 폴립으로 몸에 가는 줄기로 매달려 있다. 양성이며 나이에 따라 커지는 경향이 있다.

피부암 *Skin Cancer*

Skin cancer (피부암)는 피부에 반복적인 심한 화상, 장기간 태양에 노출할 때 피부에 발생하는 해롭고 악성으로 자라는 암이다. 여기에는 세 종류의 기저세포암, 편평세포암 및 악성흑색종이 있다.

- **Actinic keratosis** (ack-**TIN**-ick **kerr**-ah-**TOH**-sis, 광선각화증)는 태양에 과도하게 노출되어 생기는 피부병소이다. 거칠고 피부에 적색 혹은 갈색의 비늘이 생기며 *precancerous* (전암)로 되기가 쉽다.
- **Basal cell carcinoma** (바닥세포암)는 표피의 바닥세포층에 생기는 악성종양으로 피부암 중 해(hamful)가 가장 적다. 주로 얼굴과 목에 생기며 성장 속도는 늦고 다른 부위로 전이가 잘 되지는 않는다. 병소는 분홍색이며 매끄럽고 중앙 부위가 함몰되어 있으며 쉽게 출혈이 생기는 경향이 있다(그림 6.12 참조).
- **Squamous cell carcinoma** (**SKWAY**-mus, 편평세포암)는 상피(epithelium)의 편평세포에서 발생하는 악성종양으로 얇으며 다른 신체계로 전이가 빠르다. 병소는 피부에 궤양(sore)이 나타나며 치유되지 않거나 궤양과 가피가 같이 나타난다(그림 12.13).
- **Malignant melanoma** (mel-ah-**NOH**-mah, 악성흑색종)는 *melanoma*라고도 하며, 멜라닌세포에서 발생하는 피부암이다(melan은 검은, -oma는 종양을 의미). 흑색종의 징후는 기태(mole)의 크기, 형태, 색깔의 변화로 알 수 있다. 흑색종은 임파계 혈액을 통하여 전이되며 일반적인 피부암은 아니지만 때로는 매우 위험하며 치명적일 수 있다(그림 12.14).

화상 *Burns*

Burn (화상)은 열, 불꽃, 전기, 태양, 화학물질, 방사선에 의하여 조직이 손상을 입는 것을 말한다. 화상의 범위는 전체 신체 피부 표면에서 영향을 받은 피부의 면적(15% 이상이면 심각)과 피부층의 깊이에 따라 나눈다(표 12.1, 그림 12.15).

표 12.1 ▸ 화상의 분류

화상의 유형	손상된 부위	손상된 피부의 층
1도 화상	*Superficial burn* (얕은 층의 화상)	표피 화상, 일광화상, 물집 없음, 표피 손상
2도 화상	*Partial thickness burn* (부분적인 피부 두께의 화상)	부분적 피부 화상, 물집 생김, 표피와 진피 손상
3도 화상	*Full thickness burn* (전체 피부 두께의 화상)	전층 피부 화상, 표피, 진피, 피부밑층 손상과 근육아래층 손상 가능

외피계통의 진단 방법

DIAGNOSTIC PROCEDURES OF THE INTEGUMENTARY SYSTEM

Biopsy (**BYE**-op-see, 생검)는 진단을 확실히 하기 위하여 살아 있는 조직을 떼어내서 검사하는 방법을 말한다(**bi**는 생명, **-opsy**는 보다를 의미).

- *Incisional biopsy* (절개적생검)는 종양 또는 병소의 전체가 아닌 작은 조각을 떼어내는 것을 말한다.
- *Excisional biopsy* (절제적생검)는 조직을 둘러싸고 있는 가장자리 또는 병소 종양 전체를 떼어내는 것을 의미한다. *Excision*은 병소 또는 기관을 완전히 떼어내는 것을 의미한다.
- *Needle biopsy* (바늘생검)는 검사를 위하여 조직의 핵을 떼어내는 데 바늘을 사용하는 것을 의미한다.
- **Exfoliative cytology** (ecks-**FOH**-lee-**ay**-tiv sigh-**TOL**-oh-**jee**, 박피성세포학검사)는 조직의 세포를 긁어내서 현미경을 통하여 검사하는 방법을 말한다. *Exfoliation*은 사포나 화학연마제를 이용하여 죽은 세포를 제거하는 것을 의미한다(이후 절에서 설명함). 종종 미용 목적으로 시행한다.

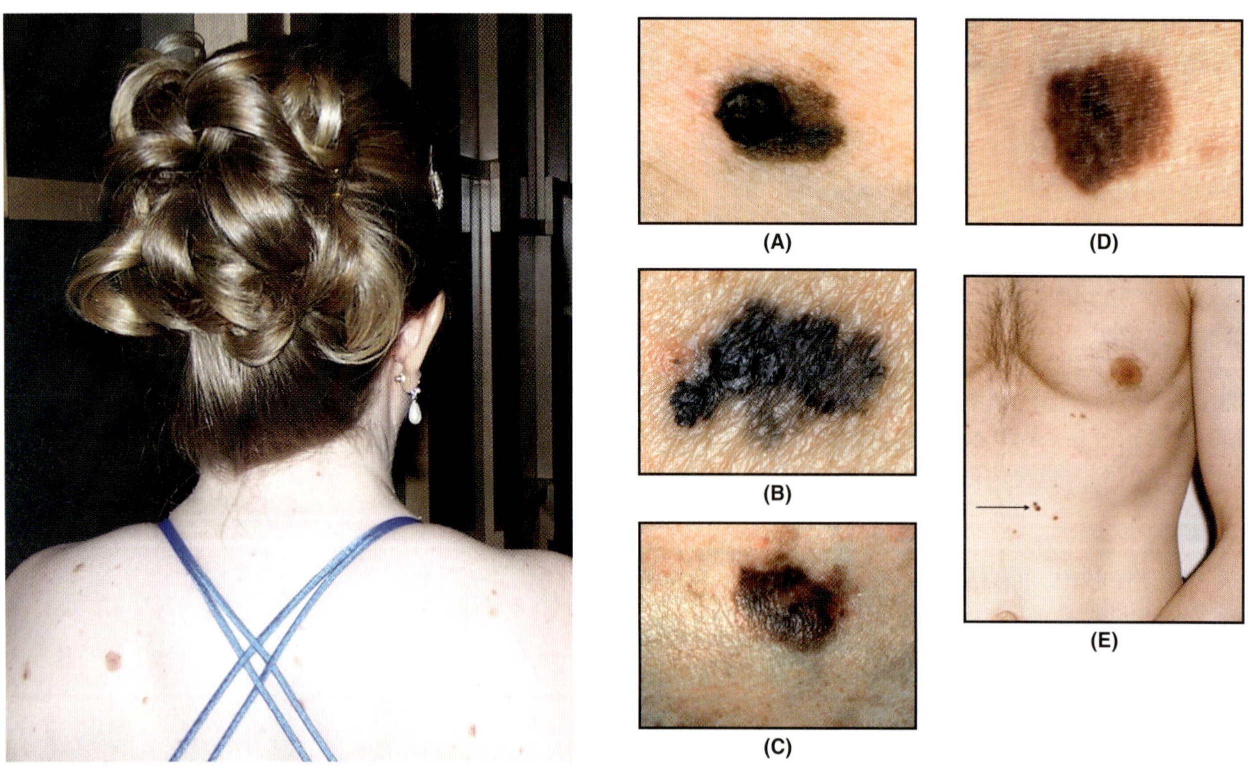

그림 12.14 왼쪽: 왼쪽 어깨뼈 부위에 보이는 흑색종. 오른쪽: 흑생종의 A–B–C–D–E 증상. (A) 불균형, (B) 경계가 불규칙함, (C) 색깔의 변색, (D) 연필지우개보다 직경이 큼, (E) 크기, 모양 또는 색깔의 음영 정도가 변하거나 또는 발전하는 형태.

외피계통의 치료 방법

TREATMENT PROCEDURES OF THE INTEGUMENTARY SYSTEM

예방 방법 *Preventive Measures*

Sunscreen (일광차단제)은 해로운 자외선 B (UVB)를 차단하는 것으로 *sun protection factor* (일광보호 요인)의 강도를 측정할 때 사용한다. 자외선 A (UVA)로부터 보호해 주는 일광차단제도 있다.

조직 제거 *Tissue Removal*

- **Cauterization** (**kaw**-ter-eye-**ZAY**-zhun, 소작술)은 부식물질로 조직을 파괴하는 것이다.
- **Chemabrasion** (**kee**-mah-**BRAY**-shun)은 *chemical peel* (화학적 박피)이라고도 하며, 피부의 바깥층을 제거하는 것으로 여드름 반흔, 주름살 제거, 각화증의 치료에 사용한다.
- **Cryosurgery** (**krye**-oh-**SIR**-jur-ee, 냉동외과냉동술)는 매우 낮은 저온을 사용하여 국소적으로 냉동시키고 불필요한 조직을 제거한다. 사마귀나 종양의 치료에 사용한다(**cry/o**는 차가운, **-surgery**는 수술을 의미).
- **Curettage** (**kyou**-reh-**TAHZH**, 소파술)는 날카로운 도구로 긁어 피부의 표면을 제거하는 것으로 기저세포 종양에서 많이 사용한다.
- **Debridement** [day-**BREED**-ment, 변연절제술(괴사조직제

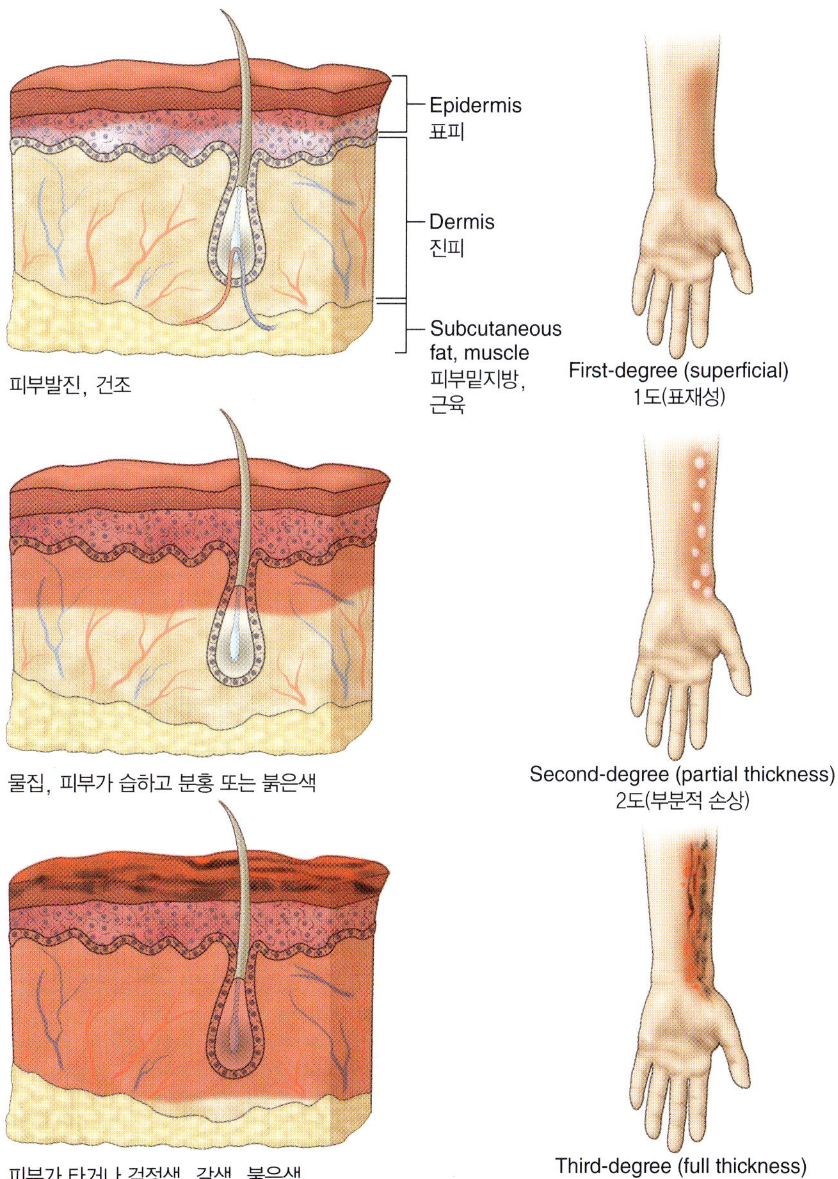

그림 12.15 화상의 정도는 관련된 피부층에 의하여 결정한다.

거술)]는 상처로부터 감염을 예방하기 위하여 손상된 조직을 제거하는 것이다.

- Irrigation (세정)과 debridement (변연절제술) 시행 시 상처의 찌꺼기를 세척하기 위해 가압된 액체를 사용한다.
- **Dermabrasion** (**der**-mah-**BRAY**-zhun, 피부찰상법, 박피술)은 솔(wire brash)이나 사포(sandpaper)를 사용하여 제거하는 것으로 여드름반흔, 수두반흔 등 얼굴의 피부를 젊어지게 하는 데 사용한다. ***Microdermabrasion*** (미세연마술, 미세피부찰상법)은 피부의 미세층만을 제거하는 시술로 결과는 일시적이다.
- **Electrodesiccation** (ee-**leck**-troh-des-ih-**KAY**-shun, 전기건조법)은 전기불꽃을 이용하여 조직을 파괴하는 외과적인 기법이다. 주로 작은 천층의 신생물을 제거하거나 혈관을 막을 때 사용한다.
- **Incision** (절개)은 외과적인 기구로 자르는 것을 의미한다. ***Incision and drainage, I & D*** (절개 및 배농술)는 고름과 같은 병소를 절개한 후에 고름을 배농하여 제거하는 것이다.
- **Mohs' surgery** (모스수술법)는 여러 가지 피부암을 치료하는 데 사용되는 기술이다. 암조직의 각 층은 제거되고 현미경하에서 모든 암조직이 깨끗하게 주변 조직까지 제거됐는지를 검사한다.

피부병태의 레이저 치료

Laser and Light Source Treatments of Skin Conditions

Laser (레이저)는 피부와 신체의 많은 곳을 치료하는 데 사용된다. Laser는 **L*ight*** **A*mplification by*** **S*timulated*** **E*mission of*** **R*adiation***의 머리글자를 합한 말이다. 레이저는 피부질환과 다른 신체의 질환을 치료하는 데 사용된다.

레이저관은 고체, 액체, 가스 물질들을 채워서 파장을 통한 빛으로 치료를 하는 것으로 모든 조직을 파괴할 수도 있고 특별한 색깔의 표적조직만 제거할 수도 있다.

- *Port-wine stain* (포도주색반점)은 출생점을 레이저 빛의 짧은 파장을 사용하여 치료한다. 한 번에 작은 부위(section)를 치료해야 하기 때문에 많은 작업시간(session)이 필요하다.
- *Rhinophyma* (딸기코)는 치료에 레이저를 사용하여 코의 과도한 조직을 없애는 데 사용한다.
- Tattoo는 표적 색깔을 제거하는 데 사용하는 레이저이다.
- Laser는 피부암, 입술의 전암, 사마귀, 손발톱 주위와 발바닥의 치료에도 사용한다.

Photodynamic therapy, PDT (**foh**-toh-dye-**NAH**-mik, 광에너지요법)는 손상된 그리고 암발병 전 피부 및 여러 가지 유형의 암을 치료하는 데 사용되는 기술이다.

- *Photosensitizing drug* (광에 민감한 약)은 국소적으로 또는 주입에 의하여 투여한다. 장복 기간은 빛의 특이 파장에 노출에 따르며, 외부에서 또는 내시경을 이용하여 주입한다.
- 광민감제가 활성화될 때 인접한 세포를 죽이는 산소기를 생산한다. 광에너지요법은 피부 표면 또는 인접 부위의 종양 및 폐와 식도와 같은 내장기관의 점막에 있는 종양을 치료하는 데 사용된다.

피부의 치료를 위한 투약

Medications for Treatment of the Skin

Retinoid (**RET**-ih-noyd, 레티노이드)는 비타민 A로부터 유래한 화학복합물 계열로서 상피세포 성장에 영향을 미치므로 피부 관리와 치료에 사용된다. 레티노이드의 사용은 쉽게 피부화상을 일으킬 수 있다.

- ***Isotretinoin***은 Accutane의 상품명으로 알려졌으며, 심한 여드름의 치료를 위한 강력한 레티노이드이다.
- ***Tretinoin***은 Retin-A와 Renova가 함유된 활성화된 성분으로서 햇빛에 손상된 피부, 여드름 및 주름의 치료에 사용된다.

Hydrocortisone과 다른 강력한 변이체들과 같은 **topical**

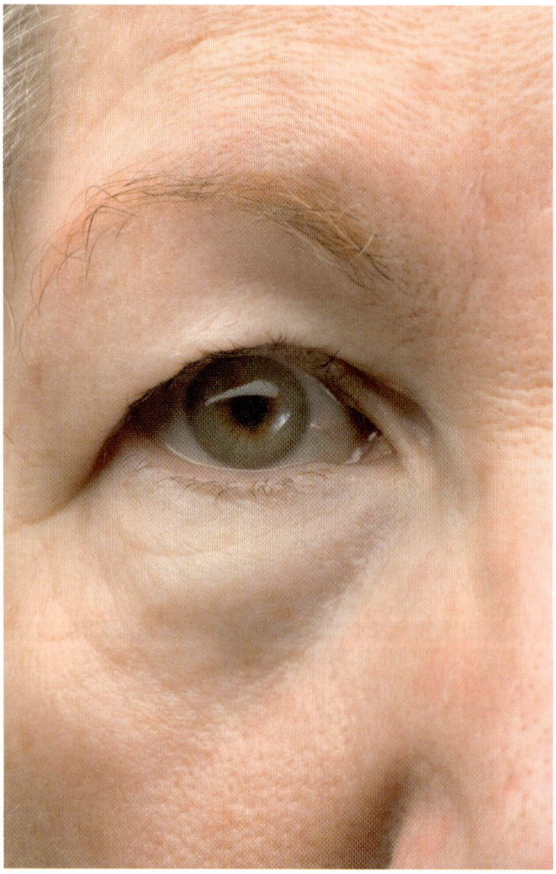

그림 12.16 눈꺼풀성형술은 시야를 방해하는 처진 피부를 제거하기 위하여 눈꺼풀의 피부를 외과적으로 제거하는 수술이다.

steroid (국소적인 스테로이드)는 여러 가지 피부질환과 질병의 치료에 사용된다. 이 약은 콩팥위샘에서 생산된 천연 코르코스테로이드 호르몬 유도체로서 되돌릴 수 없게 피부가 얇아지는 잠재적인 부작용을 피하면서 주의 깊게 사용해야 한다.

성형 방법 *Cosmetic Procedures*

- **Blepharoplasty** [**BLEF**-ah-roh-**plas**-tee, 쌍꺼풀성형술(안검성형술)]는 *lid lift*라고도 하며, 처진 피부를 제거하기 위하여 눈꺼풀의 아래나 위쪽을 외과적으로 제거하는 것을 의미한다(**blephar/o**는 눈꺼풀, **-plasty**는 외과적 회복을 의미)(그림 12.16). 환자의 넓적다리나 엉덩이로부터 적출한 소량의 지방을 눈 아래의 공간에 주입한다.
- **Botox** (보톡스)는 *botulinume toxin* (보톨리누스균 독소)을 형성한다. 독소는 식품에 있는 보톨리누스균의 한 형태로 신경독(neurotoxin)이다. Botox를 이마에 있는 근육에 주사함으로써 일시적으로 신경을 차단하여 *frown line* (눈썹 사이에 있는 선)이 나타나는 것을 3~4개월 이상 펴 주는 역할을 한다. 보톡스는 편두통과 근육경련을 치료하기 위하여 치료용으로 사용된다.
- **Collagen replacement therapy** (콜라겐보충치료)는 부드러운 조직 증가물로 얼굴선 반흔을 부드럽게 해주거나 입술의 홈 등을 만드는 데 사용된다. 콜라겐의 작은 양을 선반흔 아래 주사하면 피부에 콜라겐 공급이 증가된다. 보통 효과는 3~12개월 지속된다.
- **Dermatoplasty** (**DER**-mah-toh-**plas**-tee, 피부성형술)는 *skin graft* (피부이식술)라고도 하며, 환자의 손상 입은 피부에 기증된 건강한 조직을 교체하는 것을 의미한다(**dermat/o**는 피부, **-plasty**는 외과적 회복을 의미).
- **Electrolysis** (ee-leck-**TROL**-ih-sis, 전기분해술)는 전기를 사용하여 모낭을 파괴하는 것으로 원하지 않는 털을 제거할 때 사용한다(**electr/o**는 전기, **-lysis**는 파괴를 의미).
- **Lipectomy** (lih-**PECK**-toh-mee, 지방절제술)는 피부 아래 지방을 외과적으로 제거하는 것이다(**lip**는 지방, **-ectomy**는 외과적 제거를 의미).
- **Liposuction** (**LIP**-oh-**suck**-shun, 지방흡입술)은 *suction-assisted lipectomy*라고도 하며, 흡입과 관련된 지방제거술로 피부 아래의 지방을 흡입하여 제거하는 것이다.
- **Rhytidectomy** (**rit**-ih-**DECK**-toh-mee, 주름살제거술)는 *facelift*라고 하며, 주름을 펴기 위하여 지방과 과도한 피부를 외과적으로 제거하는 것이다(**rhytid**는 주름, **-ectomy**는 외과적 제거를 의미).
- **Sclerotherapy** (**sklehr**-oh-**THER**-ah-pee, 경화치료법)는 spider vein (거미정맥)의 치료에 사용된다. *Spider vein* (거미정맥)이란 피부에서 관찰되는 불필요한 작은정맥을 의미한다. 정맥에 생리식염수를 주사하여 치료하는데, 이 용액이 조직을 자극시킴으로써 정맥을 허탈(collapse)하게 하고 사라지게 한다.

외피계통과 관련된 약어

ABBREVIATIONS RELATED TO THE INTEGUMENTARY SYSTEM

표 12.2에는 이 장에서 소개된 용어와 관련된 약어를 정리하였다. *주의*: 실수 또는 혼동을 피하기 위하여 항상 약어를 사용할 때 주의하여야 한다.

표 12.2 ▸ 외피계통과 관련된 약어

basal cell carcinoma = BCC	**BCC** = basal cell carcinoma 바닥세포암종
cauterization = caut	**caut** = cauterization 소작술
eczema = Ecz, Ez	**Ecz, Ez** = eczema 습진
incision and drainage = I & D 절개와 배출	**I & D** = irrigation and debridement 세정과 괴사조직제거(변연절제술)
malignant melanoma = MM	**MM** = malignant melanoma 악성흑색종
necrotizing fasciitis = NF	**NF** = necrotizing fasciitis 괴사성근육염
photodynamic therapy = PDT	**PDT** = photodynamic therapy 광에너지요법
psoriasis = Ps	**Ps** = psoriasis 건선
scleroderma = SCD	**SCD** = scleroderma 피부경화증
squamous cell carcinoma = SCC	**SCC** = squamous cell carcinoma 편평상피세포암종
subcutaneous = SC, subq	**SC, subq** = subcutaneous 피부밑의, 피하의
systemic lupus erythematosus = SLE	**SLE** = systemic lupus erythematosus 전신성 홍반성 낭창

제 13 장 내분비계통

The Endocrine System

내분비계통의 구조, 기능 및 이와 관련된 연결형에 대한 개요

주요 구조	관련된 연결형	주요 기능
Adrenal Glands ▸ 콩팥위샘(부신)	adren/o	• 전해질 농도 조절과 대사에 영향을 주고, 스트레스에 응답
Gonads ▸ 생식샘(성선)	gonad/o	• 생식자를 생산하는 샘
Male: Testicles ▸ 남성 고환	testic/o	• 정자를 생산하는 샘
Female: Ovaries ▸ 여성 난소	ovari/o	• 난자를 생산하는 샘
Pancreatic Islets ▸ 이자섬(췌도)	pancreat/o	• 혈당 농도의 조절과 포도당 대사
Parathyroid Glands ▸ 방패곁샘(부갑상선)	parathyroid/o	• 전신의 칼슘 농도를 조절한다.
Pineal Gland ▸ 솔방울샘(송과선)	pineal/o	• 수면-기상 주기에 영향을 준다.
Pituitary Gland ▸ 뇌하수체	pituit/o, pituitar/o	• 다른 내분비샘의 활성을 조절하는 호르몬 분비를 자극한다.
Thymus ▸ 가슴샘(흉선)	thym/o	• 면역반응에 주요한 역할을 한다.
Thyroid Gland ▸ 방패샘(갑상선)	thyr/o, thyroid/o	• 대사, 성장, 신경계통의 활성을 자극한다.

내분비계통과 관련된 어휘

다음 목록은 이 장의 의학용어와 필수 단어요소들을 포함하고 있다. 중요한 용어들은 **굵은 글씨**로 나타내었다. 보조적인 용어는 *주황색 이탤릭체*로 나타내어 중요한 용어의 의미를 명확하게 나타내었다.

단어요소 Word Parts

- ☐ acr/o 사지말단
- ☐ adren/o 콩팥위샘(부신)
- ☐ crin/o 분비
- ☐ -dipsia 구갈
- ☐ glyc/o 당, 설탕
- ☐ gonad/o 생식샘(성선)
- ☐ -ism 상태
- ☐ pancreat/o 이자(췌장)
- ☐ parathyroid/o 방패곁샘(부갑상선)
- ☐ pineal/o 솔방울샘(송과선)
- ☐ pituitar/o 뇌하수체
- ☐ poly- 다수, 과잉
- ☐ somat/o 신체
- ☐ thym/o 가슴샘(흉선)
- ☐ thyr/o, thyroid/o 방패샘(갑상선)

의학용어 Medical Terms

- ☐ **acromegaly** (**ack**-roh-**MEG**-ah-lee) 사지말단거대증
- ☐ **Addison's disease** (**AD**-ih-sonz) 애디슨병, 부신겉질 분비부전증
- ☐ **adrenalitis** (ah-**dree**-nal-**EYE**-tis) 콩팥위샘염
- ☐ **aldosteronism** (al-**DOSS**-teh-roh-**niz**-em) 알도스테론증
- ☐ **antidiuretic hormone** (**an**-tih-dye-you-**RET**-ick) 항이뇨호르몬
- ☐ **calcitonin** (**kal**-sih-**TOH**-nin) 칼시토닌, 혈중 칼슘과 인 저하호르몬
- ☐ **Conn's syndrome** (**KONS**) 콘 증후군
- ☐ **cortisol** (**KOR**-tih-sol) 코티솔
- ☐ **cretinism** (**CREE**-tin-izm)
- ☐ **Cushing's syndrome** (**KUSH**-ingz) 쿠싱증후군
- ☐ **diabetes insipidus** (**dye**-ah-**BEE**-teez in-**SIP**-ih-dus) 요붕증
- ☐ **diabetes mellitus** (**dye**-ah-**BEE**-teez **MEL**-ih-tus) 당뇨병
- ☐ **diabetic retinopathy** (**ret**-ih-**NOP**-ah-thee) 당뇨성 망막병
- ☐ **electrolytes** (ee-**LECK**-troh-lytes) 전해질
- ☐ **epinephrine** (**ep**-ih-**NEF**-rin) 에피네프린
- ☐ **estrogen** (**ES**-troh-jen) 여성호르몬
- ☐ **exophthalmos** (**eck**-sof-**THAL**-mos) 안구돌출증
- ☐ **follicle-stimulating hormone** (**FOL**-lick-kul) 난포자극호르몬
- ☐ **fructosamine test** (fruck-**TOHS**-ah-meen) 프룩토사민 시험
- ☐ **gestational diabetes mellitus** (jes-**TAY**-shun-al **dye**-ah-**BEE**-teez) 임신성 당뇨병
- ☐ **gigantism** (jigh-**GAN**-tiz-em) 거인증
- ☐ **glucagon** (**GLOO**-kah-gon) 글루카곤, 혈당 상승을 일으키는 항인슐린 물질
- ☐ **glucose** (**GLOO**-kohs) 포도당
- ☐ **Graves'disease** (**GRAYVZ**) 그레이브스병
- ☐ **growth hormone** 성장호르몬
- ☐ **gynecomastia** (**guy**-neh-koh-**MAS**-tee-ah) 여성유방증
- ☐ **Hashimoto's disease** (hah-shee-**MOH**-tohz) 하시모토병
- ☐ **hypercalcemia** (**high**-per-kal-**SEE**-mee-ah) 과칼슘혈증
- ☐ **hyperglycemia** (**high**-per-glye-**SEE**-mee-ah) 과혈당증
- ☐ **hyperinsulinism** (**high**-per-**IN**-suh-lin-izm) 과인슐린증
- ☐ **hyperpituitarism** (**high**-per-pih-**TOO**-ih-tah-rizm) 뇌하수체 기능항진증
- ☐ **hyperthyroidism** (**high**-per-**THIGH**-roid-izm) 방패샘항진증, 갑상샘 기능항진증
- ☐ **hypoglycemia** (**high**-poh-gly-**SEE**-mee-ah) 저혈당증
- ☐ **hypothyroidism** (**high**-poh-**THIGH**-roid-izm)
- ☐ **insulin** (**IN**-suh-lin) 인슐린
- ☐ **insulinoma** (**in**-suh-lin-**OH**-mah) 도세포종
- ☐ **interstitial cell-stimulating hormone** (**in**-ter-**STISH**-al) 사이질세포자극호르몬
- ☐ **laparoscopic adrenalectomy** (ah-**dree**-nal-**ECK**-toh-mee) 복강경 콩팥위샘제거술
- ☐ **leptin** (**LEP**-tin) 렙틴, 체내지방용해물질
- ☐ **luteinizing hormone** (**LOO**-tee-in-eye-zing) 황체호르몬
- ☐ **myxedema** (**mick**-seh-**DEE**-mah) 점액수종
- ☐ **norepinephrine** (**nor**-ep-ih-**NEF**-rin) 노르에피네프린
- ☐ **oxytocin** (**ock**-sih-**TOH**-sin) 옥시토신, 자궁수축호르몬
- ☐ **pancreatitis** (**pan**-kree-ah-**TYE**-tis) 이자염
- ☐ **parathyroidectomy** (**par**-ah-**thigh**-roi-**DECK**-toh-mee) 부갑상선절제술
- ☐ **pituitary adenoma** (pih-**TOO**-ih-**tair**-ee **ad**-eh-**NOH**-mah) 뇌하수체 선종
- ☐ **polydipsia** (**pol**-ee-**DIP**-see-ah) 다음, 다갈증
- ☐ **polyphagia** (**pol**-ee-**FAY**-jee-ah) 광식, 과식
- ☐ **polyuria** (**pol**-ee-**YOU**-ree-ah) 다뇨증
- ☐ **prediabetes** 전당뇨
- ☐ **progesterone** (proh-**JES**-ter-ohn) 황체호르몬
- ☐ **prolactinoma** (proh-**lack**-tih-**NOH**-mah) 프로락틴샘종
- ☐ **puberty** (**PYU**-ber-tee) 사춘기
- ☐ **radioactive iodine treatment** 방사선 요오드 처치
- ☐ **steroids** (**STEHR**-oidz) 스테로이드
- ☐ **testosterone** (tes-**TOS**-teh-rohn) 테스토스테론, 남성호르몬
- ☐ **thymectomy** (thigh-**MECK**-toh-mee) 가슴샘절제술
- ☐ **thymitis** (thigh-**MY**-tis) 가슴샘염
- ☐ **thymosin** (**THIGH**-moh-sin) 티모신, 호르몬이라고 믿어지는 체액 성분
- ☐ **thyroxine** (thigh-**ROCK**-sin) 티록신, 아미노산의 일종

학습 목표

이 장을 통해서 다음의 목표를 달성할 수 있도록 한다.

1. 항상성 유지를 위한 내분비샘의 기능을 이해할 수 있다.
2. 내분비샘에서 분비하는 주요 호르몬의 이름과 기능을 이해할 수 있다.
3. 내분비계통의 진단과 치료과정 및 질병과 관련된 용어를 발음하고, 철자를 쓸 수 있고, 정의하고 이해할 수 있다.

내분비계통의 기능

FUNCTIONS OF THE ENDOCRINE SYSTEM

내분비계통은 호르몬을 생산하여 신체의 모든 계통을 통하여 **homeostasis** (**hoh**-mee-oh-**STAY**-sis, 항상성)를 유지하기 위하여 서로 협력하여 작용한다(**home/o**는 항상, 일정한, **-stasis**는 조절하다를 의미).

- **Hormone**은 내분비계통에서 분비된 화학적 전달자로서(2장 참조) 전신의 세포와 기관에 도달하게 된다.
- 각각의 호르몬은 특수한 세포와 기관의 활동을 조절하는 특수한 기능을 한다.
- 혈액검사 또는 소변검사를 통하여 호르몬 농도를 측정한다. 이러한 검사와 관련된 내용은 15장에서 학습한다.

내분비계통의 구조

STRUCTURES OF THE ENDOCRINE SYSTEM

Endocrine gland (**EN**-doh-krin, 내분비샘)는 호르몬을 생산하고, 도관을 갖고 있지 않다(**endo-**는 -속에, **-crine**은 분비하다라는 의미).

내분비계통에는 13개의 주요 내분비샘이 있다(그림 13.1).

- **Pituitary gland** 뇌하수체(1개, 두 엽으로 나뉨)
- **Pineal gland** 솔방울샘(1개)
- **Thyroid gland** 방패샘(1개)
- **Parathyroid gland** 방패곁샘(4개)
- **Thymus** 가슴샘(1개)
- **Pancreas** 이자(1개, 이자섬)
- **Adrenal gland** 콩팥위샘(2개)
- **Gonad** 생식샘(2개, 여성의 난소 혹은 남성의 고환)

뇌하수체

THE PITUITARY GLAND

Pituitary gland (pih-**TOO**-ih-**tair**-ee, 뇌하수체)는 ***hypophysis***라고 하며, 완두콩 크기로서 뇌의 일부인 시상하부 바로 아래의 줄기와 같은 구조에 매달려 있고 앞엽과 뒤엽으로 나눈다(그림 13.2). 시상하부는 신경계의 한 부분으로서 호르몬 생산과 신체의 기능을 조절한다(10장 참조).

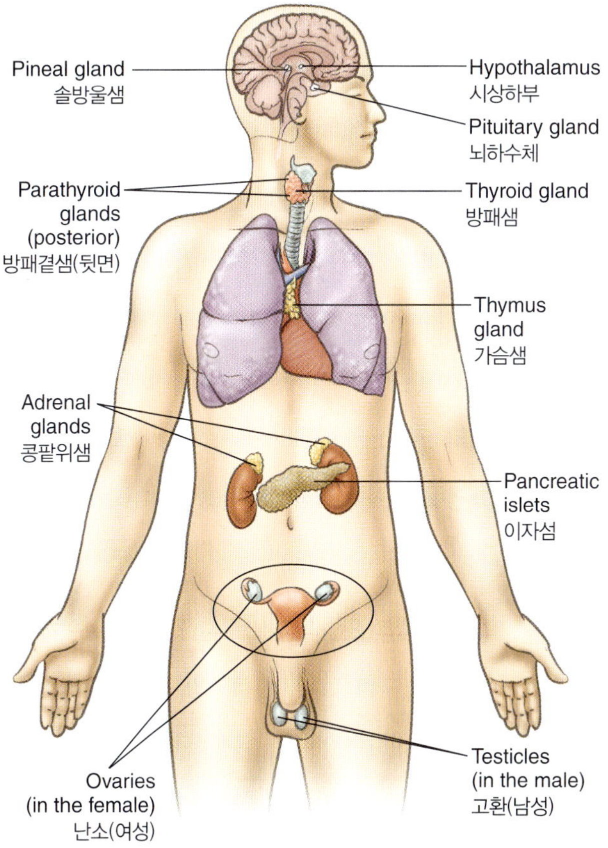

그림 13.1 내분비계통의 구조.

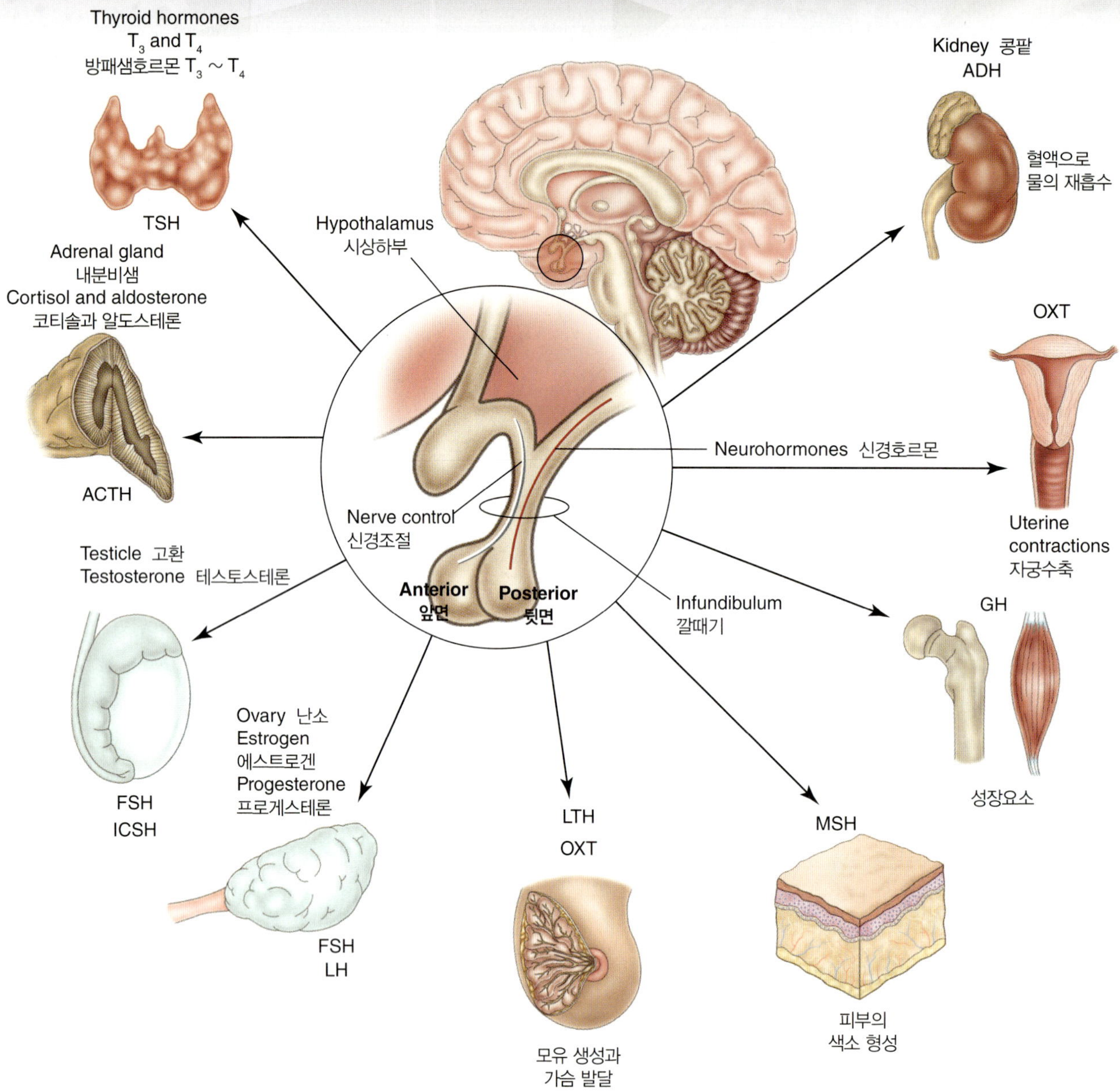

그림 13.2 뇌하수체는 다른 내분비샘의 활성을 조절하는 호르몬을 분비한다.

뇌하수체의 기능 *Functions of the Pituitary Gland*

뇌하수체의 주요한 기능은 다른 내분비샘의 활성을 조절하는 호르몬을 분비한다.

뇌하수체는 시상하부에서 분비된 신경전달물질의 자극에 응답하는 작용을 한다. 이것은 각 호르몬이 적절하게 혈액 내 농도를 유지하도록 확인하고 균형을 유지하는 시스템이다.

뇌하수체의 분비: 앞엽

Secretions of the Pituitary Gland: Anterior Lobe

- **Adrenocorticotropic hormone, ACTH** (ah-**DREE**-noh-kor-tih-coe-**TROP**-ik, 부신겉질자극호르몬)은 부신겉질을 자극하여 코티솔을 분비한다(**adren/o**는 콩팥위샘, **cortic/o**는 겉질, **trop**는 변화, **-ic**는 -에 속하다라는 의미).
- **Follicle-stimulating hormone, FSH** (난포자극호르몬)은 여성에서 에스트로겐 분비와 난소에서 난자의 성장을 자극한다. 남성에서는 고환에서 정자의 생산을 자극한다.
- **Growth hormone, GH** (성장호르몬)은 *somatotropic hormone*이라고도 하며, 뼈, 근육, 다른 조직의 성장을 조절한다(**somat/o**는 몸, **-tropin**은 자극을 의미).
- **Intestitial cell-stimulating hormone, ICSH** (**in**-ter-**STISH**-al, 사이질세포자극호르몬)은 여성에서 배란을 자극

하고, 남성에서는 testosterone (남성호르몬)의 분비를 자극한다.

- **Lactogenic hormone, LTH** (젖샘자극호르몬)은 *prolactin*이라고도 하며, 분만 후 모유의 분비와 유지를 자극한다(lact/o는 젖, gen은 생산하다, -ic는 -에 속하다를 의미).
- **Luteinizing hormone, LH** (**LOO**-tee-in-**eye**-zing, 황체호르몬)은 여성에서는 배란을 자극하고, 남성에서는 테스토스테론의 분비를 자극한다.
- **Melanocyte-stimulating hormone, MSH** (멜라닌세포자극호르몬)은 melanotropin이라고도 하며, 피부에서 색소 형성을 증가시킨다(12장 참조). MSH의 생산은 임신중에 증가한다(14장 참조).
- **Thyroid-stimulating hormone, TSH** (방패샘자극호르몬)은 방패샘의 분비와 성장을 자극한다.

뇌하수체의 분비: 뒤엽

Secretions of the Pituitary Gland: Posterior Lobe

- **Antidiuretic hormone, ADH** (**an**-tih-dye-you-**RET**-ick, 항이뇨호르몬)은 시상하부에서 생성하여 뇌하수체에 저장한 후 방출하며, 콩팥을 통하여 배출되는 수분의 양을 줄여서 혈압을 조절하는 데 도움을 준다. *Diuretic* (이뇨제)은 소변 분비를 촉진하는 약이다.
- **Oxytocin, OXT** (**ock**-see-**TOH**-sin, 옥시토신)은 분만 중 자궁 수축을 자극한다(oxy-는 신속한, -tocin은 노동을 의미). 분만 후 옥시토신은 젖샘의 모유 분비를 자극한다. *Pitocin*은 옥시토신의 합성품이며 분만의 유도를 빠르게 하기 위해 투여한다.

솔방울샘

THE PINEAL GLAND

Pineal gland [**PIN**-ee-al, 솔방울샘(송과선)]는 작고 솔방울과 같은 모양을 하고 있으며, *pineal body*라고 한다. 이 샘은 뇌의 중앙부에 위치한다.

솔방울샘의 기능과 분비

Functions and Secretions of the Pineal Gland

솔방울샘은 수면 주기와 관련이 있는 것으로 알려져 있다(그림 13.3). 이 곳에서 분비되는 물질은 다음과 같다.

- **Melatonin** (**mel**-ah-**TOH**-nin, 멜라토닌) 호르몬은 24주기의 수면과 깨움에 영향을 준다. *Circadian cycle* (24주기)이 24시간 내에 일어나는 생리학적 기능을 말한다.

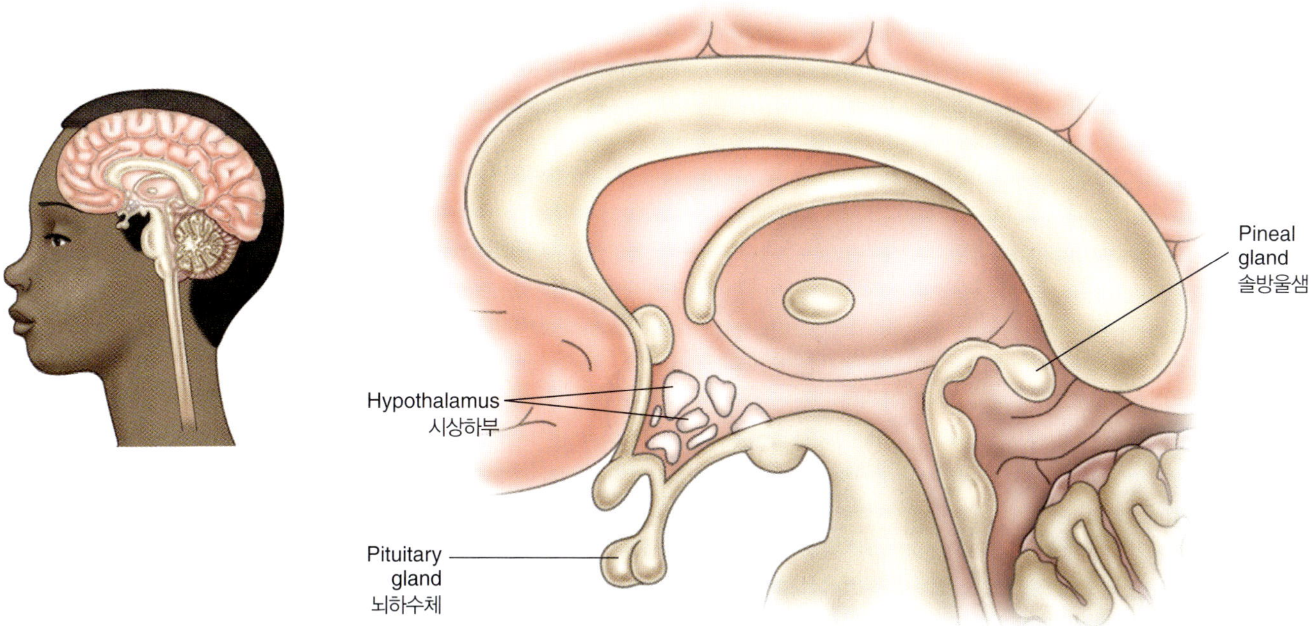

그림 13.3 솔방울샘은 뇌 안에 위치해 있다.

방패샘
THE THYROID GLAND

나비 모양의 **thyroid gland** (방패샘)는 후두 양 옆으로 방패연골의 아래에 위치한다(그림 13.4).

방패샘의 기능과 분비
Functions and Secretions of the Thyroid Gland

방패샘의 주요 기능 중의 하나는 신체의 대사를 조절하는 것이다. ***Metabolism*** (대사)는 신체에서 영양소를 이용하는 것과 관련된 모든 과정을 말한다. 방패샘 분비는 성장과 신경계의 기능에도 영향을 준다.

- 방패샘에서 분비되는 두 가지 주요 호르몬은 대사율을 조절하고 많은 다른 계통의 기능과 성장에 영향을 미친다. 이 호르몬은 다음과 같다.
- **Thyroxine, T_4** (thigh-**ROCK**-seen)
- **Triiodothyronine, T_3** (try-**eye**-oh-doh-**THIGH**-roh-neen)
- 이 두 호르몬의 분비율은 뇌하수체의 앞엽에서 분비하는 *thyroid-stimulating hormone* (방패샘자극호르몬)에 의하여 조절한다.
- **Calcitonin** (**kal**-sih-**TOH**-nin, 칼시토닌)은 혈액과 조직에서 칼슘 농도 조절을 방패곁샘호르몬과 협조한다. 칼시토닌은 뼈와 이에 저장된 칼슘 방출을 억제하여 혈액내 칼슘 농도를 저하시킨다.

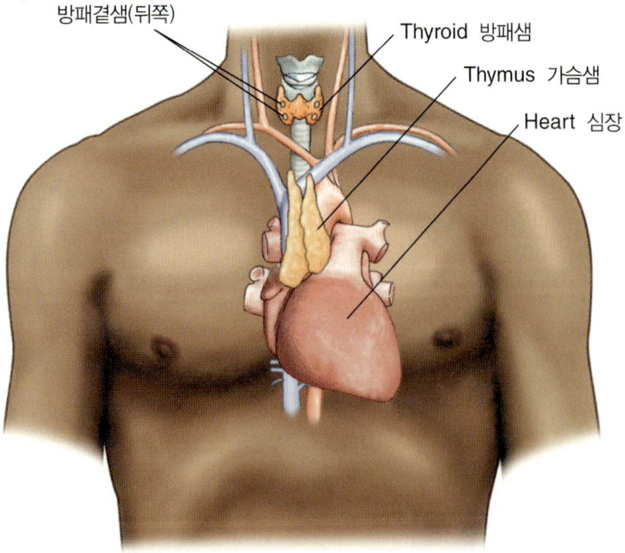

그림 13.4 방패샘, 방패곁샘 및 가슴샘

방패곁샘
THE PARATHYROID GLANDS

4개의 쌀알 모양의 **parathyroid gland** (방패곁샘)는 방패샘의 뒤에 위치한다(그림 13.4).

방패곁샘의 기능과 분비
Functions and Secretions of the Parathyroid Glands

방패곁샘의 주된 기능은 인체의 칼슘 농도를 조절하는 것이다. 칼슘 농도 조절은 근육과 신경계통의 기능을 조절하는 데 중요하다. 방패곁샘에서 분비되는 호르몬은 다음과 같다.

- **Parathyroid hormone, PTH** (방패곁샘호르몬)은 방패샘에 의하여 분비되는 *calcitonin* (칼시토닌)과 함께 작용한다. 이 두 호르몬은 혈액과 조직에서 칼슘 농도를 조절한다.
- 방패곁샘호르몬의 농도가 정상보다 높으며, 뼈와 이(치아)에 저장된 칼슘의 방출을 동원하여 혈액 내 칼슘 농도를 증가시킨다.

가슴샘
THE THYMUS

Thymus [**THIGH**-mus, 가슴샘(흉선)]는 가슴안의 앞쪽 부분의 중간 부위, 복장뼈의 뒤쪽 및 심장의 약간 위쪽에 위치한다(그림 13.4).

가슴샘의 기능과 분비
Functions and Secretions of the Thymus

가슴샘은 면역계통의 일부로서의 기능을 하는 호르몬을 분비하여 내분비계통의 일부 기능을 한다.

- **Thymosin** (**THIGH**-moh-sin, 티모신)은 림프구의 성숙을 자극하여 면역계통의 T세포를 생성한다. 이러한 성숙한 세포는 면역반응에 의한 방어를 조절하는 중요한 기능을 한다(6장 참조).

이자섬
THE PANCREAS (PANCRE ATIC ISLETS)

Pancreas (**PAN**-kree-as, 이자)는 위의 뒤쪽에 위치한 깃털 모양의 기관으로서 소화계통과 내분비 기능 두 가지 기능을 한다(그림 13.1).

Pancreatic islet (**pan**-kree-**AT**-ick **EYE**-let, 이자섬)은 내분비 기능을 하는 이자의 일부분이다. ***Islet***은 작은 독립된 덩

어리 또는 섬유로서 여러 가지 유형의 보다 큰 덩어리 내에 있는 조직의 한 유형이다.

이자섬의 기능과 분비

Functions and Secretions of the Pancreatic Islets

이자섬의 내분비 기능은 인체에서 혈당 농도와 당대사를 조절한다. 이자섬에서 분비되는 호르몬은 다음과 같다.

- **Glucose** [**GLOO**-kohs, 글루코스(포도당)]는 *blood sugar* (혈당)라고도 하며, 신체에서 사용하는 에너지의 기본적인 형태이다.
- **Glucagon, GCG** (**GLOO**-kah-gon, 글루카곤)은 낮은 혈당 농도에 반응하여 이자의 *alpha cell* (알파세포)에서 분비되는 호르몬이다. 글루카곤은 간을 자극하여 글리코겐을 글루코스로 전환시켜 혈액의 글루코스 양을 증가시킨다.
- **Insulin** (**IN**-suh-lin, 인슐린)은 높은 혈당 농도에 반응하여 이자섬의 *beta cell* (베타세포)에서 분비되는 것이다. 두 가지 기능이 있는데,

1. 에너지원으로 사용하기 위해 세포 안으로 글루코스를 받아들인다.
2. 필요하지 않은 글루코스가 가해지면 인슐린은 간을 자극하여 글루코스를 저장하기 위해 글리코겐으로 전환한다.

콩팥위샘

THE ADRENAL GLANDS

Adrenal gland (콩팥위샘)는 *suprarenal*이라고도 하며, 각각 콩팥의 꼭대기에 위치한다. 각 콩팥위샘은 부신피막으로 싸여 있고 두 부분으로 구성되어 있으며, 각각 특수한 기능을 한다. *Aderenal cortex* (부신겉질)는 바깥쪽, *adrenal medulla* (부신속질)는 안쪽 부분에 위치한다(그림 13.5).

콩팥위샘의 기능 *Functions of the Adrenal Glands*

콩팥위샘의 주요 기능 중 하나는 인체에서 전해질 농도를 조절한다.

- **Electrolyte** (ee-**LECK**-troh-lyte, 전해질)는 혈액에서 정상적으로 존재하는 나트륨, 칼륨과 같은 무기물질이다.
- 콩팥위샘의 또 다른 중요한 기능은 물질대사 조절을 돕는 것과 스트레스에 대한 반응으로 교감신경계와 상호 작용한다(10장 참조).

콩팥위샘 겉질의 분비 *Secretions of the Adrenal Cortex*

- **Androgen** (안드로겐)은 성샘, 콩팥위샘 겉질 및 지방세포에 의하여 분비된 성호르몬이다(다음 절의 생식샘 참조).
- **Corticosteroid** (**kor**-tih-koh-**STEHR**-oid, 코르티코스테로이드)는 콩팥위샘 겉질에서 생성되는 스테로이드 호르몬이며, 같은 이름의 코르티코스테로이드는 인위적으로 합성한 약물의 이름과 동일하다.
  - **Aldosterone, ALD** (al-**DOSS**-terohn, 알도스테론)은 신장에서 나트륨의 재흡수와 인의 배출을 증가시켜 염과 물의 농도를 조절한다. *Reabsorption* (재흡수)은 혈액에서 기질을 되돌리는 것을 의미한다.
  - **Cortisol** (**KOR**-tih-sol, 코르티솔)은 *hydrocortisone*이라고도 하며, 인체에서 탄수화물, 지방, 단백질의 대사를 조절하고 항감염 효과를 나타낸다.

콩팥위샘 속질의 분비 *Secretions of the Adrenal Medulla*

- **Epinephrine, Epi, EPI** (**ep**-ih-**NEF**-rin, 에피네프린)은 *adrenaline* (아드레날린)이라고도 하며, 심한 스트레스와 다

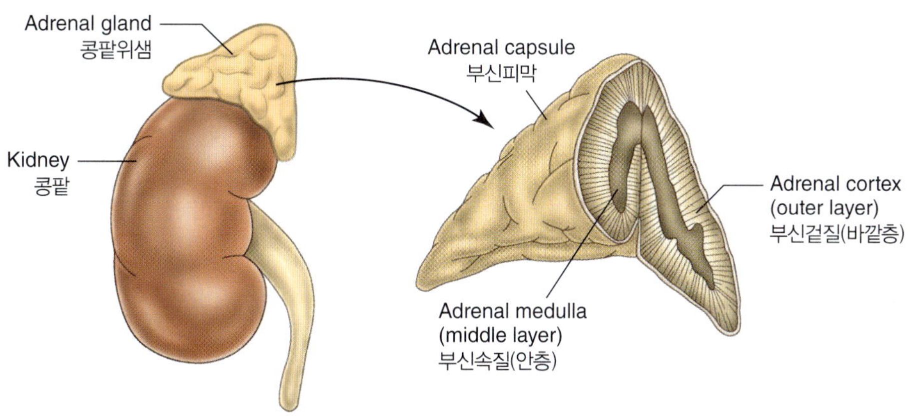

그림 13.5 콩팥의 각 윗부분에 콩팥위샘이 위치한다. 각각의 콩팥위샘은 부신피막으로 싸여 있고 부신겉질과 부신속질로 되어 있다.

른 자극에 반응하여 교감신경계를 자극한다. 이러한 자극은 심장박동과 혈압을 증가시키고 간에서 글루코스를 방출하고 인슐린의 방출을 제한한다.

- **Norepinephrine** (**nor**-ep-ih-**NEF**-rin, 노르에피네프린)은 호르몬과 신경전달물질로서 부신속질에서 분비되는 호르몬이나 교감신경계에서 분비되는 신경호르몬으로서 방출된다. 혈압을 올리거나 심장박동을 강화하거나 근수축을 강화하여 'fight-or-flight response (싸움-또는-도주 반응)'에 중요한 기능을 한다.

생식샘
THE GONADS

Gonad (**GOH**-nad, 생식샘)는 여성의 난소와 남성의 고환을 의미하며, 생식자를 생산하는 샘이다.

생식샘의 기능 *Functions of the Gonads*

생식샘은 사춘기 동안에 이차성징의 발현과 유지 기능을 하고 있는 호르몬을 분비한다. ***Secondary sex characteristic*** (이차성징)은 두 성에서 구별되는 특징이나 생식과는 직접 관계가 없다. 생식샘의 다른 기능은 14장에서 설명하였다.

- **Puberty** (**PYU**-ber-tee, 사춘기)는 처음으로 성적으로 재생능력이 있음을 말한다(그림 13.6). 생식기의 성숙에 의해 이차성적 특징의 발달과 여성에서는 첫 월경이 나타난다. 사춘기의 시기는 평균 연령이 소년은 11세이며, 소녀는 12세이다.
- ***Precocious puberty*** (성조숙증)는 조숙하여 사춘기의 변화가 일찍 시작한다. 여아는 8세 이전, 남아는 9세 이전이다. *Precocious*는 발육이나 출혈이 예외적으로 일찍 일어나는 것을 의미한다.

생식샘의 분비 *Secretions of the Gonads*

- **Estrogen, E** (**ES**-troh-jen, 에스트로겐)은 여성의 이차성징의 발달 유지와 월경 주기의 조절에 중요하다.
- **Progesterone** (proh-**JES**-ter-ohn, 프로게스테론)은 난소의 황체에 의한 월경주기의 후반기 동안 방출하는 호르몬이다. 이 호르몬의 기능은 임신의 준비를 완벽하게 하는 호르몬이다(14장 참조).
- **Gamete** (**GAM**-eet, 배우자)는 재생산을 위한 세포이다. 남성은 *sperm* (정자)을 생산하고, 여성은 *ova* (난자)를 생산한다.
- **Gonadotropin** (**gon**-ah-doh-**TROH**-pin, 생식샘자극호르몬)은 생식샘을 자극하는 호르몬이다(**gonad/o**는 생식샘, **-tropin**는 자극을 의미).

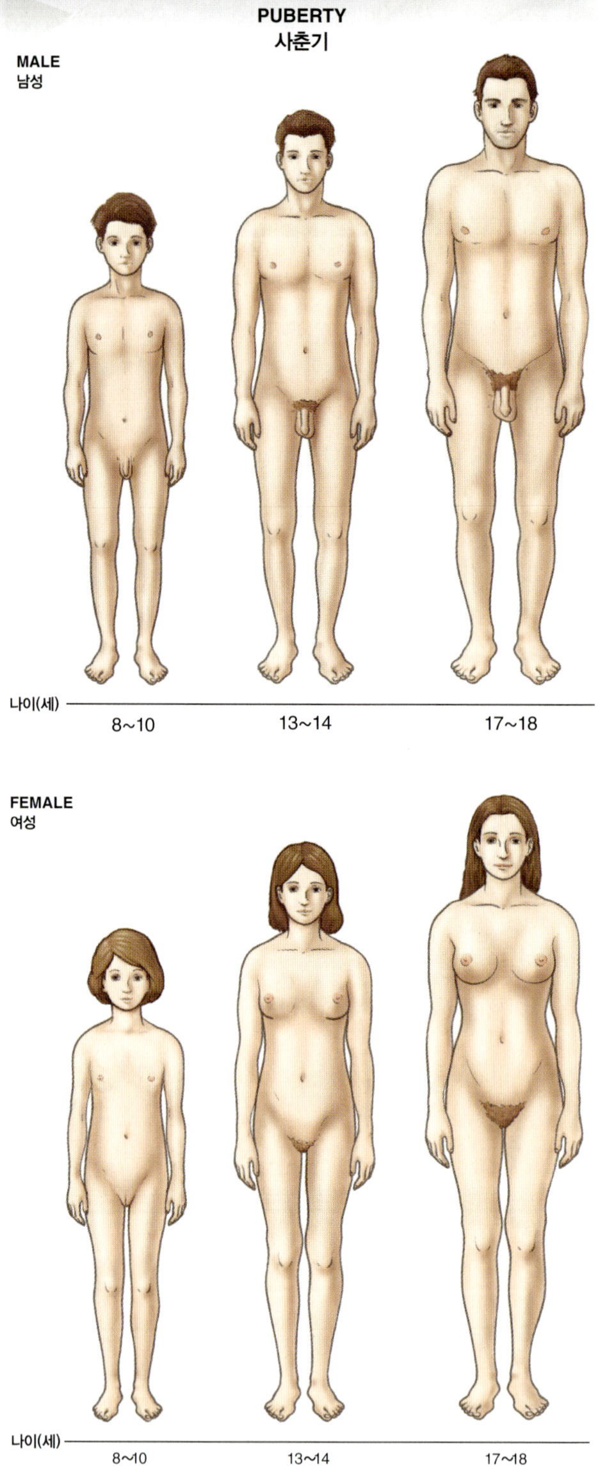

그림 13.6 사춘기는 이차성징이 점차적으로 발달한다.

- **Androgen** (**AN**-droh-jen, 안드로겐)은 성과 연관된 특징에 영향을 주는 호르몬이다. 정상적으로 성인에서 부신겉질호르몬인 안드로겐의 생성은 미약하지만 대신에 이 호르몬은 남성과 여성의 생식샘에서 생산된다.
- **Testosterone** (tes-**TOS**-teh-rohn, 테스토스테론)은 고환에

서 분비하는 호르몬으로 남성에서 이차성징의 발달을 자극한다.

특수한 유형의 호르몬 *Specialized Types of Hormones*

여러 가지 특수한 유형의 호르몬은 앞서 설명한 호르몬의 정의에 맞지 않는다. 그 이유는 호르몬의 화학적인 구조 또는 직접 내분비샘에서 혈류로 분비되지 않기 때문이다.

스테로이드 *Steroids*

Steroid (**STEHR**-oid, 스테로이드)는 호르몬과 같은 물질로서 같은 지용성 화학구조이다. 예를 들면, 콜레스테롤, 테스토스테론, 일부 항염증약이 그 예이다.

- 스테로이드는 내분비기관에서 분비된 여러 종류의 호르몬과 같은 물질 또는 천식과 같은 상태의 부종과 염증을 완화하기 위한 인공적으로 만든 의약품이다.
- **Anabolic steroid** (**an**-ah-**BOL**-ick **STEHR**-oid, 단백동화스테로이드)는 남성호르몬인 테스토스테론과 화학적으로 관련이 있고, 운동선수들에게 불법적으로 근육량을 증가시키기 위해서 사용하는데, 이는 신체에 장기간 손상을 초래하는 위험한 훈련이다.

지방세포에서 분비되는 호르몬 *Hormones Secreted by Fat Cells*

지방은 흔히 내분비샘으로 생각하지 않으나 연구에 의하면 신체의 건강과 균형에 있어서 중요한 호르몬을 최소한 한 종류, 또는 여러 종류의 호르몬을 분비한다.

- **Leptin** (**LEP**-tin)은 지방세포에 분비되는 단백질호르몬으로 식욕 조절에 관여한다.
- 렙틴은 지방세포를 떠나 혈액을 타고 뇌로 들어간다. 이 부위에서 음식 섭취와 에너지 소비의 균형을 조절한다.

신경호르몬 *Neurohormones*

내분비기관에서 분비되는 호르몬과 달리 **neurohormone** (**new**-roh-**HOR**-mohn, 신경호르몬)은 뇌의 특수한 세포에서 분비된다. 이 호르몬은 뇌에서 분비되지만 신체의 멀리 떨어진 곳에 있는 세포에 영향을 미칠 수 있다(그림 13.2).

내분비계통과 관련된 전문의료인
MEDICAL SPECIALTIES RELATED TO THE ENDOCRINE SYSTEM

- **Endocrinologist** (**en**-doh-krih-**NOL**-oh-jist, 내분비학자)는 내분비샘의 질병과 기능부전 등을 진단 처치하는 전문인을 의미한다(**endo-**는 안, **crin**은 분비하다, **-ologist**는 전문가를 의미).
- **Certified diabetes educator, CDE** (인증된 당뇨교육사)는 당뇨환자에게 질병을 관리하는 방법을 가르칠 수 있는 자격을 갖춘 보건의료 전문가이다.

내분비계통의 병리
PATHOLOGY OF THE PITUITARY GLAND

뇌하수체 *The Pituitary Gland*

- **Acromegaly** (**ack**-roh-**MEG**-ah-lee, 말단비대증)는 사춘기 이후에 성장호르몬의 과도한 분비에 의해 말단이 비대해지는 질환이다(**acr/o**는 말단, -**megaly**는 비정상적인 비대를 의미). *Gigantism*과 비교하라.
- **Gigantism** (jigh-**GAN**-tiz-em, 거대증)은 사춘기 전에 성장호르몬의 과도한 분비로 신체의 비정상적인 과성장을 말한다. *Acromegaly*과 비교하라.
- **Hyperpituitarism** (**high**-per-pih-**TOO**-ih-tah-rizm, 뇌하수체기능항진증)은 뇌하수체 앞엽의 과도한 분비에 의해 발생한 이상질환이다(**hyper-**는 과도하다, **pituitar**는 뇌하수체, **-ism**은 병을 의미).
- **Short stature** (작은키, 난쟁이)는 *dwarfism*이라고도 하며, 성장호르몬의 부족에 의하여 야기된다(3장 참조).
- **Pituitary adenoma** (pih-**TOO**-ih-**tair**-ee **ad**-eh-**NOH**-mah, 뇌하수체선종)는 *pituitary tumor*라고도 한다. 뇌하수체의 양성종양으로 천천히 성장한다. 기능성과 비기능성 뇌하수체 종양 두 종류가 있다.
  - *Functioning pituitary tumor*는 조절할 수 없을 정도로 많이 분비하는 종양이다.
  - *Nonfnctioning pituitary tumor*는 적은 양의 호르몬을 분비하는 종양이다.
- **Galactorrhea** (유즙분비증)는 자발적으로 유방에서 젖이 나오는 증상으로 prolactin이 지나치게 분비되기 때문에 발생한다(14장 참조).
- **Prolactinoma** (proh-**lack**-tih-**NOH**-mah, 프로락틴샘종)는 유즙분비호르몬의 과잉 생산을 일으키는 뇌하수체의 양성 종양이다(**pro-**는 대신하여, **lactin**은 젖, **-oma**는 종양을 의미), 여성에서는 과잉 생산이 불임을, 남성에서는 발기부전을 일으키며, 시력을 손상시킬 수도 있다.

항이뇨호르몬의 이상 *Antidiuretic Hormone Conditions*

- **Diabetes Insipidus, DI** (**dye**-ah-**BEE**-teez in-**SIP**-ih-dus, 요붕증)는 당뇨병과는 관련이 없으며, 항이뇨호르몬의 결핍이나 이 호르몬에 반응하는 신장의 무기력 때문에 일어난다.
  - 이 호르몬의 분비가 부족하면 신장에서 너무 많은 체액을 분비하게 되어 *polydipsia* [다음(과도한 갈증)]과 *poly-*

uria [다뇨(과도한 배뇨)] 현상이 일어난다. 이러한 증상을 치료하지 않으면 탈수현상에 의하여 매우 심각한 상태를 초래한다.

- *Insipidus* (맛없는, 무미한)는 라틴어에서 유래되었고 맛을 느끼지 못하다라는 의미이며 요붕증 환자의 소변 내 염분의 농도가 상대적으로 낮은 상태를 의미한다.

- **Syndrome of inappropriate antidiuretic hormone, SIADH** (항이뇨호르몬 분비이상 증후군)은 항이뇨호르몬의 지나친 생산에 의하여 야기된다. 암 또는 뇌하수체 지표에 의하여 초래된다. 수분 배출을 억제하는 항이뇨호르몬은 혈액을 희석하는 수분을 보유하게 되고 복부 팽창을 초래하여 전해질 불균형, 특히 저나트륨혈증을 야기한다.

솔방울샘의 병리 *Pathology of the Pineal Gland*

- **Pinealoma** (pin-ee-ah-**LOH**-mah, 솔방울샘종)는 멜라토닌 생산과 관련된 부위를 파괴하는 솔방울샘의 종양이다(**pineal**은 솔방울샘, **-oma**는 종양을 의미). 이 종양은 24시간 주기를 교란시켜 불면증을 일으킨다.

방패샘 *The Thyroid Gland*

Thyroid carcinoma (갑상선종양) 또는 thyroid cancer (갑상선암)라고 하며, 내분비계통의 가장 일반적인 암이다. 이 암은 25~65세 사이의 여성에서 남성보다 더 많이 발생한다.

방패샘 분비의 결핍 *Insufficient Thyroid Secretion*

- **Hashimoto's thyroiditis** (hah-shee-**MOH**-tohz, 만성림프구성방패샘염)는 *chronic lymphocytic thyroiditis*라고도 하며, 방패샘 조직을 공격하는 면역계통의 과오에 의한 자가면역질환이다. 방패샘종이나 방패샘선종 일으키는 감염 과정이나 지속적인 방패샘의 파괴 과정에서 일어난다.
- **Hypothyroidism** (**high**-poh-**THIGH**-roid-izm, 방패샘기능저하증)은 *underactive thyroid* (부족한 방패샘의 작용)라고도 하며, 방패샘 분비의 결핍으로 인해 발생한다(**hypo-**는 부족한, **thyroid**는 방패샘, **-ism**은 병을 의미). 증상은 피로, 기능 저하, 추위에 민감하고 대사율이 감소한다.
- **Cretinism** (**CREE**-tin-izm, 크레틴병)은 선천적인 방패샘기능저하증이다. 출생 후 즉시 치료를 시작하지 않으면 신체적, 정신적 발달이 정지된다.
- **Myxedema** (**mick**-seh-**DEE**-mah, 점액 부종)는 *adult hypothyroidism*이라고도 하며, 심각한 방패샘기능저하증이다. 증상은 특히 눈과 뺨에 두드러지는 부종, 피로, 저체온 등이다.

방패샘 분비의 과다 *Excessive Thyroid Secretion*

- *Thyroid nodule* (방패샘결절)은 방패샘종(goiter)과 같이 크게 자란 덩어리이다(그레이브스병 참조). 대부분의 결절은 양성이나 일부는 악성이거나 타이록신을 너무 많이 분비하기도 한다.
- **Thyroid storm** 또는 *thyrotoxic crisis* (방패샘중독증)는 비교적 드물게 발생하며, 혈액 내 방패샘호르몬의 지나친 방출에 의하여 생명을 위협하는 질환이다. 이 질환은 고열, 가슴 통증, 심계항진, 호흡이 짧아지고, 발한, 피로와 같은 증상을 나타낸다.
- **Hyperthyroidism** (**high**-per-**THIGH**-roid-izm, 방패샘기능항진증)은 *thyrotoxicosis*라고도 하며, 혈액에 방패샘 호르몬의 분비가 지나친 질환을 말한다(**Hyper-**는 과다하다, **thyroid**는 방패샘, **-ism**은 병을 의미). 증상은 대사율이 증가하고, 땀, 신경질, 체중이 감소한다. 갑상샘기능항진증을 유발하는 원인은 그레이브스병이다.

그레이브스병 *Graves' Disease*

Graves' disease (**GRAYVZ**, 그레이브스병)는 원인을 알 수 없으나 면역계통이 방패샘을 공격해서 일어나는데, 방패샘호르몬을 지나치게 분비하게 된다(그림 13.7). 그 결과 방패샘기능항진증을 초래하고 방패샘종, 안구돌출증 또는 두 가지 모두 발생시킨다. 하시모토병(방패샘기능저하증, ***hypo***thyroidism)과 그레이브스병(방패샘기능항진증, ***hyper***thyroidism)을 구분하는 단순한 방법은 하시모토(Hashimoto)는 글자 속에 *o*를 포함하고 있고, 그레이브스(Graves)는 글자 속에 *e*를 갖고 있다.

- **Goiter** (**GOI**-ter, 방패샘종)는 *thyromegaly*라고도 하며, 방패샘의 비정상적인 양성 비후를 말한다(**thyr/o**는 방패샘, **-megaly**는 비정상적인 비대를 의미). 이 샘이 커지면 목의 앞쪽이 부어오른다. 단순한 방패샘종은 신체가 필요할 정도로 충분히 호르몬을 생산하지 못할 때 발생한다. 방패샘종은 그레이브스병이나 다른 의학적 상태 또는 요오드의 결핍에 의해서도 발생한다.
- **Exophthalmos** (**eck**-sof-**THAL**-mos, 안구돌출)는 비정상적인 눈의 돌출을 말한다(**ex-**는 바깥, **ophthalm/o**는 안구를 의미, **-s**는 명사형 어미).

방패곁샘 *The Parathyroid Glands*

- **Hyperparathyroidism** (**high**-per-**par**-ah-**THIGH**-roid-izm, 방패곁샘기능항진증)은 방패곁샘(PTH)이 과잉 생산되는 증상이다(**hyper-**는 지나치다, **parathyroid**는 부갑상샘, **-ism**는 상태를 의미). 이 질환은 고칼슘증을 일으키고 신장 결석과 뼈를 약하게 한다. 부갑상샘기능항진증은 부갑상샘의 질환 또는 신장의 기능부전과 같은 신체의 다른 부위의 질환이 원인이 된다. *Hypoparathyroidism*의 반대어이다.
- **Hypercalcemia** (**high**-per-kal-**SEE**-mee-ah, 고칼슘혈증)는 뼈에 저장되지 않고 대신에 혈액 내 칼슘 농도가 비정상적

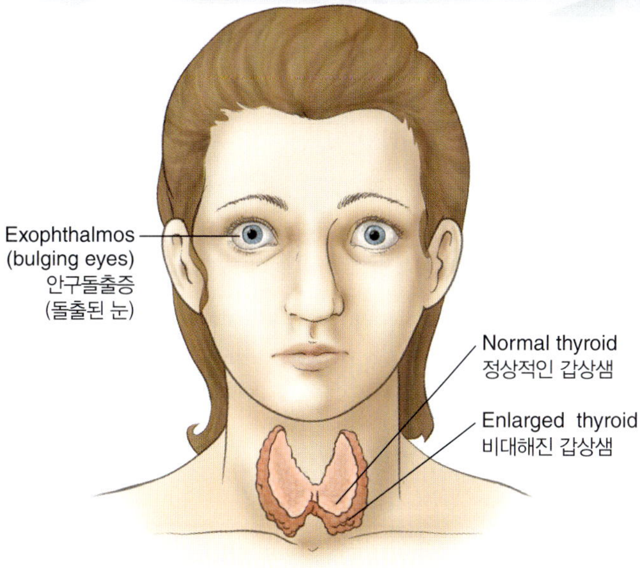

그림 13.7 그레이브스병은 안구돌출증을 일으킨다.

으로 높아지는 특징이 있다(hyper-는 과도한, calc은 칼슘, -emia는 혈액질환을 의미). 이 질환은 뼈를 약하게 하고 콩팥돌을 형성하기도 한다. *Hypocalcemia*의 반대어이다.

- **Hypoparathyroidism** (**high**-poh-**par**-ah-**THIGH**-roid-izm, 방패곁샘기능저하증)은 방패곁샘이 부족하거나 분비의 결핍에 의해 일어난다(hypo-은 부족한, parathyroid는 방패곁샘, -ism은 병을 의미). 이 질환은 보통 저칼슘증을 동반하고 심한 경우는 강직성 경련을 초래한다. *Tetany*는 간헐적인 근육의 고통스런 경련과 떨림이 특징이다. *Hyperparathyroidism*의 반대어이다.
- **Hypocalcemia** (**high**-poh-kal-**SEE**-mee-ah, 저칼슘혈증)는 혈액내 비정상적인 저칼슘 농도가 특징이다(hypo-는 부족한, calc는 칼슘, -emia는 혈액의 질환을 의미). *Hypercalcemia*의 반대어이다.

가슴샘 *The Thymus*

- **Thymitis** (thigh-**MY**-tis, 가슴샘염)는 가슴샘의 감염이다(thym은 가슴샘, -itis는 감염을 의미).

이자 *The Pancreas*

- **Insulinoma** (**in**-suh-lin-**OH**-mah, 도세포종)는 저혈당증을 일으키는 이자의 양성종양이다(insulin은 인슐린, -oma는 종양을 의미).
- **Pancreatitis** (**pan**-kree-ah-**TYE**-tis, 이자염)는 이자의 감염을 말한다(pancreat는 이자, -itis는 감염을 의미). 이자염을 일으키는 원인은 장기간 알코올 남용에 의하여 야기된다.

비정상적인 혈당 농도 *Abnormal Blood Sugar Levels*

- **Hyperglycemia** (**high**-per-glye-**SEE**-mee-ah, 과혈당증)는 혈액에 비정상적으로 당의 농도가 높아지는 증상이다(hyper-는 과도한, glyc은 당, -emia는 혈액의 질환을 의미). 과혈당증은 특히 당뇨병 환자들에게서 나타난다. 다갈, 다음, 다뇨 등의 증상을 포함한다. *Hypoglycemia*의 반대어이다.
- **Polydipsia** (**pol**-ee-**DIP**-see-ah, 다갈증)는 과도한 갈증 증세이다(poly-는 많은, -dipsia는 갈증을 의미).
- **Polyphagia** (**pol**-ee-**FAY**-jee-ah, 과식증)는 과도한 배고픔 증세이다(poly-는 많은, -phagia는 먹다를 의미).
- **Polyuria** (**pol**-ee-**YOU**-ree-ah, 다뇨증)는 과도한 배뇨 증세이다(poly-는 많은, -uria는 배뇨를 의미).
- **Hyperinsulinism** (**high**-per-**IN**-suh-lin-izm, 과인슐린증)은 혈액내 인슐린 농도가 지나치게 높은 상태를 말한다(hyper는 과도한, insulin은 인슐린, -ism은 질환을 의미). 과인슐린증은 저혈당증를 일으킨다.
- **Hypoglycemia** (**high**-poh-glye-**SEE**-mee-ah, 저혈당증)는 혈액내 비정상적으로 글루코스 농도가 낮은 상태를 말한다(hypo-는 부족한, glyc은 당, -emia는 혈액질환을 의미). 증상은 신경질적이고, 비틀거리고, 혼란 상태, 심계항진 및 불안감을 나타낸다. *Hyperglycemia*의 반대어이다.

당뇨 *Diabetes Mellitus*

Diabetes mellitus, DM (**dye**-ah-**BEE**-teez **MEL**-ih-tus, 당뇨)는 인슐린의 분비, 인슐린 작용 또는 둘 모두의 결함 때문에 생긴 과혈당증의 특징을 가진 대사 부전의 증상들이다. 당뇨는 요붕증과는 관련이 없다.

- 이 질환은 제1형과 제2형으로 뚜렷하게 구분되고, 성인에서 잠재적인 자가면역당뇨(제1.5형)로 나눈다.
- 과거에는 소아에 당뇨가 발생하였을 때를 *juvenile diabetes*(소아당뇨)라고 한다. 그러나 어린이에서도 제1형과 제2형으로 나누어 설명한다.
- 하지만 많은 환자들이 어느 하나의 유형에만 속하는 것은 아니며 치료 목적은 혈당을 가장 효율적으로 조절하고 당뇨합병증을 예방하는 것이다.
- *Metabolic syndrome* (대사증후군)은 혈압 증가, 인슐린 농도 상승, 허리 주위에 지방이 과다하게 축적 또는 비정상적인 콜레스테롤 농도를 동반하는 의학적인 상태를 말한다. 이 증상은 심장질환, 뇌졸중 및 당뇨병의 발병률을 증가시킨다.

제1형 당뇨 *Type 1 Diabetes*

제1형 당뇨는 거의 인슐린 의존 당뇨병 또는 소아 당뇨로 알려져 있고, 자가면역성 인슐린결핍증이다. 이 질환은 이자의 베타세포의 파괴로 인해 인슐린이 분비되지 않는다(6장 자가면역질환 참조).

- 제1형 당뇨의 증상은 다갈, 다식, 다뇨, 체중 저하, 시력 저하, 쉽게 피로하고, 상처 치유가 잘 안 된다.
- 제1형 당뇨는 인슐린 대체요법에 의한 주의 깊은 조절뿐만 아니라 식이요법과 운동 등으로 치료해야 된다.
- 제1형 당뇨의 개시는 종종 바이러스 감염에 의하여 일어날 수 있다.

제2형 당뇨 *Type 2 Diabetes*

제2형 당뇨는 대개 비의존성 당뇨병으로 알려져 있고, 인슐린 저항성 질환이다. 인슐린저항성(***insulin resistance***)이란 인슐린이 생성되더라도 인체는 충분히 이용을 못한다는 의미이며, 이를 보상하기 위해서 인체는 더 많은 인슐린을 분비한다. 소아비만이 증가하면서 제2형 당뇨는 어린이와 젊은이에게 많이 발생하고 있다. 성인의 비만도 이러한 질환에 대한 위험성이 높아진다.

- **Prediabetes** (전당뇨)는 혈당 농도가 정상보다 높은 상태이다. 그러나 제2형 당뇨로 분류할 만큼 높은 농도는 아니다. 그러나 이러한 상태는 제2형 당뇨, 심장질환 및 뇌졸중으로 발전할 가능성이 높다.
- 제2형 당뇨는 몇 년 동안 증상이 나타나지 않는다. 증상이 나타나면 제1형 당뇨 증상에 순차적 감염, 과민성, 손발이 따끔거리는 느낌 등이 나타난다.
- 제2형 당뇨는 항상 식이요법과 운동, 약물 투여로 치료한다.
  - ***Oral hypoglycemics*** (경구 저혈당약)는 인체에서 더 많은 인슐린을 방출하기 위해 혈당을 낮춘다.
  - ***Glucophage*** (metfomin hydrochloride)와 유사 약물들은 인슐린 저항성을 제거하고 세포 안으로 혈당을 유입되도록 작용한다.

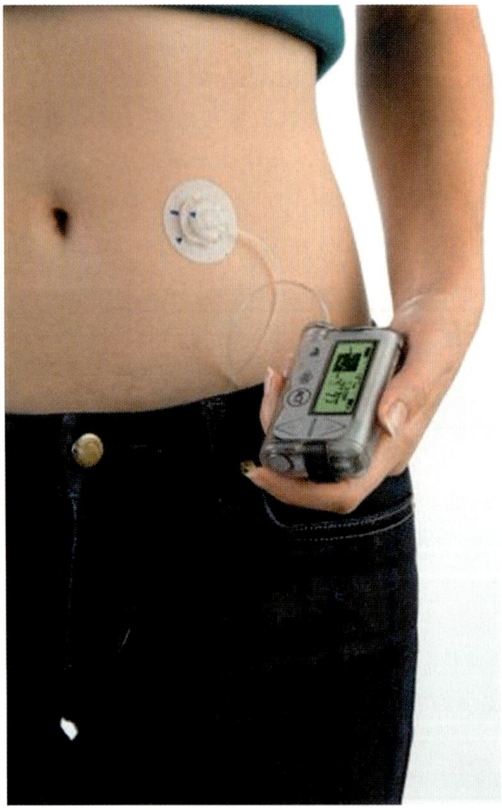

그림 13.8 인슐린펌프는 환자가 벨트를 차고 조절된 인슐린 대체치료요법에 의하여 투여한다.

성인에서 잠재적인 자가면역성 당뇨병
Latent Autoimmune Diabetes in Adults

Latent autoimmune diabetes in adults, LADA는 ***type 1.5 diabetes*** (제1.5당뇨병)이라 하고, 성인에서 발병하는 제1유형 당뇨병 상태이다. 제2형 당뇨와 많은 특징이 유사하다. 그러나 자가면역황체가 나타난다. ***Latent***는 있으나 보이지 않다라는 의미이다. 즉, 잠재적이라는 의미이다.

- LADA는 대개 정상 체중의 성인과 제1형 당뇨병 가족력이 있는 성인에서 발병한다.
- 성인당뇨 환자의 10%가 LADA이며, 식사요법, 운동, 약물 투여 및 인슐린에 의하여 치료한다.

임신성 당뇨병 *Gestational Diabetes Mellitus*

Gestational diabetes mellitus (jes-**TAY**-shun-al **dye**-ah-**BEE**-teez, 임신성 당뇨병)는 임신기간에 발생하는 당뇨 유형이다. 이 질환은 출산 후에는 대개 사라진다. 그렇지만 출산 후의 여성 중에는 많은 경우가 제2형 당뇨로 발전한다.

당뇨의 응급처치 *Diabetic Emergencies*

당뇨의 응급처치는 지나친 혈당이나 부족한 혈당 때문이다. 처치는 응급상황을 정확히 진단하는 데 따른다(그림 13.9A, B).

- **Diabetic coma** (당뇨병성 혼수)는 과혈당으로 인해 일어난다. ***Diabetic ketoacidosis*** (당 케토산증)로 알려져 있고, 이 질환은 점진적인 인슐린 투여로 치료된다.
- **Insullin shock** (인슐린 쇼크)는 저혈당(hypoglycemia)으로 인한다. 혈액에 빠르게 흡수될 수 있는 설탕인 ***oral glucose***는 혈액내 당의 농도를 빠르게 올리는 데 투여된다.

당뇨합병증 *Diabetic Complications*

대부분의 당뇨합병증은 모세혈관과 다른 혈관의 오랜 동안 과도한 혈당의 노출에 의한 손상으로 일어난다.

- **Diabetic retinopathy** (**ret**-ih-**NOP**-ah-thee, 당뇨병성 망막병)은 당뇨가 망막에 있는 얇은 혈관에 손상을 주었을 때

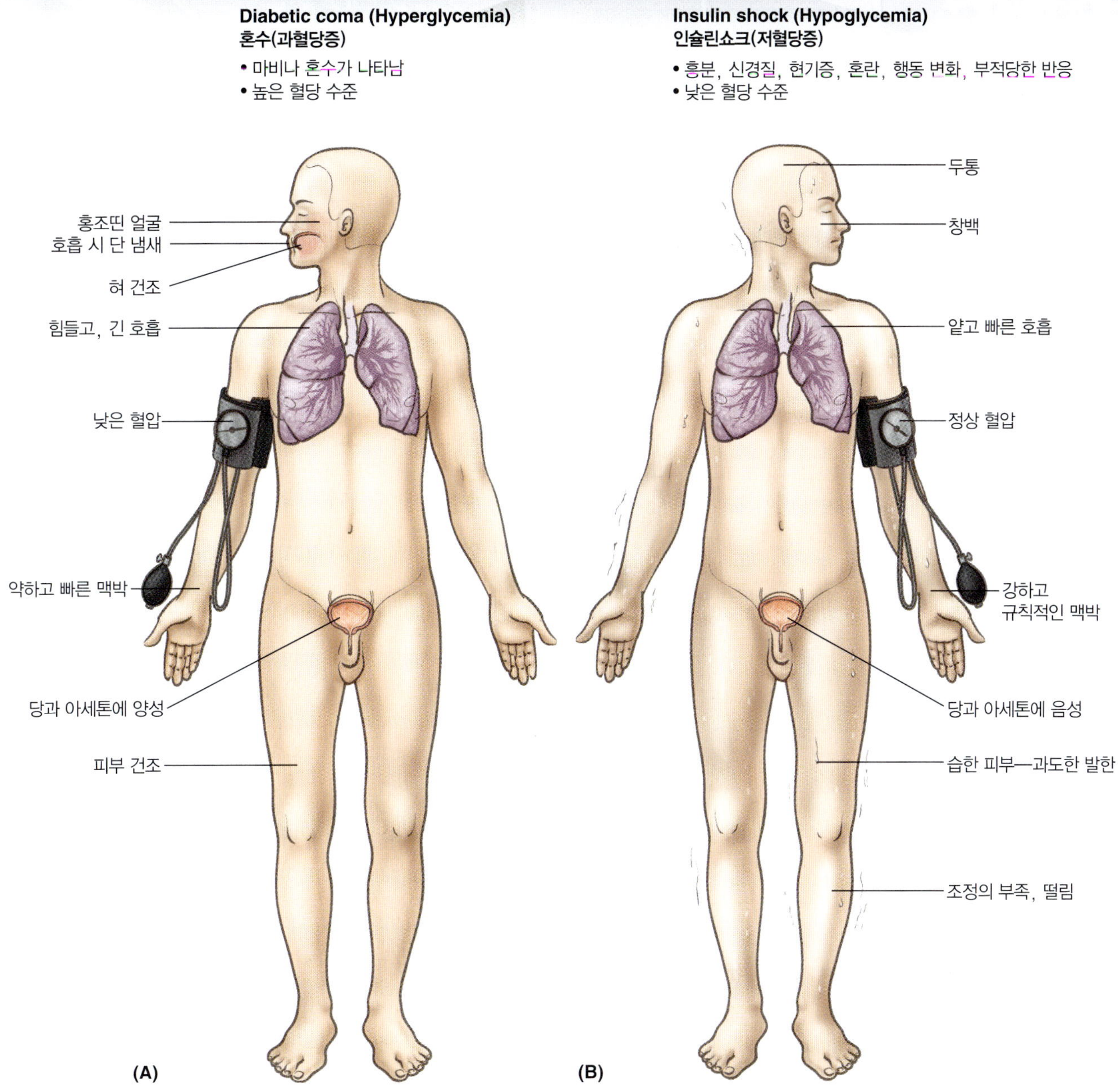

그림 13.9 (A) 당뇨병성 혼수(고혈당), (B) 인슐린쇼크(저혈당).

발생한다. 안구의 뒤쪽구역에 혈액의 유출을 초래하여 시력을 상실하게 한다(11장 참조).

- *Heart disease* (심장질환)는 과도한 혈당이 혈관벽을 두껍고 단단하게 만들어서 발생한다. 이것은 고혈압과 아테롬성 동맥경화증을 일으킨다(5장 참조).
- *Kidney disease* (콩팥질환)는 콩팥을 순환하는 혈관의 혈액 흐름이 줄어들어 혈관을 손상시켜 콩팥의 기능 상실을 초래한다(9장 참조).
- *Peripheral neuropathy* (new-**ROP**-ah-thee, 말초신경장애)는 손이나 발에서 발생하는 말초신경장애로 통증과 떨림 및 무감각 증상이 발생한다(10장 참조).
- 제대로 혈당 조절을 하지 못하면 상처 치유가 서서히 일어나면 상처 감염 가능성이 증가한다. 조그마한 손상도 악화되기 쉽고, 궤양과 궤저도 일으킬 수 있으므로 심하면 다리와 발을 절단할 수도 있다.

콩팥위샘 *The Adrenal Glands*

- **Addison's disease** (**AD**-ih-sonz, 애디슨병)는 코티졸이나 알도스테론을 충분히 생성하지 못하는 콩팥위샘의 질환을 말한다. 쉽게 피로하거나 근력 저하, 식욕 부진, 체중의 감소 등

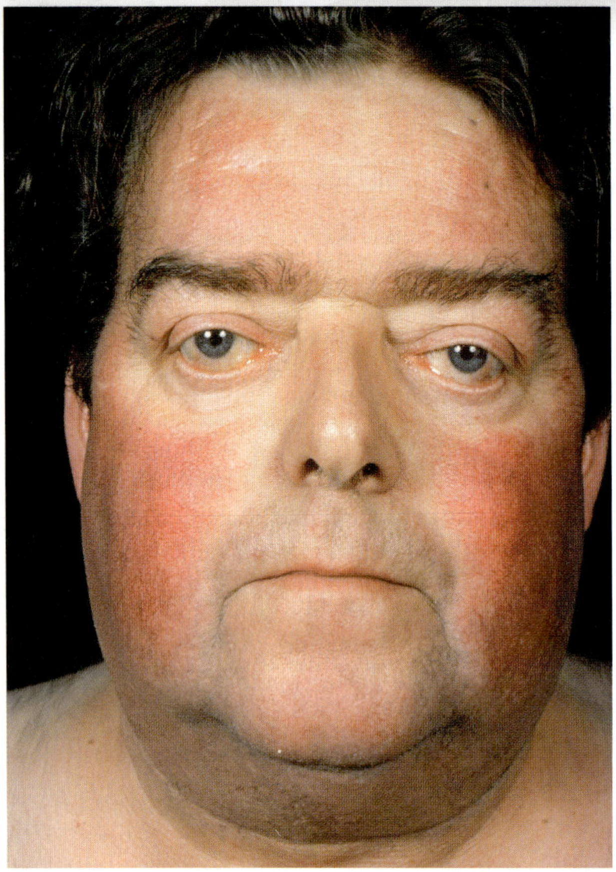

그림 13.10 쿠싱증후군은 전형적인 '보름달' 모양의 얼굴을 나타낸다.

이 급성질환에서 나타나는 특징이다.

- **Adrenalitis** (ah-**dree**-nal-**EYE**-tis, 콩팥위샘염)는 콩팥위샘의 감염 증상이다(adrenal은 콩팥위샘, -itis는 감염을 의미).
- **Aldosteronism** (al-**DOSS**-teh-roh-**niz**-em, 알도스테론증)은 지나친 알도스테론의 분비에 의해 비정상적인 전해질 균형을 야기한다.
- **Conn's syndrome, KON** (콘증후군)은 콩팥위샘의 질환으로 알도스테론의 지나친 분비에 의하여 야기된다. 이 질환은 주로 알도스테론증의 유형으로서 허약해지거나 경련을 일으킬 수 있다.
- **Pheochromocytoma** (fee-oh-**kroh**-moh-sigh-**TOH**-mah, 갈색세포종)는 혈압과 심장박동을 조절하는 에피네프린과 노르에피네프린을 과도하게 생산하게 하는 부신속질의 양성 종양이다(phe/o는 어둑한, chrom/o는 검은, cyt는 세포, -oma는 종양을 의미).

쿠싱증후군 *Cushing's Syndrome*

Cushing's Syndrome (**KUSH**-ingz **SIN**-drohm, 쿠싱증후군)은 *hypercortisolism* (코티졸과잉증)이라고도 하며, 고농도의 코티졸에 노출되면 발생한다. 코티졸은 항염증작용이 있으며, 신체에서 탄수화물, 지방 및 단백질을 조절한다. 증상은 보름달 모양의 둥근 얼굴이다(그림 13.10).

이 질환은 코르티코스테로이드를 장기간 사용하거나 신체에서 코티솔이 과잉 생산되기 때문에 야기된다. 스테로이드호르몬 투여는 천식, 루프스, 류마티스관절염과 같은 감염증의 치료에 사용되며, 이식한 조직이나 기관의 거부반응을 억제하기 위해 사용된다.

생식샘 *The Gonads*

- **Hypergonadism** (**high**-per-**GOH**-nad-izm, 생식샘과다증)은 과도한 생식샘호르몬을 분비하는 질환이다(hyper-는 과도한, gonad는 생식샘, -ism은 질병을 의미). *hypogonadism*과 비교하라.
- **Hypogonadism** (**high**-poh-**GOH**-nad-izm, 생식샘저하증)은 생식샘의 부족한 호르몬 분비를 나타내는 질환이다(hypo-는 부족한, gonad는 생식샘, -ism은 질병을 의미).
- **Gynecomastia** (**guy**-neh-koh-**MAS**-tee-ah, 여성형유방증)는 남성에서 병적으로 과도하게 젖샘이 발달한 상태를 의미한다(gynec/o는 여성, mast는 가슴, -ia는 비정상적인 상태를 의미). 이 질환은 테스토스테론의 감소에 의하여 발생한다.

내분비계통과 관련된 진단 방법
DIAGNOSTIC PROCEDURES RELATED TO THE ENDOCRINE SYSTEM

방패샘 *The Thyroid Gland*

- **Radioactive iodine uptake test, RAIU** (방사성요오드섭취검사)는 방사성 요오드를 구강으로 투여한 후 방패샘의 기능을 측정한다. 방패샘에 있는 방사성의 양은 감마프루브라고 하는 포켓용 기구를 이용하여 6~24시간 이후를 측정한다.
- **Thyroid-stimulating hormone assay** (방패샘자극호르몬분석법)는 방패샘 자극호르몬의 혈액순환 시 농도를 측정하는 진단 시험이다. 이 시험법은 뇌하수체의 과도한 자극에 의한 비정상적인 방패샘의 활성을 검출하는 데 이용된다.
- **Thyroid scan** (방패샘 주사)은 방패샘 기능을 측정하고 15장에서 학습하는 핵의학의 한 형태이다.

당뇨병 *Diabetes Mellitus*

- **Fasting blood sugar test** (공복혈당검사)는 *fasting plasma glucose (FPG) test*라고도 하며, 환자가 8~12시간 정도 먹지 않은 상태에서 혈당의 농도를 측정한다. 이 시험법은 당뇨 치료를 감시하거나 가려내기 위해 사용된다.

- **Oral glucose tolerance test** (경구 당 내성시험법)는 당뇨의 진단을 확신할 때 수행하는 것으로 저혈당증의 진단을 돕는다.
- **Home blood glucose monitoring** (자가혈당감시)은 현재 사용되는 혈당 농도 측정법이다. 이 시험법은 환자의 혈액 한 방울로 측정한다.
- **Hemoglobin A1c testing**은 *HbA1c*라고도 하며, '*H-BA-one-C*'로 발음한다. 3~4개월 이전부터의 평균 혈당을 측정하는 혈액 시험법이다. 시험법은 이 기간 동안 혈당이 어떻게 잘 조절되었는지를 평가할 때 이용된다. 당뇨를 확인하기 위해 가려내는 시험법으로도 사용된다.
- **Fructosamine test** (**fruck**-**TOHS**-ah-meen, 프룩토사민시험법)는 지난 3주 동안의 평균 글루코스 농도를 측정한다. 시험법은 HbA1c보다 더 빠르게 변화를 확인할 수 있다.

내분비계통과 관련된 치료 방법
TREATMENT PROCEDURES OF ENDOCRINE SYSTEM

뇌하수체 *The Pituitary Gland*

- **Human growth hormon, HGH** (인간 성장호르몬)은 재조합 성장호르몬(GH)으로 성장호르몬의 합성품이다. 정상적인 발달에 있어서 정상적인 성장호르몬의 농도보다 부족할 때 성장을 자극하고자 투여한다.
- **Hypophysectomy** (high-**pof**-ih-**SECK**-toh-mee, 뇌하수체절제술)는 비정상적인 샘조직을 절제하는 수술이다(**hypophys**는 뇌하수체, **-ectomy**는 제거를 의미). 이러한 수술은 코를 통하여 수행한다.

솔방울샘 *The Pineal Gland*

- **Pinealectomy** (**pin**-ee-al-**ECK**-toh-mee, 솔방울샘제거술)는 솔방울샘의 외과적 제거술이다(**pineal**은 솔방울샘, **-ectomy**는 외과적 제거를 의미).

방패샘 *The Thyroid Gland*

- **Antithyroid drug** (항방패샘 약물)는 방패샘 호르몬을 방출하는 방패샘의 기능을 저하시키고자 할 때 투여하는 약물이다.
- **Radioactive iodine treatment, RAI** (방사선요오드요법)는 방패샘세포를 파괴하기 위해 방사능 요오드를 투여한다. 이 치료는 방패샘의 일부분을 파괴해야 하기 때문에 그레이브스병처럼 과도한 방패샘병을 치료하는 데 이용한다.
- **Lobectomy** (loh-**BECK**-toh-mee, 엽절제술)는 방패샘의 하나의 엽을 제거하는 외과적 요법이다. 이 용어는 간, 뇌, 허파엽의 제거에 사용된다.
- **Synthetic thyroid hormone** (합성방패샘호르몬)은 방패샘 기능이 상실된 경우에 대체하여 투여한다.

방패곁샘 *The Parathyroid Glands*

- **Parathyroidectomy** (**par**-ah-**thigh**-roi-**DECK**-toh-mee, 방패곁샘 절제술)는 방패곁샘의 하나 또는 그 이상의 외과적 제거술이며 방패곁샘 기능항진증을 조절할 때 수행된다(**parathyroid**는 부갑상샘, **-ectomy**는 외과적인 제거를 의미).

가슴샘 *The Thymus*

- **Thymectomy** (thigh-**MECK**-toh-mee, 가슴샘제거술)는 가슴샘의 외과적 제거술이다(**thym**은 가슴샘, **-ectomy**는 외과적 제거를 의미).

이자 *The Pancreas*

- **Pancreatectomy** (**pan**-kree-ah-**TECK**-toh-mee, 이자제거술)는 이자의 외과적인 제거를 의미한다(**pancreat**는 이자, **-ectomy**는 외과적 제거를 의미). *Total pancreatectomy* (총이자제거술)는 이자암 치료에 사용된다. 침범된 장기(지라, 쓸개, 온쓸개관과 어느 정도의 작은창자와 위까지)를 포함한 이자의 제거를 말한다.

콩팥위샘 *The Adrenal Glands*

- **Laparoscopic adrenalectomy** (ah-**dree**-nal-**ECK**-toh-mee, 복강경 부신적출술)는 콩팥위샘을 하나 또는 모두를 외과적으로 제거하여 최소한으로 침해하는 과정이다(**adrenal**은 콩팥위샘, **-ectomy**는 외과적 제거를 의미).
- **Cortisone** (**KOR**-tih-sohn, 코티손)은 *hydrocortisone*이라고도 하며, 인체에서 생성된 코르티스테로이드의 합성물과 같은 약물이다. 코티손은 면역을 억제하기 위해서 투여하며 면역억제제로서 사용한다(6장 참조).
- 합성된 호르몬인 epinephrine은 심장율동 부전과 천식 쇼크와 같은 병을 치료할 때 혈관을 수축시키는 혈관수축제로 써 사용된다. *Epinephrine autoinjector*인 Epipen은 정량의 epinephrine을 주입하는 데 사용하는 장치이다.

내분비계통과 관련된 약어
ABBREVIATIONS RELATED TO THE ENDOCRINE SYSTEM

표 13.1에는 이 장에서 소개된 용어와 관련된 약어를 정리하였다. *주의*: 실수 또는 혼동을 피하기 위하여 항상 약어를 사용할 때 주의하여야 한다.

표 13.1 ▸ 내분비계통과 관련된 약어

aldosterone = ALD	**ALD** = aldosterone 알도스테론
antidiuretic hormone = ADH	**ADH** = antidiuretic hormone 항이뇨호르몬
diabetes insipidus = DI	**DI** = diabetes insipidus 요붕증
diabetes mellitus = DM	**DM** = diabetes mellitus 당뇨병
epinephrine = EPI, Epi	**Epi, EPI** = epinephrine 에피네프린
fasting blood sugar = FBS	**FBS** = fasting blood sugar 공복 시 혈당
fructosamine test = FA	**FA** = fructosamine test 프룩토사민 시험
Grave's disease = GD	**GD** = Graves'disease 그레이브스병
hypoglycemia = HG	**HG** = hypoglycemia 저혈당증
latent autoimmune diabetes = LADA	**LADA** = latent autoimmune diabetes 잠재적인 자가면역성 당뇨병
leptin = LEP, LPT	**LEP, LPT** = leptin 렙틴, 체내지방용해물질
thyroid stimulating hormone = TSH	**TSH** = thyroid stimulating hormone 방패샘자극호르몬

제 14 장 생식계통

The Reproductive Systems

생식계통의 구조, 기능 및 이와 관련된 연결형에 대한 개요

주요 구조	관련된 연결형	주요 기능
MALE ▸ 남성		
Penis ▸ 음경	pen/i, phall/i	• 성교와 배뇨 시 이용된다.
Testicles ▸ 고환	orch/o, orchid/o, test/i, test/o	• 정자와 남성호르몬인 테스토스테론을 생산한다.
FEMALE ▸ 여성		
Ovaries ▸ 난소	oophor/o, ovari/o	• 난자와 여성호르몬을 생산한다.
Fallopian Tubes ▸ 자궁관	salping/o	• 성숙한 난자를 받아들여서 수정을 위한 장소를 제공하고 난자를 자궁으로 운반한다.
Uterus ▸ 자궁	hyster/o, metr/o, metri/o, uter/o	• 발생 중인 태아를 보호하고 지지한다.
Vagina ▸ 질	vagin/o, colp/o	• 성교와 생리분비물의 배출 통로 및 산도로서 작용한다.
Placenta ▸ 태반	placent/o	• 임신기간 동안 태아와 모체 사이에 영양소와 노폐물을 교환한다.

생식계통과 관련된 어휘

다음 목록은 이 장의 의학용어와 필수 단어요소들을 포함하고 있다. 중요한 용어들은 **굵은 글씨**로 나타내었다. 보조적인 용어는 *주황색 이탤릭체*로 나타내어 중요한 용어의 의미를 명확하게 나타내었다.

단어요소 Word Parts

- ☐ cervic/o 경부(목), 자궁목
- ☐ colp/o 질
- ☐ -gravida 임신
- ☐ gynec/o 여성, 여자
- ☐ hyster/o 자궁
- ☐ mast/o 젖, 유방
- ☐ men/o 월, 월경
- ☐ orchid/o 고환, 고환의
- ☐ ov/o 난자
- ☐ ovari/o 난소
- ☐ -para 출산, 분만
- ☐ -pexy 외과적 고정술
- ☐ salping/o 난관, 나팔관
- ☐ test/i 고환, 고환의
- ☐ vagin/o 질

의학용어 Medical Terms

- ☐ **amenorrhea** (ah-**men**-oh-**REE**-ah) 무월경
- ☐ **amniocentesis** (**am**-nee-oh-sen-**TEE**-sis) 양수천자법
- ☐ **andropause** (**AN**-droh-pawz) 남성갱년기
- ☐ **Apgar score** 아프가점수
- ☐ **azoospermia** (ay-**zoh**-oh-**SPER**-mee-ah) 무정자증
- ☐ **cervical dysplasia** (**SER**-vih-kal dis-**PLAY**-see-ah) 자궁경부(목)이형성
- ☐ **cervicitis** (**ser**-vih-**SIGH**-tis) 자궁경부염, 자궁목염
- ☐ **chlamydia** (klah-**MID**-ee-ah) 클라미디아
- ☐ **chorionic villus sampling** (**kor**-ee-**ON**-ick-**VIL**-us) 융모막생검
- ☐ **colostrum** (kuh-**LOS**-trum) 초유
- ☐ **colpopexy** (**KOL**-poh-**peck**-see) 질고정술
- ☐ **colporrhaphy** (kol-**POR**-ah-fee) 질봉합술
- ☐ **colposcopy** (kol-**POS**-koh-pee) 질확대경검사
- ☐ **dysmenorrhea** (**dis**-men-oh-**REE**-ah) 월경통
- ☐ **eclampsia** (eh-**KLAMP**-see-ah) 자간증
- ☐ **ectopic pregnancy** (eck-**TOP**-ick) 자궁외임신
- ☐ **endocervicitis** (**en**-doh-**ser**-vih-**SIGH**-tis) 내자궁경부(목)염
- ☐ **endometriosis** (**en**-doh-**mee**-tree-**OH**-sis) 자궁내(속)막증
- ☐ **epididymitis** (**ep**-ih-did-ih-**MY**-tis) 부고환염
- ☐ **episiotomy** (eh-**piz**-ee-**OT**-oh-mee) 회음절개술
- ☐ **fibroadenoma** (**figh**-broh-**ad**-eh-**NOH**-mah) 섬유샘종, 섬유선종
- ☐ **fibrocystic breast disease** (**figh**-broh-**SIS**-tick) 섬유세포성유방질환
- ☐ **galactorrhea** (gah-**lack**-toh-**REE**-ah) 유즙분비과다증, 유루증
- ☐ **gonorrhea** (**gon**-oh-**REE**-ah) 임질
- ☐ **hematospermia** (**hee**-mah-toh-**SPER**-nee-ah) 혈정액증
- ☐ **hydrocele** (**HIGH**-droh-seel) 음낭수종
- ☐ **hypomenorrhea** (**high**-poh-men-oh-**REE**-ah) 과소월경
- ☐ **hysterectomy** (**hiss**-teh-**RECK**-toh-mee) 자궁절제술
- ☐ **hysterosalpingography** (**hiss**-ter-oh-**sal**-pin-**GOG**-rah-fee) 자궁자궁관방사선촬영법
- ☐ **hysteroscopy** (**hiss**-ter-**OSS**-koh-pee) 자궁경검사법
- ☐ **leukorrhea** (**loo**-koh-**REE**-ah) 백대하
- ☐ **mastalgia** (mass-**TAL**-jee-ah) 유방통, 유선통
- ☐ **mastopexy** (**MAS**-toh-**peck**-see) 유방고정술
- ☐ **menarche** (meh-**NAR**-kee) 첫월경, 초경
- ☐ **menometrorrhagia** (**men**-oh-**met**-roh-**RAY**-jee-ah) 불규칙월경과다
- ☐ **metrorrhea** (**mee**-troh-**REE**-ah) 자궁분비이상, 자궁루
- ☐ **neonate** (**NEE**-oh-nayt) 신생아
- ☐ **nulligravida** (**null**-ih-**GRAV**-ih-dah) 미산부
- ☐ **nullipara** (nuh-**LIP**-ah-rah) 미분만부
- ☐ **obstetrician** (**ob**-steh-**TRISH**-un) 산과전문의
- ☐ **oligomenorrhea** (**ol**-ih-goh-**men**-oh-**REE**-ah) 희발월경, 과소월경
- ☐ **oophorectomy** (**oh**-ahf-oh-**RECK**-toh-mee) 난소적출술
- ☐ **orchidectomy** (**or**-kih-**DECK**-toh-mee) 고환절제술
- ☐ **orchiopexy** (**or**-keeoh-**PECK**-see) 고환고정술
- ☐ **ovariorrhexis** (oh-**vay**-ree-oh-**RECK**-sis) 난소파열
- ☐ **perimenopause** (pehr-ih-**MEN**-oh-pawz) 폐경준비기, 폐경주위기
- ☐ **Peyronie's disease** (pay-roh-**NEEZ**) 음경만곡증
- ☐ **placenta previa** (plah-**SEN**-tah **PREE**-vee-ah) 전치태반
- ☐ **polycystic ovary syndrome** (**pol**-ee-**SIS**-tick) 다낭성난소증후군
- ☐ **preeclampsia** (**pree**-ee-**KLAMP**-see-ah) 자간전증
- ☐ **priapism** (**PRYE**-ah-**piz**-em) 지속발기증, 음경강직
- ☐ **primigravida** (**prye**-mih-**GRAV**-ih-dah) 초임부
- ☐ **primipara** (prye-**MIP**-ah-rah) 초산부
- ☐ **pruritus vulvae** (proo-**RYE**-tus **VUL**-vee) 외음가려움증, 외음소양증
- ☐ **salpingo-oophorectomy** (sal-**ping**-goh oh-**ahf**-oh-**RECK**-toh-mee) 난관-난소절제술
- ☐ **syphilis** (**SIF**-ih-lis) 매독
- ☐ **trichomoniasis** (**trick**-oh-moh-**NYE**-ah-sis) 질편모충증, 트리코모나스증
- ☐ **uterine prolapse** (proh-**LAPS**) 자궁탈출증
- ☐ **varicocele** (**VAR**-ih-koh-**seel**) 덩굴정맥류
- ☐ **vasovasostomy** (**vas**-soh-vah-**ZOS**-toh-mee) 정관이음술, 정관연결술

학습 목표

이 장을 통해서 다음의 목표를 달성할 수 있도록 한다.

1. 남성생식계통의 구조와 주요 기능을 확인하고 설명할 수 있다.
2. 남성생식계통의 진단과 치료 과정 및 질병과 관련된 용어를 발음하고 철자를 쓸 수 있고 정의하고 이해할 수 있다.
3. 성매개병 중 6가지 이상을 명명할 수 있다.
4. 여성생식계통의 구조와 주요 기능을 확인하고 설명할 수 있다.
5. 여성생식계통과 임신, 분만, 산후기간 동안 여성의 진단과 치료 과정 및 질병 관련 용어를 발음하고 철자를 쓸 수 있고 정의하고 이해할 수 있다.

남녀생식계통과 관련된 용어

TERMS RELATED TO THE REPRODUCTIVE SYSTEMS OF BOTH SEXES

Genitalia (**jen**-ih-**TAY**-lee-ah, 생식기)라는 용어는 생식기관 및 관련 부속기관을 의미한다.

- *External genitalia* (바깥생식기관)는 체강 밖에 위치하는 생식기관들이다.
- *Internal genitalia* (내부생식기관)는 체강 내에 위치한 생식기관들이다.

Perineum [pehr-ih-**NEE**-um, 샅(회음)]은 남녀 모두 샅부위는 두덩결합과 꼬리뼈 사이를 덮고 있는 피부영역을 말한다.

- *Male perineum* (남성의 샅)의 조직은 음낭에서 항문 주위까지의 영역이다.
- *Female perineum* (여성의 샅)의 조직은 두덩결합에서 항문 주위까지의 영역이다(그림 14.6).

남성생식계통의 기능

FUNCTIONS OF THE MALE REPRODUCTIVE SYSTEM

남성생식계통의 주요 기능은 수백만 개의 정자를 생산하고 하나의 정자와 난자가 결합하여 새로운 생명을 창조하기 위하여 여성의 몸속으로 정자를 전달하는 것이다. 남성생식계통의 몇몇 구조들은 비뇨기계의 일부로 작용하므로 9장에서 학습하였다.

남성생식계통의 구조

STRUCTURES OF THE MALE REPRODUCTIVE SYSTEM

- *External male genitalia* (남성의 바깥생식기관)는 음경과 두 개의 고환을 담고 있는 음낭이 있다
- *Internal male genitalia* (남성의 내부생식기관)는 나머지 생식기관 전부를 말한다(그림 14.1, 14.2).

음낭과 고환 *The Scrotum and Testicles*

Scrotum (**SKROH**-tum, 음낭)은 고환을 둘러싸고 보호하며 지지한다. 음낭은 넓적다리 사이에 있으며 두덩활에서부터 음경 뒤에 매달려 있다.

Testicles (고환)은 *testes*라고도 하며, 정자나 정자세포를 생산하는 두 개의 작은 계란 모양의 생식샘이다(단수형, *testis*). 고환은 태아의 배안에서 발생하며 정상적으로 출생 전이나 직후에 음낭으로 하강한다.

- 정자는 각각의 고환에 위치하는 **seminiferous tubule** (**see**-mih-**NIF**-er-us **TOO**-byoul, 세관)에서 형성된다(그림 14.2).
- **Epididymis** (**ep**-ih-**DID**-ih-mis, 부고환)는 각각의 고환 위쪽에 위치한 꼬불꼬불한 생식관이다. 이것은 고환을 따라 아래쪽으로 주행한 다음 위쪽의 몸통으로 주행한다. 그곳에서 *vas deferens* (정관)라 불리는 좁은 관을 형성한다(복수형, *epididymides*).
- **Spermatic cord** (정삭)는 부고환으로부터 위쪽으로 뻗어 있으며, 양쪽 고환에 각각 붙어 있다. 각각의 spermatic cord에는 정관이 위치하고 있고, 아울러 고환이 필요로 하는 동맥, 정맥, 신경 및 림프관이 포함되어 있다.

정액형성 *Semen Formation*

Sperm (정자)은 남성의 생식세포이다. *Spermatozoa*라고도 하는 정자는 고환의 정세관에서 형성된다. **Semen** (**SEE**-men)은 정자를 담고 있는 흰색 액체로 남성의 성적 절정기에 요도를 통해 사정(ejaculate)된다. *Ejaculate* (사정)의 의미는 갑자기 뿜어져 나온다는 의미이다.

- **Spermatogenesis** (**sper**-mah-toh-**JEN**-eh-sis)는 정자형성 과정이다(spermat/o는 정자, -genesis는 형성을 의미).
- 정액형성에 적합한 온도는 34°C이다. 음낭은 고환의 온도를 유지하기 위하여 고환과 체벽 사이의 거리를 조절하는 데 도움을 준다.

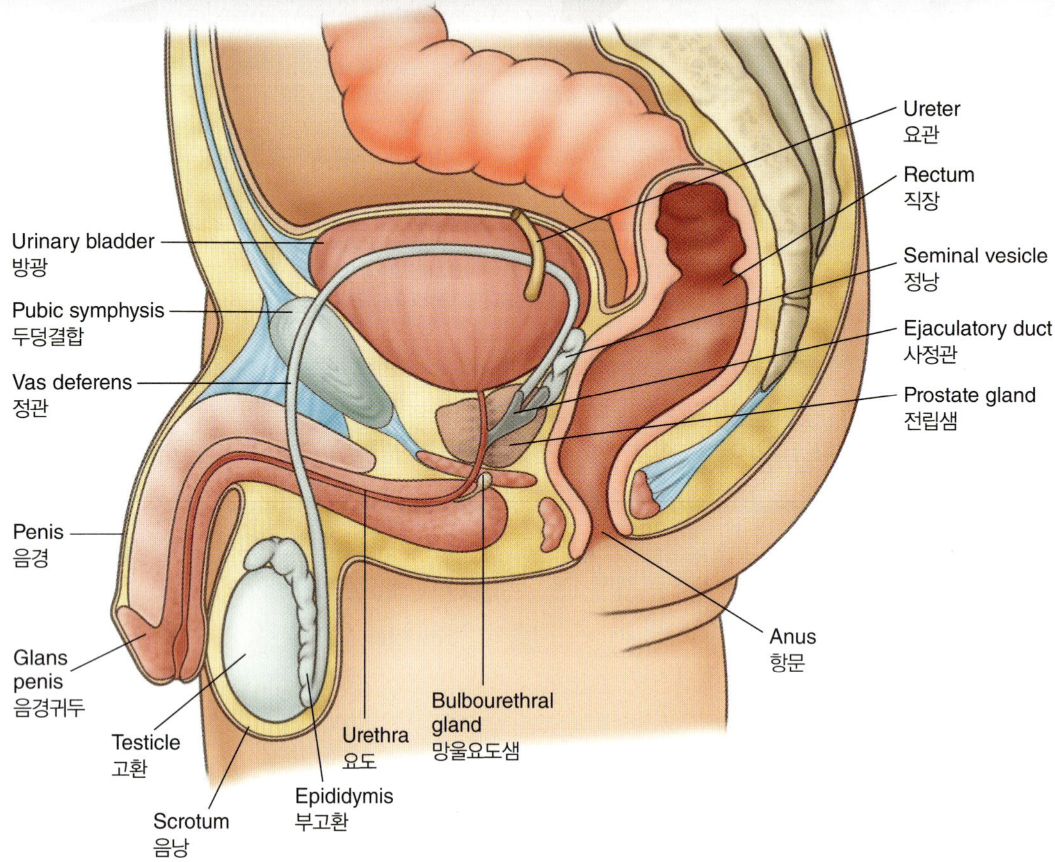

그림 14.1 남성생식계통의 가쪽 단면도.

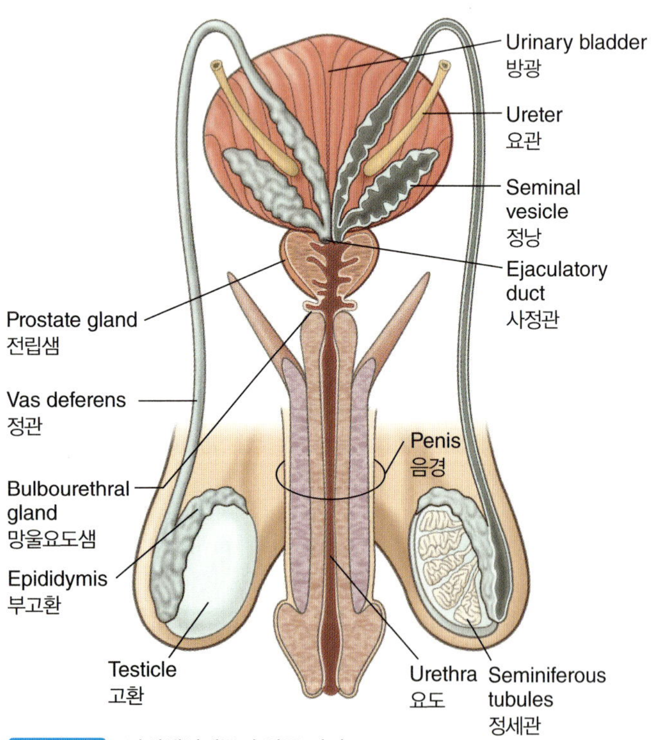

그림 14.2 남성생식계통의 앞쪽 단면도.

- 정자는 고환의 정세관에서 형성된다.
- 정자가 형성된 후에 부고환으로 이동하는데 이곳에서 정자는 운동성을 가지게 되고 일시적으로 저장된다. ***Motile***은 자발적인 운동을 할 수 있는 능력을 의미한다.
- 부고환으로부터 정자는 몸통 쪽으로 이동하여 정관에 이른다. 정낭과 전립샘은 분비물을 내어 semen (정액)을 형성한다.

음경 *The Penis*

Penis (PEE-nis, 음경)는 정자를 여성의 질로 전달하는 남성의 성기관이다. 음경은 3개의 기둥 모양으로 된 발기조직으로 구성되어 있다(그림 14.1, 14.2).

- 성적으로 자극을 받으면 발기조직은 높은 압력으로 혈액이 채워진다. 이것을 ***erection*** (발기)이라고 하고 음경은 팽창하고 견고하며 경직된 상태가 된다.
- ***Penile*** (음경의)과 ***phallic*** (음경의, 남근 모양의)은 음경과 관련된 형용사로서 두 가지가 사용된다(**pen/i**, **phall/i** 모두 음경을 의미).

- **Glans penis** (glanz **PEE**-nis, 음경귀두)는 *head of penis*라고도 하며, 음경 끝에 위치하는 민감한 부위이다(그림 14.1).
- **Foreskin**은 *prepuce* (포피)라고도 하며, 음경귀두를 보호하기 위하여 덮고 있으며, 뒤로 잡아 당겨지는 두 겹의 피부와 점막주름이다.

정관, 정낭 및 사정관

The Vas Deferens, Seminal Vesicles, and the Ejaculatory Duct

- **Vas deferens** (vas **DEF**-er-enz, 정관)는 *ductus deferens*라고도 하며, 부고환의 길고 좁은 연속된 관으로서 위로 주행하여 요도와 만난다(그림 14.1, 14.2).
- **Seminal vesicle** (**SEM**-ih-nal, 정낭)은 방광의 바닥부에 위치하는 샘이다. 이 분비물은 정액의 60%를 차지하고 정자에게 영양소를 공급하는 점도가 높으면서 노란색의 물질을 분비한다. 이 분비샘의 도관은 요도에 연결되기 전에 정관과 결합하여 요도에 개구한다.
- **Ejaculatory duct** (사정관)는 정관과 정낭의 배출관이 합쳐져 형성된 관으로 전립샘을 통과하여 요도에 이르게 된다. 사정 중에 이 도관에 의한 반사작용으로 정액이 요도로 지나가게 하여 음경을 통하여 체외로 배출된다.

전립샘 *The Prostate Gland*

Prostate gland [**PROS**-tayt, 전립샘(전립선)]는 방광 아래에 있으며 정관이 요도로 이르는 부위에서 요도의 위쪽 끝을 둘러싸고 있다(그림 14.1, 14.2).

사정 시 전립샘은 정자의 운동성을 돕기 위하여 정액 내로 끈적거리는 알칼리성 용액을 분비한다. *Motility*는 움직일 수 있는 능력을 의미한다. 전립샘 관련 질환과 치료는 9장에서 설명하였다.

망울요도샘 *The Bulbourethral Glands*

Bulbourethral gland (**bul**-boh-you-**REE**-thral, 망울요도샘, 요도구선)는 *Cowper's gland* (쿠퍼샘)라고 하며 전립샘 바로 아래의 각 요도 옆에 위치한다(그림 14.1, 14.2).

성적으로 흥분되었을 때 *pre-ejaculate* (사정전분비액)를 분비한다. 이 분비액은 요도 내 남아있는 소변이나 이물질을 씻어내는 기능과 정자가 요도을 통과하기 쉽도록 윤활기능을 하며, 이 분비물에는 정자를 포함하고 있을 수도 있어서 사정이 일어나지 않아도 임신을 일으킬 수 있다.

요도 *The Urethra*

Urethra (요도)는 음경을 통하여 신체 외부로 열려 있다. 남성의 요도는 생식계통과 비뇨계통의 기능을 동시에 하고 있다. 요도의 질환은 9장에서 설명하였다.

남성생식계통과 관련된 전문의료인

MEDICAL SPECIALTIES RELATED TO THE MALE REPRODUCTIVE SYSTEM

Urologist (you-**ROL**-oh-jist, 비뇨기과 전문의)는 남성과 여성의 생식비뇨계통 질환과 장애를 진단하고 치료하는 전문가이다(**ur**는 소변, **-ologist**는 전문가를 의미). *Genitourinary* (생식비뇨기)라는 용어는 생식기관과 비뇨기관을 함께 나타내는 용어이다.

남성생식계통의 병리

PATHOLOGY OF THE MALE REPRODUCTIVE SYSTEM

음경 *The Penis*

- **Balanitis** (**bal**-ah-**NIGH**-tis, 귀두염)는 흔히 포경(phimosis)일 때 음경귀두와 음경꺼풀에 생기는 염증이다(**balan**은 음경귀두, **-itis**는 염증을 의미).
- **Phimosis** (figh-**MOH**-sis, 포경)는 음경꺼풀의 입구가 좁아서 음경귀두를 노출시키기 위해 음경꺼풀을 뒤로 당기기가 불가능한 상태를 말한다. 이 상태는 출생 시 신생아나 영유아기에 관찰된다.
- **Erectile dysfunction, ED** (발기부전) 또는 *impotence* (발기불능)라고 하며, 남성이 음경을 발기시키지 못하거나 발기 상태를 유지할 수 없는 불능 상태이다. 발기되지 않은 음경을 *flaccid* (이완성의) 혹은 limp (파행) 상태라고도 한다.
- **Peyronie's disease** (pay-roh-**NEEZ**, 음경만곡증)는 *penile curvature*라고도 하며, 발기 시 음경이 구부러져 성교를 할 수 없는 질환이다.
- **Priapism** [**PRYE**-ah-**piz**-em, 지속발기증(음경강직증)]은 4시간 또는 그 이상 지속되는 고통스런 발기 증세이며, 증상은 성적 흥분을 동반하지 않는다. 이 상태는 겸상적혈구빈혈이나 백혈병과 같은 혈액 관련 질환이나 약물치료에 의해 유발된다.
- **Premature ejaculation** (조기사정)은 남성이 너무나 빨리 삽입 전이나 직후에 성적극치감에 도달하는 상태이다.

고환과 고환 관련 구조물

The Testicles and Related Structures

- **Andropause** (**AN**-droh-pawz, 남성갱년기)는 male menopause라고도 하며, 남성호르몬인 테스토스테론의 양이 감소하여 발생한다(**andr/o**는 남성, **-pause**는 멈추다라는 의

미). 이러한 변화는 *ADAM* (**A**ndrogen **D**ecline in the **A**ging **M**ale)이라고도 한다. 40대 후반에서 시작하여 몇 십년간 점점 진행된다. *Androgen*은 남성의 성호르몬이다.

- **Cryptorchidism** (krip-**TOR**-kih-dizm, 잠복고환증)은 *undescended testicle* (미하강고환)이라고도 하며, 한쪽 또는 양쪽 고환이 음낭 안으로 하강하지 못한 발생학적 결함이다(**crypt**는 숨겨진, **orchid**는 고환, **-ism**은 비정상적인 상태를 의미).
- **Epididymitis** (**ep**-ih-did-ih-**MY**-tis, 부고환염)는 부고환의 염증을 말한다. 부고환염은 방광 또는 요도로부터 감염이 전파되어 자주 발생한다(**epididym**은 부고환, **-itis**는 염증을 의미)(그림 14.3A).
- **Hydrocele** [**HIGH**-droh-seel, 물음낭종(음낭수종)]은 고환에서 유래된 정삭을 따라서 음낭에 액체로 채워진 주머니를 의미한다(**hydr/o**는 물과 관련된, **-cele**는 탈출증 또는 부종을 의미). *주의*: *hydrocele* (수종)이란 용어는 신체의 체강에 액체가 축적된 상태를 기술할 때 쓰이기도 한다.
- **Spermatocele** (sper-**MAH**-toh-seel, 정액류)은 부고환에 발생하는 낭종으로 정자가 포함된 우유빛 액체가 차는 질환이다(**spermat/o**는 정자, **-cele**는 탈장, 종양 또는 종창을 의미).
- **Testicular cancer** (고환암)는 고환에서 시작되는 암이다. 15~34세의 미국남성에 가장 이환율이 높은 암이다. 고환암은 조기 발견 시 완치률이 매우 높다.
- **Testicular torsion** (고환염전)은 고환의 날카로운 통증으로 정관과 고환 내 혈관이 꼬여 발생한다. *Torsion*은 꼬임을 의미한다.
- **Testitis** (test-**TYE**-tis, 고환염)는 *orchitis* (고환염)라고도 하며, 한쪽 또는 양쪽 고환의 염증을 말한다(**test**는 고환, **-itis**는 염증을 의미)(그림 14.3B).
- **Varicocele** [**VAR**-ih-koh-**seel**, 덩굴정맥류(정맥절류)]은 한쪽 음낭에 발생한 정맥류의 결절이다(**varic/o**는 정맥류, **-cele**는 탈출증 또는 부종). *Varicose vein* (정맥류)는 비정상적으로 부풀어 오른 정맥이다(그림 14.3C).

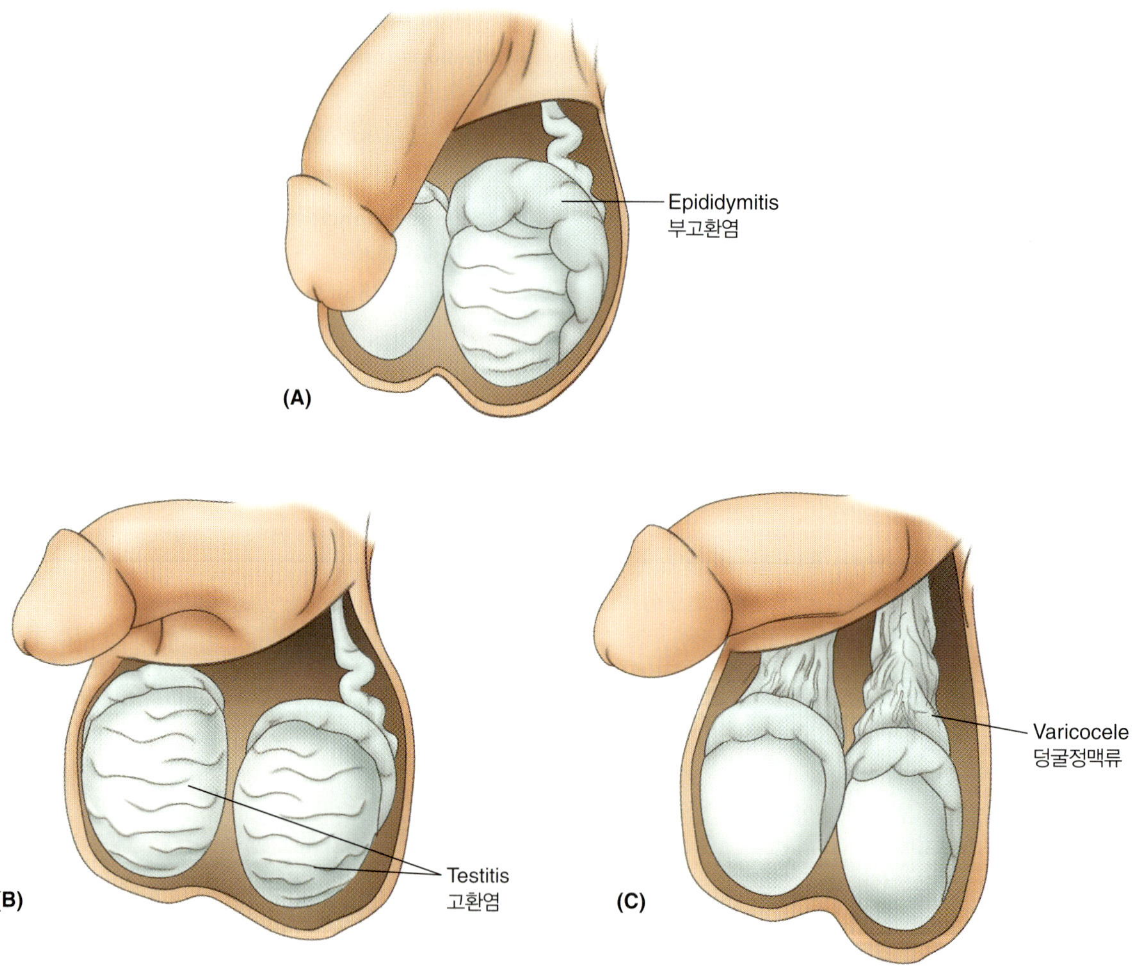

그림 14.3 고환의 병리. (A) 왼쪽 고환의 부고환염. (B) 양쪽 고환의 고환염. (C) 왼쪽 고환에 영향을 주는 덩굴정맥류.

정자계수 *Sperm Count*

Normal sperm count (정상적인 정자수)는 정액 1 mL 당 2천만~1억2천만(20,000,000~120,000,000)개 이상이 되어야 한다.

- **Azoospermia** (ay-**zoh**-oh-**SPER**-mee-ah, 무정자증)는 정액 내에 정자가 없는 상태이다(**a-**는 없는, **zoo**는 생명, **sperm**은 정자, **-ia**는 비정상적인 상태를 의미).
- **Oligospermia** [**ol**-ih-goh-**SPER**-mee-ah, 정자부족증(감정자증)]는 ***low sperm count*** (정자수의 부족)라고도 하며, ***male infertility*** (남성불임)의 가장 일반적인 원인이다. 정액 내에 정자의 수가 비정상적으로 적은 상태로 2천만 개/mL (20,000,000개/mL) 이하를 말한다(**olig/o**는 소수, **sperm**은 정자, **-ia**는 비정상적인 상태를 의미).
- **Hematospermia** (**hee**-mah-toh-**SPER**-mee-ah, 혈정액증)는 정액 내 혈액이 관찰되는 질환이다(**hemat/o**는 혈액, **sperm**은 정자, **-ia**는 비정상적인 상태를 의미). 이러한 증상은 정낭의 감염, 전립샘염, 요도염 또는 요도협착에 의해 발생하며, 9장에서 설명하였다.

남성생식계통의 진단 방법
DIAGNOSTIC PROCEDURES OF THE MALE REPRODUCTIVE SYSTEM

- **Sperm count** (정자계수)는 ***sperm analysis*** (정자분석)라고 하며, 정자의 수, 형태, 크기 및 운동력과 양을 측정하기 위해 새롭게 사정된 정액을 검사하는 것이다
- **Testicular self-examination** (고환자가진단법)은 음낭피부의 변화나 부종 및 덩어리를 점검함으로써 고환함을 조기에 발견할 수 있는 자가진단방법이다.

남성생식계통의 치료 방법
TREATMENT PROCEDURES OF THE MALE REPRODUCTIVE SYSTEM

일반적인 치료 방법 *General Treatment Procedures*

- **Circumcision** [**ser**-kum-**SIZH**-un, 음경꺼풀절제수술(포경수술)]은 음경의 음경꺼풀을 제거하는 수술로 보통 출생 후 며칠 내에 시행된다.
- **Orchidectomy** (or-kih-**DECK**-toh-mee, 고환절제술)는 ***orchiectomy*** (고환절제술)라고도 하며, 한쪽 혹은 양쪽 고환을 제거하는 수술이다(**orchid**는 고환, **-ectomy**는 제거하는 수술을 의미).
- **Orchiopexy** (**or**-kee-oh-**PECK**-see, 고환고정술)는 하강하지 않은 고환을 수술하는 것이다(**orchi/o**는 고환, **-pexy**는 외과적인 고정을 의미). 이 시술은 보통 1세 이전의 영아기에 시행한다. 이 시술은 내시경을 이용하여 하강하지 않은 고환을 음낭 내 정상적인 위치까지 옮기는 외과수술이다.
- **Varicocelectomy** [**var**-ih-koh-sih-**LECK**-toh-mee, 정맥낭종절제술(정맥류절제술)]는 덩굴정맥류를 완화시키기 위해 확장된 정맥을 일부 제거하는 수술이다(**varic/o**는 덩굴정맥, **cele**는 부종, **-ectomy**는 제거수술을 의미).

남성불임법 *Male Sterilization*

Sterilization (불임법)은 인간을 생식이 불가능하도록 만드는 방법이다.

- **Castration** (kas-**TRAY**-shun, 양측고환절제)은 ***bilateral orchidectomy*** (양측고환절제술)라고도 하며, 양쪽 고환을 파괴시키거나 제거하는 수술이다.
- **Vasectomy** (vah-**SECK**-toh-mee, 정관절제술)는 남성의 불임 방법으로 정관의 일부를 제거하는 수술이다(**vas**는 정관, **-ectomy**는 제거수술). 이 수술은 정자가 사정관으로 들어가는 것을 방지하나 정액의 양은 변화하지 않는다(그림 14.4).
- **Vasovasostomy** [**vas**-oh-vah-**ZOS**-toh-mee, 정관정관이음술(정관문합술)]는 ***vasectomy reversal*** (정관절제술 복구)이라 하며, 정관절제술을 받은 남성에게 생식 능력을 회복시켜 주기 위해 시도되는 방법이다(**vas/o**는 혈관, **vas**는 정관, **-ostomy**는 구멍을 만드는 수술을 의미).

성병
SEXUALLY TRANSMITTED DISEASES

Sexually transmitted diseases, STD (성병)는 ***venereal diseases, VD*** (성병)라고도 하며, 남성과 여성 모두에게 감염된다. 이 질병은 성교나 다른 생식기접촉을 통해 전파된다.

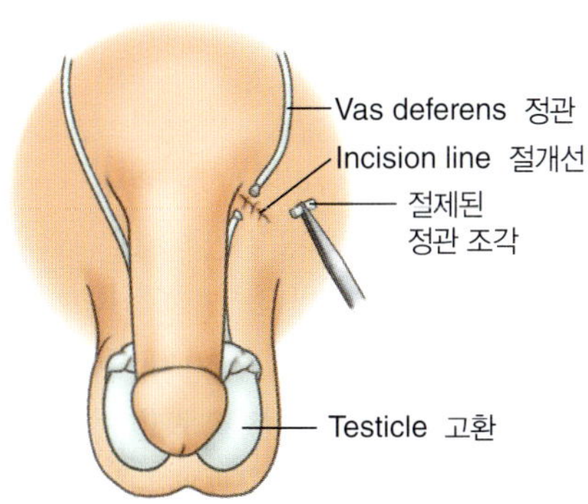

그림 14.4 정관절제술에서 정자가 정액으로 들어가지 못하도록 정관의 일부를 제거한다.

■ 성병에 감염된 임신부는 분만하는 동안 신생아에게 성병을 전파할 수 있다. 모든 신생아는 출생 직후 *ophthalmia neonatorum* (신생아안염)을 방지하기 위해 눈에 질산은이나 페니실린 한 방울을 떨어뜨린다. 신생아안염은 chlamydia나 gonorrhea와 같은 박테리아에 의해 야기된다.

성병에는 20 종류 이상이 있으며, 일반적인 몇 가지만 아래에 소개하였다.

클라미디아 *Chlamydia*

Chlamydia (klah-**MID**-ee-ah, 클라미디아)는 *Chlamydia trachomatis* 박테리아에 의해 감염되며 가장 흔한 성병이다. 감염성이 높으며, 항생제 조기치료가 필요하다.

■ 여성에서 chlamydia는 생식계통의 손상을 줄 수 있다. 증상은 보통 경미하거나 없음에도 불구하고, 심각한 합병증에 의해 불임과 같은 돌이킬 수 없는 손상이 발생할 수 있다.

■ 남성에서 chlamydia는 urethritis (요도염)의 원인 중 하나이다(9장 참조).

기타 다른 성병 *Other Sexually Transmitted Diseases*

■ **Bacterial vaginosis, BV** [**vaj**-ih-**NOH**-sis, 세균성질증(질이상증)]는 여성의 질 내에 박테리아가 비정상적으로 과다 증식한 상태로서 임신 중 합병증을 일으키거나 바이러스에 노출된 경우 HIV 감염의 위험도를 증가시킨다(**vagin**은 질, **-osis**는 비정상적인 상태). 증상으로는 분비물, 악취, 통증, 가려움증이나 작열감이 나타난다.

■ **Genital herpes** (**HER**-peez, 생식기포진)는 *herpes simplex virus type 1 or 2* (단순포진바이러스 1 또는 2)에 의해 감염되며 전염성이 높다. 증상은 생식기나 항문에 병변이 형성되기 전에 가려움증이나 작열감이 나타난다. 병변이 나타나지 않은 상태에서도 높은 전염력을 나타낸다. 항바이러스 약물치료로 증상 완화나 진행되는 것을 억제할 수는 있으나 현재까지 치료제는 없다.

■ **Genital warts** (생식기 사마귀)는 **human papillomaviruses, HPV** (**pap**-ih-**LOH**-mah, 사람유두종바이러스)의 만성감염에 의해 유발되며 감염성이 높고, 남성의 경우는 요도를 감염시키고, 여성의 경우는 외부생식계통, 자궁목, 질을 감염시킨다. 또한 자궁목암 발병 위험성을 증가시킨다. HPV 백신은 이 질환이 확장되는 것을 막을 수 있다. 11~12세의 소녀들 혹은 성교를 시작하기 전에 예방접종을 하도록 추천하고 있다.

■ **Gonorrhea**(**gon**-oh-**REE**-ah, 임질)는 *Neisseria gonorrhoeae* 박테리아에 의해 감염된 성병으로서 감염성이 높다. 여성의 경우, 자궁목, 자궁, 난관에 전파되고, 남성의 경우, 요도의 비정상적인 분비물이나 배뇨 시 통증을 특징으로 한다. 임질은 남녀 모두의 구강, 인후, 항문에도 전파된다.

■ **Human immunodeficiency virus, HIV** (인간면역결핍바이러스)는 감염된 체액을 통하여 특히 감염된 성파트너와의 성교를 통하여 전파된다. HIV와 AIDS는 6장에서 설명하였다.

■ **Syphilis** (**SIF**-ih-lis, 매독)는 *Treponema pallidum* 박테리아에 의해 유발되며, 다른 성전파성질환의 증상과는 구별되는 독특한 증상을 나타낸다. 감염성이 높고 치료되지 않으면 치명적이다. 매독은 사람과 사람 간 *chancre* (하감)를 통한 직접 접촉에 의해 전염되는데, 여기서 하감은 매독에 의해 발생하는 종기이다. 증상이 나타나기 전에 매독은 VDRL (**V**enereal **D**isease **R**esearch **L**aboratory) 혈액검사를 통하여 검출될 수 있다. RPR test (**P**apid **P**lasma **R**eagin)라는 또 다른 혈액검사도 있다.

■ **Trichomonas** (**trick**-oh-**MOH**-nas, 트리코모나스)는 *trich* 라고도 하며, 원생동물인 *Trichomonas vaginalis* 기생충에 의해 유발된다. 여성 감염 시 나타나는 가장 일반적인 증상은 얇고, 거품이 나는 녹황색의 냄새가 나는 질분비물을 보인다. 그러나 남성의 경우는 대부분 증상이 나타나지 않으며, 증상을 보이는 경우, 배뇨통이나 음경으로부터 맑은 분비물이 나오는 정도이다.

여성생식계통의 기능
FUNCTIONS OF THE FEMALE REPRODUCTIVE SYSTEM

여성생식계통의 주요 기능은 새로운 생명을 잉태하고 성장시키는 것이다.

■ 난소는 정자와 수정할 수 있는 성숙한 난자를 생산한다.

■ 자궁은 발생중인 태아를 위한 환경제공과 보호하는 기능을 한다.

■ 산후 여성의 유방은 유아에게 먹일 수 있는 젖을 생산한다.

여성생식계통의 구조
STRUCTURES OF THE FEMALE REPRODUCTIVE SYSTEM

여성생식계통의 구조들은 여성의 바깥생식기관과 내부생식기관으로 나누어 서술하였다(그림 14.5).

여성 바깥생식기관 *The External Female Genitalia*

External female genitalia (여성 바깥생식기관)는 불두덩 바로 뒤쪽에 위치하고 있다. **Mons pubis** (monz **PYOU**-bis, 불두덩, 치구)는 두덩결합 위에 둥글게 융기된 부분이다(그림 14.6). 여성의 바깥생식기관 전체를 통틀어서 **vulva** (**VUL**-vah, 외음) 또는 *pudendum* (외음부)이라고 한다. 외음은 음순, 음핵, 바톨린샘 및 질구멍으로 구성되어 있다.

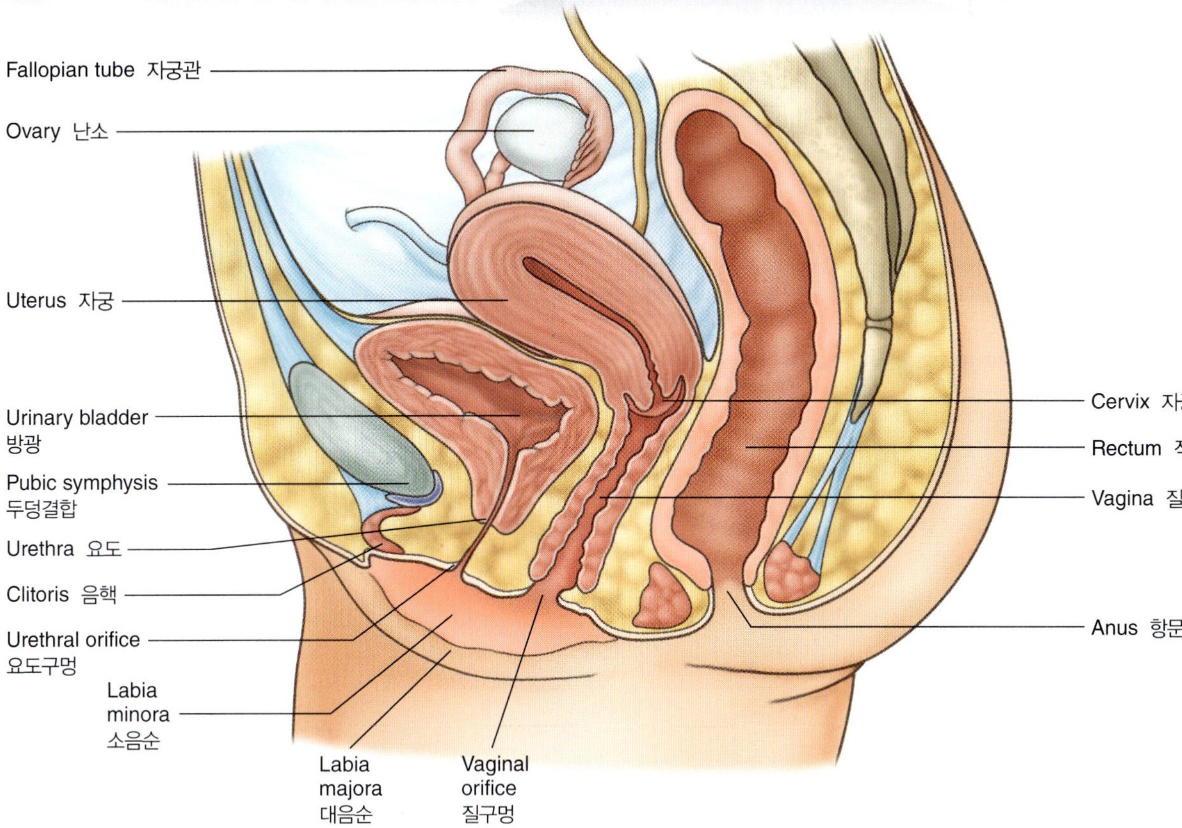

그림 14.5 여성생식계통의 가쪽 단면도.

- **Labia majora** (LAY-bee-ah mah-JOR-ah, 대음순)와 **labia minora** (LAY-bee-ah mih-NOR-ah, 소음순)는 질의 입술로서 다른 바깥생식기관과 요도구를 보호한다(단수형, *labium*). *Urethral meatus* (요도구)는 요도의 바깥구멍으로 9장에서 기술하였다
- **Clitoris** (KLIT-oh-ris, 음핵)는 요도구와 질구 앞쪽에 위치하고 있는 민감한 발기성 조직이다. Orifice라는 용어는 구멍을 의미한다.
- **Bartholin's gland** (바톨린샘)는 질구 양옆에 위치한 두 개의 작고 둥근 샘으로 질을 매끄럽게 하기 위해 점액분비물을 생산한다.
- **Vaginal orifice** (질구멍)는 질의 바깥 출구를 말한다. *Orifice*는 구멍을 의미한다. **Hymen** (**HIGH**-men, 처녀막)은 성교를 한 번도 하기 전의 질구를 부분적으로 덮고 있는 점막이다. 그러나 이 조직은 성교를 한 번도 하지 않은 여성일지라도 없을 수도 있다.

유방 *Breasts*

Breast (유방)는 지방, 결합조직, 젖샘(mammary gland)으로 구성된다(**mamm/o**와 **mast/o**는 유방을 의미). 각 유방은 걸이인대에 의해 위로는 피부와, 아래로는 큰가슴근(대흉근)에 고정되어 있다(그림 14.7). 유방암 진단과 치료는 6장에서 설명하였다.

- **Mammary gland** [젖샘(유선)]는 *lactiferous gland* (젖샘, 유선)라고도 하며, 사춘기가 되면서 발달하여 젖을 생산하는 샘이다.
- **Lactiferous duct** (lack-**TIF**-er-us, 젖샘관)는 *milk duct*라고도 하며, 젖을 젖샘에서부터 유두까지 운반한다(**lact**는 젖, **-iferous**는 운반).
- 젖은 **nipple** [젖꼭지(유두)]을 통하여 배출된다. 유두를 둘러싸고 있는 검게 착색된 부분을 **areola** [ah-**REE**-oh-lah, 젖꽃판(유륜)]라고 한다.

여성의 내부생식기관 *The Internal Female Genitalia*

여성의 주요 내부생식기관은 골반안의 안에 위치하고 있으며 골반뼈에 의해 보호된다. 이들 기관에는 한 쌍의 난소와 한 쌍의 자궁관 그리고 자궁 및 질이 포함된다(그림 14.5, 14.8).

난소 *The Ovaries*

Ovaries (**OH**-vah-rees, 난소)는 복부 아래쪽에서 자궁의 양옆에 위치한 한 쌍의 작은 아몬드 모양의 기관이다.

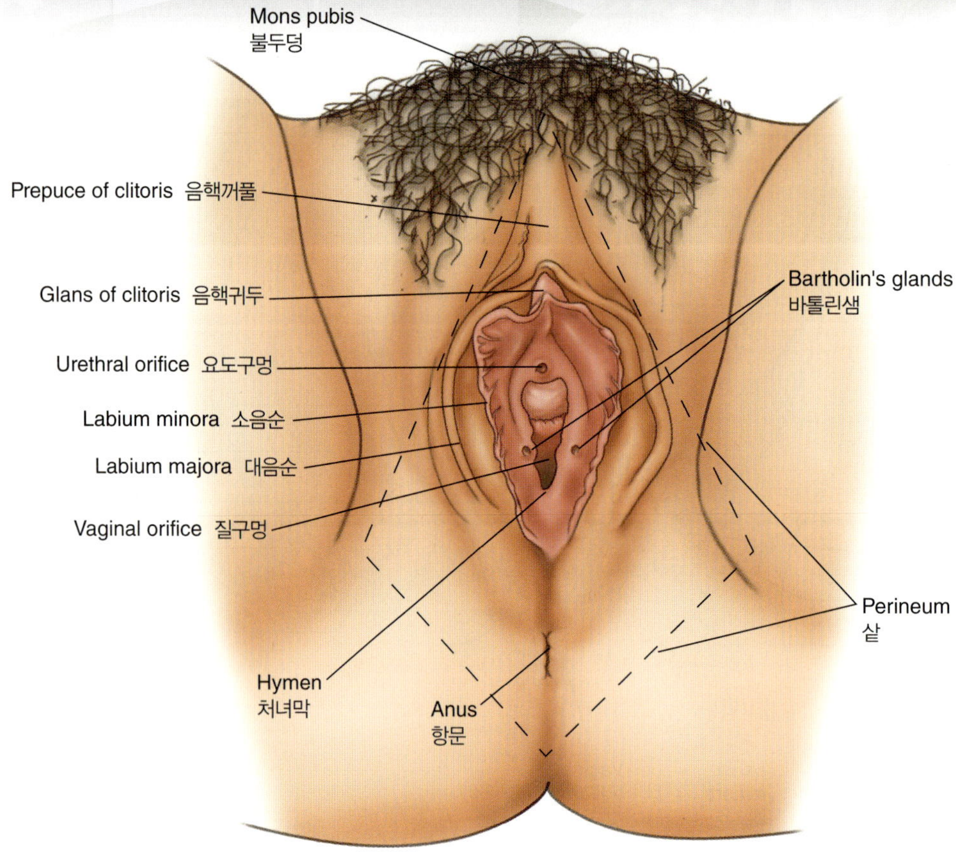

그림 14.6 여성의 바깥생식기관.

- **Follicle** (**FOL**-lick-kul, 난포)은 한 개의 난자가 위치하고, 주위에는 액체로 채워진 주머니로서 난포는 난소 안에 수천 개가 들어 있다.
- **Ova** (**OH**-vah, 난자)는 *eggs*라고도 하며, 여성의 생식세포이다(단수형, *ovum*). 여아는 출생 시 미성숙 난자를 가지고 태아난다. 정상적으로 여성이 사춘기에 이르면, 난소 안의 미성숙난자 중 하나가 성숙되면서 매달 자궁관으로 방출된다.
- 또한 양쪽 난소에서는 성호르몬인 에스트로겐과 프로게스테론을 생산하며 13장에서 설명하였다.

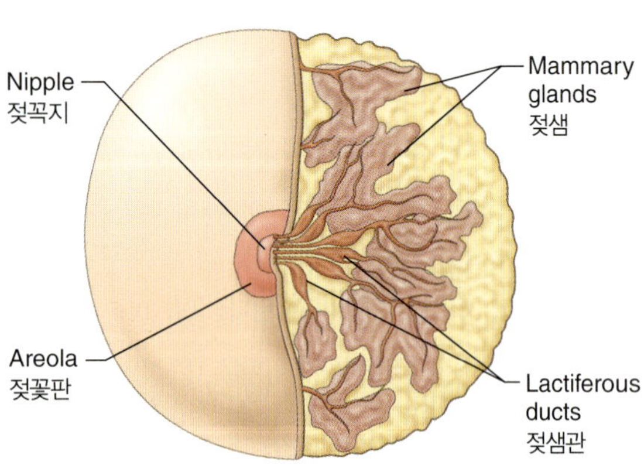

그림 14.7 유방의 구조.

자궁관 *The Fallopian Tubes*

한 쌍의 **fallopian tube** [fal-**LOH**-pee-an, 자궁관(나팔관)]는 *uterine tube* [자궁관(난관)]라고도 한다. 각각의 follopian tube는 자궁의 위쪽 끝에서 부터 난소와는 직접 접촉하고 있지는 않으나 난소와 가까운 지점까지 뻗어 있다.

- **Infundibulum** [**in**-fun-**DIB**-you-lum, 깔때기(누두)]은 난소 근처의 각 자궁관 쪽에 있는 깔때기 모양의 구멍이다.
- **Fimbriae** (**FIM**-bree-ee, 난관채)는 자궁관깔때기의 양쪽 모서리 쪽에 손가락 모양의 돌기들로, 난자가 난소에서 배출될 때 난자를 자궁관 내로 받아들인다(단수형, *fimbria*).
- 매달 한쪽씩 난관은 성숙한 난자를 난소에서 자궁까지 운반한다(그림 14.8). 이 자궁관은 위쪽에서 내려오는 성숙한 난자를 향하여 정자를 자궁에서 자궁관 위쪽으로 운반하여 수정이 일어나게 한다.

자궁 *The Uterus*

Uterus (**YOU**-ter-us, 자궁)는 *womb* (애기집)이라고도 하며, 풍부한 혈관 공급이 이루어진 점막의 속막과 근육층으로 구성된 서양배 모양의 기관이다(그림 14.8).

- 자궁은 방광과 직장 및 치골과 천골 사이의 중간에 위치한다.

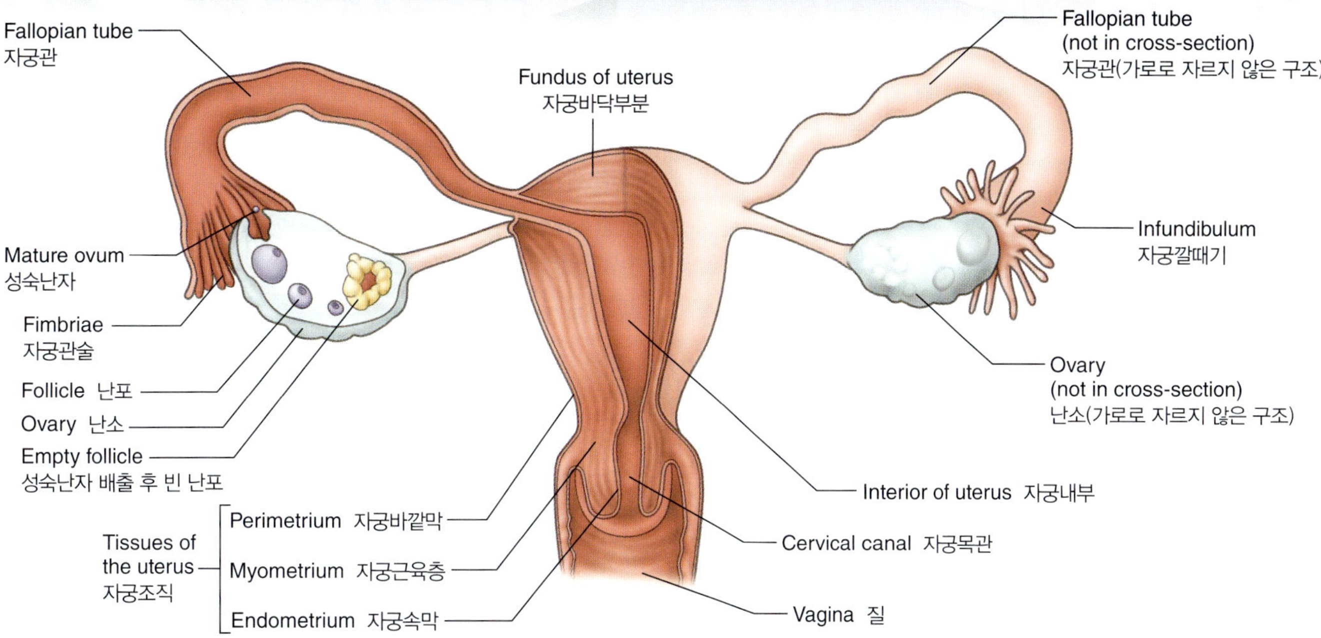

그림 14.8 앞에서 바라본 여성의 내부생식기관. 왼쪽 난소의 단면도에는 서로 다른 성장 단계에 있는 발생 중인 난포가 관찰된다. 배란되는 성숙한 난포도 관찰된다.

- 자궁의 정상적인 위치인 **anteflexion** (**an**-tee-**FLECK**-shun, 전방전굴)은 자궁의 몸통이 앞쪽으로 기울어져 있다라는 의미이다(**ante-**는 전방으로, **flex**는 구부러지다, **-ion**은 상태를 의미)(그림 14.5).

자궁의 부위들 *The Parts of the Uterus*

자궁의 몸통부는 3개의 주된 해부학적 영역으로 구분된다.

- **Fundus** (**FUN**-dus, 자궁바닥부분)는 자궁관이 들어가는 윗부분의 불룩하고 둥근 부분이다. 자궁저부는 임신기간 동안 위치가 올라오기 때문에 두덩결합 상연에서 자궁저부가 올라온 높이까지의 거리를 측정하여 태아의 성장 정도를 추측하는 데 도움을 준다.
- **Corpus** (**KOR**-pus, 자궁의 몸통부분)는 *body of the uterus*라고도 하며, 가운데 부분이다.
- **Cervix** (**SER**-vicks, 자궁의 목부분)는 *cervix uteri*라고도 하며, 질 쪽으로 연결된 아래의 좁은 부분이다. 자궁목 내에서 *cervical canal* (자궁목관)은 질에 열리는 *cervical os* (자궁목구멍)에서 끝난다.

자궁의 조직 *The Tissues of the Uterus*

자궁은 세 층으로 구성된다.

- **Perimetrium** (pehr-ih-**MEE**-tree-um, 자궁바깥막)은 *uterine serosa* (자궁장막)으로, 자궁의 가장 바깥층을 이루는 질긴 막이다(**peri-**는 둘러싸는, **metri**는 자궁을 의미, **-um**은 단수형 명사형 종결어미). *Membranous* (막)는 얇은 층의 조직에 붙어 있음을 의미한다.
- **Myometrium** (my-oh-**MEE**-tree-um, 자궁근육층)은 근육으로 이루어진 중간층이다(**my/o**는 근육, **metri**는 자궁을 의미, **-um**은 단수형 명사형 종결어미).
- **Endometrium** (en-doh-**MEE**-tree-um, 자궁속막)은 가장 안쪽층으로 혈관이 풍부한 특수화된 점막상피로 구성된다(**endo-**는 -의 안쪽, **metri**는 자궁을 의미, **-um**은 단수형 명사형 종결어미). *Mucosa* (점막)는 mucous membrane (점막)을 의미한다.

질 *Vagina*

Vagina (vah-**JIGH**-nah, 질)는 자궁의 자궁목에서부터 신체의 외부로 뻗어 있는 점막으로 덮여 있는 근육조직으로 이루어진 관이다(**colp/o**와 **vagin/o**는 질을 의미)(그림 14.7, 14.8).

월경 *Menstruation*

Menstruation (**men**-stroo-**AY**-shun, 월경)은 *menses* (월경)라고도 하며 자궁으로부터 수정되지 않은 난자와 자궁속막의 점막이 정상적으로 주기적으로 배출되는 상태이다.

- **Menarche** (**MEN**-ar-kee, 초경)는 생애 첫 월경으로 사춘기 동안에 일어난다(**men**은 월경, **-arche**는 처음을 의미).

표 14.1 ▸ 월경주기의 단계

제1~5일	*Menstrual Phase* (월경기). 자궁속막이 질을 통하여 떨어져 나와 월경혈로서 질을 통해 배출된다.
제6~12일	*Postmenstrual Phase* (월경후기). 월경기 이후 난소에서 분비된 에스트로겐이 자궁속막을 자극하여 수정한 접합자의 착상에 적합한 상태가 된다. 뇌하수체는 난자를 성숙시키는 난포자극호르몬을 분비한다.
제13~14일	*Ovulatory Phase* (배란기). 월경주기 13일째 또는 14일째 경에 성숙한 난자가 배출된다. 배란이 일어날 때 난자는 난소를 떠나 자궁관을 향해 천천히 이동한다. 이 시기 동안 수정이 되면 여성은 임신할 수 있다.
제15~28일	*Premenstrual Phase* (월경전기). 수정이 일어나지 않는다면 호르몬 수준의 변화로 인해 자궁속막이 파열되면서 새로운 월경주기가 시작된다.

- 평균 월경주기(*menstrual cycle*)는 28일이다. 이 주기는 4단계로 나누어, 표 14.1에 요약하였다.
- **Menopause** (**MEN**-oh-pawz, 폐경기)는 매달 일어나는 월경의 정상적인 정지이다(**men/o**는 월경, **-pause**는 정지를 의미). 폐경기는 공식적으로 여성의 마지막 월경이 있은 후 12개월 후를 폐경기로 확신한다.
- **Perimenopause** (pehr-ih-**MEN**-oh-pawz, 폐경준비기, 폐경전후기, 폐경주위기)는 규칙적인 월경주기와 폐경기 사이의 이행기를 나타내는 용어이다(**peri-**는 둘러싸는, **men/o**는 월경, **-pause**는 정지를 의미). 이 기간 동안 적어도 10년 이상 지속되며 호르몬 생산의 변화에 의하여 불규칙한 월경주기, 홍조, 감정 변화 및 수면장애와 같은 증상을 초래한다.

임신 및 분만과 관련된 용어
TERMS RELATED TO PREGNANCY AND CHILDBIRTH

배란 Ovulation

Ovulation (ov-you-**LAY**-shun, 배란)은 한쪽 난소 표면의 난포로부터 성숙한 난자가 방출되는 것으로 월경주기의 약 13일째 혹은 14일째에 일어난다.

- 배란된 후에 난자는 자궁관의 난관술에 의해 포획된다. 그리고 파동과 같은 연동운동에 의하여 난자를 자궁관에서 자궁으로 이동시킨다.
- 난자의 자궁관 이동은 5일 정도 걸린다. 만약 정자가 들어오면 자궁관에서 수정이 일어난다.
- 배란된 후에 파열된 난포는 확대되고 노란 지방물질을 가지게 됨으로써 황체가 된다.
- **Corpus luteum** (**KOR**-pus **LOO**-tee-um, 황체)은 월경 후반기 동안 프로게스테론이란 호르몬을 분비한다. 이 호르몬은 수정된 난자가 착상할 수 있도록 자궁속막의 성장을 유지한다.
- 만약 난자가 수정되지 못하면 황체는 소멸되고 자궁속막의 점막은 월경배출물로 탈락한다.
- 만약 난자가 수정하게 되면 황체는 임신을 유지하기 위해 필요한 호르몬을 계속적으로 분비하게 된다.

수정 Fertilization

- **Coitus** (**KOH**-ih-tus, 성교)는 *sexual intercourse* 또는 *copulation* (성교)이라고도 하며, 남성은 약 1억 개의 정자를 여성의 질로 사출한다. 이 정자는 질을 통하여 자궁과 나팔관을 향하여 이동한다.
- 정자가 하강하는 난자에 침투하여 수정이 될 때를 **conception** [임신(수태)]이라고 한다. 수정에 의하여 새로운 생명체가 생기는데, 이러한 단세포를 **zygote** (**ZYE**-goht, 접합자)라고 한다.
- 수정이 자궁관에서 일어난 후 접합자는 자궁을 향해 이동하여 착상한다. *Implantation* (착상)은 접합자가 자궁속막 속에 묻히는 것을 의미한다.
- 착상에서부터 임신 8주 동안 발생하고 있는 아이를 **embryo** (**EM**-bree-oh, 배아)라고 한다.

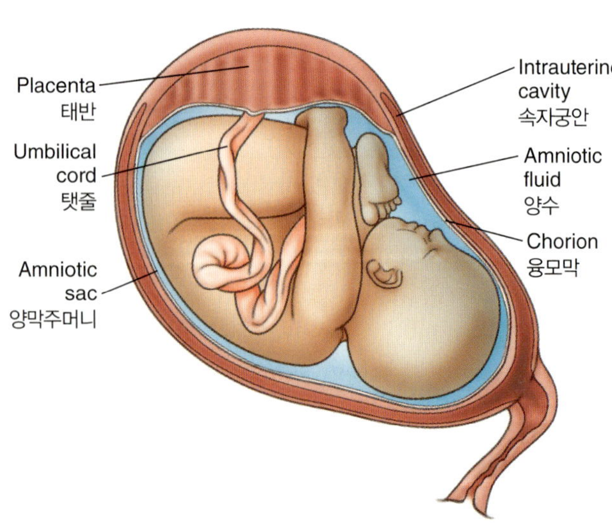

그림 14.9 정상적으로 임신한 자궁의 가로 절단면.

- **Fetus** (태아)는 임신 9주부터 출생까지 발생하고 있는 아이를 의미한다(**fet**는 태어나지 않은 아이를 의미, **-us**는 단수형 명사형 종결어미). *In utero*는 자궁안을 의미한다(그림 14.9).

쌍생아 Multiple Births

한 개 이상의 난자가 자궁관을 통과할 때 정자와 만나게 되면 한 개 이상의 난자에서 수정이 일어날 수 있다.

- **Fraternal twins** (이란성쌍생아)는 서로 다른 정자세포에 의해 분리된 난자에 수정이 된 결과이다. 이들은 두 개의 분리된 배아로 발생된다(그림 14.10).
- **Identical twins** (일란성쌍둥이)는 하나의 정자에 의해 하나의 난자세포에 수정되어 형성된다. 수정된 난자가 분할하여 2개의 배아를 형성한다. 이러한 쌍둥이는 부모로부터 정확하게 같은 유전정보를 받는다.
- **Multiple** (다태출산)은 즉 세쌍둥이 또는 네쌍둥이이다. 다태출산은 2쌍둥이 이상의 출산을 말한다.

융모주머니와 태반 The Chorion and Placenta

- **Chorion** (**KOR**-ee-on, 융모주머니)은 배아를 둘러싸고 있는 얇은 바깥막이다. 이것은 태반을 형성한다(그림 14.9).
- **Placenta** (plah-**SEN**-tah, 태반)는 일시적으로 자궁안에 형성된 기관으로 태아의 혈액과 모체 혈액의 혼합이 없이 태아와 모체 사이의 영양소, 산소 및 노폐물의 교환이 이루어진다. 그러나 태반장벽은 화학물질이나 약물 노출로부터 태아를 보호하지는 못한다.
- 태반은 또한 임신을 유지하기 위해 필요한 호르몬을 생산한다. 호르몬은 13장에서 학습하였다.

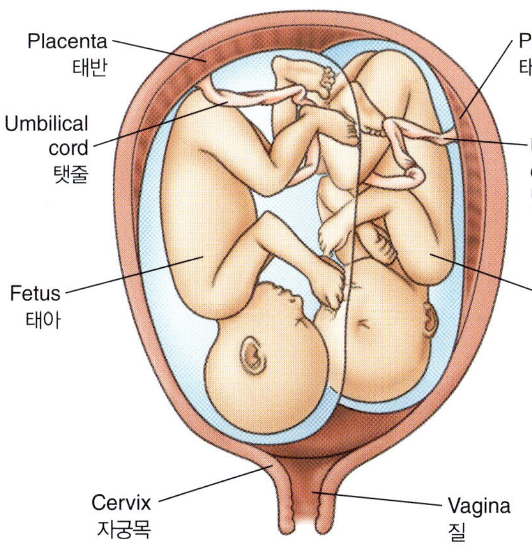

그림 14.10 자궁속 이란성쌍태아.

- 분만 시 태반과 태아막은 **afterbirth** (산후) 태반이 만출되면서 산도를 통해 배출된다.

양막주머니 The Amniotic Sac

Amniotic sac (**am**-nee-**OT**-ick, 양막주머니)은 *amnion*이라고도 하며, 자궁안에 있는 배아를 둘러싸고 있는 가장 안쪽에 있는 막주머니이다(그림 14.9). 이러한 구조를 흔히 *bag of water*라고 한다.

- 발생중인 배아는 **amniotic cavity** (양막공간)에 의하여 둘러싸여 있다. 이 공간은 배아와 양막 사이에 있는 액체로 채워진 공간이다.
- **Amnionic fluid** (**am**-nee-**ON**-ick, 양수)는 태아가 떠 있고 태아를 보호하는 액체이다.

탯줄 The Umbilical Cord

Umbilical cord (um-**BILL**-ih-kal, 탯줄)는 태아를 태반에 연결하는 구조물로 혈액, 산소 및 영양소를 운반하는 도관이다. 또한 태아로부터 노폐물을 모체로 내보내기 위하여 노폐물을 운반한다. 이 탯줄은 태반 배출 전 그리고 신생아 출산 후에 곧 절제한다.

- 출생 후 **navel** (배꼽)은 *belly button*이라고도 하며, 탯줄이 태아와 부착된 곳에 형성된다.

재태 Gestation

Gestation [jes-**TAY**-shun, 재태(임신)]은 280일 정도 지속되고 모체의 자궁안에서 태아가 발육하는 기간이다. 발육이 완료가 되면 태아는 출산예정일 *at term*을 기입하고 출생에 대한 준비를 하게 된다(그림 14.11).

- **Pregnancy** (임신)라는 용어는 종종 *gestation*과 바꿔 사용되며 자궁안에서 발육하고 있는 태아가 있는 상태를 의미한다.
- 임신은 임신 주수로 기술되거나 총 40주, 각 3개월씩 **trimesters** (3분기)로 나누기도 한다.
- **Due date** (예정일) 또는 *estimated date of confinement* (분만예정일)는 last menstrual period, LMP (최종월경기)의 시작일로부터 계산한다. *Confinement*는 분만할 때 사용되는 해산을 의미하는 구용어이다.
- **Quickening** (태동)은 자궁안에서 느껴지는 태아의 첫 움직임이다. 태동은 임신 16주에서 20주 사이에 느껴진다.
- **Braxton Hicks contraction** (Broxton Hick의 수축)은 19세기 영국 산부인과의사인 John Braxton Hicks의 이름에서 유래하였다. 임신이 진행되면서 간헐적으로 통증이 없는 자궁수축이 자주 증가하는 것을 의미한다. 이러한 수축은 분만진통이 아닌 통증이 없는 자궁의 간헐적인 수축이다.

- 태아가 모체의 밖에서 살 수 있을 때 태아는 **viable** (살아갈 수 있는)이라는 용어를 사용한다. 생존 능력은 출생 시기, 출생 시 몸무게 그리고 태아 폐의 발달 정도에 의해 좌우된다.
- **Antepartum** (**an**-tee-**PAHR**-tum, 분만전)은 진통개시 전 즉, 임신말기를 의미한다.

모체 *The Mother*

- **Nulligravida** (**null**-ih-**GRAV**-ih-dah, 미산부)는 임신을 한 번도 하지 않은 여성이다(**nulli-**는 전혀 -않다, **-gravida**는 임신을 의미). *Nullipara*와 비교하라.
- **Nullipara** (nuh-**LIP**-ah-rah, 미출산부)는 출산 경력이 없는 여성이다(**null-**는 전혀 -않다, **-para**는 낳다를 의미). *Nulligravida*와 비교하라.
- **Primigravida** (**prye**-mih-**GRAV**-ih-dah, 초산부)는 처음 임신한 여성이다(**primi-**는 첫 번째, **-gravida**는 임신을 의미). *Primipara*와 비교하라.
- **Primipara** (prye-**MIP**-ah-rah, 초출산부)는 첫 출산하는 여성이다(**primi-**는 첫 번째, **-para** 낳다를 의미). *Primigravida*와 비교하라.
- **Multiparous** (mul-**TIP**-ah-rus, 경산부의)는 2회 이상 출산 경력이 있는 여성이다(**multi-**는 다수의, **-parous**는 한 명 이상의 어린이를 출산하다는 의미).

분만 *Childbirth*

Labor (분만)와 **delivery** (분만)는 ***childbirth*** 또는 ***parturition***이라고도 하며, 세 단계로 이루어진다(그림 14.11). 분만단계는 다음과 같다.

1. 자궁목개대
2. 태아만출
3. 태반만출

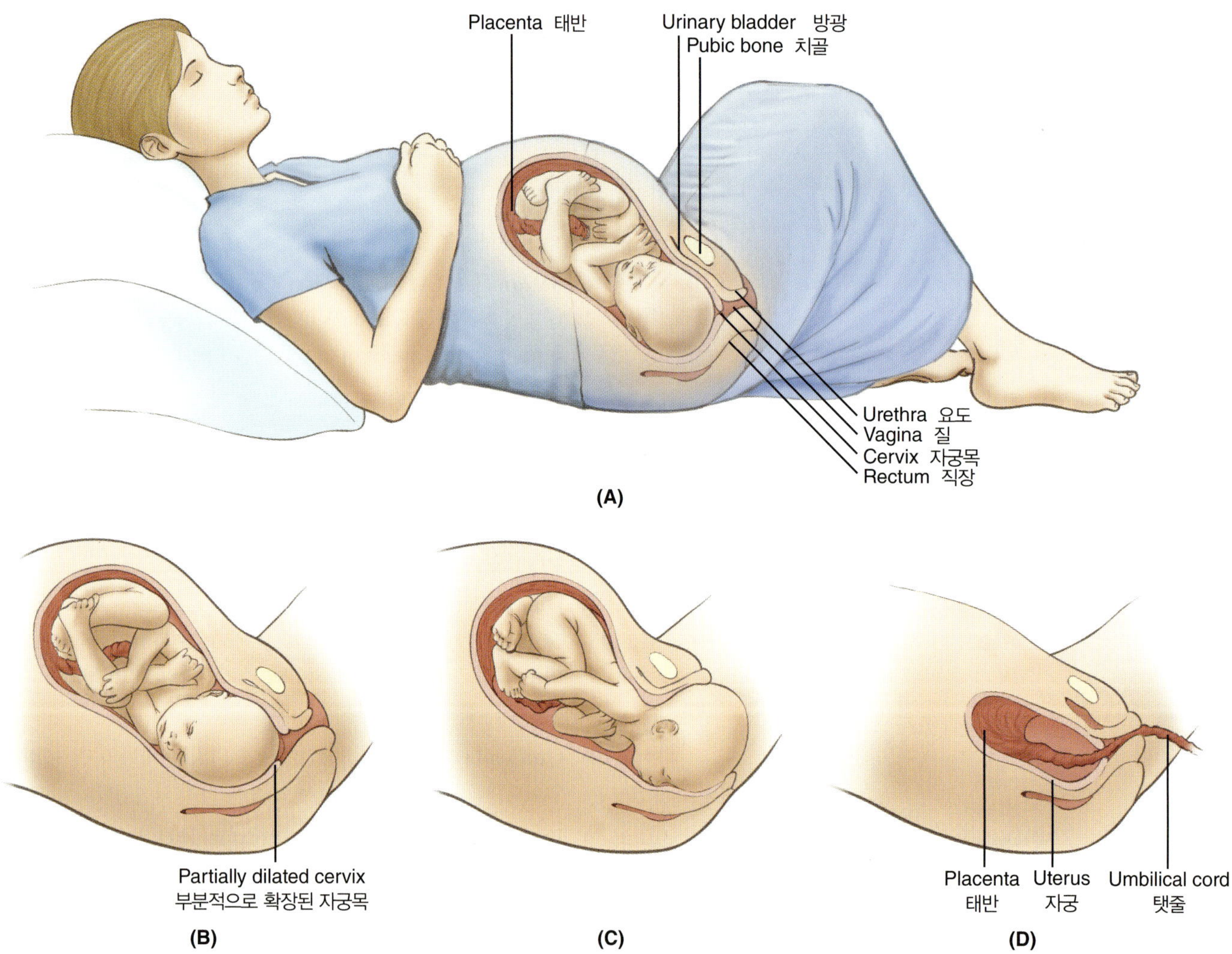

그림 14.11 분만단계. (A) 분만 전 태아의 위치. (B) 분만 1단계, 자궁목의 개대. (C) 분만 2단계, 태아만출. (D) 분만 3단계, 태반만출.

1단계 *The First Stage*

1단계는 가장 긴 단계로 진통기이며 자궁목의 점진적 **dilation** (dye-**LAY**-shun, 확장)과 소실 및 양막의 파열이 일어난다. *Effacement* (소실) 자궁목이 얇아지고 짧아짐은 자궁목이 분만을 준비하는 과정으로서 짧아지고 유연해지고 얇아진다(그림 14.11B).

- **Fetal monitoring** (태아감시)은 진통 중 모체의 자궁수축과 태아의 심박동을 기록하는 전기장치를 사용한다.

2단계 *The Second Stage*

2단계는 자궁경관이 10 cm까지 완전개대된 시기부터 태아만출까지이다. 아이가 질이나 *birth canal* (산도)을 통하여 배출될 때까지 자궁수축은 좀 더 강력하고 빈번하게 일어난다. 정상적으로 머리가 먼저 나온다. 질구에서 태아의 머리가 보이는 시기를 **cephalic presentation** 또는 *crowning*이라고 한다(그림 14.11C).

3단계 *The Third Stage*

3단계는 *afterbirth* (산후)로써 태반이 배출되는 시간이다. 분만이라는 용어는 영아와 산후의 배출을 포함하고 있다(그림 14.11D).

분만후 *Postpartum*

Postpartum (pohst-**PAR**-tum, 산후)은 출산 이후를 의미한다.

모체 *The Mother*

- **Puerperium** (pyou-er-**PEE**-ree-um, 산욕기)은 분만 후 자궁이 정상 크기로 돌아가기 전 3주에서 6주 정도의 기간으로 태반을 배출하는 기간이다. 이 기간 말까지 임신에 의한 모체의 신체 변화가 회복되어 비임신 상태로 돌아가게 된다.
- **Lochia** (**LOH**-kee-ah, 오로)는 출산 후의 질 분비물로써 산후 4~6주 동안 계속된다(**loch**는 분만, **-ia**는 -에 관한을 의미). 오로의 일차적인 성분은 혈액과 점액이다.
- **Uterine involution** (자궁수축)은 자궁이 정상 크기와 이전의 상태로 되돌아가는 것이다 *Involution*은 확장된 기관이 정상 크기로 되돌아감을 의미한다.
- **Colostrum** (kuh-**LOS**-trum, 초유)은 분만 후 첫날 동안에 유방에서 분비되는 액체이다 초유는 항체가 풍부하며 신생아에게 수동면역력을 제공한다.
- **Lactation** (lack-**TAY**-shun, 수유)은 영아의 자양분으로서 유방에서 젖이 형성되거나 분비되는 과정이다. 출산 후 2~3일 후에 초유에서 모유로 발달된다.
- **Postpartum depression** (산후우울증)은 출산 후 산모에게 일어나는 쾌락의 소실과 슬픈 감정을 특징으로 하는 감정질환이다. 이러한 우울증의 원인은 출산 후 일어나는 호르몬 농도의 빠른 변화이다. 우울증이 심할 때 치료가 요구된다.

아이 *The Baby*

Neonate (**NEE**-oh-nayt, 신생아)는 출생 후 첫 4주 동안의 아이이다.

- **Vernix** (**VER**-nicks, 태지)는 자궁과 산도에 있는 태아를 보호하는 매끄러운 물질이다.
- **Meconium** (meh-**KOH**-nee-um, 태변)은 태아의 장 속에 쌓인 초록빛의 물질로서 신생아의 첫 번째 대변을 의미한다.

아프가 점수 *Apgar Scores*

Apgar score (아프가 점수)는 출산후 1~5분 내에 신생아의 육체적 상태를 평가하기 위하여 1~10으로 표시한 점수이다.

- 신생아는 (1) 심장박동률, (2) 호흡상태, (3) 근력, (4) 자극에 대한 반응, (5) 피부색과 같은 다섯 가지 기준에 대해 수적 가치를 정하여(0~2) 평가한다.
- 총 득점 8~10은 신생아의 가장 좋은 상태를 나타낸다.

여성생식계통 및 출산과 관련된 전문의료인
MEDICAL SPECIALTIES RELATED TO THE FEMALE REPRODUCTIVE SYSTEM AND CHILDBIRTH

- **Gynecologist** (**guy**-neh-**KOL**-oh-jist, 부인과전문의)는 여성생식계통의 장애나 질병을 진단하거나 치료하는 전문의사이다(**gynec**은 여성, **-ologist**는 전문가를 의미).
- **Obstetrician** (**ob**-steh-**TRISH**-un, 산과전문의)은 임신, 분만 그리고 산후기간 동안 여성에서 의학적 처치를 제공하는 전문의이다. 이와 관련된 전공을 *obstetrics* (산과학)라 한다.
- *Midwife* (조산사)는 진통과 분만을 보조한다. 조산사(certified nurse midwife, CNM)는 정상분만과 출산에 대해 1차적인 관리를 제공하는 산부인과와 관련된 특별과정을 훈련받은 전문자격을 취득한 간호사이다.
- **Neonatologist** (**nee**-oh-nay-**TOL**-oh-jist, 신생아전문의)는 신생아의 장애를 진단하고 치료하는 전문의이나(**neo-**는 새로운, **nat**는 태어나다, **-ologist**는 전문의를 의미).
- **Infertility specialist** (불임전문가)는 *fertility specialist*라고도 하며, 불임부부를 대상으로 불임의 진단과 수태 및 임신 유지에 대한 문제를 훈련하는 것을 돕는다.

여성생식계통의 병리
PATHOLOGY OF THE FEMALE REPRODUCTIVE SYSTEM

난소, 자궁관 및 배란
The Ovaries, Fallopian Tubes, and Ovulation

- **Anovulation** (**an**-ov-you-**LAY**-shun, 무배란)은 배란의 결여이다(an-은 없다, ovulation은 성숙한 난자의 방출을 의미). 이러한 증상은 스트레스, 부적당한 영양 및 호르몬 불균형에 의하여 야기된다. 배란이 일어나지 않을지라도 월경은 지속적이다.
- **Oophoritis** (**oh**-ahf-oh-**RYE**-tis, 난소염)는 난소의 염증이다(oophor는 난소, -itis는 염증을 의미). 이 질환은 자궁관염 또는 골반에 염증질환이 있을 때 발생한다.
- **Ovarian cancer** (난소암)는 난소 안에 있는 세포에서 기원한다. 세 번째로 흔한 여성생식계통의 암이며 여성의 다른 암보다 사망률이 높다.
- **Ovariorrhexis** (oh-vay-ree-oh-**RECK**-sis, 난소파열)는 난소의 파열이다(ovari/o는 난소, -rrhexis는 파열하다를 의미).
- **Pelvic inflammatory disease, PID** (골반내염증성질환)는 임신이나 수술과 관련이 없는 여성생식계통의 염증이다. 이런 상황은 빈번하게 성병의 합병증을 유발하며 불임, 자궁외임신 및 기타 심각한 장애를 유발한다.
- **Polycystic ovary syndrome** (**pol**-ee-**SIS**-tick, 난소다낭증)은 PCOS라고도 하며, 불완전하게 발생한 난포에 의해 형성된 많은 낭포로 인해 난소가 비대해지는 것을 특징으로 한다.
- **Pyosalpinx** [**pye**-oh-**SAL**-pinks, 고름자궁관증(화농자궁관)]는 자궁관 안에 화농이 축적된 상태를 의미한다(py/o는 농, -salpinx는 자궁관을 의미).
- **Salpingitis** (**sal**-pin-**JIGH**-tis, 자궁관염)는 자궁관의 염증이다(salping은 자궁관, -itis는 염증을 의미).

자궁 *The Uterus*

- **Endometriosis** (**en**-doh-**mee**-tree-**OH**-sis, 자궁속막증, 자궁속막증)는 자궁속막조직의 일부가 자궁에서 일탈하여 골반 안에 있는 난소와 같은 구조물에 붙어 있는 상태이다(endo-는 -안에, metri는 자궁, -osis는 비정상적인 상태를 의미). 이런 상황은 불임의 원인이 된다.
- **Metrorrhea** [**mee**-troh-**REE**-ah, 자궁분비이상(자궁루)]는 자궁에서 농이나 점액과 같은 분비물의 비정상적인 배출이다(metr/o는 자궁, -rrhea는 유출이나 분비물을 의미).
- **Endometrial cancer** (**en**-doh-**MEE**-tree-al, 자궁속막암)는 자궁의 속층에서 시작하여 암성 종양으로 발전한다. 폐경 이후에 빈번하게 발생하는 이 암의 초기 증상 중 하나는 비정상적인 자궁출혈이다.
- **Uterine fibroid** (자궁섬유종)는 *myoma* (근종)이라고도 하며, 근육과 섬유조직으로 구성된 양성종양으로 자궁벽에 발생한다(그림 14.12).
- **Uterine prolapse** (proh-**LAPS**, 자궁탈출)는 *pelvic floor hernia*라고도 하며, 정상적인 위치에서 자궁주머니의 일부나 전체가 질 내로 이탈하는 상태이다. 이러한 상황은 감소된 호르몬 양으로 인대가 약해졌을 때인 폐경기 이후에 보통 발생한다. *Prolapse*는 내장기관이나 장기가 아래쪽으로 떨어지거나 쏠리는 것을 의미한다.

자궁목 *The Cervix*

- **Cervical cancer** (자궁목암)는 여성에서 두 번째로 흔한 암으로 45세에서 65세 사이의 여성에게 호발한다. 자궁목암은 일반적으로 Pap 테스트에 의해서 초기에 발견된다.
- **Cervical dysplasia** (**SER**-vih-kal dis-**PLAY**-see-ah, 자궁목이형성증)는 자궁목 세포의 비정상적인 증식으로 Pap smear에 의해 발견된다. 치료하지 않으면 이 세포들은 악성으로 변한다.
- **Cervicitis** (**ser**-vih-**SIGH**-tis, 자궁목염)는 자궁목의 염증이며 감염에 의하여 발생한다(cervic는 자궁목, itis는 염증을 의미).
- **Endocervicitis** [**en**-doh-**ser**-vih-**SIGH**-tis, 자궁목점막염(자궁목속막염)]는 자궁목 속막에 있는 점막의 염증이다(endo-는 -안에, cervic는 목, -itis는 염증을 의미).

질 *The Vagina*

- **Colporrhexis** (**kol**-poh-**RECK**-sis, 질파열)는 질벽의 찢어짐을 의미한다(colp/o는 질, -rrhexis는 찢어지다를 의미).

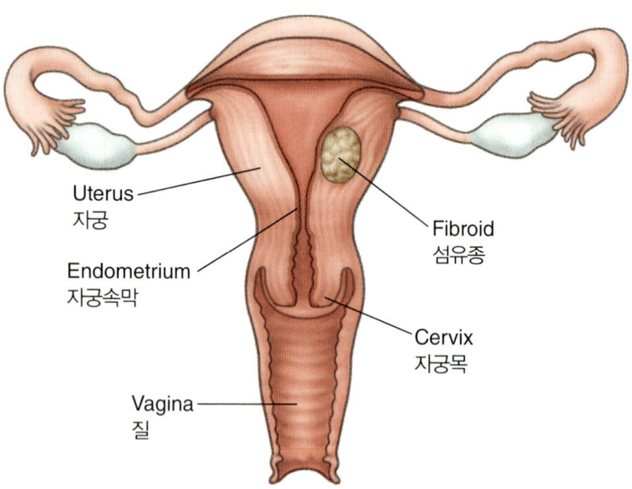

그림 14.12 자궁섬유종.

*Laceration*은 찢어지다, 너덜너덜한 손상 및 사고에 의하여 잘리다라는 의미이다.

- **Dyspareunia** (**dis**-dah-**ROO**-nee-ah)는 성교통이 특징적이다(**dys**는 통증, **-pareunia**는 성관계를 의미).
- **Leukorrhea** (**loo**-koh-**REE**-ah, 백색질분비물(백대하)]는 자궁과 질에서 많은 양의 흰 점액이 유출되는 상태이다(**leuk/o**는 흰색, **-rrhea**는 유출이나 분비물을 의미). 여성은 정상적으로 질에서 분비물을 분비한다. 그러나 흰색 질 분비물은 감염, 악성종양 또는 호르몬 변화에 의하여 이러한 분비물의 분비를 증가시키고 성분을 변화시킨다.
- **Vaginal candidiasis** (**kan**-dih-**DYE**-ah-sis, 질칸디다증)는 *yeast infection* (효소감염)이라고도 한다. 이런 상황은 효모곰팡이 *Candida albicans*에 의한 것이며 보통 질에 존재하고 있다가, 박테리아에 의해 방해 받지 않고 갑작스럽게 빨리 성장한다. 증상은 작열감, 가려움증 그리고 연하고 흰 치즈와 같은 질분비물 등이 있다.
- **Vaginitis** (**vaj**-ih-**NIGH**-tis, 질염)는 *colpitis* (질염)라고도 하며, 질내막의 염증이다(**vagin**과 **colp**는 질, **-itis**는 염증을 의미). 질염증의 가장 흔한 원인은 bacterial vaginosis (세균질증), trichomoniasis (질편모충증), vaginal candidiasis (질칸디다증)이다('성병'절 참조).

바깥생식기관 *The External Genitalia*

- **Pruritus vulvae** (proo-**RYE**-tus **VUL**-vee, 외음소양증)는 여성의 바깥생식기관에 극심한 가려움증이 발생한 상태이다. *Pruritus*는 가려움을 의미한다.
- **Vulvodynia** (vul-voh-**DIN**-ee-ah, 외음통)는 원인불명의 비특이적 증상으로, 만성적인 작열감, 성교 시 통증, 가려움증 또는 외음부의 자상 과민을 특징으로 한다(**vulv/o**는 외음, **-dynia**는 통증을 의미).
- **Vulvitis** (vul-**VYE**-tis, 외음염)는 외음부의 염증이다(**vulv**는 외음, **-itis**는 염증을 의미). 발병 가능한 원인은 곰팡이나 박테리아감염, 찰상 피부 상태 또는 비누나 목욕용품과 같은 제품에 대한 알레르기 등이다

유방질환 *Breast Diseases*

- **Breast cancer** (유방암)와 치료는 6장에서 설명하였다
- **Fibroadenomas** (**figh**-broh-**ad**-eh-**NOH**-mah, 섬유샘종(섬유선종)]는 유방의 샘조직이나 결합조직의 과도한 성장에 의하여 둥글고 딱딱하고 탄성이 강한 덩어리를 말한다(그림 14.13). 서양자두 크기로 자라는 이 덩어리는 양성종양이며 대개 통증이 없다. 섬유샘종은 임신 중에 커지며 폐경기에는 작아진다.

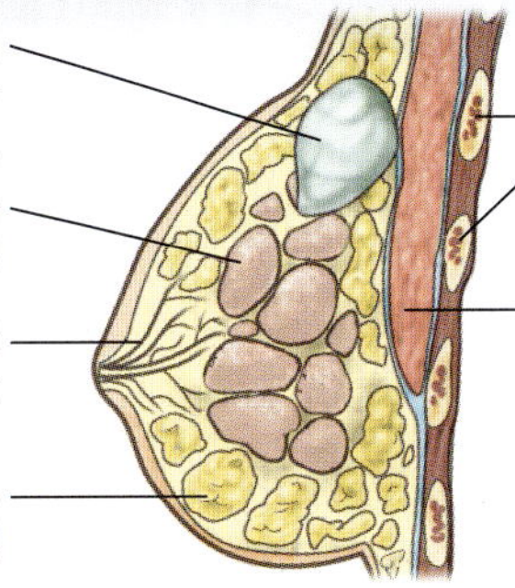

그림 14.13 유방의 섬유샘종(fibroadenoma).

- **Fibrocystic breast diseases** (**figh**-broh-**SIS**-tick, 섬유세포성유방질환)는 보통 양성으로 유방에 하나 또는 여러 개의 낭종이 존재한다. *Cyst*는 반고체 물질이나 액체가 들어 있는 폐쇄된 주머니이다.
- **Galactorrhea** [gah-**lack**-toh-**REE**-ah, 젖흐름증(젖분비과다증, 유루증)]는 수유하지 않는 여성의 유방에서 젖의 분비이다(**galact/o**는 젖, **-rrhea**는 분비나 배출을 의미). 방패샘이나 뇌하수체의 잘못된 기능에 기인한다.
- **Mastalgia** [mass-**TAL**-jee-ah, 유방통증(유선통)]는 *mastodynia*라고도 하며, 예를 들어 월경주기 동안에 유방의 통증을 의미한다(**mast**는 유방, **-algia**는 통증을 의미).
- **Mastitis** [mas-**TYE**-tis, 유방염(유선염)]는 한쪽 유방이나 양쪽 유방의 염증이다(**mast**는 유방, **-itis**는 염증을 의미). 이런 상황은 수유 동안에 폐쇄된 젖샘관의 감염을 동반하나 또한 다른 원인일 가능성도 있다.

월경질환 *Menstrual Disorders*

- **Amenorrhea** (ah-**men**-oh-**REE**-ah, 무월경증)는 3개월 이상 생리 증상의 없음이다(**a-**는 -이 없는, **men/o**는 월경, **-rrhea**는 분비 또는 배출을 의미). 이런 상태는 사춘기 이전이나 가임기간 동안에는 수유를 하고 폐경기 이후에는 정상적이다. 스트레스, 호르몬 문제, 영양 부족, 과도한 운동이 원인이 될 수 있다.
- **Dysmenorrhea** (**dis**-men-oh-**REE**-ah, 월경통)는 월경 동안 자궁경련에 의한 복부 통증이다(**dys-**는 나쁜, **men/o**는 월경, **-rrhea**는 분비 또는 배출을 의미). 월경통은 하복부에 날카롭고, 간헐적으로 발생하는, 둔하거나 아픈 통증이다.
- **Dysfunctional uterine bleeding, DUB** (기능성 월경출혈)은 호르몬 수준의 변화의 불균형 때문에 발생하는 비정상적인 출혈이 특징이다.
- **Hypermonorrhea** (**high**-poh-men-oh-**REE**-ah, 월경과다)는 *menorrhagia*라고도 하며, 7일 이상 동안 과잉의 월경분비물을 분비할 때를 의미한다(**hyper-** 과도하다, **men/o**는

월경, **-rrhea**는 비정상적인 출혈을 의미). *Hypomenorrhea*의 반대어이다

- **Hypomenorrhea** (**high**-poh-men-oh-**REE**-ah, 과소월경)는 짧고 규칙적인 월경기 동안 소량의 월경 분비물이 분비되는 것을 의미한다(**hypo-**는 결핍, **men/o**는 월경, **-rrhea**는 분비 또는 배출을 의미). *Hypermenorrhea*의 반대어이다.
- **Menometrorrhagia** (**men**-oh-**met**-roh-**RAY**-jee-ah, 불규칙월경과다증)는 *intermenstrual bleeding*이라고도 하며, 월경기간 동안과 월경주기 사이에 불규칙적인 간격으로 일어나는 과잉의 자궁출혈이다(**men/o**는 월경, **metr/o**는 자궁, **-rrhagia**는 비정상적인 출혈을 의미).
- **Oligomenorrhea** [**ol**-ih-goh-**men**-oh-**REE**-ah, 희발성월경(소월경)]는 소량 또는 불충분한 월경을 배출하는 것을 의미한다(**olig/o**는 부족한, **men/o**는 월경, **-rrhea**는 분비 또는 배출물을 의미). *Polymenorrhea*의 반대어이다.
- **Polymenorrhea** (**pol**-ee-**men**-oh-**REE**-ah, 다발성월경)는 비정상적으로 많은 양의 월경을 배출하는 것을 의미한다(**poly-**는 많은, **men/o**는 월경, **-rrhea**는 분비 또는 배출물을 의미). *Oligomenorrhea*의 반대어이다.
- **Premature menopause** (조기폐경)는 40세 이전에 난소의 작용이 멈춘 상태로 불임의 원인이며, 홍조 그리고 감정 변화와 같은 폐경기증후군을 나타낸다.
- **Premenstrual syndrome, PMS** (월경전증후군)은 월경 전 2주간 부종, 두통, 감정 변화, 불쾌감과 같은 증상을 동반한다.
- **Premenstrual dysphoric disorder, PDD** (월경전불쾌기분장애)는 월경주기와 관련된 심각한 감정적, 신체적 문제점과 연관된 상태이다. 증상은 월경 시작 혹은 그 후 짧게 월경주기의 두 번째 날 중간과 월경 마지막 날에 규칙적으로 발생한다.

임신과 분만의 병리
PATHOLOGY OF PREGNANCY AND CHILDBIRTH

임신 *Pregnancy*

- **Abortion** (ah-**BOR**-shun, 유산)은 태아가 태어나기 전에 임신의 종결 또는 방해이다. *Spontaneous abortion* (자연유산)은 *miscarriage* (유산)라고 하며, 보통 유전적 장애나 비정상 때문에 임신 초기에 일어난다.
- *Induced abortion* (인공유산)은 인간의 간섭에 의해 유발되며 흡입이나 약물 사용에 의해 행해진다. 의료 목적으로 시행될 때 *therapeutic abortion* (TAB 치료유산)이라고 한다.
- **Ectopic pregnancy** (eck-**TOP**-ick, 자궁외임신)는 *extrauterine pregnancy*라고도 하며, 수정된 난자가 자궁밖에 착상하여 발달하기 시작하므로 위험한 상태를 초래한다. *Ectopic*은 외부라는 의미이다. 그림 14.14는 자궁외임신이 일어날 수 있는 부위를 표시하였다.
- **Gestational diabetes mellitus** (임신성 당뇨병)는 13장에서 설명하였다.
- **Infertility** (불임)는 피임하지 않고 1년 동안 정상적으로 성생활을 한 부부가 임신이 안되거나, 임신과 임신 유지, 출산 능력이 없는 여성인 경우를 말한다.
- **Preeclampsia** (**pree**-ee-**KLAMP**-see-ah, 자간전증)는 *pregnancy-induced hypertension* (임신성고혈압) 또는 *toxemia* (임신중독증)라고도 하며, 고혈압, 부종, 단백뇨를 특징으로 하는 임신합병증이다.
- **Eclampsia** [eh-**KLAMP**-see-ah, 경련(자간)]는 좀 더 심각한 형태의 자간전증으로 경련과 혼수를 특징으로 한다. 자간의 치료법 중 하나는 출산이다.

RH 인자 *The Rh Factor*

RH Factor (Rh 인자)는 적혈구에 RH 항원이 있는지 없는지에 따라 결정된다(5장 참조). 모체의 혈액이 Rh 음성(Rh−)이고 아버지의 혈액이 Rh 양성(Rh+)일 때 아이는 아버지로부터 Rh+ 인자를 물려받게 된다. 만약 소량의 태아의 혈액이 임산부의 혈액으로 들어간다면, 임산부는 알레르기 반응을 일으키는 항체를 형성할 수 있다.

- Rh+인 아버지는 Rh+ 혹은 Rh− 아기를 가질 수 있는데, 만약 어머니가 Rh−라면 반응을 일으킬 수 있다(만약, 부모가 둘다 Rh−라면 감작이 일어날 위험은 없다).
- 임신기간 동안 임산부에게서 생성된 항체는 태아에게 빈혈 등의 문제를 일으킬 수 있고, 만약 임산부가 치료를 받지 않으면 다음번 임신 시 태아 손상의 요인이 될 수 있다.

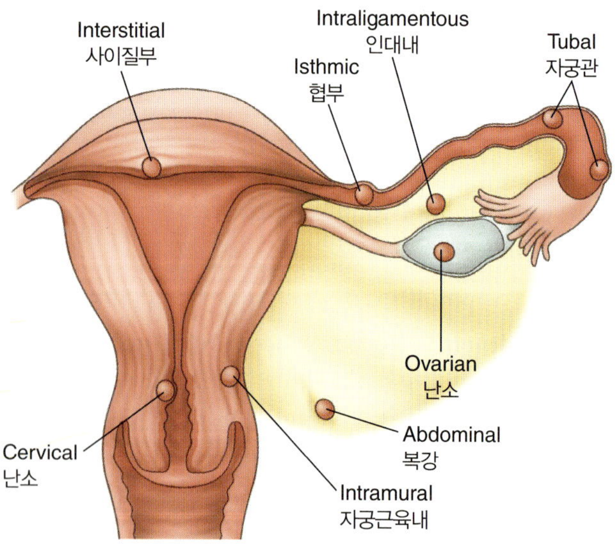

그림 14.14 자궁외임신(ectopic pregnany)의 호발 부위.

■ 첫 번째 임신을 하여 아이를 분만하거나 유산하였을 때 아이의 Rh+ 인자가 모체의 Rh− 혈액순환으로 들어가게 된다. 이것은 모체로부터 Rh+에 대한 항체를 만들어서 다음 임신 기간 동안 심각한 문제를 유발하게 된다.

■ 부모의 혈액검사는 이런 심각한 문제를 판정할 수 있다. 만약 Rh+ 인자가 존재할 경우 엄마는 이런 항체의 발달을 억제하기 위해 *Rh immunoglobulin, RhIg* (면역글로빈)으로 예방접종을 하게 된다.

분만 Childbirth

■ **Abruptio placentae** (ab-**RUP**-shee-oh plah-**SEN**-tee, 태반조기박리) 또는 *placental abruption*은 태반이 태아 출생 전에 자궁벽으로부터 일찍 떨어지는 비정상적인 상태이다. *Abruption*은 떨어져 나가다라는 의미이며, 이는 태아사망을 유발시킨다.

■ **Breech presentation** (볼기태위둔위)은 출산 시 태아의 엉덩이나 발이 머리보다 먼저 나오는 출산을 말한다.

■ **Placenta previa** (plah-**SEN**-tah **PREE**-vee-ah, 전치태반)는 태반이 자궁의 아래 부분에 위치하는 비정상적인 착상이다. *Previa*는 -의 앞에 또는 전에 나타나는이란 의미이다. 증상에는 임신 3기 중에 통증이 없는 갑작스런 출혈이다

■ **Premature infant** (미숙아)는 *preemie*라고도 하며, 임신 37주 이전에 태어난 신생아이다.

■ **Stillbirth** (사산)는 분만 전 또는 분만하는 동안에 사망한 아이의 출생이다.

여성생식계통의 진단 방법 DIAGNOSTIC PROCEDURES OF THE FEMALE REPRODUCTIVE SYSTEM

■ **Colposcopy** (kol-**POS**-koh-pee, 질경검사법)는 *colposcope* (질경)라는 확대기를 사용하여 질과 자궁목 조직을 직접 육안으로 검사하는 방법이다(**colp/o**는 질, **-scopy**는 직접적인 육안 검사법을 의미).

■ **Endometrial biopsy** (자궁속막생검법)는 현미경검사를 위해 떼어낸 자궁속막의 일부 조직을 가지고 실시하는 일종의 진단검사로서, 보통 비정상적인 질출혈의 원인을 규명하기 위해 시행된다.

■ **Endovaginal ultrasound** (**en**-doh-**VAJ**-ih-nal, 질내초음파)는 질내에서 음파를 자궁과 난소의 이미지를 창출하는 초음파 변환기를 사용하여 비정상적인 질출혈의 원인을 구명하기 위한 진단검사이다.

■ **Hysterosalpingography, HSG** (**hiss**-ter-oh-**sal**-pin-**GOG**-rah-fee, 자궁자궁관방사선촬영법)는 방사성 불투과성 물질을 자궁안이나 자궁관 안에 서서히 주입한 후 시행되는 자궁과 자궁관의 방사선촬영법이다(**hyster/o**는 자궁, **salping/o**는 자궁관, **-graphy**는 사진이나 문서 기록을 생산하는 과정을 의미). *Instillation*은 신체의 일부나 체강 안으로 액체를 서서히 주입하는 것을 의미한다.

■ **Hysteroscopy, HYS** (**hiss**-ter-**OSS**-koh-pee, 자궁경검사법)는 *hysteroscope* (자궁경)를 이용하여 자궁과 자궁관 내부의 직접적인 육안검사법이다(**hyster/o**는 자궁, **-scopy**는 직접적인 육안검사법을 의미).

■ **Pap smear**는 자궁목암을 조기에 진단하는 법으로 자궁의 상태를 검출하기 위한 탈락세포생검법이다(그림 14.15). 여기서 사용된 *exfoliative*는 조직으로부터 떼어낸 세포를 현미경으로 검사하는 것을 의미한다. *Speculum* (질경)은 자궁목관과 질 검진 시 질의 확대를 위해 필요하다.

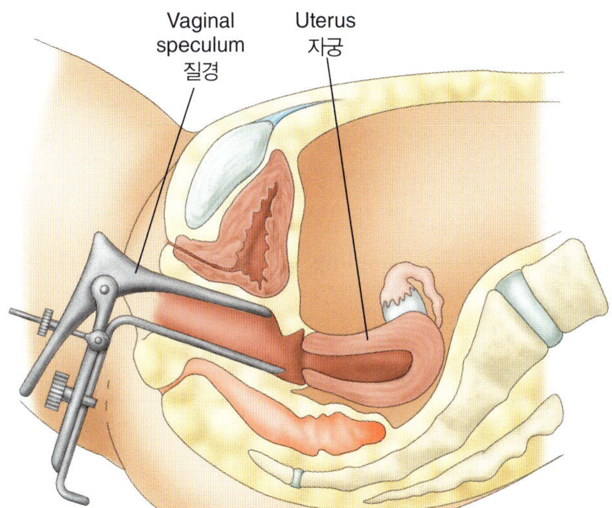

(A)

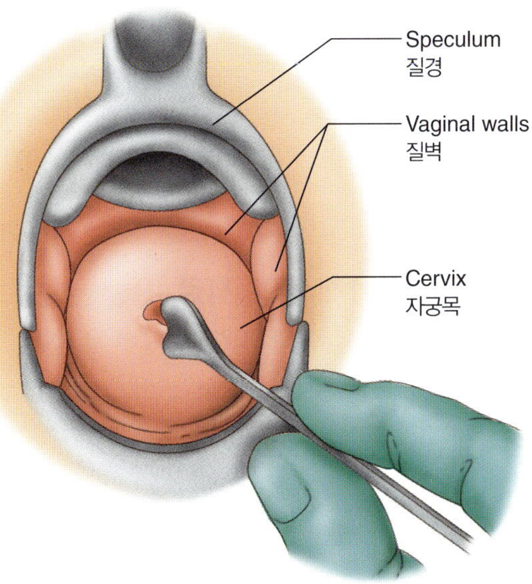

(B)

그림 14.15 (A) Pap smear를 위해 질경을 이용하여 질을 확장하고 (B) 여러 부위의 자궁목세포를 채취하여 현미경 소견에 의하여 확인한다.

- *Ultrasound*와 *laparoscopy* (초음파와 복강경 검사법)는 생식계통의 이상을 진단하기 위해 사용되며 15장에서 좀 더 자세히 설명한다.

임신 및 분만과 관련된 진단 방법
Diagnostic Procedures Related to Pregnancy and Childbirth

- **Pregnancy test** (임신검사)는 *human chorionic gonadotropin, HCG*의 양을 측정하기 위해 뇨나 혈액의 시료를 가지고 시행된다. 보통 이 호르몬의 양이 많으면 임신을 나타낸다. 자가임신검사는 뇨를 시료로 해서 시행하는 검사인 반면, 혈액을 시료로 하는 임신검사는 병원에서 시행되는 더 신뢰할 만한 검사이다.
- **Fetal ultrasound** (태아초음파)는 15장에서 설명한다.
- **First trimester screening** (임신 1기 선별검사)은 *combined screening*이라고 하며, 비침범성 혈액검사와 정밀 초음파와가 함께 산모의 나이는 다운증후군을 감지하기 위해 임신 11~13주 기간에 시행된다(2장 참조). 이 검사는 임산부가 유전적 장애의 검사를 받고자 할 때 사용된다. 진단적 검사로 양수천자나 융모막생검은 유전적 질환에 대한 위험률에 대해 더 높은 검사 확률을 보인다.
- **Chorionic villus sampling, CVS** (**kor**-ee-**ON**-ick **VIL**-us, 융모막융모생검법)은 임신 8주와 10주 사이에 태반의 가장자리에서 얻은 융모세포의 검사이다. 이 세포들은 발생하고 있는 아이의 유전적인 비정상을 검사하기 위해 사용된다.
- **Amniocentesis, AMN** (**am**-nee-oh-sen-**TEE**-sis, 양수천자법)는 양수를 채취하기 위해 임산부의 앞배벽을 통해 양막공간까지 주사바늘을 꽂는 것이다(**amnio**는 양막과 태아막, **-centesis**는 액체를 제거하기 위해 구멍을 뚫는 수술을 의미). 이 시료는 임신 14주 후에 채취할 수 있으며 태아의 건강을 검사하고 특정한 유전적 결함을 진단하기 위해 사용된다.
- **Pelvimetry** (pel-**VIM**-eh-tree, 골반계측법)는 태아가 산도를 통과할 수 있을지를 검사하기 위해 골반의 지름을 측정하는 방사선촬영법이다(**pelvi**는 골반, **-metry**는 측정하다를 의미).

여성생식계통의 치료 방법
TREATMENT PROCEDURES OF THE FEMALE REPRODUCTIVE SYSTEM

약물치료 *Medications*

- **Contraceptive** (피임법)는 임신이나 수태의 가능성을 낮추기 위해 사용되는 기구나 방법이다.
- *Birth control pill* (피임약)은 피임제로 허용되는 호르몬 제제로 주로 먹는 약 형태로 처방된다. 피임약의 다른 형태는 주사, 패치, 삽입용 고리 등이 있다.
- **Diaphragm** (피임용격막)은 정자가 난자에 도달하거나 수정되는 것을 막는 방해용 피임법이다.
- **Intrauterine device, IUD** (자궁내장치)는 자궁목을 통하여 자궁안에 삽입되는 주조된 플라스틱 피임법이다(**intra-**는 -의 안에, **uterine**은 자궁을 의미).
- **Condom** (콘돔)은 정확하게 사용될 때 임신을 예방할 수 있다. 성 전파성 질환을 예방할 수 있는 유일한 피임 방법이다.
- **Hormone replacement therapy, HRT** (호르몬치환요법)는 폐경기경이나 폐경 후에 더 이상 생산되지 않는 에스트로겐이나 프로게스테론의 치환이 요구될 때 사용된다. *Progestin*은 여성 프로게스테론 조제물질이다.

난소와 자궁관 *The Ovaries and Fallopian Tubes*

- **Oophorectomy** (**oh**-ahf-oh-**RECK**-toh-mee, 난소절제술)는 *ovariectomy*라고도 하며 외과적 수술을 통한 난소의 제거이다(**oophor**는 난소, **-ectomy**는 제거수술을 의미). 만약 폐경 전에 양쪽 난소를 모두 절제한 여성은 *surgical menopause* (외과적 수술)로 인한 폐경 증상을 경험하게 된다.
- **Salpingectomy** (**sal**-pin-**JECK**-toh-mee, 자궁관절제술)는 자궁관의 외과적 제거이다(**salping**은 자궁관, **-ectomy**는 제거수술을 의미).
- **Salpingo-oophorectomy** (sal-**ping**-goh oh-**ahf**-oh-**RECK**-toh-mee, 자궁관난소절제술)는 자궁관과 난소의 제거를 위한 수술이다(**salping/o**는 자궁관, **oophor**는 난소, **-ectomy**는 제거수술을 의미). *Bilateral salpingo-oophorectomy*는 양쪽 자궁관과 양쪽 난소를 모두 제거하는 것이다.
- **Tubal ligation** (자궁관결찰)은 여성불임을 목적으로 행해지는 수술 과정이다. 각 자궁관은 정자가 난자에 도달하는 것을 방지하기 위해 제거하거나 결찰한다. Ligate는 묶다라는 의미이다.

자궁, 자궁목 및 질 *The Uterus, Cervix, and Vagina*

- **Colpopexy** (**KOL**-poh-**peck**-see, 질고정술)는 질의 주변 구조물에 고정하는 수술이다(**colp/o**는 질, **-pexy**는 위치에 수술을 통한 고정을 의미). 이 과정은 자궁탈출을 치료하기 위해 시행된다.
- **Conization** [**kon**-ih-**ZAY**-shun, 원뿔절제(원추조직절제)]은 *cone biopsy*라고도 하며, 자궁목의 조직을 원뿔 모양으로 잘라내는 것이다. 이 시술은 비정상적인 영역을 제거하거나 진단하기 위해 시행된다.
- **Colporrhaphy** (kol-**POR**-ah-fee, 질봉합술)는 질의 파열을 봉합하는 수술이다(**colp/o**는 질, **-rrhaphy**는 봉합수술을 의미).

- **Dilation and curettage** (dye-**LAY**-shun and **kyou**-reh-**TAHZH**, 확장법과 소파술)는 보통 *D & C*라고 하며, 자궁목을 확장시켜 자궁 표면의 물질을 제거하는 시술이다. 이 시술은 진단이나 치료 과정에서 시행된다. *Dilation*은 구멍의 확장을 의미한다. *Curettage*는 표면으로부터 물질 제거로서 curette (큐렛)이나 흡인기를 사용하여 찰상을 동반한다.
- **Myomectomy** (**my**-oh-**MECK**-toh-mee, 근종절제술)는 자궁내섬유종을 외과적으로 제거하는 수술이다(**myom**은 근종, **-ectomy**는 외과적인 제거를 의미).

자궁절제술 *Hysterectomies*

Hysterectomy (**hiss**-teh-**RECK**-toh-mee, 자궁절제술)는 자궁의 제거술로 자궁목의 제거를 포함하거나 포함하지 않는다(**hyster**는 자궁, **-ectomy**는 제거술을 의미)(그림 14.16).

- **Total hysterectomy** (전자궁절제술)는 *complete hysterectomy*라고도 하며, 자궁과 자궁목을 제거한다. 시술은 배를 통하여 시행하거나 복강경을 이용하여 질을 통하여 시행한다.
- *Partial hysterectomy* (부분자궁절제술) 또는 *subtotal hysterectomy*라고도 한다. 이 시술은 자궁목 부분은 그대로 남겨두고 자궁의 윗부분만 제거한다.
- **Radical hysterectomy** (근치자궁절제술)는 *bilateral hysterosalpingo-oophorectomy* (양측자궁관난소절제술)라고도 하며, 자궁암을 제거하는 데 가장 흔하게 사용한다(그림 14.16B). 이 시술은 자궁, 자궁목, 양쪽 자궁관, 난소 및 이와 관련된 림프절을 모두 제거하는 수술이다. 자연적인 폐경 전에 이러한 시술을 한다면 환자는 즉시 외과적인 수술에 의하여 폐경이 될 것이다.

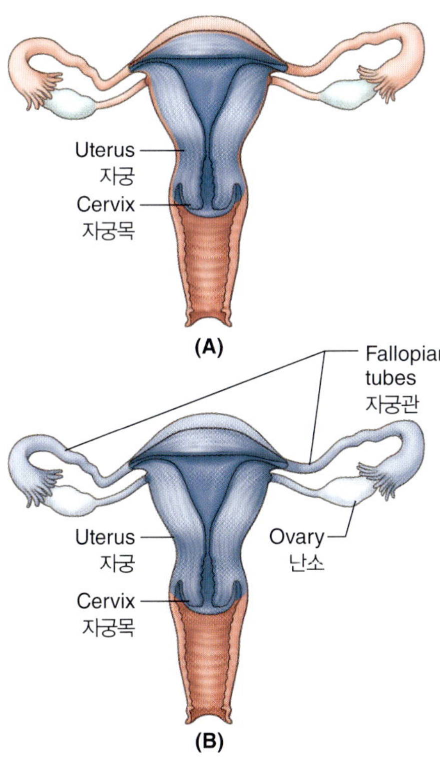

그림 14.16 자궁절제술의 종류. (A) 전자궁절제술은 자궁과 자궁목을 제거. (B) 근치자궁절제술은 자궁목, 자궁, 자궁관 및 난소를 제거.

유방성형술 *Mammoplasty*

Mammoplasty (**MAM**-oh-**plas**-tee, 유방성형술)는 *mammaplasty*라고 쓰기도 하며, 유방의 재건이나 성형수술을 의미하는 일반적인 용어이다(**mamm/o**는 유방, **-plasty**는 성형술을 의미).

- **Breast augmentation** (유방확대)은 유방의 크기를 증가시키기 위해 시행되는 유방성형술이다. *Augmentation*은 좀 더 크게 만들기 위해 첨가하는 방법을 의미한다. *Breast reduction*의 반대어이다.
- **Breast reduction** (유방축소)은 지나치게 크고 무거운 유방을 새로운 모양으로 고쳐 만들거나 축소시키기 위해 시행되는 유방성형술이다. *Breast augmentation*의 반대어이다.
- **Mastopexy** (**MAS**-toh-**peck**-see, 유방고정술)는 처진 유방을 좀 더 높은 위치에 붙이기 위한 수술이다(**mast/o**는 유방, **-pexy**는 고정수술을 의미).
- 유방절제술 이후에 시행하는 *breast reconstruction* (유방재건술)은 6장에서 설명하였다.

임신 및 분만과 관련된 치료방법
Treatment Procedures Related to Pregnancy and Childbirth

- **Cesarean section** (seh-**ZEHR**-ee-un **SECK**-shun, 제왕절개)은 cesarean delivery 또는 *C-section*이라고도 하며, 모체의 배벽과 자궁벽을 절개하여 태아를 분만하는 것이다. 이 방법은 보통 질식분만이 산모나 아기에게 안전하지 못할 경우에 시행된다.
- 제왕절개 후 다음 아이의 질식분만을 *VBAC* (**v**aginal **b**irth **a**fter **a** **c**esarean)라고 한다.
- **Episiotomy** (eh-**piz**-ee-**OT**-oh-mee, 회음절개술)는 조직의 열상을 방지하고 분만을 촉진하기 위하여 질과 샅 부위를 절개하는 수술이다(**episi**는 회음, **-otomy**는 절개하는 수술을 의미).
- **Episiorrhaphy** (eh-**piz**-ee-**OR**-ah-fee, 회음봉합술)는 샅외측절개술을 시행한 후 복구하기 위해 꿰매는 수술이다(**episi/o**는 회음, **-rrhaphy**는 봉합수술을 의미).
- **Incubator** (**IN**-kyou-**bate**-or)는 미숙아나 질환이 있는 신생아를 위해 조절된 온도, 습도, 산소포화도로 환경을 유지하도록 만든 장치이다(그림 14.17).

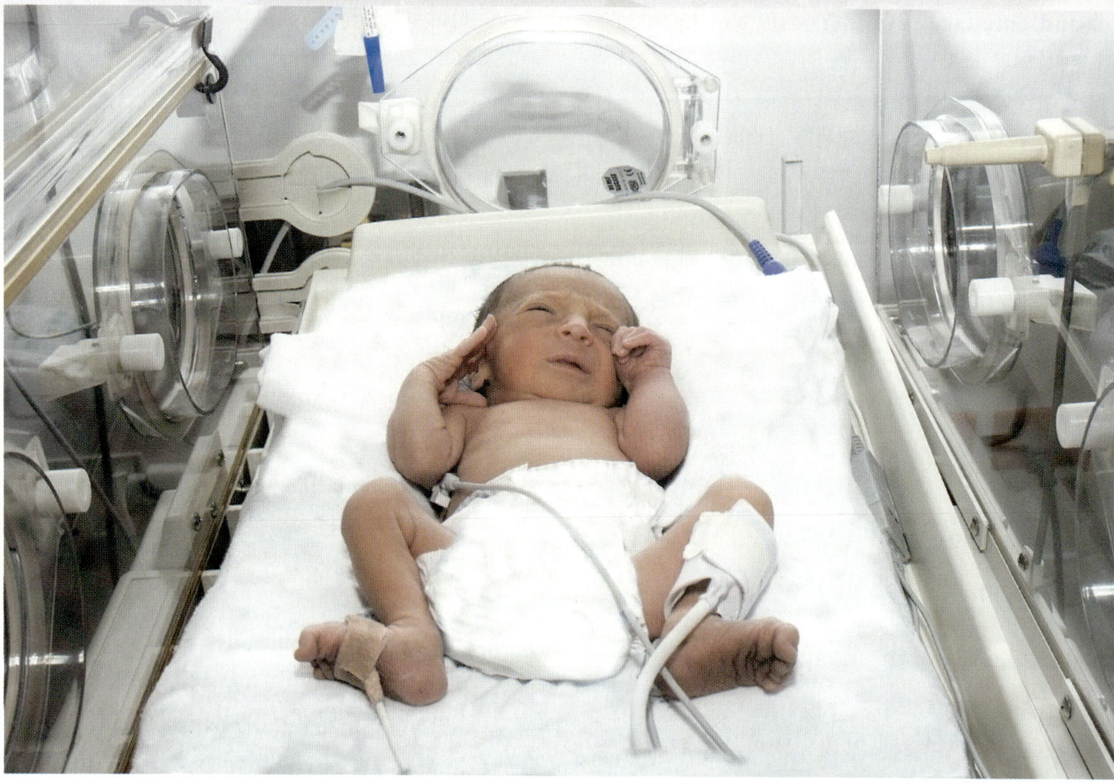

그림 14.17 인큐베이터는 신생아에게 적합한 온도, 습도, 산소의 환경을 제공한다.

보조생식 *Assisted Reproduction*

Assisted reproductive technology (보조생식기술)는 infertility (불임) 부부의 임신과 출산을 돕는 데 사용되는 기술과 방법들을 서술할 때 사용되는 용어이다.

- **Artificial insemination** (인공수정)은 자궁내 수정(insemination, IUI)이라고도 하며, 불임여성의 질이나 자궁에 배우자 혹은 기증받은 정자를 이식하는 기술이다.
- **In vitro fertilization, IVF** (시험관내수정)은 성숙한 난자를 모체로부터 분리하여 수정시키는 과정이다. 그 결과 형성된 배아는 정상적으로 임신한 것처럼 착상하여 계속적인 발생을 할 것이다라는 희망과 함께 자궁 내로 옮겨진다. ***In vitro***는 유리 또는 시험관 내의 의미이다.
- ***Gestational carrier***는 난소는 있으나, 자궁이 없는 여성을 위한 선택이다. 배우자의 정자와 수정된 모체의 난자를 다른 여성의 자궁 안에 착상시키는 방법이다(carrier, 대리모)
- 자신의 배우자가 아닌 남성과 그 배우자의 수정란을 자신의 자궁에 착상시켜 발달시키고 출산을 하는 여성지원자를 *surrogate* (대리모)라고 한다.

표 14.2 ▸ 보조생식과 관련된 용어와 약어

약어	설명
AMA	**Advanced maternal age** (임산부의 고령화)는 임신의 가능성을 감소시킨다. 이 용어는 30대 후반에서 40대 후반의 여성에게 적용된다.
AI	**Artificial insemination** (인공수정)은 여성 배우자의 질이나 자궁에 정자를 이식하는 기술이다.
ART	**Assisted reproductive technology** (보조생식기술)는 불임부부가 생명력 있는 임신을 할 수 있도록 돕는 데 이용되는 기법을 서술할 때 사용되는 용어이다.
IVF	**In vitro fertilization** (시험관내수정)은 성숙한 난자를 모체로부터 분리하여 수정시키는 과정이다. ***In vitro***는 유리 또는 시험관 내의 의미이다. 그 결과 형성된 배아는 정상적으로 임신한 것처럼 착상하여 계속적인 발생을 할 것이다라는 희망과 함께 자궁 내로 옮겨진다.

생식계통과 관련된 약어

ABBREVIATIONS RELATED TO THE REPRODUCTIVE SYSTEM

표 14.3에는 이 장에서 소개된 용어와 관련된 약어를 정리하였다. *주의*: 실수 또는 혼동을 피하기 위하여 항상 약어를 사용할 때는 주의가 필요하다.

표 14.3 ▸ 생식계통과 관련된 약어

amniocentesis = AMN	**AMN** = amniocentesis 양수천자법
bacterial vaginosis = BV	**BV** = bacterial vaginosis 세균성질증
cesarean section = CS	**CS** = cesarean section 제왕절개
hormone replacement therapy = HRT	**HRT** = hormone replacement therapy 호르몬치환요법
human papillomaviruses = HPV	**HPV** = human papilloma virus 사람유두종바이러스
hysterosalpingography = HSG	**HSG** = hysterosalpingography 자궁자궁관방사선촬영법
hysteroscopy = HYS	**HYS** = hysteroscopy 자궁경검사법
intrauterine device = IUD	**IUD** = intrauterine device 자궁내장치
labor and delivery = L & D	**L & D** = labor and delivery 진통과 분만
neonatal intensive care unit = NICU	**NICU** = neonatal intensive care unit 신생아집중치료실
pelvic inflammatory disease = PID	**PID** = pelvic inflammatory disease 골반내염증성질환
premenstrual syndrome = PMS	**PMS** = premenstrual syndrome 월경전증후군

제 15 장 진단 방법, 핵의학과 약리학

Diagnostic Procedures, Nuclear Medicine, and Pharmacology

진단 방법, 핵의학과 약리학에 대한 개요

주요 제목	관련 내용
Basic Diagnostic Procedures ▸ 기본적인 진단 방법	• Vital signs 활력징후 • Auscultation 청진 • Palpation and percussion 촉진과 타진 • Basic examination instruments 기본적인 검사기구
Examination positions ▸ 검사자세	• Recumbent positions 누운자세 • Sims' position 심스자세 • Knee-chest position 무릎가슴자세 • Lithotomy position 돌제거술자세
Laboratory Tests ▸ 검사실검사	• Blood tests 혈액검사 • Urinalysis 오줌검사
Endoscopy ▸ 내시경검사	• Endoscopes 내시경
Centesis ▸ 천자	• 체액을 제거하여 진단하는 과정
Imaging Techniques ▸ 영상기술	• Radiography (x-ray) 방사선검사 • Computed tomography (CT) 컴퓨터단층촬영 • Magnetic resonance imaging (MRI) 자기공명영상 • Fluoroscopy 투시검사 • Ultrasonography 초음파검사법
Nuclear Medicine ▸ 핵의학	• Nuclear medicine 핵의학검사
Pharmacology ▸ 약리학	• 처방전이 필요한 약과 처방전이 필요 없는 약 • 일반명 의약품과 상표명 의약품 • 약리학과 관련된 용어 • 통증을 관리하는 약물 • 약물투여 방법
Complementary and Alternative Therapies ▸ 보완 · 대체요법	• Alternative medicine 대체의학 • Complementary medicine 보완의학

진단 방법, 핵의학과 약리학에 관련된 어휘

다음 목록은 이 장의 의학용어와 필수 단어요소들을 포함하고 있다. 중요한 용어들은 **굵은 글씨**로 나타내었다. 보조적인 용어는 *주황색 이탤릭체*로 나타내어 중요한 용어의 의미를 명확하게 나타내었다.

단어요소 *Word Parts*

- ☐ albumin/o 알부민, 단백질
- ☐ calc/i 칼슘
- ☐ -centesis 천자술
- ☐ creatin/o 크레아티닌
- ☐ glycos/o 당
- ☐ -graphy 기록하는 과정
- ☐ hemat/o 혈액
- ☐ lapar/o 복부
- ☐ -otomy 절개
- ☐ phleb/o 정맥
- ☐ radi/o 방사선
- ☐ -scope 시각적 검사도구
- ☐ -scopy 시각적 검사법
- ☐ son/o 소리
- ☐ -uria 오줌

의학용어 *Medical Terms*

- ☐ **acetaminophen** (ah-**seet**-ah-**MIN**-oh-fen) 아세트아미노펜
- ☐ **acupuncture** (**AK**-que-**punk**-tyour) 침술
- ☐ **albuminuria** (**al**-byou-mih-**NEW**-ree-ah) 알부민뇨
- ☐ **analgesic** (**an**-al-**JEE**-zick) 진통제
- ☐ **antipyretic** (**an**-tih-pye-**RET**-ick) 해열제
- ☐ **arthrocentesis** (**ar**-throh-sen-**TEE**-sis) 관절천자술
- ☐ **auscultation** (**aws**-kul-**TAY**-shun) 청진
- ☐ **bacteriuria** (back-**tee**-ree-**YOU**-ree-ah) 세균뇨
- ☐ **bruit** (**BREW**-ee) 잡음
- ☐ **calciuria** (**kal**-sih-**YOU**-ree-ah) 칼슘뇨
- ☐ **compliance** 순응도
- ☐ **computed tomography** (toh-**MOG**-rah-fee) 전산화단층촬영술
- ☐ **contraindication** 금기
- ☐ **creatinuria** (kree-**at**-ih-**NEW**-ree-ah) 크레아틴뇨
- ☐ **echocardiography** (**eck**-oh-**kar**-dee-**OG**-rah-fee) 심장초음파검사
- ☐ **endoscope** (**EN**-doh-**skope**) 내시경
- ☐ **fluoroscopy** (**floo**-or-**OS**-koh-pee) 투시검사
- ☐ **glycosuria** (**glye**-koh-**SOO**-ree-ah) 당뇨
- ☐ **hematocrit** (hee-**MAT**-oh-krit) 헤마토크릿
- ☐ **hematuria** (**hee**-mah-**TOO**-ree-ah) 혈뇨
- ☐ **hyperthermia** (**high**-per-**THER**-mee-ah) 고체온증
- ☐ **hypothermia** (**high**-poh-**THER**-mee-ah) 저체온증
- ☐ **idiosyncratic reaction** (**id**-ee-oh-sin-**KRAT**-ick) 특이체질반응
- ☐ **interventional radiology** 중재적 방사선학
- ☐ **intradermal injection** 피내주사
- ☐ **intramuscular injection** 근육내주사
- ☐ **intravenous injection** 정맥내주사
- ☐ **ketonuria** (**kee**-toh-**NEW**-ree-ah) 케톤뇨
- ☐ **laparoscopy** (**lap**-ah-**ROS**-koh-pee) 복강경검사
- ☐ **lithotomy position** (lih-**THOT**-oh-mee) 돌제거술자세
- ☐ **magnetic resonance imaging** 자기공명영상
- ☐ **ophthalmoscope** (ahf-**THAL**-moh-skope) 검안경
- ☐ **otoscope** (**OH**-toh-skope) 이경
- ☐ **palliative** (**PAL**-ee-**ay**-tiv) 완화제
- ☐ **parenteral** (pah-**REN**-ter-al) 비경구적투약
- ☐ **percussion** (per-**KUSH**-un) 타진
- ☐ **perfusion** (per-**FYOU**-zuhn) 관류
- ☐ **pericardiocentesis** (**pehr**-ih-**kar**-dee-oh-sen-**TEE**-sis) 심장주머니(심낭)천자술
- ☐ **phlebotomy** (fleh-**BOT**-oh-mee) 정맥절개술
- ☐ **placebo** (plah-**SEE**-boh) 위약
- ☐ **positron emission tomography** 양전자단층촬영술
- ☐ **prone position** 엎드린자세
- ☐ **proteinuria** (**proh**-tee-in-**YOU**-ree-ah) 단백뇨
- ☐ **pyuria** (pye-**YOU**-ree-ah) 농뇨
- ☐ **radiolucent** (**ray**-dee-oh-**LOO**-sent) 방사선투과성의
- ☐ **radiopaque** (**ray**-dee-oh-**PAYK**) 방사선비투과성의
- ☐ **rale** (**RAHL**) 수포음, 나음
- ☐ **recumbent** (ree-**KUM**-bent) 누운자세
- ☐ **rhonchi** (**RONG**-kye) 건성수포음
- ☐ **Sims' position** 심스자세
- ☐ **single photon emission computerized tomography** 단일광전자방출전산화단층촬영술
- ☐ **speculum** (**SPECK**-you-lum) 검경
- ☐ **sphygmomanometer** (**sfig**-moh-mah-**NOM**-eh-ter) 혈압계
- ☐ **stethoscope** (**STETH**-oh-skope) 청진기
- ☐ **stridor** (**STRYE**-dor) 협착음
- ☐ **subcutaneous injection** (**sub**-kyou-**TAY**-nee-us) 피하주사
- ☐ **transdermal** 경피
- ☐ **transesophageal echocardiography** (**trans**-eh-**sof**-ah-**JEE**-al-**eck**-oh-**kar**-dee-**OG**-rah-fee) 경식도초음파심장검사
- ☐ **ultrasonography** (**ul**-trah-son-**OG**-rah-fee) 초음파검사
- ☐ **urinalysis** (**you**-rih-**NAL**-ih-sis) 오줌검사

학습 목표

이 장을 통해서 다음의 목표를 달성할 수 있도록 한다.

1. 대부분의 환자를 위하여 기록된 활력징후를 설명할 수 있다.
2. 기본적인 검사 과정에 관한 용어를 인지하고 정의하며 읽고 쓸 수 있다.
3. 자주 수행하는 혈액과 오줌검사에 관한 용어를 인지하고 정의하며 읽고 쓸 수 있다.
4. 방사선촬영술과 다른 영상기술에 관한 용어를 인지하고 정의하며 읽고 쓸 수 있다.
5. 진단과 치료에서 핵의학의 용도를 설명할 수 있다.
6. 이 장에서 소개되는 약리학적 용어를 인지하고 정의하며 읽고 쓸 수 있다.
7. 보완 대체 요법과 그 사용의 가장 일반적인 유형을 설명할 수 있다.

진단 방법
DIAGNOSTIC PROCEDURES

광범위한 진단도구를 이용하여 환자의 일반적인 건강 상태와 특별한 의학적인 상태를 결정하는 데 사용된다.

기본적인 검사 과정 *Basic Examination Procedures*

기본적인 검사 과정은 환자의 상태를 사정하는 동안 수행된다. 의학에서 사용하는 것처럼 **assessment** (사정)는 상태의 평가(evaluation) 또는 감정(appraisal)을 의미한다. 이 정보는 진단에 이르게 하여 환자의 간호계획을 계통적으로 조직화하는 데 이용된다.

관찰 *Observation*

신체 사정의 첫 단계는 환자의 전체적인 모습, 감정 상태 및 보행 상태 등을 관찰하는 것이다.

- *Overall appearance* (전체적인 모습)에는 많은 인자들이 있다. 환자의 복장, 신체의 냄새 또는 자기 관리의 어려움이 있는지 등이다.
- *Emotional affect* (감정 상태)는 환자의 표현, 목소리의 대조, 감정이다. *Affect*는 감정을 바깥으로 드러내는 것을 의미한다.
- *Ambulation* (보행 상태)은 환자의 보행, 계속 잘 걷는지 또는 보행의 어려움과 같은 걸음걸이를 의미한다.

활력징후 *Vital Signs*

Vital sign (활력징후)은 신체계통 기능의 4가지 주요한 징후이다. 방문하는 대부분의 환자를 위해 기록되는 징후는 체온(temperature), 맥박(pulse), 호흡(respiration) 그리고 혈압(blood pressure)이다. 약어 *VSS*는 안정적인 활력징후를 의미한다.

체온 *Temperature*

평균적인 정상 체온(**temperature**)은 37.0°C (98.6°F이다).

- 구강 체온이 37.7°C (100°F) 혹은 더 높은 것은 열이 있다는 것이다. 열은 대부분 공통적으로 감염과 질병 혹은 약물치료를 유발한다.
- 체온 측정은 측정하는 부위에 따라 명명된다. *Oral* (입안), *aural* (귀), *axillary* (겨드랑), *rectal* (곧창자안). *주의*: *oral*과 *aural*은 소리가 같다. 그러나 이들은 다른 유형의 체온계가 필요하며 다른 위치에서 측정한다.
- 체온의 해석은 측정하는 부위에 따라 다르다.
- **Hyperthermia** (**high**-per-**THER**-mee-ah, 고체온)는 매우 높은 체온이다(**hyper-**는 과도한, **therm**은 열, **-ia**는 -한 상태를 의미).
- **Hypothermia** (**high**-poh-**THER**-mee-ah, 저체온)는 비정상적으로 낮은 체온이다(**hypo-**는 결핍, **therm**은 열, **-ia**는 -한 상태를 의미).

맥박 *Pulse*

Pulse (맥박)는 심장의 수축에 의해 일어나는 동맥벽에 저항하는 율동적인 압력이다. 맥박수는 매분 박동하는 심박동 수를 반영하며 *bpm* (박동/분)으로 기록한다. 그림 15.1에서 보여지는 바와 같이 맥박은 인체의 여러 부위에서 측정할 수 있다.

- *정상적인 휴식 시 맥박수*는 나이에 따라 다르다. 성인의 정상적인 휴식 시 맥박수는 60~100 bpm이다. 일반적으로 아이들에게서 더 높은 맥박수를 나타내며, 신생아의 정상 맥박수는 100~160 bpm이다. 그러나 운동선수는 정상적인 휴식 시 맥박수가 40~60 bpm을 나타낼 수 있다.

호흡 *Respiration*

Respiration (호흡)은 **respiratory rate, RR** (호흡률)라고도 하며, 1분 동안의 완전한 호흡수이다. 한 번의 호흡은 한 번의 들숨과 한 번의 날숨으로 구성된다(7장 참조). 성인의 정상적인 호흡수는 분당 12~20회이다.

혈압 *Blood Pressure*

Blood pressure (혈압)는 동맥벽에 저항하는 혈액의 힘이다. 이 힘은 **sphygmomanometer** (**sfig**-moh-mah-**NOM**-eh-ter, 혈압계)를 사용하여 측정한다. 수동형 혈압계를 사용하려고 할 때는 그림 15.2를 참조하라. 청진기는 혈압을 듣는 데 필요하다. 디지털 혈압계는 자동으로 측정되며 청진기를 사용할 필요가 없다.

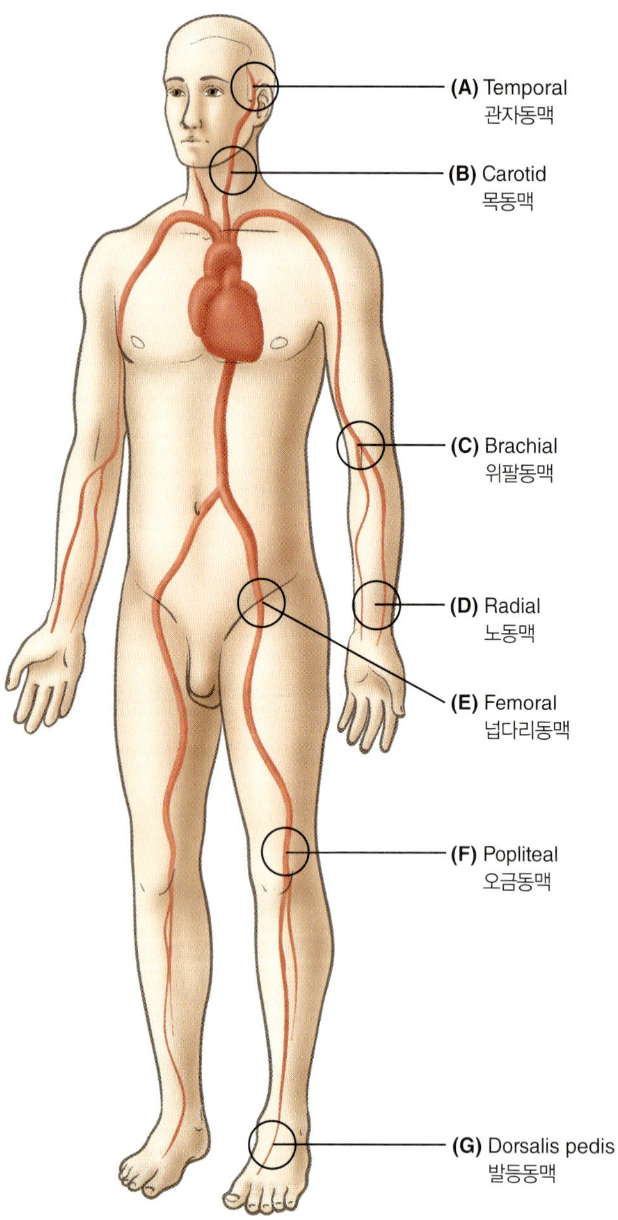

그림 15.1 신체에서 맥박(pulse)을 측정할 수 있는 부위.

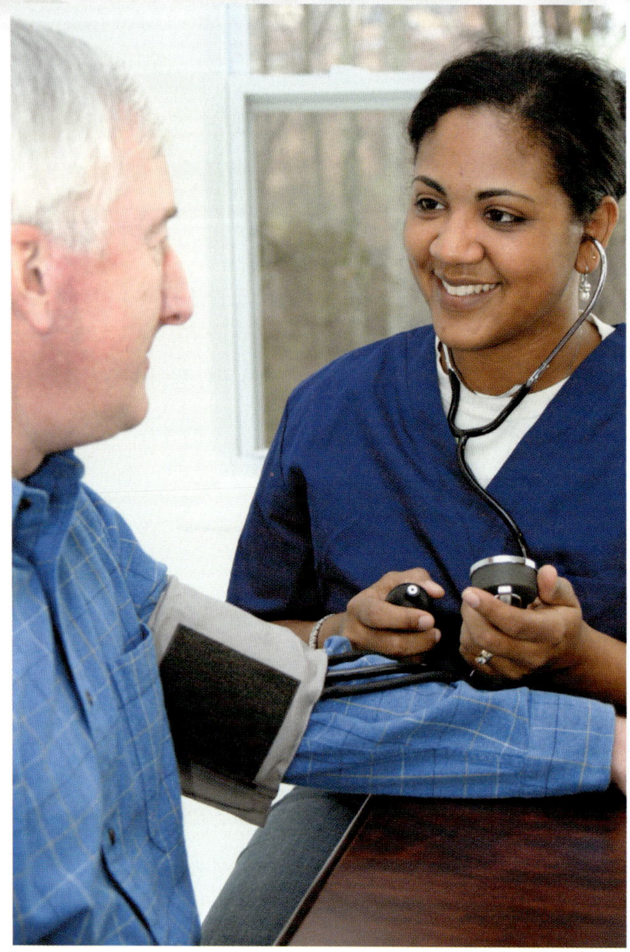

그림 15.2 수동혈압계는 혈압을 측정하기 위하여 청진기를 사용해야 한다.

혈압은 **systolic** (sis-**TOL**-ick, 수축기)과 **diastolic** (dye-ah-**STOL**-ick, 이완기) 혈압을 읽어서 기록한다. 수축기는 처음으로 들리는 박동소리이다. 이완기는 마지막으로 들리는 박동소리이다. *기억 도움: SSSS-systolic* (SSSS-수축기)는 증기가 올라가는 것과 같다. *DDDD-diastolic* (DDDD-이완기)는 내려가는 것과 같다(그림 15.3). 혈압의 범위는 5장 표 5.3에 설명되어 있다.

통증 *Pain*

병원과 같은 특정 시설에서 **pain** (통증)은 다섯 번째 활력 징후로 간주된다. 통증은 주관적인 증상이며 객관적으로 측정할 수 없다. 그러므로 통증은 환자에 의해 보고되어진 대로 결정하여야만 한다.

- *Pain rating scale* (통증등급척도)을 사용하여 환자에게 통증의 정도를 물어 0~10으로 결정한다. 얼굴 표정은 소아들이

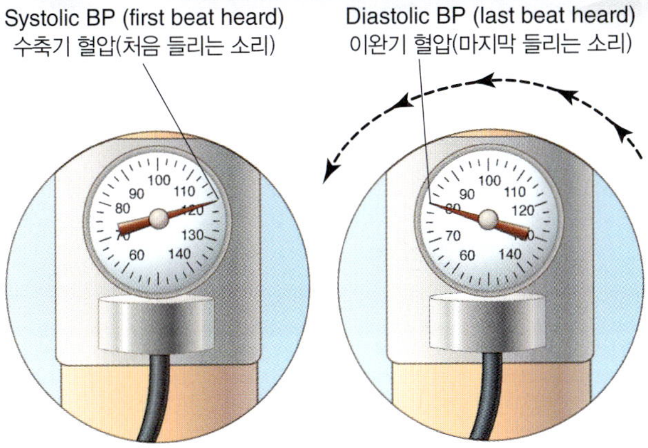

그림 15.3 청진기를 사용하여 수축기 혈압은 처음으로 소리가 들리는 시점이며, 이완기 혈압은 마지막으로 소리가 들리는 시점이다.

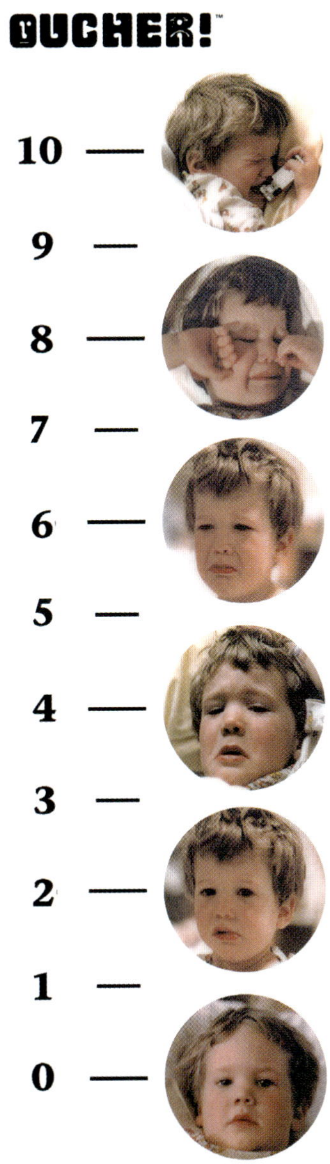

그림 15.4 소아의 통증 척도는 Oucher 통증 평가 도구로서 숫자 대신 얼굴의 표정을 사용한다.

느끼는 고통의 정도를 측정하기 위해 사용된다(그림 15.4).

- *Acute pain* (급성통증)은 갑자기 오는 통증으로서 심하고 비교적 짧은 기간 동안만 지속된다. 그것은 질병, 염증 혹은 조직에 손상을 유발시킬 수 있다. 통증을 유발하는 것을 진단하고 처치를 할 때, 통증은 사라진다.
- *Chronic pain* (만성통증)은 중간 또는 심한 통증으로서 급성통증보다 오랜 기간 계속 지속되는 통증으로 대부분의 의학적 치료에 내성이 있다. 그것은 종종 환자에게 심각한 문제를 유발한다.

청진 *Auscultation*

Auscultation (**aws**-kul-**TAY**-shun, 청진)이란 용어는 신체 내에서 발생하는 소리를 듣는 것을 의미하며 보통 청진기를 이용하여 시행한다(**auscult/a**는 듣는다, **-tion**은 -의 과정을 의미)(그림 15.5).

호흡음 *Respiratory Sounds*

호흡음은 환자의 호흡에 대해 허파와 가슴막의 상태에 대한 정보를 제공하며 청진기를 이용하여 듣는다(7장 참조).

- **Rale** [**RAHL**, 수포음(나음)]은 *crackle*이라고도 하며, 들숨 때 비정상적인 그르렁거리는 호흡음을 청진기를 통해 듣는다.
- **Rhonchi** (**RONG**-kye, 수포음)는 약간 코고는 소리처럼 거친 덜걱덜걱하는 소리이다. 이 소리는 일반적으로 기도의 기관지 부분의 분비물에 의해 발생한다(단수형, *rhonchus*).
- **Stridor** [**STRYE**-dor, 그렁거림(협착음)]는 들숨 시 들리는 비정상적인 높은 음조의 거친 닭 우는 소리로 인두, 후두, 기관의 부분적인 협착으로 생긴다.

심장음 *Heart Sounds*

청진기를 통하여 들리는 심박동음은 '뚝딱(lubb dupp)'의 2개

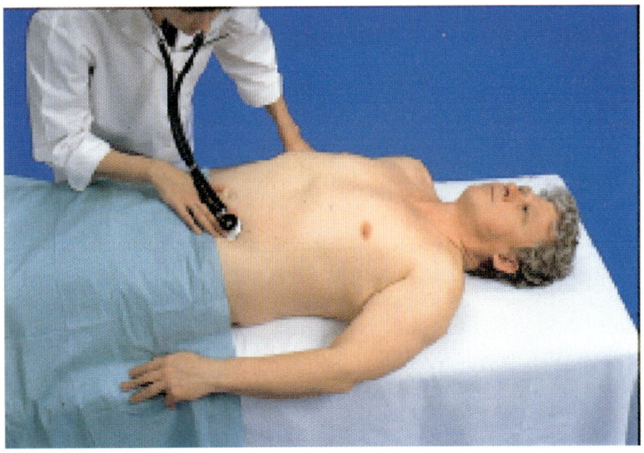

그림 15.5 청진(auscultation)은 신체 내에서 발생하는 소리를 청진기를 이용하여 듣는 것이다.

의 다른 소리로 들린다. 이것은 '뚝딱' 혹은 '두근두근(lub dub)' 이라는 소리로 알려져 있다.

- *Lubb sound* (뚝)는 처음 들리는 소리로 심실과 심방 사이에 있는 삼첨판(tricuspid valve)과 승모판(mitral valve)이 닫히는 소리이다.
- *Dupp sound* (딱)는 뒤이어 들리는 더 짧고 더 높은 소리이다. 혈액이 심장에서 나가는 대동맥(aorta)과 허파동맥(pulmonary artery)에 있는 반월판이 닫히는 소리이다.
- **Bruit** (**BREW**-ee, 잡음)는 동맥의 청진 시에 들리는 비정상적 소리 또는 잡음 소리이다. 이 소리는 보통 부분적인 막힘, 협착, 또는 병적인 동맥 때문이다. *Thrill* (진전)은 동맥을 촉진할 때 비정상적인 리듬의 진동을 느끼는 것이다. *주의:* bruit은 또한 가끔씩 **BROOT**로 발음된다.
- **Heart murmur** (심잡음)는 결함이 있는 심장판막의 신호로서 가장 흔히 나타나는 비정상적인 심음이다. 심잡음은 잡음이 들렸을 때의 심장박동의 단계와 음량으로 설명된다.

복부음 *Abdominal Sounds*

Abdominal sound (복부음)는 *bowel sound*라고도 하며, 창자에 의하여 발생하는 정상적인 소음이다. 복부를 청진함으로써 장음을 평가하고 비정상적인 부위를 찾아내기 위한 것이다. 예를 들어, 증가된 장음은 장폐색을 나타낼 수 있다. 이 소리의 결핍은 장내 연동 운동이 정지하는 장폐색을 나타낼 수 있다(8장 참조).

촉진과 타진 *Palpation and Percussion*

- **Palpation** (pal-**PAY**-shun, 촉진)은 인체의 어떤 부위의 감촉, 느낌, 크기, 경도, 위치를 느끼기 위하여 검사자의 손을 사용하는 검사 기법이다(그림 15.6).
- **Percussion** (per-**KUSH**-un, 타진)은 손가락 또는 기구를 가지고 표면을 두드려서 생성되는 소리를 이용하여 인체 부위의 밀도를 사정하는 진단 방법이다. 그림 15.7에서 볼 수 있듯이 허파 속에 있는 정상적인 공기의 존재를 알아보기 위해 수행한다.

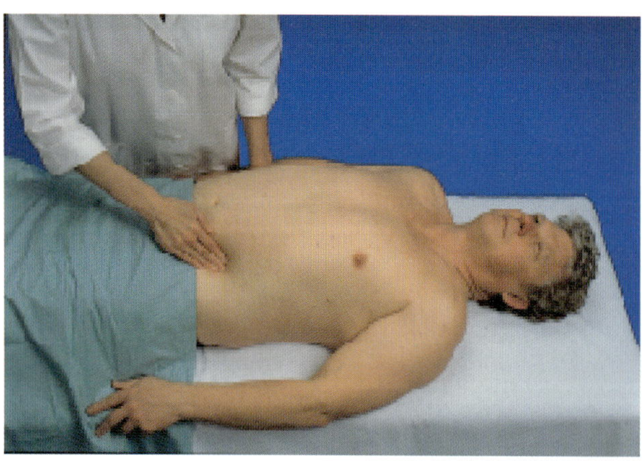

그림 15.6 촉진은 인체의 어떤 부위의 감촉, 느낌, 크기, 경도, 위치를 느끼기 위하여 검사자의 손을 사용하는 검사 기법이다.

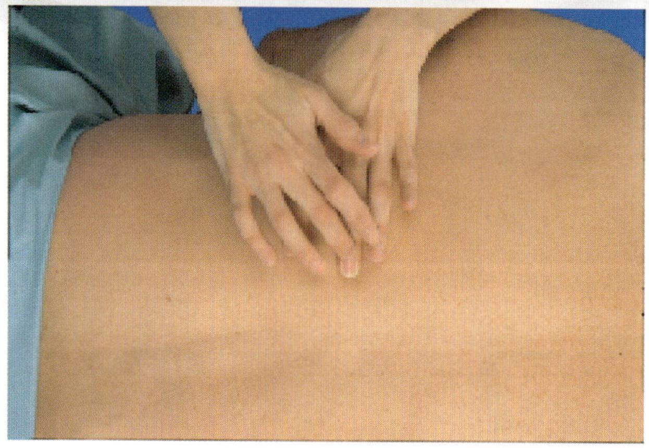

그림 15.7 타진(percussion)은 인체부위의 밀도를 사정하기 위해 검사자의 손을 사용하는 진단 방법이다.

기본적인 검사 기구들 *Basic Examination Instruments*

- **Ophthalmoscope** (ahf-**THAL**-moh-skope, 검안경)는 눈의 내부를 검사하는 데 사용된다(**ophthalm/o**는 눈, **-scope**는 시각적 검사 기구를 의미)(그림 15.8).
- **Otoscope** [**OH**-toh-skope, 귀보개(이경)]는 외부에서 외이도와 고막의 시각적 검사에 사용된다(**ot/o**는 귀, **-scope**는 눈에 보이는 검사 기구를 의미)(그림 11.15 참조).
- **Speculum** (**SPECK**-you-lum, 검경)은 안쪽을 용이하게 검사하기 위하여 도관(canal) 또는 공동(cavity)의 구멍을 넓히는 데 사용된다(그림 14.15A 참조).

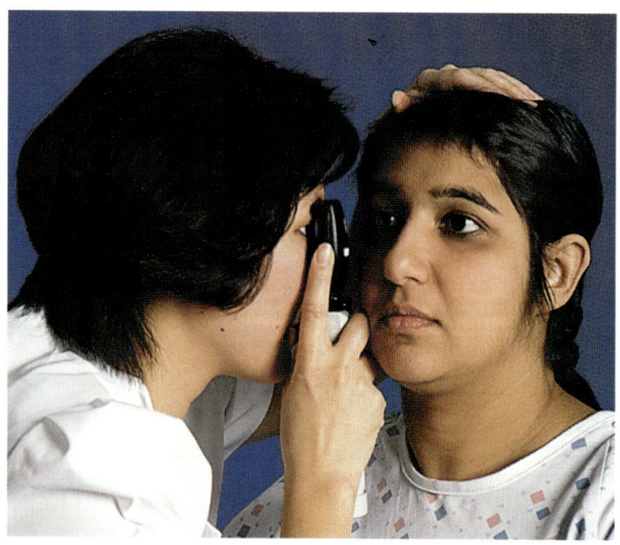

그림 15.8 검안경(ophthalmoscope)은 눈의 내부를 검사하기 위한 기구이다.

- **Stethoscope** (**STETH**-oh-skope, 청진기)는 신체 내에서 발생하는 소리를 듣는 데 사용하는 기구이다(**steth/o**는 가슴, **-scope**는 검사를 위한 기구를 의미)(그림 15.2, 15.5).

누운 검사 자세
RECUMBENT EXAMINATION POSITION

특정한 검사 자세들이 인체의 여러 다른 부위를 검사하는 데 사용된다. **Recumbent** (ree-**KUM**-bent, 누워 있는 자세)라는 용어는 환자가 누워 있는 상태에서 어떤 자세든지 설명할 수 있다. 등, 앞 혹은 옆으로도 할 수 있다. 방사선 촬영술에서 *decubitus* (횡와위)라는 용어는 옆으로 누운 환자의 자세를 기술한다.

이 자세는 환자가 얼굴을 위로 한(face up) 자세이다.

- **Horizontal recumbent position** [수평으로 누운 자세(앙와위)]은 *supine position*이라고도 하며, 환자는 얼굴을 위로 하고 등으로 누운 자세이다. 이 자세는 인체의 앞면을 검사하고 치료할 때와 방사선촬영을 위해서 사용된다.
- **Dorsal recumbent position** (배횡와위)은 환자가 무릎을 구부리고 바로 누운 자세이다. 이 자세는 복부의 검사와 치료 또는 질이나 직장검사 시 사용된다.
- **Lithotomy position** [lih-**THOT**-oh-mee, 결석제거술 자세(쇄석위)]은 환자가 발과 다리를 올리고 침대에 등을 지지하여 바로 누운 자세이다. 이 자세는 질(vaginal)과 곧창자 검사(rectal examinations) 또는 출산하는 동안에 사용된다.

다음의 자세는 얼굴을 아래로 향하는(face down) 또는 옆으로 누운 자세(his/her side)이다.

- **Prone position** [엎드린 자세(복와위)]은 환자가 얼굴을 아래로 하고(face down) 배로 누운 자세이다. 팔은 편안하게 머리 밑에 위치해도 좋다. 이 자세는 등과 엉덩이를 검사하거나 치료하기 위해 사용된다.
- **Sims' Position** [심스체위(반복위)]은 환자가 오른쪽 무릎과 넓적다리를 들어 올리고 왼쪽 팔은 등과 나란히 하여 왼쪽으로 누운 자세이다. 이 자세는 곧창자(직장) 부위를 검사하고 치료하기 위해서 사용된다.
- **Knee-chest position** [무릎가슴 자세(슬흉위)]은 환자가 엉덩이를 구부리고 얼굴을 아래로 내려서 무릎과 가슴이 시술대 바닥에 닿게 누운 자세이다. 이 자세 또한 곧창자검사를 위해 사용된다.

검사실 검사
LABORATORY TESTS

검사실 검사가 **stat**로 의뢰되었을 때는 결과는 즉시 요구되며 검사는 검사실에서 최우선적으로 시행된다. *Stat*는 즉시(immediately)를 의미하는 라틴어에서 유래하였다.

혈액검사 *Blood Tests*

검사실 검사에 관하여 사용하는 **profile**이라는 용어는 자동화된 다중의(multi-channel, 여러 가지 검사 종목을 동시에 처리하는) 검사실 검사장비에 묶음으로 자주 수행되어지는 검사들을 의미한다.

검체채취 Obtaining Specimens

- **Phlebotomist** (fleh-**BOT**-oh-mist, 병리사)는 다양한 검사실 실험들과 다른 절차들을 위해 환자들로부터 혈액을 채취하는 훈련받은 의료전문인이다(그림 15.9).
- **Phlebotomy** (fleh-**BOT**-oh-mee, 정맥절개술)는 *venipuncture* (정맥천자)라고도 하며, 혈액을 뽑기 위해 정맥(vein)을 천자(puncture)하는 것이다(**phleb**는 정맥, **-otomy**는 수술적 절개를 의미).
- **Arterial stick** (A-라인)은 동맥혈을 얻기 위해 보통 손목 안쪽에 있는 동맥을 천자하는 것이다. 동맥혈은 대개 혈액 내

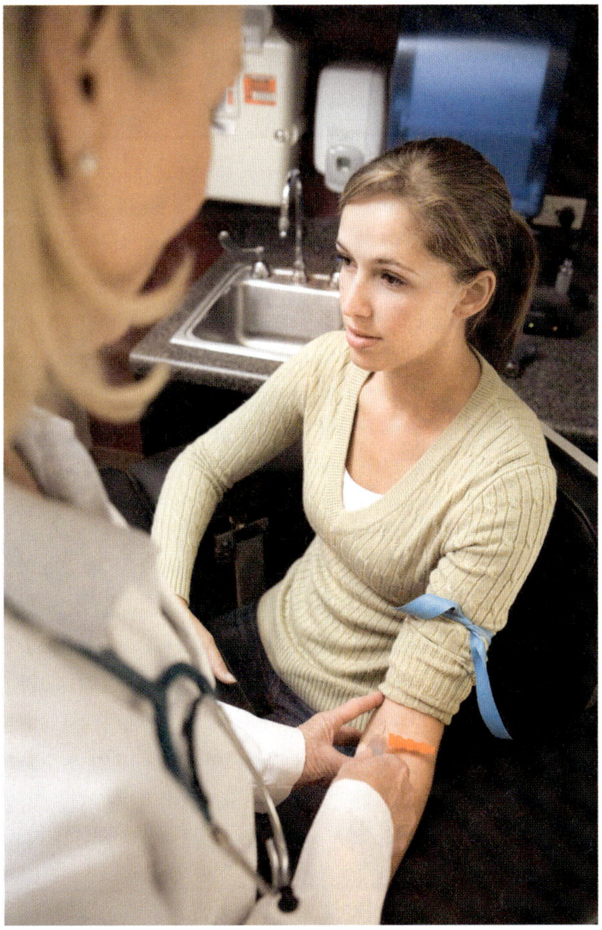

그림 15.9 병리사는 검사를 위해 환자로부터 혈액 샘플을 채취한다.

포함되어 있는 용해된 산소와 이산화탄소의 농도는 정맥혈과 차이가 있다.

- **Capillary puncture** (모세혈관천자)는 혈액검사를 위해 소량의 검체를 필요로 할 때만 사용되는 기법이다. 모세혈관천자는 보통 손가락끝(*finger stick*), 발뒤꿈치(*heel stick*), 귓불(*earlobe stick*)에서 시행한다.

전혈구계산 Complete Blood Cell Counts

Complete blood cell count, CBC (전혈구계산)는 몇 가지 혈액 상태를 평가하기 위해서 묶음으로 수행하는 일련의 검사이다. 혈액 관련 질환은 5장에서 설명하였다.

- **Erythrocyte sedimentation rate, ESR** (eh-**RITH**-roh-site, 적혈구침강계수)는 *sed rate*라고도 하며, 적혈구가 혈장(plasma)에서 분리되어 용기의 바닥에 가라앉는 속도에 기초하는 검사이다. 이 검사치가 증가되는 경우는 체내에 염증이 있음을 의미한다. 보통의 범위는 나이가 50세 이하의 성인은 15~20 mm/hr (millimeters per hour), 50세 이상의 성인은 20~30 mm/hr이다.
- **Hematocrit test** (hee-**MAT**-oh-krit, 헤마토크릿검사)는 전혈검체(whole blood sample) 내의 다져진 적혈구(packed red blood cell)의 용량을 %로 측정한다(**hemat/o**는 혈액, **-crit**는 -를 분리하다를 의미). 이 검사는 비정상적인 *hydration* (수화, 인체의 체액 수준), *polycythemia* (적혈구증가증, 과도한적혈구), *anemia* (빈혈, 적혈구 부족) 상태를 진단하기 위하여 사용된다.
- **Platelet count** (혈소판계수)는 단위 혈액 내의 혈소판수를 측정하는 것으로 혈소판 기능을 평가하기 위한 선별검사(screening test)이다. 이는 또한 화학 요법과 방사선 치료를 연관시켜 혈액에서의 변화를 감시하기 위하여 사용된다. 혈소판 수의 변화들은 *thrombocytosis* (혈소판증가증, 순환혈액 내에 혈소판의 비정상적인 증가)와 *thrombocytopenia* (혈소판감소증, 순환혈액 내에 혈소판의 비정상적인 감소)를 검사하기 위해 측정한다.
- **Red blood cell count, RBC** (적혈구계산)는 혈액 내 적혈구 수를 측정하는 검사이다. 적혈구 수의 감소는 빈혈이나 24시간 이상 지속되는 출혈을 나타낸다.
- **Total hemoglobin test, Hb** (총혈색소검사)는 전혈 내의 혈색소 양을 측정하는 것이다(**hem/o**는 혈액, **-globin**은 단백질을 의미). 적혈구증가증 혹은 탈수증 때문에 상승된 헤모글로빈 수치는 플라즈마 내의 정상적인 헤모글로빈 농도보다 더 높은 것을 가리킨다. 낮은 헤모글로빈은 빈혈, 최근의 출혈, 또는 체액의 저류 때문에 정상적인 헤모글로빈보다 더 낮은 상태를 나타낸다.
- **White blood cell (WBC) count** (백혈구계수)는 혈액 내의 백혈구 수를 검사하는 방법이다. 수치가 올라가면 감염이나 염증을 나타낸다.
- **White blood cell (WBC) differential count** (백혈구감별계수)는 다섯 종류의 백혈구로 구성되는 백혈구 총수에 대한 각각의 %로 계산된다. 이 검사는 환자의 면역계에 대한 정보를 제공하고 백혈병의 종류를 알아내며 감염의 심한 정도를 알 수 있다.

부가적인 혈액검사 Additional Blood Tests

- **Basic metabolic panel, BMP** 또는 **Profile 8** (기초 대사 집단)은 환자의 *신장*, *전해질의 균형*, *혈당*, *칼슘* 농도의 현재 상태에 대한 중요한 정보를 제공하는 8개의 특정한 항목의 혈액을 검사하는 집단이다. 이 실험 결과에서 심장 질환, 인슐린 쇼크나 당뇨병 혼수, 호흡 곤란, 또는 심장 리듬의 변화 등의 이러한 급성 문제들을 나타낼 수 있다.
- **Blood urea nitrogen test, BUN test** (혈중 요소 질소 검사)는 요소 노폐물 때문에 혈액에서의 질소의 양을 측정한다. 이 검사는 콩팥 기능의 정보를 얻기 위해 시행한다. **Urea** (you-**REE**-ah) (요소)는 오줌 및 혈액에서 발견되는 단백질 대사의 주된 최종 산물이다.
- **Crossmatch test** (교차적합시험)는 혈액 기증자의 호환성 및 수혈 전에 수혈자를 결정하기 위해 시행한다. 융합은 공혈자와 적합하게 일치하지 않는지를 나타내는 긍정적인 반응이다. *Agglutination* (융합)은 적혈구와 함께 응집된다.
- **C-reactive protein test, CRP** (C-반응성 단백질 검사)는 체내에서 염증의 높은 수준을 식별하기 위해 시행한다. 이 검사에 의해 제공된 정보는 오직 급성 염증으로 간에서 생산된 C-반응성 단백질의 존재에 의해 얻게 된다. 이 검사는 염증의 특정한 원인을 파악하지 못하지만 심장마비, 관상동맥질환 또는 자가면역질환의 상승된 수준을 나타낼 수 있다.
- **Lipid panel** (지질검사)은 혈액 내의 총콜레스테롤(total cholesterol), 고밀도지단백(high-density lipoprotein, HDL), 저밀도지단백(lowdensity lipoprotein, LDL), 중성지방(triglycerides)의 양을 측정하는 것이다.
- **Prothrombin time** (proh-**THROM**-bin, 프로트롬빈 시간)은 *pro time*이라고도 하며, 비정상적인 출혈로 인한 상태를 진단하거나 또는 항응고제 치료를 감시하기 위하여 사용되는 검사이다. 좀 더 긴 프로트롬빈 시간은 심각한 간 질환, 출혈장애, 피를 묽게 하는 약, 또는 비타민 K의 부족에 의해 발생될 수 있다.
- **Serum bilirubin test** (혈청빌리루빈검사)는 적혈구 파괴의 정도나 간담도의 기능을 검사하고, 담즙 속에 잠재해 있는 빌리루빈을 측정한다. 이 검사는 환자의 간질환 또는 담관폐쇄 여부를 확인하는 데 유용하다.
- **Thyroid-stimulating hormone assay** (갑상샘자극호르몬분석)는 비정상적인 갑상선의 활성을 나타낼 수 있는 갑상샘

자극호르몬(TSH)의 혈중 농도를 측정한다(13장 참조).

■ **Arterial blood gas analysis, ABG** (동맥혈액 가스분석)는 동맥혈의 pH, 산소 및 이산화탄소 농도를 측정한다. 이 검사는 폐와 콩팥의 기능과 전반적인 신진대사를 평가하는 데 사용된다.

오줌검사 *Urinalysis*

Urinalysis (**you**-rih-**NAL**-ih-sis, 오줌검사)는 오줌의 비정상적인 성분의 존재를 검출하기 위한 물리적 화학적 검사이다.

■ *Routine urinalysis* (기본적인 오줌검사)는 요로와 전신질환을 선별하기 위하여 수행된다. 이 검사는 dipstick을 사용하는데 이는 비정상이 있을 때 오줌의 물질과 반응하여 색깔이 변하는 화학물질을 붙인 길고 가느다란 플라스틱 시험지 봉이다(그림 15.10).

■ *Microscopic examination* (현미경적 검사)은 검체의 더욱 자세한 검사가 필요로 할 때 수행된다. 예를 들어, cast를 확인하기 위함이다. **Cast** (원주)는 콩팥질환에서 오줌으로 떨어져 나온 농(pus)과 지방(fat) 같은 섬유성 또는 단백질이다. *주의*: 용어 *cast*는 단단한 드레싱을 설명하는 데 사용되며, 전통적으로 거즈와 석고로 골절된 뼈를 고정하는 데 사용한다.

오줌의 PH *pH Values of Urine*

오줌의 평균적인 정상 **pH**는 4.5~8.0이다. pH는 물질의 산도 또는 알칼리도를 나타내는 약어이다.

■ pH 7 이하는 산성뇨를 나타내며, 산증을 나타낸다. *Acidosis* (산증)는 체액 내의 과도한 산이다.

■ pH 7 이상은 알칼리뇨를 나타내며, 요로감염의 상태를 나타낸다.

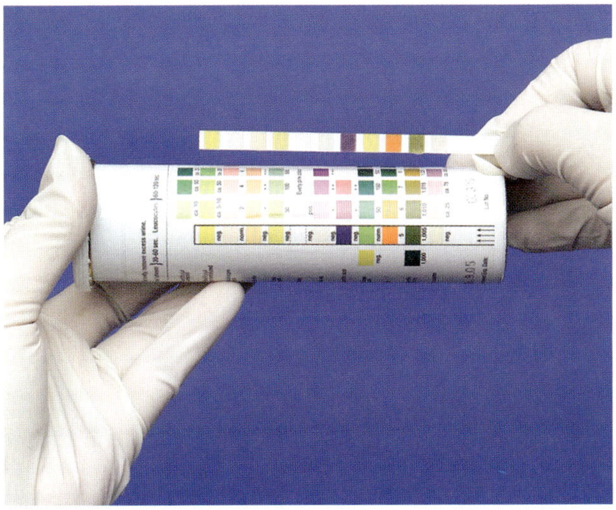

그림 15.10 기본적인 오줌검사(routine urinalysis)를 위하여 dipstick (시험지 봉)을 사용하고 있다.

비중 *Specific Gravity*

오줌의 **specific gravity** (비중)는 오줌에 존재하는 노폐물, 미네랄, 고형 물질의 양을 반영한다.

■ *Low specific gravity* (dilute urine) (저비중 희석뇨)는 요붕증(diabetes insipidus)의 특징이며, 13장을 참조했다.

■ *High specific gravity* (concentrated urine) (고비중 농축뇨)는 탈수(dehydration), 간부전(liver failure) 또는 쇼크(shock)와 같은 상태에서 볼 수 있다.

상태와 약물 사용은 검뇨를 통하여 확인된다

Conditions and Drug Use Identified Through Urinalysis

■ **Albuminuria** (**al**-byou-mih-**NEW**-ree-ah, 알부민뇨)는 오줌에 알부민이 존재하는 상태이다. 높은 알부민 수치는 콩팥 기능의 장애를 나타내는 징후이다(**albumin**은 알부민 또는 단백질, **-uria**는 오줌을 의미). *Albumin*은 거의 모든 인체 조직에서 발견되는 단백질이다.

■ **Bacteriuria** (back-**tee**-ree-**YOU**-ree-ah, 세균뇨)는 오줌에 세균이 존재하는 경우이다(**bacteri**는 세균, **-uria**는 오줌을 의미).

■ **Calciuria** (**kal**-sih-**YOU**-ree-ah, 칼슘뇨)는 오줌 내에 칼슘이 존재하는 상태이다(**calci**는 칼슘, **-uria**는 오줌을 의미). 비정상적으로 높은 수준은 13장에서 기술되었던 바와 같이 부갑상샘기능항진증(hyperparathyroidism)을 진단할 수 있다. 정상 이하의 수준은 3장에서 기술하였던 바와 같이 골연화증(osteomalacia)을 나타낸다.

■ **Creatinuria** (kree-**at**-ih-**NEW**-ree-ah, 크레아티닌뇨)는 오줌 내에 크레아티닌 농도가 증가되어 있다(**creatin**은 크레아틴, **-uria**는 오줌을 의미). *Creatinine* (크레아티닌)은 콩팥에 의해서 정상적으로 제거되는 근육대사의 노폐물이다. 과량의 크레아티닌이 존재하면 근육 파괴의 증가 또는 콩팥 기능의 파괴를 나타낸다.

■ **Drug-screening urine test** (약물선별오줌검사)는 코카인, 헤로인, 마리화나와 같은 남용 약물이 한 가지 또는 그 이상 체내에 존재하는지 알아내는 신속한 방법이다. 이 검사는 운동선수들에게서 성적 향상용 약물을 복용하였는지를 검사하는 데 사용된다.

■ **Glycosuria** (**glye**-koh-**SOO**-ree-ah, 당뇨)는 오줌 내에 포도당이 검출되는 상태이다(**glycos**는 포도당, **-uria**는 오줌을 의미). 이 상태는 대부분 당뇨병에 의해 유발된다.

■ **Hematuria** (**hee**-mah-**TOO**-ree-ah, 혈뇨)는 오줌 내에 혈액이 검출되는 상태이다(**hemat**는 혈액, **-uria**는 오줌을 의미). 이 상태는 콩팥결석, 감염, 콩팥 손상 또는 방광암으로 인해 발생할 수 있다.

■ **Ketonuria** (**kee**-toh-**NEW**-ree-ah, 케톤뇨)는 오줌 내에 케톤이 검출되는 상태이다(**keton**은 케톤, **-uria**는 오줌을 의미).

Ketone (케톤)은 인체가 지방을 분해할 때 형성되며 오줌에 이물질이 존재하면 기아(starvation)나 조절되지 않는 당뇨병을 의미한다.

- **Proteinuria** (**proh**-tee-in-**YOU**-ree-ah, 단백뇨)는 오줌 내에 비정상적인 양의 단백질이 검출되는 상태이다(**protein**은 단백질, **-uria**는 오줌을 의미). 이 상태는 보통 콩팥질환의 징후이다.
- **Pyuria** (pye-**YOU**-ree-ah, 농뇨)는 오줌 내에 고름이 검출되는 상태이다(**py**는 고름, **-uria**는 오줌을 의미). 고름이 존재할 때 오줌은 탁하게 관찰된다. *Turbid* (탁하다)는 외관이 흐린 또는 연기가 자욱함을 의미한다.
- **Urine culture and sensitivity tests** (오줌배양검사와 민감성검사)는 *urine C and S*라고도 하며, 요로감염(urinary tract infection)의 원인을 알아내기 위하여 또한 치료에 가장 효과적인 항생제(antibiotics)는 어느 것인지 결정하기 위하여 부가적으로 시행하는 검사실 검사다.

내시경검사 ENDOSCOPY

Endoscopy (en-**DOS**-koh-pee, 내시경검사)는 인체 내부를 시각적으로 검사하는 방법이다(**endo-**는 -안에, **-scopy**는 시각적 검사를 의미). 이들 과정은 대개 관련된 기관의 이름에 따라 명명한다.

Endoscopic surgery (내시경적 수술)는 매우 작은 절개를 통하여 내시경(endoscope)과 전문장비를 사용하여 수행되는 수술 절차를 말한다. 이들 과정은 관련되는 신체 부위에 따라서 명명된다. 예를 들면, 3장에서 논의되었던 관절경 수술(arthroscopic surgery) 등이다.

내시경 *Endoscopes*

Endoscope (**EN**-doh-**skope**, 내시경)는 끝에 빛과 렌즈가 있는 유연한 튜브이다(**endo-**는 -안에, **-scope**는 시각적인 검사의 도구를 의미). 이 광섬유 도구들은 검토하도록 설계된 신체 부위에 따라 명명한다. 예를 들면, 자궁내시경(hysteroscope)이 자궁 내부를 검사하는 데 사용되는 동안 복강경은 복부의 내부를 검사하는 데 사용된다(그림 15.11).

복강경검사 과정 *Laparoscopic Procedures*

Laparoscopy (**lab**-ah-**ROS**-koh-pee, 복강경검사)는 배벽에 시술한 작은 절개부를 통하여 지나는 복강경(laparoscope)을

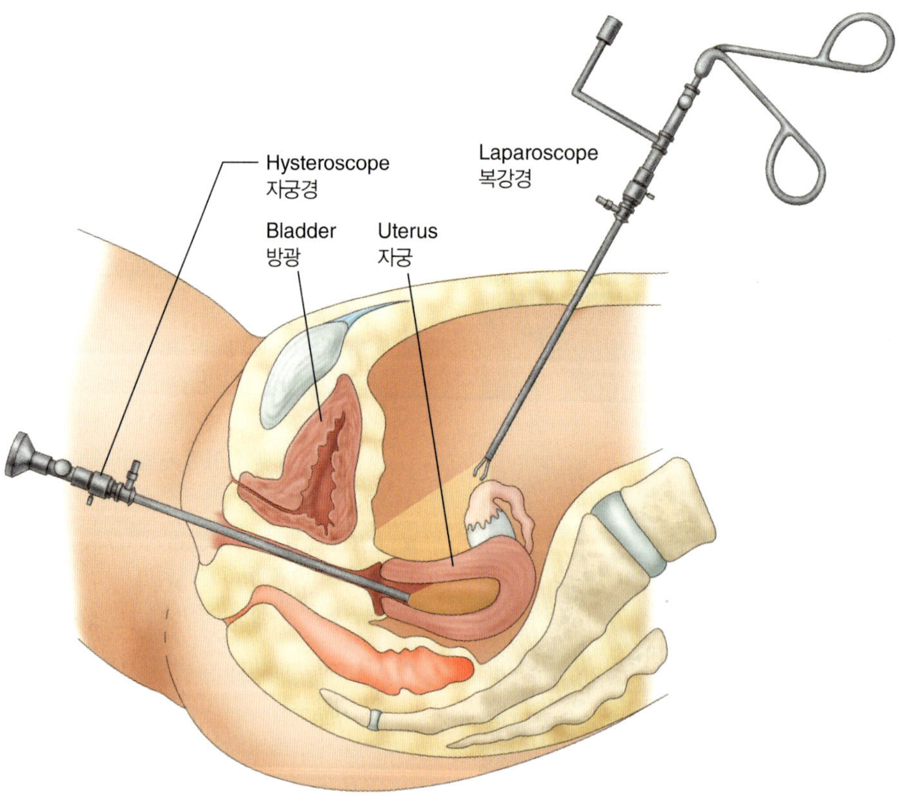

그림 15.11 복부의 안쪽을 검사하기 위하여 복강경(laparoscope)을 사용한다. 자궁의 안쪽을 검사하기 위하여 자궁경(hysteroscope)을 사용하고 있다.

사용하여 배 안쪽을 시각적으로 검사하는 방법이다(lapar/o는 배, -scopy는 시각적 검사를 의미).

Laparoscopic surgery (복강경수술)는 작은 절개 부위를 통하여 배안으로 복강경을 집어넣어 수술하는 방법이다(그림 15.11). 복강경 수술은 다음과 같은 목적으로 시행한다.

- 배안을 살펴보고 검사한다.
- 생검조직검체(biopsy specimen)를 얻는다.
- 질환이 있는 쓸개를 내시경을 이용하여 제거할 때와 같은 외과적인 수술을 수행할 때 시행한다(8장 참조).

천자
CENTESIS

Centesis (sen-**TEE**-sis, 천자)는 진단 목적을 위한 체액 또는 과량의 체액을 제거하기 위하여 외과적으로 뚫는 시술(surgical puncture)이다. *주의*: Centesis는 처치하는 신체 부분을 나타내는 연결형과 결합하여 명사 또는 접미사로서 사용한다.

- **Abdominocentesis** (ab-**dom**-ih-noh-sen-**TEE**-sis, 복강천자)는 체액 제거를 위한 배안의 외과적인 천자술이다(abdomin/o는 복부, -centesis는 체액 제거를 위한 외과적 천자를 의미).
- *Amniocentesis* (양수천자)는 임신 중에 시행하는 진단 검사이며, 14장에서 설명하였다.
- **Arthrocentesis** (**ar**-throh-sen-**TEE**-sis, 관절천자)는 관절강(joint space)의 외과적인 천자술로서 윤활액(synovial fluid)을 제거하고 분석하여 관절의 통증(pain) 또는 부종(swelling)의 원인을 알아낸다(arthro/o는 관절, -centesis는 체액 제거를 위한 외과적인 천자술을 의미).
- **Cardiocentesis** (**kar**-dee-oh-sen-**TEE**-sis, 심장천자)는 *cardiopuncture*라고도 하며, 진단 또는 치료를 위한 심장의 천자다(cardi/o는 심장, -centesis는 체액 제거를 위한 외과적인 천자술을 의미).
- **Pericardiocentesis** (**pehr**-ih-**kar**-dee-oh-sen-**TEE**-sis, 심장주머니천자)는 심장주머니를 뚫고 체액을 제거하는 시술이다(peri-는 -주변의, cardi/o는 심장, -centesis는 체액제거를 위한 외과적인 천자술을 의미)(5장 참조).

영상기법
IMAGING TECHNIQUES

영상기법은 인체 내부의 구조를 보고 검사하기 위하여 사용된다. 가장 흔히 사용하는 3가지의 기법이 표 15.1에 비교되어 있다.

조영제 *Contrast Medium*

Contrast medium (조영제)은 특정 신체 구조를 볼 수 있게 하기 위해 삼키거나, 관장(enema) 또는 정맥 내로 투여한다. 특수화된 물질들은 신체 부분들을 이미지 시스템에 이미지 투사를 향상시키는 데에 사용된다. 이 매체는 방사선 비투과성 또는 방사선 투과성 중 하나다.

- **Radiopaque** (**ray**-dee-oh-**PAYK**, 방사선 비투과성)는 *X선을 투과시키지 않아서* 필름 상에 희거나 밝은 회색으로 나타나는 것을 의미한다. *Radiolucent*의 반대어이다.
- **Radiolucent** (**ray**-dee-oh-**LOO**-sent, 방사선 투과성)는 공기 또는 질소가스와 같이 *X선을 투과시켜서* 필름 상에 검거나 어두운 회색으로 나타나는 것을 의미한다. *Radiopaque*의 반대어이다.
- **Intravenous contrast medium** (정맥내조영제)은 정맥내로 주사하여 혈류를 통하여 혈관과 기관들을 볼 수 있도록 한다(intra-는 -안에, -ous는 -에 관계됨을 의미). 이 기법은 보통 혈관이나 기관과 관련된 이름으로 명명한다.

바륨 *Barium*

Barium (바륨)은 소화관을 보기 위하여 일차적으로 사용되는 방사선 비투과성 조영제이다(그림 15.12). 상부소화관촬영(upper GI study)을 위하여 *barium swallow* (바륨을 입으로

표 15.1 ▸ 영상장치의 비교

방법	촬영 원리
Radiography (x-ray)	**고식적인 방사선촬영술** 환자를 통과하여 지나간 방사선(x-ray)을 필름에 감광시켜 인체의 윤곽을 보여준다. 단단한 조직은 밝게 보이며, 연부조직은 회색의 그림자로, 공기는 검게 나타난다.
Computerized tomography (CT)	**전산화단층촬영술** 컴퓨터와 함께 X선을 이용하여 인체의 가로 단면의 영상을 많이 얻는다. 단단한 조직은 밝게, 연부조직은 회색의 그림자로 나타난다.
Magnetic resonance imaging (MRI)	**자기공명영상** 방사선 파장과 강력한 자기장의 연합을 이용하여 영상을 얻는다. 단단한 조직은 어둡게, 연부조직은 회색의 그림자로 나타난다.

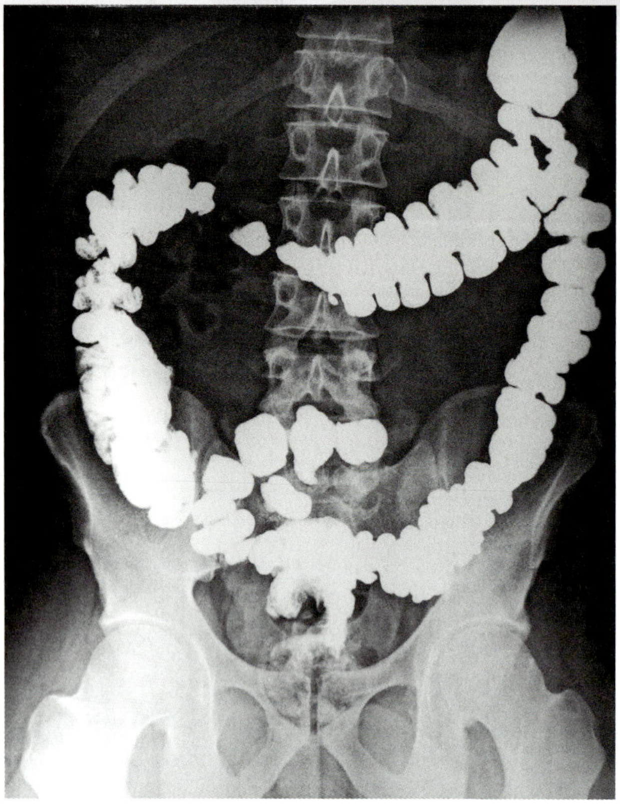

그림 15.12 조영제를 사용하여 방사선 촬영한 배부의 모습.

삼키게 하여)로서 입으로 투여한다. 하부소화관촬영(lower GI study)을 위하여 *barium enema* (바륨관장)는 곧창자로 투여한다. 방사선촬영(radiography)과 투시검사(fluoroscopy)는 바륨의 흐름을 추적하기 위하여 사용된다.

방사선학 Radiology

고식적인 **radiology** (방사선학)는 감작된 필름의 노출에 의한 단단한 내부 조직 구조의 이미지를 생성한다(radi는 방사선, -ology는 연구를 의미). 결과적인 필름은 **radiograph** 또는 *radiogram*으로 알려졌다. 그러나 흔히 *X-ray* (X선)라고 한다.

- X-radiation (X-방사선)은 *ionizing radiation* (전리방사선)이라고도 하며, 암을 치료하거나 진단영상을 만드는 데 유익하다. 그러나 이 방사선에 지나치게 노출되면 위험하고 피폭은 누적된다. 이 방사선은 볼 수 없으며 냄새도 없으며 느낄 수도 없으므로 기사와 환자를 보호하기 위하여 적절한 주의가 요구된다.
- *Radiopaque* (방사선 비투과성)인 단단한 조직은 뼈와 치아의 에나멜질로서 흰색이나 밝은 회색으로 나타난다.
- *Radiolucent* (방사선 투과성)인 연부조직은 근육과 피부로서 방사선 사진에서 검은색에 회색 음영으로 나타난다(그림 15.13).
- **Radiologist** (**ray**-dee-**OL**-oh-jist, 방사선과전문의)는 X선과 다른 형태의 방사성 에너지로 질병과 질환을 진단하고 치료하는 전문의사이다(radi는 방사선, -ologist는 전문인을 의미).
- **Interventional radiology** (중재적 영상의학)는 생체검사로써 과정을 확인하기 위해 영상 방사선 사진술의 이용하는 것이다. 또한 스텐트 또는 공급관으로써 삽입된 개체의 위치를 확인하기 위해 이용된다.

방사선촬영자세 Radiographic Positioning

Radiographic positioning (방사선촬영자세)이라는 용어는 환자의 신체의 위치와 X선 필름에 가장 가까운 신체의 일부를 나타낸다. 예를 들어, *left lateral position* (좌측위)에서는 환자 신체의 왼쪽이 필름에 가장 가깝게 위치하게 된다.

방사선촬영투사법 Radiographic Projections

Radiographic projection (방사선촬영투사법)이라는 용어는

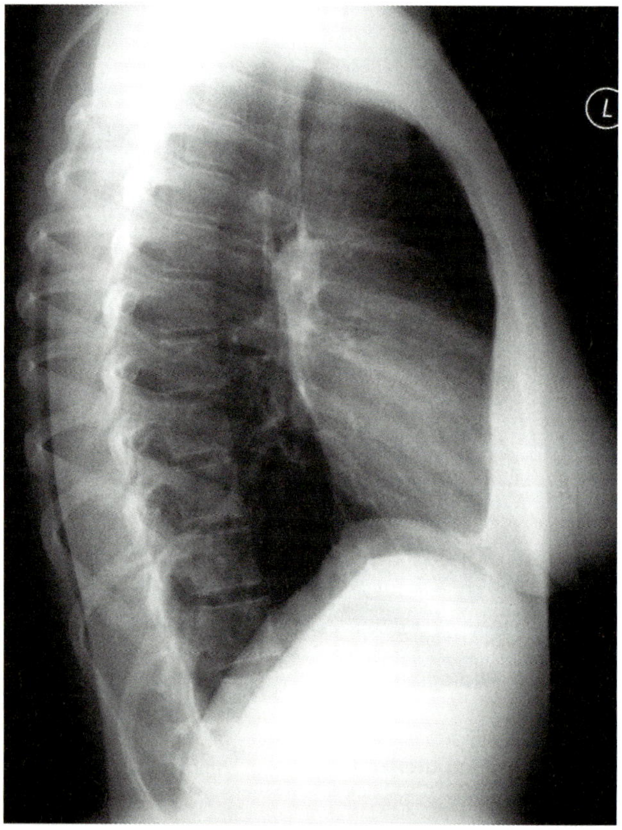

그림 15.13 가쪽가슴 방사선사진(lateral chest radiograph X-ray). 척추의 뼈는 하얗게 보이며 연부조직들은 회색의 음영으로 나타난다. 주위의 공기는 검정색이다.

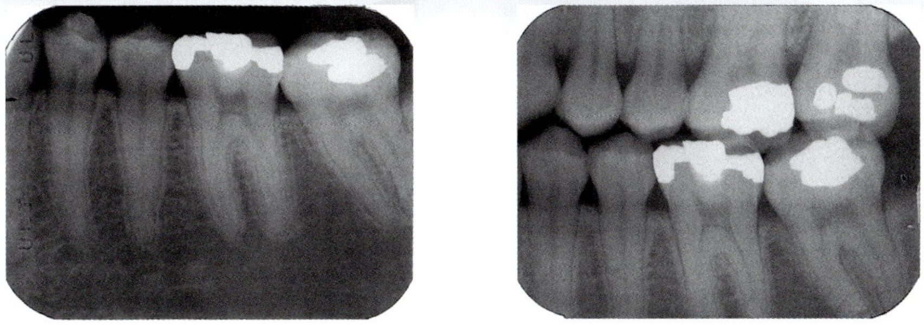

그림 15.14 구강내 치과방사선사진(intraoral dental radiograph). 흰 부분은 필링으로 부식된 치아를 회복시킨 흔적이다.

X선 광선이 환자의 신체를 통과해 들어가서 나오는 경로를 나타낸다.

- 두 개의 용어가 합쳐져 하나의 단어로 된 투사법의 이름은 앞에 있는 용어가 X선이 처음 관통하는 곳이다.
- 다음 부분에서 기술되는 기본적인 투사법은 대부분의 인체 부위에 사용된다. 이러한 투사법은 서서 또는 누워서 환자에게 노출시킬 수 있다.

치과방사선촬영술 *Dental Radiography*

치과방사선 사진을 얻는 데는 특수화된 기법들과 장비들이 사용된다.

- **Extraoral radiography** (구강외 방사선촬영술)는 필름이 입의 바깥쪽에 위치하며 노출되는 것을 의미한다. **Panoramic radiograph** (파노라마 방사선필름)이며, 흔히 *Panorex*라고 알려졌으며, 이 필름은 두 개의 이틀활(치열궁)의 구조를 모두 보여준다.
- **Intraoral radiography** (구강내 방사선촬영술)는 치의학에서 사용하며 필름이 입의 안쪽에 위치하고 카메라가 볼의 옆에 위치한다(그림 15.14).

전산화단층촬영 *Computed Tomography*

Computerized tomography, CT (toh-**MOG**-rah-fee, 전산화단층촬영)는 환자의 주위를 회전하는 얇은 날개 모양의 X선을 사용하여 여러 개의 인체의 단면 영상을 만들어낸다(**tom/o**는 자르다, 절단 또는 조각, **-graphy**는 사진 또는 기록을 기록하는 과정을 의미)(그림 15.15).

- 방사선검출기(radiation detector)에 의하여 모아진 정보는 컴퓨터로 다운로드하여 분석되고 인체의 해부학적 절편에 해당하는 회색의 단계적 영상으로 변환된다(그림 15.16). 이들 영상은 모니터화면, 디지털 파일로 저장된 또는 인쇄출력 필름으로 보여진다.
- 전산화단층촬영은 치밀골 영상에서 자기공명영상보다 더욱 효과적인 촬영술이고 머리손상이나 뇌졸중 환자에게서 자주 선호하는 촬영술이다.

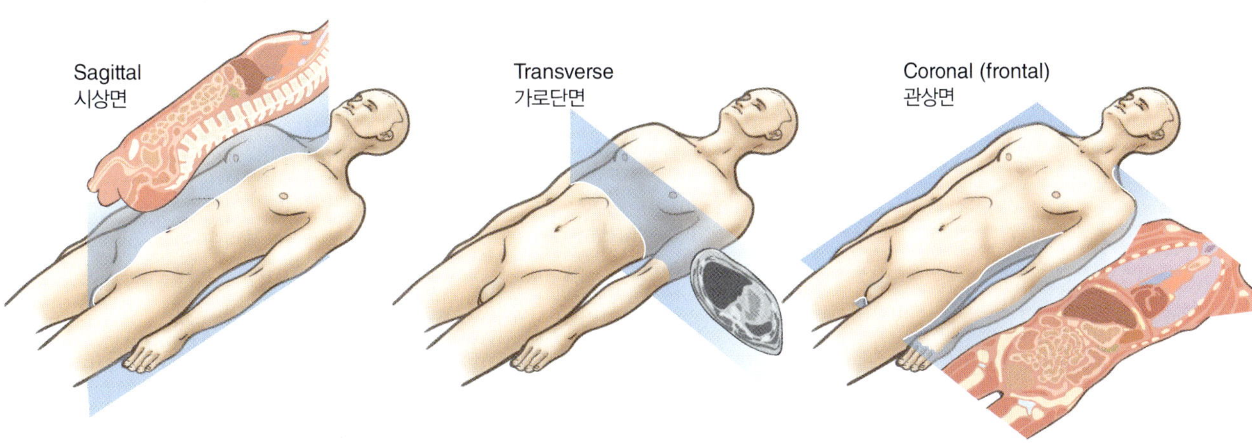

그림 15.15 전산화단층촬영술(computerized tomography)은 상이한 인체면(body plane)의 가로단면영상(cross-sectional view)을 보여준다.

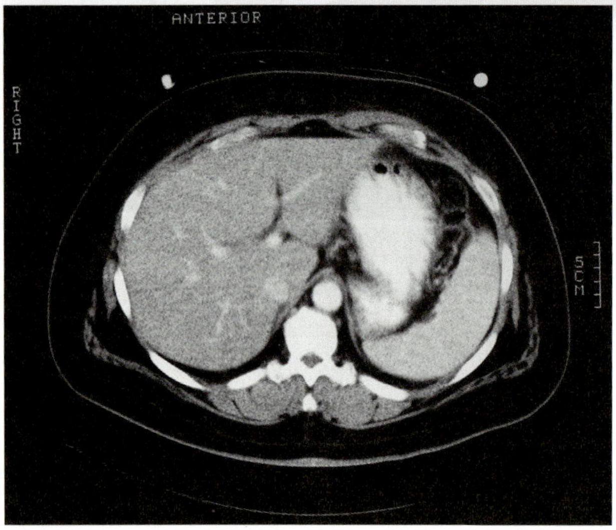

그림 15.16 복부 CT scan (abdominal CT scan)으로 왼쪽 위로 간이 선명하게 관찰되며 오른쪽 위로 위를 볼 수 있다.

- **Tomotheraphy** (토모테라피)는 *tomography* (단층촬영)와 *radiation therapy* (방사선치료)를 결합한 방법으로서 치료 시 건강한 조직은 피하고 정교하게 암을 표적하기 위하여 사용한다(**tom/o**는 절단, **-theraphy**는 치료를 의미). 이러한 치료의 유형에서 방사선은 종양의 조각조각을 운반하며 건강한 조직을 피할 수 있다.

- 전산화단층촬영 또는 스캔하여 조영제 없이 수행될 수 있다. 조영제는 요오드나 해산물 알레르기가 있는 환자에서 알레르기 반응을 일으킬 수 있다.

자기공명영상 *Magnetic Resonance Imaging*

Magnetic resonance imaging, MRI (자기공명영상)은 방사선 파장과 강력한 자기장의 결합을 사용하여 신호를 만들고 이는 컴퓨터로 보내져 인체 단면의 영상으로 변환된다. 종종 방사선 사진에서 잘 표시되지 않는 것은 이러한 이미지가 내부 장기와 조직의 이미지를 구성하는 데 사용되기 때문이다. MRI는 심장, 혈관, 뇌, 척수, 관절, 근육, 내부 장기와 같은 연조직을 검사하는 비침습적 방법이다(그림 15.17).

- MRI 영상은 *coronal* (관상), *sagittal* (시상) 또는 *oblique* (경사) 평면으로 제조될 수 있으며, 방사선을 사용하지 않고 생성된다.
- 강력한 자석을 사용하기 때문에 무릎 대체물로서 인공 심장 조절기 또는 금속성 스텐트와 같은 이 식물이 있는 환자의 경우에는 MRI 촬영은 금기해야 한다.
- ***Closed architecture MRI*** (폐쇄형 구조 MRI)는 대부분이 장치 유형으로 가장 정확한 영상들을 만들어 낸다. 그러나 환자가 기계에 의해 발생하는 소음과 폐쇄감을 느끼기 때문에 불편할 수 있다.

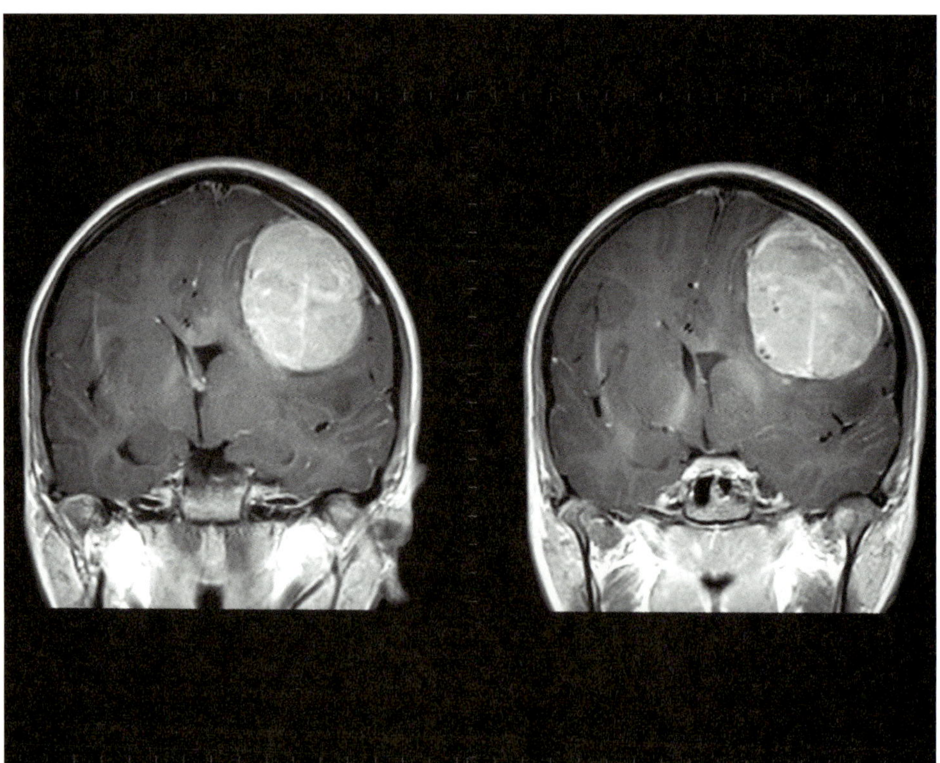

그림 15.17 뇌의 MRI에서 오른쪽 위에 종양이 관찰된다.

- *Open architecture MRI* (개방형 구조 MRI)는 장비의 설계가 덜 폐쇄적이어서 환자들에게 더 편안하다.
- 일부 MRI 검사는 가돌리늄을 사용한다. 전산화단층촬영검사는 조영제와는 달리 요오드 또는 해산물에 알레르기가 있는 사람들에 대한 알레르기 위험으로 사용하지 않는다.
- **Magnetic Resonance Angiography, MRA** (자기공명동맥촬영술)는 또한 *magnetic resonance angio*라고도 하며, 몸 전체의 혈관 내에서 이상이 있는 혈관의 위치를 알아낸다. 이 진단 영상은 때때로 5장에서 기술된 조영제의 사용을 포함하며 고식적인 동맥촬영술 대신 자주 이용된다.

형광투시법 *Fluoroscopy*

Fluoroscopy (**floo**-or-**OS**-koh-pee, 형광투시법)는 X선을 투사함으로써 밝은 빛이 나는 형광성 화면의 영상을 통하여 움직이는 신체의 부위를 관찰하는 것이다(fluor/o는 형광, -scopy는 시각적 검사를 의미). *Luminous* (빛을 내는)는 glowing을 의미한다.

- **Cineradiography** (**sin**-eh-**ray**-dee-**OG**-rah-fee, 영화방사선촬영술)는 형광투사법의 영상을 기록하는 것이다(cine-는 움직임과 관계, radi/o는 방사선, -graphy는 사진 또는 기록을 기록하는 과정을 의미).
- 형광투사법은 검사의 특정 부분의 X선 영상 또한 투시 검사의 특정 부분의 X선 영상을 캡처하는 종래의 X선 기술과 결합에 사용됐다.

초음파 촬영술 *Ultrasonography*

Ultrasonography (**ul**-trah-son-**OG**-rah-fee, 초음파촬영술)는 *diagnostic ultrasound* (진단적초음파) 또는 *ultrasound* (초음파)라고도 하며, 이는 인간이 들을 수 있는 범위 이상의 음파의 반향을 기록함으로써 인체의 심층 구조 영상을 관찰하는 것이다(ultra-는 -이상, son/o는 소리, -graphy는 기록하는 과정을 의미).

- **Sonogram** (**SOH**-noh-gram, 초음파)을 이용한 검사도는 초음파 검사에 의해 만들어진 이미지이다(son/o는 소리, -gram은 사진 또는 기록을 의미). 이 이미지들은 구체적으로 이 기술에 숙련된 기술자인 *sonographer* (초음파검사자)에 의해 만들어진다.
- 이러한 기술은 뼈 또는 공기에 접근하는 것에 의해 멈추지 않는 복부의 고형 장기들과 연부조직을 보는 데 가장 효과적이다. 초음파검사는 일반적으로 태아발달의 평가, 담석의 존재 검출, 또는 유방촬영에서 발견된 종괴의 존재를 확인하기 위하여 사용한다.
- *Carotid ultrasonography* (목동맥초음파촬영술)는 초음파를 사용하여 목동맥(carotid artery)의 영상을 보고 허혈성 뇌졸중(ischemic stroke)을 일으킬 수 있는 협착 부위를 찾아낸다(10장 참조).
- **Echocardiography** (**eck**-oh-**kar**-dee-**OG**-rah-fee, 초음파심장검사)는 심장의 구조와 움직임을 평가하기 위하여 사용되는 초음파를 이용한 진단 방법이다(ech/o는 소리, cardi/o는 심장, -graphy는 사진 또는 기록을 기록하는 과정을 의미). 결과의 기록은 *echocardiogram*이라 한다.
- **Doppler echocardiogram** (도플러 초음파심장사진)은 초음파심장사진과 동일한 방법으로 수행된다. 그러나 이 과정은 심장내 혈류의 속도와 방향을 측정한다.
- **Fetal ultrasound** (태아초음파)는 임신중 태아의 발달을 영상을 통하여 평가하기 위한 비침습성 시술이다(그림 15.18, 15.19). *3D/4D ultrasound*는 커가는 어린이의 사진과 같은 영상을 만들어 내는 특수화된 기법이다.
- **Transesophageal echocardiography, TEE** (**trans**-eh-**sof**-ah-**JEE**-al **eck**-oh-**kar**-dee-**OG**-rah-fee, 경식도초음파심장촬영술)는 심장구조를 평가하기 위하여 사용되는 초음파 영상기법이다. 이 진단검사는 식도 안쪽에서 수행되어지며, 식도가 심장과 매우 가깝기 때문에 이 기법은 초음파 심장검사로 얻어진 영상보다 더 선명한 영상을 나타낸다.

핵의학
NUCLEAR MEDICINE

Nuclear medicine, NM (핵의학)에서 **radiopharmaceuticals** (방사선 의약품)로 알려진 방사성 물질을 진단 또는 치료 목적 중 하나에 의해 관리된다. 진단의 목적으로 사용될 때, 이는 핵영상으로 불려지고, 이 영상은 영사되는 기관 또는 기관의 구조와 기능을 문서화한다.

- 각 방사선약물은 *radioactive tracer* (방사성 표지자)라고도 하는 *radionuclide tracer* (방사선핵종표지자)를 포함하고 있는데, 이는 검사하는 인체계통에 특이성을 가진다.
- 방사선약물은 감마선을 방출하여 컴퓨터에 부착된 gamma-ray camera (감마선 카메라)에 의해 검출된다. 이 자료는 영상을 생성하기 위하여 사용되어 병리적 병변을 나타내는 흡수 양상을 보인다.

핵 주사 *Nuclear Scans*

Nuclear scan (핵 주사)은 *scintigram*이라고도 하며, 고식적인 방사선 촬영으로는 볼 수 없는 기관 또는 계통의 구조와 기능에 대한 정보를 모으기 위한 핵의학 기법을 이용하는 진단과정이다.

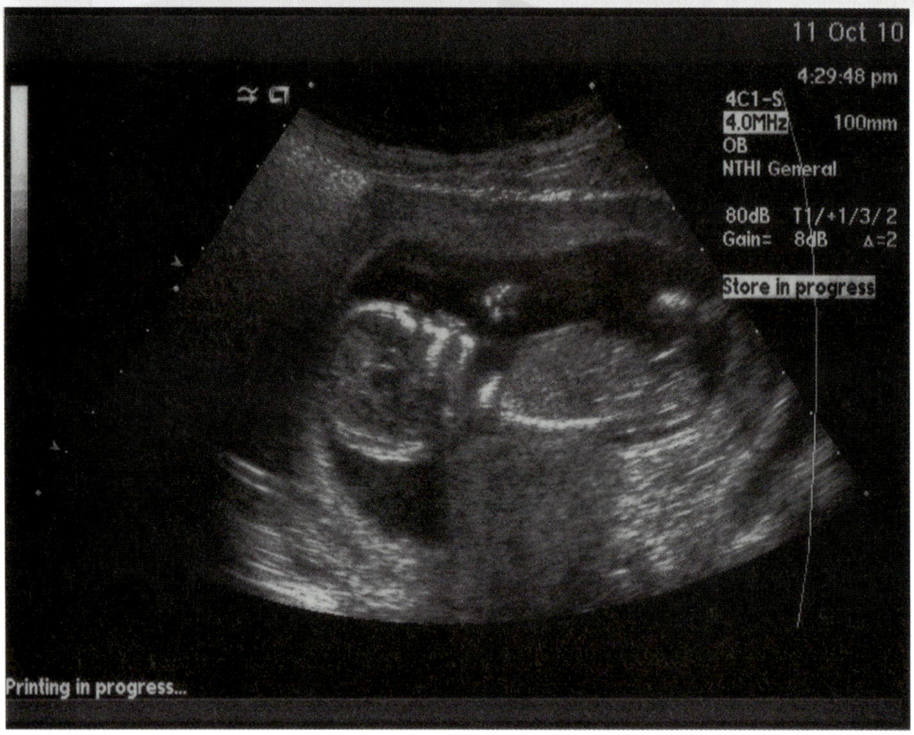

그림 15.18 15주 태아의 초음파 영상.

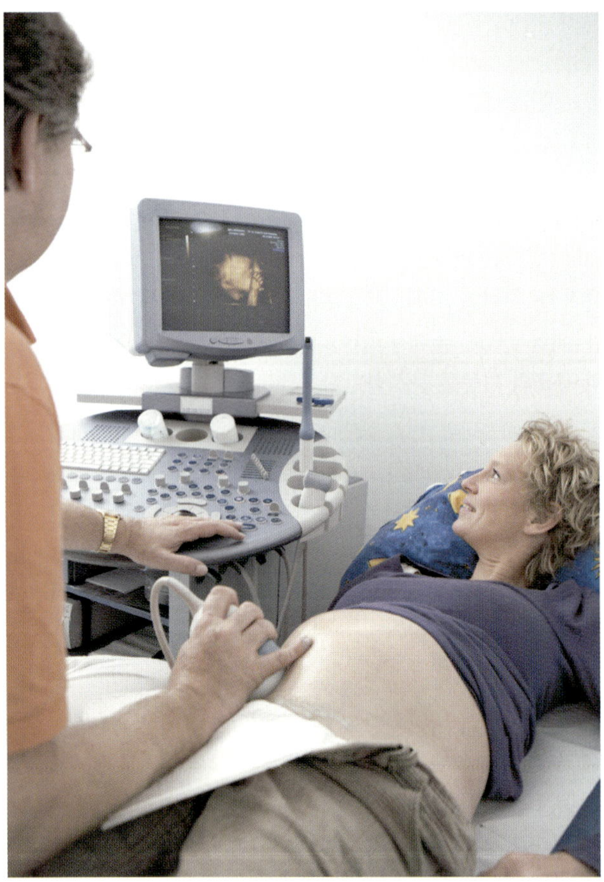

그림 15.19 태아초음파는 출산 전 태아의 발달을 영상을 통하여 관찰하기 위한 비침습성 영상장치이다.

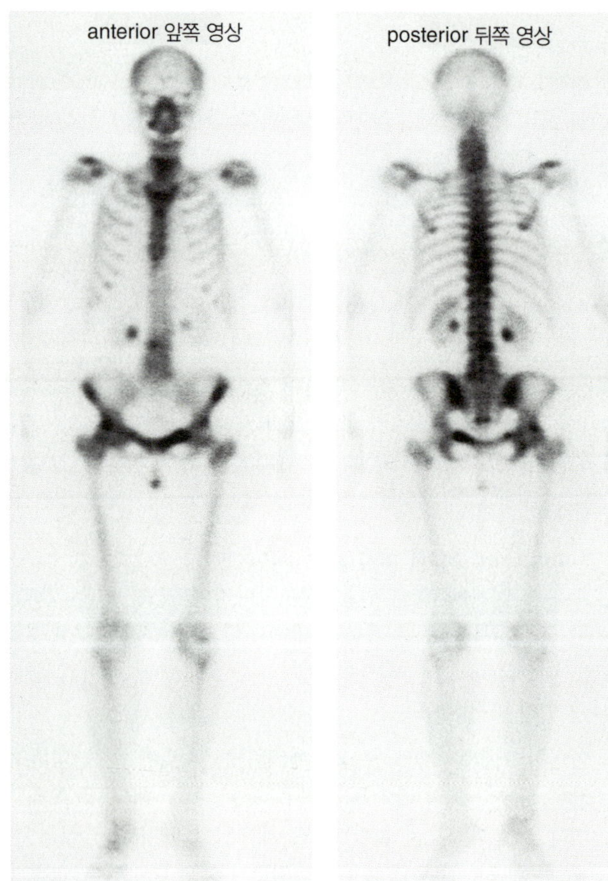

그림 15.20 전체 몸의 뼈 주사의 앞쪽에서 관찰한 영상과 뒤쪽에서 관찰한 영상이다.

뼈 주사 *Bone Scans*

Bone scan (뼈 주사)은 새로운 뼈의 성장 부위 또는 파괴된 부위를 구분하기 위한 핵스캔검사이다. 그 결과 방사성 핵종 추적자를 혈류에 주입한 후에 그 결과를 얻으며, 그 때 몸의 조직들을 통하여 재료가 이동하는 동안 환자는 기다린다.

이 검사는 뼈의 손상을 평가하거나 뼈에 전이된 암을 탐지하거나 뼈에 영향을 미칠지의 상태를 모니터링하는 데 이용한다. 뼈 주사는 일반적인 X선보다 몇 일에서 몇 달 더 빨리 문제를 탐지할 수 있다. 뼈의 병리적 병변만이 방사선핵종을 흡수하며 스캔상에 어두운 부분으로 보인다.

갑상샘 주사 *Thyroid Scans*

Thyroid scan (갑상샘 주사)을 위해 방사성 요오드(radioactive iodine)를 포함하는 방사성 약물을 투여한다. 이 스캔은 이미지를 생성하기 위해 특정 방사성 동위원소 집중 갑상샘의 기능을 이용한다. 갑상샘 주사는 크기, 모양, 위치 및 갑상샘의 다른 부위와 관련된 활동에 대한 정보를 제공한다.

단일 광전자방출 전산화 단층촬영술
Single Photon Emission Computed Tomography

Single photon emission computerized tomography (단일 광전자방출 전산화 단층촬영술)은 *SPECT*라고도 하며, 핵 이미지검사의 유형은 3D컴퓨터로 재구성된 이미지를 조직과 기관을 통하여 관류를 보여준다. **Perfusion** (per-**FYOU**-zhun, 관류)은 기관을 통한 혈액의 흐름을 의미한다.

- SPECT 주사는 주로 뇌의 동맥과 정맥을 통해 피가 흐르는 것을 보여주는 데 사용된다.
- 뇌졸중과 종양을 이끄는 뇌의 피가 부족한 영역을 진단하는 데 유용하다.

양전자방출단층촬영술 *Positron Emission Tomography*

Positron emission tomography (양전자단층촬영술)은 *PET imaging*이라고도 하며, 방사선 핵종 표지자를 사용한 단층촬영술로 선택된 인체기관 또는 부위의 강화된 영상을 만든다.

- 몸 전체의 PET스캔은 종종 암 치료의 효과를 조사하고 암을 발견하는 데 사용된다.
- 심장의 PET스캔은 심장근육의 혈액 순환 정도를 관찰하는 데 이용된다. 이 방법은 관상동맥 질환의 징후 또는 혈관형성술 또는 관상동맥우회술과 같은 시술 시 비기능적인 심장근육과 도움이 되는 조직을 구분하기 위하여 평가하는 데 사용된다.
- 뇌의 PET 스캔은 수술의 후보 약물 치료에 반응하지 않고, 확인되지 않은 원인의 기억 장애, 의심되거나 입증된 뇌종양, 또는 발작 장애를 가진 환자를 평가하는 데 사용된다.

약리학
PHARMACOLOGY

Pharmacology (약리학)는 의학적 목적으로 약의 성질, 사용, 효과를 연구하는 학문이다(**pharmac**은 약, **-ology**는 연구하다라는 의미).

- **Pharmacist** (약사)는 처방된 약을 조제하는 면허를 가진 전문가이다.

자주 사용하는 약물 투여 약어 및 기호
Frequently Used Drug Administration Abbreviations and Symbols

처방과 약물 투여에 사용되는 많은 약어는 라틴어에서 왔다. 공통된 약어와 그 의미를 기억하는 데에는 원래의 단어를 아는 것이 매우 도움이 된다. 표 15.2를 참조하라.

공동위원회는 일부 자주 혼동하는 약어를 삭제하여 투약 오류를 삭감하도록 설계 '사용하지 않는' 약어의 목록을 발표했다(이에 대한 자세한 내용은 1장을 참조하라). 의심의 여지가 있을 때는 그것을 쓰자!

처방에 사용된 기호들의 대부분은 수학에서 사용되는 기호와 유사하다(표 15.3 참조).

처방약과 의사처방 없이 팔리는 약
Prescription and Over-the-Counter Drugs

- **Prescription drug** (처방약)은 의사 또는 치과의사와 같이 법적으로 면허를 가진 전문가의 처방에 따라서 약사에 의해서만 조제할 수 있는 약이다.
- **Over-the-counter drug** (의사처방 없이 구입할 수 있는 약)은 *OTC*라고도 하며, 처방전 없이 구입할 수 있는 약이다.

약의 일반명과 상품명 *Generic and Brand-Name Drugs*

- **Generic drug** (약의 일반명)은 대개 화학적 구조에 대한 이름이며 상품명이나 상표에 의해 보호되지 않는다. 예를 들어, *diazepam*은 흔히 근이완제, 진정제, 항불안제로 사용되는 약의 일반명이다.
- **Brand-name drug** (약의 상품명)은 제조회사에 의하여 약에 주어진 이름으로 팔린다. 상품명은 항상 대문자로 쓴다. 예를 들어, *Valium*은 diazepam의 상품명이다.

약리학과 관련된 용어
Terminology Related to Pharmacology

- **Addiction** (중독)은 약물, 알코올 또는 기타 물질에 대한 강박, 통제할 수 없는 의존성이다. 중독은 심한 감정적, 정신적 또

표 15.2 ▸ 자주 사용하는 약물 투여와 관련된 약어

약어	의미	라틴어 어원
ac	식사전	*ante cibum*
ad lib	원하는 대로	*ad libitum*
amt	양	
bid	하루에 두 번	*bis in die*
NPO	금식	*post cibum*
pc	식사 후	*post cibum*
po	구강으로	*per os*
prn	필요한 때	*pro re nata*
qh	매시간	*quaque plus h for hour*
qid	하루 네 번	*quarter in die*
Rx	처방	*recipe (to take)*
sig	표기하라	*signa (to write)*
tid	하루 세 번	*ter in die*

는 생리학적 반응을 유발하지 않고 중지할 수 없는 습관이다.

- **Drug tolerance** (약물 내성)는 신체가 일정 시간대 후에 약물에 익숙해져 있으며, 원하는 효과를 달성하기 위해 높은 투여량이 요구된다.

표 15.3 ▸ 자주 사용하는 약물 투여 기호

기호	의미
@	at
$\bar{c}$	~와 함께
↑	증가
↓	감소
>	~보다 많다
≥	~보다 많거나 적다
<	~보다 적다
≤	~보다 적거나 같다
♀	여자
♂	남자

- **Adverse drug reaction, ADR** (해로운 약물반응)은 *side effect* (부작용)라고도 하며, 이는 약물이 가지고 있는 주요 반응과 동반하는 원치 않는 약물반응이다.
- **Compliance** (순응도)는 환자의 일관성과 정확성을 의사 또는 다른 건강관리 전문인에 의해 처방된 지시에 따르는 것이다. 여기서 사용된 *Regimen*은 지시 또는 규칙을 의미한다.
- **Contraindication** (금기)은 약을 사용하거나 또는 특수한 처치를 할 경우 환자의 상태에 위험을 주거나 또는 악영향을 주는 요소를 의미한다.
- **Drug interaction** (약물 상호작용)은 서로 다른 약물 반응의 결과로서 종종 기대되지 않거나 잠재적인 해로움을 야기하는 것이다. 이러한 상호작용은 한방치료와 함께 약물을 복용하거나 같은 시간에 처방약보다 더 많은 양을 복용하는 경우에 나타난다.
- **Idiosyncratic reaction** (**id**-ee-oh-sin-**KRAT**-ick, 특이체질 반응)은 약에 대한 개인의 특이한 예기치 않은 반응이다.
- **Palliative** (**PAL**-ee-ay-tiv, 완화제)는 질병을 낫게 하지는 못하나 통증 또는 질병의 심한 정도를 감소시키는 물질이다. *Palliative care* (말기 환자 간병)는 질병의 치료보다는 질병의 심한 정도를 감소시키거나 또는 통증을 완화시키는 데에 초점을 맞춘다.

- **Paradoxical reation** (역설적인 반응)은 일반적으로 예상되는 결과와 정반대의 치료 효과를 나타내는 반응이다. *Paradoxical* (역설적)은 정상 또는 평소 성질이 아닌 것을 의미한다.
- **Placebo** (plah-**SEE**-boh, 위약)는 단지 그것의 암시 효과만을 나타내는 설탕으로 만든 알약이나 액체와 같은 비활성 물질이다. 의학 연구에서, 한 군에는 위약을 투여하고 다른 한 군에는 연구할 약을 투여한다.
- **Antipyretic** (**an**-tih-pye-**RET**-ick, 해열제)은 열을 내려주거나 예방하기 위하여 약을 투약한다(**anti-**는 -에 대항하다, **pyret**는 열, **-ic**는 -에 속하다를 의미). Aspirin과 acetaminophen은 해열제로서 사용된다. 그러나 열이 없을 때 정상적인 체온에는 영향을 미치지 않는다.
- **Anti-inflammatory** (소염제)는 의식에 영향을 주지 않고 통증과 염증을 완화한다.

통증관리를 위한 약 *Medications for Pain Management*

진통제 *Analgesics*

Analgenic (**an**-al-**JEE**-zick, 진통제)은 의식에 영향을 미치지 않고 고통을 완화시키는 약의 등급이다. 진통제는 이러한 약물로서 aspirin, acetaminophen 및 ibuprofen을 포함한다.

Non-narcotic analgesic (비마약성 진통제)은 아스피린과 같은 약으로 보통의 통증을 완화시키기 위해 의사처방 없이 판매하고 있다. 의사의 지시에 따라 약국을 통해 판매되는 처방 진통제는 중등도의 통증과 심한 통증에서 사용된다.

Narcotic analgesic (마약성 진통제)은 morphine, Demerol, codeine과 같은 약물로 통증이 심할 때만 처방전에 의해 사용할 수 있다. 이러한 약물은 진정제 효과도 있으나 물리적 의존이나 중독이 될 수도 있다. 진정제(sedative)는 10장을 참조하라.

- **Acetaminophen** (ah-**seet**-ah-**MIN**-oh-fen, 아세트아미노펜)은 열과 통증을 줄이기 위한 진통제이나 염증을 완화하지는 않는다. 그러나 NSAID는 부작용을 가지고 있지 않다. 이러한 물질은 Tylenol의 기본적인 성분이며 약의 일반명과 같다.
- **Nonsteroidal anti-inflammatory drug** (비스테로이드성 항염증약)은 흔히 *NSAID*라고 하며 통증을 조절하거나 부종과 염증을 억제하기 위해 통증을 제어하는 비마약성 진통제를 투여한다. NSAID는 aspirin과 ibuprofen으로서 의사처방 없이 사용이 가능하다. 보다 강한 NSAID는 처방을 받아 이용할 수 있다. 이 그룹의 약물은 위의 점막을 공격하고 피를 묽게 하는 부작용을 일으킬 수 있다.
- **Ibuprofen** (eye-byoo-**pro**-fen, 이부프로펜)은 비스테로이드성 항염증약으로서 상품명은 Advil 그리고 Mortrin으로 의사처방 없이 구입할 수 있는 약이다. 이 약은 해열제이며 진통제이다.
- 통증관리가 주요 기능은 아니지만 **anticonvulsant** (항경련제)와 **antidepressant** (항우울제)는 만성통증관리프로그램의 일부로서 그 효과가 관찰된다. *Anticonvulsant* (항경련제)는 전통적으로 간질에 의한 발작을 방지하기 위해 투여한다. *Antidepressant* (항우울제)는 주로 우울증을 완화하거나 방지하기 위하여 투여한다.

다른 부가적인 통증조절 방법 *Additional Pain Control Methods*

- **Pain-relieving cream** (통증완화크림)은 골관절염 그리고 류마티스성 관절염과 같은 국소적인 통증을 완화하는 데 사용된다. 이 연고의 주요 성분은 chili pepper에 함유되어 있는 *capsaicin*이다.
- **Transcutaneous electronic nerve stimulation** (경피신경전기자극)은 *TENS*라고도 하며, 피부의 신경종말에 전기적 자극을 주어 통증조절을 하는 방법이다(**trans-**는 가로질러, **cutane**은 피부, **-ous**는 속하다를 의미). 이러한 전기적 충동은 무감각 또는 수축과 같이 근육에서 변화를 야기하여 일시적으로 통증을 완화한다. *Transcutaneous*는 피부를 통하여 시행한다는 의미이다.

약물투약의 방법 *Methods of Drug Administration*

- **Inhalation administration** (흡입투약)은 증기와 기체를 코나 입을 통하여 투여하여 허파를 통하여 혈류 내로 흡수되는 것을 말한다. 예를 들면, 전신마취(10장 참조)를 위한 가스 주입이나 천식(7장 참조)을 치료하기 위한 metered-dose inhaler (정량가압식흡입기)에 사용된다.
- **Oral administration** (구강투약)은 약을 입으로 투여하여 위나 작은창자에서 흡수되게 하는 것이다. 이들 약물은 액체의 형태, 알약, 캡슐 형태일 수 있다. *Enteric coating* (장용캡슐)은 작은창자에서 배출되는 약물이 위장에 흡수되는 것을 방지하기 위해 장용 막으로 덮여 있다.
- **Rectal administration** (곧창자 투약)은 좌약 또는 액체 용액을 사용하여 곧창자 내에 약을 삽입하는 것이다. *Suppository* (좌약)는 반고형 형태의 약으로 곧창자 내로 삽입한다. 좌약은 체온에 녹아 주위 조직을 통하여 흡수된다.
- **Sublingual administration** [혀밑(설하) 투약]은 약물을 서서히 용해할 수 있게 혀밑에 투여한다(**sub-**는 -의 아래, **lingu**는 혀, **-al**은 -의를 의미). 혀밑의 조직은 매우 혈관이 풍부하므로 약물은 빠르게 직접 혈류로 흡수된다. *Highly vascular*는 많은 혈관이 포함되는 것을 의미한다.
- **Topical application** (국소적인 처치)은 처치할 부위의 피부에 연고나 액체를 문질러 치료한다. 예를 들면, *cortisone ointment* (코티손 연고)는 가려움증을 완화하고 빠른 치유를 위해 원칙적으로 사용한다. *Antibiotic ointment* (항생제 연고)는 감염을 방지하기 위하여 작은 상처 위에 도포한다.

- **Transdermal medication** (경피 약물치료)은 손상되지 않은 피부에 적용되는 패치 형태로 부착하는 방법이다. 피부를 파괴시키지 않고 약물을 흡수시켜 사용하는 방법이다(**trans-**는 통하여, 건너서, **derm**은 피부, **-al**은 관련된을 의미). 계속적으로 패치에 의해 방출되는 약물은 피부를 통해 흡수하고 전신적 효과를 나타내도록 혈류로 전달된다. 이러한 다층 패치는 약물을 전달하는 데 사용되며, 협심증을 위한 니트로글리세린, 호르몬 대체요법을 위한 호르몬, 또는 금연을 위한 니코틴 패치와 같은 약물을 전달하는 데 사용된다.

비경구적 투약 *Parenteral Administration*

Parenteral (pah-**REN**-ter-al, 비경구적)은 신체에 투약하거나 소화관 이외의 방법으로 투여하는 것을 의미한다. 비경구적 투약에 가장 많이 사용하는 방법은 ***hypodermic syringe*** (피하주사기)를 통하여 약을 투여하는 것이다(그림 15.21).

- **Subcutaneous injection, SC** (피하주사)은 피부 바로 아래의 지방층 내로 주사하는 방법이다.
- **Intradermal injection** (피내주사)은 피부의 중간층 내로 주사하는 방법이다.
- **Intramuscular injection, IM** (근육내주사)은 직접 근육조직 내로 주사하는 방법이다(**intra-**는 -안, **muscul**은 근육, **-ar**은 관련된을 의미).
- **Intravenous injection, IV** (정맥내주사)은 직접 정맥 내로 주사하는 방법이다(**intra-**는 -안, **ven**은 정맥, **-ous**는 관련된을 의미).
- **PICC line**은 ***peripherally inserted central catheter*** (말초삽입형 중심정맥관)의 축약어로서 흔히 7일 이상의 정맥 내 주사 치료를 할 필요가 있을 때 사용된다.
- **Bolus** (**BOH**-lus)는 ***bolus infusion***이라고도 하며, 약의 한 회 분을 의미하며, 보통 짧은 시간에 혈관 내로 약물을 한 번에 주사하는 것을 의미한다. *Bolus*라는 용어는 소화계통과 관련하여 설명하였다(8장 참조).

보완과 대체의학
COMPLEMENTARY AND ALTERNATIVE MEDICINE

넓은 범위의 **comlementary and alternative medicine, CAM** (보완과 대체의학)은 오늘날 환자들을 위해 사용할 수 있다. 일부는 연구가 되어 효과가 입증되었지만, 일부는 자신의 주장을 지지하기 위해 연구를 하고 있다. 이러한 치료는 정통의학의 약품을 대체하거나 보조하기 위하여 사용된다.

- **Allopathic medicine** (**ah**-low-**PAH**-thick, 대증요법)은 또 다른 용어로는 전통적인 또는 양방의 의료행위와 보건의료시스템을 의미한다.
- **Alternative medicine** (대체의학)은 대증요법에 의한 치료 대신에 사용되는 보건 의료 시스템에 대한 일반적인 용어이다.
- **Complementary medicine** (대체의학)은 대증요법에 의한 치료를 보충하기 위해 사용되는 보건의료시스템에 대한 일반적인 용어이다.
- **Integrative medicine** (통합의료)은 모두 대증요법과 대체의학을 기반으로 한 건강관리의 모델이다.
- **Holistic** (**hoe**-**LISS**-tick, 전체론적 의학)은 마음, 육체, 정신을 포함하여, 몸 전체와 그 환경을 고려하여 접근하는 치료 방법이다.

대체의학 *Alternative Medicine*

대체의학의 일부 형태는 아유르베다 의술 및 중의학처럼 전통적인 시스템에 뿌리를 두고 있으며, 일부는 동종요법과 같이 최근에 개발되었다. 이 치료는 다른 약물과 부정적으로 상호작용하거나 잠재적으로 부작용을 일으킬 수 있으므로 한약보조제 또는 치료 시 그 중요성을 인식하여야 한다.

- **Ayurvedic medicine** (**ay**-uhr-**VEH**-dick, 아유르베다 의술)은 전통적인 힌두교 체계의 의학이며, 위생, 운동, 한약재를 이용한 제품, 요가, 한약을 이용한 질병 치료, 물리치료 및 다이어트를 통한 예방적 치료를 위한 전체적인 접근 방식을 강조하고 있다.

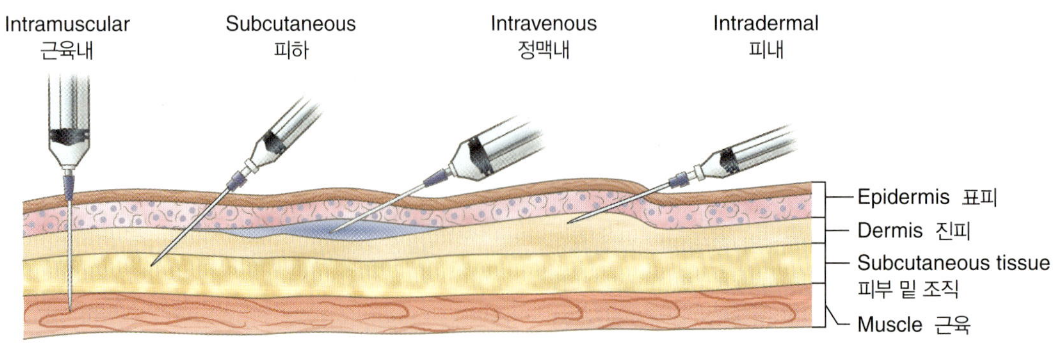

그림 15.21 주사를 주입하는 방법의 유형.

- **Traditional Chinese medicine** (중의학)은 질병을 예방하고, 진단하고, 치료하는 침술, 다이어트, 한약 치료, 명상, 신체 운동, 마사지 등이 포함된 고대 중국 전통의학이다. 중의학의 일부 침술은 보완 의학으로 사용된다.
- **Naturopathy** (**nay**-cher-**AH**-pah-thee, 자연요법)는 *naturopathic medicine* (자연의학)이라고도 하며, 이 방법은 영양, 의료보조제와 허브, 수치료요법, 동종요법, 생활 방식의 변화가 조합된 방법으로서 외과적인 수술과 약물 대신에 질병과 증상을 일으키는 원인을 치료하기 위해서 사용된다. 이 방법은 자신의 신체의 타고난 치유 능력과 자연의 치유력을 강조하고 있다.
- **Homeopathy** (**hoh**-mee-**OP**-ah-thee, 동종요법)는 식물이나 광물로부터 생성된 추출한 물이나 알코올에 1000배 희석하여 사용한다. 동종요법은 질병과 유사한 증상을 치료할 수 있는 적은 양을 주입하여 반응을 일으킬 때 신체는 자신의 치료 반응을 자극한다고 믿는다.

보완 의학 *Complementary Medicine*

보완 의학은 심신치료, 손을 이용한 치료, 에너지 요법의 세 가지 범주로 나눌 수 있다.

심신의학 *Mind-Body Therapies*

Mind-body therapy (심신의학)은 스트레스를 줄이고 신체에 미치는 부정적인 영향을 억제하기 위하여 노력한다. 심신의학은 스트레스 감소, 통증 관리, 생활습관의 변화 및 우울증 등에 사용된다. 이러한 치료는 감정, 스트레스, 생리적 반응의 계기로서 믿음을 기반으로 했다. 스트레스성 감정과 생각을 감소시킴으로써, 물리적인 스트레스와 부정적인 효과를 감소시킬 수 있다.

- **Biofeedback** (생체자기제어)은 휴식, 시각화와 다른 인지 제어 기술을 통해 근육긴장, 통증, 체온, 뇌파 등 신체기능을 제어하기 위하여 개인에게 가르치는 환자 안내 치료이다.
- **Guided imagery** (상상요법)는 심상요법 중 하나로 이완, 스트레스 관리, 증상 완화의 목적으로 특정 상황에 깊은 관심을 두게 하는 방법으로서 마음속에 상상으로 형상을 만들어 시각적 이미지를 통해 신체적, 정서적 반응을 일으켜 증상을 치료하는 유형이다.
- **Hypnosis** (최면)는 환자에게 정신을 집중시킨 상태로 암시에 더욱 민감하게 반응하는 내용을 하나씩 반응시킴으로써 환자의 치료 목표를 향해 암시에 대한 반응을 용이하게 하는 치료 유형이다.
- **Mindfulness meditation** (마음 챙김 명상)은 생각과 감정 및 생리학적 반응 사실을 인지할 뿐만 아니라 그들을 받아들이고 진정하며, 일정한 의식을 유지하는 데 초점을 맞추고 있다.

에너지 요법 *Energy Therapies*

Energy therapy (에너지 요법)는 신체의 에너지 흐름을 향상시키거나 또는 기를 조작하여 건강을 유지하려고 한다. *Qi* (기)는 건강과 활력에 대한 책임이 있는 기초 생활 에너지로 생각한다. 이러한 치료는 병이 기와 차단되거나 불충분한 에너지 수준에 연결되어 있다는 믿음에 기초한다.

- **Acupressure** (**AK**-que-**presh**-ur, 지압)는 기의 흐름을 복원하는 신체의 특정 영역에 적용되는 전통적인 중국 터치 요법과 관련된 손가락의 압력을 사용하는 기법이다.
- **Acupuncture** (**AK**-que-**punk**-tyour, 침술)는 매우 가는 침을 사용하는 중의학의 치료 방법으로 신체의 특정 지점에 삽입한 바늘은 기의 흐름을 복원한다(그림 15.22).
- **Qi Gong** (**CHEE**-gong, 기공)은 기의 흐름을 개선하고 향상시키기 위해 설계된 운동, 호흡기법 및 명상을 하는 중국 치료기법이다.

손을 이용한 치료 *Hands-on Therapies*

Hands-on therapy (손을 이용한 치료)는 물리적으로 조작하거나 신체를 마사지하여 신체의 기능을 개선하려고 한다. 이 방법은 목 또는 등의 통증 완화, 운동의 범위를 증가시키는 데 사용될 수 있다. 이 요법은 적절한 정렬일 때 신체의 기능이 보다 효율적으로 작용한다고 믿으며, 움직임이 불편하거나 자세가 좋지 않은 습관을 교정시켜준다고 믿고 있다.

- **Chiropractic manipulative therapy** (척추교정지압요법, 수기요법)는 신체의 골격체계에서 생체역학의 문제를 해결하기 위해 척추 지압사에 의해 기계적으로 척추를 조정하는 시스템이다. *Chiropractor* (척추지압사)의 정의에 대해서는 3장을 참조하라.
- **Osteopathic manipulative therapy** (접골수기요법)는 정골요법으로 기존의 의료 치료와 함께 사용되는 기계적인 척추 교정에 사용된다. *Osteopath* (정골요법)의 정의에 대해서는 3장을 참조하라.
- **Craniosacral therapy** (**kray**-nee-oh-**SAK**-ral, 부교감신경치료)는 중추신경계에 스트레스로 인한 제한을 해결하기 위해 신체의 긴장 완화, 스트레스 및 외상에 도움이 되는 부드러운 터치를 사용하는 방법이다(crani/o는 머리뼈, sacral은 엉치뼈에 관련된 것을 의미).
- **Myofascial release** (근막이완술)는 섬유근육통, 근막통증증후군, 운동의 제한, 턱관절장애(TMJ) 및 손목터널증후군과 같은 증상의 통증을 완화하는 데 사용되는 전문화된 연조직 조작 기법이다(my/o는 근육, fascial은 근막을 의미).
- **Neuromuscular theraphy, NMT** (신경근육치료)는 부상을 치료하고 통증을 완화하기 위해 유발점에 초점을 맞추고 압력을 가하는데 연부 조직을 마사지하는 기법이다. *Trigger point* (유발점)는 만지면 부드러운 근육의 긴장띠이다.

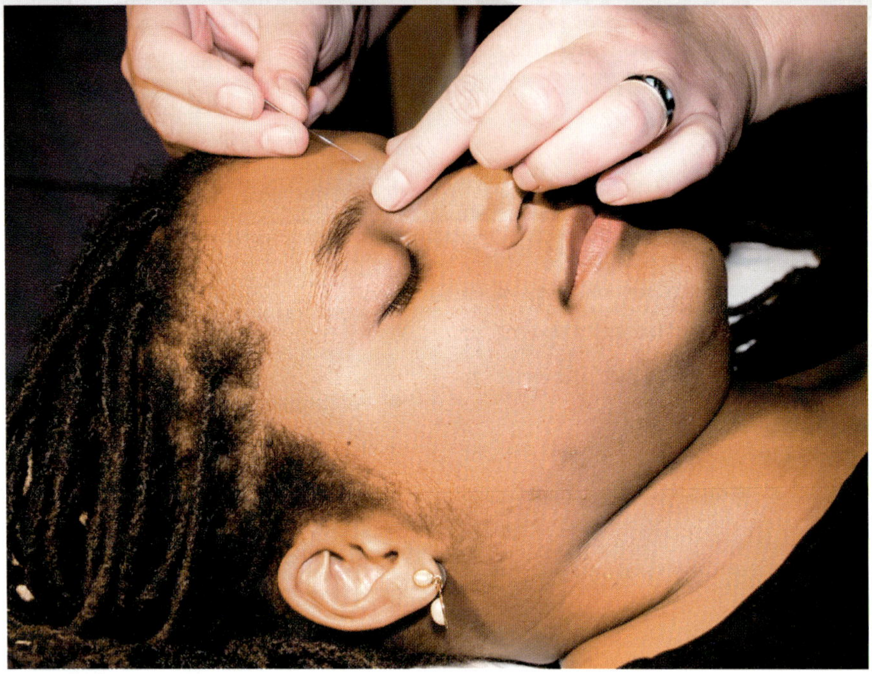

그림 15.22 침술은 얇은 바늘을 사용하여 신체의 특정한 지점에 삽입한다.

진단 방법과 약리학에 관련된 약어
ABBREVIATIONS RELATED TO THE DIAGNOSTIC PROCEDURES AND PHARMACOLOGY

표 15.4에는 이 장에서 소개된 용어와 관련된 약어를 정리하여 제시한다. *주의:* 실수 또는 혼동을 피하기 위하여 항상 약어를 사용할 때 주의해야 한다.

표 15.4 ▸ 진단 방법, 핵의학, 약리학과 관련된 약어

adverse drug reaction = ADR	**ADR** = adverse drug reaction 약물 유해 반응
beats per minute = bpm	**bpm** = beats per minute 박동수(심박수)
blood pressure = BP	**BP** = blood pressure 혈압
blood urea nitrogen = BUN	**BUN** = blood urea nitrogen 혈중요소질소
complete blood count = CBC	**CBC** = complete blood count 전혈구계수(일반혈액검사)
computed tomography scan = CT scan	**CT scan** = computed tomography scan 컴퓨터단층촬영
endoscopy = endo	**endo** = endoscopy 내시경검사
erythrocyte sedimentation rate = ESR	**ESR** = erythrocyte sedimentation rate 적혈구침강계수
hematocrit = Hct	**Hct** = hematocrit 헤마토크릿
magnetic resonance imaging = MRI	**MRI** = magnetic resonance imaging 자기공명영상
red blood count = RBC	**RBC** = red blood count 적혈구 계수
respiratory rate = RR	**RR** = respiratory rate 호흡수
temperature, pulse, respiration = TPR	**TPR** = temperature, pulse, reapiration 체온, 맥박, 호흡(활력징후)
white blood count = WBC	**WBC** = white blood count 백혈구 계수

옮긴이 소개

- 우석대학교 이창현
- 동의과학대학교 강효찬
- 광주대학교 고제석
- 경성대학교 구현모
- 한국복지대학교 권 진
- 우석대학교 김환중
- 영진전문대학교 박효진
- 경북과학대학교 박희숙
- 동서대학교 배경의
- 송호대학교 변미경
- 남부대학교 여명구
- 경동대학교 이시경
- 전주비전대학교 이원휘
- 삼육대학교 정현철
- 수성대학교 조만복
- 대구가톨릭대학교 조평곤
- 동강대학교 최길순

가나다 순

판권소유

알기쉬운 의학용어강의 제3판

Introduction to MEDICAL TERMINOLOGY 3rd Edition

2016년 9월 1일 3판 1쇄 발행

지 은 이 Ann Ehrilich·Carol L. Schroeder

옮 긴 이 이창현 외

발 행 인 임 은 정

발 행 처 니드엠케이

주 소 (우) 04003 서울특별시 마포구 잔다리로 101

전 화 02-322-6170 / 팩스 02-332-6185

등 록 등록 2012.12.9 제 2012-000391호

ISBN 978-89-98609-43-6 93510 값 36,000원

알기쉬운

제3판

의학용어강의

Introduction to
MEDICAL TERMINOLOGY
3rd Edition

알기쉬운

의학용어강의 제3판

Introduction to MEDICAL TERMINOLOGY

3rd Edition